물리치료사와 헬스케어 전문가를 위한

네 번째 판

케어 연속체를 통한

근거기반 연부조직 도수치료·마사지

Outcome-Based Massage Across the Continuum of Care

ck Andrade, PT, PhD

Clinical Professor
Department of Physical Therapy and Rehabilitation Sciences
School of Medicine, University of California San Francisco
Graduate Program in Physical Therapy, San Francisco State University
San Francisco, California
Private Practice

Photographs by Marc Boulay, BFA, MA

대한근골격물리치료종별학회
대한정형도수물리치료학회
대한정골도수물리치료학회
대한연부조직도수물리치료학회
대한근골격체외충격파물리치료학회

Wolters Kluwer
Philadelphia • Baltimore • New York • London
Buenos Aires • Hong Kong • Sydney • Tokyo

저자 ck Andrade
옮김 대한근골격물리치료종별학회

케어 연속체를 통한 근거기반 연부조직 도수치료·마사지

첫째판 1쇄 인쇄 | 2024년 6월 14일
첫째판 1쇄 발행 | 2024년 6월 25일

지 은 이 Carla-Krystin Andrade
옮 긴 이 대한근골격물리치료종별학회
발 행 인 장주연
출 판 기 획 임경수
책 임 편 집 이연성
편집디자인 조원배
표지디자인 김재욱
발 행 처 군자출판사(주)
등록 제4-139호(1991. 6. 24)
본사 (10881) **파주출판단지** 경기도 파주시 회동길 338(서패동 474-1)
전화 (031) 943-1888 팩스 (031) 955-9545
홈페이지 | www.koonja.co.kr

ISBN 979-11-7068-127-4 (93510)

정가 80,000원

지식이 있다면 다른 사람들이 그 지식에 불을 켜게 하라.

마가렛 풀러

「근거기반 연부조직 도수치료·마사지」

4판에 공헌한 분들께…

여러분의 헌신과 에너지로 COVID-19 팬데믹 기간에도

이 책 프로젝트를 계속 수행할 수 있었습니다.

역자 명단

김명준	대한근골격물리치료종별학회장
김양래	대한근골격체외충격파학회장
김중석	대한정골도수물리치료학회장
김희라	서울현대병원 실장
국승빈	대한연부조직도수물리치료학회 부회장
박현식	대한정형도수물리치료학회장
박치복	남부대학교
박준철	대한정골도수물리치료학회이사
양성화	대한정형도수물리치료학회이사
이종삼	대한연부조직도수물리치료학회장
신영일	한경국립대학교
정지훈	대한정골도수물리치료학회이사
정성욱	대한정골도수물리치료학회이사
허용제	대한정골도수물리치료학회이사

역자대표 서문

최근 도수치료가 유행하면서 많은 연구결과들이 보다 단단한 증거를 만들고 있다. 이러한 이유로 웰빙을 위한 광범위한 마사지 결과들은 행위기술에서 더욱 주목받게 되었다.

COVID-19 팬데믹 중에 작성된 OBM 4판 저자 ck Andrade, PT, PhD는 1판부터 꾸준하게 내용을 보완하여 왔다. 또한 마사지를 기반으로 한 치료결과를 입증하는 의도로 치료법을 설계하고 고객 만족도와 치료효과를 높이는 데 문서화의 중요성을 강조하여 근거기반 실습에 대한 접근방식을 더욱 엄격하게 다루어 왔다. 이 때문에 임상인과 학생들에게 귀중한 교과서로 알려지고 특히 임상인에게는 필수 참고자료로 사용되어 왔다. OBM은 실무자에게 건강을 위한 표준 마사지 시퀀스를 결과기반으로 보여주고 있다. '지적인 터치'를 강조하고 표면반사, 신경근, 결합조직, 기술적 타법, 유체마사지법 등 실용적인 테크닉을 설명한다.

특히 4판에서는 섹션을 새로운 방법으로 재구성하였다. 파트를 1, 2, 3으로 나누어 정리하였는데, 먼저 파트1 (1장-3장)에서는 기초 이론과 증거, 윤리 및 문제관리가, 파트 2 (4장-5장)에서는 검사와 임상의사결정 과정이 단계별로 정리되어 있고, 파트 3 (6장-15장)에서는 지속적 관리에 의한 마사지 효과를 기준으로 적용방법부터 다양한 테크닉까지의 연습과정 가이드가 포함되어 있다.

독자들은 이 책으로 답을 얻을 수 있을 것이다. 의료전문가를 대상으로 보다 광범위한 콘텐츠 제공과 더불어 다양한 마사지 테크닉 방법에 따른 새로운 임상사례를 보여주고 있으며, OBM 임상의사결정을 위한 실기뿐 아니라 빠른 임상치료 가이드가 세트로 제공되어 있다. 마사지 분야의 최종 결정판이라 할 수 있을 만큼 근거를 기반한 테크닉을 포함하고 있으므로 독자에게 더욱 자세하고 대체 불가한 책이 될 것으로 기대한다.

대한근골격물리치료종별학회 회장

김 명 준

공헌자

제 4 판

Vincent Ann, PT, DPT
Assistant Clinical Professor
Department of Physical Therapy and Rehabilitation Science
University of California San Francisco
San Francisco, California

Joanne Baker, RMT
Instructor, Continuing Education
Private Practice
Toronto, Ontario, Canada

Amanda Baskwill, PhD, MSc, BEd, RMT
Associate Dean
Faculty of Health Sciences and Wellness
Humber College
Toronto, Ontario, Canada

Sydney Chute, PT, DPT
Senior Physical Therapist
Outpatient Physical Therapy, Kaiser Permanente
Oakland, California

Donald Quinn Dillon, RMT
Educator and Clinician
Saint Catharines, Ontario, Canada

Pamela Fitch, MAd Ed, RMT
Educator and Clinician
Ottawa, Ontario, Canada

Donelda Mae Gowan, RMT, BA (Hons), MSc, PhD
Adjunct Professor, Associate Director
Centre for Integrative Medicine
Department of Community Health and Epidemiology
University of Saskatchewan
Saskatoon, Saskatchewan, Canada

Nylah Hazard, PT, DPT
Orthopedic Outpatient Physical Therapy
Chico, California

Dana Jacobs, DPTc
Student
Department of Physical Therapy and Rehabilitation Sciences
School of Medicine, University of California San Francisco
Graduate Program in Physical Therapy
San Francisco State University
San Francisco, California

Isabel Juang, PT, DPT
Physical Therapist
San Francisco, California

Arthur Long, PT
Assistant Clinical Professor
Department of Physical Therapy and Rehabilitation Science
University of California San Francisco
San Francisco, California

Alfonse T. Masi, MD, DrPH
Professor of Medicine Emeritus and Professor of Public Health, Epidemiology
Department of Medicine
University of Illinois College of Medicine at Peoria
Peoria, Illinois

Takayoshi Munemoto, BS, MA, RAc, RMT, GCFP
Educator and Clinician
Toronto, Ontario, Canada

Ruth Werner, BA, BCTMB
NCBTMB-Approved Provider of Continuing Education
Burr Ridge, Illinois

제 3 판

Bryan Ausinheiler, DPT, CPT

Celia Bucci, MA, LMT

Trish Dryden, MEd, RMT

Pamela Fitch, BA, RMT

Jane Galvan, PT, MS, DPT, OCS

Stephen Goring, BSc, MA, RMT

Jocelyn Granger, MT

Theresa Jaramillo, PT, DPT, MS

Alfonse T. Masi, MD, DrPH

Teresa Randall, MPT

Stacey Shipwright, BA, RMT

Christine Zampach, DPT

제 1, 2 판

Paul Clifford, BSc, RMT (coauthor)

사진 및 비디오 모델

Christopher Alger

Chanelle Andrade

Tricia Bachman

Joanne Baker

Dan Boon

Paul Bucciero

Brian Burgess

Melissa Cole

D!ONNE (Francis)

Etienne Harris

Lee Kalpin

Rahima Kassam

Michael Kitney

Amy Knapp

Chris Lemieux

Frank Marincola

Colin Outram

Shahnaz Suteria

Jarek Szymczak

Jane Wellwood

감수자

저자는 이 책의 중요한 버전 개발 단계에서 원고를 검토하고, 건설적인 피드백 또는 임상전문지식을 제공한 사람들에게 감사를 표하고 싶다. 생각을 유도하는 의견들은 많은 토론을 촉발시켰고, 결국 내용을 가다듬는 데 도움이 되었다.

Lorraine Allen, DPT

Amanda Baskwill, RMT

Bridget Bouyssounouse, BS, PT

Benjamin Boyd, MSPT

Nancy Byl, PT, PhD, FAPTA

Nancy Mezick Cavender, MM, LMT, LNMT

Sandi Chan, BS, PT

Kevin K. Chui, PT, PhD, GCS

Tara Detwiler, Certified Advanced Rolfer

Deborah Edmondson, PT, EdD

Susan Klingaman Estilaei, PT, DPT, OCS

Alexandra N. Fallot, BA, MPT

Paul Finch, PhD, MSc, DPodM

Meghan Gordineer, MPT

Betty Ann Harris, BSc, RMT

Shawn Jarman, MPT

Lee Kalpin, RMT

Wendy Katzman, PT, DPTSc, OCS

Julianne Lepp, CNMT

Liz Lester, RMT

Everett L. Lohman, DSc, PT, OCS

Wendy Moore, BA, MSc, MD, FRCP(C)

Rosalyn Pitt, PT, EdD, SPE

Gaye Raymond, BS, MS, PT

Kenneth Resznyak, RMT

Rick Ritter, PT, DPT, OCS

Jarek Szymczak, RMT

Kimberly Topp, PT, PhD

서문

Outcome-Based Massage™(OBM)의 네 번째 출판은 COVID-19 팬데믹 중에 작성되었다. 이 팬데믹은 우리가 의료, 특히 직접진료를 이해하고 제공하는 방식을 극적으로 변화시켰으며, COVID-19 팬데믹이 우리 주위를 휘젓고 있을 때 임상의로서 우리는 종종 고객과 직접 대면하지 않고 전염의 위협 속에서 더 많은 사람들에게 효과적으로 치료를 제공하는 방법을 알아내야 하는 행동을 취했다. 동료들과 함께 이 변화된 의료분야에서 마사지의 역할에 대해 숙고하면서 OBM의 범위를 확장하기 위해 원격의료/가상의료 테크닉에 대한 개발 및 교육에 대한 전문지식을 활용했다. 제 동료들은 이러한 원격의료에 대한 경험을 빠르게 확장하고 새로운 의료환경에서 COVID 및 기타 조건을 가진 사람들을 치료하는 데 기여했다.

동시에, 이 제4판의 핵심은 OBM 프레임워크로 남아 있으며, 주어진 임상의 상태를 나타내는 모든 고객에게 표준 치료요법을 적용하는 대신 각 고객의 고유한 요구와 원하는 치료결과를 명시적으로 다루는 치료법을 설계하고 제공함으로써 고객 만족도와 치료효과를 높이는 데 사용할 수 있는 도구를 건강관리 학생과 전문가에게 제공하고 있다. OBM은 이제 마사지 분야에서 확립된 임상 접근방식이며, 마사지의 잠재적 효과에 대한 이해가 깊어지고 근거기반 실습에 대한 접근방식이 더욱 엄격하며 임상의가 마사지기반치료의 결과를 입증하고 문서화하는 것의 중요성을 인식하게 되었다.

Outcome-Based Massage™: Across the Continuum of Care(제4판)는 임상혁신, 테크닉 및 검증되고 신뢰할 수 있는 OBM 프레임워크가 적절하게 혼합되고 결합된 접근방식의 결과이다. 제3판의 핵심 프레임워크와 내용을 확장하여 새로운 섹션과 장을 추가하고 기존 장 내에 확장된 내용을 추가하였으며, 치료연속체 전반에 걸쳐 여러 설정에서 건강 및 임상상태의 치료를 위해 OBM의 사용방법을 설명하기로 한다.

제4판의 목표

우리는 제4판에서 다음 목표를 다루어 교육자, 임상의 및 학생의 의견과 건강관리의 변화에 대응했다.

- *보다 광범위한 의료전문가를 위한 콘텐츠 제공:*
  이 콘텐츠는 물리치료, 마사지치료, 작업치료, 바디웍(bodywork), 카이로프랙틱, 운동훈련, 간호 및 자연요법과 같은 마사지를 사용하는 여러 건강관리 전문가의 요구를 충족하기 위한 것이다. 이는 이제 더 넓은 범위의 건강관리 직업에 대한 마사지의 면허 및 자격 요구사항을 다루는 콘텐츠 및 수준에 대한 자료를 포함한다.
- *원격의료를 포함한 여러 임상환경에서 OBM을 사용하는 방법 설명:*
  이 책의 범위는 치료연속체 전반에 걸쳐 다양한 환경에서 진료하는 임상의와 관련된 임상상태, 건강 및 완화치료에 대한 정보가 포함된다. 원격의료/가상진료 제공의 혁신에 대한 새로운 콘텐츠와 여러 임상환경(실무범위 내)에서 진료에 대한 보다 유동적인 접근방식을 통합한다. 이러한 혁신과 현재 우리가 치료를 제공하는 압력은 기본에 더 많은 관심을 필요로 하기 때문에, 이 에디션에는 변화하는 건강관리 환경에 대한 치료를 제공하는 데 도움이 되는 윤리, 문서, 드레이핑 및 고객과 개업의 관계까지의 새로운 자료도 포함되어 있다.
- *더 넓은 범위의 임상 및 건강상태 치료에 OBM을 적용하는 방법 시연:*
  OBM 제4판은 다양한 치료설정(실무범위 내)에서 원격의료 및 실습치료를 통해 COVID-19를 포함한 다양한 상태에 대한 마사지 테크닉을 사용하여 치료를 제공하는 방법의 예로서 새로운 임상사례, OBM 임상의사결정 실기 및 빠른 치료 가이드의 광범위한 세트를 제공한다.
- *이전에 출판한 3개 내용에서 가장 좋은 내용과 근거, 실제적용의 혼용을 유지하고 있다.*

이 에디션은 OBM 임상문제해결의 고유한 통합, 도수치료의 실제적용, 근거기반치료 및 다학제적 관점 내에서 마사지의 대인관계 측면에 대한 모든 내용을 유지하고 업데이트하여 독자들이 이전 에디션에서부터 이미 유용하다고 생각하고 있다.

- *의료인 학생과 전문가 모두의 요구사항을 충족하고 있다.*

이 책은 연습범위가 마사지 테크닉을 사용하여 치료를 제공할 수 있고 기본과학 언어와 해부학에 익숙한 의료인 학생 및 전문가를 위한 것이다. 우리는 이 책의 내용을 다음의 필요에 맞게 디자인했다.

경력의 여러 단계에 있는 임상의: 학생들은 이 책이 귀중한 교과서임을 알게 될 것이며 숙련된 임상인은 이 책을 필수임상 참고자료로 사용할 수 있다.

제4판 학습목표

OBM은 실무자에게 임상상태 및 건강을 위해 표준 마사지 시퀀스(massage sequences)를 사용하는 전통적인 접근방식에서 결과기반 접근방식으로 전환하는 방법을 보여주고 있다. 임상상태의 경우 고객의 임상상태와 관련된 손상을 식별하고 이러한 손상을 치료하고 특정 치료결과를 달성하는 중재를 만드는 방법을 보여준다. 또한 임상적 문제가 있는 고객에게 중재를 제공하는 것과 임상적 상태가 없을 때 웰빙 마사지를 제공하는 사람들 사이의 주요 차이점을 설명한다. 웰빙목표를 가진 이러한 고객들을 위해 우리는 웰빙의 새롭고 전체론적인 모델을 제시하고 고객의 웰빙결과를 달성하는 효과적인 마사지 시행을 위해 고객검사 및 치료계획을 수행하는 방법을 보여주고 있다.

건강관리 학생들 또는 전문가로서 이 에디션을 임상의사결정, 치료계획 및 테이블 사이드치료 가이드로 사용하여 다음을 배울 수 있다.

- 고객을 검사하고, 적절한 치료결과를 결정하며, 마사지 및 보완테크닉을 선택하고, 중재를 설계 및 진행하며, 고객을 퇴원시키는 데 사용할 수 있는 체계적인 결과기반 및 근거기반 임상의사결정 프로세스.
- 고객의 요구를 충족하고 COVID-19를 포함한 건강 및 임상상태에 대한 치료결과를 달성하기 위해 언제, 왜, 어떻게, 누구와 함께 마사지 및 보완테크닉을 사용해야 하는지.
- '지적인 터치'를 사용하고 올바른 도수치료를 사용하여 신경근, 결합조직, 타법(percussive), 수동움직임 도수치료, 표면반사 및 표면유체마사지 테크닉을 수행하는데 필요한 실용적인 테크닉.
- 진료범위가 허용되는 사람들을 위해 원격의료를 포함하여 치료연속체 전반에 걸쳐 다양한 임상환경에 대해 마사지 및 보완테크닉을 사용하여 치료를 계획, 전달 및 문서화하는 방법.
- 치료계획 및 전달에 마사지 테크닉에 대한 근거를 찾고, 평가하며, 이해하고, 통합하는 방법.
- 고객이 마사지를 받을 수 있도록 준비하고 마사지 테크닉 사용에 수반되는 고유한 대인관계 및 윤리적 문제를 성공적으로 관리하기 위한 접근방식.
- 치료를 위해 자신, 자료 및 치료환경을 준비하는 방법.
- 치료사 자가관리 및 과도한 사용 부상 및 '소진'을 방지하기 위한 전략.

제4판의 새로운 구조

이번 개정판에서는 콘텐츠를 확장하고 용이하게 하기 위해 새로운 섹션과 장의 재구성을 소개한다.

파트 I. 결과기반 마사지™의 원리

이 섹션에서는 OBM의 기본개념에 대한 견고한 기초를 제공한다. 이 기초에는 OBM의 정의, 실제로 근거를 찾고 사용하는 방법, 치료관계에서 발생하는 윤리적 및 대인관계 문제를 효과적으로 관리하기 위한 지침도 포함된다.

파트 2. 고객검사 및 임상의사결정

이 새로운 섹션은 고객검사를 통해 임상의 기초를 형성하는 임상의사결정의 초기단계와 초기검사에서 퇴원까지 안내하는 마사지기반 중재를 계획하고 진행하기 위한 단계별 OBM 임상의사결정 프로세스에 중점을 둔다.

파트 3. 지속적인 치료를 통한 결과기반 마사지™ 적용

확장된 섹션에서는 (a) 마사지를 사용하여 달성할 수 있는 68가지 결과 및 웰빙목표에 대한 토론 및 예를 포함하여

OBM 접근방식의 모든 개념에 대하여 고객의 검사 및 치료에 적용하는 방법을 자세히 설명하고 있다. (b) 치료를 위해 자신, 자료 및 고객을 준비하는 방법에 대한 지침;

(c) 일반적으로 사용되는 17가지 마사지 테크닉에 대한 세부정보와 이를 수행하는 방법에 대한 지침이 사진, 촉진연습 및 일련의 연습과 함께 제공된다. (d) 마사지 테크닉을 선택하고 마사지 테크닉의 순서를 개발하는 방법에 대한 지침;

(e) 다양한 치료환경에서 마사지로 치료결과를 달성하기 위해 중재를 계획하고 진행하는 방법에 대한 지침; (f) 특정 14가지 임상상태 및 웰니스결과에 대한 OBM 치료 개발단계를 설명하는 새로운 임상사례 및 OBM 임상의사결정 실기; (g) 일반적으로 치료되는 27가지 임상조건 및 건강결과에 대한 관련 해부학, 병태생리학, 검사테크닉, 결과, 치료테크닉 및 치료 금기사항을 요약한 새로운 한 페이지의 빠른치료 가이드가 있다.

제4판의 새로운 챕터 콘텐츠

이 에디션의 각 장은 현재의 관행을 반영하고 확장할 추가개념으로 업데이트되었다. 참고: 모든 장에는 새로운 내용을 반영하기 위한 새로운 요점과 비판적 사고의 질문이 포함되어 있다.

- **1장:** 결과기반 마사지™의 원리(Principles of Outcome-Based Massage™)는 임상상태 및 웰빙목표가 있는 고객치료를 위한 OBM 프레임워크를 설명한다. 제4판에서는 원격의료라는 새로운 섹션을 소개한다.
  결과에 대한 새로운 임상적 맥락, 원격의료 사용 시 원칙, 실제적 측면 및 주의사항을 설명한다. 여기에는 마사지 테크닉을 사용한 치료맥락에서 원격의료테크닉의 사용을 보여주는 새로운 임상사례가 수반된다.
- **2장:** 마사지에 대한 대인관계 및 윤리적 문제에서는 마사지 테크닉의 물리적 근접성이 종종 시술자와 고객 사이의 높은 수준의 신뢰를 생성하는 방식으로 인해 발생하는 문제를 다루고 있다. 이번 개정판에는 고객안전, 피해 및 역효과에 대한 개념과 임상의가 진료맥락 내에서 고객안전을 이해하고 강화하는 데 도움이 되는 모델에 대한 심도 있는 조사를 제공하여 고객안전보장이라는 새로운 섹션이 포함되어 있다. 윤리에 대한 내용이 확장되고 대인관계 및 윤리적 문제에 관한 새로운 문헌이 이 장을 마무리한다.
- **3장:** 마사지에 대한 근거에서는 근거기반 실기의 개념과 실무자가 마사지 테크닉에 대한 최신 근거를 찾고, 이해하고, 평가하고, 적용하는 방법을 소개한다. 이 판은 마사지에 대한 근거의 경향에 대한 근거를 업데이트하고 문헌에 기록된 마사지의 추가효과를 포함하도록 확장된다. 또한 새로운 임상사례는 임상연구를 사용하는 다른 임상사례에 대한 보완책으로 체계적인 검토를 근거결과로 사용하는 접근방식을 제안한다.
- **4장:** 결과기반 마사지™를 위한 고객검사™는 디지털 건강측정을 포함하여 광범위한 임상검사에 대한 정보를 종합하는 고유한 장으로, 마사지 테크닉을 사용하여 치료할 수 있는 다양한 손상 또는 웰빙목표의 고객을 평가하는데 사용할 수 있다. 이번 에디션에서는 디지털 건강측정을 포함하여 마사지와 관련된 새로운 고객검사 테크닉을 강조하기 위해 대대적인 재구성 및 업데이트를 거쳤다. 또한, 연부조직 검사의 과학적 근거섹션은 근막시스템 및 안정 시 근육긴장에 대한 업데이트된 개념을 반영한다.
- **5장:** Outcome-Based Massage™ Clinical Decision-Making에는 SMART 목표를 설정하고 마사지 테크닉을 사용하여 고객검사 및 치료결과를 차트로 작성하기 위한 임상문서의 이론적 근거와 구체적인 전략을 설명하는 Chart Systematically라는 새로운 섹션이 추가되었다.
- **6장:** 결과기반 마사지™를 위한 준비 및 자세는 치료를 위해 고객에게 옷을 입히고 자세를 잡는 것에 대한 전문적인 지침의 변경사항을 반영한다. 여기에는 새로운 섹션이 포함되어 있다. '민감한' 영역의 드레이핑(가려줌)은 드레이핑 및 방법의 주요문제와 이러한 영역에 대한 동의의 필요성을 강조한다.
  이 장에서는 의료인이 '민감한' 부분을 드레이핑(가림)하는 데 특별한 주의를 기울이도록 임상사진에 대한 경고 아이콘을 소개한다. 또한, 청결 및 소독에 관한 새로운 자료는 코로나19가 요구하는 감염통제에 대한 새로운 기준을 제시한다.
- **7~12장:** 표면반사테크닉, 표면유체테크닉, 신경근테크닉, 결합조직테크닉, 도수치료테크닉 및 두드림테크닉에 관한 몇 가지 새로운 기능이 있다. 각 장의 용도, 결과 및 근거, 테크닉의 작동방식 섹션에는 마사지 테크닉의 신체적, 정신적 효과에 대한 가능한 메커니즘의 최신문헌이 포함되어 있다. 각 장에서는 근거조사에 관한 새로운

기사를 제시하고 평가한다.

임상사진에는 의료인에게 이러한 '민감한' 부위의 배치, 드레이프(drape; 가려 주는 것) 및 동의에 특별한 주의를 기울이도록 경고하는 경고 아이콘이 포함되어 있다. '민감한' 부위를 치료하기 위한 드레이프 및 배치에 대한 추가 주의사항도 있다. 업데이트된 임상사례에서는 임상적 또는 건강상태가 있는 고객치료에 마사지 테크닉을 사용하는 방법을 보여준다. 연습 시퀀스의 진행상황을 문서화하기 위해 온라인 실습일지를 사용할 수 있다.

- **13장:** 결과기반 마사지™를 위한 마사지 테크닉 순서 지정은 다양한 임상적 요인으로 인해 건강 및 장애치료를 위한 짧은 부위 순서, 긴 부위 순서, 일반 순서 및 전신 순서의 단계별 예를 제공한다. 조건, 시퀀스 설계원칙의 부속물이다. 이번 판에서는 현장치료 접근법의 업데이트를 반영하기 위해 이 내용을 확장했다.
- **14장:** 임상상태 및 건강에 결과기반 마사지™ 적용은 임상의가 마사지를 통해 달성할 수 있는 결과를 업데이트하고 고객의 요구사항을 해결하고 30가지 임상상태 및 건강에 대해 원하는 치료결과를 달성하는 마사지 중재를 계획 및 진행하기 위한 지침을 업데이트한다. 현장 치료 접근법의 변화를 반영하여 결과를 도출한다.
- **새로운 15장:** 치료연속체 전반에 걸친 빠른치료 가이드 및 임상사례에서는 테이블 옆 치료 가이드로 설계된 27개의 빠른치료 가이드를 제공하고 있다. 이 보고서는 해부학 및 병태생리학, 주요장애 또는 건강목표, 관련 검사테크닉, 마사지치료 제안, 보완테크닉, 유용한 힌트, 주의사항, 설문조사에 참여한 임상의가 가장 자주 치료하는 것으로 확인한 임상상태 및 건강결과에 대한 금기사항에 대한 설명을 제공한다. 코로나19를 포함한 마사지 테크닉을 사용한다. 이는 OBM 임상의사결정 실습 및 샘플 치료계획과 함께 14가지 관련 OBM 임상사례 적용과 결합되어 임상의가 다양한 임상환경에서 직면하는 일반적인 임상상태 및 건강결과의 치료에 OBM 원리 및 기법을 적용하는 방법을 보여준다.
- 업데이트된 용어집에는 이 버전에 도입된 새로운 용어가 포함되어 있다.
- 참고문헌: 각 장마다 새로운 핵심 참고문헌과 추가 참고자료가 추가되었다. 우리는 마사지치료에 대한 증거에 대한 강조가 증가하고 있음을 반영하는 마사지 테크닉에 관한 문헌이 빠르게 증가하는 것을 보고 용기를 얻었다. 2014년 이후 새로운 문헌의 전체 목록은 이 텍스트의 범위를 벗어나기 때문에 독자들에게 특정 주제에 대한 최신문헌의 소스를 참조하도록 했다.

학습 및 교육을 위한 요소

학습목표

각 장의 학습목표는 해당 장에서 다룰 주요개념에 초점을 맞추고 있다.

근거섹션

이 섹션에서는 (a) 마사지의 사용과 신체적, 심리사회적 효과, 검사테크닉, 대인관계 및 윤리적 문제에 대한 관련 최신근거를 이해하기 쉬운 용어로 요약하고 (b) 이를 사용하여 마사지의 효과와 방법을 설명한다. 우리는 그것을 실제로 사용할 수 있다. 이 버전에는 또한 이 증거를 평가, 이해 및 사용하는 방법에 대한 지침과 함께 우리가 제시하는 근거를 뒷받침하는 연구기사가 포함되어 있다.

실습섹션

이 섹션에서는 다음에 대한 자세한 지침, 사진, 참고자료를 제공한다. 고객을 검사하고 치료할 때 해당 장에 설명된 개념을 사용하는 방법을 보여주는 온라인 비디오, 임상사례 및 실습시퀀스이다. 이는 근거기반실습, 마사지의 대인관계 및 윤리적 측면, 치료사와 고객의 치료준비에 대한 내용뿐만 아니라 고객검사, 치료원칙 및 마사지 테크닉에 대한 자료와도 관련이 있다.

검토섹션

이 섹션에서는 요약 내 해당 장의 주요내용을 요약하고 정보에 대한 비판적 사고를 촉진하고 개념 이해를 테스트하는 데 사용할 수 있는 비판적 사고 질문 또는 OBM 임상의사결정 연습을 제공한다. 주요기능 다음 기능은 텍스트의 지침을 향상시킨다.

주요특징

독자가 탐색할 수 있도록 도와주기 바란다.

- 앞 표지에 나타나는 Outcome-Based Massage™ 로고는 각 장의 시작 부분에 나타나 해당 장의 정보가 OBM의 어떤 구성요소를 다루고 있는지 독자에게 방향을 제시한다.
- 핵심포인트는 독자의 관심을 끌 만한 보충 내용을 제시한다.
- 근거조사에서는 해당 장에서 논의된 마사지 테크닉에 관한 연구기사를 분석한다.
- 연속된 연습은 특정 마사지 테크닉을 연습하는 데 사용할 수 있는 마사지 연결이다.
- 경고 아이콘은 장식, 배치 및 동의에 특별한 주의가 필요한 '민감한' 영역을 나타낸다.
- 온라인 비디오는 본문에 제시된 많은 테크닉을 보여준다. 이는 온라인 비디오 아이콘으로 표시된다.
- 임상사례에는 OBM을 사용하여 주어진 임상상태 또는 건강문제가 있는 고객을 치료하는 방법을 보여주는 간략한 임상사례가 포함되어 있다.
- 결과기반 마사지™ 적용(15장만 해당)은 OBM 임상의사결정 운동과 샘플 치료계획을 포함하는 더 긴 임상사례이다.
- 빠른치료 가이드(15장만)는 해부학, 검사 및 치료정보가 포함된 특정 임상상태 또는 건강결과에 대해 OBM을 사용하는 방법에 대한 한 페이지 가이드이다.
- 요점은 이 장의 주요개념을 요약한다.
- 각 장 끝에 있는 비판적 사고 질문은 학생들이 더 나은 이해를 위해 자료에 더 깊이 참여하도록 유도한다.

치료실습 참고자료

이 버전에는 일상적인 고객 관리에 대한 사용하기 쉬운 참조역할을 할 수 있는 여러 기능과 섹션이 포함되어 있다.

- 통합결과기반 마사지™ 임상의사결정 및 문서화: 임상의사결정 프로세스의 평가, 치료, 치료계획 및 퇴원단계에 대한 OBM 임상의사결정 프로세스 및 관련 임상문서 흐름도 및 임상사례를 사용하여 보여준다. 마사지를 통해 달성할 수 있는 68가지 결과와 웰니스 목표의 예를 소개하고 제공한다.
- 촉진훈련: '지적인 터치'의 개념을 소개하고 검사 및 치료를 위해 촉진을 사용하는 방법에 대한 광범위한 교육을 제공한다. 각 테크닉과 구체적으로 관련된 수십 가지 촉진운동을 통해 치료맥락 내의 촉진 사용법을 보여준다.
- 마사지 테크닉 수행방법에 대한 확장된 지침: 일반적으로 사용되는 17가지 마사지 테크닉에 대한 도수치료의 모범적인 단계별 지침과 약 400개의 마사지 테크닉 그림 및 사진을 제공하며 독자가 설명서 테크닉을 배우는 데 도움이 되는 여러 구성요소를 제공한다, 그리고 그 너머, 교실. 여기에는 각 테크닉의 실습순서, 각 테크닉 사용에 대한 금기사항 및 주의사항에 대한 세부정보, 치료 시 해당 테크닉을 사용하는 방법에 대한 세부정보가 포함된다. 우리는 또한 동양과 유럽의 마사지 전통에 대해서도 논의하고 있다.

온라인 리소스

이번 결과기반 마사지™ 버전은 모든 수준의 학생, 교육자 및 임상의를 위한 마사지 이론 및 도수치료테크닉에 대한 풍부한 정보를 제공한다. 우리는 또한 여러 가지를 제공한다.

온라인 교육 보조자료는 Outcome-Based Massage™를 기본 텍스트 또는 프로그램의 부속물로 사용하는 과정을 단순화한다.

- 강사 가이드는 특정 수업의 기간과 초점에 관계없이 책에 나열된 각 목표를 효과적으로 프레젠테이션하기 위한 권장 사항과 아이디어를 제공하는 유연한 리소스이다.
- 테스트 뱅크에는 내용에 대한 수많은 질문이 포함되어 있다.
- 이미지 뱅크에는 광범위한 수작업의 테크닉 사진 세트를 포함하여 텍스트에 나타나는 모든 예술이 포함되어 있다.

언어에 관한 참고 사항

이 책은 다양한 보건의료인의 요구를 다루고 있다. 치료를 제공하는 사람을 의사, 치료사, 임상의라는 용어로 지칭하며 같은 의미로 사용한다. 또한 치료사는 실무환경에 따라서 고객이나 환자를 치료하게 될 것이다. 그리고, 치료를 받는 개인을 고객과 환자라는 용어로 지칭하며 같은 의미로 사용한다.

ck Andrade 박사에게 문의

존경하는 동료들과 함께 이 책을 쓰면서 지식공유의 힘을 재확인하게 되었다. 나는 Outcome-Based Massage™: Continuum of Care(제4판)가 임상실습에서 귀하에게 가치가 있을 것이며 귀하가 반성하고, 행동하고, 공유할 수 있는 지식을 제공할 것이라고 믿는다. 귀하의 질문, 통찰력 및 제안을 환영한다. drckandrade@gmail.com으로 이메일을 보내주기 바란다. 링크드인: https://www.linkedin.com/in/drckandrade; 또는 트위터: @drckandrade

감사의 말

결과기반 마사지™ 제4판은 겸손한 방법으로 코로나19 팬데믹을 극복했습니다. 내가 Outcome-Based Massage, 4e를 쓰기 시작한 직후에 코로나19가 유럽과 북미를 강타했고, 우리 모두는 그 영향의 엄청난 규모에 충격을 받았습니다. 개인적으로 저는 가족과 친구의 죽음, 오랜 코로나 증상에 대한 저의 경험, 연로하신 부모님을 안전하게 지키기 위한 노력으로 어려움을 겪었습니다. 글을 쓰는 행위는 처음에는 내 주변의 영웅적인 행위와 희생에 직면하여 수동적이고 덜 가치 있는 것처럼 보였습니다. 그리고 솔직히 저는 창의력을 발휘할 에너지와 집중력을 찾는 것이 어렵다는 것을 알았습니다. 그러다가 마법 같은 일이 일어났습니다. 내 프로젝트에 대해 들은 동료들이 내 주위로 모였고, OBM의 가치에 대한 믿음, 열정, 지식 기여에 대한 관대함이 이 에디션에 생명을 불어넣었습니다. OBM 4e 기여자: Alfonse Thomas Masi, Amanda Baskwill, Arthur W. Long, Dana Jacobs, Donald Quinn Dillon, Donelda Gowan, Isabel Juang, Joanne Baker, Nylah Golden, Pamela Fitch, Sidney Chute, Taka Munemoto, Vincent에게 깊은 감사를 드립니다. Ann 및 챔피언: Theresa Jaramillo, Amber Fitzsimmons, Diane Allen. 그리고 코로나19 마사지에 대한 선구적인 작업을 기꺼이 공유하고 이 분야에서 우리가 할 수 있는 귀중한 역할에 대해 가르쳐준 Ruth Werner에게 특별히 감사드립니다.

Wolters Kluwer Health의 훌륭한 팀과 함께 일할 수 있어서 영광이었습니다! 인수 편집자인 Matt Hauber는 가상진료 및 기타 진료설정을 포괄하는 OBM에 대한 더 넓은 비전을 옹호했습니다. Amy Millholen(제품개발 수석 편집자), Vinoth Ezhumalai(편집 코디네이터), Bridgett Dougherty(생산제품 관리자)는 책을 처음부터 끝까지 세심하고 예리한 시각으로 이끌었습니다. 대담하고 새로운 디자인은 이번 에디션의 필수적인 부분이었으며 Steve Druding이 Jen Clements(아트 디렉터)와 함께 디자이너로 돌아와서 기뻤습니다. 공급업체의 Samson Charlyled 프로덕션인 Phyllis Hitner(마케팅 관리자)는 마케팅 전문지식을 빌려주었고 Kim Haggerty는 계속해서 관리 측면에서 도움의 손길을 뻗고 있습니다.

이번 제4판은 22년간의 풍부한 임상 전문지식과 이전 3판의 출판 노하우를 바탕으로 제작되었습니다. 25년 전 하이킹 중 폴 클리포드(Paul Clifford)와의 우연한 대화는 우리의 우정과 마찬가지로 시간의 시험을 견디는 OBM에 대한 우리의 공유된 비전을 탄생시켰습니다. 그 과정에서 OBM 1, 2, 3의 기고자, 리뷰어, 사진작가, 모델, Wolters Kluwer/Lippincott Williams & Wilkins 팀이 이 비전을 연마하는 데 도움을 주었습니다. 수년과 에디션에 걸쳐 내 아들 Alan은 삶이 나에게 던지는 모든 것 속에서 계속해서 닻 역할을 해왔습니다.

OBM의 비전을 유지하고 발전시켜주신 모든 분들께 감사드립니다.

목차

"마사지를 올바르게 시행하려면 임상의는 반드시 기능적 회복의 목적을 고려해야 하며, 마사지는 목적을 달성하기 위한 수단으로 생각해야 한다. 기능적 회복을 위해 수행되는 모든 동작은 이러한 목적을 염두에 두어야 한다. 치료사는 손이나 손가락의 각 움직임으로 인해 얻을 수 있는 효과와 이 효과가 기능 회복에 어떤 영향을 줄 수 있는지에 대하여 구체적으로 설명할 수 있어야 한다."

Dr. James B. Mennell. Massage: Its Principles and Practice. 2nd ed. Blakiston's; 1920:4.

PART I

결과기반 마사지™의 원리

1부 각 장의 개요

1부에서는 결과기반 마사지™(outcome-based massage™, OBM)의 기본 개념에 대한 근거를 제공한다. 여기에는 결과기반 마사지™의 정의와 실무에서 그 효과를 증명할 수 있는 근거를 찾고, 활용하는 방법 등이 담겨있다. 또한 치료적 관계에서 발생할 수 있는 윤리적 문제 및 대인관계 문제를 효과적으로 관리하기 위한 지침 등이 포함되어 있다.

제1장: 결과기반 마사지™의 원리

치료사는 결과기반 마사지™를 활용하여 연속 치료 전반에 걸쳐 다양한 환경에서 의료적 마사지, 웰니스 마사지(wellness massage) 및 전체 시스템 마사지(whole systems massage) 등을 통해 고객별 맞춤 결과를 얻을 수 있다. 이를 위해 이 장에서는 결과기반 마사지™의 원리, 결과의 개념, 의료적 마사지와 웰니스 마사지, 전체 시스템 마사지, 그리고 원격의료(telehealth)에 대한 의미 있는 결과들을 설명한다.

제2장: 대인관계 및 윤리적 문제

대인관계 문제는 일반적으로 잘 다루지 않을 뿐만 아니라 미묘하므로, 이 장에서는 치료적 관계 및 치료과정, 그리고 치료적 관계에서 발생할 수 있는 대인관계 및 윤리적 문제에 대하여 명확하게 설명한다. 또한 현 임상적 상황에서 윤리적 의사결정 및 치료적 관계 강화를 위한 구체적인 전략도 설명한다.

제3장: 마사지의 근거

이 장에서는 "도움이 되는 근거(evidence)는 무엇인가?"와 "임상의사결정 시, 가장 도움이 되는 근거는 무엇인가?"와 같은 질문을 다룬다. 마지막으로, 최상의 과학적 근거를 찾고, 이해하며, 비판적으로 평가하고, 또한 임상실무에서 통합하는 단계와 그와 관련된 개념을 소개한다.

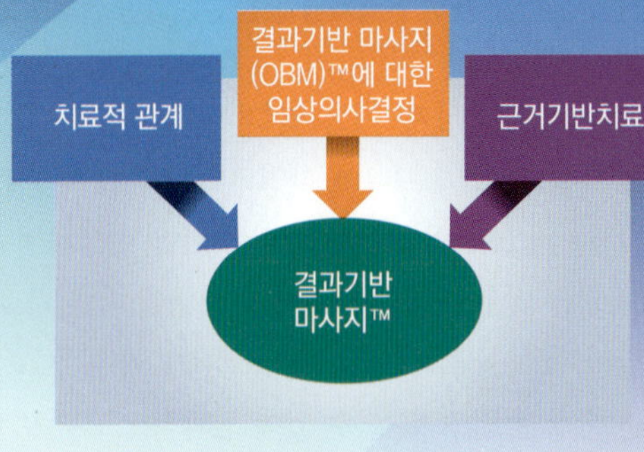

Chapter 1 결과기반 마사지™의 원리

목적

이번 장을 학습하면 다음과 같은 필요한 정보를 얻을 수 있다.

1. 결과기반 마사지™ 의 목표와 구성요소에 대한 설명
2. 결과기반 마사지™ 의 임상의사결정, 근거기반치료 및 치료적 관계 사이의 관계 설명
3. 임상적 치료의 구조 및 과정, 결과의 구성요소 확인
4. 의료적 마사지 및 웰니스 마사지, 전체 시스템 마사지의 결과를 구분하고 설명
5. 고객을 위해 다양한 유형의 결과를 수립하는 적절한 시기 확인

치료사는 결과기반 마사지™를 활용하여 의료적 마사지 및 웰니스 마사지, 전체 시스템 마사지에 대한 고객별 맞춤 결과를 얻을 수 있다. 이를 위해 이 장에서는 결과기반 마사지™의 원리 및 결과의 개념, 그리고 의료적 마사지와 웰니스 마사지, 전체 시스템 마사지에 관한 결과들을 설명한다.

근거

결과기반 마사지™: 개요

결과기반 마사지™(outcome-based massage™, OBM)는 치료사가 각 고객의 고유한 요구사항 및 제시된 문제, 그리고 선호도에 맞게 조정된 특정 결과(outcomes)에 달성하는 것을 목표로, 마사지 중재를 제공하는 체계적인 치료 접근방식이다. **결과기반 마사지™의 세 가지 주요한 구성요소에는 결과기반 마사지™의 임상의사결정(clinical decision-making), 근거기반치료(evidence based practice) 및 치료적 관계(therapeutic relationship)**가 있다(그림 1-1). 결과기반 마사지™에서 임상의사결정은 치료사와 고객이 함께 협력하여 (a) 고객의 문제를 파악하고, 그 문제를 바탕으로 원하는 결과를 도출하며 (b) 결과를 달성하기 위하여 치료계획을 세워 실행하는 체계적인 과정이다. 근거기반치료는 치료사가 과학적 증거를 사용하여 결과기반 마사지™를 통해 고객평가, 치료계획 및 치료를 안내할 수 있는 틀(framework)을 제공한다. 마지막으로, 치료사는 고객과의 상호관계에서 윤리적, 사회문화적, 대인 관계적 측면을 존중하는 협력적이고 고객 중심적인 치료관계 내에서 결과기반 마사지™를 시행해야 한다.

결과기반 마사지™에는 몇 가지 주요 기능이 있으며, 그 중 일부는 키포인트 1-1에 설명되어 있다. 특히, 결과기반 마사지™는 각 고객의 고유한 임상 증상을 반영하여 결과 달성에 초점을 맞춘 중재를 제공하기 때문에 다른 치료접근법과 구별된다. 예를 들어, 같은 임상조건을 가진 두 고객이 서로 다른 손상을 입고 있을 수 있어 결과적으로 서로 다른 치료 접근방식이 필요하며, 원하는 결과 또한 서로 다를 수 있음을 알아야 한다.

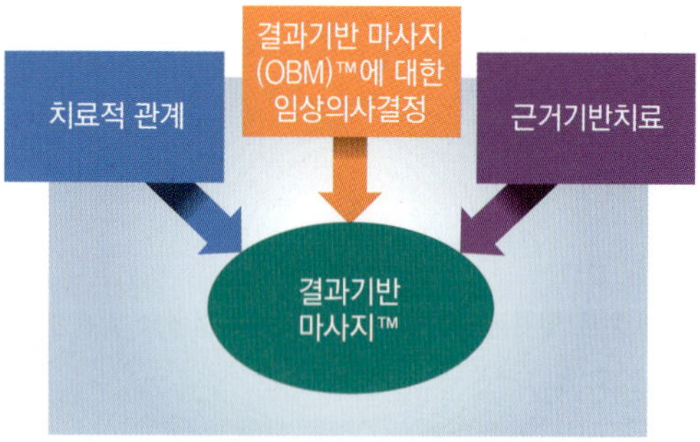

그림 1-1 결과기반 마사지™의 구성요소

Key Points 1-1

결과기반 마사지™의 특징

- 체계적인 결과기반 마사지™의 임상의사결정 과정을 사용하여 고객별 고유한 손상 또는 건강목표를 확인하고, 치료결과를 정의하며, 치료를 계획하고 수행한다.
- 기능과 장애, 그리고 건강 등의 모델과 웰니스 모델을 기반으로 한다.
- 마사지 테크닉을 시술하는 조직층(tissue layer)과 시술 결과에 따라 분류한다.
- 마사지 및 기타 치료테크닉을 사용하여 구체적인 치료결과를 얻을 수 있다.
- 효과에 대한 근거를 바탕으로 마사지 및 기타 치료테크닉을 선택한다.
- 진행 중인 고객의 재검사 결과에 따라 중재를 수정하고 진행한다.
- 고객의 대인관계 및 윤리적 요구를 해결한다.
- 고객의 대인관계 및 신체적 요구를 해결하기 위해 중재를 수정한다.
- 효과적인 실용적 기술을 사용하여 마사지 테크닉을 중재하고 통합한다.

마사지 결과

치료결과(outcomes of care)는 치료사가 주어진 임상 환경 내에서 고객에게 제공한 치료의 결과다. 마사지의 경우, 결과는 마사지 테크닉을 사용한 **단일중재(single intervention)**의 결과일 수도 있고 전반적인 **치료계획(plan of care)**에 따른 모든 중재의 결과일 수도 있다.[2]

이러한 결과를 측정하는 방법은 다양하다. 관리자는 비용 및 치료의 효율성, 그리고 고객 만족도에 더 관심을 가질 수 있다. 반면에 치료사들은 고객의 신체구조와 기능, 활동 및 참여 수준, 또는 전반적인 건강에 미치는 단기적, 장기적인 치료효과에 더 관심을 둘 것이다. 결국, 고객은 자신의 임상적 상태, 기능, 그리고 전반적인 건강 또는 **삶의 질(quality of life)**에 대한 치료의 적절한 효과에 대해 자신들의 관점에서 보려 할 것이다.

결과기반 마사지™ 범위 내에서 결과의 사용과 관련하여 몇 가지 기본적인 가설이 있다.[3] 첫째, 마사지 테크닉은 다양한 결과를 얻을 수 있지만, 이러한 모든 결과가 주어진 상황 또는 고객과 관련이 있는 것은 아니다. 둘째, 치료사들은 마사지를 사용하여 손상을 치료하고, 건강목표와 관련된 다양한 결과를 얻을 수 있다. 세 번째 가설은 치료사가 어떤 결과를 도출할 수 있도록 마사지치료를 구성할 수 있다는 것이다. 네 번째는 치료사가 원하는 결과를 달성하기 위해 고객의 진행 상황에 맞추어 나갈 수 있다는 것이다. 마지막으로, 결과는 (a) 고객의 신체적, 심리적, 사회적, 영적 요구에 기초한 고객 중심의 결과와[4] (b) 치료사와의 고객 상호작용과 치료환경을 고려한 더 광범위한 전체 시스템 중심의 결과를 포함할 수 있다.[5]

이러한 가설을 바탕으로 치료사는 세 단계를 통해 주어진 고객에게 적합한 치료결과를 계획하고 결정해야 한다. 첫째, 치료사는 마사지의 잠재적인 **치료효과(therapeutic effects)**와 그 효과에 대한 근거를 이해해야 한다. 둘째, 치료사는 고객의 신체구조 및 기능, 활동 또는 참여 수준 측면을 확인하고, 적절한 마사지 테크닉으로 치료할 수 있어야 한다. 마지막으로 **의료적 마사지(medical massage)**, **웰니스 마사지(wellness massage)** 또는 **전체 시스템 마사지(whole systems massage)**의 접근방식을 사용하여 고객을 제대로 치료하고 있는지를 확인하고 결정하며 진행할 수 있어야 한다.

마사지의 치료효과

마사지 테크닉은 다양한 치료효과를 얻을 수 있다. 이는 국소적으로 즉, 조작부위에서만 효과를 얻거나 일반적으로 신체 전체에 걸쳐 치료효과를 얻을 수도 있다. 마사지 테크닉의 치료효과는 역학적, 생리학적, 심리학적, 반사적, 정신신경면역학적(psychoneuroimmunologic), 그리고 '활동적(energetic)'의 6가지 범주로 나뉜다(표 1-1).[6-12] 역학적 효과는 치료사가 압박, 장력(신장), 전단(shearing), 구부리기 또는 비틀기 등, 조직을 물리적으로 자극하면서 발생한다. 반사적 효과는 신경계에 의해 발생하는 기능적 변화이다. 생리학적 효과는 고객의 신체에서 일어나는 생화학적 과정의 변화를 포함한다. 반면 심리학적 효과는 고객의 정신, 감정 또는 행동에서 발생한다. 정신신경면역학적 효과는 호르몬 수치나 면역기능의 변화로 고객의 감정상태도 변화한다. 이 경우, *정신신경면역학(psychoneuroimmunologic)*이라는 용어는 이완과 같은 감정상태가 실제로는 복잡한 여러 조직의 현상을 대표한다는 것을 강조한 것이다. 마지막으로, 활동적 효과(energetic effects)는 고객의 생체자기장(biomagnetic field)에 직접적인 영향을 미치며, 고객의 신체구조 및 기능에도 이차적인 영향을 줄 수 있다.

의료적 마사지의 손상 및 결과

의료적 마사지는 임상상태의 고객들이 최적의 **건강(health)** 상태로 돌아갈 수 있도록 마사지를 수행해야 한다.[3,13,14] **국제기능장애건강분류(ICF, international classification of functioning, disability and health)**[15,16]는 건강과 관련된 광범위한 정보를 설명하기 위해 일반적으로 사용되는 모델로 개인을 **신체구조와 기능(body structures and functions), 활동(activity), 참여(participation)**의 세 가지 수준으로 나타낸다(그림 1-2). 신체구조는 기관이나 팔다리, 또는 그 구성요소들과 같은 신체의 다양한 해부학적 부위와 구조이며, 신체기능은 이러한 신체 계통의 생리적

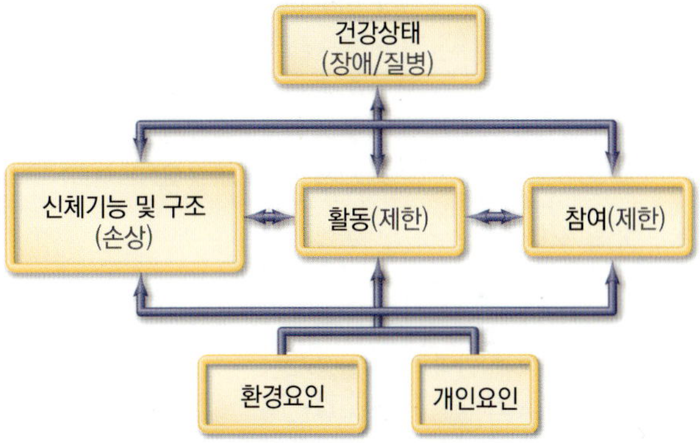

그림 1-2 세계보건기구의 국제기능장애건강분류. Towards a Common Language for Functioning, Disability and Health: ICF: The International Classification of Functioning, Disability and Health. World Health Organization; 2002, with permission from the World Health Organization. https://www.who.int/classifications/icf/icfbeginnersguide.pdf, Figure at page 9.

표 1-1 마사지 테크닉의 일반적인 치료효과[6-11,26-35]

효과[a]	설명	결과
역학적[b]	• 물리적으로 조직을 압박, 장력(신장), 전단, 구부리기 또는 비틀기 등으로 발생되는 효과	• 림프환류(lymphatic return) 증가 • 기관지 분비 활성화
반사적[b]	• 신경계에 의해 발생 되는 기능적 변화	• 진정상태나 각성(감각에 반응 하는 상태) • 골격근 수축의 촉진
생리학적[b]	• 생체역학적인 신체대사 처리 과정의 변화	• 결합조직의 원형 회복력 향상 • 근육경련 감소
심리학적	• 정신, 감정, 행동에 발생 되는 효과	• 사회적 상호작용의 개선 • 신체적 자기 이미지 개선
정신신경면역학적	• 호르몬 수치나 면역기능의 변화로 수반되는 감정상태의 변화; 이는 이완과 같은 "단순한" 감정상태가 실제로는 복잡한 여러 조직의 현상을 대표한다는 것을 강조한 것이다.	• 불안상태 감소 및 코르티솔(cortisol) 호르몬 수치 감소 • T-세포 기능향상
활동적	• 고객의 생체자기장에 대한 직접적인 효과와 고객의 신체구조와 기능에 대한 2차적인 효과	• 생체자기장 패턴 개선 • 에너지 흐름 개선

[a] 마사지 테크닉은 다양한 효과를 생산하며, 결과는 일반적으로 동시에 작동하는 여러 기전(mechanism)을 통해 달성된다.
[b] 효과는 적용 부위에서만 발생하는 국소적 효과이거나 전신에 걸쳐 발생하는 일반적인 효과이다.

표 1-2 국제기능장애건강분류의 신체구조와 기능[15,16]

신체구조	신체기능
신경계: 뇌, 척수, 말초신경	• 의식 • 지남력(시간, 장소, 사람) • 지적기능 • 활동과 운전기능 • 수면 • 주의력 • 기억 • 감정기능 • 지각기능 • 높은 수준의 인지기능 • 언어기능 • 통증감각
눈, 귀, 관련된 구조	• 시각 • 청각 • 전정기능(신체 균형기능포함)
음성 및 말하기, 관련된 구조: 코, 입, 인두, 후두	• 음성기능 • 조음기능(Articulation) • 리듬과 속도기능
심장혈관계, 혈액계, 면역계 및 호흡계의 구조	• 심장기능 • 혈압 • 혈액계(혈액) 기능 • 면역계 기능(알레르기 또는 과민반응) • 호흡계 기능
소화계, 대사계 그리고 내분비계와 관련된 구조	• 소화기능 • 배변기능 • 체중유지 기능 • 내분비샘 기능(호르몬 변화)
비뇨생식기와 생식계 구조	• 배뇨기능 • 성 기능
움직임과 관련된 신경 근골격계 구조: 머리와 목 부위, 어깨 부위, 상지(팔과 손), 골반, 하지(다리와 발), 몸통 및 척추	• 관절의 운동성 기능 • 근력기능 • 근 긴장도 기능 • 불수의적 움직임 기능
피부와 관련된 구조(피부샘, 손발톱, 모발)	• 보호기능 • 재생기능 • 감각기능

기능이다(표 1-2와 키포인트 1-2). 활동이란 이상적인 상황에서 개인의 과제나 행위를 실행하는 것이다(표 1-3). 마지막으로 참여는 실질적인 생활 상황에 대한 개인의 참여 또는 환경 내에서 작업에 관여하는 능력을 의미한다(표 1-3). 개인의 임상상태, 질병 또는 정신적 장애(disorder)는 신체기능, 활동 및 참여의 세 가지 기능수행에 모두 영향을 미친다. 이와

Key Points 1-2

신경근과 움직임 관련 신체기능의 예

관절과 뼈의 기능

- 관절의 운동성: 관절운동범위와 움직임의 용이성 기능
- 관절의 안정성: 관절이 정상적인 위치를 유지하고, 정상적인 궤도를 그릴 수 있게 하는 기능
- 뼈의 운동성: 견갑골, 골반, 수근골과 족근골의 가동범위와 움직임의 용이성 기능

근육 기능

- 근력: 근육 또는 근육군이 수축하여 발생하는 힘과 관련된 기능
- 근 긴장도: 휴식 시 근육에 존재하는 긴장과 근육을 수동적으로 움직이려고 할 때 제공되는 저항과 관련된 기능
- 근지구력: 일정시간 동안 근수축을 유지하는 것과 관련된 기능

동시에 **개인요인(personal factors)**과 **환경요인(environmental factors)**, 즉 배경요인(contextual factors)도 개인의 신체구조와 기능, 활동, 참여에 영향을 미치고 있다.

여기서 고객이란 신체구조나 기능에 손상이 있는 임상적 상태에서 치료를 원하는 사람을 말한다. 손상(impairment)이란 임상적 상태에서 병태생리학적(pathophysiology) 결과로 발생하며, 고객의 신체구조와 기능이 비정상적으로 기능하거나 결함이 있는 상태를 말한다. 생물의 기능적 또는 구조적 단위에서 발생하는 병태생리학과는 달리 손상과 그 영향은 일반적으로 눈에 보이거나 곧 알 수 있게 된다. 예를 들어, 유착이나 휴식 시 근육의 긴장도 상승, 자세로 인한 적응성 단축(adaptive shortening), 그리고 부종, 불안 및 우울증은 모두 손상이다. 또한, 각 임상적 상태에는 잠재적인 손상의 특징적인 모습들이 있다.[17] 예를 들어, 섬유근육통과 관련된 손상에는 근육통, 근육 압통, 휴식 시 근육의 긴장도 상승, 압통점(tender points), 불안, 수면장애 및 신체상 변화가 나타난다. 따라서 임상적 질환이 있는 고객에 관한 결과는 그 고객의 임상적 질환으로 인해 발생하는 신체구조 또는 기능의 특정 손상에서 온 변화이다. 그러나 같은 임상조건을 가진 고객들도 특징적인 손상의 또 다른 증상이 나타날 수 있으며, 결과적으로 다른 결과와 다른 치료법이 필요할 수 있다. 그러므로 치료사의 마지막 단계는 어떤 결과가 고객의 요구와 중재의도와 관련이 있는지를 결정하는 것이다.

표 1-3 국제기능장애건강분류(ICF)의 활동 및 참여[15,16]

지식과 학습 적용 • 보기 • 듣기 • 읽기학습 • 쓰기학습 • 연산학습(산술) • 문제해결하기	**가정생활** • 상품과 서비스 구입(쇼핑 등) • 식사 준비하기(요리 등) • 집안일 하기(청소, 주방일, 세탁, 가전제품 사용 등) • 타인 보조하기
일반적 과제와 요구 • 단일과제 수행하기 • 다중과제 수행하기	**대인 상호작용 및 대인관계** • 기본적인 대인 상호관계 • 복잡한 대인 상호관계 • 낯선 사람과 관계 맺기 • 공식적인 관계 • 비공식적인 사회적 관계 • 가족관계 • 친밀한 관계
의사소통 • 음성메시지로 의사소통하기 • 비언어적 메시지로 의사소통하기 • 말하기 • 비언어 메시지로 표현하기 • 대화하기	**주요 생활영역** • 비공식적인 교육 • 학교교육 • 고등교육 • 유급고용 • 기본적인 경제거래 • 경제적 자립
이동 • 물건 옮기기와 나르기 • 손의 섬세한 사용(들어 올리거나 쥐기) • 걷기와 이동하기 • 장비(휠체어, 스케이트 등)를 사용하여 이동하기 • 교통수단(자동차, 버스, 기차, 비행기 등) 이용하기 • 운전하기(자전거 또는 오토바이, 자동차 등)	**지역사회생활, 사회생활 및 시민 생활** • 지역사회 생활 • 레크리에이션(recreation)과 여가 • 종교 및 영성(spirituality) • 인권 • 정치 생활 및 시민권
자기관리 • 씻기(목욕, 손 씻기, 말리기 등) • 신체 일부 관리(치아 및 털 관리, 몸단장 등) • 용변 관리하기 • 옷 입고 벗기 • 식사(먹고 마시기) • 음주 관리하기 • 자신의 건강 돌보기	

손상에 대한 관련 마사지 결과

임상적 상태의 치료를 위한 중재의 경우, 치료사는 손상의 치료, **회복(recovery)** 및 2차 **손상 예방(prevention)**을 중심으로 신체구조와 기능 및 결과의 손상목록을 가지게 될 것이다.[6,18] 이 손상 및 관련 결과목록에는 마사지 테크닉을 사용하여 직접적으로 얻을 수 없는 결과가 포함되어 있을 수 있다. 따라서 치료사는 원하는 치료결과 목록을 확정하기 전에 마사지 테크닉으로 치료할 수 있는 손상을 선택해야 한다. 마사지는 근골격계 통증과 근육긴장도의 감소, 감정 및 불안, 스트레스 감소에 대한 긍정적인 효과, 림프부종의 감소와 같은 다양하고 중요한 생리적, 또는 심리적 결과를 가져올 수 있다. 개선된 옥시토신 수치, 면역기능, 수면, 기도 이물질 제거 등은 이후 장에서 자세히 설명할 것이다.[7-11,26-35]

표 1-4는 마사지 테크닉이 해결할 수 있는 신체구조 및 기능의 손상목록과 이 테크닉을 사용하여 치료사가 얻을 수 있는 관련 결과의 목록을 제공한다.

관련 기능 결과

치료사는 고객의 임상적 상태가 활동이나 참여에도 영향을 미칠 수 있다는 것을 염두에 두어야 한다. 마사지 중재가 직접적으로 이러한 문제를 해결하는 것은 아니지만, 치료사는 치료 접근방식에서 예상되는 고객의 활동 및 참여 수준의 변화를 고려하는 것이 좋다. 이는 고객에게 의미 있는 변화를 제공하고, 이와 같은 치료 서비스를 통해 기능적 결과(표 1-5)를 얻게 된다.[18]

표 1-4 마사지로 치료될 수 있는 신체구조 및 기능의 손상들과 관련된 치료결과[7-11,26-35]

손상	결과
근골격계	
• 유착/흉터형성	• 조직의 가동성 증가 • 반흔조직 감소
• 결합조직의 완전성(integrity) 손상 • 근막 움직임 제한 • 비정상적인 결합조직 밀도 • 피부, 표면 · 심부근막(superficial and deep fascia)의 가동성 감소	• 근막 분리와 신장 • 결합조직 밀도 재형성 촉진 • 결합조직 가동성 증가
• 관절의 완전성 손상 • 관절낭과 인대의 염증 • 관절낭과 인대의 움직임 제한	• 관절낭, 건, 인대의 염증감소 징후 • 관절낭과 인대의 제한감소 • 관절가동성 증가 • 관절의 완전성 증가
• 관절가동성 손상 • 수의적(voluntary) 관절 운동범위 감소	• 관절가동성 증가 • 수의적 관절 운동범위 증가
• 근육의 완전성 손상 • 근 신장성 감소 • 근육의 염좌와 파열 • 건 질환(tendinopathies) • 통증유발점(trigger points)	• 근 신장성 증가 • 건의 염증 징후 감소와 치유촉진 • 근육의 염증 징후 감소와 치유촉진 • 활성 통증유발점 감소 • 관절가동성 증가
• 근활동 손상(근력, 힘, 지구력)	• 근 신장성 증가, 통증감소, 근경련 감소, 관절 가동성 향상, 관절완전성 정상화, 활성 통증유발점 감소 등의 효과에 따른 이차적인 근육 활동 강화 • 주동근/길항근 기능의 균형
• 휴식 시 근육의 비정상적인 긴장 • 근경련	• 휴식 시 근긴장도 정상화 • 근경련 감소 • 관절가동성 증가
• 자세부정렬	• 자세정렬 정상화 • 자세인식도 증가
• 감각 손상(2차적인 포착 신경병증, 신경근 압박)	• 감각 정상화(근막에 의한 움직임 제한과 신경 및 신경근 압박으로 인한 2차적인 통증 유발 감소)
정신 신경 면역학	
• 스트레스	• 전신의 진정효과 • 이완에 대한 인지증가 • 코르티솔(cortisol), 에피네프린(epinephrine), 노르에피네프린(norepinephrine) 수치 감소
다중 시스템	
• 통증	• 활성 통증유발점 같은 기능장애의 주된 치료를 통한 통증감소 • 반대자극의 무통증 • 전신 진정작용으로 인해 통증감소
• 부기(swelling): 부종, 관절삼출, 림프부종	• 림프환류 증가 • 정맥환류(venous return) 증가 • 관절삼출액 감소 • 부종감소 • 관절완전성 증가 • 관절가동성 증가

표 1-4 마사지로 치료될 수 있는 신체구조 및 기능의 손상들과 관련된 치료결과[7-11,26-35] (계속)

손상	결과
심폐계	
• 기도손상	• 호흡 증가/가스교환 • 기도 이물질 제거 향상/ 분비물 배출 • 호흡곤란 감소
• 호흡곤란	• 기도 이물질 제거(increased airway clearance) 향상으로 호흡곤란 감소 • 지각된 이완 증가로 호흡곤란 감소
• 흉곽가동성 손상(뼈 이상 제외)	• 흉곽가동성 증가 • 근 신장성 증가 • 환기량 증가
신경계	
• 비정상적인 신경근 긴장: 경직(spasticity), 강직(rigidity), 간헐적 경련(clonus)	• 신경근 긴장도 정상화 • 고유수용기와 외수용기 자극 테크닉을 통한 움직임 반응의 변화 • 주동근-길항근 기능의 균형

표 1-5 치료의 기능적 결과에 따른 실례

일상생활 활동	일반적인 결과
• 목욕하기 및 옷 입기와 같은 몸단장을 수행할 수 있는 능력 향상 • 들어올리기 및 키보드 작업과 같은 업무 수행능력 향상 • 여가활동수행능력 향상 • 앉고 서는 것 같은 이동 수행능력 향상 • 좌우로 구르거나 배밀이(scooting)로 이동하는 것과 같은 침대 내 이동 수행능력 향상 • 보행 및 이동 수행능력 향상 • 화장실 사용 및 목욕하기와 같은 기능적 이동 수행능력 향상 • 요리하기 작업 수행능력 향상 • 기능적 활동 중, 움직임의 질이나 양적 요소 향상 • 기능적 활동 시, 안전성 향상 • 업무 수행에 필요한 관리 감독 수준 감소 • 자세 유지와 활동에 필요한 내구성 향상	• 건강상태 자기관리 향상 • 질환의 재발 위험성 감소 • 건강 문제에 대한 의사결정 개선 • 의료서비스 이용률과 건강관리 비용 절감 • 적응성, 의존성, 보조성, 그리고 보호와 보조장치 및 장비의 필요성 감소 • 임상상태의 재발을 인정하고, 중재를 모색할 수 있음 • 필요한 치료 강도 감소

미국물리치료협회(American Physical Therapy Association)의 허가를 받은 물리치료 실무지침서(https://www.apta.org), with permission of the American Physical Therapy Association.

웰니스 마사지 결과

의료전문가들은 이제 **웰니스(wellness)**를 '마음, 몸, 정신'의 균형과 웰빙(well-being)에 대한 개인의 자아인식을 모두 포괄하는 것으로 정의한다. 이는 '건강' 상태와는 구별된다.[19,20] 즉, 사람들은 건강의 영역 중 하나 또는 그 이상에서 건강을 유지하는 차선의 임상적 상태를 가지고 있음에도 불구하고, 자신이 높은 수준의 건강을 가지고 있다고 생각할 수 있다. 예를 들어, 만성질환이나 장애(disabilities) 또는 나이와 관련된 임상질환을 앓고 있는 사람들도 여전히 높은 수준의 건강상태를 유지하고 있는 것처럼 보일 수 있다.

웰니스 마사지가 임상적 추론의 확실한 기초와 중재에 대한 체계적인 결과기반 접근법이 필요하지 않다는 것은 일반적인 오해이다.

웰니스 분야에서 일하는 치료사는 '등 마사지'가 아닌 웰니스 결과 달성을 목표로 하는 마사지를 중재할 때, 고객이 최적의 웰니스를 달성할 수 있도록 더 많은 도움을 줄 수 있다. **웰니스 상호작용 모델(wellness interactions model, WIM)**에서의 웰니스 정의와 모델은 웰니스 결과를 달성하기 위해 마사지를 효과적으로 사용할 수 있는 기반을 제공한다.

결과기반 마사지™용으로 만들어진 웰니스 상호작용 모델(WIM)은 국제기능장애건강분류(ICF)를 기반으로 한다.[15] Travis의 원래 웰니스 모델처럼 다양한 수준의 질병이나 건강을 통해 웰니스로 이어지는 연속성이나 진행성을 가지고 있지는 않다.[20,21] 그보다도 사람, 건강 및 환경 간의 지속적인 상호작용을 보여준다(그림 1-3). 이 모델에서 개인의 건강수준은 삶의 어느 시점에서든 개인의 모든 측면에 영향을 미칠 수 있으며 그 반대로 건강수준에 영향을 미칠 수도 있다. 웰니스 상호작용 모델에서, 사람은 **정신(spirit)**과 뇌, 신체의 구조 및 기능, 활동능력, 사회참여능력, 그리고 **웰니스 행동(wellness behaviors) 등** 다양한 평가요건(dimensions)을 가지고 있다. 여기서 신체구조와 기능, 활동능력, 사회참여능력 등은 국제기능장애건강분류(ICF)에서와 같다. 건강한 상태란, 관련된 신체구조와 기능에 손상이 없는 상태, 즉 분류척도에서 0이다. 전통적인 건강모델의 개념인 정신은 물리적 세계를 초월하려는 의지를 구현하는 비물리적 실체의 일부를 말한다.[19,22,23] 웰니스 행동은 자기간호, 건강한 생활습관, 변화에 대한 준비, 인지된 건강과 같은 웰니스에 중심적인 역할을 하는 개인적인 요소이다.[6,24,25] 마지막으로, 웰니스 상호작용 모델에서는 개인이 사회적 환경에서 마주치는 건강에 대한 촉진제와 장벽과 같은 **환경적 요인(environmental factors)**의 중요성을 강조한다. 건강에 영향을 미칠 수 있는 환경적 요인은 다양하며, 사회적 태도, 이용할 수 있는 건강서비스, 교육 및 개인의 재정상태 등을 포함하고 있다.[15]

건강을 위한 관련 마사지의 결과

웰니스 마사지의 경우, 고객은 임상적 상태에 따른 이차적인 신체구조 및 기능손상을 나타내지는 않는다. 이때 고객은 강화하고자 하는 여러 신체구조 및 기능에 웰니스 중재를 집중한다. 치료사는 웰니스 중재를 시작하기 전, 이 신체구조와 기능에 손상이 없는지 먼저 확인한다. 임상적 상태로 인한 손상이 없는 경우, 치료사는 손상이 없는 신체구조와 기능, 건강 관련 결과 목록을 만든다. 이 목록은 신체구조와 기능을 최적화하기 위한 것이다.[4] 따라서 웰니스에 대한 결과는 고객이 원하는 웰니스 목표에 초점을 맞춘다. 웰니스 목표에 대한 관련된 결과에는 신체 부위나 신체 시스템의 최적화된 기능, 부상 예방, 신체 인식 개선, 정신 집중력 향상, 스트레스 대처 능력 향상, 자기돌봄(self-nurturing) 및 표 1-6에 언급된 기타 사항들이 포함될 수 있다.[3,12] 증가된 근육긴장이나 불안, 스트레스 관련 문제 및 우울증에 대한 마사지 치료가 웰니스 마사지라고 생각하는 것은 일반적인 오해이다. 근육긴장이나 불안, 스트레스 관련질환이 있는 고객들은 실제로 정신적, 심리적 기능 및 면역학적 기능을 포함한 다양한 신체기능에 장애가 있다. 따라서 스트레스 관련 장애 및 불안 등의 질환이나 기타 유사한 상태에 대한 치료는 손상의 치료이다. 반면, 손상을 예방하고 기능을 최적화하는 스트레스 관리중재는 웰니스 중재라고 정의한다.

임상적 상태에 따른 웰니스 결과

웰니스 상호작용 모델은 임상질환이 있는 사람도 그 임상질환에 영향을 받지 않고 손상이 없는 신체구조와 기능을 가질 수 있으므로 웰니스 중재에 적합하다는 사실을 다루고 있다. 예를 들어, 뒤넙다리근 염좌(hamstring strain)가 있는

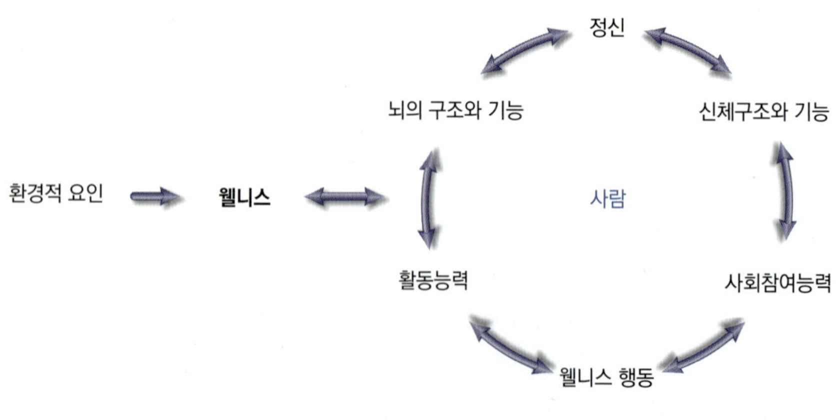

그림 1-3 웰니스 상호작용 모델

표 1-6 웰니스와 전체 시스템(Whole Systems)에 대한 영역 및 정의, 결과

영역	정의	결과
물리적	신체와 관련된 것	• 활동증가 • 수면 개선 • 자세인식 개선 • 기능상태 개선 • 면역기능 강화
사회적	지역사회에서의 인간관계 및 생활과 관련된 것	• 사회적 기능 향상 • 사회적 지원 증가 • 가족관계 개선
심리적	정신, 감정 또는 기타 심적인 현상과 관련된 것	• 전반적인 복지 향상 • 긍정적인 분위기 • 휴식 증가 • 대처기술(coping skills) 향상
정신적(Spiritual)	육체적 자아와 구별되는 정신 또는 영혼과 관련된 것	• 정신적 안녕 증진 • 마음챙김(mindfulness) 향상
건강과 관련된 삶의 질	건강이 손상된 상태에서 다양한 임무를 수행하고 만족도를 도출하는 능력과 관련된 것	• 생활의 질 향상 • 기능상태 개선
전인적(Holistic)	전반적인 수준의 결과와 관련된 것	• 행복감 향상 • 건강상태 향상 • 삶의 만족도 향상
환경(Context)	고객과 치료사 관계와 같이 중재 또는 치유 경험을 포함하는 일련의 상황	• 공감능력 향상 • 치료에 대한 긍정적인 태도 향상 • 의료제공자에 대한 신뢰도 향상
과정	학습 등 치유과정 및 개인적 변화와 관련된 것	• 변화를 위한 역량강화 • 개인적 성장 향상
개별적	개별 고객 또는 연구 참여자에게 중요하며, 이를 통해 식별함	• 다양함

Dryden T, Moyer CA, 편집 허가를 받아 각색한 마사지치료: Dryden T, Moyer CA, Integrating Research and Practice. Human Kinetics; 2012.

고객도 임상적 상태에서 비롯된 활동 및 참여의 어려움과 제한에도 불구하고 치료사가 건강을 위한 결과를 확립할 수 있는 또 다른 신체구조와 기능을 가지고 있다.

전체 시스템 마사지의 결과

전체 시스템 접근방식은 고객의 임상적 상태나 건강목표에만 집중하기보다는 치료환경이나 치료사와 고객 간의 관계에서 고객을 더욱 폭넓게 파악해야 한다.[3,5] 이러한 관점에서 결과를 살펴보면 고객의 마사지 경험과 치료환경의 심리사회적 영향, 치료사에 대한 고객의 기대, 나아가 치료사의 관점까지 고려해야 한다. 예를 들어, 고객들은 마사지를 경험하고서 마사지가 신체나 자기 이미지, 사회적 정체성, 자신감, 지각된 이완, 인지된 행복, 그리고 스트레스에 대처하는 능력 향상에 기여한다고 말하는 것을 볼 수 있다.[26-30] 또한 고객들은 마사지가 몸과 마음을 연결하고 기분이 좋아지며, 보살핌을 받을 수 있도록 도와준다고도 말한다. 고객은 마사지치료 경험에서 개인적인 시간, 유능한 치료사에 대한 신뢰 등 모든 것이 서로 연관되어 있다는 전체론/권한부여, 효과적인 접촉, 휴식과 같은 욕구를 이야기하는 특성도 가지고 있다.[31] 마지막으로, 치료사의 관점에서 볼 때, 그 증거들은 개인의 직업적 선택에 영향을 미치는 긍정적이고도 부정적인 개인적, 직업적인 경험에 대한 통찰력을 제공해 주었다.[36]

표 1-6은 보완대체의학 임상결과 데이터베이스(IN-CAM Outcomes Database)에서 발췌한 전체 시스템에 대한 영역 및 결과를 기록한 것이다.[4]

결과에 대한 임상적 배경

이 장의 앞부분에서 언급했듯이 **결과(outcome)**는 치료사가 고객에게 치료를 시행함으로써 얻은 결과이다. 결과는 Donabedian이 정의한 임상적 치료(clinical care)의 세 가지 구성요소 중 하나이다.[2] 임상적 치료의 또 다른 두 가지 구성요소는 구조와 과정(process)이다(그림 1-4). 이 장에서는 치료사가 마사지치료에서, 결과를 더욱 효과적으로 사용하고 해석할 수 있도록 임상적 치료 전반의 구조와 과정, 결과의 관계를 고찰한다.

마사지치료의 구조

Donabedian[2]에 따르면 **치료의 구조(structure of care)**는 치료를 제공하는 데 필요한 인적, 물리적, 재정적 자원을 의미한다. 여기에는 직원 및 임상환경, 조직의 자금조달및 기타 자원 등이 포함된다.

인적자원

- 직원의 구성
- 직원의 수와 배치
- 직원의 자격 및 교육

물리적 및 재정적 자원

- 치료시설의 규모

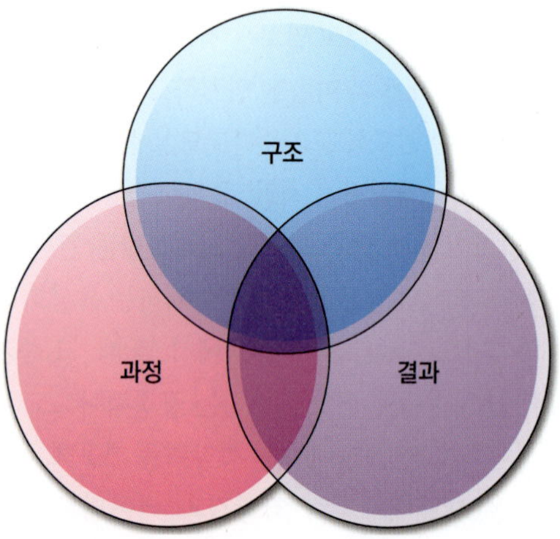

그림 1-4 Donabedian에 의한 임상적 치료의 구성요소. Adapted from Donabedian A. Evaluating the quality of medical care. *Milbank Q. 1966;3:166-206, with permission of Milbank Quarterly.*

- 치료시설의 지리적 위치
- 치료시설의 조직화
- 사용이 가능한 장비
- 공식 재정지원

가끔, 치료사들이 최고의 계획을 세우고 있음에도 불구하고, 치료를 제공하는 구조가 그들의 치료접근방식에 영향을 미치기도 한다. 예를 들어 손목터널증후군이 있는 외래 고객인 경우, 치료사는 보험청구의 급여제한(restrictions on reimbursement) 및 20분간의 짧은 치료시간, 치료에 필요한 많은 보조인력 등을 고려해야 한다. 이는 45분간의 치료시간과 소수의 보조인력, 유연한 급여구조를 갖춘 산업 재해 재활센터에서 치료사가 접하는 것과는 다른 제약 조건과 이점을 보여준다. 외래고객을 치료하는 치료사는 산업 재활센터에서 도수치료하는 치료사에 비해 직접 마사지로 광범위하게 치료할 시간이 적기 때문에 고객 스스로가 자가치료할 수 있도록 자기관리 교육에 더 치중하게 될 것이다. 따라서 치료사는 치료계획의 명확한 구성요소는 아닐지라도, 고객을 치료할 치료적 범위는 분명히 알아야 한다.

마사지치료의 과정

치료과정(process of care)은 치료사가 치료를 전달하는 과정이다.[2] 이 과정은 치료사와 고객 사이의 활동이 어떻게 이루어지는지를 나타낸다. 치료과정에는 두 가지 측면이 있다. 치료사가 치료를 제공하는 방법의 기술적 측면과 고객과 치료사 상호작용의 대인관계 측면이다. 치료과정의 중요성은 아무리 강조해도 지나치지 않다. 치료사는 중재를 향상하기 위해 치료 전달과정을 이해할 필요가 있다. 또한 이러한 이해를 통해 치료과정, 즉 치료하는 방법을 변경함으로써 달성한 결과를 개선할 수 있는지 확인할 수도 있다.

치료과정의 기술적 측면

치료의 기술적 측면에는 다음과 같은 치료 전달과 관련한 다양한 문제들이 포함된다.

- 활용 패턴(utilization patterns)
- 추천된 치료의 적절성
- 진단의 완전성(completeness)
- 치료사가 시행하는 검사 및 평가의 적절성
- 치료사가 선택하고 제공하는 치료의 적절성

- 치료사가 설정한 치료목표의 관련성
- 치료사들의 치료 패턴(patterns)

치료방법의 기술적인 측면들은 시행되는 검사의 적절성과 타당성, 고객에게 나타난 문제에 대한 치료사의 평가, 대략적 치료계획, 치료사에 의해 제공되고 선택된 치료도입과 가장 밀접하게 관련되어 있다.[2] 검사, 평가, 치료계획 및 중재는 임상의사결정 과정 내에서 상호의존적으로 작용한다. 예를 들어, 치료사가 고객의 의학적 상태와 관련하여 관련된 손상을 적절하게 평가하지 못하면, 고객의 손상을 효과적으로 해결하지 못하는 치료방법을 제시하게 될 것이다. 결과적으로 이 손상으로 인해 발생하는 고객의 기능 제한은 치료를 통해 개선될 가능성이 작아진다. 손목터널증후군이 있는 고객의 경우, 치료사가 단지 근력과 감각이상만 평가하고 치료한다면, 그 치료방법은 고객의 기능적 활동수행능력을 제한하게 하고, 또 다른 증상의 고통도 해결하지 못하게 될 것이다. 치료의 타당성은 고객의 상태를 정기적인 재검사를 통해 지속적인 근거를 가지고 평가해야 한다. 이런 내용들은 치료사에게 치료방법을 개선하게 해주고, 치료 전달의 기술적 방법을 강화시켜 주는 기회도 제공할 것이다.

치료과정의 대인 관계적 측면

치료 전달의 대인 관계적 측면은 고객, 치료사, 그리고 둘 사이의 상호작용으로 구성되며, 이를 **치료적 관계(therapeutic relationship)**라고 부르기도 한다.[2]

고객

임상치료의 중심에는 고객과 그들이 가지고 있는 치료에 필요한 모든 것들, 즉, 육체적, 심리적 특성 및 가족력, 생활형태, 직장이나 가정환경, 신앙생활 등이 포함되어 있다. 또한 고객들은 치료사가 치료에 대한 기대에 대해 문의하든 하지 않든 관계없이, 단지 치료과정에 영향을 미칠 치료와 결과에 대한 기대감으로 치료를 시작한다. 국제기능장애건강분류(ICF)는 의료적 마사지를 받는 고객을 이해하기 위한 틀을 제공한다. 반면, 웰니스 상호작용 모델은 웰니스 마사지를 받는 고객의 다양한 측면을 설명한다.

치료사

치료사의 대인관계 태도는 두 번째 요소이며, 대인관계 기술, 전문가로서의 기술, 고객을 참여시키고 동기를 부여하는 능력 등을 포함한다. 치료사의 주된 목적은 단순히 치료계획을 실행하는 것이 아니다. 실제로, 치료사는 자신의 기술적인 능력만큼 치료과정 동안 고객을 돕고, 동기를 부여하며, 교육과 치료에 적절하게 참여하도록 하는 것이 중요하다.

고객과 치료사의 상호작용

고객과 치료사의 상호작용은 세 번째 요소이다. 이 상호작용의 정도에 따라 고객의 **처방준수(adherence)** 및 동기의식 등 여러 가지 면에서 치료계획 결과의 수준이 달라질 수 있다. 따라서 치료사는 치료과정에 고객을 참여시키고, 치료계획과 결과에 대한 고객의 의견을 요청하며 그 의견을 존중하고, 고객의 생활과 직업수준을 고려하며 치료과정 전반에 걸쳐 고객의 반응을 살펴보는 것이 좋다. 이는 특히 마사지 테크닉의 임상적 사용에서 중요하다. 왜냐하면 신체접촉이 치료에 대한 감정적 반응, 인격 손상과 관련된 문제를 일으킬 수 있어 고객과 치료사 간의 적절한 경계를 설정할 필요가 있기 때문이다.

임상적 환경

임상적 치료의 대인관계 과정은 고객과 치료사 사이의 상호작용에 한정된 것은 아니다. 일반적으로 이 과정은 특정한 임상적 환경 내에서 발생한다(그림 1-5).[2] 첫째, 임상적 환경에는 치료사와 고객 모두에게 상호작용할 수 있는 여러 분야의 건강관리 전문가들이 포함된다. 또한, 고객은 임상치료

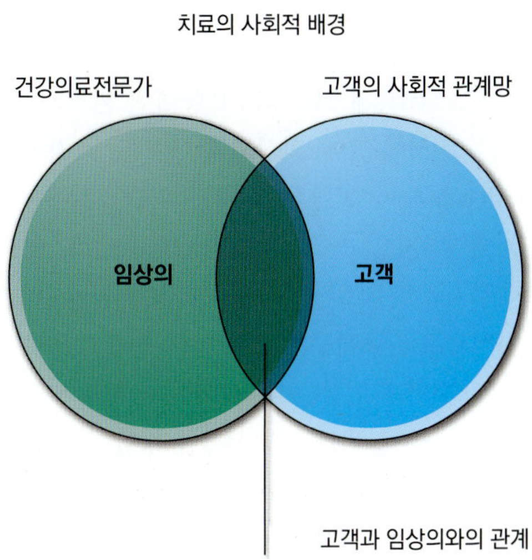

그림 1-5 치료의 사회적 배경. Adapted from Donabedian A. Evaluating the quality of medical care. *Milbank Q. 1966;3:166-206, with permission of Milbank Quarterly*

과정에서 함께 참여하거나 영향을 미칠 수 있는 간병인, 인척들, 그리고 다른 사람들과의 사회적 관계망을 가지고 있다. 상호작용의 복잡한 문제는 고객과 임상적 환경, 그리고 고객의 현재 임상상태에 따라 달라진다. 예를 들어, 재활 치료시설에서 뇌졸중 고객을 담당하는 치료사는 치료과정 동안 수많은 상호작용을 해결해야만 한다. 여기에는 고객, 고객의 가족, 의료팀의 다른 구성원과의 상호작용, 그리고 가족을 위한 지역사회 봉사원들과의 상호작용이 필요하다. 반면에, 외래 진료실에서 손목터널증후군 고객을 치료하는 치료사는 고객과 의뢰 의사, 그리고 고객의 의사소통 담당자만 상호작용하면 될 것이다.

마사지치료의 결과

선택한 치료방법의 결과와 관계없이 치료사는 결과를 지나치게 강조하지 않아야 하며, 치료의 구조와 과정을 무시하지 않도록 주의해야 한다. 실제로 치료사는 치료의 구조와 과정을 이해하고 평가하여 치료가 성공적인지 아닌지를 판단해야 한다. 또한 치료하는 방식(치료과정)에 문제가 있을 때는 달성된 결과가 좋지 않기 때문에 치료사는 잠재적으로 치료를 폐기해야 하는 상황을 고려할 수도 있다. 따라서 고객 중심적인 모든 치료는 임상적 치료의 구조와 과정, 결과를 고려해야 할 것이다.

원격의료: 결과를 위한 새로운 임상적 환경

가상치료(virtual care)의 한 형태인 **원격의료(telehealth)**는 전자통신(예: 화상회의), 원격감시 장치(remote monitoring devices) 및 원격 전자통신 기술을 사용하여 고객을 직접 대면하지 않고도 치료를 제공할 수 있다.[37-40] 이를 통해 고객은 치료 및 치료사에 대한 접근성을 높일 수 있다.

전통적으로 의료제공은 주로 병원, 진료소, 의료제공시설 및 고객의 자택과 같은 대면환경에서 이루어졌다. 이는 모두 치료사가 현장평가 및 치료를 수행할 수 있는 장소이다. 원격의료는 2020년 코로나19(COVID-19)의 대유행으로 인해 크게 확대, 가속화되었으며, 대면진료를 보완하거나 대체하는 데 더 널리 이용된다.[37-40]

원격의료의 역사

원격의료는 많은 사람에게 생소하지만 통신 기술의 출현으로 거슬러 올라가면 오랜 역사가 있다.[37-40] 1925년 과학과 발명(Science and Invention)이라는 잡지의 표지에는 라디오를 통해 고객을 돌보는 의사가 묘사되어 있어 언젠가는 의사가 원격으로 고객을 돌보게 될 것이라는 꿈을 반영하였다. 원격의료 이용의 초기에는 농촌에서 돌봄 관리로 시작되었다. 예를 들어, 알래스카의 작은 마을에 있는 지역사회 보건 보조원은 정기적으로 고객의 청각 검사를 수행하여 전문가에게 정보를 보냈다고 한다. 앵커리지(Anchorage)와 페어뱅크스(Fairbanks)에서는 추가로 관리가 필요한지 아닌지를 결정해 주기도 했다. 오늘날 원격 심리학과와 원격 피부과 진료는 원격진료와 대면진료 사이에서 진단에 대한 신뢰도가 높고, 치료에 대한 만족도도 높은 분야다. 하지만 물리치료와 재활 분야에서의 원격의료 도입은 보험급여적용(insurance reimbursement)문제로 인해 더디게 진행되고 있다. 그러나 코로나19 대유행은 보험 급여정책의 변화를 촉발했고, 치료사들이 원격의료를 기반으로 하는 치료를 제공할 수 있게 하였다.

원격의료 서비스

원격의료의 통신방식은 다양하다.[37-40] 운동 비디오 또는 서면으로 작성한 운동계획서를 전송하는 **축적전송(store and-forward)**이나 자료를 일정한 크기로 정하여 순서대로 전송하는 **비동기식(asynchronous)** 전송을 활용하여 고객은 자신의 치료속도에 따라 진행할 수 있다. 치료사는 원격감시 장치와 앱(app)을 사용하여 고객의 증상과 진행상황을 추적할 수 있다. 예를 들어 혈압을 원격으로 관찰할 수 있어 고혈압이 있는 고객을 추적할 수 있다. 마찬가지로 최신 스마트워치(smart watch)와 같은 추적기는 걸음 수, 보행속도 및 심테크닉 등의 매개변수(parameters)를 관찰하는 데 사용할 수 있다. 또한 통증이나 증상일지를 통해 24시간 동안의 증상 주기와 방문 전반에 걸쳐 인지된 증상을 추적할 수도 있다. 원격의료는 빠르게 발전하는 분야이므로 새로운 기술이 개발되며 구체적으로 의논되고 있다. 그러므로 치료사는 평가 및 치료로 구성된 체계적인 원격의료방문을 이용하여 이러한 모든 기술을 사용할 수 있다.

원격의료방문의 구조 및 고려사항

일반적인 원격의료방문(telehealth visit)은 전통적인 대면 방문의 구조와 형식을 반영한다. 원격의료방문은 대부분 실시간 화상회의 기술을 통해 이루어진다. 치료사는 주관적인 증상과 자기보고(self-reported) 결과를 재평가함으로써 원격의료를 시작할 수 있다. 예를 들어 통증숫자평가척도(Pain Numeric Rating Scale)와 고객별 기능척도는 근골격계 통증 상태에 대한 진행상황을 평가하고 추적할 수 있다. 따라서 치료사는 이 두 가지 자기보고 결과측정값을 원격의료를 통해 관리할 수 있다. 치료사는 고객의 손상과 기능적 제한에 대하여 객관적으로 검토하고 고객의 목표를 논의함으로써 이러한 주관적인 결과를 평가하며 수행할 수 있다. 또한 치료사들은 영상통화를 통해 감정, 통증반응, 운동범위, 운동능력, 상처크기 등을 평가할 수 있다. 고객은 자신의 증상이나 경과에 대한 사진과 동영상을 치료사와 공유하거나 개인 모니터링 앱(monitoring apps) 또는 기기의 판독내용을 공유하여 원격 모니터링을 할 수 있다.

치료사들은 다양한 치료중재를 사용하여 고객의 통증 및 가동성 제한, 근력 및 운동조절의 결함과 같은 손상을 치료할 수 있다. 하지만 원격의료 환경에서 이러한 부분은 주로 고객이 자체적으로 관리해야 한다. 예를 들어, 사두근(네갈래근, quadriceps)의 근막제한으로 인한 가동성 결함 고객의 경우, 치료사가 수행하는 근막이완기법이나 통증유발점을 감소시키기 위한 스트리핑(stripping) 등을 고객이 직접 수행해야 한다. 또한 원격의료방문에서는 치료사가 화상회의를 통해 고객에게 라크로스 볼(lacrosse ball)을 사용하여 자가 근막이완기법을 하도록 가르쳐 준다. 그리고 치료사는 이 고객에게 사용할 수 있는 가정 운동프로그램이나 원격 운동지침을 제공하기 위한 매우 다양한 웹 기반 자원도 가지고 있다. 표 1-7은 고객의 검사 및 치료를 위한 자기관리법의 몇 가지 예를 제시한 것이다. 이 목록이 완전한 것은 아니지만, 치료사는 추적이 가능하고 효과적이며 자기관리가 가능한 객관적 검사 및 치료중재를 고안하는 데 이 창의력을 사용할 수 있다.

치료사는 치료계획 및 목표설정에 대한 간단한 논의를 통해 원격의료방문을 종료할 수도 있다. 원격의료의 새로움 때문에 기존의 대면진료와 비교하여 결과가 비슷하다는 연구 결과가 있음에도 불구하고 많은 고객은 그 효과에 대해 주저하거나 의구심을 보이기도 한다.[37-40]

치료사는 주관적이고 객관적으로 진행하면서 명확하고 추적이 가능한 증상에 대하여 소통함으로써 고객을 안심시킬 수 있다. 치료사는 필요한 경우에 원격감시 장치, 앱, 비디오 또는 사진을 사용하여 고객이 이러한 주관적이고 객관적인 증상을 스스로 모니터링하도록 권장할 수 있다. 예를 들어 통증일지(문서, 온라인 또는 앱을 사용한)는 고객이 24시간 동안이나 일주일에 걸쳐 통증강도를 추적할 수 있는 간단한 방법이다. 활동과 관련된 기능적 능력의 경우, 치료사들은 객관적인 호전(signs of improvement)을 위해 고객의 걸음 수, 거리 또는 활동 시간과 같은 측정치를 추적하도록 권장한다. 다시 말하지만, 원격 모니터링 방법은 다양하고 창의적일 수 있다.

마지막으로 고객은 지속적인 진행(progress)에 대하여 안심시키는 데 유용한 치료 대안에 대한 논의를 찾을 수 있다. 치료사는 고객들이 다양한 이유(자가진단, 장비접근, 직접 진료에 대한 고객 선호도 등)로 원격의료 중재에 응답하지 않게 되는 경우, 대면방문으로 전환하거나 수정된 치료계획으로 변경할 수 있다.

원격의료의 연속성

치료사는 원격의료 치료를 계획할 때, 전부 혹은 아무것도 아닌 접근법(all-or-nothing approach)을 사용할 필요가 없다. 대신, 고객의 요구를 충족시키기 위한 유연하고 창의적인 방법으로 치료계획 전반에 걸쳐 원격의료 접근방식을 사용하여야 한다. 표 1-8은 원격의료 이용의 이점과 문제점에 대한 예를 제공한다. 일부 고객은 원격치료계획이 성공적으로 흡족할 수 있지만 어떤 고객은 대면방문과 혼합된 원격의료방문의 치료계획이 필요할 수도 있다. 마찬가지로, 치료사도 원격의료를 이용하는 방법에 대해 개인적으로 선호도가 있을 수 있다. 한 가지 유형의 방문(원격의료 또는 대면)으로 치료계획을 시작한 후 변화하는 요구나 의견에 따라 다른 유형으로 전환할 수도 있다는 것이다. 예를 들어, 무릎관절 전치환술 후, 합병증이 없는 고객에게 치료사는 완벽한 원격의료 치료계획을 이용하여 치료에 성공할 수 있다고 생각할 수 있다. 하지만 고객의 운동범위가 완전히 회복되지 않는 경우, 치료사는 도수치료를 수행하기 위해 대면방문을 할 수도 있다.

주의사항

원격의료[37-40]의 한계를 이해하고 기술의 어려움이나 필요한 장비의 부족 또는 인지적, 신체적 제한으로 인해 일부 고객은 원격의료에 참여할 수 없음을 인식하는 것이 중요하다. 또한 낙상이나 의료사고로 인한 손상 고객은 원격의료를

표 1-7 임상적 치료에서의 원격의료 치료의 예[37-40]

치료단계	원격의료(사진, 영상, 화상회의, 원격모니터링)	원격의료가 미치지 않는 곳
주관적 평가 및 치료계획	• 고객이 보고한 결과측정 사용–통증 척도, 고객결과척도(PSFS), 지역특성 척도(Region-specific scales) 등 • 방문방식과 빈도에 대한 고객 선호도 평가(원격의료만 적용할지 또는 혼합치료를 할지 계획, 빈도 등) • 주관적인 경과의 증상에 대하여 원격 모니터링 • 감정 및 통증반응	
객관적인 평가	• 각도 측정기로 관절운동 범위 측정 • 상처크기 • 자기관리된 연부조직 평가[긴장, 압통, '근 뭉침(knots)] • 자기관리 특수검사 • 균형, 근력 및 지구력 측정(코어 지구력 검사인 플랭크 자세, 한발로 균형 잡기 시간, 한발로 스쿼트 동작 등) • 기능적 평가(앉기, 서기, 걷기, 계단 오르기, 일상생활 동작) • 객관적인 경과의 증상에 대하여 원격 모니터링	• 관절가동성 평가(끝 느낌, 저항 등) • 일부 특수검사는 안전하지 않거나 자기관리가 불가능할 수 있다. • 능력수준이 낮은 고객이나 낙상위험 등, 검사항목과 관련된 위험 가능성 등에 대하여 특별히 고려해야 한다. • 특수 검사 장비사용(예: 휴대용 근력 측정기)
치료	• 자기관리 연부조직 중재–폼 굴리기, 통증유발점 풀기, 부항(cupping) • 운동과 스트레칭 • 자가관리 관절가동술(예: 흉추신전 폼 굴리기, self-SNAGs, 발목 또는 고관절 가동을 위한 저항 밴드의 창의적인 사용 등) • 자기관리로 동작을 유도하는 촉각 지시/피드백 • 구두지시/피드백 • 기능훈련	• 직접 연부조직 마사지 테크닉 • 도수교정(thrust manipulations)을 포함한 직접적인 관절가동술 • Hands-on exercise이나 운동 피드백 • 진료소 운동장비 이용
퇴원(Discharge)	• 적절한 보호조치를 통해 교육의 균형 유지(주변의 지원, 가족의 지도 등) • 저항훈련(고객은 밴드나 웨이트를 구입) • 교육 및 조언 • 치료종결 결과에 대한 고객 제공 영상(레크리에이션 활동, 스포츠) • 적절한 치료가 가능한 곳으로 퇴원(가정 운동프로그램, 그룹 피트니스/운동 강습, 개인훈련, 재평가 등)	

표 1-8 임상적 치료에서 원격의료를 이용할 때의 과제와 이점[37-40]

과제	이점
• 원격의료는 고객이 직접 검사를 수행하고 재현해야 하며, 관절운동범위(ROM)와 근력, 신체기능 등을 측정하고 관리해야 하므로 치료사의 창의성 향상이 더욱더 요구된다. • 원격의료는 관절가동성 또는 연부조직 기능 장애(인대의 완전성, 근막통증유발점 등) 등에 대한 도수평가가 제한된다. • 일부 고객은 원격의료를 이용할 수 있는 기술자원(비디오, 충분한 인터넷 속도, 기술의 지식과 수준 등)이 부족할 수 있다.	• 특히, 서비스 제공자와의 물리적 거리, 이동성 및 재정적 문제로 인하여 어려움을 겪는 사람들을 위한 치료 접근성이 좋다. • 원격의료는 고객에게 가정 운동프로그램 규칙 등을 잘 준수하도록 이끌어줄 수 있다. • 최근 연구에 따르면 일반적인 근골격계 질환의 경우, 적은 비용으로도 치료결과와 고객의 만족도가 기존의 치료와 유사하다는 것이 입증되었다. • 원격의료를 통해 고객의 가정과 인체공학적 작업환경(ergonomic work environment)을 보다 구체적으로 평가하고 치료할 수 있다.

통해 치료하는 것이 위험할 수도 있다. 치료사는 원격의료를 계획할 때 다음 사항을 고려해야 한다.

- 원격의료 치료를 시작하기 전에 병력을 파악하고, 의료적 응급상황이 발생할 경우를 대비하여 고객의 긴급 연락처와 현재 주소 정보를 확인한다.
- 현장에 응급 의료서비스를 지원하거나 요청할 수 있는 사람이 준비되면 원격의료를 시작한다.
- 고객이 직접 방문하여 치료받을 때처럼 원격의료 시에도 고객을 안전하게 보호하기 위한 최선의 판단과 고객의 주변 환경을 관찰하여 발생될 위험이 있는지 확인한다. 예를 들어 고객의 균형을 평가하기 전에 붙잡을 수 있는 지지대가 있는지 등, 안정적인 환경인지 확인하여야 한다.

결론적으로

결과기반 마사지(OBM)™의 임상의사결정, 근거기반치료, 그리고 치료적 관계에서의 대인관계와 윤리적 문제가 모여서 결과기반 마사지™의 이론적 틀을 제공하였다. 결과기반 마사지™의 목표 중 하나는 치료사가 고객에게 치료를 제공함으로써 얻는 결과가 적절한 결과인지를 식별하고 치료하는 것이다. 결과기반 마사지™에서 치료사는 고객의 신체구조와 기능, 활동 및 참여수준, 상황적 요인을 평가하고, 이 정보를 토대로 고객의 신체구조와 기능을 정의하며, 고객과 협력하여 치료에 대한 적절한 방법을 설정해야 한다. 또한 관련이 있을 때마다 고객의 활동 및 참여의 한계에 관한 결과를 검토하고, 치료사가 중재하므로 기능적 효과를 얻을 수 있을 것이다.

치료사가 설정한 결과 유형은 전반적인 마사지 접근방식에 따라 달라진다. 우선, 치료사는 임상적 상태로 인해 발생하는 고객의 신체구조와 기능의 손상을 의료적 마사지로 치료하여 고객의 활동과 참여 수준을 높이고, 고객의 장애를 감소시킬 수 있다. 둘째, 치료사는 손상이 없는 고객의 신체구조와 기능을 최적화시키기 위해 웰니스 마사지를 중재시킬 수 있다. 마지막으로, 전체 시스템적 마사지는 고객의 임상적 상태나 건강목표에만 초점을 맞추기보다는 치료환경 및 치료사와 고객과의 관계도 고려해야 한다. 모든 치료방법에서 치료사는 고객의 신체구조와 기능을 재평가하여 6가지 유형의 테크닉 분류에서 선택한 치료방법을 개선시킬 수 있다. 최종적으로, 치료사들은 고객의 신체구조와 기능, 활동 및 참여수준을 재평가하고, 고객의 확인된 결과 달성에 따라 치료종료 시기를 결정한다.

사례

참고: 결과기반 마사지™의 원리를 이용한 임상사례와 지침을 소개한다.

임상적 질환이 있는 고객의 손상 및 결과

임상사례 1-1은 임상질환이 있는 고객에게 가능한 결과를 보여준다. 이러한 상황에서, 임상의는 의료적 마사지를 제공하고 있다.

고객의 자세부정렬(postural malalignment)은 신체구조와 기능, 활동 및 참여에 영향을 미칠 수 있다. 관련된 신체구조는 요추와 복부, 고관절 굴근(엉덩이 굽힘근, hip flexor) 및 척주기립근(척주세움근, erector spinae muscle)을 말한다. 신체구조와 관련된 손상에는 요추의 과전만(과다 앞굽음, hyperlordosis)과 근육조직의 단축이 있다. 통증이나 근육 약화와 같은 신체기능의 손상은 신체구조의 변화로 발생한다. 이 고객에게 영향을 미치는 주요한 두 가지 상황적 요인이 있는데 그중 개인적인 요인은 운동을 싫어하고 삶의 질이 저하되었다는 인식이다. 또한 바쁜 여행 일정은 통증을 악화시키는 활동을 증가시키고, 운동과 치료시간을 감소시켜 고객이 달성하고자 하는 기능수준에 못 미치게 한다. 신체구조와 기능, 임상적 상태 및 상황적 요인들 사이의 상호작용으로 인해 고객은 일과 관련된 활동이나 여가활동을 수행하는 데 어려움을 갖게 된다. 또한 신체, 정신적 활동이나 생활에 어려움을 갖게 된다. 즉 영업 관리자로서 또는 부모로서의 사회적 역할을 수행하고 즐길 수 있는 능력이 감소하게 된다.

임상사례 1-1의 목록에는 마사지 중재 결과를 결정하는 데 기초가 되는 고객의 손상과 한계가 요약되어 있다. 임상의의 마지막 단계는 어떤 결과가 고객의 요구 및 중재 의도와 관련이 있는지를 결정하는 것이다. 이는 임상적 상태의 치료를 위한 중재이기 때문에, 임상의는 손상의 치료, 회복 및 2차 손상 예방을 중심으로 하는 신체구조와 기능 및 결과에 대한 손상 목록을 갖게 될 것이다. 임상사례 1-1은 신체구조와 기능에 대한 고객의 손상과 관련 결과도 보여준다.

이 손상 및 관련 결과목록에는 마사지 테크닉을 사용하여 직접 달성할 수 없는 몇 가지 결과도 포함되어 있다. 결과적으로, 임상의는 원하는 치료결과 목록을 확정하기 전에 마사지 테크닉으로 치료할 수 있는 손상인지를 선택해야 한다. 표 1-4를 지침으로 사용하면 임상사례 1-1에 언급된 마사지의 손상 및 관련 결과목록을 작성할 수 있다. 마사지 결과목록을 기반으로 임상의는 원하는 결과를 달성할 수 있는 마사지 테크닉을 선택할 수 있다. 마사지 테크닉 내용에는 임상의사결정을 안내하기 위해서 개별 마사지 테크닉이 가능한 결과표가 소개되어 있다.

마지막으로, 임상의는 치료접근법에서 예상되는 고객의 활동 및 참여 수준의 변화도 고려해야 한다. 이는 고객에게 의미 있는 변화를 제공하고 서비스에 대한 보상의 정당성을 제공하는 기능적 결과(표 1-5)이다. 임상사례 1-1은 자세부정렬 및 근육성 요통고객에 대하여 관련된 기능적 결과의 샘플(sample)을 보여준다. 기능적 결과는 개별적 마사지 테크닉에 대한 특정한 결과가 아니라 마사지 테크닉 사용의 간접적인 결과라는 점에 유의해야 한다.

복습

핵심요점

1. 결과기반 마사지™(Outcome-Based Massage™)는 임상의가 특정 결과 달성을 목표로 마사지를 중재하는 체계적인 치료 접근방식이다. 이는 각 고객의 고유한 요구사항을 해결하고, 손상을 치료하며, 건강목표를 제시하도록 맞춤화되어 있다.
2. 결과기반 마사지™에는 결과기반 마사지™의 임상의사결정과 근거기반치료, 치료적 관계, 이렇게 세 가지 주요 구성요소가 있다.
3. 결과는 Donabedian이 정의한 구조, 과정 및 결과라는 임상치료의 세 가지 구성요소 중 하나다.
4. 치료의 구조는 치료를 제공하기 위해 이용이 가능한 인적, 물리적, 재정적 자원을 말한다.
5. 치료과정은 치료사가 치료를 제공하는 방식이다.
6. 마사지 테크닉에는 다양한 결과가 나올 수 있지만 이러한 결과가 모두 특정 고객이나 상황에 적합한 것은 아니다.
7. 치료사는 마사지를 사용하여 손상 및 건강목표와 관련된 다양하고 뚜렷한 결과를 도출할 수 있다.
8. 임상질환이 있는 고객의 결과는 해당 고객의 임상적 상태에서 기인하는 신체구조나 기능의 특정한 손상의 변화이다.
9. 웰니스 마사지를 받기 위해 방문하는 고객은 임상적 질환이나 관련 장애가 없을 수도 있다. 따라서 웰니스 마사지 결과는 손상이 없는 신체구조 및 기능에 대해 고객이 원하는 건강목표에 중점을 둔다.
10. 임상적인 질환이 있는 사람들도 손상이 없는 신체구조와 기능을 가질 수 있으므로 건강중재에 적합하다.
11. 가상진료의 한 형태인 원격진료에서 임상의는 화상회의, 원격 모니터링 장치, 전화 및 서면 자료와 같은 기술을 사용하여 고객을 실제 대면하지 않고도 진료를 제공할 수 있다.
12. 임상의는 평가에서부터 퇴원에 이르기까지 연속치료 전반에 걸쳐 원격의료를 치료제공의 주요수단으로 이용하거나 상호보완 테크닉으로 이용할 수 있다.

임상사례 1-1: 자세부정렬 고객의 손상 및 결과

참고: 이 임상사례는 임상적 상태의 고객에게 가능한 결과를 보여준다(의료적 마사지).

고객정보

지역의 영업 관리자로 근무하는 50세 여성은 여행으로 인해 최근 허리통증이 발생했다. 그녀는 집안일과 업무로 인해 운동할 시간이 거의 없으며 과체중이다. 그녀는 운동하는 것을 좋아하지 않는다.

임상소견

문제 제시

자세부정렬(과전만증) 및 근육성 요천골 통증

주관적 소견

- 허리근육 전반에 걸친 통증
- 30분 이상 앉아 있거나 운전하거나 서 있으면 통증이 증가한다.
- 자녀와 함께 영화를 보러 가거나 볼링을 치는 등의 여가활동 능력이 저하되었다.
- 비행기나 자동차를 이용해 여러 곳으로 이동하는 영업 관리자로서 역할 수행 능력이 저하되었다.
- 그녀는 부분적으로 위탁업무를 하고, 업무량도 많아서 바쁜 일정을 피할 수가 없다.

객관적 소견

- 과전만증(hyperlordotic)
- 요추부의 척주기립근 긴장
- 촉진 시, 요추부의 척주기립근 압통
- 양측 장요근(엉덩허리근, iliopsoas) 긴장
- 약화된 복부근육-복부 운동인 크런치(crunche)를 두 번 이상 수행할 수 없음

손상과 결과

문제목록

1. 신체구조의 손상
   - 과전만증
   - 요추부의 척주기립근 긴장
   - 양측 장요근 긴장
   - 복부 둘레 증가
2. 신체기능 손상
   - 요추부의 근육통
   - 약한 복부근육
3. 활동제한
   - 비행기나 자동차를 이용해 여러 곳으로 이동하는 영업 관리자로서 역할 수행 능력 저하
   - 자녀와 함께 영화를 보러 가거나 볼링을 치는 등의 여가활동 수행 능력 저하
4. 참여제한
   - 영업 관리자로서의 직무 수행 불가능
   - 부모로서의 사회적 역할 수행 불가능
5. 환경요인
   - 출장이 많아 바쁘고 힘든 업무 일정
6. 개인적 요인
   - 운동을 싫어함
   - 영업 관리자로서나 부모로서의 사회적 역할을 담당하고 즐길 수 있는 능력이 감소되고, 삶의 질 저하를 인지함

손상에 관한 결과

신체구조 및 기능손상	결과
▪ 자세부정렬: 과전만증	▪ 정상화된 요추의 바른자세 ▪ 자세인식 개선
▪ 요추부의 척주기립근 긴장	▪ 척주기립근의 신장성 증가 ▪ 휴식 시, 척주기립근의 근육긴장감소
▪ 양측 장요근 긴장	▪ 장요근의 신장성 증가

▪ 요추부의 근육통	▪ 척주기립근의 근육통 감소 ▪ 전신 진정작용으로 인해 통증감소
▪ 약한 복부근육	▪ 복부근육의 기능적 근력증가; 기능적 활동 중 복부 호흡(abdominal bracing)수행 가능, 올바른 골반정렬 유지
▪ 주동근과 길항근 기능의 불균형	▪ 주동근과 길항근의 균형기능향상

기능적 결과

활동 및 참여제한	결과
활동제한 ▪ 비행기나 자동차를 이용해 여러 곳으로 이동하는 영업 관리자로서 역할수행 능력 저하 ▪ 자녀와 함께 영화를 보러 가거나 볼링을 치는 등의 여가활동 수행 능력 저하 참여제한 ▪ 영업 관리자로서의 직무 수행 불가능 ▪ 부모로서의 사회적 역할 수행 불가능	▪ 고객은 자동차나 비행기를 타고 이동하는 동안 통증을 호소하지 않고, 30분 이상 앉아 있을 수 있다. ▪ 고객은 통증을 호소하지 않고, 서류 가방을 들고 20분 이상 걸을 수 있다. ▪ 고객은 통증을 호소하지 않고, 30분 이상 볼링을 칠 수 있다. ▪ 고객은 통증에 대한 두려움 없이 쉽게 기능적 활동을 할 수 있다.

웰니스 결과(WELLNESS OUTCOMES)

이 장의 앞부분에서 언급했듯이 임상의는 손상이 없는 고객과 임상적 상태에 따라 이차적인 손상으로 이어진 고객의 웰니스 결과를 확인할 수 있다. 임상사례 1-2는 임상질환이 있는 고객의 웰니스 결과를 설정하는 과정을 보여준다.

웰니스 마사지를 받을 때 고객은 임상적 증상을 보이지 않는 경우도 많다. 임상적 상태로 인한 손상이 없는 경우, 임상의는 고객의 건강목표와 관련된 신체구조 및 기능에 대한 목록을 갖게 된다. 임상의는 신체구조와 기능을 검사하여 손상이 없는지 확인하고, 고객의 신체구조와 기능을 최적화하기 위한 건강목표를 설정한다.

임상사례 1-2는 임상적 질환이 있는 사람이 손상 없이, 건강중재에 적합한 신체구조와 기능을 가질 수 있음을 보여준다. 임상적 질환은 있지만 손상이 없는 상황에서 임상의는 웰니스 결과를 얻기 위해 임상적 질환이 없는 고객의 경우와 같은 임상적 의사결정 과정을 사용한다. 임상사례 1-2의 손목터널증후군을 앓고 있는 30세 고객은 임상적 상태에서 비롯된 활동 및 참여의 제한에도 불구하고, 임상의가 건강에 관한 결과를 확립할 수 있는 신체구조와 기능을 가지고 있다. 예를 들어, 그의 수면패턴이나 활동수준, 어깨와 목근육의 휴식 시 긴장도는 정상범위 내에 있다. 결과적으로, 그는 이 임상사례에서 볼 수 있는 것처럼 신체구조와 기능을 최적화하기 위한 건강목표를 가질 수 있다.

임상사례 1-2: 손목터널증후군 고객의 웰니스 결과

참고: 이 임상사례는 웰니스 결과를 명확히 설명해 준다. 고객은 임상적 상태로 임상의는 이 고객에게 의료적 마사지와 웰니스 마사지의 구성요소를 제공한다.

고객정보

사무직원으로 일하고 있는 30세 남성은 오랜 기간 키보드를 사용해 오른쪽 손목터널증후군을 앓고 있다.

임상소견

임상적 상태 및 병리생리학

- 손목터널증후군
- 손목터널 부위의 손목과 손가락 굴곡건(굽힘힘줄, flexor tendons) 염증
- 손이나 손목의 반복적인 사용으로 인해 인대가 두꺼워져 손목터널을 통과하는 정중신경을 압박하게 되면서 염증이 발생한다.

주관적 소견

- 손과 손가락의 통증
- 업무와 관련된 습관적인 동작(특히 타이핑이나 문서정리, 글쓰기 등)을 수행할 수 없음
- 라켓볼(racquetball) 등 여가활동을 할 수 없음
- 일상생활 동작, 특히 물건 들어올리기나 몸단장, 그리고 집안일 등을 수행할 수 없음
- 기능적 활동 중 통증 발생
- 사무직원이며 라켓볼 동호회 회원으로서 사회적 역할 수행 불가
- 손목터널증후군 치료비를 충당하기엔 제한적인 건강보험

손상 및 결과

문제목록

1. 신체구조의 손상
   - 손목터널 부위의 부종
   - 정중신경압박
   - 손목과 손가락의 관절운동범위 감소
2. 신체기능의 손상
   - 통증
   - 감각이상
   - 손과 손목의 근력감소
3. 활동제한
   - 업무와 관련된 습관적인 동작(특히 타이핑, 문서정리, 글쓰기 등)을 수행할 수 없음
   - 라켓볼 등의 여가활동을 할 수 없음
   - 일상생활 동작, 특히 물건 들어올리기나 몸단장, 그리고 집안일 등을 수행할 수 없음
4. 참여제한
   - 사무직원으로서의 업무를 수행할 수 없음
   - 라켓볼 동호회 회원으로서 사회적 역할을 수행할 수 없음
5. 환경적 요인
   - 제한적 건강보험
6. 개인적 요인
   - 통증 악화에 대한 두려움으로 기능적 활동의 시작이 어려워짐
   - 사무직원이며 라켓볼 동호회 회원으로서 사회적 역할을 수행하고 즐기는 능력이 저하되었음을 인식함

고객의 건강목표

- 수면의 질 향상
- 근육의 이완수준 향상
- 활동을 위한 에너지 향상

웰니스 결과(Wellness Outcomes)

관련된 신체구조	관련된 신체기능
신경계의 구조 ■ 뇌	정신기능 ■ 활동과 운전기능 ■ 수면

호흡계의 구조 ■ 호흡계	호흡계의 기능 ■ 호흡
신경 근골격계 및 움직임 관련 구조 ■ 머리와 목 부위 ■ 어깨 부위	신경 근골격계 및 움직임 관련 기능 ■ 휴식기 근 긴장

신체구조 또는 기능	웰니스 결과
뇌	■ 수면의 질과 양 증가 ■ 활동증가
호흡계	■ 환기량 증가
머리, 목, 어깨 부위의 근육	■ 휴식 시 근 긴장 정상화

원격의료 결과 및 치료

앞에서 언급한 바와 같이, 임상의는 평가에서부터 퇴원에 이르기까지 연속 치료 전반에 걸쳐 원격의료를 치료 제공의 주요수단으로 이용하거나 상호보완 테크닉으로 이용할 수 있다. 임상사례 1-3은 결과기반 마사지™의 틀 내에서 의학적 상태로 인해 발생한 고객의 현재 손상 및 활동, 참여의 제한을 해결하기 위해 임상의가 직접치료와 함께 원격의료 중재를 사용할 수 있는 몇 가지 방법을 보여준다.

수술 후 고객의 통증과 약화는 신체구조와 기능, 활동, 참여에 영향을 미친다. 임상의는 이러한 손상을 직접 해결하고 활동 및 참여제한을 개선하기 위해 고객이 가정에서 직접 할 수 있는 치료프로그램을 계획한다. 임상사례 1-3은 신체구조 및 기능의 특정 손상이 원격의료를 통해 치료가 더 쉬울 수 있으며, 일부는 직접치료를 통해 잘 수행된다는 것을 보여준다.

임상사례 1-3: 오른쪽 무릎 전치환술 후 고객의 원격의료

참고: 이 임상사례는 임상의가 원격의료 서비스를 통해 부분적으로 또는 완전히 관리할 수 있는 임상질환(무릎 치환술) 고객에 대한 가능한 결과를 보여준다.

고객정보	은퇴한 68세 남자는 6주 전, 오른쪽 무릎관절 전치환술을 받았다. 그는 집에서 합병증 없이 회복 중이며, 이전에 가정 물리치료를 4회 받았었다. 그는 시골지역에 살고 있으며, 가장 가까운 물리치료 재활시설은 차로 1시간 거리에 있다.
임상소견	
문제 제시	■ 무릎관절운동범위 및 근 수행력 손상
주관적 소견	■ 집에서는 보조기구 없이 보행하고, 야외에서는 지팡이를 사용한다. ■ 집까지 4개의 계단은 문제없이 올라갈 수 있으나, 침실까지 가려면 18개의 계단을 더 올라가야 하는데 무릎에 통증이 발생한다.

	■ 걷거나 서 있을 때 통증이 증가하고, 휴식을 취하거나 얼음팩을 하면 좋아진다. ■ 골프장으로 돌아가 시간제(part time)로 자원봉사하며, 현역 선수로 활동하고 싶어 한다. ■ 수술 후 불안으로 인해 잠을 이루기 어려우며, 일반적으로 운동을 통해 스트레스를 관리하고 있다.
객관적 소견	■ 오른쪽 사두근의 기능 저하 ■ 오른쪽 무릎관절의 운동성 저하 ■ 무릎 앞쪽 흉터조직으로 인해 가동성 저하 ■ 긴장한 뒤넙다리근 ■ 손상된 균형
손상 및 결과	
문제목록	1. 신체구조의 손상 ■ 오른쪽 무릎관절의 운동성 저하 ■ 긴장한 뒤넙다리근 ■ 절개흉터조직으로 인해 가동성 저하 2. 신체기능 손상 ■ 오른쪽 무릎통증 ■ 사두근의 약화 ■ 손상된 균형 3. 활동제한 ■ 집의 2층에 오르기 위한 계단이용 능력저하 ■ 장거리 보행능력저하 ■ 골프 및 자원봉사활동 등 여가활동을 할 수 없음 4. 참여제한 ■ 골프 및 자원봉사활동 등 여가활동 수행 불가 5. 환경적 요인 ■ 물리치료 재활시설에 접근하기 어려운 시골 지역에 거주 6. 개인적 요인 ■ 자원봉사활동 복귀를 원하며, 통증이 있으며 불편했지만 걷기를 늘려왔다. ■ 일상생활 활동에 따라 통증이 발생하고, 자원봉사활동 복귀가 불가능하여 삶의 질이 저하되었다고 생각하고 있음
고객의 목표	■ 통증감소 및 이동성 향상으로 일상생활 활동수행 가능 ■ 통증감소로 골프 및 자원봉사활동 복귀
손상치료결과	
신체구조의 손상 및 기능	결과
■ 오른쪽 무릎관절의 운동성 저하	■ 오른쪽 무릎관절의 가동범위 개선
■ 긴장한 뒤넙다리근	■ 뒤넙다리근의 신장성 증가 ■ 뒤넙다리근의 휴식 시, 근육긴장감소
■ 단단해진 절개흉터 조직	■ 절개흉터조직의 신장성 증가
■ 오른쪽 무릎의 통증	■ 오른쪽 무릎통증감소 ■ 전신 진정작용으로 인해 통증감소
■ 사두근의 약화	■ 사두근의 기능적 근력 향상; 적절하게 조절하며 계단을 올라갈 수 있음
■ 손상된 균형	■ 하지의 고유수용성감각(proprioception) 향상
기능 치료결과	
활동제한	결과
집의 2층에 오르기 위한 계단 이용 능력 저하	■ 고객은 통증 없이 침실까지의 18개 계단을 오르내릴 수 있다.
장거리를 걷는 능력감소	■ 고객은 보조기구 없이 보행하고, 통증호소 없이 1마일을 걸을 수 있다.

골프 등 여가활동수행능력저하	▪ 고객은 무릎통증을 호소하지 않고, 18홀 골프를 칠 수 있다.
참여제한	결과
자원봉사활동 참여제한	▪ 자원봉사활동 복귀
치료	
원격의료	치료테크닉
마사지 테크닉과 치료적 운동	▪ 뒤넙다리근의 스트레칭과 흉터조직의 자가 관절가동술을 지도하고 진행한다. ▪ 스쿼트와 곧게 다리 올리기 운동 등 사두근 강화프로그램을 지도하고 진행한다. ▪ 외발 균형운동 등 균형훈련프로그램을 지도하고 진행한다.
상호보완 테크닉	▪ 걷기, 골프, 봉사활동 등 복귀에 대하여 상담하고 교육한다. ▪ 수면의 질을 향상시키기 위한 명상 및 호흡운동 자료를 제공한다.
실습	치료테크닉
마사지 테크닉	▪ 무릎과 슬개골에 저단계 관절가동술을 시행한다. ▪ 절개흉터조직에 관절가동술을 시행한다. ▪ 뒤넙다리근에 마사지를 시행한다.
상호보완 테크닉	▪ 스트레스 관리와 수면의 질 향상에 도움이 되는 여러 가지 건강마사지 테크닉 을 시행한다.

비판적 사고의 질문

1. 같은 임상적 상태의 고객에게 결과기반 마사지™는 표준 치료 프로토콜(protocol)을 사용하여 치료하는 것과 어떻게 다른가?
2. 임상의가 같은 임상적 조건을 가진 고객에게 서로 다른 마사지 중재를 하는 것은 어떤 경우인가?
3. 치료의 구조와 치료과정의 차이점은 무엇인가?
4. 임상의가 달성한 결과에 영향을 미칠 수 있는 치료의 구성요소는 무엇인가?
5. 임상의는 신체구조나 기능이 건강중재나 임상질환 치료에 적합한지 어떻게 판단할 수 있는가?
6. 주어진 마사지 테크닉들을 사용하여 확립한 결과를 달성할 수 있도록 임상의가 고객을 위해 취할 수 있는 조치는 무엇인가?
7. 임상의가 건강을 위한 중재와 임상적 상태의 치료를 위한 중재를 계획하는 경우, 임상문제 및 관련 결과목록은 어떻게 달라지는가?
8. 마사지 테크닉을 포함하는 중재 결과목록을 작성할 때, 임상의가 고려해야 하는 문제는 무엇인가?
9. 어떤 상황에서 고객의 웰니스 결과를 수립하는 것이 부적합한가?
10. 기능적 결과는 무엇이며, 마사지 결과를 정의하는 과정 어디에 적합한가?
11. 원격의료를 통한 치료에서 직접 방문으로 변경해야 하는 이유는 무엇일까? 또한 그 반대의 경우는?
12. 원격의료 진행 중에 고객의 안전을 보장하기 위해 임상의가 취할 수 있는 조치는 무엇인가?

1장 참고문헌은 511페이지부터 시작

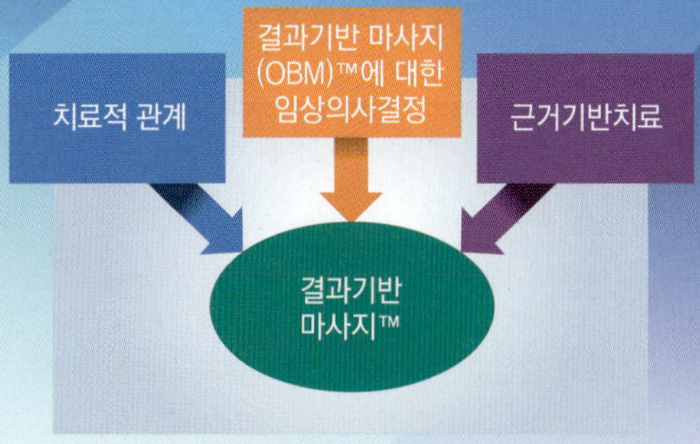

Chapter 2 마사지의 대인관계 및 윤리적 문제

목적

이번 장을 학습하면 다음과 같은 필요한 정보를 얻을 수 있다:

1. 마사지치료 관계의 차원 설명
2. 마사지치료에서 고객중심 관리의 중요성 설명
3. 마사지치료 관계를 강화하기 위한 주요전략 설명
4. 고객이 치료계획을 준수할 수 있도록 지원하는 전략에 대해 논의
5. 개인 이력이 고객의 마사지 경험에 미치는 영향

마사지 테크닉을 사용하는 치료사는 심리치료에 대한 교육을 거의 받지 않는다. 그러나 좋은 치료란 고객의 이야기를 듣고, 관찰하며, 고객이 변화를 인지하도록 돕고, 불편함에 대응하고, 원하는 대로 치료중재를 수정하며, 고객이 만든 변화를 강화하는 것이므로 치료사의 능력에 크게 좌우된다. 치료사가 손상과 기능적 한계를 얼마나 잘 해결하는지와는 관계없이, 고객이 임상의사결정에 참여하지 않고는 거의 진전을 이룰 수 없다. 치료협력을 강화하거나 유대관계가 발전하려면 치료사의 윤리적인 행동과 명확한 의사소통은 필수적이다. 우리는 교육 목적으로, 치료사와 고객 사이에 발생하는 대인관계 상호작용으로부터 치료의 임상적 또는 기술적 측면을 분리하기도 한다. 하지만 치료의 기술적 측면과 대인 관계적인 측면은 밀접하게 관련되어 있다. 대인관계 문제는 직접적인 역학적(mechanical) 문제보다 더 미묘하고 다루기가 쉽지 않기 때문에 이 장에서는 치료관계, 치료과정, 그리고 치료관계에서 발생할 수 있는 문제에 대하여 명확히 설명하려고 한다. 또한 결과기반 마사지(OBM)™을 사용할 때 일반적으로 현 임상상황에서의 윤리적 의사결정과 치료관계 강화를 위한 구체적인 전략을 설명하려 한다.

근거

모든 치료의 중심에는 의사와 고객 사이의 치료적 관계가 있다.

MITCHELL A, CORMACK M. *The Therapeutic Relationship in Complementary Health Care.* Church-ill Livingstone; 1998:37.[1]

치료적 관계의 기초

치료적 관계

Donabedian's[2]의 임상적 치료모델(그림 2-1)은 임상치료 과정의 중요한 대인관계 구성요소로서 고객과 치료사 사이에 일어나는 상호작용을 설명하고 있다. 이 **치료적 관계(therapeutic relationship)**는 고객의 취약성과 이 취약성을 통해 고객을 이용하거나 해를 끼치지 않아야 하는 치료사의 책임 때문에 두 사람 사이는 단순한 상호작용이 아닌 신뢰관계이어야 한다.[3] 이는 고객이 말하거나 말없이 기대하는 것도 치료사가 실행할 수 있어야 하며, 적절해야 하고, 도움이 된다고 생각하는 것을 서로 소통하는 풍부하고 역동적인 상호작용 관계이어야 한다. 치료적 관계는 고객의 희망, 기대, 두려움에 대한 용기를 제공한다. 그리고 치료사의 도움으로 고객이 멈추고, 감지하고, 성찰하고, 변화할 수 있는 안전지대를 제공한다.

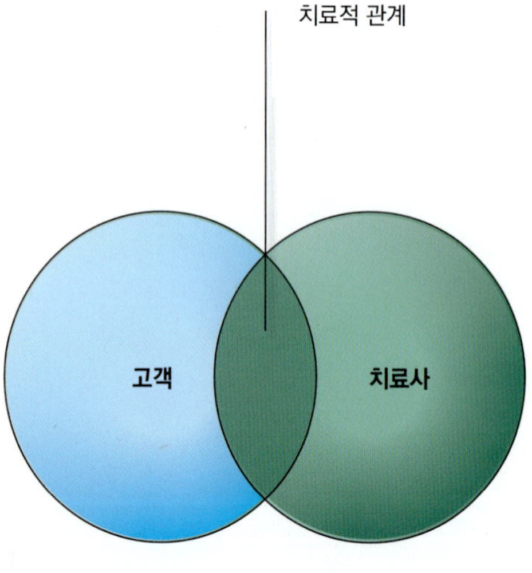

그림 2-1 치료적 관계.

최근 연구에 따르면 치료사가 고객의 상태에서 달성하기를 바라는 신체적 변화에 목표를 두는 것과는 별개로, 마사지치료 고객은 실제로 치료사 역량 외에도 배려심, 유대감 및 연민과 같은 중요한 대인관계 경험을 추구한다.[5,6] 또한, 마사지치료 연구의 메타분석(meta-analysis)에 따르면, 마사지치료에 대한 긍정적인 반응 중 일부는 고객에 대한 따뜻함과 긍정적인 배려, 그리고 치료사와 고객 사이의 협력관계의 발전에서 비롯되며, 이는 보통 심리 치료적 상호작용과 관련되어 있다고 한다. Moyer et al.[6]에 의하면, 마사지치료는 이전에 고려되었던 것보다 심리치료와 더 많은 공통점을 가질 수 있다고 한다. 이는 치료사가 고객을 지지하고 배려하며 고객에게 반응해야 하는 상당한 책임을 부여한다. 치료사는 고객과 상호작용하는 가장 책임감 있고 적절한 방법을 분별해야 하는 관계로, 이는 고객과 치료사 사이에 형성되는 관계에서 성숙과 이해가 요구된다.

치료사는 정보를 공유하고, 고객의 목표를 지지하며, 고객의 상황이나 조건에 공감하려는 의지를 바탕으로 치료적 관계의 성격을 설정한다.[2,3] 가장 중요한 것은 치료사가 상호작용의 다른 모든 측면보다 고객의 이익을 최우선으로 생각해야 한다는 것이다. 결과적으로, 치료사와 고객 사이의 건강한 동맹(healthy alliance)은 고객의 요구에 대한 치료사의 인식과 수용에 달려 있다(키포인트 2-1). 만약 치료사가 관찰에 능숙하고, 명확하게 설명하며, 고객의 능력이나 관용에 맞게 중재를 조정한다면 치료결과는 대부분 성공할 것이다.[3] 하지만 치료사가 고객의 요구나 몸짓 언어(body language), 행동 단서를 읽을 수 없다면, 고객은 치료관계가 신뢰할 만하다고 생각하지 않을 것이다. 또한, 고객은 안전하지 않다고 느낄 수 있으며 치료과정을 신뢰할 수 없게 될 것이다.

고객중심 치료

고객중심 치료(Client-centered care)는 결과기반 마사지(OBM)™에서 치료적 관계의 기초가 되는 치료 철학이다. 치료에 대한 이러한 접근방식은 단순히 고객에게 서비스를 제공하는것 이상으로 지지와 권한부여, 고객의 자율성에 대한 존중, 의사결정에 대한 고객의 참여 등을 포함한다.[4] 치료

Key Points 2-1

치료적 관계에서 고객에게 필요한 것은 무엇인가?

안전

- 신뢰를 쌓고, 고객의 감각을 탐색하며 치료적 변화를 도모할 수 있도록 한다.

예측 가능성

- 새로운 상황에 적응해야 하는 필요성을 줄인다.
- 치료관계에 대한 신뢰를 더욱 강화한다.

인내심

- 고객이 감각과 통증을 느끼고, 치료적 변화를 일으키도록 허용한다.
- 공감과 연민(compassion)
- 치료사와 협력관계를 구축하여 원하는 치료를 촉진한다.
- 합의된 협상을 명백하게 한다.
- 결과에 대한 결정과정에서 고객을 참여시킨다.

명확하고 뚜렷한 대인관계 과정

- 치료과정의 완전성과 치료사의 안전성을 강조한다.

건강한 경계들

- 치료 경험의 전후 사정(context)을 포함하여 설정한다.
- 감각(sensation)을 탐색할 시간이 필요하다.
- 고객은 자기 몸에 존재하는 감각의 인식과 변화하려는 의지에 대하여 인지한다.

책임감 있는 종결

- 고객이 치료영역에서 종결하고 나갈 수 있도록 준비한다.

사가 고객중심의 치료에 전념할 때, 고객과 치료사는 치료중재가 어떻게 진행될 것인지에 대한 의사결정을 공유한다. 고객중심 치료를 위한 모범사례에는 자기 삶에 있어 고객 스스로가 전문가임을 인식하고, 고객의 목표에 초점을 맞추며, 시기적절하게 대응하고, 일관된 치료를 제공하는 것이 포함되어 있다.

치료계약

치료적 관계는 고객이 받게 될 임상적 치료를 협상하기 위한 틀을 제공한다. **치료계약**은 이러한 협상이 취하는 한 형태이다.[2,3] 이 계약을 맺는 과정에서 고객은 자신의 상태, 치료에 대한 바람, 치료결과의 성공에 대한 기대 등을 치료사에게 전달한다. 치료사는 고객의 이야기에서 얻을 수 있는 모든 정보와 객관적인 검사를 통해 고객을 파악한 후, 고객에게 도움이 될 것으로 생각되는 치료를 개발한다. 기계적인 것처럼 보이지만 치료계약을 맺고 개발하며 작업하는 과정은 복잡할 수 있다. 때로는 이 계약이 시간과 수수료를 설명하거나 취소했을 때의 규정을 논의하는 등 단순하고 간단하게 보일 수도 있다. 어떤 경우에는 치료사가 자신의 계약상 책임을 잊거나 갈등을 느낄 수도 있다. 또한 치료사의 요구사항이 고객들이 감당할 수 없는 것임을 인식하기도 한다. 이러한 상황에서 치료사는 재정적 의무와 도움의 필요성 사이에서 균형을 유지해야 할 수도 있다. 만일 치료사가 자신의 내부 갈등을 신중하게 고려하지 않는다면, 의사소통을 잘못하거나 부주의로 고객에게 수치심을 주거나, 문제를 소홀히 하여 고객의 결과가 좋지 않을 수도 있다. 또한 치료계약의 일부 측면은 명시적이지만 계약의 어떤 측면은 암묵적으로 이루어지기 때문에 문제가 발생할 수도 있다.[5]

권리와 책임은 치료계약의 초석으로 가장 일반적으로 논의되는 것은 고객의 권리와 치료사의 책임이다. 그렇지만 고객 역시 치료계약 내에서 책임을 갖고 있으며, 치료사에게도 권리가 없는 것은 아니다.

고객의 권리와 책임

고객은 치료사에 의한 희생이나 피해로부터 자신을 보호하며, 높은 수준의 치료를 받을 수 있도록 보장받을 권리를 가지고 고객과 치료사 관계를 맺게 된다. 의료전문직을 관리하는 기관에서는 고객의 권리를 명시적으로 기술하는 윤리강령을 제정하였다. 다음은 의료서비스를 받는 고객이 치료사로부터 기대할 수 있는 몇 가지 권리의 사례이다. 아래에 요약된 고객의 권리는 자율성, 개인정보 보호, 기밀유지 및 존중문제와 관련이 있다[5-18]:

- 치료에 대한 공정한 접근과 접근 용이성
- 자율권: 치료사를 선택할 수 있는 자유, 치료 중 의사결정에 참여할 권리, 치료사의 의견과 관계없이 치료를 거부하거나 중단할 수 있는 권리, 다른 치료사와 상담할 수 있는 권리
- 안전한 의료환경에서 치료받을 권리
- 기밀유지: 특히 고객의 동의 없이 고객에 관한 어떤 정보도 노출되지 않도록 비밀을 보장받을 권리
- 치료의 연속성

- 필요 이상으로 옷을 벗지 않을 권리 또는 오랫동안 옷을 벗은 채로 남아 있지 않을 권리를 포함한 품위 존중
- 시각적, 청각적 개인정보 보호: 여기에는 고객이 받는 치료와 그와 관련이 없는 정보라도 누설하지 않는 것이 포함된다.
- 고객의 가치관과 문화적 신념을 존중한다.
- 고객의 권리에 대하여 알 권리
- 치료를 제공하는 치료사의 상태 또는 배경, 제공된 치료, 치료의 위험성, 부작용, 대안, 치료가 연구의 일부인지, 그리고 퇴원 후 필요한 치료 및 요구사항에 대하여 시기적절하고 정확한 정보 제공 등

그러나 고객과 치료사 간의 상호작용에 있어서 고객의 책임이 전혀 없는 것은 아니다. 고객의 책임이 시사하는 바와 같이, 고객은 자신의 권리에 따른 행동에 책임을 져야 하며, 치료사를 다음과 같이 존중해야 한다:

- 치료사에게 정확한 정보를 제공한다.
- 치료사에게 치료 선호도, 편안한 정도, 압력의 정도, 치료 중단 또는 휴식의 필요성 등에 대하여 필요할 때 바로 이야기한다.
- 치료를 거부하거나 변경, 또는 치료에 대한 대안을 선택해야 하는 경우, 발생하는 결과를 수용해야 한다.
- 치료사와 관련된 사람들을 배려하고 존중하며 행동해야 한다.
- 치료사가 제공하는 지시사항을 준수해야 한다.
- 의료기관의 행동규칙을 따른다.
- 치료사 또는 시설에 충족되는 재정적 의무를 다한다.

치료사의 권리와 책임

고객과 치료사 간의 관계에서 치료사는 우월한 힘이 남용되지 않도록 보장해야 하는 책임감이 있다.[5] 치료사는 고객의 권리가 충족되었는지 확인할 책임이 있을 뿐만 아니라 (키포인트 2-2), 치료사로서의 전문직업과 사회 전반에 대한 책임감도 갖고 있어야 한다. 결과적으로, 치료사들은 그들의 직업을 위한 윤리적 규범을 알고 이해할 필요가 있다.

불행하게도, 치료사의 권리는 거의 논의되지 않는다. 그러나 다음과 같은 치료사의 권리를 간과해서는 안 된다.

- 독립적으로 임상적 판단을 내릴 수 있다.

Key Points 2-2

고객에 대한 치료사의 책임

고객과의 상호작용을 위한 윤리적 지침

- 고객을 염려하고 배려하며, 진료에 책임감 있는 자세를 보여준다.
- 치료를 보장하거나 치료의 잠재적 효과를 허위로 전달하지 않는다.
- 안전하게 치료하지 못할 상황에서는 고객을 치료하지 않는다.
- 고객의 가치관, 신념 및 요구사항을 경청하고 존중한다.
- 임상적 경계범위를 적절히 유지하고, 고객과의 어떤 성적 접촉도 피한다.
- 고객중심의 예방적 치료를 제공한다.
- 고객에게 선택할 기회와 치료에 대하여 동의할 기회를 제공한다.
- 치료에 대한 고객의 감정적 반응에 적절히 대응한다.
- 고객의 사적 존중과 적절한 임상적 경계를 유지하기 위해 민감부위를 가려준다.

일반적인 문제들

- 고객에게 최선의 이익이 되도록 행동한다.
- 이해 충돌이 발생하지 않도록 한다.
- 책임감을 가지고 적절한 검사 및 치료, 증상호전을 위한 관리, 퇴원계획 등을 제공한다.
- 의뢰한 치료사에게 고객의 치료에 관한 정보를 전달한다 (비밀보장 유지 내에서).
- 진료 인력을 배치하고, 보조 인력이나 실습생에게 업무를 적절히 위임하고 감독하며, 그들이 제공하는 관리에 대하여 책임진다.
- 고객의 모든 소견과 결과를 정확하고 적절하게 문서화한다.
- 높은 수준의 자격 능력을 확보하고 유지한다.
- 기록된 내용과 정보의 기밀을 유지하고, 공개하기 전에 꼭 서명 허가를 받는다.
- 인종, 성별, 문화, 종교, 성적 취향, 나이 등을 이유로 고객의 치료를 거부하지 않는다.
- 고객의 임상적 상태(예방, 치료, 현상 유지, 상태 양호)가 확실히 보장되지 않는다면 고객을 치료하지 않는다. 그럼으로써 과잉 의료제공을 방지할 수 있다.
- 고객중심의 예방적 치료를 제공한다.
- 경제적 이득보다는 고객의 요구에 충족되는 서비스를 제공한다.
- 가능한 최상의 치료수준을 제공한다.
- 필요하면 다른 치료사에게 조언을 구한다.
- 고객에게 제공되는 치료에 대하여 책임진다.
- 고객과 치료사 간의 상호관계가 종료되거나 고객이 퇴원할 때, 적절하게 다른 치료사에게 소개한다.
- 정확하게 판단하여 행동한다.
- 치료사는 진료범위 내에서 고객을 치료하고, 고객의 상태가 치료사의 능력 밖에 있거나 법적 치료행위를 넘어설 때는 다른 치료사에게 의뢰한다.

- 치료사의 윤리 및 존엄성 또는 가치에 손상을 준다면 고객의 치료를 거부한다.
- 치료사는 시설의 경제적 이익을 위해 과도한 서비스 제공을 권고받거나 강제성, 이해 충돌 또는 부당한 영향력 행사 등의 부당함이 없는 환경에서 일해야 한다.
- 고객과 동료로부터 존중과 배려를 받아야 한다.

치료사는 자신의 권리를 숙지하고, 치료환경에서 권리가 충족되고 있는지 확인하는 것이 현명하다.

치료적 관계에서의 윤리적 행동

윤리적 의사결정과 행동에 대한 논의의 필요성은 치료사와 고객 간 힘의 차이에서 비롯된다.[5]

치료적 관계에서 고객은 치료사를 특정한 전문지식이 있고, 영향력을 가진 권위있는 인물로 인식한다. 고객은 치료사와 상담함으로써 치료사가 도움을 줄 수 있는 역량과 능력을 갖추었다고 생각하며 어느 정도 신뢰하게 된다. 도수치료에서 고객은 부분적으로 또는 완전히 옷을 벗게 될 수 있으며, 치료사가 오랜 시간 고객의 몸을 만지게 될 수도 있다. 이러한 상황에서 고객은 치료사가 자신을 성적 대상으로 이용하지 않을 것이라고 믿어야 한다.

윤리적 문제는 치료과정의 특정 단계에만 국한되지 않는다. 그러므로 치료사는 치료하는 동안 그리고 치료관계를 넘어서는 모든 지점에서 이와 같은 윤리적 문제를 고려해야 한다. 고객과 치료사는 모두, 치료과정의 참여로부터 발생하는 결과에 대하여 권리와 책임을 갖고 있다.

이 권리와 책임은 매우 중요하며, 의료전문가들의 모든 구성원은 이 내용을 준수해야 한다. 이는 임상에서 윤리적 행위에 대한 일련의 지침을 명확하게 명시하고 있으며 특히, 강조되고 있다.[5-18,31,33] 전문인의 윤리적 규범은 전문인이 준수해야 할 도덕적 규범을 뒷받침하는 공통된 가치관과 신념을 장려하는 일련의 도덕적 원칙이다.[5-18] 이 윤리적 규범은 치료사가 수용할 수 있는 도덕적 **틀(framework)** 안에서 고객의 요구를 충족시키는 임상의사결정을 내릴 수 있도록 모델을 제공한다.

고객의 요구에 적절하게 대응하기 위해서, 치료사는 먼저 자신의 직업적인 행동을 정의하는 윤리적 틀을 이해해야 한다.[5-18,31,33] 의료분야에서 인정된 최초의 의료윤리 원칙 중 하나는 "고객에게 해를 끼치지 말라(Do no harm)"는 것이다. 치료사는 먼저 "해를 끼치지 않아야 한다."는 것을 명심해야 한다. 이것은 지나치게 격렬한 치료로 멍이 들거나 염증이 증가하거나 과도한 통증이 발생하지 않도록 해야 한다는 의미이다. 그러나 임상 경험에서 치료사가 고객을 치료하다 보면 부상을 야기하거나 심각한 우려를 일으킬 수도 있다. 따라서 치료사는 치료의 모든 측면에서 긍정적인 결과를 제공하도록 보장해야 한다.

윤리적인 의사결정을 위해서는 치료를 계획할 때, 치료사는 다음의 요소를 고려해야 한다[5]:

- 이 고객에게 실제로 필요한 치료중재는 무엇인가?
- 이 고객의 표현된 결과와 표현되지 않은 결과는 무엇인가?
- 치료사와 고객 간의 힘의 불균형에 대한 고객의 인식은 결과에 어떠한 영향을 미치는가?
- 고객의 권한은 충분한가?
- 이 고객이 치료를 진행하려면 치료사에게서 들어야 할 정보는 어떤 것인가?
- 고객은 치료실에서 편안한가?
- 이 상황에서 신경 써야 할 한계나 경계는 무엇인가?
- 필요한 치료를 제공할 수 있는 치료사의 역량이 어느 정도인가?

치료과정

치료과정(그림 2-2)은 고객에게 치료를 제공하는 전반적인 과정에서 발생하는 치료관계의 대인관계 문제 및 단계들

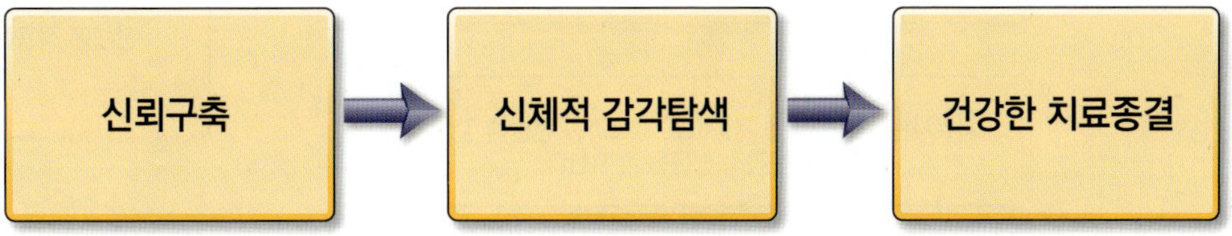

그림 2-2 치료과정

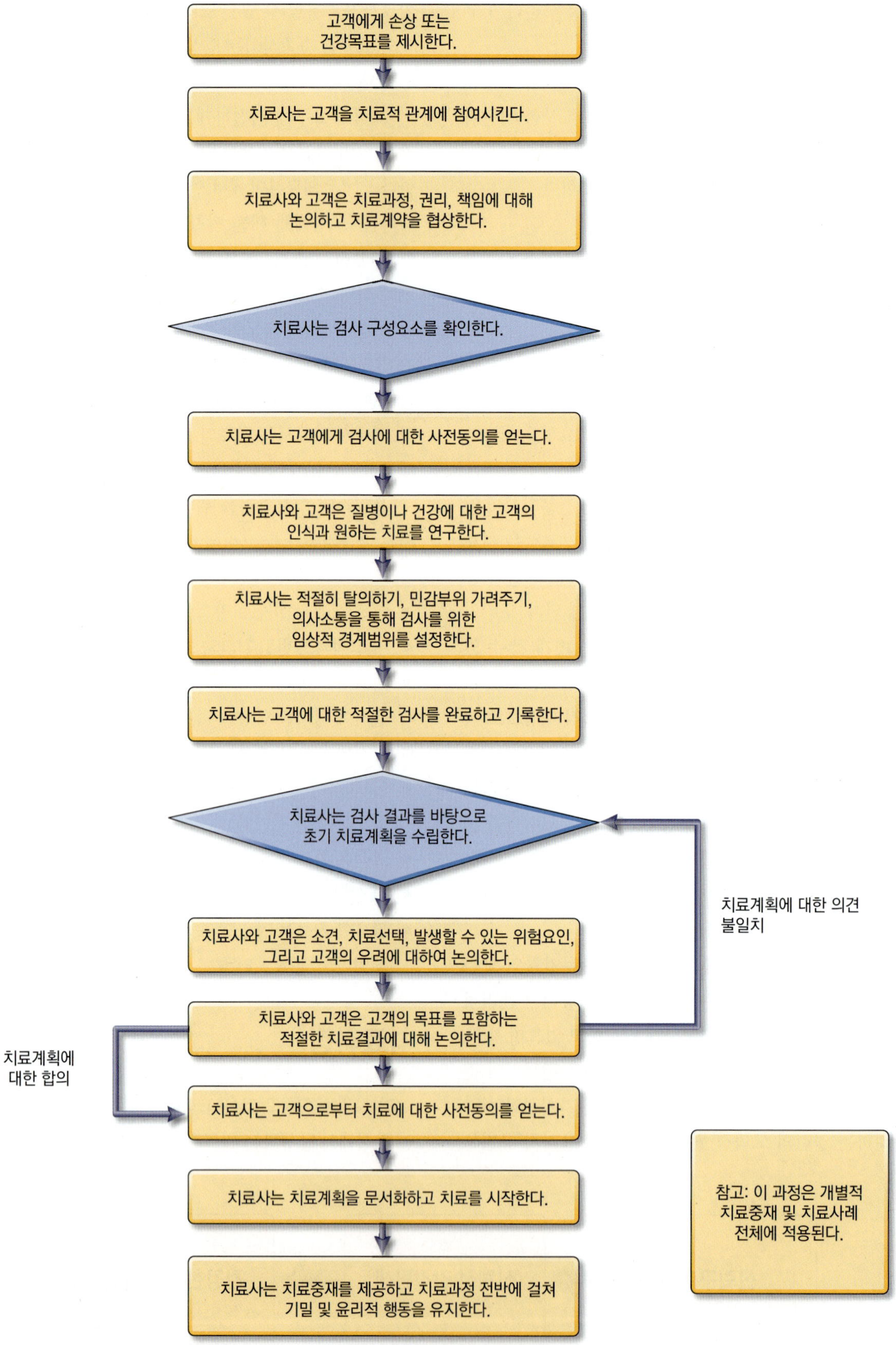

그림 2-3 치료과정: 신뢰구축 단계

을 설명한다. 치료과정에는 항상 시작과 중간, 끝이 있다.[5] 치료사가 고객을 치료하는 과정 중 어느 단계인지를 알고 있다면, 고객은 안전감을 느끼게 될 것이다.[19] 하지만 치료사가 어떤 단계에 있는지 확신할 수 없다면, 고객은 치료사의 잘못된 의사소통이나 추정(assumption)에 취약할 수 있다. 이는 트라우마(trauma)가 있거나 어떤 감정적 어려움을 겪고 있는 고객일 때 특히 중요하다.

시작단계: 신뢰구축

치료과정의 신뢰구축 부분은 치료의 규범을 확립하고, 고객을 위한 치료관계를 명확히 하는 데 도움이 된다.[1,3,5] 고객이 안전하고 편안하다고 느낄 때, 치료중재에 전적으로 참여할 가능성이 더 커진다. 치료에 대한 접근방식과 치료법이 어떻게 작용하는지 설명하는 것이 중요하다. 그림 2-3은 치료과정의 신뢰구축 단계에서 치료사가 수행하는 몇 가지 단계를 요약한 것이다. 신뢰는 치료관계에 있어 중요한 초석이며, 고객이 안전하다고 느낄 때만 발전할 수 있다.

다음은 고객과 치료사 간의 신뢰관계를 증진시키기 위한 몇 가지 기본적인 행동지침이다:

- 명확하고 예측할 수 있는 틀을 만든다.
- 약속된 치료는 정시에 시작하고 제시간에 끝낸다.
- 평가와 치료에 대하여 고객에게 사전동의를 얻는다.
- 치료하기 전, 치료행위에 대하여 명확하게 설명한다.
- 치료하는 동안 시간을 효과적으로 관리한다.
- 고객의 전화에 즉시 응답하며 신뢰성을 보여준다.
- 고객에게 정직하고 성실하게 대하며 배려하고 수용한다.

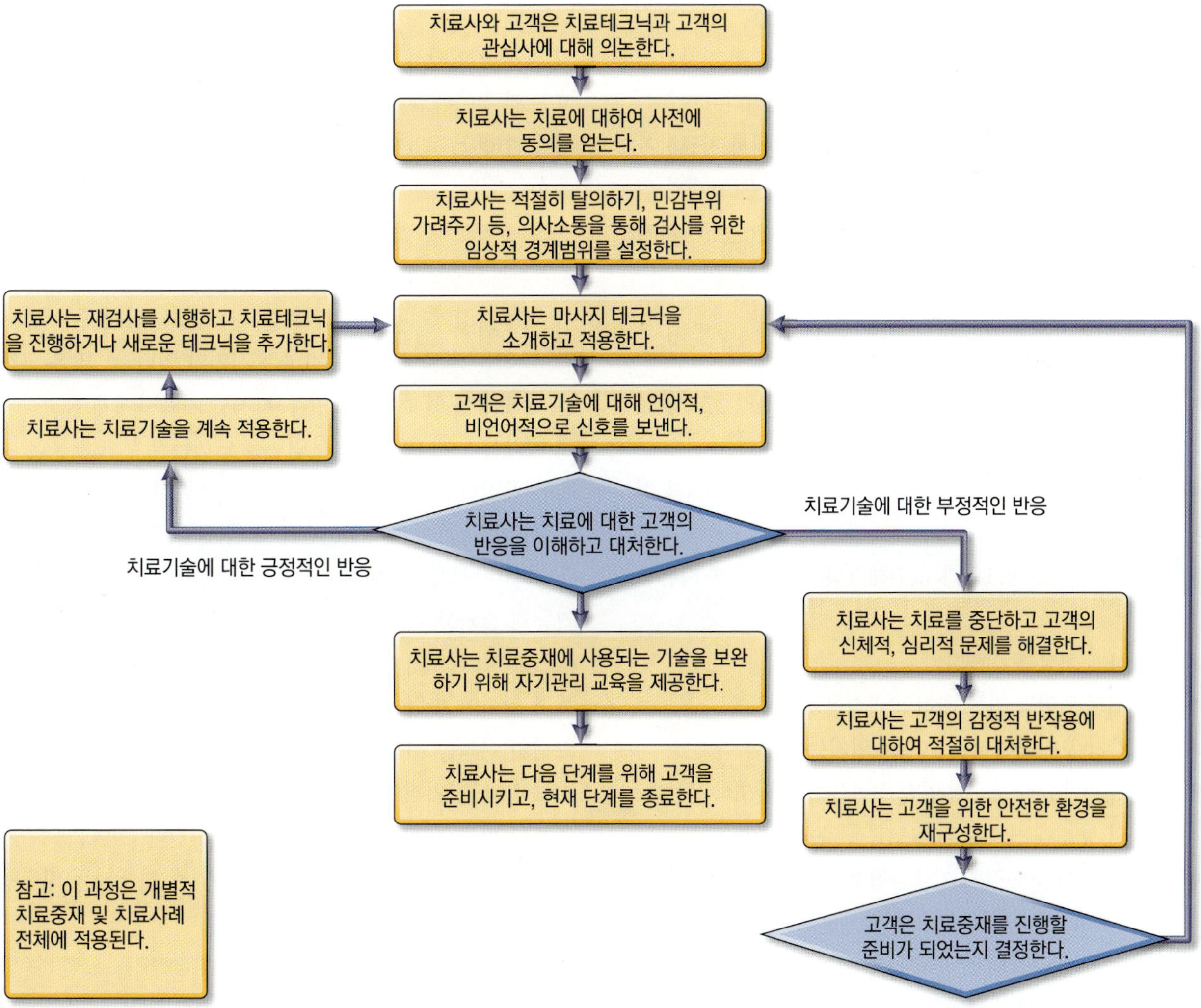

그림 2-4 치료과정: 신체감각탐색단계

- 해답을 얻지 못할 때도 있다는 것을 인정한다.
- 쉽게 해결되지 않는 과제나 문제에 대해서는 의견을 구한다.

중간단계: 신체감각탐색

고객이 치료를 결정하면 마사지를 받게 된 신체감각이나 상태 또는 문제점도 탐색할 준비가 된 것이다.[19] 고객이 접촉에 대하여 감정적으로 어려움을 느낀다면, 치료에 대한 반응으로 신체감각을 탐색하는 것이 접촉에 대한 태도를 변화시키는 데 도움이 될 것이다.

신체감각을 탐색하는 것은 고객에게 고통스러울 수도 있고, 의미가 있을 수도 있고, 즐거울 수도 있고, 두려울 수도 있다. 그러므로 치료과정의 이 부분에서 치료사는 고객이 편안함을 느끼는 수준 이상을 넘어서지 않도록 고객의 언어적, 비언어적 신호에 꼭 주의를 기울여야 한다. 만약 치료의 속도가 고객의 감각 처리능력을 뒷받침한다면, 고객은 자기신체와 개인적인 체력을 더 잘 이해할 수 있을 것이다.

그림 2-4는 치료과정의 신체감각탐색단계에서 치료사가 수행하는 몇 가지 단계를 요약한 것이다. 다음은 고객의 신체감각과 치료과정 전반에 대하여 탐색을 지원하는 몇 가지 행동지침이다:

- 치료사는 윤리적 행동지침을 준수한다.
- 고객과 의사소통하며 적절히 민감부위를 가려주고, 치료중재 기간 임상적 경계범위를 유지한다.
- 중재 과정에서 물리 및 심리치료사의 자기치료관리를 적절히 이용한다.
- 신체에 역학적 테크닉과 도수테크닉을 적절하게 사용한다.
- 안전하게 치료를 수행한다.
- 고객에게 책임감 있는 배려와 관심을 보여준다.
- 신체감각을 탐색하려는 고객의 의지를 지원한다.
- 고객이 편안함과 신체적 인식을 심화할 수 있도록 돕는다.
- 고객의 성공과 변화를 위한 노력을 축하해준다.
- 치료중재 전반에 걸쳐 치료과정을 변경하거나 조정하려는 고객의 신호를 적극적으로 귀 기울이고 관찰한다.
- 치료에 대한 고객의 감정적 반응에 적절하게 대처한다.
- 고객이 치료중재에 참여하고, 이를 준수하도록 도와준다.
- 임상결과의 향상을 위해 고객의 지속적인 피드백(feedback)을 끌어낸다.
- 고객에게 적절한 교육을 제공한다.
- 고객의 자기관리를 장려하여 독립적으로 관리할 수 있도록 강화한다.
- 보조직원들을 알맞은 자리에 배치하고, 적절한 관리를 위임하며 그들을 감독한다.
- 제공하는 치료와 고객의 반응에 대하여 기록하고 계속 문서를 관리한다.
- 필요에 따라 담당의와 의사소통을 지속한다.

치료과정은 선형적이지 않고, 고객의 편안함이나 안전성, 건강수준에 따라 단계가 왔다 갔다 할 수 있는 역동적인 상호작용 과정이다.[1,3,5] 고객이 개인적으로 힘들고 괴로워함으로 인해 우울해지거나 통증이 증가할 경우, 언제든지 고객은 집중력을 잃고, 그로 인해 치료사와의 신뢰를 다시 쌓아야 할 때도 있다. 치료사가 주어진 시간에 무슨 일이 일어나고 있는지 완전히 인식하고 적절하게 대응한다면 고객은 안전하다고 느낄 것이다. 치료과정은 고객이 더 독립적이고 자신의 상태를 관리할 수 있게 되면서 자연스럽게 끝날 수 있다.

최종 단계: 건강한 치료종결

치료과정에서 고객은 치료를 완료하고, 퇴원 후 스스로 할 수 있는 치료방법을 준비하는 시기가 있다.[1,3,5] 많은 고객은 이 과정을 쉽게 받아들인다. 하지만 치료사에게 감정적으로 애착을 느끼거나 공감과 연민을 느끼는 일부 고객들은 치료를 종결하고 떠나는 것을 고통스러워한다. 그러나 성공적으로 치료결과를 충족했는데도 그 이상 치료를 연장하는 것은 고객이나 치료사에게 도움이 되지 않는다. 고객은 치료의 기능적 결과를 거의 달성하고 독립적으로 자기관리가 준비되었을 때, 치료가 자연스럽게 종료된다는 점을 초기에 이해하고 알아야 한다. 치료사 역시 고객의 독립성을 장려하고, 고객의 이익을 위하여 고객들에게 치료종결 시점을 준비시켜야 한다. 정기적인 재검사와 고객의 회복을 관찰하는 것은 고객의 치료종결을 긍정적으로 촉진 시킨다. 그림 2-5는 치료사가 건강한 치료종결을 촉진하기 위해 진행되는 퇴원단계의 절차를 나타낸 것이다.

치료사들도 인간이므로 고객들에게 애착을 느낄 수 있다.[1,3,5] 하지만 치료사가 고객이 종결해도 되는 시점임에도 불구하고 치료를 계속하도록 권하며 탐닉하는 것은 윤리적

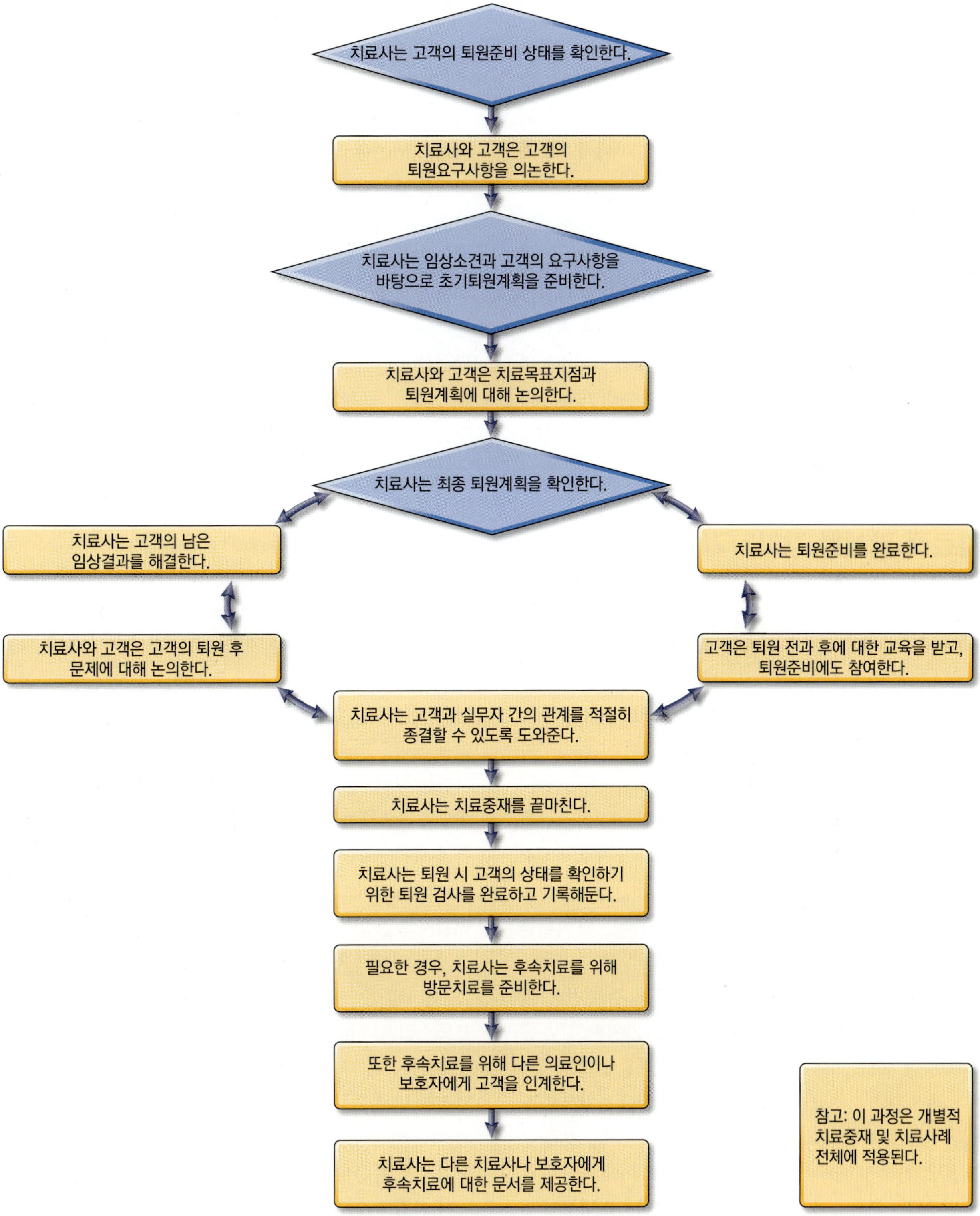

그림 2-5 치료과정: 퇴원단계

으로 정당화될 수 없다. 그러나 이것은 고객의 임상적 상태를 해결하기 위해서 또는 신체 일부를 치료하기 위해서 계속 마사지 테크닉을 해서는 안 된다는 의미는 아니다. 이는 각 치료과정이 자연스럽게 시작, 중간 및 끝이 있어야 함을 의미한다. 그렇지 않으면 치료사나 고객 또는 모두에게 치료과정이 정체되는 것을 알 수 있다.

치료사의 마사지 테크닉에 만족감을 얻은 고객은 신체의 유지관리 또는 예방을 위하여 계속 치료받기를 원할 수 있다.[5] 치료사는 전문직으로서 정해진 실무범위 내에서 이를 협상해야 한다. 또한 양 당사자는 치료계약의 변경을 솔직하게 인정하는 것이 중요하다. 치료종결이 어떻게 발생하는지와 관계없이, 문제에 대한 논의가 솔직해질수록 고객은 더 쉽게 다양한 치료의 길을 탐색할 수 있고, 치료사는 더 쉽게 다음 단계로 넘어갈 수 있을 것이다.

치료적 관계를 강화하기 위한 전략

접촉(Touch)은 친밀한 인간관계 및 상호작용, 반응을 요구한다.[5,20] 고객에 대한 치료사의 행동은 그들이 수행하는 검사나 마사지 테크닉만큼 중요하다. 어떤 사람은 치료사를 고객 자신의 치료목표에 도달하게 해주거나 희망, 또는 두려움을 주거나 능력과 한계를 그릴 수 있는 "캔버스(canvas)"와 같다고 생각할 수 있다.

치료사가 고객의 치료 희망에 얼마나 잘 반응하느냐는 치료결과에 영향을 미칠 것이다. 만약 치료사가 치료의 성공이 전적으로 치료사들이 제공하는 치료중재에 달려 있다고 믿는다면, 그것은 도수치료의 가장 근본적인 측면 중 하나를 무시하는 것일 수 있다.

치료사가 치료적 관계를 지원하는 방식은 주로 건강, 질병, 신체적 기능손상에 대한 그들의 도덕성, 가치관, 신념 등에 대한 인식뿐만 아니라 전문적인 역할과 책임에 대한 지식에 달려 있다.[5,18,21,22] 고객이 어린 시절의 경험을 바탕으로 접촉과 안전에 대한 사회적인 기준틀을 만들어 내는 것과 같이 질병, 건강 및 신체적 기능장애(dysfunction)에 대한 치료사의 태도는 고객의 요구에 대한 전문적인 반응을 만들어 낸다. 치료사는 치료관계를 지속하며 고객들의 요구를 수용하려고 하지만 고객들이 혼란스럽고 불안한 상태에 있거나 치료사에게 개인적인 경험을 상기시킬 때, 이는 쉽지 않게 된다. 따라서 이 부분에 대한 전략은 치료사가 고객과의 치료적 관계를 지원하는 데 도움이 될 것이다.

사전동의 받기

고객중심 치료는 고객에게 가장 적합한 평가 또는 치료중재 유형을 선택하는 데 필요한 정보를 제공함으로써 **사전동의(informed consent)** 원칙을 뒷받침한다.[5-18] 치료사는 고객을 검사하거나 치료계획을 시작하기 전에 고객의 이해와 동의가 필요하다. 고객으로부터 평가나 치료에 대한 정보를 제공받고, 자발적으로 동의를 받는 것은 고객이 치료의 의도와 방향을 이해하도록 돕는 것도 포함된다. 이 과정에서는 치료사가 자신이 무엇을 하려는지, 어떻게 특정한 결과를 달성할 것인지를 정확히 설명해야 한다. 또한 고객은 치료사의 설명을 듣고 잘 이해해야 한다. 설명을 듣지 못했거나 설명을 이해하지 못한 채 동의할 수도 있기 때문이다.

마사지 테크닉에 대한 동의

마사지 테크닉에 대한 동의는 3단계로 이루어질 수 있다.[5] 첫째, 고객은 스스로 "이것은 말이 되는 것 같다"라고 생각하면서 "머리에서부터" 동의해야 한다. 둘째, 고객은 치료사의 의도가 도움을 주는 것으로 생각한다면, 고객은 치료사와 환경에 대한 감정적 반응을 바탕으로 "진심으로" 동의한다(예: "나는 제이니를 좋아해. 그녀는 나에게 상처를 주지 않을 거야." 그래서 괜찮은 것 같아…"). 마지막으로, 고객이 "신체로부터" 동의하기 위해서는 고객이 안전하다고 느끼고 치료중재에 대한 준비가 되어 있어야 한다. 고객은 치료중재를 수락하였지만 신체조직에 입력하는 데는 시간이 걸릴 수 있다. 치료중재가 적합하다고 느껴지면 고객의 근육은 부드러워지고 긴장이 풀리며, 천천히 호흡하며 깊게 휴식을 취하고, 치료사에게 치료중재에 대한 통제권을 넘겨줄 것이다.

고통스럽거나 불편한 시술에 대한 동의

마사지 테크닉을 사용하는 치료사는 고객에게 편안함과 안전감 및 신뢰를 유지해주면서도 고객의 통증을 완화해주기 위해 일시적으로 불편함을 줄 수 있다.[5] 또한, 역설적으로 보이지만, 통증이 있거나 접촉이 불편한 고객들도 고통스럽거나 친밀할 수도 있는 치료의 형태를 찾을 수 있다. 이는 즐거운 감정이나 통증완화의 가능성이 고객으로 하여금 치료사의 접촉이 편안하지는 않지만, 치료중재를 시도하기에 충분하다고 생각하게 하므로 가능하다. 마사지 테크닉과 관련된 어려움 또는 친밀감을 고려하여, 치료사는 고객이 불편하다고 느낄 수 있는 치료중재를 진행하기 전에 고객이 치료관계의 책임과 치료기술에서 일어날 수 있는 반응을 이해하고 수용하는지 확인해야 한다.[5-18] 고객이 치료사와의 치료관계를 신뢰하지 않으면, 치료사가 고통을 줄 의도가 있다고 잘못 인식할 수 있다.

민감한 부위 및 침범행위에 대한 동의

마사지 테크닉을 사용하여 치료하는 동안 치료사의 손가락이나 손이 고객의 민감한 부위에 놓일 때가 있다. 특히, 서혜부(groin)나 요근(허리근, psoas), 둔근(볼기근, gluteal muscles), 또는 가슴이나 복부 마사지는 고객에게 침범으로 느껴질 수 있다. 일부는 추가 논의와 구체적인(서면) 동의가 필요한 민감한 부위로 간주된다.[5-18,31,33] 치료사는 구강 내 치료와 같이 민감하거나 거슬리게 느낄 수 있으므로 각 고객을 개별적으로 고려하는 것이 중요하다. 이 경우, 치료사는 어디에 얼마나 깊이 접촉해야 할지 고객과 신중하게 협상해야 한다.[5-18] 이렇게 명확하고 지속적인 정보에 입각한 동의는

Key Points 2-3

민감부위 평가 및 치료에 대한 동의

고객의 목표를 논의하는 동안 민감한 부위에 대한 평가나 치료가 임상적으로 꼭 필요할 때가 있다. 치료사는 고객이 앞으로 일어날 일을 인지할 수 있도록 평가나 치료를 협상하는 데 특별히 주의를 기울여야 한다. 치료사는 다음과 같은 내용을 고려해야 한다:

- 민감한 부위에 대한 평가 또는 치료가 임상적으로 필요한지 확인한다.
- 옷 벗기, 민감부위 가려주기, 자세잡기 등을 포함하여 치료사가 치료부위에 접근하는 방법에 대하여 논의한다.
- 민감한 부위의 평가나 치료에 대하여 사전에 서면동의를 받는다(모든 부위에 필요한 것은 아니지만 권장됨).

Adapted with permission from College of Massage Therapists of Ontario. Standards of practice for professional boundaries and prevention of sexual abuse. 2022. Accessed October 19, 2021. https://www.cmto.com/assets/CMTO-Standards-of-Practice-Professional-Boundaries.pdf,https://www.cmto.com/assets/CMTO-Standards-of-Practice-Prevention-of-Sexual-Abuse.pdf

고객이 불편함을 느낀다고 이야기할 때 특히 중요해진다.

치료사는 민감한 부위나 침범행위에 대한 동의를 얻기 위해 치료할 부분과 치료를 위한 노출 정도, 절차 등을 구체적으로 설명하고, 질문에 답하며, 적절하다고 판단되는 테크닉을 결정하여 고객의 동의를 구해야 한다.[5-18] 일단 고객의 동의를 받으면, 치료사는 수행하겠다고 했던 테크닉들을 정확히 수행해야 하며, 또한 그 테크닉들에 대한 편안함이나 반응에 대한 고객의 피드백을 얻어야 한다. 치료중재를 완료한 후에는 자신이 수행한 작업을 검토하고, 고객에게 후속 질문을 요청해야 한다. 이 접근방식은 치료사와 함께 있으면 안전하고 치료과정을 신뢰할 수 있다는 점을 고객에게 전달하게 될 것이다. 민감한 부위의 평가 및 치료에 대한 동의와 관련된 정보는 키포인트 2-3을 참조하라.

명확한 의사소통

치료중재를 시작하기 전에 충분한 사전동의를 얻으려는 치료사의 노력에도 불구하고 치료계약이 암묵적이거나 무언으로 유지될 수도 있다.[1-3,23] 치료사가 명확하게 의사소통하지 않으면 고객은 특정 치료중재의 의도를 오해할 수 있다. 치료사가 고객의 요구를 무시하거나 특정한 형태의 치료를 고집한다면, 고객은 그로 인해 상처를 입거나 정신적으로 충격을 받을 수 있다. 원하는 결과를 달성하기 위한 책임은 치료과정 전반에 걸쳐 고객의 신호를 읽고 응답하는 치료사의 기술에 달려 있다.

치료에 대한 면담

고객은 치료사에게 자신의 건강상태나 견해, 경험 등을 이야기한다. 하지만 고객들은 다양한 이유로 개인사를 완전히 공유하지는 않는다.[5-17] 이는 고객이 개인사를 사소하게 느끼고 있거나 낯선 사람과 공유하기에는 자신에게 너무 중요한 일이라고 생각하기 때문이다. 충분히 설명되지 않은 병력은 치료계획 및 치료에 대한 고객의 반응에 문제를 일으킬 수 있다. 게다가 성공적인 결과를 위해서는 중요하지만, 고객은 치료에 대한 자신의 기대를 치료사에게 분명하게 표현하지도 않는다. 결과적으로, 이러한 암묵적인 희망이 있다는 것을 치료사는 인식하지 못하기 때문에 고객의 기대를 충족시키지 못할 수도 있다. 치료사는 마사지치료를 받으려는 고객의 이유를 충분히 이해하지 못하면 오해나 혼란, 또는 감정을 상하게 할 수도 있다. 그러므로 고객의 문제 및 병력,

표 2-1 질문의 유형

질문 유형	질문 유형의 사례
개방형 질문: • 성찰을 유도하고 추가적인 논의를 촉진한다. 이는 고객의 상태나 태도에 대해 더 자세히 알아보기 위해 사용되지만 "올바른" 답은 없다.	치료사: 오늘 무슨 일로 마사지치료를 받으려고 하시나요? (개방형 질문) 고객: 지난주에 발목을 삐었어요.
격려: • 관심을 보이고 말하는 사람이 계속 말할 수 있도록 격려한다. 이는 듣는 사람이 주의를 기울이고 있고, 더 많은 것을 알고 싶어 한다는 것을 의미한다.	치료사: 오 이런! 자세한 내용을 말씀해 주세요. (즉각적) 고객: 아, 그렇게 나쁘지는 않아요. 축구를 하다가 삐었는데, 그래도 우리 팀이 이겼습니다!
설명: • 들은 내용을 다시 확인하고, 이 내용이 정확한지 또는 제공된 정보에 대한 다른 해석이 있는지 묻는다. • 이 필수적인 인터뷰 테크닉(interview technique)은 고객이 무엇을 이야기하는지를 명확히 하거나 더 완전하게 이해할 수 있도록 도와준다. 그것은 치료사들이 모순되는 정보처럼 느껴지는 이야기를 들을 때, 특히 도움이 된다.	치료사: 경기에서 이기다니 축하합니다! 그런데 혼란스럽네요. 발목을 삐었다고 하시면서 괜찮다고 말씀하셨잖아요. 발목 때문에 오신 건가요? 아니면 다른 치료를 원하시나요? (설명) 고객: 네, 발목을 삐어서 여기 왔습니다. 아직도 부어있고 아프네요.
폐쇄형 질문: • 이 질문들은 구체적이고 명백한 답을 가지고 있다. 이는 상황의 진실을 파악하고, 단순하고 직접적인 답변을 얻는 데 사용된다.	치료사: 축구를 하다가 어느 발목을 다치셨나요? (폐쇄형 질문) 고객: 오른쪽 발목이에요. 항상 왼쪽 발목보다 좀 불편했었습니다.
"나", "우리", "당신"의 사용 • "I"는 치료사가 자신의 감정이나 인식을 설명하는 데 사용한다. • "You"는 듣는 이의 특정한 행동이나 생각을 설명하는 데 사용한다. • "We"는 포용을 장려하는 데 사용되며 합의를 만들어 낼 때 도움이 된다.	치료사: 이제 알 것 같네요. 축구 경기 중에 약해진 오른쪽 발목을 삐었다고 하셨는데 지금은 부어있네요. (내 생각) 고객: 네. 바로 그거예요. 치료사: 당신은 발목이 계속 붓고 통증이 있어 걱정하고 있군요. 치료가 통증과 부기를 줄이는 데 도움이 되기를 바라고 있고요. (당신의 생각) 고객: 그런 것 같아요. 제 발목을 위해 당신이 해줄 수 있는 일이 있을까요? 치료사: 검사를 해서 결과를 보고, 발목의 주요 문제를 확인할 수 있습니다. 그런 다음 다양한 치료방법에 대해 의견을 나눌 수 있겠네요. 어떻게 생각하세요? (우리의 생각) 고객: 저는 좋습니다. 언제부터 시작하나요?

Adapted with permission from Fitch P. Talking Body Listening Hands: A Guide to Professionalism, Communication and the Therapeutic Relationship. 2nd ed. Algonquin College Press; 2019.

치료에 대한 기대를 명확하게 이해하기 위해서는 적극적으로 듣고 관찰하며, 고객의 반응을 완전하게 조사해야 한다.

개인적이고 상세한 고객의 건강 세부사항에 대하여 고객과 인터뷰하려면 시간과 기술이 필요하다. 치료사는 전체 내용을 이해하기 위해서 발생하는 문제를 탐색할 시간이 필요하다. 고객은 자신이 진정으로 원하는 목표와 치료에 대한 기대를 공유할 수 있는 믿음이 충분히 생겼다는 확신이 필요하다.

일반적 언어 사용

치료에 대한 접근방법을 설명할 때, 기술적인 언어를 너무 사용하면 고객에게 오해를 살 수 있으며 멀게 느껴질 수 있다. 비록 명확하고 정확한 설명이 중요하지만, 라틴어 용어나 기술적 지시를 사용하는 것은 고객에 의해 잘못 해석되거나 치료사가 전문가로 여겨지기를 바라는 것처럼 해석될 수 있다. 이는 고객을 치료사로부터 "일대일" 위치에 놓이게 한다. 고객은 설명을 요구하지도 못하고, 편안하지 않은 치료 접근방식을 받아들여야 하므로 너무 당황스러울 수 있다. 제안된 내용을 쉽게 이해할 수 있는 언어로 설명하고, 고객들이 충분히 이해할 수 있도록 보장하는 것은 치료사의 몫이다.

효과적으로 질문하기

효과적으로 질문하는 방법을 아는 것은 좋은 치료결과를

촉진시키는 기술이다. 과제 일부는 어떤 정보가 필요한지, 무엇을 아는 것이 유용한지, 왜 구체적인 정보를 찾는지를 깨닫는 데서 비롯된다. 좋은 인터뷰를 뒷받침하는 몇 가지 구체적인 유형의 질문이 있다(표 2-1). 예를 들어, 개방형 질문(Open questions)은 성찰을 불러일으키고 추가 논의를 촉진시킨다.

하지만 개방형 질문은 고객들과 문제를 논의할 시간이 제한되어 있거나 특정 정보를 찾을 때는 특히, 효과가 없다. 고객이 수줍음을 많이 타거나 자신의 건강에 대한 세부정보를 공유할 수 없을 때, 고객에게 "말을 하도록 유도(prompt)"하는 것은 도움이 될 수 있다. 이는 치료사가 고객이 말하는 내용에 관심이 있다는 것을 고객에게 보여주고, 고객이 자신의 이야기를 계속하도록 참여시키고 격려하는 데 도움이 될 수 있다. 폐쇄형 질문(Closed questions)은 단순하고 간단한 답변으로 이어진다. 이 질문들은 더 큰 임상적 상황의 빈칸을 채울 수 있고 세부사항을 찾을 때 매우 유용하다. 고객이 애매모호한 설명을 하거나 직접 대답하는 데 어려움을 겪는다면, 치료사는 그 이야기의 의미가 무엇인지 분명히 해야 한다. 치료사들은 무엇이 헷갈리는지를 명확히 하고, 더 자세한 내용을 요구해야 한다. 마지막으로, 치료사들이 "나", "우리", "당신"을 어떻게 활용하는가에 따라 면담의 초점이 고객의 요구에 맞춰질 수 있다. "나"는 치료사가 자신의 인식이나 감정을 설명할 때 사용된다. "우리"는 치료사가 고객을 의사결정에 포함하고 싶을 때 사용된다. "당신"은 고객의 행동과 생각을 설명하는 데 사용되며, 특히 폐쇄적이고 구체적인 질문에 효과적이다.

고객의 요구에 대한 정보 탐색

명확한 의사소통을 위해서는 다양한 유형의 질문을 하는 능력 이상의 것이 필요하다. 치료사들은 또한 자신이 수집한 정보를 상황에 맞게 전달하고, 고객의 요구나 목표에 대하여 추측을 피해야 한다. 질문이 너무 구체적이면 고객은 전체 이야기를 할 필요가 없다고 생각할 수 있다. 고객의 상태에 대하여 전후 사정을 알아내는 것은 고객이 왜 마사지치료를 받고 싶어 하는지를 더 잘 이해하게 해준다. 예를 들어, 고객이 치료사에게 두통이 있다고 말한다면, 두통이 긴장과 생활 또는 업무스트레스에서 비롯된 것인지, 아니면 다른 문제나 생리적인 원인과 관련이 있는지를 아는 것이 중요하다. 첫 번째 경우에는 마사지치료가 통증완화에 매우 효과적일 수 있다. 두 번째 경우에는 마사지치료가 두통을 더 악화시키거나 잘한다 해도 효과가 없을 수 있다. 또한, 치료사들이 고객이 치료에서 무엇을 원하는지에 대하여 추측만 한다면, 고객들이 치료를 예약한 중요한 이유나 필수적인 이유를 놓칠 수 있다. 고객이 마사지치료를 통해 도움을 받고자 하면서 특정 문제를 제시하더라도, 고객중심 치료의 원칙은 치료사가 원하는 치료가 아니라 고객이 원하는 목표를 반영한 치료가 되어야 한다. 그러나 고객이 가장 친한 친구를 암으로 떠나보내고 얼마 되지 않아서 요통에 대한 치료를 원한다고 가정한다면, 그들이 애도하는 기간의 보살핌과 지원은 책임지지 않아도 된다.

자기공개 신중하게 사용하기

경험상 자기공개(self-disclosure)는 공유된 정보가 긍정적으로 기여하거나 고객의 경우와 직접적으로 관련이 있는 경우에만 적절하다. 자기 노출의 적절한 방법은 고객의 이야기를 빼앗는 것이 아니라 고객의 경험을 확증하는 것이다. 예를 들면, "네, 그 연구소에 주차하는 것이 얼마나 힘든지 압니다. 저도 거기에 가본 적이 있어요." 아니면 "아, 저는 연구소에 여러 번 가본 적이 있어요. 거기서 스미스 박사님을 만났어요. 혹시, 당신도 그를 아시나요?"

몸짓 언어에 주의집중하기

사람의 메시지가 언어적 또는 비언어적 의사소통을 통해 전달되는 데 있어서 언어적 또는 비언어적의 실제 비율에 대해서는 상당한 논쟁이 있지만, 비언어적 의사소통도 필수적인 요소라는 점에는 동의한다. 비언어적 의사소통에 관한 기사와 교과서들은 아주 많다. 다음은 치료사가 각 고객의 다양한 문화적, 개인적 요구를 충족시키기 위해 고객과의 의사소통 중에 고려해야 할 몇 가지 기본적인 내용들이다. 치료사의 위치와 자세는 의사소통에 영향을 미칠 수 있다. 그러므로 치료사는 편안한 자세를 유지하고 고객을 똑바로 마주하며, 고객 쪽으로 약간 기울여서 앉는다.[24-26] 이 자세는 치료사와 고객의 상호작용 중에 눈맞춤을 잘할 수 있게 해준다. 치료사와 고객 사이의 거리 또한 고려해야 할 중요한 요소이다. Hall[24]은 밀접한 거리(6~18인치), 개인적 거리(1.5~4피트), 사회적 거리(4~12피트), 공적인 거리(12~25피트)로 인간 사이의 거리를 구분하였는데, 대부분 치료사와 고객 사이의 대화에는 사회적 거리가 적합하다. 마지막으로 치료사와 고객 사이에 있는 가구, 장비 등 물리적 장벽을 제거하면 의사소통이 향상될 것이다.

개인정보 보호 및 비밀 유지 보장

치료사는 고객의 개인정보 보호 및 비밀 유지를 보장함으로써 개인정보를 공개하고 자기 신체를 만질 수 있도록 허용하는 고객의 열린 마음(openness)을 존중해야 한다.

개인정보 보호

고객의 민감부위를 적절히 가려주어 고객의 프라이버시(privacy)를 존중함으로써 고객이 안전감을 느끼고 신뢰감을 갖게 하는 것은 치료적 관계를 촉진한다.[6-14] 동시에 치료사는 가능한 한 소란스럽지 않게 고객의 노출 부위를 시트 등으로 가려주어야 한다. 노출 부위를 가려주기 위해 압박감을 느낄 때까지 과도하게 드레이핑(draping)에 긴 시간을 들이거나, 능숙하지 않게 반복적으로 시트를 집어넣으며 시간을 소비하게 되면, 고객의 관심은 원하는 치료결과에서 노출에 대한 우려로 옮겨질 것이다. 이러한 과도한 우려는 고객들을 겁먹게 하거나, 실제 치료시간을 빼앗기 때문에 짜증이 나게 할 수 있다.

병력조사를 위한 개인정보 보호

고객의 말은 신체의 프라이버시만큼 중요한데, 치료사들은 종종 이 사실을 잊고 있다.[5-18] 개방된 체육관에서 고객을 면담하거나 대기실이나 복도에서 치료반응에 대한 고객의 피드백을 요청하는 것은 치료사들이 의도치 않게 고객의 개인정보를 침해하는 경우 중 하나이다. 고객마다 민감하다고 생각하는 부분은 각기 다르다. 따라서 치료사는 병력조사 및 치료반응에 대한 피드백, 고객정보에 대한 기타 논의 중이라도 최대한 고객의 프라이버시를 보호해야 한다. 이를 위해서는 관리직원이나 보조직원 또는 다른 고객이 있는 자리에서 고객과의 민감한 논의가 이루어지지 않도록 주의해야 한다.

고객의 정보가 안전하고 신뢰할 수 있는 정보인지 확인

마지막으로, 고객과 공유한 비밀정보의 보안을 보장하는 것은 치료사의 몫이다. 문서기록은 안전하게 보호되어야 하며, 전자 기록물은 암호화하여 손상되지 않도록 관리하고 불법적인 접근과 데이터 유출을 방지해야 한다. 치료사는 개인 건강기록이나 정보를 다른 전문가와 공유하기 전에 고객의 허락을 받아야 한다. 대부분의 관할 구역에서는 이 개인정보를 공유하기 전에 고객이 서면 승인서에 서명할 것을 요구한다. 서면허가가 요구되지 않은 지역에서는 개인정보 공유가 논의되었고, 고객이 허가했음을 기록에 표시하여야 한다.

동료들과 고객에 대한 논의에서는 고객의 개인정보를 생략하는 것이 중요하다. 또한 논의 내용을 비밀로 유지해야 하며, 사안의 중요한 측면만 동료와 공유하는 데 동의해야 한다. 동료들과의 논의는 공공장소, 특히 엘리베이터나 커피숍, 복도, 술집 등에서 이루어져서는 안 된다.

건강한 치료 경계 설정

치료적 관계에 있어 성공을 방해하는 장애물은 여러 가지가 있으며, 고객과 치료사 간의 힘의 불균형으로 인해 복잡해질 수 있다.[16,17] 첫 번째, 치료사는 고객에게 필요한 정보와 기술을 보유하고 있으며, 또한 "치료자(healer)"의 역할도 있다. 두 번째, 고객은 취약할 수 있으며 치료사에 대한 의존성이 있을 수 있다. 또한 마사지 테크닉을 사용하려면 치료사가 옷을 벗고 있는 고객의 신체부위를 만지게 된다는 것이다. 고객이 이러한 형태의 접촉을 어떻게 해석하고 반응하는지는 문화, 종교, 성별, 양육 및 개인적인 접촉경험과 같은 다양한 요인에 따라 달라진다.[17,18] 마지막으로, 마사지 테크닉으로 사람의 신체구조를 바꿔주므로 감정적인 반응을 일으키거나 조직의 기억을 유발시킬 수도 있다.[21,22,27,28-30] 고객이 감정적으로 취약하거나 과거에 부정적인 접촉경험이 있는 경우, 고객의 반응은 과장되거나 부정적일 수 있다.[5,9,20] 하지만 이러한 장애물을 극복하고 건강한 치료 경계와 긍정적인 치료관계를 형성하기 위해 치료사들이 활용할 수 있는 방법들은 다양하다.

치료사와 고객 사이에 힘의 차이 인식

치료사의 권위는 치료사와 고객 사이에 **힘의 차이(power differential)**를 만들어 낸다.[5,18] 고객은 취약하고, 가끔 완전히 또는 부분적으로 옷을 벗게 되며, 일반적으로 엎드려 있거나 반듯하게 누워 있어야 한다. 반면에 치료사는 옷을 입고 서 있거나 앉아있으며, 치료중재에 대한 권위 및 지식, 책임을 갖고 있다. 고객은 자신의 신체적 반응을 거의 또는 전혀 인식하지 못할 수 있기에 치료사들의 전문적인 경험은 고객들을 상당히 불리하게 만들 수 있다. 이러한 이유로 고객이 치료적 관계에서 힘 불균형의 본질을 이해하지 못하면, 치료사의 행동을 친구, 부모 또는 친밀한 파트너의 행동으로 해석할 수 있다.

치료사는 권위자 위치에 있으므로 고객의 권위있는 인

물과의 관련된 개인이력도 치료과정에 영향을 미칠 수 있다.[5,16-18] 권위있는 인물에게 동의하는 습관이 있는 고객들은 실제로 동의하고 싶은지 여부와 관계없이 치료과정에서 치료사가 제안하는 모든 것에 동의할 수 있다. 그러므로 치료사는 제안에 대하여 쉽게 받아들이는 민감성이 있는 고객을 이해하고, 고객이 안전하고 편안하게 치료를 계속할 수 있도록 질문하며, 언제든지 멈추거나 자세를 바꿀 수 있도록 명확하고 분명하게 알려주어야 한다.[5] 또한 치료사는 고객에게 부적절하게 행동함으로써 치료적 관계 내에서 자신이 가진 힘을 남용하지 않도록 해야 한다.[5,16-18]

치료사에 대한 고객의 감정적 반응 이해

고객이 이전 관계에서 느낀 감정을 치료사에게 투영하는 것은 흔한 일이다.[5,16-18] 이는 과거의 경험을 바탕으로 현재를 해석하는 것이 인간이기 때문이다. 만약 치료사가 고객에게 과거에 경험했던 중요한 사람을 상기시키게 하면, 고객은 자신이 기억하는 관계에서 했던 것과 같은 방식으로 치료사와 관계를 맺으려고 할 것이다. 이를 **전이(transference)**라고 하며, 치료과정의 중요한 구성요소이다. 전이는 특히 고객이 권력과 권위를 가지고 있다고 생각하는 사람으로부터 접촉을 받을 때 강력하게 작용한다.

만약 고객이 기억하는 사람이 코치나 선생님처럼 그에게 긍정적인 영향을 미쳤다면, 고객은 치료사가 요청하는 것을 무엇이든 하려고 하며, 격려받거나 동기 부여를 받으면 치료사의 치료 전략을 조심스럽게 따르려 할 것이다. 하지만 전이가 부정적인 관계에서 비롯될 수도 있고, 또한 전이의 가능성을 인식하지 못하는 치료사에게는 고객의 전이된 감정이 불편하고, 예측할 수 없으며, 혼란스럽고, 때로는 경각심을 주는 것처럼 보일 수도 있다.

고객에게 지나친 감정적 반응 피하기

고객이 치료사와의 관계에서 감정전이를 경험할 때, 고객이 표현한 감정에 대해 치료사가 어떻게 반응하느냐에 따라 치료의 성공여부가 달려 있다. 치료사는 고객의 강한 긍정적인 존중에 우쭐해하거나, 고객의 오해에 이의를 제기하고 싶은 충동을 느끼거나, 가장 편안한 행동처럼 느껴져 감정전이를 받아들이거나, 고객을 불안과 혼란에서 벗어나게 해주는 등 다양한 반응이 있을 수 있다. 치료사가 고객의 감정전이에 대해 잘못 이해하거나 고객에게 부적절한 행동을 하는 경우, 명확한 치료결과를 무시하게 되고, 치료결과 달성을 불가능하게 만들 수 있다. 그로 인해 고객은 치료사에 대한 무의식적인 감정으로 치료진행을 방해하거나 위태롭게 하는 어려운 상황에 놓이게 할 수 있다.

역전이(countertransference)는 치료사가 치료관계 밖의 사람들에 대해 해결되지 않은 감정과 개인적인 문제가 고객과의 관계에 영향을 미치도록 허용할 때 발생한다.[17,18] 만약 치료사가 고객에 대한 역전이를 경험하는 경우, 그들은 고객의 최선의 이익을 무시하고 자신의 필요에 따라 치료중재를 지시하게 될 수 있다. 동시에, 치료적 관계에 있는 고객은 제안에 취약하며, 치료사의 행위로 인한 피해를 인식하지 못할 수도 있다. 이러한 상황에서 고객들은 관계와 관심의 변화에 혼란스러워하거나 경각심을 느낄 수 있다. 전이나 역전이와 관련된 문제를 피하고자 치료사는 치료목표에 집중하고, 건강한 치료적 관계를 제공해야 한다.

추파를 던지거나 유혹적이거나 성적인 행동금지

치료사 또는 고객이 추파를 던지거나 유혹적인 행동을 하는 것은 치료적 관계를 남용하고 서로에게 심각한 해를 끼칠 수 있다. 이는 치료목표의 초점을 벗어나 감정전이 또는 역전이의 가능성을 높인다.[6-15,31,32] 또한, 고객의 개인적인 접촉 이력과 친밀감에 대한 태도로 인해 발생하는 문제들이 복합적으로 일어날 수도 있다. 더욱이, 추파를 던지는 행동이 계속된다면 부정적이고 해로운 결과를 초래할 것이다. 따라서 치료사는 경솔하고 유혹적인 행동을 피해야 하며, 고객에게도 그러한 행동을 하지 못하도록 정중하게 제지해야 한다.

치료사가 고객과 성적인 접촉을 하게 되면, 그들은 치료중재의 목적을 버리고 고객의 신뢰를 저버리며 고객의 요구를 최소화하거나 완전히 무시하게 된다. 더욱이, 치료사와 고객 사이의 권력 불균형 때문에 치료사가 고객과 개인적 또는 성적인 접촉을 하는 것은 비윤리적이고 학대적인 것이다. 또한 치료사들은 마사지 테크닉을 성적으로 표현해서는 안 된다. 왜냐하면 치료사들은 직접 손으로 하는 일에 내재된 친밀감의 정도가 있으며 그들의 권위로 인해 고객들의 제안을 취약하게 만들 수 있기 때문이다. 치료사가 고객에 대하여 환상을 가지고 행동한다면, 그들은 고객을 학대하는 것이다.[6-18,31,32] 어떤 곳에서는 성적인 접촉과 성관계 외에도 성적인 언동에 대하여서도 성적학대로 간주한다.

치료에 대한 비밀을 유지하도록 요청하지 않기

치료사는 고객이 치료과정을 신뢰할 수 있도록 비밀을

보장하는 것이 중요하다.[6-18,32-37] 동시에 치료사들이 고객에게 자신이 받는 치료에 대해 비밀을 지키라고 요구하는 것은 자제되어야 한다.[18] 치료의 모든 측면과 치료사의 의견은 명확하고 분명해야 한다. 고객에게 치료중재에 대한 비밀을 지켜달라고 요청하는 것은 친밀감과 연결되는 "특별한 지위"를 고객에게 부여하는 것이고, 이는 감정전이를 촉진할 수 있다. 이 행위는 고객이 다른 고객이나 사람들과 치료적 관계 및 치료중재에 대하여 논의하고, 분별하며, 의문을 제기하고자 하는 모든 자유를 제한하게 한다.

특별함을 억제하라

치료사가 고객을 특별한 방식으로 대하거나 고객이 받는 보살핌이 일반적인 것과는 다르거나 더 낫다는 인상을 줄 때, 감정전이 및 **경계위반(boundary violations)**의 가능성이 커진다.[18] 그러므로 치료사는 특정 고객이 어떤 면에서 특별하다는 것을 암시하는 행동을 피해야 하며 의식적으로 노력해야 한다. 치료사들은 어떤 고객이 다른 고객들보다 더 매력적이라고 생각할 수도 있다. 고객에 대한 애정을 인정하는 것은 치료과정을 촉진하는 데 도움이 되기도 한다. 하지만, 고객에게 자신이 어떤 특별한 사람이라는 것을 반복해서 느끼게 하는 것은 기존의 감정전이나 역전이를 강조할 뿐만 아니라 고객을 학대의 위험성에 빠뜨릴 수 있다. 치료사들이 고객에게 애정을 표현한다면, 고객은 이러한 애정이 큰 이득처럼 느껴질 수 있다는 점을 명심해야 한다.[18]

명확하게 정의된 관계유지

이중관계(Dual relationships)란 치료사가 고객과 치료적 관계 이외의 다른 관계를 맺는 것을 말한다.[6-18,32-37] 치료사가 이중관계를 맺는 것을 권장하지 않는데는 매우 타당한 이유가 있다. 이중관계는 치료사의 객관성을 어렵게 한다. 치료사들은 또한 어떤 관계가 치료적 관계인지 선택해야 하는 불편한 상황에 놓일 수 있다. 치료사가 고객의 형제, 자매 또는 친구일 때, 치료사는 먼저 맺어진 관계로 인해 치료의 객관성을 잃거나 특별하게 대할 가능성이 커진다. 예를 들어, 부모 중 한 명을 치료하게 될 때, 치료사는 부모와 자녀 관계가 더 지배적이기 때문에 객관적인 상태를 유지하기가 어려울 수 있다. 이는 치료사가 고객에게 느끼는 책임감 대신, 오랜 가족관계가 복잡하게 얽혀있어 치료사는 부모나 자녀관계를 우선하며 전문가로서의 객관성을 잃게 된다. 만약 치료사가 전문가의 책임을 손상하는 어떤 일을 수행하도록 요구받는다면, 이러한 이중관계는 편하지 않고 비윤리적이 될 수 있다.

물리적 경계유지

이전에 언급한 바와 같이, 고객과 치료사 관계는 치료사의 "치료자"라는 역할로부터 힘의 불균형, 치료사에 대한 고객의 취약성 및 의존성, 치료사가 종종 옷을 벗은 고객의 신체 일부를 만져야 하는 마사지 테크닉의 사용 등으로 복잡해지고 있음을 알 수 있다.[5,19,20]

치료사가 치료를 위해 고객에게 가까이할 때, 고객은 강렬하게 느끼고 어쩌면 의도하지 않은 메시지를 전달받을 수도 있다. 특히 치료사가 고객에게 매력을 느끼는 경우는 더욱 그렇다.[17,18] 치료 중에 고객의 엉덩이나 복부로 치료사의 신체 일부가 스쳐 지나가는 경우가 발생할 수 있는데, 어떤 한 고객에게 이런 행위가 더 자주 발생하는 경우, 역전이가 작용할 가능성이 커진다. 이때, 고객은 의도하지 않은 접촉을 친밀감, 애정, 또는 통제의 표현으로 인식할 수 있다. 치료사의 의도하지 않은 손놀림이 아무리 악의가 없는 것이라 하더라도 고객은 그 메시지를 잘못 해석할 수 있다. 다음은 사람들이 접촉을 해석할 때 사용하는 특징이다.

- 상대방의 신체 중 본인에게 닿는 부분
- 접촉된 신체부위
- 접촉의 지속시간
- 얼마나 압력이 사용되는지 여부
- 접촉 후 움직임이 있는지 여부
- 다른 사람이 접촉을 목격한 경우
- 접촉을 수행하는 사람과 접촉을 받는 사람의 관계
- 접촉에 따른 언어 교환
- 그 밖에 비언어적 행동
- 이전의 접촉 경험

또한, 마사지 테크닉으로 사람의 신체구조를 바꾸는 것은 감정적인 반응을 불러일으키거나 조직에 대한 기억을 유발할 수 있다.[5,19,20] 고객이 감정적으로 취약하거나 과거에 부정적인 접촉 경험이 있는 경우, 고객의 반응은 과장되거나 부정적일 수 있다.[5]

무조건적인 긍정적 관심 확장

무조건적인 긍정적 존중은 치료적 관계를 지지하는 일반적인 요인 중 하나이다.[5] 고객이 자기 신체 크기나 외모에 대해 꺼림칙하게 생각하고 있을 때, 치료사가 이러한 불편한 내용을 강조하며 반복하는 것은 도움이 되지 않는다. 반면에, 신체 크기가 통증에 영향을 미칠 수도 있으므로, 책임 있는 치료사는 이러한 관점을 불편하지 않게 공유하는 요령을 찾아야 하며, 이를 통해 고객에게 충분한 정보를 제공해야 한다. 고객들은 개인적인 이야기를 하거나 치료사들에게 치료관계에 대한 의견을 물어볼 수도 있다. 의견을 표현하는 것은 전문적인 업무범위의 일부가 아니며, 고객에게 과도한 영향을 미칠 수 있다. 의견 제공을 피하면서 무조건적으로 긍정적인 배려를 하는 것은 관심과 주의가 필요한 기술이다. 치료사들은 고객에게 가장 정확한 답은 모르겠다고 말함으로써 고객의 의견 요청을 거절할 수도 있다. 고객에게 지원이 필요한 경우, 치료사는 고객의 문제에 따라 심리치료사, 상담사, 회계사 또는 변호사의 이름을 제공할 수 있다.

고객의 처방준수 향상

이 장에서 다루는 임상적 치료과정의 대인관계 측면에 있어 최종적인 구성요소는 치료계획을 준수하는 고객의 **처방준수(adherence)**에 대한 것이다. 문헌에서는 처방준수를 다양한 방식으로 정의한다.[38-56] 처방준수는 고객이 의료 서비스 제공자와 협상한 실무지침을 실천하고 준수하는 것이라는 정의에서 책임은 고객에게 있다. 또한 처방준수는 고객이 인지된 긍정적인 결과나 이익 때문에 치료사로부터 협상된 치료계획을 따르도록 동기를 부여받을 때 발생하는 긍정적인 행동으로 정의되며, 치료사에 의해 영향을 받는 것으로 볼 수도 있다. 어떻게 정의되었든, 긍정적인 결과를 얻기 위해서는 규정된 치료계획에 순응하는 것이 필요하다. 여러 모델에서 고객의 동기와 처방준수에 영향을 미치는 요인을 파악하고자 노력하고 있다. 예를 들어, Keller의 ARCS[42] (주의집중attention, 관련성relivity, 자신감confidence, 만족감 satisfaction) 모델을 보면, 의료 프로그램에 참여하려는 고객의 동기가 치료사의 주의를 끌고 유지하는 정도, 개인적 흥미나 목적이 어떻게 관련 있는가에 대한 정보의 관련성, 원하는 작업을 수행할 수 있다는 능력에 대한 자신감, 수행에 관한 결과의 만족도 등 여러 요인을 반영한다는 것을 알 수 있다. 연구를 바탕으로, 다양한 저자들은 처방된 치료계획에 대하여 고객의 처방준수를 높이기 위한 다양한 방법들을 제시하였다. 이 전략들은 치료법을 이해하고 규정된 지시사항이나 치료사가 제공한 지침의 유형, 치료사가 고객의 요구에 맞게 치료법을 조정하는 것 등을 따라가는 고객의 능력을 중심으로 이루어진다.

이러한 전략의 예로는 다음과 같은 것들이 있다:

- 고객과 치료사 사이에 협력적인 관계를 형성한다.
- 고객에게 질병, 치료의 근거와 목표, 치료의 이점과 위험에 대한 정보를 제공한다.
- 가능하면 프로그램을 단순화하고 사용자를 지정한다.
- 활동의 우선순위를 정하고 이 정보를 고객과 공유한다.
- 고객의 이해력과 업무수행능력을 주기적으로 평가한다.
- 정보를 기억하기 위한 단서(cues)를 제공한다.
- 고객에게 프로그램 자체 모니터링을 위한 전략을 제공한다.
- 행동계약(behavioral contracts)을 활용하고, 고객의 성공을 긍정적으로 강화한다.
- 필요하다면 고객의 가족과 중요한 지인들을 치료에 참여시킨다.
- 치료하는 동안 정기적으로 고객의 처방준수 수준을 평가한다.
- 실무지침준수에 대해 고객과 논의하고, 학습에 방해가 될 수 있는 장애물이 있다면 이러한 장애물을 제거할 수 있도록 지원한다.
- 고객이 치료에 성공할 수 있도록 도전하게 하고, 의미 있는 기회를 제공한다.
- 고객에게 제공되는 자료는 자극적이되 지나치게 자극적이지는 않도록 한다.
- 일반적인 개념을 사용하고, 구체적으로 예를 들며, 친숙한 언어를 사용하여 새로운 정보에 대한 고객의 수용력을 높인다.
- 고객에게 새로 배운 기술을 적용할 수 있도록 지속적인 기회를 제공한다.

정보의 양과 다양성 제한

안타깝게도 고객들이 가장 기억하기 힘든 정보의 종류는 지침과 조언이다.[38-56] 고객은 많은 정보를 받으면 받을수록 잊어버릴 가능성이 더 커진다. 또한 고객들은 일반적으로 치료사들이 가장 먼저 말한 내용과 그들이 가장 중요하게 생각하는 내용이 무엇이었는지를 기억한다. 기억되는 정보의 양과 나이 또는 지능 사이에는 상관관계가 없지만, 의학지식이 많은 고객은 더 많은 정보를 기억할 것이다. 또한 나이, 성격, 건강에 대한 신념, 자신의 상태에 대한 지식, 치료 의도와 이점에 대한 이해, 그리고 사회적 요인 등 수많은 요인이 고객의 학습 준비도(readiness to learn)에 영향을 미칠 수 있다. 그리고 적당히 불안한 고객은 불안감이 높은 고객이나 불안감이 없는 고객보다 더 많은 정보를 기억할 것이다.

지침을 명확하게 하라

치료사가 불확실한 지침을 내리면 처방준수는 떨어진다. 반대로 구체적인 조언은 처방준수를 높일 수 있다.[38-56] 따라서 간단하고 직접적이며 반복적인 지침이 가장 효과적이다. 예를 들어 "매일 아침 침대에서 일어날 때, 반드시 이 운동을 10번 해야 합니다."가 "이 운동을 매일 여러 번 하세요." 보다 더 쉽게 기억될 것이다. 또한, 고객들은 처방이 비교적 간단하더라도 처방의 다양한 측면이 왜 중요한지에 대한 확신이 서지 않을 때, 그 지시를 따르는 것을 힘들어한다. 냉찜질의 적용을 위한 지침에 앞서 "다리를 의자 위에 올려놓고 발목에 얼음주머니를 놓으면 발목의 통증과 부종을 덜어주는 데 도움이 됩니다."라는 설명을 덧붙인다면, 고객은 이 지침을 따르는 것이 왜 유익한지 분명히 알 수 있게 될 것이다.

지침을 쉽고 단순하게 만들어라

처방된 치료계획의 특성을 조절하면 처방준수가 높아질 수 있다.[38-56] 치료기간이 길어지고 치료방법의 복잡성이 증가함에 따라 처방준수가 감소하기 때문에 치료사는 치료계획을 순차적인 단계로 나누어 복잡한 치료방법을 단순화해야 한다. 또한 고객은 일상적인 활동에 방해가 된다고 생각되는 치료는 더 이상 하지 않으려고 하므로, 결국 고객의 생활방식에 맞는 가장 단순한 치료방법이 가장 효과적일 것이다. 따라서 치료사는 고객의 활동과 생활방식에 맞는 자기관리 프로그램을 만들어 주어야 한다. 마지막으로, 고객의 생활방식과 치료 처방을 통합하는 데 발생하는 문제를 고객에게 도움을 주려는 것으로 받아들일 때, 이는 긍정적으로 반응할 것이다.

가능한 집단지침을 사용하라

고객은 정보에 높은 가치를 두지만, 치료사들은 흔히 과소평가한다.[38-56] 결과적으로 고객을 교육하는 것은 치료의 단순한 부수적인 요소가 아니라 치료중재가 될 수 있다. 치료사가 고객의 교육을 중요한 치료중재로 생각할 때, 소집단 형태의 교육이 효과적인 접근방식이 될 수 있다. 소집단 교육방식은 여러 차례에 걸쳐 반복적으로 정보를 들을 수 있게 해주고, 지식을 강화해 준다. 고객들은 집단환경에서나 치료사와 일대일 환경에서 주저할 수 있는 질문을 다른 고객이 질문할 수도 있어 도움이 된다. 집단참여는 비슷한 상황의 사람들과 함께 있을 수 있게 함으로써 공동체의 의미를 제공받게 한다. 만성질환을 성공적으로 관리하는 데 필요한 특정 기술의 숙련도를 소집단 참여로 얻을 수도 있다. 기술 습득이 소집단의 주요 목표라면, 치료사는 참여 기간 대부분의 시간을 실습과 고객들에게 피드백을 제공하는 데 써야 한다. 이와 관련해서, 고객을 두 명씩 짝지어 기술을 연습시키고, 실행계획을 발전시키는 것이 효과적일 수 있다.

마사지에 대한 감정적 반응

고객에게 마사지 테크닉을 수행하게 되면 다양한 생리적, 심리적 이유로 감정적 반응을 불러일으킬 수 있다. 마사지를 통해 조직의 구조를 바꾸면 조직이 이완되고, 그에 따른 감정표출도 발생할 수 있다. 고객들은 과거의 접촉경험에 따라 부정적일 수도 있고, 긍정적일 수도 있는 접촉에 대한 감정적인 반응을 경험할 수 있다. 따라서 치료사들은 마사지에 대한 고객의 감정적 반응의 원인과 표현, 그리고 이에 효과적으로 대응하는 방법 등을 알고 있어야 한다.

신체구조 변화에 대한 감정적 반응

Freud's의 제자인 Reich는 만성적인 근육긴장과 심리적 장애 사이의 관계를 밝혀냈다.[21,30,57] 그는 근육긴장의 패턴이 단순히 고객의 신경증 증상이 아니라 실제로 어린 시절의 정신적 충격(psychological traumas)과 관련하여 감정적 경험을 회피하고, 그들의 심리적 장애를 유지하려는 수단이라는 것을 깨달았다. 정신분석 연구에 신체 치료를 연계함으로써, 그는 고객이 회피하고 있는 감정을 알게 하여 감정적, 심리적 반응의 결과로 생긴 만성적 근육긴장의 패턴을 치료하게 되었다. 이 관찰 결과를 근거로 그는 신체와 감정 사이의 연관성에 관한 이론을 만들었다.

Reich는 살아있는 모든 유기체의 몸은 팽창과 수축의 지속적인 순환 속에서 진동하거나 "박동(pulsate)"한다고 하였다.[21,30,57] 정상 수준의 신경계 활동에서는 이러한 "박동"을 관찰하기가 어렵다. 그러나 박동의 강도는 개인의 감정적 반응의 강도가 증가함에 따라 증가한다. 예를 들면, 어떤 사람은 극심하게 흥분하거나 공포감을 느낄 때 온몸의 전율을 느끼며, 숨을 헐떡거릴 때는 가슴이 부풀어 오를 것이다. 더욱이 Reich는 사람들이 이러한 감정들을 회피하는 이유가 무의식적인 경우에도 그들의 신체적 반응들 즉, 박동을 조절하는 것을 학습함으로써 자신의 감정을 제어하는 방법을 배울 수 있기 때문이라고 이론화했다.

본질적으로 인간은 자신이 조절하려는 감정과 관련된 특정한 골격구조 주변의 억제 근육 군을 긴장시키므로 신체에서 일어나는 박동을 조절할 수 있다.[21,30,57] 근육의 긴장에 의한 조절은 단기적일 수도 있고, 장기적이고 습관적일 수도 있다-심지어 수면 중에도 이완되지 않을 수 있다. 근육의 긴장은 신체의 어떤 부분에서 무의식적인 움직임(spontaneous movement)을 감소시키고, 일반적으로는 골격구조를 "고정"시키며, 감정적으로도 경직되게 하여 상대적으로는 뻣뻣한 자세의 결과를 가져올 수 있다. 결국 몸 전체의 자세는 심리적인 마음가짐이 반영된다고 볼 수 있다. 그러나 모든 근육 긴장이 감정 조절을 달성하려는 시도의 결과는 아니다. 개인의 근육긴장 패턴은 유전적 소인, 보상적 변화, 손상, 그리고 직업에 의해 발생하는 신체적 스트레스와도 관련될 수 있다. 또한, 심리적 태도가 근 긴장에 영향을 미칠 수도 있으며, 그 반대로 영향을 미치지 않을 수도 있다.

Rolf 등은 신체구조를 변화시키는 근막의 길이나 장력의 변화는 세상 모든 사람의 행동 방식을 변화시킬 것이라고 주장했다.[22,28,29] 사람들은 특정 방식으로 자기 신체를 느끼고, 평소 신체감각을 경험하는 데 익숙해지고 있다고 믿는다. 게다가, 의식이 안정되는 동안 사람들은 그들이 확인할 수 있는 감정적 반작용의 일반적인 목록(repertoire)을 가지고 있다고 한다. 신체구조가 변화될 때 그들은 새로운 신체적 경험들, 즉 따뜻함과 따끔거리는 느낌이나 이전에는 알지 못했던 또 다른 감각들을 경험하게 된다. 신체구조의 이런 변화들은 개인들이 정상적으로 인식하는 변화들 이외의 느낌이나 사고력을 갖게 한다. 이러한 생각과 느낌은 상대방에게 솔직해지는 섬세한 느낌이나 순간적으로 다칠 것 같은 취약함 등 너무나 미세하여 인식하기가 어렵다. 반면에, 신체구조의 변화는 그들이 사회적으로 활동하는 것을 어렵게 만들 정도로 강한 감정적인 반응을 불러일으킬 수도 있다. 그러므로 치료사들은 마사지 테크닉으로 인해 고객의 신체구조의 변화가 야기되어, 감정적인 반응을 불러일으킬 수 있다는 것을 항상 인식해야 한다. 치료사들은 또한 고객의 조직이 이완되었을 때 나타나는 감정적인 반응과 접촉에 대한 일반적인 감정적인 반응을 구별할 필요가 있다.

조직기억

접촉은 실제 치료테크닉보다 고객의 과거 경험에 의해 더 많이 영향을 받는 것으로 보이며, 설명할 수 없는 이상하거나 비정상적인 반응을 유발할 수 있다.[22,28,29] 부정적이거나 정신적으로 충격적인 과거가 있는 고객은 치료사들의 가장 친절한 접촉에도 놀라워하거나 불안한 반응을 보일 수 있다. 정신적 외상(trauma)의 신경학적인 기초를 이해하지 못하면, 치료사들은 일부 고객들 사이에서 발생할 수 있는 **과각성(hyperarousal)**, 민감성 또는 **해리(dissociation)**의 정도에 대하여 상당히 당황할 수 있다.

치료사는 **조직기억(tissue memory)**이 뇌가 아닌 신체조직에 암호화되어 있다는 것을 인식하는 것이 중요하다.[58,59] 예를 들어 스키를 타다가 상완골(위팔뼈, humerus)의 전방 탈구가 발생한 경우, 팔이 탈구와 같은 패턴으로 움직이는 순간마다 부상에 대한 기억이 떠오를 것이다. 이것은 신체의 기억 또는 "자극(kindling)"이다.[58,59] 조직의 기억은 경험에 대하여 의식적이고 발생순서 이미지로 발생하는 것이 아니라, 감정적 또는 신체적으로 느껴지는 것이다. 치료사가 상완골이 탈구되었을 때를 연상시키는 패턴으로 고객의 팔을 움직였을 때, 불안, 메스꺼움, 분노, 통증 또는 부상에 대한 초기 반응의 모든 기억이 떠오를 것이다.

치료사가 처음으로 고객을 접촉할 때, 그 접촉이 안전한지 또는 위협적인지를 고객이 해석할 수 있도록 돕는 일련의 신경 반응을 활성화시킨다.[58,59] 신경생물학(neurobiology) 교과서에서는 접촉에 대한 이러한 신경학적 반응에 대하여 자세히 설명하고 있다. 치료계획을 결정할 때, 치료사의 손길은 받아들이는 고객을 존중하는 것이 중요하다. 고객이 치료사의 초기 접촉을 위협으로 인식한다면, 치료중재에서 원하는 결과 전체를 잃을 수 있다. 게다가, 고객이 위협을 느끼지 않고 접촉을 받을 수 있을 때까지 수행한 마사지 테크닉은 성공할 가능성이 거의 없다. 치료사들은 부정적인 접촉 이력이 있는 고객이 치료적 접촉을 위협적으로 인식할 가능성이 높다는 점을 명심해야 한다.

접촉에 대한 과거의 부정적인 경험

고객이 고통스러웠거나 힘들었던 과거, 정신적 외상에 의한 손상, 학대, 또는 접촉에 대한 두려움을 경험했다면, 그들은 접촉으로 유발된 반응 또는 치료사의 의도에 대한 잠재적인 오해에 특히 취약할 것이다. 치료환경에서 가장 취약하거나 허약해 보이는 고객은 다음과 같은 감정, 건강상태 또는 행동의 일부 또는 전부를 가지고 있다:

- 거리를 두고, 감정적으로 취약하며, 예민하고, 초조하며, 슬프고, 혼란스러워하고, 경계하거나 화가 나있음
- 감정 기복이 심함(슬픔, 분노, 기쁨)
- 만성 통증, 두통, 불면증, 과각성, 둔화된 정서, 우울증 및 불안감
- 방치, 정신적 외상, 학대 등의 가능성이 있을 수 있음
- 최근에 경험한 깊은 슬픔, 상실 또는 극심한 스트레스
- 접촉과 친밀감으로 불안함을 느낌
- 긍정적이고 건강한 접촉이나 대인관계에 대한 기준틀이 거의 없거나 전혀 없음
- 확실히 전이(transference)될 수 있음
- 유혹적이거나 부적절한 행동을 과도하게 인식하거나 치료사의 의도를 (잘못) 읽을 수 있다(Adapted from Fitch P. *Talking Body Listening Hands Workshops.* Algonquin College Press; 2019, with permission from the author.).

고객이 부모와 어떻게 유대감을 형성하고, 어린 시절에 어떻게 접촉했는지에 따라 접촉경험에 수반되는 안전, 즐거움 또는 두려움의 수준을 해석할 수 있는 기준의 틀이 만들어진다. 자라면서 포옹, 사랑, 안정감을 받은 사람은 안전에 대한 두려움 없이 긍정적이고 개방적으로 접촉을 해석할 가능성이 높다. 왜냐하면 접촉을 처음 접했을 당시, 그들이 세상에서 안전하다는 것을 가르쳐주었기 때문이다.[5] 일반 인구의 절반에서부터 3분의 2정도만이 이 범주에 속하기 때문에[22], 치료사가 만나는 사람들의 최대 절반은 불안정한 접촉 이력을 가지고 있을 수 있다. 인구의 절반은 방치되었었거나 일관되지 않은 보살핌으로 두렵고 불안이 혼합된 어린 시절의 접촉 이력을 가지고 있을 수 있다.[5]

어린 시절 부모가 자신을 방치하였거나 안아준 적이 없다면, 안전한 접촉에 대한 명확한 기준의 틀이 없으므로 마사지 테크닉의 경험이 이상하거나 불안하게 느껴질 수 있다. 반면에, 고객의 간병인이 하루는 보살펴줬지만, 다음 날은 보살펴주지 않았거나 거절했다면, 고객은 치료과정을 신뢰하기 위해 치료사로부터 더 큰 안심과 한결같은 일관성을 필요로 할 수 있다.

마지막으로, 고객이 학대적인 접촉을 경험했었다면 접촉과 관련된 치료환경은 전혀 안전하다고 느끼지 못할 것이다. 이 상황에서 접촉하면 고객은 이전의 부정적이고 무서운 만남을 상기할 수 있다.[5] 또한 고객은 자신의 개인적인 접촉 이력의 영향을 의식하거나 아니면 인지하지 못할 수도 있다. 어린 시절의 기억들은 충격적인 기억으로 불쾌한 감정, 갑작스러운 통증, 감정적 부담 또는 과민증(hypersensitivity)으로 나타날 수 있다.[20]

이러한 각각의 상황에서, 고객은 치료관계 내에서 안전감을 요구하게 된다.[7] 만약 안전감이 없다면, 고객은 치료과정이나 치료사를 신뢰할 수 없고, 나아가 고객은 긴장을 풀 수 없으며 현재에 집중할 수 없을 것이다. 그들은 해결되지 않은 과거의 접촉경험으로 다시 돌아가 현재의 치료 의도를 잊어버릴 수 있다.

정신적 외상 및 불안

일부 고객은 정신적 외상후스트레스 장애를 초래하는 심각한 트라우마를 경험했다.[19,60] 주요 증상으로는 과각성, 과민성, 감정이나 신체 일부의 무감각, 현재와의 해리, 긴장감 이완 불능 등이 있다. 키포인트 2-4에는 이와 같은 고객을 식별하는 데 도움이 되는 몇 가지 일반적인 증상들이 나열되어 있다. 이런 고객들은 치료받는 동안 불안감을 호소할 수 있다.

스트레스에 직면했을 때, 사람 대부분은 "도피 아니면 싸움(flight or fight)"으로 반응한다. 반면에 어떤 사람들은 위협에 직면하고 어떻게 대응해야 할지 모를 때 "경직(freeze)"된다.[58,59] 싸움, 도피, 경직 반응은 변연계 경로(limbic pathways)의 변화와 항상성유지 장애(disrupted homeostasis)와 관련이 있다. 치료사는 고객에게서 세 가지 반응을 모두 목격할 수 있다.

만약 치료에 들어가면서 고객이 두려움에 떨며 반응하게 된다면, 고객이 지시를 듣고 적절하게 반응할 수 없게 되거나, 현재 상태를 유지하지 못하게 되거나, 치료중재를 정상적으로 진행하기도 매우 어려워지게 될 수 있다.[58,59] 이는 고객이 스트레스에 대한 싸움, 도피, 경직 반응에 휘말렸기 때

Key Points 2-4

외상후스트레스 증상

- 극도의 경계심(Hypervigilance): 접촉이나 소리에 대하여 깜짝 놀라는 반응
- 불면증
- 악몽
- 불안과 두려움
- 우울증
- 절망
- 감정적으로나 육체적으로 나타나는 무감각
- 분노와 촉각 방어(tactile defensiveness)
- 즐거운 경험에 대한 불편한 감정
- 현재로부터의 해리(dissociation)
- 기억상실증
- 만성 통증 및 신체화(somatization)
- 과민성: 자극하거나, 접촉하거나, 접근했을 때 공포 반응
- 긴장을 풀 수 없음

Adapted from Fitch P. *Talking Body Listening Hands: A Guide to Professionalism, Communication and the Therapeutic Relationship.* 2nd ed. Algonquin College Press; 2019 with permission.

문이다. 극단적인 경우, 치료사의 손길은 고객을 해리시키거나 치료중재로부터 분리, 단절시키고, 주변 환경을 일시적으로 잊게 하거나, 고통스러운 개인사의 기억으로 현실과의 접촉이 일시적으로 끊기게 한다.

마사지에 반응하는 고객의 감정 다루기

치료사들은 마사지 테크닉을 적용할 때, 고객의 감정적 반응에 대해 미처 준비하지 못했을 수 있다. 이 장에서는 치료에 반응하는 감정상태의 개요와 고객에게 대처하는 몇 가지 기본 전략에 대한 정보를 제공한다. 치료사는 치료중재 과정에서 발생하는 고객의 감정적 요구를 해결할 때, 직업적인 수행범위와 임상교육의 한계 내에서 해결해야 한다. 특히 심리사회적 치료를 해줄 수 있는 의사나 의료전문가에게 언제 고객을 소개하고 의뢰하는 것이 적절한지 치료사는 인지해야 한다.

고객의 감정변화 인식

Reichian의 이론은 감정표출의 신호는 명백한 것에서부터 미묘한 것까지 연속성(continuum)이 있다고 했다.[21,30,57] 이 연속성에서, 행동으로 나타난 감정표출의 신호는 쉽게 인지되지만, 미묘한 표출의 신호는 쉽게 인지되지 않는다. 신체에 미묘한 감정표출을 동반하는 일반적인 떨림, 무의식적인 움직임의 느낌과 신호엔 호흡의 증가, 인후와 복부에서 그렁그렁 수포음(gurgles), 침 삼키기, 눈물 흘리기, 한숨이나 끙끙대는 소리 발생, 무의식적인 근경련(spontaneous jerking), 가려움증, 냉온 감각, 그리고 에너지 움직임 등이 포함된다. 이런 것들은 단순히 신호들과 감각들을 신체적으로 표출하는 것이다. 즉, 교감신경계의 활성화에 따른 긴장 상태에서 부교감신경계의 활성화에 따른 이완 상태로 이동하는 것이다. 임상적 도구로 마사지를 사용할 때, 고객에게서 전형적으로 발생하는 이런 신호들과 감각들은 신체적 이완 상태 이외에 다른 어떤 결과로 이어지지 않는다. 반면에, 고객의 신체적 신호들과 감각에 감정을 형성하는 생각과 믿음이 수반 될 때는 감정표출이 발생한다.

고객은 또한 감정을 표출하기보다는 참고 억제하는 신체적, 행동적 표시들을 나타낼 수도 있다.[21,30,57] 신체에서 발생하는 무의식적인 움직임이나 떨림을 제한하려는 시도는 침착하고 조용하게 하며, 호흡을 고르고, 근육의 경직을 보이며, 관련 없는 상황으로 의식을 집중하고, 대화의 방향을 바꾸는 것과 같은 반작용을 초래한다. 이런 방법들이 효과를 거둔다면, 적절한 감정의 만족도를 유지하게 될 것이다. 감정적 표출을 억제하기 위한 고객의 욕구는 마사지가 포함된 치료목표와 충돌할 수 있다. 예를 들어, 만약 고객이 자기 신체에서 일어나는 무의식적인 움직임과 떨림을 제한하기 위해 어느 정도 근긴장을 유지하고자 한다면, 이는 긴장된 근육의 충분한 이완을 목표로 한 것과는 상충 될 수 있다. 감정표출을 억제하고, 신체적 반작용을 조절하려는 고객의 욕구를, 해결되지 않은 두려움과 다루기 어려운 감정의 영역 때문이라고 알고 있다면, 치료사는 고객들의 이러한 행동의 필요성을 훨씬 더 잘 배려하게 될 것이다.

접촉, 정신적 외상 또는 외상후스트레스 장애에 대한 부정적인 경험 수용하기

고객은 고객과 치료사 사이의 경계가 명확하고 조화로운 치료과정을 통해 접촉이나 정신적 외상의 부정적인 경험이나 외상후스트레스 장애의 부정적인 측면을 극복할 수 있

다.[5] 첫째, 치료사는 고객의 반응을 읽고 대응할 수 있어야 하며, 치료를 천천히 주의 깊게 진행하고, 더 이상 과민한 각성과 괴로움을 느끼지 않도록 치료중재를 수정할 수 있어야 한다. 이에 대한 반응으로 고객은 치료관계 내에서 더욱 편안함을 느끼며, 마사지 테크닉을 수용하여 접촉과 치료를 받아들이고, 즐기는 방법까지도 배울 수 있다. 이는 고객에게 생리학적인 이점을 줄 수 있는데, 그 이유는 안정감과 편안함이 스트레스에 대한 변연계 반응(스트레스에 대한 싸움, 도피, 경직)을 차단하고, 이완 또는 부교감 반응을 촉진하는데 도움을 줄 수 있기 때문이다.

이처럼 마사지 테크닉을 이용한 치료는 고객에게 인지된 위협보다 접촉에 대한 대안적인 반응을 알려줄 수 있으며, 또한 경계가 명확한 관계 내에서 긍정적이고 건강한 접촉을 하는 방법을 배우도록 도움을 줄 수 있다.

감정표출에 적절히 대응하기

감정적, 심리적 문제를 다루는 것에 익숙하지 못한 치료사의 가장 적절한 대응 방법은 고객이 복받치는 감정을 편안하고 안전하게 표현할 수 있는 분위기를 제공하는 것이다. 이 방법은 다음에 설명된 내용을 사용하여 달성할 수 있다.

피드백(Feedback)을 제공하여 고객 격려

치료하는 동안 고객에게 효과적이지 못했던 것들을 이야기할 수 있도록 솔직하고 수용적인 분위기를 만들어 툭 터놓고 대화할 수 있게 한다.[21,61-64] 또한, 치료기간 전이나 치료기간에 고객에게 치료에 대한 동의를 구함으로써 치료의 어떤 점이라도 거부할 수 있는 권리가 있음을 재확인시키고, 안전한 느낌이 들도록 한다.

감정의 억제나 회피에 대한 고객의 요구를 존중한다

고객이 감정을 회피하거나 억제하는 방법을 사용하려는 경우가 있는데 치료사는 이러한 요구가 이완의 목표와 상충된다고 생각하게 된다.[21,61-64] 하지만 역설적으로, 자신의 감정을 피하거나 억제하려는 고객의 요구를 받아들이면, 그들의 반응과 관련된 긴장감을 감소시키고, 더 나은 수준의 이완을 달성할 수도 있다.

감정억제의 대처

치료사가 고객의 감정상태 검사를 포함하는 "협약"을 논의하지 않는다면, 치료사는 단순히 고객이 감정표출을 경험할 때 발생하는 것들에만 관여할 수밖에 없다.[21,61-64] 누구나 강렬한 감정을 경험한 사람들에게 관여할 때는 자신만의 독특한 방식을 가지고 대응하지만, 일반적인 마사지와 관련된 상황에서는 고객의 감정적 반작용을 강화할 수 있는 어떤 행동도 피하는 것을 포함한다. 예를 들어, 고객에게 질문을 함으로써 감정의 내용에 관여하는 것은 고객의 감정적 반작용을 강화시킬 뿐만 아니라 치료사의 질문이 고객의 감정적 상태나 욕구와 일치하지 않는다면 상호 대인관계의 역동성(dynamics)을 어렵게 할 수 있다. 게다가 감정적 반작용이 집중된 고객의 신체부위에 관여하는 것 또한 고객의 감정적 반응을 잠재적으로 강화시킬 수 있다. 고객의 감정적 반응을 강화하는 것이 바람직한 경우엔, 사전에 고객에게 동의를 구해서 고객이 느끼는 감정을 스스로 적절하게 조절하게 해주고, 결과적으로 상황에 적합하도록 감정반응의 수준을 정하게 하는 것이 도움이 된다.

고객의 감정표현에 대한 반응 관리

고객의 감정표현에 편안함을 느끼는 것은 치료사가 고객의 감정표현에 반복적으로 노출되면서 친숙성이 높아졌기 때문이다.[21,61-64] 자신의 감정을 표현하기 시작한 고객을 만나는 상황에 대비하여 치료사는 친숙성을 높이는 방법을 습득해야 한다. 치료사가 편안한 수준을 넘어서거나 고객의 감정표현에 편안한 척만 할 때, 여러 가지 이유로 고객과 치료사의 관계는 약화 될 수 있다. 치료사의 잘못된 행동으로 인해 고객은 안전하지 않다고 느낄 수 있고, 치료사는 고객의 감정적 욕구가 고객과 치료사 사이의 관계에 있어 적절한 경계를 넘어섰다고 느낄 수도 있다.

고객의 감정적 반응을 통해 자신의 편안함 정도 파악

치료사는 고객의 감정적 반응을 통해 편안한 정도를 익히는 것이 중요하다. 또한 치료사가 자신이 수용할 수 있는 편안한 정도를 넘겼다고 생각하면, 치료기간 내에 어떤 수준의 감정에 반응할 수 있는지와 반응할 수 없는지를 고객에게 알려줘야 한다.[21,61-64] 치료사가 자신의 한계를 적절하게 전달하는 것은 고객이 치료사에 대해 좋은 느낌을 들게 하며, 감정표현과 수용할 수 있는 정도를 이해할 수 있게 한다. 이는 치료사에게 적절한 정보의 표현방법을 알게 할 뿐만 아니라, 치료사가 언제 불편함을 느끼는지를 인지하게 하여 고객과 차분하고 수용적인 방식으로 의사소통을 할 수 있게 해줄 것이다. 치료사가 갑자기 부담을 느끼며 치료를 중단할 때 발생할 수 있는 대인관계의 단절은 적절한 의사소통을 통해 해결할 수 있다. 단절은 고객으로 하여금 자신의 감정에 문제가 있는 것처럼 느끼게 할 수 있고, 고객과 치료사 사이에 해결하기 어려운 부정적 대인관계의 역동성을 초래할 수 있기에 중요하다.

고객의 감정표현 수용하기

이상적으로는, 치료사가 격려나 낙담보다는 아무런 제재 없이 수용함으로써 고객의 감정표현이 일어나도록 하는 것이다. 이런 수용적 태도를 고객에게 전달하는 훌륭한 방법이 "거울보기(mirroring)"[36]이다. 이는 구두 표현이나 신체적 접촉을 통해 고객의 현재 감정상태를 인지시키거나 공감적 이해를 고객에게 반복적으로 되먹임시킨다. 이와 같은 방법에는 고객과의 의사소통을 다시 표현하거나 반복하는 방법, 고객의 감정표현과 일치하는 마사지 동작을 적용하는 방법 등이 있다. 어떤 경우에는 고객이 감정상태를 표현하는 동안 마사지를 멈추는 것이 고객을 존중하는 의미가 될 수도 있다. 어떤 방법이 사용되든, 치료사들은 이러한 감정의 실제 내용에 관여하기보다는 고객의 감정표현 강도와 감정상태에 대하여 자신이 적절히 반응하고 있는지 확인해야 한다.[21,22,61-64] 이는 고객이 격한 감정상태에 놓여 있을 때 특히 중요하다. 왜냐하면 치료사가 고객의 감정상태와 일치하지 않을 때 문제가 발생할 수 있기 때문이다. 예를 들어, 고객은 감정의 강도를 높이고 있는데 치료사가 참여의 강도를 눈에 띄게 낮춘다면, 고객은 자신의 감정표현이 받아들여지지 않는다고 느낄 수 있다. 반면에, 치료사가 고객의 감정표현을 능가할 만큼 관여의 강도를 현저히 높인다면, 고객은 무언가 좀 더 강한 감정표현을 해야만 할 것 같은 강박감을 느낄 수 있다. 실습을 통해, 치료사는 이러한 상황에서 고객에게 필요한 것이 무엇인지 물어볼 수 있는 표현 방법의 목록을 만들 수 있다. 이런 말들의 표현이나 적절한 타이밍(timing)은 연습을 통해 향상되지만, 초보자는 다소 서툴 수 있다. 하지만 치료사는 고객과 열린 의사소통을 할 수 있도록 꾸준히 시도하는 것이 중요하다.

감정은 일반적으로 최고점을 지나 좀 더 성찰하려는 반영기(reflective period)로 이어진다.[21,27,61-64] 일반적인 경험법칙은 고객이 감정표현의 격한 단계에 있을 때 고객에게 마음껏 말하며 의사소통을 할 수 있게 해주고, 힘든 신체적 치료를 멈추어 "생각할 수 있는 시간"을 주는 것이다. 흔히 고객들은 강렬한 감정표현의 시기가 지난 후에, 그들의 경험에 관하여 이야기해달라는 제의를 받으면, 비록 그 제의를 받아들이지 않더라도 고마워한다. 만약 고객이 감정을 공유한다면, 치료사들의 공감적인 경청과 관찰 속에서 고객들이 자기 경험을 완전히 알려주므로 도움이 될 것이다.

마지막으로, 치료사는 항상 고객과의 상호관계에 있어서 적절한 역할을 인식하고 있어야 한다.[21,27,61-64] 치료사에 의한 약간의 관여는 고객의 고립감을 감소시키지만, 적절히 관여한다는 것은 조절하기가 매우 어려운 기술일 것이다. 치료사가 직면하는 가장 큰 위험성은 고객과 치료사 간의 역할에 있어서 애매하거나 애매하지 않은 역관계(reversal)이다. 감정적 조율을 위해서는 치료사의 관여가 필요하지 않기 때문에 너무 개인적인 일엔 관여치 않고 주의하는 편이 좋다. 치료사들이 임상치료기간과 관련 없이 발생한 어떤 것에 대하여 감정적인 반응이 생겼을 때는 도움이 되는 동료나 관리자 또는 조언자(mentor) 등과 함께 감정을 처리할 수 있는 적절한 방법을 찾아야 한다.

고객의 안전보장

"먼저, 해를 끼치지는 말라(Primum non nocere, first, to do no harm)"는 히포크라테스의 선서 내용은 다른 보건의료와 마찬가지로 마사지 테크닉을 사용할 때도 적용되는 시대를 초월한 보건의료의 초석이다. 모든 보건의료 중재에는 유해(harmful)하거나 역효과(adverse effects)가 발생할 위험이 있다.[65] 마사지 테크닉 또한 예외는 아니다. 마사지치료의 안전성과 역효과에 관한 Gowan의[66] 연구는 마사지 테크닉 사용 시 안전성 및 유해성, 그리고 역효과의 현실과 의미에 대한 중요한 내용을 제공한다. 사실, 그 연구에서는 "마사지는 상처를 줄 수도 있고, 해를 끼칠 수도 있다"고 결론을 내렸다.[66] 마사지 테크닉의 이러한 부정적인 영향은 치료 중 시술 통증에서부터 심각하지만 드물게 발생하는 부작용까지 다양하게 나타난다.[67-79]

고객의 안전에 대한 주요개념

마사지 테크닉을 사용하는 데 있어서 고객의 안전에 대한 네 가지 개념을 소개한다.

- 세계보건기구(WHO)는 고객안전을 "보건의료 과정 중에 고객에게 예방 가능한 위해가 없으며, 보건의료와 관

련된 위해의 가능성을 수용할 수 있는 최저 수준으로 감소시키는 것"으로 정의하고 있다.[80,81]

- 위해(Harm)란 "신체의 구조나 기능의 손상, 그리고 그로 인해 발생하는 질병, 상해, 고통, 장애(disability) 및 사망을 포함한 모든 해로운 영향"을 말한다.[80-83]
- 부작용(Adverse events)이나 유해한 사건은 치료 중이나 치료 후에 발생하지만, 반드시 그로 인해 발생하는 것은 아닌 불리한 결과를 말한다.[69,80-83]
- 치료로 인해 부정적인 결과가 초래되는 역효과와 이상반응이 나타날 수도 있다.[66,73]

불행하게도 마사지 테크닉에 대한 고객의 안전 및 역효과, 부작용에 관한 연구는 다른 보건의료분야에 비해 부족하며, 용어표준화도 미흡하다.[66,73] Gowan[66]은 고객의 안전을 이해시키고 향상시키는 유용한 모델을 제공하였다.

고객안전에 대한 Gowan's의 판테온 신전모형

그림 2-6은 마사지 테크닉 사용에 있어 발생하는 고객의 부작용과 안전에 대한 Gowan[66]의 모델을 안전의 판테온 신전(pantheon) 모형으로 나타낸 것이다. 모형에서 지붕의 안전한 마사지는 공공의 보호를 제공한다. 치료사와 고객 사이의 치료적 관계를 나타내는 세 가지 중요한 기둥이 이를 지탱하고 있으며, 인정받고 책임 있는 의료제공자로서의 치료사에 대한 규제도 포함하고 있다.

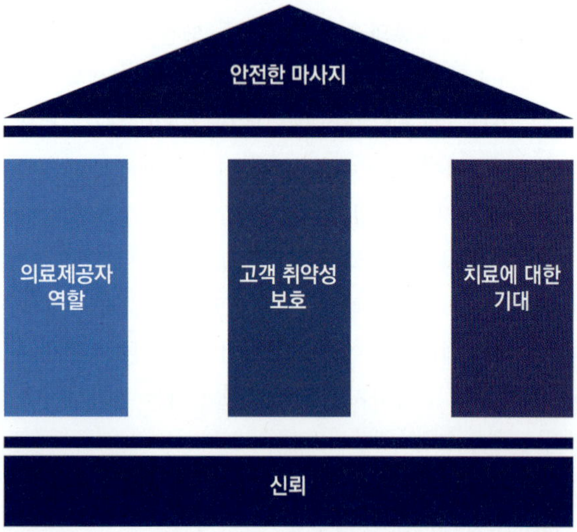

그림 2-6 마사지치료에서 고객안전성에 대한 Gowan의 판테온 신전모형

Reprinted from Gowan D. *Exploring Patient Safety Issues in Massage Therapy and Understanding Patient Safety Incidents (Adverse Events).* Unpublished doctoral dissertation. 2017, with permission.

안전한 마사지를 뒷받침하는 세 가지 기둥은 (1) 의료서비스 제공자로서 치료사의 역할에 대한 명확성, (2) 고객의 취약성 보호, (3) 치료 기대에 대한 이해로 설명될 수 있다. 이러한 실천의 기둥과 그들이 지원하는 공공 안전의 지붕은 모두 전문적인 의료적 치료관계에 대한 신뢰를 바탕으로 한다. 신뢰의 기초는 (1) 치료사가 지식이 풍부하고 숙련된 전문가라는 고객의 믿음과 (2) 고객에게 안전이나 부작용이 발생하면 관계자들에 의해 치료사가 책임을 질 것이라는 대중의 확신으로 구성된다. 치료사와 고객은 치료사를 의료서비스 제공자(첫 번째 기둥)로 보는 것이 중요하다. 이를 통해 치료에 부적절한 접근을 할 경우, 치료사와 고객 모두에게 위해가 발생할 수 있음을 알아야 한다. 만약 치료사를 숙련되고 지식이 풍부한 의료제공자로 본다면, 안전하지 않은 치료의 제공을 줄이기 위해 철저한 평가와 치료계획이 필요하다는 것을 더 잘 이해하고 더 잘 받아들이게 될 것이다.

두 번째 기둥은 마사지를 받는 고객나 고객이 치료적 관계에서 얼마나 취약할 수 있는지를 인식하고 존중하는 것에 대한 중요성을 나타낸다. 다른 형태의 건강관리와 마찬가지로 잠재적으로 아프게 하는 마사지를 시행하게 될 수 있으며, 종종 고객의 신체부위를 벗기고 신체적 접촉을 해야 하므로 안전하고 전문적이어야 하지만, 통증 및 통증완화와 같이 감정적으로 민감한 "상황에서도" 적용해야 할 수도 있다. 이 모든 것은 가까운 곳에서 또는 사적인 공간에서 이루어지며, 가끔은 긴 치료시간동안 겪어야 할 수도 있다.

마사지치료를 받을 때 대중과 고객을 안전하게 만드는 세 번째 기둥은 고객과 치료사, 의료 관계자들이 가지고 있는 치료에 대한 기대와 관련이 있다. 예를 들어, 모든 당사자는 마사지치료가 해를 끼칠 수도 있다는 점을 알아야 한다. 피해는 치유와 마찬가지로 생물학적, 심리적, 또는 사회적일 수 있다. 신체적 손상의 예로는 타박상이나 혈관 손상, 심지어 골절과 장기 손상 등이 있다.[84-87]

감정적 또는 사회적 피해의 예로는 마사지 테크닉 후에 통증이 증가하거나 기능이 저하되는 것과 같이 간단한 것일 수도 있고, 슬프게도 절대 발생해서는 안 될 부적절한 성적 행동 또는 성폭행 등의 문제일 수도 있다.[84-87]

이 모델의 지붕은 그것들을 안전하게 유지하기 위해 작동되는 의료전문가(Gowan's model의 마사지치료)들의 틀이라고 생각할 수 있다. 이는 정의된 업무범위, 직업 고유의 지식체계로 구성되어 있으며, 연구, 임상 경험, 각 고객의 가치관과 선호도, 교육과 실습의 높고 획일적인 기준들, 치료사의 지속적인 역량과 전문가 간의 협력 정신을 기반으로 한다.

치료사는 이 고객의 안전모델을 사용하여 평가 및 치료 중에 고객의 안전을 보장하기 위한 접근방식을 유도할 수 있다.

결론적으로

결과기반 마사지™에 대한 고객중심 치료의 핵심은 고객과 치료사의 치료관계 즉, 신뢰관계에 있다. 이 관계 안에서, 고객과 치료사는 치료계약이라는 치료과정을 협상한다. 치료과정은 고객과 치료사가 신뢰를 형성하고, 신체감각을 탐색하며, 건강한 종결 단계를 거치는 임상의사결정 과정의 단계와 유사하다. 이처럼 치료과정이 복잡해지는 이유는 친밀한 접촉, 치료관계에서 치료사의 권위와 힘, 그리고 항상 자신의 기대와 이력을 완전히 공개하지 못하는 고객의 취약성 등 여러 요인 때문이다. 고객과 관련된 다른 장애물에는 접촉, 인체조직의 기억, 트라우마 및 불안 등 부정적인 경험이 있을 수 있다. 치료사들이 치료관계를 개선하기 위해 사용할 수 있는 방법은 윤리적 행동을 유지하고, 마사지에 대한 고객의 감정적 반응을 해결하는 것이다. 기술적 요인과 대인관계 요인 모두, 고객이 달성할 수 있는 치료결과에 영향을 미칠 수 있으므로 치료사는 치료를 계획하고, 고객에게 치료를 제공하는 데 있어 이 두 가지 측면을 모두 고려해야 한다.

사례

참고: 여기에는 이 장에서 소개한 대인관계 및 윤리적 문제를 해결하기 위한 몇 가지 접근 수행 방법을 보여주는 지침 및 임상 사례가 포함되어 있다.

복습

핵심요점

1. 치료적 관계는 고객의 취약성과 이 취약성을 통해 고객을 착취하거나 해를 끼치지 않도록 하는 임상의의 책임이 있기 때문에 신뢰관계이다.
2. 임상의는 정보를 공유하고, 고객의 목표를 지원하며, 고객의 상황이나 상태에 공감하려는 의지를 바탕으로 치료관계의 분위기를 설정해야 한다. 따라서 임상의는 상호작용의 다른 모든 측면보다 고객의 이익을 최우선으로 고려해야 한다.
3. 고객에게는 치료관계 내에서 안전성, 예측 가능성, 인내심, 명확하고 명시적인 대인관계 과정, 건전한 경계 및 책임 있는 종결 등이 필요하다.
4. 고객중심 치료는 단순히 고객에게 서비스를 제공하는 것 이상으로 지지하고, 권한을 부여하며, 고객의 자율성에 대한 존중 및 고객의 의사결정 참여 등을 포함해야 한다. 이 접근방식은 결과기반 마사지™에 필수적이다.
5. 치료계약은 고객이 받게 될 임상적 치료 협상의 최종 산물이다. 고객과 임상의는 모두 치료계약 내에서 권리와 책임을 갖는다.
6. 치료과정에는 신뢰구축, 신체감각탐색, 건강한 종결의 세 단계가 있다.
7. 임상의의 윤리적 행동은 치료관계의 필수적 구성요소이며, 임상의가 고객을 검사하거나 치료계획을 시작하기 전, 고객의 이해와 동의가 필요하다.
8. 고객과 임상의는 서로 감정적인 반응을 가질 수 있으며, 이러한 반응을 해결하고 관리하는 것은 임상의의 책임이다.

9. 임상의와 고객 사이의 권력 불균형으로 인해 임상의가 고객과 개인적 또는 성적인 접촉을 하는 것은 비윤리적이고 학대적인 것이다.
10. 고객은 마사지에서 부정적인 접촉을 경험하거나 강한 감정적 반응을 보일 수 있다. 어느 경우든 임상의는 마사지에 대한 고객의 감정적인 반응에 대해 적절하게 준비하고 반응할 필요가 있다.
11. 마사지 테크닉은 상처나 위해를 입힐 수도 있다. 마사지 테크닉의 부정적인 영향은 치료 중 시술 상의 통증에서부터 드물지만, 부작용에 이르기까지 다양하다.
12. Gowan's[66]의 고객안전에 대한 판테온 신전모형은 안전한 마사지의 지붕, 치료사와 고객 간 치료관계를 나타내는 세 개의 중요한 기둥, 그리고 이 모든 것은 전문적인 의료적 치료관계에서 신뢰를 바탕으로 이루어져 있다.

임상사례 2-1: 임상의에 대한 고객의 감정적 반응대처

상황

한 임상의가 배드민턴을 치다 다친 뒤넙다리근 염좌(hamstring strain) 고객을 치료하고 있었다. 초기에, 그 고객은 수줍음이 많고 긴장한 것처럼 보였다. 네 번의 치료기간, 그녀는 임상의의 진실성을 신뢰하기 시작했고, 마사지 테크닉으로 긴장을 푸는 법을 배웠다. 치료 중, 그 고객은 자신을 그렇게 특별하다고 느끼게 만든 최초의 남자가 임상의라고 말했기 때문에 임상의는 경각심을 갖게 되었다.

고객은 임상의가 다리에 마사지 테크닉을 적용하며, 그녀에게 친절을 보이자 행복하게 신음하였다. 치료가 진행됨에 따라, 그녀는 그의 치료에 대한 매력과 감사를 더욱 공개적으로 표현하였다.

임상의는 고객에게 어떤 전문적인 경계도 넘을 생각이 없었고, 따라서 점점 더 고객을 치료하는 것에 불편을 느끼며 그녀가 그냥 가버렸으면 하고 바라게 되었다.

고려해야 할 문제

1. 무슨 일인가?
2. 고객의 행동을 어떻게 설명해야 할까?
3. 고객의 행동을 윤리적으로 다루기 위해 임상의가 할 수 있는 일이나 말은 무엇일까?

고객은 남성에 대한 감정과 친밀감을 임상의에게 전달한 것으로 보인다. 과거 남성과의 경험이 무엇이든 그녀는 치료받는 동안 친밀감을 즐기고 있다. 결과적으로, 그녀는 치료적 친밀감과 개인적인 관계에서 있을 수 있는 친밀감을 혼동하고 있다.

임상의는 자신이 원하지도 않고 격려할 의도도 없는 유형의 관심을 받고 있으므로 불편하다. 임상의는 그녀의 행동이 자신보다 남자와의 과거사와 더 관련이 있다는 것을 이해하지 못하는 것 같다.

해결

고객의 행동에 당황한 임상의는 동료나 관리자와 이 문제를 의논한다. 임상의는 고객의 행동에 직접적으로 대처하지 않는 한 그녀가 계속해서 자신에게 매력과 감사를 표시할 수 있다는 것을 인식했다. 반면에, 그는 이러한 전이가 점차 줄어들게 되고, 그를 의료전문가로서 더 명확하게 볼 수 있게 될 것이라고도 생각했다. 임상의는 고객에게 중재가 유익하다고 생각하는 것은 기쁘지만 향후 치료에서 그녀에 대한 그의 책임은 엄격히 전문적인 것이라는 것을 부드럽고 친절하게 설명하기로 하였다. 고객은 대화를 나눈 후, 점차 치료에 적합한 행동으로 그에게 반응하기 시작했다.

임상사례 2-2: 표현되지 않은 기대와 이력

상황

고객은 1년 전에 심각한 교통사고를 당했는데 그녀의 목은 예전과 같지 않았다. 그녀는 3개월 넘게 임상의를 만나고 있다. 임상의들은 항상 그녀에게 좌절감을 느끼고, 목의 통증을 실제로 해결하지 못한 채 퇴원시키는 것처럼 보였기 때문에 고객은 치료에 큰 행운을 누린 적이 없어 보였다. 하지만 그녀는 지금의 임상의가 자신에게 정말로 열심히 치료해준 첫 번째 사람이라고 생각한다. 어느 날, 그녀는 교통사고 이후, 자신에게 일어난 일 중에 임상의에게 치료받은 일이 가장 좋은 일이었다고 수줍게 말하였다.

임상의는 그녀의 목통증이 혼란스럽게 느껴졌다. 교통사고로 인해 그녀의 목이 어느 정도 제한과 통증이 발생할 수는 있지만, 고객의 주관적인 이야기를 뒷받침할만한 객관적인 검사 결과는 찾을 수가 없었기 때문이다. 하지만 고객은 계속해서 통증이 지속적이라고 말하며, 다소 우울해했다. 임상의는 그녀의 불편함을 알고는 있지만, 치료가 통증에 아무런 효과가 없는 것 같은데 고객이 왜 계속 치료를 받으러 오는지 이해할 수가 없었다.

어느 날, 임상의는 수년 동안 사고 보험금 조사업무를 맡아온 보험사정인과 "다루기 어려운 고객"(이름은 언급하지 않은 채)에 대해 이야기하게 되었다. 보험사정인은 이런 고객을 전에도 본 적이 있다고 말했다. 그는 고객이 단지 더 많은 치료를 받기 위한 것일 뿐이라며, 보험 업계에서는 이런 행위를 꾀병이라고 부른다고 말했다. 또한 고객이 단지 시스템의 이점만을 이용하는 것이기에 임상의가 고객을 빨리 퇴원시켜야 한다고 제안했다.

보험사정인과 이야기 후, 임상의는 고객을 만나 고객을 위해 할 수 있는 모든 조치를 다 취했으며, 이제 퇴원할 시간이 되었다고 알렸다. 놀랍게도 고객은 눈물을 흘리며 괴로워했다. 진정시킨 후, 임상의는 그녀가 원하지 않는다면 치료를 중단할 필요가 없다고 말해주며 안심시켰다.

고려해야 할 문제

1. 무슨 일이 있었던 걸까?
2. 임상의는 치료과정의 어떤 측면을 부정적으로 생각했나?
3. 치료적 관계를 재설정하기 위해 임상의는 무엇을 해야 할까?
4. 고객의 어떤 행동이 현재 상황에 영향을 미쳤나?
5. 만성 통증 고객의 치료계획에 있어서 임상의는 또 무엇을 다루어야 할까?

임상의와 고객은 서로 다른 현실에서 살아왔다. 고객은 다른 모든 임상의에 대해 말하지는 않았지만, 처음으로 그녀는 임상의의 치료과정을 신뢰하기 시작한 것처럼 보였다. 임상의는 그동안 퇴원의 필요성에 대하여 의문을 제기하지 않았고 3개월에 걸쳐 고객의 통증을 치료함으로써 고객의 신뢰를 쌓아왔다. 하지만 임상의는 보험사정인과의 대화에서, 고객의 진실성을 의심하게 하는 "꾀병"이라는 업계 용어를 듣게 되었다. 임상의는 신중하게 생각하지 않고, 단순히 꾀병을 근거로 고객을 퇴원시키라는 보험사정인의 제안에 따라 행동했다.

이제 막 치료과정을 신뢰하기 시작한 고객은 임상의가 퇴원을 시도하자 어이가 없었다. 이 괴로운 소식은 고객에게 조금이나마 생겼던 안정감을 없앴고, 다시 임상의를 신뢰할 수 없게 만들었다.

임상의는 고객이 아직 신뢰를 구축하는 과정에 있다는 사실을 인식하지 못하고, 고객에게 고통스러운 환경을 제공하고 있다. 임상의가 퇴원에 대한 의견을 꺼내자 고객은 다시 퇴원에 대한 트라우마를 겪게 되고, 임상의 시간표에 맞춰 나아지지 않는 치료를 받아야만 한다.

해결

임상의는 충분히 재검사하고, 고객의 손상과 기능적 한계를 명확하게 해결하는 치료계획을 협상함으로써 고객과 함께 치료과정의 초기로 돌아가 다시 시작한다. 고객은 자신의 치료이력과 의학적 문제를 모두 공개하였으며 이를 통해, 고객과 임상의는 모두, 고객을 치료하는 한계에 대하여 더 잘 이해하게 되었다. 또한 임상의는 추가로 신체검사 및 심리사회적 지원을 위해 다른 의료전문가를 참여시켰는데, 이는 치료하는 동안 임상의가 이러한 검사를 제공할 수 없었기 때문이었다.

고객이 퇴원할 준비가 되는 시점은 언제인가? 임상의는 양측이 퇴원시점에 대해 준비하고 합의할 수 있도록 치료초기에 이 질문을 해야 했었다는 것을 깨달았다. 이와 같은 것을 개선하기 위해, 그들은 팀을 이루어 상호 합의된 재검사 시간을 정하고, 자신들이 치료과정에서 어느 시점에 있는지 알 수 있도록 하였다. 고객이 어떤 목표를 달성했을 때, 아무리 작더라도 그녀의 차트(chart)에 별표를 표시하거나, 악수하거나, 또는 눈을 맞추며 격려의 말을 하는 등, 어떤 형태로든 그들의 결과를 축하해 주었다. 임상의는 고객이 정상궤도에 오르기 위해 도움이 필요하다는 것과 개인적인 지도를 원한다는 것을 이해했다. 또한 만약 이러한 심리사회적인 우려를 무시한다면, 고객은 만성적인 통증으로 인해 점점 쇠약해질 위험이 있다는 것을 알게 되었다. 임상의는 고객의 신체적 문제를 치료하는 임상의이자 교육자로서 해야 할 역할을 함으로써 고객이 매일 안고 살아가는 만성 통증의 악순환에서 벗어나도록 도와 줄 수 있게 되었다.

일단 임상의는 치료과정을 재정립한 후, 모든 치료에는 시작과 중간, 그리고 끝이 있다는 것을 고객이 이해할 수 있도록 도왔다. 그리고 임상의는 고객에게 원한다면 앞으로 함께 치료해 나갈 것이며, 목표를 달성할 때까지 고객과 동행할 것임을 전달했다.

임상사례 2-3: 접촉이나 정신적 외상에 대한 부정적인 경험 해결하기

상황

45세 남자가 치료받기 위해 방문했다. 그는 쉽게 피로하고, 아주 살짝 밀어도 몸을 휘청거렸다. 또 등을 만질 때마다 숨을 참으며 긴장하고, 요추를 살짝 아치형으로 만들며 보호하려고 하였다.

임상의는 이 고객의 요통 치료방법을 찾을 수가 없어 좌절하였다. 임상의는 "치료하기 어려운" 이 고객에 대해 스스로 긴장하고 있다는 것을 깨달으며, 답답해지는 것을 느꼈다.

고려해야 할 문제

1. 무슨 일인가?
2. 치료적으로 곤란한 이 문제를 해결하기 위해 당신은 무엇을 해야 하나?
3. 자신의 분노를 관리하기 위해 사용할 수 있는 자기관리 전략은 무엇일까?

이 고객은 일반적인 사람들에게서 나타나는 오래된 부상이나 외상을 입었을 때 발생하는 과민반응을 보여주고 있다. 고객이 치료를 위해 임상의를 찾아왔다는 사실은 그가 마사지와 도수테크닉이 도움이 될 수 있다고 믿기 때문으로 시사된다. 하지만 그의 정신적인 외상병력은 치료에 대한 긍정적인 생각을 방해하고 있다. 임상의는 고객의 반응으로 인해 다른 고객들과는 다르게 치료해야 하므로 고객의 이런 반응이 부담스러웠다. 고객의 과민성을 활성화하지 않으면서, 고객에게 도움이 되는 치료계획을 세우려면 약간의 창의력이 필요할 수 있었다.

해결

치료 접근방식을 바꾸는 한 가지 방법은 고객의 불편함을 인정하고, 고객을 좀 더 편안하게 만들 수 있도록 치료방법을 수정해도 되는지 물어보는 것이다. 근육을 보호하는 것은 사람들이 오래된 부상을 보호하려는 일반적인 행동이기 때문에 고객에게 예전에 허리를 다친 적이 있는지 물어보는 것도 도움이 될 수 있다.

고객이 자신의 반응이나 자신의 불편함에 대해 잘 알지 못하는 것도 사실이다. 또한 직접 치료받으며, 치료의 친밀감에 혼란스러울 수도 있다. 더욱이, 그의 반응은 임상의가 느끼는 것만큼이나 그에게 놀라운 일일 수도 있다. "해를 끼치지 말라"는 첫 번째 원칙은 고객의 등에 더 쉽게 손을 댈 수 있을 때까지 그의 신체 다른 부분을 먼저 치료하는 것이 더 나을 수 있다는 것을 암시한다.

고객은 또한 복식 심호흡(deep abdominal breathing)에 대한 지도를 통해 도움을 받을 수 있다. 고객의 등에 더 깊은 마사지를 시도하기 전에 불편함을 극복하기 위한 호흡방법을 알려줄 수도 있다. 임상의가 몇 가지 치료전략을 보여주고, 만약 효과가 없다면 바로 인정하는 것은 고객에게 최선의 이익을 주기 위한 노력이며, 그를 위해 도움을 주려는 것임을 보여주게 될 것이다. 이는 고객이 느낄 수 있는 불편함을 완화하는 데 도움이 된다. 일단 그가 임상의를 믿기 시작하면, 그는 치유하는 데 있어 협력자가 될 수 있다.

처음에 치료방법을 찾을 수 없다고 좌절하는 것은 고객 중심의 치료를 제공하는 데 도움이 되지 않는다. 단기적으로는 심호흡을 하고, 배려하며 전문적으로 대응하는 것이 감정을 관리하는 데 더 좋은 전략이 될 것이다. 그런데도 이런 고객 때문에 분노나 불편함을 느낀다면, 무엇이 당신을 괴롭히는지 해결할 수 있도록 동료나 상사와 상의하는 것이 최선이다. 일단 당신이 반응하고 있는 유발요인을 이해하고 인정할 수 있다면, 당신은 좌절하지 않게 될 것이다.

임상사례 2-4: 고객의 개인정보 보호유지

상황

고객 A는 첫 아이를 임신하면서부터 임상의의 고객이 되었다. 특히 임신 3기에는 그동안 문제가 되었던 허리통증과 발목부종을 관리하는 데 마사지 테크닉이 도움이 된다는 사실을 알게 되었고, 아이가 태어난 직후 바로 병원을 방문해 치료받기도 했다. 고객 A는 임상의의 모든 치료과정이 매우 좋았기 때문에 임신한 가장 친한 친구(고객 B)에게 임상의를 만나보라고 제안했다.

그리고 고객 A는 이 제안에 대해 임상의와 상의했다. 그녀는 이번이 고객 B의 첫 임신임을 이야기하며, 치료과정이 어떻게 진행되는지 조금 걱정하고 있다고 말했다. 고객 A는 고객 B의 남편이 해외에 있어, 임신기간 동안 추가적인 지원이 필요할 것이라고도 털어놨다.

몇 주 후, 고객 B가 진료받기 위해 임상의를 찾아왔다. 고객 B는 조용했고, 자신의 상황을 임상의에게 자세히 알리는 것을 꺼렸으며, 이번 만남을 간단하게 소개하는 시간으로 생각하는 것 같았다. 임상의는 진료시간이 끝날 때쯤 고객 B가 많이 편안해하는 것을 느끼고, 다음 주에 다시 방문하겠다는 약속을 잡았을 땐 기뻤다.

며칠 후, 임상의에게 진료받기 위해 고객 A가 방문했다. 그녀는 고객 B의 진료가 어떠했는지 물었다. 고객에게 다른 고객에 관하여 이야기하는 것에 익숙하지 않았던 임상의는 마지못해 그 친구가 수줍어하는 것 같았지만 치료를 좋아했다고 말해주었다. 고객 A는 고객 B의 남편이 앞으로 6개월 동안 해외에 머물 예정이라고 임상의에게 말했는지 묻고, 친구의 상황을 자세히 알려줬다. 임상의는 이 사실을 몰랐었기에 고객 A의 말을 들은 후, 고객 B에게 남편의 부재가 그녀에게 어떤 영향을 미치는지 이야기하기로 했다.

고려해야 할 문제

1. 무슨 일인가?
2. 임상의의 행동을 어떻게 설명할 수 있나?
3. 임상의는 고객 A 친구인 고객 B의 개인정보 보호 및 사생활 비밀보장을 위해 어떤 조치를 해야 할까?

모든 치료관계는 고객이 치료과정을 신뢰할 수 있도록 고객의 안전과 기밀유지를 바탕으로 이루어져야 한다. 매우 구체적인 기밀 상황 등을 상의하는 동료감독자(peer supervision)를 제외하고는 고객이 말하거나 경험한 내용을 다른 누구와도 논의하면 안 된다는 점을 알아야 한다.

건강관리는 생리적 반응과 함께 개인적, 사회적, 감정적 정보를 혼합하고 있다. 치료에 대한 개인의 반응은 다양할 수 있지만 그것들은 대부분 사적인 것이 많다. 치료적 만남을 어렵게 하는 비밀보호는 고객을 둘러싼 경계와 같다. 오직 고객만이 자기 경험이나 건강관리에 대해 친구나 가족과 상의할 수 있기 때문이다. 임상의는 고객의 상태나 신뢰감 및 치료에 대한 반응, 기타 개인정보를 절대로 타인과 공유해서는 안 된다. 그렇지 않으면 고객과의 신뢰가 깨지게 될 것이다.

이 경우, 고객 A는 임상의에게 고객 B를 소개하며 치료적 만남을 시작하게 되었는데, 그녀는 임신 중인 친구가 필요한 도움을 받기를 바라고, 이러한 희망과 기대를 임상의와 공유하게 되었다. 하지만 의료전문가로서 임상의는 고객 B를 돕겠다는 단순한 생각만으로, 고객 A의 관점을 고려하는 데 실수를 범하였다.

첫째, 고객 A가 고객 B의 문제에 관해 이야기하는 것을 들어줌으로써, 임상의는 고객 B의 건강관리에 대해 고객 A도 동등한 책임이 있는 것처럼 간접적으로 의견을 나누었다. 임상의는 고객 A가 친구에 대해 이야기하는 것을 막지 않았으며, 모든 고객에 대해 완전하게 비밀을 유지해야 하는 임상의로서 고객 B와의 경계를 만들기 위한 노력을 아무것도 하지 않았다.

둘째, 임상의는 고객 A에게 들은 정보를 고객 B와 논의하기로 한 것이다. 이는 이제 세 사람 사이에 삼각관계가 만들어졌음을 의미하는 것이며, 임상의가 고객 A와 그녀에 대하여 논의했다는 사실을 고객 B에게 확인시켜주는 것이기도 하여 신뢰위반이 된다. 이러한 행위는 비록 의도는 좋았다 하더라도 고객 A와 고객 B 사이 우정의 본질을 무시하는 것이기도 하다.

임상의는 그들이 어떤 우정을 맺고 있는지 전혀 알지 못하며, 고객 B에 대해 고객 A의 편을 드는 것처럼 보일 수도 있다. 이러한 유형의 삼각관계는 치료과정에 피해를 준다.

셋째, 임상의는 고객 B와 함께 치료하는 과정이 자연스럽게 진행되지 못하게 됨으로써 고객 B의 치료요구를 평가하고 해결할 수 있는 능력과 객관성을 손상시켰다.

해결

임상의는 고객 A와 고객 B에 대한 모든 논의를 중단한다. 또한 고객 A가 그녀에게 제공한 정보를 언급하지 않기로 한다. 왜냐하면 이것이 삼각관계를 더욱 악화시킬 것이기 때문이다. 이것은 사실 이후에 확인은 어려웠지만, 이 경우에는 직접적이고 진실했어야 했다. 임상의는 고객 A에게 탓하거나 비난하지 않으면서 “나”라는

문구를 사용하여 정확히 무엇을 변경해야 하는지 확실하게 말했다:

얼마 전, 당신이 친구의 상황을 이야기해 주었을 때, 나는 임상의로서 모든 고객의 비밀을 보장하는 것이 내 직무이기 때문에 불편함을 느꼈다. 당신의 의견은 고맙지만, 다시는 당신과 당신의 친구에 대해 이야기하지 않겠다.

임상의는 또한 고객 B의 개인정보를 보호하는 방법에 대한 지침을 얻기 위해 동료 중 한 명과 상황에 대해 의논하였다. 무엇보다도, 임상의는 고객 B의 건강관리에 관한 모든 내용을 완전히 비밀보장 할 것을 약속했다.

비판적 사고의 질문

1. 당신은 치료에 있어 어떤 유형의 치료계약을 사용할 것인가?
2. 나아질 것 같지 않은 고객이 있는 경우, 무엇이 고객의 치료에 영향을 미치는지 어떻게 알 수 있나?
3. 고객에게 매력을 느낀다면 어떻게 해야 할까?
4. 만약 고객이 당신에게 친구가 되고 싶다고 말한다면 당신은 어떻게 대답할 것인가?
5. 해야 하나? 하지 않아야 하나? 라는 윤리적 딜레마(dilemma)에 직면했을 때, 어떤 해결방안이 있을까?
6. 고객이 자신의 상태에 관하여 이야기하도록 유도할 수 있는 질문 유형은 무엇이 있을까? 예를 들어보라.
7. 고객 인터뷰에서 "나", "우리" 또는 "당신"을 언제 사용하는 것이 좋을까?
8. 고객이 원하는 목표를 찾을 때, 그의 상황이나 환경이 중요한 이유는 무엇인가?
9. 고객의 추측이 고객의 치료결과에 어떤 영향을 미치거나 저하시킬 수 있나?
10. 고객에게 개인정보를 공개하는 것은 언제가 적절한가?

2장 참고문헌은 512페이지부터 시작

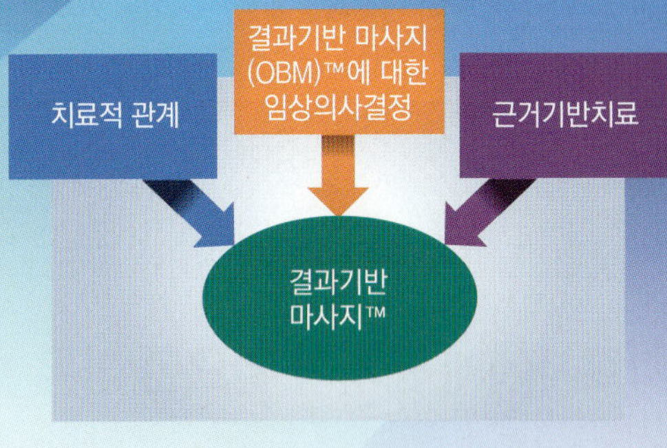

Chapter 3 마사지의 근거

목적

이 장을 공부한 후에는 다음을 수행하는 데 필요한 정보를 얻게 된다.

1. 임상실습(clinical practice)의 근거에 대한 출처를 나열할 수 있다.
2. 임상실습을 위한 근거를 찾고 평가하는 방법을 설명할 수 있다.
3. 다양한 연구방법과 디자인을 설명할 수 있다.
4. 연구논문을 비판적으로 읽기 위해 필요한 과정을 설명할 수 있다.
5. 마사지치료(massage therapy) 연구의 추세(trend)와 문제(issues)에 대해 논의하고, 임상실습에 최상의 근거(best available evidence)를 적용하는 방법을 이해할 수 있다.

근거(evidence)란, 연구자와 치료사가 체계적으로 수집한 임상진료에 대한 정보를 말한다. 이것은 일반적으로 결과에 관한 것이며, 때로는 임상치료과정(process of clinical care)에 관한 것이다. 의료정보 및 서비스의 제공자이자, 소비자로서 치료사는 매일 전문저널부터 인터넷 및 공개토론에 이르기까지 다양한 형태의 방대한 근거를 접하게 된다. 고객 역시 당황스러울 만큼 다양한 의견과 정보를 치료사에게 제공한다. 이러한 정보는 치료사로 하여금 질문에 답하기보다는 "좋은 근거란 무엇인가? 와 "임상결정을 내릴 때 가장 좋은 근거는 무엇인가?" 등의 새로운 의문을 품게 만든다. 이 장에서는 치료사에게 주어지는 이러한 질문을 다룰 것이다. 또한, 결과기반 마사지(OBM)™를 사용하는 치료사가 고객에게 더 나은 서비스를 제공하는 데 근거가 어떻게 도움이 되는지 설명한다. 마지막으로, 최선의 근거를 찾고, 이해하며, 비판적으로 평가하고, 찾아낸 근거를 임상실습에 적용하는 방법과 관련된 개념을 소개할 것이다.

근거

치료사에게 근거가 필요한 이유

근거기반접근방식(evidence-based approach)은 OBM의 핵심구성요소이다. Menard[1]는 근거기반접근방식이 건강관리에 필수적이며, 임상실습에 정보를 제공하기 위해 근거를 사용하는 몇 가지 이유를 제안했다. 첫째, 무엇보다도 치료사는 고객에게 최상의 치료를 제공하기 위해 근거가 필요하다. 근거는 학문의 이론적 기초를 뒷받침하고, 치료사가 비판적 사고자가 되도록 돕는다. 또한 유용하고 안전한 관행(마사지 접근법)과 고객에게 해로울 수 있는 관행(마사지 접근법)을 구별하는 데 도움이 된다. 또한 마사지 및 기타 건강관리의 임상적 적용(중재)이 무엇을 할 수 있고, 할 수 없는지에 대해 치료사 자신과 고객을 교육하는 데 도움이 된다. 둘째, 근거는 마사지 및 기타 보완적인 건강관리양식에 대해 일반인(고객)이 쉽게 받아들일 수 있도록 하고, 마사지 테크닉(massage techniques) 적용에 있어서, 의사소통을 촉진하는 공통언어를 제공한다. 셋째, 근거를 통해 치료사는 최신상태(stay current)를 유지하고, 평생학습자(lifelong learners)가 되며, 의료자원(health-care resources)의 더 나은 소비자(이용자)가 될 수 있다.

마사지가 점점 더 널리 받아들여짐에 따라[2-6], 소비자, 의료종사자, 정부기관, 전문협회 및 연구자들은 건강관리중재(health-care intervention)에 대한 전문가로서, 마사지의 안전성과 효과에 대해 중요한 질문을 던지고 있다.[7-10] 또한, 마사지 중재에 대한 사용 및 보상(reimbursement)이 증가함에 따라 책임에 대한 요구사항도 높아졌다. 결과적으로, 치료사는 어떤 마사지 테크닉이 어떤 고객과 어떤 조건에서 가장 효과적인지 알아야 한다.[10]

더욱 개인적인 차원에서, 치료사는 자기성찰과 전문적인 마사지 적용을 위해 테크닉, 지식 및 태도의 지속적인 개발에 참여하는 평생학습자가 되기 위해 윤리적으로 노력해야 한다. 이 분야(마사지를 포함한 건강관리중재 분야)에서는 근거가 임상의사결정과 전문적인 성장을 안내할 수 있다.

근거기반치료

임상의사결정에서 근거를 체계적으로 사용하는 것은 근거기반치료(EBP, evidence-based practice), 또는 David Sackett[11,12]이 처음으로 근거기반의학(EBM)으로 확인한 것의 기반이 된다. Sackett는 EBM을 "... 최고의 연구근거와 임상전문지식 및 고객이치의 통합"으로 정의한다. 이 정의 내에서 최고의 연구근거는 진단 및 평가테스트, 예후지표 및 치료중재의 정확성, 안전성, 효과 및 비용효율성을 조사하는 최고의 임상중심연구 및 고객중심연구를 의미한다. 임상전문성은 임상기술과 과거경험을 사용하여 각 고객의 고유한 건강상태와 각 사례에 사용할 수 있는 중재(접근법)의 잠재적 위험 및 이점을 식별하는 치료사의 능력을 말한다. 고객가치(client values)는 각 고객이 치료관계에 가져오는 고유한 선호도, 목표 및 기대치를 나타낸다. Sackett[11,12]은 치료사가 근거기반치료에 능숙해지기 위해서는 이러한 모든 구성요소를 통합해야 한다고 제안한다. 이를 안내하기 위해 Sackett[11,12]은 치료사가 근거를 임상실습에 통합하기 위한 5가지 단계를 따를 것을 제안한다. (1) 답할 수 있는 질문하기, (2) 체계적으로 근거 수집하기, (3) 근거를 비판적으로 평가하기, (4) 치료 적용을 위한 근거의 결과분석, 그리고 (5) 근거를 치료에 적용할 때 얻은 결과를 평가하기 등이 그것이다.

Greenhalgh[13]은 EBM을 "... 관련성 있고, 답변할 수 있는 질문의 체계적 구성과 확률 및 위험에 대한 수학적 추정의 사용을 통한 진단, 치료, 예방 및 관련영역에서 치료사의 전통적인 치료테크닉을 향상시키는 것"으로 정의한다. 이것은 Sackett의 정의에서 두 가지 중요한 개념을 확장한 것으로 볼 수 있다. 첫째, 치료사가 대답할 수 있는 임상질문을 하는 방법을 배우는 것이 중요하다는 점을 강조하는 것으로, 처음에 들리는 소리(치료사가 질문하거나 대상자가 답을 할 때)의 의미가 들리는 것만큼 간단하지 않다는 것을 의미한다. 둘째, 치료자는 연구를 설계하고 수행하는 기본개념을 이해해야 함을 나타낸다.

또한, 근거기반치료에 대한 몇몇 저자들은 "최상의 근거(best evidence)"[14-16]에 기초하여 임상적 의사결정을 내리는 것이 때때로 어려운 이유에 대해 논의하였다. 그들은 때로는 근거가 거의 없고, 때로는 너무 많다고 주장한다. 또한 그들은 치료사가 연구논문을 찾고, 읽고, 나쁜 논문과 좋은 논문을 구별할 시간이 충분하지 않거나, 시간을 충분히 내지 못한다고 말한다. 마지막으로, 그들은 새로운 정보를 임상실습에 적용하는 방법을 해석하는 것 조차도 어려운 것처럼 보일 수 있다고 지적한다. 이러한 복잡성에도 불구하고 OBM(outcome-based massage, 결과기반 마사지™)은 근거기반치료 채택이 치료사에게 필수적이라고 생각한다.

근거기반치료의 시작

학생과 치료사에게 근거기반치료 참여의 첫 번째 단계는 다양한 출처의 근거를 사용하는 능력을 개발하는 것이다. 연구활용능력(research literacy)을 위한 네 가지 필수 역량은 연구근거를 찾고, 이해하며, 비판적으로 평가하고, 실무에 적용하는 능력 등이다.[1] 연구활용 능력을 개발하는 방법에 대한 포괄적인 정보를 제공하는 것은 이 책의 범위를 벗어나지만, 우리는 근거기반치료 소개를 안내하기 위해 이 필수 역량목록과 임상사례를 사용한다.

치료를 위한 근거찾기

근거는 1차 출처(primary sources) 또는 2차 출처(secondary sources)에서 찾을 수 있다.[1,17] 1차 출처는 치료사 또는 연구자가 수행한 독창적인 연구인 1차 연구를 문서화 한 것을 말한다. 1차 출처는 일반적으로 전문저널, 컨퍼런스 프레젠테이션, 때로는 교과서 등이다. 2차 출처는 1차 출처에 제시된 정보를 요약한 것을 말한다. 2차 출처에는 비체계적 문헌검토, 체계적 문헌검토, 메타분석(meta-analyses)과 같은 1차 연구를 요약하고, 결론을 도출하는 2차 연구가 포함될 수 있다. 교과서, 대중매체, 인터넷, 전문강좌 등의 또 다른 다양한 2차 출처도 있다. 1차 및 2차 연구의 근거는 순위모델(ranking models)을 통해 평가될 수 있다. 이 장에서 다양한 순위모델을 자세히 다루고 있다. 일부 모델은 가장 엄격한 연구설계와 가장 덜 엄격한 것으로 간주되는 연구설계를 기반으로 근거수준을 생성하는 전통적인 계층구조를 활용한다. 다른 모델은 최선의 정보에 입각한 결정을 내리기 위해 다양한 종류의 연구방법을 통합할 것을 제안하는 근거하우스(evidence house) 및 근거경로(evidence funnel)와 같은 비계층적 접근방식을 활용한다.

Key Points 3-1

건강 및 과학저널 데이터베이스의 예

전문가 데이터베이스

Alt-Health Watch
내용: 대체 건강감시(Alt-Health Watch)는 건강관리 및 웰빙(health care and wellness)에 대한 보완적, 대안적, 통합적 접근방식에 초점을 맞춘 정기간행물, 동료검토저널, 학술 및 전문간행물, 잡지, 소비자 뉴스레터 및 신문, 연구보고서, 협회 뉴스레터의 전체 텍스트 데이터베이스이다.

Massage Therapy Foundation Research Database
내용: 마사지치료재단(Massage Therapy Foundation)에서 주관하는 이 데이터베이스에는 2006년 이전의 색인화(indexed) 및 색인화되지 않은(unindexed) 인용저널을 포함하여 모두 4,800개 이상의 기록이 포함되어 있다.

International Journal of Therapeutic Massage & Bodywork: Research, Education, & Practice (IJTMB)
내용: IJTMB는 치료적 마사지 및 바디워크 커뮤니티의 다양한 요구를 수용하는 공개 액세스(open-access), 동료검토(peer-review) 간행물이다.

CINAHL(Cumulative Index to Nursing and Allied Health Literature)
내용: 500개 이상의 저널과 선별된 논문, 논문집, 미디어 및 전문 실무표준을 포함하는 간호문헌에 대한 종합색인 및 관련 건강분야의 선택적 색인이다.

AMED
내용: AMED는 영국도서관의 의료정보서비스(Health Care Information Service of the British Library)에서 제작한 고유한 참고문헌 데이터베이스(bibliographic database)이다. 이는 관련 의료전문직, 보완의학 및 완화치료분야(palliative care)의 다양한 저널을 다루고 있다.

PsycARTICLES
내용: PsycARTICLES는 미국심리학협회(APA), APA교육출판재단, 캐나다심리학협회, Hogrefe 및 Huber 출판물에서 출판된 (43개 이상의) 저널의 전문기사 데이터베이스이다. 이 데이터베이스에는 인쇄저널의 모든 자료가 포함되어 있다.

Hooked on Evidence
내용: 미국물리치료협회(American Physical Therapy Association)의 Hooked on Evidence 웹사이트는 물리치료중재의 효과에 대한 최신 연구근거가 포함된 데이터베이

스이다. 이 웹사이트에는 물리치료 분야와 관련된 기사 추출, 유용한 웹 리소스 목록, 문헌의 체계적인 검토를 기반으로 한 임상실무지침(clinical practice guidelines) 등을 검색할 수 있는 데이터베이스이다.

Public and/or FreePubMed

PubMed

내용: PubMed(http://pubmed.gov)는 미국국립의학도서관(U.S. National Library of Medicine)에서 관리하는 전문 공개 액세스 데이터베이스로, MEDLINE 및 기타 생명과학저널에서 1,600만 개 이상의 인용, 일부 전문기사 링크 및 관련 항목이 포함되어 있다. 자원은 1950년대까지 포함하고 있다.

ERIC

내용: 교육자원정보센터(ERIC)는 미국교육부 산하 교육과학연구소가 후원하는 교육관련자원의 디지털도서관이다. 포함된 내용은 1966년부터 2003년까지 ERIC가 선정한 저널 및 비저널 문헌을 설명하는 전자참고문헌의 기록과 전문기사로 구성된다.

CHID

내용: CHID(Combined Health Information Database)는 미국국립보건원(National Institutes of Health)에서 제작한 참고문헌 데이터베이스이다. 이 데이터베이스는 건강정보 및 건강교육자원에 대한 제목, 초록 및 가용성 정보를 제공한다.

PEDro

내용: 물리치료 근거 데이터베이스(PEDro)는 물리치료 분야의 무작위대조실험(RCT), 체계적인 검토 및 근거기반 임상실무지침(evidence-based clinical practice guidelines)의 참고문헌 세부정보 및 초록에 대한 신속한 액세스를 제공하기 위해 근거기반물리치료센터(Centre for Evidence-Based Physiotherapy)에서 개발되었다.

1차 출처의 근거

근거를 가장 정확하고 직접적으로 표현하는 것은 연구자의 원본문서이다. 치료사는 과학 및 건강관련정보에 대한 데이터베이스를 통해 주요출처를 찾을 수 있다(키포인트 3-1). 1차 출처에는 데이터를 수집하고 분석하는 다양한 방법이 있다. 이는 개별사례연구에서부터 안전성과 효과에 관한 질문에 답하기 위한 데이터의 상대적인 강도 또는 결합된 데이터를 기반으로 하는 여러 연구의 체계적인 검토(systematic reviews)에 이르기까지 다양하다. 동료심사(peer-review)를 거친 전문저널에 게재된 연구는 품질의 표준으로 간주한다. 동료검토는 전문분야의 전문가 그룹이 과학적 장점, 참가자 안전, 윤리적 고려사항 및 기타 엄격한 기준에 대해 연구논문을 독립적으로 검토하는 출판 전 프로세스이다. 동료심사는 논문이 출판기준을 충족하는지를 확인한다. 동료검토저널(peer-reviewed journals)은 포함되어 있는 내용의 기준을 명시함으로써 치료사가 출판물에 있을 수 있는 기본가정이나 잠재적인 편견 중 일부에 대해 정보를 바탕으로 선택할 수 있도록 한다. 동료검토를 통해 출판된 연구정보의 품질은 높아질 가능성이 크지만, 치료사가 주의 깊고 비판적인 눈으로 모든 출판물을 읽는 것은 여전히 중요한 요소이다. 대조적으로, 동료심사, 컨퍼런스 프레젠테이션, 전문적 검토과정 등이 없는 저널의 리뷰프로세스는 덜 엄격하다고 할 수 있다.

2차 출처의 근거

2차 근거출처(secondary sources)는 1차 출처보다 찾기가 더 쉬운 경우가 많다. 인기 있는 소셜미디어 사이트(Google Scholar, Facebook, 블로그, 채팅방 등)에서 인터넷을 검색하는 것은 근거기반치료를 처음 접하는 학생이나 치료사가 실습을 위한 근거를 찾는 첫 번째 단계인 경우가 많다. 그러나, 이러한 2차 출처가 그들이 설명하는 연구의 원래 결과를 정확하게 보고한다고 가정할 수는 없다. 따라서, 2차 출처 사용 시에는 몇 가지 주의사항이 있다. 첫째, 치료사는 신문, 잡지, 온라인 등 대중매체에서 정보를 주의 깊게 읽어야 한다. 왜냐하면, 원래 연구결과가 출판편향 및 보고 기술에 의해 조작되거나 왜곡될 수 있기 때문이다. 둘째, 인터넷은 계속해서 가장 빠르게 성장하는 공공정보저장소(public repository of information)이지만 관련 출처를 찾으려면 좋은 검색기술에 대한 지식이 필요하다. 다행스럽게도, 치료사들은 인터넷상의 정보에 접근하고, 비판적으로 평가하는 방법에 대해 점점 더 잘 알아 가고 있는 것으로 보인다. 그러나, 인터넷의 모든 정보는 하나의 키워드로 클릭 한 번이면 된다는 잘못된 통념이 뿌리 깊게 자리 잡고 있다. 검색엔진에 "마사지"라는 키워드를 입력하여 인터넷에서 마사지에 대한 양질의 연구를 찾으려고 노력한 사람이라면 좋은 근거를 찾는 것이 얼마나 어려운지 이해할 것이다. 더욱이, 인터넷상의 정보의 질은 연구자 자신의 연구결과에서부터 개인적인 관심을 끄는 정보를 게시하는 일반대중에 이르기까지 다양하다.

따라서, 치료사는 인터넷 내용(contents)을 조사하여 정보의 출처와 평판을 비판적으로 검토할 수 있어야 한다. 마지막으로, 선택된 동료검토그룹(groups of peers review)이 대중매체보다 더 엄격하게 교과서를 검토하지만, 교과서에 제시된 근거와 1차 출처를 인용하는 정확성을 판단하는 표준은 없다. 전문저널과 전문강좌의 2차 출처에도 동일한 문제가 적용된다.

치료를 위한 근거의 이해

근거를 이해하려면, 치료사는 연구방법에 대한 기본적인 이해를 얻고, 연구의 기본가정(underlying assumptions)과 편견(biases)을 평가해야 한다. 연구수행에는 정량적접근(quantitative)과 질적접근(qualitative)이라는 두 가지 기본접근방식이 있다.[1,17-19] 정량적 연구방법(quantitative research methods)은 기초과학연구에서 발전했으며, 수치데이터의 수집 및 분석을 사용한다. 사회과학연구 전통의 질적연구방법(qualitative research methods)은 숫자보다는 단어기반의 경험적 또는 관찰적 데이터를 수집하고 분석하는 방식을 사용한다.

정량적 연구 및 질적연구의 기초

질적연구와 양적연구의 목표와 방법은 다양한 방식에서 차이가 있다.[20] 정량적연구(quantitative research)는 연구자가 객관적인 도구를 사용하여 현실을 관찰하고 측정하기 위해 현실에서 물러날 수 있다는 믿음에 기반을 두고 있다. 질적 연구자들(qualitative researchers)은 자신들이 관찰하고 있는 것이 현실의 일부라고 생각한다. 결과적으로, 질적 연구자들은 관찰자와 그들이 관찰하는 것을 구별하는 것이 어렵고, 관찰자와 관찰대상 사이에서 현실을 연구하는 것이 현실을 변화시킨다고 말한다.

이러한 주요 차이점은 정량적 연구자 및 질적 연구자가 "진실"로 간주하는 것, 즉 사실과 가치(facts and values) 사이의 관계에 대한 조사목표의 토대를 제공한다. 정량적 연구의 초석은 관찰자 또는 기타 형태의 편견을 위해 신중하게 통제되는 동일한 프로세스에 따라 다른 연구자가 복제(duplicated)할 수 있는 측정 가능한 현실표현(representation of reality)을 찾는 것이다. 질적연구는 다양한 형태의 잠재적 편견이나, 주관성을 허용하고 인정하며, 연구 중인 현상에 대한 여러 이론을 제안하며, 각 이론은 다양한 관점에서 볼 때 동등하게 수용할 수 있는 "진실"에 해당한다. 정량적 연구에서 연구방법론의 목표는 어떤 이론이 "진실" 혹은 현실에 가장 가까운지 테스트하고 결정하는 것이다. 더욱이 정량적 연구자들은 다양한 형태의 편견을 통제하고 배제하며, 연구결과가 우연히 발생하지 않았음을 입증하기 위해 특정한 과학적 방법을 사용한다. 이러한 기술에는 임상설정 및 참가자 조작, 현상측정, 가능한 환경제어 및 통계분석의 사용 등이 포함된다. 이 전략은 정량적 연구자가 동일한 객관적인 절차를 사용하면, 다른 연구의 결과를 재현할 수 있다는 원칙을 뒷받침한다. 질적 연구자는 결과를 재현하는 데에는 관심이 적고, 자연환경에서 현상을 관찰하고, 관찰에 대한 통찰력을 문서화하고, 인터뷰 데이터, 직접적인 관찰 및 저널과 같은 유물을 활용하는 데 더 관심을 둔다.

마지막으로, 정량적 연구자의 목표는 다른 상황에 일반화될 수 있는 현상의 원인과 결과에 대한 법칙을 발견하는 것이다. 질적 연구자의 목표는 자신이 관찰하는 주제에 대해 깊거나, "풍부한" 이해를 얻는 것이다. 이러한 서로 다른 목표로 인해 데이터 수집방법 및 분석방법이 달라진다.[18,19,21]

정량적, 질적, 혼합방법 연구설계

정량적 연구설계(quantitative research study designs)에는 다양한 유형이 있다.[1,9,17,19] 연구자는 이러한 설계를 사용하여 데이터를 수집하고 분석함으로써, 참 또는 거짓(true or false)을 보여줄 수 있는 가설이나 진술을 형성할 수 있다. 서술 또는 기술적 연구(descriptive studies)는 사건이나 활동에 대한 기록이나 설명을 제공한다. 기술연구설계에는 설문조사, 사례보고서, 사례시리즈 및 상관연구가 포함된다. 반면, 설명적 연구(explanatory studies)는 사건이나 변수 사이의 연관성을 설명하고, 원인과 결과를 조사하려고 한다. 연구자들은 이러한 연구를 사용하여 가설(hypotheses)을 테스트한다. 설명적 연구설계는 실험적이거나 준 실험적이다. 실험적 연구에는 무작위대조실험과 무작위 및 대조그룹을 사용한 설계의 기타변형이 포함된다. 대조적으로, 준실험연구(quasi-experimental studies)는 개인이 자신의 통제역할을 하는 연구와 같이 무작위배정 및 통제그룹이 부족한 연구를 말한다. 연구방법에 관한 교과서[1,17,22]에는 마사지 및 관련 건강관리에 대한 정량적 연구설계와 관련된 용어, 절차 및 통계에 대한 보다 자세한 논의가 포함되어 있다.[9,19]

또한, 질적 연구유형도 다양하며, 그중 가장 일반적인 것은 근거이론(grounded theory), 민족지학(ethnography), 현상학(phenomenology) 등이다.[1,9,17,20,23-26] 데이터수집(data collection)은 정량적 연구와 같이 실험실이나 고도로 통제된 임상환경보다는 연구대상이 되는 행동이나 현상이 실제로 발생하는 자연환경에서 가장 자주 이루어진다. Glaser와 Strauss[27]가 개발한 근거이론은 참가자의 반응에서 이론을 생성하는 것과 관련된다. 즉, 연구자는 패턴을 식별하고, 이론을 개발하기 위해 참가자의 응답을 기록하고, 분류하고, 정렬한다. 민족지학은 공통된 특징을 가진 사람들 그룹의 활동을 설명하고, 해석한다. 마지막으로, 현상학적 연구는 그룹 경험의 특정측면을 설명하고, 단순히 그러한 경험을 설명하는 것이 아니라, 개인이 자신의 경험을 어떻게 해석하고 이해하는지에 관심을 두는 연구를 말한다. 질적연구의 방법과 용어에 관한 교과서는 다양한 접근방식의 세부사항을 설명한다.[19,20,27]

혼합방법연구(mixed methods research)는 "한 연구에서 질적 및 양적 데이터를 모두 수집하고, 연구 과정의 특정단계에서 이러한 데이터를 통합하는 연구"로 정의된다.[28] 마사지치료는 생리적, 심리적, 사회적, 영적요소(spiritual components) 등으로 구성된 복잡한 중재(intervention)이며, 치료사의 의도, 고객의 경험, 신념 및 가치와 같은 다양한 요인이 마사지결과에 영향을 미칠 수 있다. 결과적으로 연구에 정량적 방법과 질적방법을 모두 사용하면 풍부함과 깊이가 더해지고, 한 가지 연구방법이나 다른 방법을 단독으로 사용하는 것보다 더 완전한 그림을 제공할 수 있다. 혼합방법연구는 양적방법 및 질적방법으로 수집된 다양한 종류의 데이터를 서로의 관계에서 의미 있게 분석할 수 있을 때, 즉 전체가 부분의 합보다 더 큰 방식으로 통합될 때 특히 유용하다.[21,28] 혼합방법 접근방식에는 다양한 방법의 데이터가 주어진 결론을 뒷받침하거나, 모순되는 영역을 식별하거나, 한 방법의 결과를 사용하여 다른 방법을 개발하는 등의 다양한 이유가 있다. 혼합방법연구의 가장 일반적인 설계는 질적방법과 양적방법을 동시에 사용하는 동시연구(concurrent studies), 또는 연구자가 한 유형의 방법(질적 또는 양적)을 사용하고, 이어서 다른 방법을 사용하는 순차연구(sequential studies) 등이 있다. 혼합방법연구원리(mixed methods research principles)에 대한 자세한 내용은 다양한 연구교과서에서 찾아볼 수 있다.[10]

마사지연구를 위한 설계

마사지연구는 1차 연구일 수도 있고, 2차 연구일 수도 있다.[1,20] 연구자가 피험자로부터 조사 중인 현상에 대한 원본 데이터를 수집하는 연구는 1차 연구로 간주된다. 1차 연구 유형에는 임상실험, 설문조사, 민족지학 및 기타 다양한 연구설계가 포함된다. 대조적으로, 기존의 1차 연구에서 데이터를 수집하고 분석하는 연구를 2차 연구라고 한다. 이 섹션에서는 마사지에 1차 및 2차 연구가 사용될 수 있는 몇 가지 방법을 검토할 것이다.

1차 연구

마사지는 생리적, 심리적, 사회적 구성요소가 포함된 복잡한 중재이다. 신경학적 효과 또는 심혈관계효과와 같은 마사지의 특정효과를 치료적 관계, 환경, 치료과정, 고객과 치료사 모두의 신념과 태도를 포함한 비특이적 효과와 분리하는 것은 어렵다.[29,30] 그렇다면, 마사지 테크닉에 대한 1차 연구에는 질적 연구방법과 정량적 연구방법 중 어떤 연구방법이 더 적합한가? 이것은 연구질문(research question)에 따라 다르다고 할 수 있다.[9,31] 일부 연구질문에는 한 가지 방법이 도움이 될 수 있다. 그러나, 우리는 질적연구방법 및 양적연구방법을 조합하면, 일부 연구질문에 가장 잘 대답할 수 있다고 생각한다.[21] 특정 모집단에 대한 특정 마사지중재의 효과에 대한 연구질문을 고려해야 한다. "매일 마사지를 하면, 침상안정을 취하고 있는 고위험 임신여성의 임신기간을 향상시킬 수 있는가?" 연구자들은 정량적 설계를 사용하여 이 질문에 가장 잘 대답할 수 있을 것이다. 연구자들은 질적연구방법을 사용하여 고객에 대한 마사지경험의 의미에 관한 연구질문에 더 잘 대답할 수 있다(예: "침상안정을 취하고 있는 고위험 임신여성의 "매일 적용되는 마사지중재"에 대한 인식과 경험은 무엇인가?"). 또한, 혼합방법연구를 사용하면 다양한 질문에 대해 수집된 정보를 확장할 수 있다. 마사지 테크닉에 대한 연구를 수행하는 개인들은 점점 더 기존의 연구방법론이 마사지의 중요한 측면을 다루지 못한다는 것을 인식하고, 다양한 질문을 해결하기 위해 연구에서 양적 및 질적(또는 혼합)방법을 모두 사용하는 방법을 선택하고 있다. 또한, 연구자들은 전통 중의학(traditional Chinese medicine)과 같이 하나의 치료법에 여러 종류의 중재가 포함된 복잡한 치료시스템인 중재에 대한 연구방법을 개발하고 있다. 예를 들어, 전체시스템연구(whole systems research)는 다양한 유형의 중재 또는 전체시스템으로서의 마사지치료의 특정효과와 비특이효과(고객, 제공자, 치료 및 상황 간의 상호작용) 사이의 복잡한 상호관계를 조사하기 위한 접근방식이다.[21,32]

2차 연구

이용할 수 있는 연구근거의 양은 엄청나게 많을 수 있다. 일부 연구자와 전문저널에서는 치료사가 연구 동향을 더 쉽게 관찰하고 최신정보를 유지할 수 있도록, 최근 기사를 수집, 요약 및 논평하려고 시도하고 있다. 이 2차 연구(secondary research)의 일부 형태는 엄격한 기준을 사용하여 특정 주제에 대한 모든 관련 연구를 평가하며, 치료사가 여러 관련 연구의 결론을 동시에 검토하는 유용한 방법이 될 수 있다. Sackett et al.[11,12] 및 Cochrane Collaboration(http://www.cochrane.org/) 및 CONSORT Group(http://www.consort-statement.org/)과 같은 기타 기관에서는 체계적인 분석을 위한 지침을 제공한다. 그리고, 그 엄격함을 판단하기 위해 연구논문을 보고하고 있다.

체계적인 검토와 메타분석(systematic reviews and meta-analyses)은 2차 연구의 두 가지 일반적인 유형이다.[18] 체계적인 검토는 주어진 연구질문에 대답하기 위해 미리 지정된 적격성 기준(eligibility criteria)을 충족하는 모든 관련 실증적 근거를 식별, 평가 및 종합하는 데 사용되는 접근방식이다.

체계적인 검토(systematic reviews)를 수행하는 연구자는 특정방법을 사용하여 편견을 최소화하고 의사결정 안내에 사용 가능한 보다 신뢰할 수 있는 결과를 만들어 낼 수 있다. 반면, 메타분석(meta-analyses)을 수행하려면, 분석의 힘을 높이고 유사한 상황에서 치료효과가 유사한지 이해하기 위해 유사한 개별연구의 결과를 결합하는 통계적 방법을 사용하게 된다. 메타분석결과의 타당성은 부분적으로 사용된 연구가 결합 될 만큼, 얼마나 유사한지에 따라 결정된다.

치료를 위한 근거의 평가

"좋은 근거란 무엇인가?"라는 질문에, 현명한 사람은 "누가 묻는가에 따라 다를 수 있다."라고 대답한다. 이는 근거가 중립적이거나 편견(biases)이 없다는 뜻이다. 사람들은 특정한 역사적, 사회적 조건 안에서 근거를 생성한다. 결과적으로, 다른 모든 형태의 지식과 마찬가지로 이 정보에도 편견이나 오류(biases or errors)가 전혀 없는 것은 아니다. 실제상황을 이해하거나 가끔 이상적이지 않은 상황에서 근거를 생성한다고 해서 치료사가 건전한 임상적 결정을 내리는 데 그 근거가 도움이 되지 않는다는 것은 아니다. 그러나, 이는 교육을 받고 비판적인 방식으로 이용할 수 있는 최고의 근거를 사용해야 함을 의미한다. 이를 위해 치료사는 근거를 얻는 데 사용된 방법론을 평가하는 것 이상의 무엇인가를 수행해야 한다. 그들은 또한 연구질문이 어떻게 제기되는지, 왜 근거를 획득하는지, 누가 연구에 자금을 지원하고 수행하는지, 연구로부터 누가 혜택을 받는지 고려해야 한다. 근거의 상대적인 강점, 약점 및 편향을 평가하는 것은 임상의사결정 과정(clinical decision-making process)에서 매우 중요한 구성요소다.

근거의 수준

근거를 평가하는 방법에 대한 지침은 다양한 출처에서 등장한다. Sackett[11,12] 등은 근거수준(levels of evidence)이라고 불리는 연구설계의 계층구조와 근거평가를 위한 체계적인 접근방식을 만들었다(키포인트 3-2). 이것은 계층구조로 여러 가지 다른 유형의 연구에 순위를 정한 것이다.[11,12,33] 메타분석은 다양한 연구의 결과를 결합하는 통계기법을 사용하여 정의된 결과에 대한 특정중재 또는 변수의 전반적인 효과에 대한 정량적 추정치를 얻기 위한 것이다. 결론은 개별연구에서 제공할 수 있는 것보다 높다.[34] 체계적인 검토는 또한 개별연구의 결과를 평가하고, 통계기법을 사용하여 이러한 결과를 결합하는 방식을 취한다. 무작위임상실험은 통제그룹과 참가자를 실험 또는 통제그룹에 무작위로 할당하는 방법을 사용한다. 코호트연구에서 연구자들은 중재받은 것으로 식별된 참가자그룹과 그렇지 않은 유사한 특성을 가진 참가자그룹의 결과를 추적한다. 사례-대조군연구(case–control studies)는 연구자들이 유사한 결과를 보인 개인을 식별하고, 이들의 병력을 조사하여 동일한 개입을 받았는지 확인하는 연구이다. 마지막으로, 사례시리즈(case series)는 대조군에 대한 결과를 참조하지 않고, 유사한 특성이 있거나 동일한 중재를 받은 참가자그룹에 대한 결과를 요약한 것이다. Sackett 계층의 최상위연구는 중재와 결과 사이의 인과관계에 대한 가장 강력한 근거를 제공하며 그 반대도 마찬가지이다.

연구설계의 계층구조개념(concept of a hierarchy of research designs)에 대해서는 다양한 관점이 존재한다.[13-16] 근

Key Points 3-2

Sackett의 근거수준 샘플

추천 등급	근거 수준	연구형태
A	1a	무작위대조실험의 체계적인 검토
	1b	좁은 신뢰구간을 사용한 개별 무작위대조 실험
	1c	전체 또는 사례시리즈 없음
B	2a	코호트연구의 체계적인 검토
	2b	개별 코호트연구 및 저품질 무작위대조실험
	2c	결과연구
	3a	사례관리연구에 대한 체계적인 검토
	3b	개별 사례대조연구
C	4	사례시리즈와 저품질 코호트 및 사례관리 연구
D	5	명시적인 비판적 평가가 없거나, 생리학에 기초한 연구, 벤치연구 또는 "첫번째 원칙"을 기반으로 한 전문가 의견

Adapted with permission from the Centre for Evidence-Based Medicine, University of Oxford. Produced by Bob Phillips, Chris Ball, Dave Sackett, Doug Badenoch, Sharon Straus, Brian Haynes, Martin Dawes since November 1998.
Updated by Jeremy Howick March 2009. https://www.cebm.ox.ac.uk/resources/levels-of-evidence/oxford-centre-for-evidence-based-medicine-levels-of-evidence-march-2009

거수준의 최상위에는 연구결과를 결합하는 메타분석 및 체계적 검토 이후에 다음과 같은 것이 있다. 무작위임상실험은 실험통제수준과 참가자 무작위화로 인해 실험설계방법 중 가장 엄격한 것으로 간주된다. Sackett의 계층구조의 맨 아래에는 높은 수준의 제어 및 무작위화를 사용하지 않는 서술(또는 기술)연구가 있다. 이러한 전통적인 근거계층은 마사지에 대한 근거의 대부분이 근거수준이 낮고, 따라서 덜 엄격한 연구전통에서 비롯된다는 점을 시사하기 때문에 마사지 테크닉연구에 대한 우려사항을 나타내고 있다. 이 문제를 해결하기 위해 Jonas[16]은 "근거하우스(evidence house)" 구축을 제안했고, Finch[14]는 "근거경로(evidence funnel)"을 제안했다. 근거하우스는 계층적 모델이 아닌 다양한 종류의 질적 또는 양적으로 엄격한 연구방법을 포함해야 하는 중요성이 모두 동일한 여러 개의 방을 설명도구로 사용한다.[16] 근거하우스에서는 치료사가 각 방의 근거를 검토하고, 이를 치료에 적용할 수 있다. 근거경로는 다양한 출처에서 수집된 정보를 관련 근거섹션으로 전달하여, 치료사가 정보를 신중하게 평가한 후, 최선의 정보에 입각한 결정을 내릴 수 있도록 한다.[14] Jonas와 Finch는 다양한 연구방법론을 포함하면, 마사지의 구성요소와 작동방식에 대한 보다 균형 잡히고 완전한 그림을 제공할 수 있다고 제안한다. 사용되는 방법은 연구자가 대답하려는 질문에 따라 달라질 수 있다.

연구논문 읽기 및 평가

치료사는 "서론"을 읽은 다음 연구기사의 "토론 및 결론"으로 건너뛰고 싶은 유혹을 떨쳐내야 한다. 연구결과의 신뢰성에 대한 체계적인 평가를 통해 치료사는 해당 근거를 자신의 임상치료에 적용하는 것이 어느 정도 적절한지 결정할 수 있다. 연구기사를 읽는 방법이라는 제목의 이 장 에서는 OBM(outcome-based massage)에 대한 연구문헌의 근거를 사용하기 위한 출발점을 제공할 수 있는 기본 프로세스를 비판적으로 설명한다. 연구논문을 분석하는 과정을 심층적으로 다루는 것은 이 책의 범위를 벗어나지만, 치료테크닉에 관한 장에서는 이러한 접근방식을 설명하기 위해 근거샘플에 대한 간략한 분석을 소개한다.

치료에 대한 근거의 적용

최고의 근거를 치료에 적용하는 것은 전문적인 치료라는 복잡한 태피스트리(complex tapestry, 역자 주: 여러 가지 연구방법을 사용한 복잡한 연구설계에 의해 완성된 연구)의 한 세트이다. Sackett 등[11,12]은 근거기반치료접근방식이 최상의 연구근거, 임상전문지식 및 고객이치를 통합하는 방법을 간략하게 설명하였다. 근거기반접근방식(evidence-based approach)을 치료에 적용하는 것은 치료사가 자신의 가정, 편견 및 지식기반을 인식하고 반영하도록 요구하는 과정이다.[35] 윤리적 치료사(ethical therapist)는 전문경력 전반에 걸쳐 지식, 기술 및 태도를 지속적으로 조사하고 개발한다. 그들은 실천에 대한 최선의 근거를 찾고, 비판적으로 평가한 다음, 관련 정보를 적용하여, 치료에 대한 접근방식을 확인, 수정 또는 변경한다. 미래의 연구를 통해 오늘날 받아들여지는 관행 중 일부가 비효율적이라는 사실이 밝혀질 수 있다는 점을 인식하고 있기 때문에, 그들은 기존통념(conventional wisdom and thinking)에 도전하고, 스스로 생각하는 것을 편안하게 느낀다. 마지막으로, 성찰하는 치료사(reflective therapist)는 연구활용능력을 습득하고, 근거기반치료접근방식(evidence-based approach to practice)을 개발하는 것에 대하여 일회용 특정기술 세트를 배우는 것이 아니라는 점을 이해하고 있다. 따라서, 비판적 사고를 직업생활의 모든 측면에 통합하고, 다양한 출처에서 얻은 최상의 근거를 사용하여, 직업적 성취와 고객의 안전 및 복지를 향상시키는 것이다. 키포인트 3-3은 치료사가 근거기반치료접근방식의 개발을 촉진하기 위해 사용할 수 있는 몇 가지 활동을 간략하게 설명하고 있다.[35]

마사지에 관한 근거의 경향

마사지에 대한 연구의 양은 계속 늘어나고 있다. 수준 높은 연구의 수도 증가하고 있다. 대부분의 연구에서는 마사지의 안전성과 이점을 조사했다. 이 연구의 대부분은 유아부터 노인까지 전 생애에 걸쳐 통증완화, 심리적 효과, 특정인구 및 특정조건에 미치는 영향에 중점을 둔 것이 많다. 그러나, 마사지가 특정조직, 근육긴장, 결합조직 완전성 또는 체액에 미치는 영향에 대한 엄격한 연구는 거의 없다. 마사지치료의 최적 적용량과 빈도, 특정조건과 인구에 대한 특정 마사지 테크닉의 효과에 대해서는 아직 알려진 바가 거의 없다. 마지막으로, 마사지연구방법 및 결과의 범위와 다양성을 고려할 때, 가장 일반적으로 보고되고 입증된 마사지효과를 식별하는 데 도움이 되는 마사지연구에 대한 메타분석 및 기타 체계적인 검토는 소수에 불과하다.[36-39]

연구의 출처와 유형에 관계없이 마사지에 대한 연구는 확립된, 유망한, 입증되지 않은, 그리고 필요한, 이렇게 네 가지 범주로 나눌 수 있다. 확립된 연구(established research)는 여러 연구에 의해 입증되었으며, 실무지침으로 가장 편안하게 사용할 수 있는 연구결과를 의미한다. 유망한 연구(promising research)에는 연구로부터 어느 정도 뒷받침받지만, 입증된 연구와 같은 수준은 아닌 결과가 포함된다. 이는 일화적인 발견(anecdotal findings)이나, 제대로 설계되지 않은 소수의 연구로 구성된 입증되지 않은 연구와는 뚜렷한 대조를 이룬다. 마지막으로, 필요한 연구(needed research)는 근거가 부족한 영역을 나타낸다. 이 장에서는 확립되었거나, 유망하다고 설명할 수 있는 선택된 연구의 개요를 설명하는 반면, 마사지연구의 문제에 관한 장에서는 연구가 필요한 일부 영역을 구분하여 설명한다.

Key Points 3-3

근거기반치료를 촉진하는 활동

- 고객에게 실질적인 가치가 있는 구체적인 질문을 한다.
- 최선의 근거를 찾는다.
- 최선의 근거를 비판적으로 평가한다.
- 해당 근거에 따라 조치를 취한다.
- 반영한다.
- 사려 깊은 질문을 작성한다.
- 비판적으로 읽는다.
- 다른 사람들과 토론하고 배운다.
- 관행을 확인, 변경 또는 수정한다.
- 지속해서 학습하고, 자기평가를 한다.
- 기록하고, 치료를 되돌아보는 시간을 갖는다.
- 인터넷 검색에 시간을 갖고, 새로운 정보에 대한 "알림"을 설정한다.
- 저널/뉴스레터를 구독한다.
- 동료감독자 그룹에 참여한다.
- 전문협회에 가입한다.
- 연구능력 및 연구역량에 대한 전문 개발과정을 수강한다.
- 전문 감독자나 멘토를 찾는다.
- 근거기반 전문가그룹에 가입한다.
- 자신의 성과를 비판적으로 평가한다.
- 평생학습에 전념한다.
- 고객을 위한 근거기반뉴스레터를 만든다.
- 지역사회에서 강연/정보공유 세션을 진행한다.
- 사례보고서와 최선의 근거에 대한 비평을 작성하고 출판한다.
- 기존 학술연구자들과 협력하여 연구계획에 참여한다.

Adapted with permission from Gibbs LE. Evidence-Based Practice for the Helping Professions: A Practical Guide with Integrated Multimedia. Thompson, Brooks, Cole; 2003:19.

요통을 포함한 통증에 대한 마사지의 효과

작지만 점점 늘어나고 있는 임상실험에서는 마사지가 두통과 편두통[40-43], 허리 및 기타 정형외과적 통증[2,44-48], 목과 어깨통증[49,50], 골관절염(OA)[29,51], 임신과 진통[30,52], 성인 및 소아암[36,39,53-56]이 있는 사람들의 통증을 줄일 수 있음을 시사한다. Furlan 등[57]은 마사지와 만성 비특이적 요통(chronic, nonspecific low back pain)에 대한 Cochrane 체계적 검토에서 몇 가지 결론을 제시했다. 만성 비특이성요통을 위한 마사지는 통증과 기능에 효과적으로 운동과 유사하고, 관절가동술, 이완요법, 물리치료, 침술, 자기관리교육보다 우수하다는 결론을 내렸다. 그들은 또한, 연구에서 방법론적 품질(methodological quality), 이질적인 인구(heterogeneous population), 마사지 테크닉 및 비교그룹이 다양하다고 주장했다. 대부분의 연구에서는 치료 직후 또는 단기적으로 통증과 기능의 개선을 평가했다. 장기 추적조사결과를 측정한 연구는 더 적었다. 마사지는 운동과 교육을 병행했을 때 가장 효과적이었다.[26,58-60]

한 연구에서 Cherkin 등[37]은 마사지중재가 의료서비스 제공자의 방문횟수, 진통제 사용 및 허리관리 서비스 비용을 줄임으로써, 비용을 절약할 수 있음을 발견했다. 또한 그들은 만성요통(CLBP) 고객에게 마사지의 유익한 효과가 오래 지속되는(중재 후 최소 1년) 것으로 보고했다. 최근에는 Cherkin과 동료들[44]의 대규모 종단적 연구(large-scale longitudinal study)에서 두 가지 다른 유형의 마사지치료를 서로 비교하고, 표준치료와 비교하였다. 10주간의 치료 후, 이완 마사지와 구조적 마사지그룹의 대상자는 표준치료그룹의 대상자보다 요통증상이 적었고, 관련 장애경험도 적었다. 이러한 이득의 대부분은 52주 추적조사에서도 여전히 관찰되었다. 그러나 후속조사에서, 연구자들은 장애나 증상완화 측면에서 이완과 구조적 마사지 사이에 임상적으로 의미 있는 차이가 관찰되지 않았다고 밝혔다. 이와 같은 발견은 특정 모집단이나 상태에 대해 두 가지 이상의 마사지 테크닉 유형을 비교하는 더 많은 결과연구로 이어질 것으로 기대된다.

마사지가 기분에 미치는 영향

마사지요법이 다양한 질환을 앓고 있는 성인과 어린이 모두의 불안 및 우울증(anxiety and depression) 감소와 같은 상당한 심리적 이점(psychological benefits)을 제공한다는 유망한 근거가 제시되었다.[36,61-64] Moyer 등[36,65]은 마사지가 불안과 우울증에 미치는 영향에 대한 연구에서 자세히 설명했다. 그들은 마사지를 여러 번 적용하면 인지된 통증을 줄일 수 있다는 결론을 내렸다. 또한, 특성 불안과 우울증의 감소가 마사지의 가장 잘 기록된 심리적 효과 중 하나이며, 마사지 테크닉을 사용한 중재과정은 심리치료와 비슷한 규모의 이점을 제공한다고 주장하였다.[36,65]

마사지의 다른 효과

다음은 연구가 제한된 마사지치료의 기타 가능한 생리학적 효과(physiologic effects)를 선별한 것이다.

많은 연구가 불안(anxiety), 메스꺼움(nausea), 통증(pain) 등의 감소, 식욕 및 수면개선 등 암 고객에게 특별한 이점이 있는 특정효과가 있을 수 있음을 시사하고 있다.[53,66-82] 또한, 일부 연구에서는 마사지 테크닉이 정맥 및 림프순환을 개선하지만, 이를 뒷받침하려면 훨씬 더 많은 연구가 필요하다.[68,73-77,83-108] 이 같은 연구결과는 동맥흐름(arterial flow)을 증가시키기 위해 마사지를 사용하는 상황과 유사하지만, 연구의 규모는 작고 모순적이다.[89,109-117] 더욱이, 최근의 연구에서는 기도확보(airway clearance)를 위한 타법(percussion)의 전통적인 사용[118-122]과 증상완화 및 폐기능을 위한 마사지 사이의 차이점과 공통점을 확인하는 경향이 있다.[56,123] 또 다른 유망한 발견은 옥시토신(oxytocin)에 대한 마사지치료의 효과이다. 옥시토신은 포유류의 사회적 애착과 소속감에 중요한 역할을 하는 신경펩티드이다.[124] 마사지치료는 특정 조건 내에서 행복감, 친사회적 행동 및 증진과 일치하는 옥시토신의 증가로 이어질 수 있다. 이것은 건강에 영향을 미치며, 고객의 마사지 후 웰빙인식에 대한 마사지의 복잡한 효과 중 일부를 설명하는 데 도움이 될 수 있다.[125] 마지막으로, 연구결과가 균일하지는 않지만, 일부 연구조사에서 마사지가 면역기능(immune function)의 다양한 지표에 상당히 긍정적인 영향을 미치는 것으로 나타났다.[36,48,63,64,126-139] 예를 들어, 코티솔, 세로토닌, 도파민 수치와 같은 스트레스의 생화학적 지표가 마사지치료 후 변화하는지 여부에 대한 논쟁이 지속적으로 제기되고 있다. 마이애미대학교 터치연구소(University of Miami's Touch Research Institute)의 여러 연구에 따르면, 마사지 후, 코티솔 수치가 감소하는 것으로 나타났다. 반면 다른 연구에서는 이러한 결과를 입증하지 못하여, 이 분야에 대한 추가연구가 필요함을 시사하는 결과를 제시하기도 했다.

이상하게도, 마사지가 일반인에게 흔히 적용되는 이유 중 하나인, 정상근육의 휴식기 긴장(resting tension)을 감소시키는 효과에 대한 연구는 쉽게 이루어지지 않고 있다. 이는 정상근육의 안정 시 긴장에 어떤 생리학적 과정이 영향을 미치는지에 대한 이해가 부족하고, 안정 시 긴장을 안정적으로 평가하는 데 내재된 문제가 있기 때문일 수 있다.[140] 마지막으로, 일부 신경학적 증상과 관련된 고조된 긴장(elevated tone)을 줄이기 위해 마사지를 사용하는 것을 뒷받침하는 근거가 제한적이다.[141-144] 다양한 서양 테크닉과 타이마사지(Thai massage)가 근긴장도와 탄력성(muscle tone and tension) 개선에 대하여 증명하는 다수의 연구가 있다.[145-147]

마사지효과에 대한 근거가 부족한 것은 잠재적인 치료효과가 부족하기보다는 방법론적 한계를 반영하는 것이다. 치료사가 마사지의 장점과 한계를 인식하고 있는 한, 마사지에 대한 기존연구를 읽으면 여전히 도움이 될 수 있다. Dryden과 Moyer[10]은 표 3-1에 명시된 영역과 같이 인구 및 상태에 따른 마사지치료연구에 대한 철저한 분석을 제공한다.

마사지 연구의 문제

보완 및 대체 건강관리(complementary and alternative health care)에 대한 연구와 일반적인 건강관리연구에서 직면한 동일한 방법론 문제 중 다수가 현재 마사지효과에 대한 연구를 방해하고 있다. 이러한 문제들은 다음과 같다.

- 관련 결과측정이 부족함
- 약한 연구방법
- 잘못 정의된 중재절차
- 이질적이거나 작은 표본

그러나, 이러한 제한이 이 분야의 진전을 방해해서는 안 된다. 대신, 현재의 한계를 이해하면, 마사지치료에 대한 연구의 발전을 촉진할 수 있다. 더욱이, 치료사는 마사지의 긍정적인 효과를 체계적으로 기록하는 무작위대조실험(RCT)을 포함하여 잘 설계된 연구가 계속 증가하고 있다는 점에 관심을 가져야 한다.

현행 연구방법론의 문제점

목의 기계적 손상이 있는 사람들을 위한 마사지효과에 대한 Haraldsson 등[39]의 Cochrane 체계적 검토는 마사지연구의 현재 한계 중 일부를 보여주고 있다. 첫째, 연구의 방법론적 질이 낮은 것으로 나타났으며, 19개 연구 중 12개가 낮

표 3-1 마사지 연구의 일부 분야

유아, 소아, 청소년	
유아	• 유아발달 • 저체중 출산 유아
아동 및 청소년	• 암 • 수면 • 불안 • 우울증 • 자폐스펙트럼장애 • 주의결핍 과잉행동장애 • 공격성 • 폐기능
성인 – 신체적	
운동선수	• 구조적 또는 신경효과 • 혈류 및 젖산 제거 • 근력과 힘의 생성 • 근육통
암	• 불안 • 우울한 기분 • 피로 • 매스꺼움 • 통증
두통	• 편두통 • 긴장성두통
통증	• 섬유성근통 • 요통 • 목통증 • 어깨통증
임신	• 임신 • 분만(출산)
반흔조직	• 화상 • 비대성 반흔조직
성인 – 정신적	
기분	• 우울증(자율신경계 활성화, 신경전달물질 영향, 근육긴장) • 상태불안 • 특성불안
외상	• 성적트라우마의 경험
노인	
건강	• 균형 • 변비 • 유연성 • 통증
만성적 컨디션	• 관절염 • 치매 • 불면증 • 완화치료

From Dryden T, Moyer CA, eds. Massage Therapy: Integrating Research and Practice.
Human Kinetics; 2012.

은 질의 연구로 분류됐다. 또한 연구 참가자의 이질성으로 인해 연구 전반에 걸쳐 결과를 통계적으로 통합하는 것이 불가능했다. 긍정적인 측면으로는 연구 참여자들의 특성이 잘 보고되었다는 점을 들 수 있다. 대조적으로, 연구에서는 마사지중재와 치료사의 경험에 대한 설명이 부족했다. 중재에 대한 설명은 여러 테크닉을 결합한 경우가 많았으며, 특정 중재 및 그 근거에 대한 설명은 생략되었다. 일부 연구에는 많은 치료사가 조사 중인 상태에 적합하지 않다고 생각하는 마사지중재가 포함되었다. 또한, 19개 연구 중 11개 연구만이 실제로 중재를 제공한 사람이 누구인지 판단할 수 있는 충분한 세부정보를 제공했다. 마지막으로, 마사지 테크닉과 연구방법의 차이로 인해 저자들은 목통증과 기능개선을 위한 마사지의 효과에 대한 결론을 도출하는 것이 불가능했다.

마사지연구의 설계 및 보고방향

연구의 기존 한계를 인정하여 마사지에 대한 연구를 설계하고 보고하기 위한 보다 명확한 지침을 개발하려는 움직임이 진행 중이다. 이러한 노력 중 일부는 마사지치료에 대한 전반적인 근거의 질을 향상시키는 것을 목표로, 여러 학문 분야와 저널을 넘나드는 노력을 기울이고 있다.

연구설계영역에서는 몇 가지 주요문제가 개선 대상이다. 여기에는 다음이 포함된다.

- 효과에 대한 연구 수 증가
- 중재의 적용량과 빈도를 포함하는 마사지프로토콜 또는 중재에 대한 명확한 정의 제공
- 여러 기술을 결합한 포괄적인 중재를 사용하기보다는 특정 마사지 테크닉의 평가
- 치료사 및 기타 연구인력의 자격 개요
- 치료적 관계, 임상적 환경 등 마사지의 복잡하고 비특이적인 효과를 조사
- 마사지의 잠재적 효과를 측정할 수 있는 결과측정값 생성 및 사용
- 연구 참여자 수를 늘리거나 표본 크기가 작은 연구에 적합한 방법론의 사용
- 질적, 양적 또는 혼합방법연구를 위해, 보다 체계적이고 엄격한 연구설계 사용

동료심사저널(peer-reviewed journals)은 연구보고에 대한 지침을 제공한다. 또한 일부 단체에서는 여러 저널과 분야에 적용되는 표준을 개발하고 있다. 예를 들어, CONSORT 선언문은 무작위임상실험 보고서의 품질을 향상시키기 위해 근거기반 접근방식을 선택하고 있다.[148] 이 선언문은 여러 언어로 제공되며, The Lancet, Annals of Internal Medicine, Journal of the American Medical Association 등 저명한 의학저널의 지지를 받았다. CONSORT는 체크리스트와 흐름도를 구성하여 연구자들에게 실험을 보고하는 표준방법을 제공하였다. 체크리스트에는 근거에 기초하여 연구자들이 보고서에서 다루어야 하는 항목이 포함되어 있다. 이를 보완하기 위해 흐름도는 무작위배정 시점부터 그룹까지, 프로젝트 참여가 끝날 때까지 실험에 참여한 연구참가자의 진행상황에 대한 명확한 그림을 연구자에게 제공한다. 목적은 데이터 사용자가 효과적으로 평가할 수 있도록 실험과정에 대한 보고서를 더욱 명확하게 만드는 것이다.

이 장의 앞부분에서 언급한 바와 같이, 윤리적 치료사는 전문직경력 전반에 걸쳐 자신의 지식, 기술 및 태도를 지속해서 조사하고 개발한다. 마사지연구에서 우리가 사용하는 방법론을 비판적으로 평가하는 것은 마사지에 관한 연구의 질과 임상적용에서 마사지 사용을 뒷받침하는 근거를 향상시키는 데 필요한 또 다른 핵심 구성요소이다.

결론적으로

마사지는 몸과 마음, 정신(body, mind, and spirit)을 통합하는 것으로 알려져 있다. 오늘날 이용할 수 있는 최선의 근거를 임상적용에 통합하는 것이 직관을 느끼고 사용하는 치료사의 능력의 중요성을 약화시키는지 궁금해하는 치료사는 거의 없을 것이다. 치료에 대한 근거를 이해하며, 비판적 사고를 하고, 임상경험에서 배운 자신의 감정과 교훈을 인식하는 동시에 고객의 고유한 요구와 선호도를 신중하게 고려하는 것이 마사지의 예술과 과학의 통합적 목표이다. 하나는 다른 하나를 향상시킨다. 훌륭하고 창의적인 솔루션(solutions)은 예감(hunches), 직관(intuition), 감정(feelings)에서 비롯된다. 효과적인 결과기반 마사지(OBM)™를 위해 근거기반치료(EBP)는 치료사가 비판적으로 생각하고, 느끼며, 직관에 주의를 기울이는 능력을 동시에 개발할 때 가장 잘 작동한다. 이러한 이유로 치료사는 연구를 찾고, 이해하며, 비판적으로 평가하고, 실무에 적용하는 능력을 개발해야 한다.[10,149-158] 그들은 비판적인 시각을 가지고 1차 및 2

차 출처에서 연구를 선택해야 한다. 해당 연구를 이용할 때 질적, 양적, 혼합방법 접근방식의 연구방법론을 숙지하고, 연구질문에 답하는 데 사용되는 연구방법과 근거수준의 적절성을 고려해야 한다. 마지막으로, 그들은 경력 전반에 걸쳐 임상적용에 새로운 근거를 계속 적용하는 평생학습자여야 한다.

사례

참고: 이 섹션에는 이 장에서 소개된 마사지에 대한 근거를 사용하는 몇 가지 접근법을 사용하는 방법을 보여주는 지침과 임상사례가 포함되어 있다.

연구기사를 비판적으로 읽는 방법

치료사는 연구논문을 읽으면서 좋은 질문을 함으로써 스스로 연구의 상대적인 강점과 약점을 평가할 수 있다.[1,11,12,16,39,68,159,160] 표 3-2에는 치료사의 읽기를 안내하는 데 사용할 수 있는 몇 가지 질문이 포함되어 있다.

서론

치료사는 "서론"에서 연구의 목적을 파악할 수 있다. 이는 또한 정량적 연구가 연구에서 테스트하고 있는 가설의 개요를 설명하는 섹션이기도 하다. 서론을 읽으면서 치료사는 연구에 대한 건전한 근거를 제공하는 연구에 명확한 임상적 문제나 공백이 있는지 확인할 수 있다. 또한, 그들은 연구가 다루는 임상집단과 임상문제를 조사하고, 그것이 자신의 임상적용과 관련이 있는지 결정할 수 있다.

연구방법

연구가 질적(qualitative)이든 정량적(quantitative)이든 관계없이 방법론 영역은 종종 연구의 신뢰성에 대한 열쇠를 쥐고 있다. 초보치료사가 고려해야 할 몇 가지 중요한 문제가 있다. 첫째, 중재에 대해 명확하게 정의된 절차와 중재를 제공하는 치료사의 훈련은 임상적용에서 (a) 중재가 임상집단과 관련이 있는지, (b) 연구자가 이를 올바르게 전달했는지, (c) 재현할 수 있는지 여부를 결정하는 데 도움이 될 것이다. 둘째, 치료사는 연구표본의 특성을 고려하여 그것이 임상모집단을 잘 대표하는지 또는 연구자가 결과를 왜곡할 수 있는 방식으로 선택했는지 여부를 판단할 수 있다. 셋째, 치료사는 연구절차가 잘 설명되어 있는지, 논리적인지, 연구자가 서론에서 언급한 질문이나 목적에 답할 수 있는지 등을 확인하기 위해 연구절차를 정독해야 한다. 마지막으로, 치료사는 데이터 분석섹션을 부끄러워할 필요가 없다. 치료사는 고급 통계에 대한 지식이 없어도 분석의 기본의도를 이해하고 연구자가 관련 데이터를 분석했는지 평가할 수 있다. 예를 들어, 연구자들이 관계를 식별한다고 주장하는 경우, 점수 간의 상관관계를 결정하는 몇 가지 수단을 사용했는가? 아니면, 해당 그룹의 성과를 비교한다고 주장하는 경우라면, 그룹의 점수 차이를 보여주는 테스트를 사용했는가? 등의 질문을 통해 평가할 수 있다.

연구결과

결과가 서술형이든, 표, 차트, 기타 다이어그램이든 관계없이 잘 정리되어 있고, 쉽게 이해할 수 있어야 한다. 치료사의 주요 문제는 연구자가 자신이 설명한 절차를 사용하여 결과를 합리적으로 얻을 수 있었는지 여부이다. 여기에서 치료사는 연구자가 보고한 긍정적인 결과와 부정적인 결과를 찾

표 3-2 연구논문을 읽을 때 고려해야 할 몇 가지 질문

서론	• 연구의 임상적 이슈/문제 또는 공백이 명확하게 명시되어 있는가? • 저자는 완전한 최신 문헌검토를 제공하고 있는가? • 저자가 유사한 설계, 모집단 및 결과에 초점을 맞춘 다른 연구를 조사했는가? • 문헌검토가 임상문제 또는 연구격차에 대한 지원을 제공하고 있는가? • 문제가 임상적으로 관련이 있는가? • 저자는 연구의 이론적 기초를 형성하는 명시된 모델이나 패러다임을 제공하고 있는가? • 목적이나 연구질문이 명확하게 명시되어 있고, 문헌에 의해 뒷받침되어 있는가? • 정량적 연구가 확인된 가설이나 기대치를 제공하고 있는가?
방법	**정량적 연구(quantitative studies)** • 참가자에게 잘 설명하고, 임상 모집단을 잘 대표하고 있는가? • 저자는 모집에 편견이 있는지 여부를 판단할 수 있도록 표본 및 표본추출 접근방식에 대한 충분한 정보를 제공하고 있는가? • 연구방법은 연구자가 연구의 목적을 설명할 수 있도록 되어 있는가? • 연구설계는 우연한 사건(history), 성숙(maturation), 검사(testing) 등 내적 타당도에 대한 위협을 다루고 있는가? • 저자가 무엇을 측정하려고 하는지 알 수 있도록 중재(독립변수)와 예상반응 또는 결과(종속변수)가 명확하게 설명되어 있는가? • 저자가 측정값을 명확하게 설명하고 신뢰성, 타당성 및 기타 심리측정특성에 대한 정보를 제공하고 있는가? • 각 측정값을 통해 저자가 어떤 질문에 대답하고 있는지 분명히 알 수 있는가? • 저자는 중재(독립변수)를 체계적으로 통제하거나 조절하고 있는가? • 중재를 수행하는 사람들의 치료 절차와 훈련이 재현할 수 있을 만큼 명확하게 설명되어 있는가? • 저자는 연구절차가 논리적이고, 재현 가능한지 평가할 수 있도록 명확하게 설명하고 있는가? • 저자는 중요한 데이터를 모두 분석했는가? • 데이터 분석이 연구의 설계 및 목적과 일치하는가?
방법	**질적 연구(qualitative studies)** • 참가자와 그들이 살고 있는 상황이 잘 설명되어 있는가? • 연구자는 자신의 연구에 설명된 방법을 사용할 자격을 갖추고 있는가? (예를 들어, 그들은 경험이 풍부한 면접관인가?) • 채용에 편견이 있는지 확인할 수 있도록 저자가 표본 및 표본추출 접근방식을 명확하게 설명하고 있는가? • 중재를 수행하는 사람들의 치료 절차와 훈련이 재현할 수 있을 만큼 명확하게 설명되어 있는가? • 연구방법은 연구자가 연구의 목적을 설명할 수 있도록 설명되어 있는가? • 연구자들은 고품질데이터를 수집하기 위해 엄격하고 적절한 방법을 사용하고 있는가? • 연구자들은 결과와 해석의 질을 높이기 위해 사용하는 테크닉을 설명하고 있는가? • 연구자들이 모든 참가자에게 설명했는지, 아니면 그들 중 일부가 연구를 떠났는지 확인할 수 있는가? • 데이터분석이 연구의 설계 및 목적과 일치하는가?
결과	• 저자가 데이터분석의 주요결과를 명확하게 보고하고 있는가, 아니면 누락된 데이터가 있는가? • 조사결과가 명시된 목적 및 절차와 일치하는가? • 정량적 연구의 경우, 저자는 결과가 통계적으로 유의미한지 아니면, 임상적으로 유의미한지 명시하고 있는가? • 연구자가 자신이 설명하는 절차를 사용하여 보고된 결과를 합리적으로 얻을 수 있었는가? • 정량적 연구의 경우, 결과나 반응(종속변수)의 변화가 중재(독립변수)로 인한 것으로 생각하는가? • 질적 연구의 경우, 질문과 방법을 고려할 때 결과를 신뢰할 수 있는가?
논의/결론	• 저자가 진술한 결과와 목적에서 기대하는 결론이 있는가? • 정량적 연구에서 저자는 가설이 기각되었는지 아니면, 받아들여졌는지 명시하고 있는가? • 저자는 결론을 설명할 때 자신의 연구결과를 기존문헌 및 임상적용과 연관시키고 있는가? • 저자는 결과 또는 결과 부족에 대해 논리적인 설명 하고 있는가? • 저자가 디자인의 한계를 설명하고, 개선사항을 제안하고 있는가? • 저자는 자신의 연구에서 제안한 향후 연구방향을 제시하고 있는가? • 이 연구를 바탕으로 적용 방법을 바꾸고 싶은가?
일반적 질문	• blind리뷰어가 있는 동료리뷰(peer-review) 저널인가? • 연구자의 배경과 경험이 연구에 적합한가? • 연구자금을 지원한 기관으로 인한 편견이 있는가?

Adapted from Menard MB. Making sense of research: a guide to research literacy for complementary practitioners. Curties-Overzet; 2003; Dumholdt E, Malone T. Evaluating research literature: the educated clinician. Phys Ther. 1984;65:487-491, with permission.

을 수 있다. 치료사는 토론 및 결론섹션을 읽을 때, 결과섹션으로 돌아가서 연구자의 결과가 실제로 결론을 뒷받침하는지 확인하는 것이 현명하다.

토론 및 결론

치료사는 연구에 대한 기본분석을 바탕으로 연구자의 결론을 비판적인 시각으로 검토할 수 있다. 이 시점에서 저자는 자신의 연구결과 또는 결과의 부족에 대해 논리적인 설명을 제공하고 있는가? 그들은 자신의 주장을 뒷받침하기 위해 기존문헌을 사용하였는가? 연구설계에 대한 결론이나 한계의 논리에 차이가 있는가? 등과 같은 치료사가 고려해야 할 질문은 던질 수 있다. 마지막으로, 그들은 자신의 임상적용에 대한 연구결과의 관련성을 구분하는 데 집중할 수 있다.

마사지 근거에 대한 임상사례

임상사례 3-1은 특정 임상상태에 대한 마사지 테크닉의 효과에 대한 합리적일 만큼의 근거가 있을 때 치료사가 어떻게 근거를 사용할 수 있는지 보여주고 있다. 반면에, 임상사례 3-2는 타당한 근거가 항상 이용할 수 있는 것은 아니라는 점을 보여주고, 이러한 상황을 해결하기 위한 전략을 제안하고 있다.

임상사례 3-3은 임상연구가 아닌 체계적인 검토를 근거 출처로 사용하는 접근방식을 제안하고 있다.

복습

핵심요점

1. 근거는 임상의사결정을 지원하고, 마사지치료에 대한 대중의 수용을 촉진하며, 마사지치료사가 평생학습자가 되도록 장려한다.
2. 근거기반마사지(EBM)에는 최고의 연구근거, 임상전문성, 환자가치평가라는 세 가지 주요사항이 포함된다.
3. 근거기반치료(EBP)는 결과기반 마사지(OBM)™의 핵심 구성요소이다.
4. 연구활용능력(research literacy)이란, 연구근거를 찾고, 이해하고, 평가하고, 치료에 적용하는 능력이다.
5. 출처가 1차인지, 2차인지에 관계없이 비판적인 시각으로 모든 연구를 읽어야 한다.
6. 치료사는 연구설계 및 수행의 기본개념을 이해해야 한다.
7. 연구를 이해하려면 양적, 질적 연구방법에 대한 기본지식이 필요하다.
8. 실무에 근거를 적용하려면 임상의가 자신의 가정, 편견 및 지식을 성찰할 수 있어야 한다.
9. 마사지치료에 대한 근거기반이 늘어나고 있지만, 더욱 엄격한 마사지연구를 생성하려면 특정 방법론적 한계를 해결해야 한다.
10. 미래의 마사지치료 연구에는 명확하게 정의된 마사지 프로토콜(더 큰 표본의 크기 및 보다 체계적인 엄격함이 포함되어 있는), 마사지치료의 효과, 복용량 및 비특이적 효과에 초점을 맞춰야 한다.

임상사례 3-1: 만성요통치료에 대한 근거의 적용

고객 프로필

42세 여성 공학기술자가 비특이적 만성요통(CLBP)에 대한 마사지치료를 위해 가정의로부터 의뢰가 되었다. 지난 2개월 동안, 고객은 허리에 국소적이고 둔하며, 지속적인 통증과 전반적인 경직을 경험했으며, 이는 하루가 끝날 무렵에 더욱 심해졌다. 그녀는 직장과 집에서 오랜 시간 컴퓨터 앞에 앉아 있고, 차에 앉아 매일 2시간씩 사무실을 오가며, 운동할 시간이 거의 없다. 그녀는 통증완화를 위해 일반의약품(over-the-counter) 이부프로펜(ibuprofen)을 처방받았으며, 다른 약이나 천연건강 제품을 복용하고 있지 않다.

근거기반치료 시작

초기평가 및 치료계획 수립을 시작하기 위해, 고객의 첫 진료에 앞서 치료사는 먼저 만성요통(CLBP)에 대해 가지고 있는 다양한 기사와 텍스트를 검토하고, 공통점과 차이점을 고민하며, 지난 20년 동안 이미 성공적으로 치료한 많은 만성요통(CLBP) 고객에 대해 찾아본다. 또한 치료사는 CLBP에 대한 가장 최근의/최상의 근거를 찾기 위해 온라인 데이터베이스에 입력할 수 있는 좋은 연구질문에 대한 명확한 아이디어를 찾아내고, 데이터베이스에서 사용할 수 있는 핵심단어(key words)의 종류도 찾아낸다.

Sackett 근거기반마사지[11,12]의 PICO 모델을 사용하여 치료사는 다음에 대해 생각해야 한다.

- P, 고객정보(Patient information) – 어떤 그룹에 대한 정보가 필요한가?: 비특이적 CLBP가 있는 성인
- I, 중재(Intervention) – 어떤 중재를 사용하고 싶은가?: 마사지치료, 운동
- C, 비교(Comparison) – 제안된 중재가 중재를 하지 않는 것보다 더 좋거나 더 나쁜 결과를 낳는다는 근거는 무엇인가?: 마사지치료에 대한 중재 없음
- O, 결과(Outcomes) – 효과 또는 결과는 무엇인가?: 통증, 수면, 불안, 우울증, 가동성

근거기반치료 질문샘플: 비특이적 CLBP가 있는 성인의 경우 마사지치료가 없을 때와 비교하여 통증감소, 수면증가, 기분개선, 가동성향상에 도움이 되는가?

적용을 위한 근거찾기

치료사는 PubMed(www.pubmed.com) 및 기타 오픈액세스 데이터베이스를 사용하여 "마사지(massage)", "요통(low back pain)"과 같은 키워드와 자신이 만든 근거기반치료 질문을 사용하여 다양한 데이터베이스를 검색하여 관련 연구를 온라인으로 찾는다. 그는 여러 동료검토논문(peer-reviewed articles)[44,45,83]과 문헌에 대한 최근 Cochrane 체계적 검토[57]를 발견했다.

적용을 위한 근거이해

치료사는 강의와 독서를 통해 다양한 종류의 연구방법에 대하여 탄탄하고 기본적인 이해를 얻었다. 그는 기본적인 양적, 질적 및 혼합방법 연구방법론과 "중재가 효과적인가?" (즉, 무작위임상실험 및 체계적인 검토)와 "고객의 경험은 무엇인가?" (즉, 질적연구 및 사례연구)와 같은 다양한 질문에 답하기 위한 다양한 방법의 상대적 유용성과 적용가능성을 이해했다. 치료사는 제공된 정보가 논리적인지, 연구자가 질문한 것과 방법이 일치하는지, 절차 및 마사지프로토콜이 투명하고 명확한지를 확인하면서 기사를 주의 깊게 비판적으로 읽는다. 즉, 초록, 서론, 방법, 논의 및 결론섹션을 순서대로 읽는다. 연구자들은 보고된 결과가 우연히 발생했거나, 마사지치료 중재로 인해 발생했을 가능성에 대해 매우 구체적이고 철저하게 설명했다.

적용에 대한 근거평가

기사를 비판적으로 읽은 치료사는 CLBP에 대한 마사지치료가 치료하지 않은 것에 비해 안전하고 중간정도의 효과적인 치료법이며[37,44,45,83], 고객교육과 운동이 결합할 때 가장 효과적이라는 것을 현재 이용 가능한 최상의 근거를 통해 명확하게 나타남을 알게 된다.[26] 그는 또한, 가장 효과적인 마사지치료테크닉의 종류나 마사지치료의 빈도와 기간에 대한 연구에 일관된 근거가 거의 없다는 것을 알고 있다. 다행스럽게도 그 자신의 임상경험과 동료감독자 그룹(peer supervision group)에 속한 경험이 풍부한 다른 치료사와의 토론은 그가 계획을 수립하는 데 도움이 되었다.

치료에 근거적용

기분, 수면, 운동 및 알레르기에 대한 질문을 포함하여 통증, 운

동범위, 기능 및 철저한 일반건강이력에 대한 표준화된 평가방법을 사용하고, 마사지치료에 대한 과거경험, 고객 선호도에 대해 고객과 정중하고 협력적인 토론을 진행한다. 기능적 목표에 따라 치료사가 다양한 마사지 테크닉(이완 및 특정근육기법), 자가관리, 운동을 활용한 치료계획을 제시하며, 주 1시간씩 6주간 치료를 진행한다. 그는 고객에게 치료계획실행 전반에 걸쳐 결과의 효율성을 확인하기 위해 마사지 전, 후 평가방법을 사용할 것이며, 이에 따라 계획을 조정할 것이라고 확신시켜준다. 그는 또한 고객에게 자신의 결과를 스스로 추적하도록 요청한다.

6주 후, 고객은 자신의 CLBP가 감소했고(통증에 대해 시각적 아날로그척도로 측정), 몸을 굽히고 통증없이 발가락을 만질 수 있으며, Roland-Morris 장애설문지 측정에서 기타 개선된 결과를 얻었다고 설명한다. 또한, 그녀는 잠을 더 잘 자고, 전반적으로 스트레스를 덜 느끼며, 운동프로그램을 즐기고 있다. 치료사는 고객을 퇴원시키고, CLBP가 재발하면, 추가 치료를 위해 다시 방문할 수 있으며, 전반적인 건강 및 웰빙 유지관리의 일환으로 필요에 따라 마사지치료를 사용할 수 있다는 점을 알려준다.

임상사례 3-2: 골관절염치료에 근거적용

고객 프로필

65세 남자가 무릎통증으로 외래를 방문하였다. 엉덩이와 무릎의 골관절염(OA) 병력을 제외하면, 그는 건강하고 활동적이다. 그는 약을 복용하고 싶지 않으며, 치료가 통증을 관리하고 일상적인 걷기프로그램으로 돌아가는 데 도움이 되기를 바라고 있다.

근거기반치료 시작

외래고객을 주로 접하는 한 치료사는 무릎과 고관절의 골관절염으로 인한 2차적 통증을 겪는 고객의 수가 점점 늘어나고 있음을 발견했다. 이 치료사는 사례별로 고객을 치료해 왔기 때문에, 해당 고객에게 관심이 생겼다. 치료사는 골관절염과 그 상태의 관리에 대한 몇 가지 새로운 정보를 통합하여 양측 무릎통증이 있는 이 남성에 대한 중재를 더욱 효과적으로 만들 수 있는지 궁금했다.

치료를 위한 근거찾기

치료사는 OA와 관련된 병태생리학 및 임상문제에 대한 이해를 높이기 위해 임상교과서(2차 출처)를 참조하는 것으로 시작했다. 그 다음 골관절염으로 인한 통증에 대해 다양한 치료법을 읽었다. 치료사는 이 고객들에게 마사지 테크닉을 사용하는 데 있어, 상반되는 접근방식이 있다는 사실에 놀랐다. 그 결과, 연구문헌을 찾아보기로 결정했다.

치료사는 데이터베이스 검색에 익숙하지 않았기 때문에, 먼저 교과서의 참고섹션에 인용된 일부 기사를 찾았다. 이것들은 다소 구식이었고, 골관절염으로 인한 통증에 대한 마사지 테크닉의 사용에 대해 특별히 언급한 내용은 없었다. 그 결과, 치료사는 데이터베이스검색에 도전하기로 결정했다. 이를 준비하면서 치료사는 OA에 대한 가장 최근의 가장 유용한 근거를 찾고, 데이터베이스에서 어떤 종류의 키워드를 사용할 수 있는지 찾기 위해 온라인 데이터베이스에 입력할 수 있는 좋은 연구질문에 대한 명확한 아이디어를 찾았다.

Sackett 근거기반마사지[11,12]의 PICO 모델을 사용하여 치료사는 다음에 대해 생각한다.

- P, 고객정보(Patient Information) – 어떤 그룹에 대한 정보가 필요한가?: OA가 있는 성인
- I, 중재(Intervention) – 어떤 중재를 사용하고 싶은가?: 마사지치료, 운동
- C, 비교(Comparison) – 제안된 중재가 중재를 하지 않는 것보다 더 좋거나 더 나쁜 결과를 낳는다는 근거는 무엇인가?: 마사지치료에 대한 중재 없음
- O, 결과(Outcomes) – 효과 또는 결과는 무엇인가?: 통증, 가동성

근거기반치료 질문샘플: 골관절염이 있는 성인의 경우, 마사지치료를 받지 않는 것과 비교하여 통증을 줄이고 가동성을 증가시키는가?

문헌검색을 수행하기 위해 치료사는 직장 컴퓨터에서 접속할 수 있는 PubMed를 출발점으로 선택했다. 그는 "마사지", "연부조직기술", "골관절염", "통증", "대체의학", "보완의학"이라는 키워드

를 조합하여 몇 가지 기사를 찾았다. 치료사는 골관절염 고객을 위한 마사지중재에 관한 몇 가지 최신 연구를 찾을 때까지 이를 계속 조사했다. 그는 골관절염 고객에 대한 마사지의 효과에 대해 제한된 양의 연구에 대해 우려했고, 그러한 제한된 근거를 바탕으로 치료결정을 얼마나 내릴 수 있는지 궁금했다.

치료를 위한 근거이해

치료사는 무작위대조실험(RCT) "Perlman A, Sabina A, Williams A, Njike V, Katz D. 무릎 골관절염에 대한 마사지치료"부터 시작하기로 결정했다. Arch Intern Med. 2006;166:2533-2538" (RCT)이 더 엄격하다고 들었기 때문이다. 그는 설문조사와 단일고객에 대한 사례보고서를 제외하지 않기로 결정했다. 그 이유는 그것에도 중요한 정보가 있을 수 있다고 느꼈기 때문이다.

기사를 읽기 전에 그는 교과서 중 하나에서 연구를 읽는 데 필요한 지침을 살펴보았다. 그는 무작위임상실험이 무엇보다도 가설을 테스트하고, 무작위화 및 통제를 사용하여 결과가 우연에 의한 가능성을 줄이기 위한 것으로 생각했다.

치료에 대한 근거평가

치료사는 기사의 길이가 6페이지에 불과한 것을 보고 안심했다. 서문을 읽으면서 그는 연구자의 목적이 골관절염에 대한 마사지치료의 효과를 평가하는 것임을 알았다. 그는 방법을 검토한 결과 외래고객을 대상으로 OA치료를 받은 35세 이상의 남성피험자 및 여성피험자 66명이 연구에 참여했다는 사실을 알게 되었다. 그는 연구원들이 최근 스테로이드를 사용했거나, 섬유근육통이나 암과 같은 건강상의 문제를 일으킨 사람들을 제외시킨 것을 보고 기뻤다. 이를 통해 그녀는 골관절염통증에 대한 마사지 테크닉의 효과를 더 쉽게 판단할 수 있었다.

치료사는 절차를 검토하고, 연구자들이 참가자를 두 그룹 중 하나로 무작위로 할당했다는 것을 확인했다. 치료그룹은 인증받은 마사지치료사로부터 매주 1시간씩 8주 동안 전신 스웨덴식 마사지(Swedish massage)를 받았다. 대조군은 처음 8주 후에 동일한 중재를 받기 위해 대기자 명단에 올라가 있었다. 이 연구에는 몇 가지 조치가 포함되었다. 첫 번째는 통증, 경직 및 기능적 제한을 평가하는 설문지인 WOMAC(Western Ontario 및 McMaster Universities Arthritis Index)였다. 다른 척도는 통증에 대한 VAS(시각적 아날로그척도), 관절운동범위, 50피트 걷는 시간 등이었다.

그가 결과섹션으로 이동했을 때 치료사는 모든 참가자가 연구를 완료했으며, 연구가 시작될 때 두 그룹 모두 통증을 제외한 모든 기준측정에서 동일하다는 것을 발견했다(치료그룹은 더 높은 수준의 통증을 나타냈다). 그는 통계를 따르는 데 약간의 어려움을 겪었지만, 치료군이 운동범위, WOMAC 점수(통증, 경직 및 기능), VAS 통증보고서 및 50피트 걷는 시간에서 통계적으로 유의미한 차이를 보였다는 것을 알아냈다. 8주간의 중재를 받은 후, 대조군도 비슷한 변화를 보였다.

연구자, 치료사, 치료보조인들은 인지된 통증과 경직의 감소, 운동범위의 증가, 인지된 기능적 수준, 50피트 걷기능력이 스웨덴식 마사지중재 덕분이라고 생각했다. 치료사는 유날법(petrissage), 두드림(tapotement) 및 경찰법(effleurage)과 같은 스웨덴식 마사지 테크닉이 일반적으로 사용되는 테크닉이기 때문에 선택했다고 언급했다. 그는 저자들이 자신들의 연구결과에 대해 어떠한 생리학적 설명도 제공하지 않는다는 사실에 실망했다. 더욱이 그들은 무릎통증이 있는 개인에게 1시간 전신마사지를 제공하거나 치료사가 재량에 따라 마사지 테크닉을 선택할 수 있도록 허용하는 근거를 제시하지 않았다. 연구설계에 따라 치료사는 어떤 기술이 고객의 개선에 기여하는지 확인할 수 없었다. 그는 그것이 무작위임상실험이라는 사실이 그의 임상적용에 대한 확실한 근거를 제공할 것이라고 보장하지 않는다는 것을 확인했다.

치료에 근거적용

치료사는 자신이 방금 배운 내용을 숙고하고, 이 정보가 골관절염 고객을 치료하는 데 어떻게 도움이 될지 확인하려고 노력했다. 그는 마사지와 골관절염에 대한 문헌이 부족하고, 어떤 테크닉이 긍정적인 결과에 기여하는지 불확실하므로, 자신이 발견한 근거에만 의존하고 싶지 않았다. 치료사는 근거기반치료가 근거, 임상전문성, 고객가치로 구성된다는 점을 기억했다. 제한된 근거를 고려하여 그는 임상전문지식과 고객의 요구사항에 초점을 맞추기로 결정했다. 그는 자신의 임상교과서와 자신의 임상경험을 바탕으로 다음과 같은 실무지침을 나열했다.

마사지적용이 가능한 신체구조 및 기능장애

1. 통증: 급성통각성통증과 만성통증
2. 근육신장성 감소
3. 근육경련
4. 관절가동성 감소 및 아침강직에 대한 불편
5. 휴식 시 근육긴장 증가
6. 통증유발점
7. 자세부정렬
8. 만성통증으로 인한 수면패턴의 변화
9. 신체이미지 변경

기능적 제한

1. 보행문제
2. 걷기, 서기, 이동 등의 기능적 활동 시 통증
3. 통증, 근육약화 및 보상운동으로 인한 활동 내성감소.

마사지 테크닉의 가능한 임상결과

1. 경찰법(Effleurage)
   - 통증에 대한 인식감소
2. 유날법(Petrissage)
   - 휴식 시 근육긴장감소
   - 근육신장성 증가
   - 통증유발점 감소에 대한 제한된 효과로 인한 통증감소
3. 두드림(Tapotement)
   - 골관절염성 통증에는 적용되지 않음
   - 주의력 증가
4. 스트리핑(Stripping)
   - 통증유발점 활동을 감소시켜 통증감소
5. 특정압박(Specific compression)
   - 통증유발점 활동감소
6. 관절놀이/가동테크닉(Joint play/mobilization techniques)
   - 통증감소를 위한 낮은 수준의 테크닉으로 통증감소
7. 포함할 보완테크닉(Complementary techniques to include)
   - Stretching
   - Ice or heat
   - 치료적 운동
   - 기능적 활동

임상경험과 고객의 요구에 기초한 치료사의 첫 번째 결정은 임상검사에서 OA의 신체구조 및 기능의 주요손상을 다루어 마사지 및 기타 보완테크닉을 선택하기 위한 더 나은 프레임워크(framework)를 제공하도록 하는 것이었다. 치료사가 당면한 문제는 마사지와 골관절염에 대한 연구가 치료를 위한 적절한 근거를 제공하지 못했다는 것이다. 그럼에도 불구하고 그는 그것을 완전히 무시하고 싶지 않았다. 그는 관절이 하나 또는 두 개만 손상된 고객에게 1시간동안 전신 스웨덴식 마사지를 제공하는 것은 타당성이 충분하지 않으며, 다른 관절을 통합한 마사지와 결합된 보완테크닉을 이용한 보다 국소적인 치료를 통해 치료시간을 더 효과적으로 사용할 수 있다고 결론지었다. 치료사는 임상지식과 고객의 요구를 바탕으로 연구에 사용된 세 가지 치료기술 중 가장 유용한 것으로 유날법을 선택했다. 왜냐하면, 타법은 주로 자극을 위한 것이고, 경찰법은 입문기술로 더 유용했기 때문이다. 또한 그는 고객의 신체구조 및 기능장애에 따라 스트리핑, 특정압박, 관절놀이/가동테크닉 및 보완테크닉(complementary techniques)을 중재에 추가하기로 결정했다. 치료사의 최종결정은 치료효과를 확인하고, 적절하게 수정할 수 있도록 고객의 진행상황을 정기적으로 재평가할 계획을 세우는 것이었다. 그는 또한 유날법, 스트리핑, 특정압박 및 관절놀이/가동테크닉의 일반적인 효과와 OA 고객에 대한 더 많은 정보를 얻기 위해 연구문헌을 다시 확인하기로 결정했다.

임상사례 3-3: 암 치료에 근거적용

고객 프로필

14세 여성이 급성림프구성백혈병(acute lymphoblastic leukemia) 진단을 받고, 통증과 발열을 주 증상으로 종양병원(oncology hospital)에 내원했다. 고객은 기존에 심각한 임상적 질환을 앓고 있지 않았으며, 그 외에는 건강한 상태이다.

근거기반치료 시작

입원고객을 주로 진료하는 한 치료사는 병원에서 암으로 인해 다리와 팔에 이차적인 통증이 있는 고객의 발생률이 증가하고 있다는 사실을 발견했다. 치료사는 사례별로 고객을 치료해 왔기 때문에, 해당 고객은 그의 관심을 끌었다. 그는 암과 그 상태관리에 대한 몇 가지 새로운 정보를 통합하여 양측 다리, 발, 팔 등의 통증이 있는 이 고객에 대한 중재를 보다 효과적으로 만들 수 있는지 궁금했다.

치료를 위한 근거찾기

치료사는 암과 관련된 병태생리학 및 임상문제에 대한 이해를 높이기 위해 임상교과서(2차 출처)를 참조하는 것으로 시작했다. 그런 다음 그는 암으로 인한 통증에 대한 다양한 치료법에 대해 읽었다. 그는 이 고객에게 마사지 테크닉을 사용하는 데 있어, 서로 상반되는 접근방식이 있다는 사실에 놀랐다. 그 결과, 그는 연구문헌을 탐구하기로 결정했다.

치료사는 데이터베이스 검색에 익숙하지 않았기 때문에, 먼저

교과서의 참고섹션에 인용된 일부 기사를 찾았다. 이것들은 다소 구식이었고, 암으로 인한 통증에 대한 마사지 테크닉의 사용에 대해 특별히 언급한 것은 없었다. 그 결과, 그는 데이터베이스 검색을 시도하기로 결정했다. 이를 준비하면서 임상의는 OA에 대한 최근의 가장 유용한 근거를 찾고, 데이터베이스에서 어떤 종류의 키워드를 사용할 수 있는지 찾기 위해 온라인 데이터베이스에 입력할 수 있는 좋은 연구질문에 대한 명확한 아이디어를 개발하기 위해 노력했다.

Sackett의 근거기반의학[11,12]의 PICO 모델을 사용하여, 치료사는 다음에 대해 생각했다.

- P, 고객정보(Patient information) – 어떤 그룹에 대한 정보가 필요한가?: 암에 걸린 어린이
- I, 중재(Intervention) – 어떤 중재를 사용하고 싶은가?: 치료적 마사지
- C, 비교(Comparison) – 제안된 중재가 중재를 하지 않는 것보다 더 좋거나 더 나쁜 결과를 낳는다는 근거는 무엇인가?: 마사지치료에 대한 중재 없음
- O, 결과(Outcomes) – 효과 또는 결과는 무엇인가?: 통증, 가동성, 기분, 면역기능

근거기반치료 샘플질문: 암에 걸린 어린이의 경우 치료적 마사지가 치료를 받지 않는 것과 비교하여, 통증을 줄이고, 기분을 개선하며, 면역기능을 향상하는가?

문헌검색을 수행하기 위해 치료사는 컴퓨터에서 접속할 수 있는 PubMed를 출발점으로 선택했다. 그는 '마사지', '어린이', '암', '통증', '불안', '면역력'이라는 키워드를 조합해 여러 기사를 찾아냈다. 그는 암에 걸린 어린이를 위한 마사지중재에 관한 몇 가지 최신 연구를 찾을 때까지 검색을 계속 진행했다. 그는 암에 걸린 어린이를 위한 마사지의 효과에 대한 연구가 제한되어 있다는 점에 대해 우려했고, 그러한 제한된 근거를 바탕으로 치료 결정을 내릴 수 있는지 궁금했다.

치료를 위한 근거이해

치료사는 "Rodríguez-Mansilla J, González-Sánchez B, Torres-Piles S, Martín JG, Jiménez-Palomares M, Bellino MN."에 의해 쓰여진 "암에 걸린 어린이의 치료적 마사지 적용의 효과: 체계적인 검토. Rev Lat Am Enfermagem. 2017;25:e2903. doi: 10.1590/1518-8345.1774.2903"라는 기사부터 시작하기로 결정했다. 왜냐하면, 그는 여러 연구결과를 포함하여 체계적인 검토가 이루어진 기사가 더 구조화되고 엄격하다는 것을 들었기 때문이다.

기사를 읽기 전에 치료사는 교과서 중 하나에서 연구를 읽는데 필요한 지침을 살펴보았다. 그는 체계적인 검토가 무엇보다도 검토에 포함할 연구결과를 검색, 평가 및 요약하는 체계적이고 명시적인 방법을 통해 명확하게 구성된 질문에 대한 근거를 검토하기 위한 것이라고 확신할 수 있었다. 체계적인 검토(systematic review)의 형태로 작성된 기사(article)는 일반적으로 질문을 하고, 검색 프로토콜과 전략을 개발하고, 검색을 수행하고, 관련 논문을 검색하고, 기준에 맞는 논문을 선별 및 선택하고, 논문의 품질을 평가한 다음 결과를 분석 및 종합한다.

치료에 대한 근거평가

치료사는 기사의 양이 7페이지에 불과한 것을 보고 안도했다. 서문을 읽으면서 그는 연구자의 목적이 암에 걸린 어린이에게 치료적 마사지가 미치는 영향을 알아보는 것임을 알았다. 그는 연구방법을 검토하고 연구자들이 Pubmed, CSIC, Dialnet, Scopus, Cochrane 및 PEDro 데이터베이스를 검색하여 포함기준을 충족하는 7개의 연구를 찾았다는 사실을 알게 되었다. 그는 저자들이 스웨덴 마사지, 경찰법, 유날법, 마찰 및 압박과 같은 다양한 마사지 테크닉을 사용할 수 있다는 사실을 알고 기뻤다. 또한, 해당 기사에서는 통증, 메스꺼움, 스트레스, 불안, 백혈구 및 호중구(white blood cells and neutrophils) 수와 같은 증상에 대한 이러한 테크닉의 이점을 조사했다.

치료사는 연구의 포함기준을 검토하고 여기에 0.5~18세의 종양을 앓는 아동(oncologic children)이 포함되었으며, 급성림프구성 백혈병(acute lymphoblastic leukemia)을 포함한 다양한 유형의 소아암을 다루었으며, 결과가 이 고객에게 적용 가능하다는 점에 주목했다. 방법을 더 자세히 살펴보면, 치료적용은 신체에 적용되는 마사지로 구성된 제어 및 중재의 두 그룹으로 나누어졌다. 대부분의 연구에서는 등, 손, 다리, 발에 15~30분 동안 마사지를 적용했다. 연구는 주당 세션과 주 수에 따라 치료프로토콜이 다양했다. 또한 그들은 관심 있는 결과를 측정하기 위해 다양한 평가척도와 설문지를 사용했다.

치료사가 결과를 살펴보았을 때 그는 통증을 조사한 5개 연구 중 3개에서 특히 스웨덴식 마사지와 최소 20분 동안의 원형움직임(circular movements)에서 유리한 변화가 확인되었음을 발견했다. 한 연구에서는 마지막 평가까지 유지된 4주간의 30분 세션에서 외상후 스트레스증후군이 감소한 것으로 나타났다. 우울증을 조사한 세 가지 연구 모두 마사지가 증상의 감소를 가져왔지만, 적용방식은 다양하다는 것을 보여주었다. 또 다른 연구에서는 30분 세션 동안 경찰법(effleurage), 유날법 및 손가락 끝의 가벼운 문지름을 통해 불안이 감소한 것으로 나타났다. 한 연구에 따르면 몸 전체의 경찰법, 유날법 및 원형움직임이 30일 동안 백혈구와 호중구를 증가시키는 것으로 나타났다.

그 기사(article)에서 연구자들은 연구결과의 중요성을 설명하고, 기사 간의 차이점을 명시하면서 다양한 연구에 대해 논의했다. 그들은 걸을 때 통증이 감소한 것으로 나타난 연구는 스웨덴식 마사지가 더 많은 산소공급과 근육이완을 가능하게 하기 때문일 것으로 추측했다. 그들은 스웨덴식 마사지와 손가락으로 원형움직임을 적용받은 입원 고객들이 더 큰 이완수준과 통증감소를 나타낸

다는 것을 발견했다. 또한 여러 조사에서 스웨덴식 마사지가 불안을 줄이는 데 가장 적합하다는 결론이 나왔다. 마지막으로, 더 넓은 부위를 덮기 위해 다양한 위치에서 마사지 테크닉을 사용하면, 혈류량이 증가하여 혈액세포의 생성이 향상되었다. 따라서, 마사지 치료는 면역체계를 유지하는 데 보완적인 테크닉이 될 수 있다. 이러한 연구를 바탕으로 그들은 치료적 마사지가 통증, 메스꺼움, 구토, 외상후스트레스, 우울증 및 불안을 감소시키고, 백혈구와 호중구를 증가시킬 수 있다는 결론을 내렸다.

치료에 근거적용

치료사는 자신이 방금 배운 내용을 숙지하고, 이 정보가 암 고객을 치료하는 데 어떻게 도움이 될지 확인하려고 노력했다. 그는 마사지와 암에 관한 문헌이 부족하고, 어떤 테크닉이 긍정적인 결과에 기여하는지에 대한 불확실성 때문에 자신이 발견한 근거에만 의존하고 싶지 않았다. 치료사는 근거기반치료가 근거, 임상전문성, 고객가치로 구성된다는 점을 상기했다. 제한된 근거를 고려하여 그는 임상전문지식과 고객의 요구사항에 초점을 맞추기로 결정했다. 그는 자신의 임상교과서와 자신의 임상경험을 바탕으로 다음과 같은 실무지침을 나열했다.

마사지 적용이 가능한 신체구조 및 기능장애

1. 통증 – 오른쪽 엉덩이와 무릎, 갈비뼈 아래의 NPRS 4–9/10
2. 대퇴사두근과 고관절굴곡근의 근육신장성 감소
3. 대둔근과 중둔근 근력감소
4. 고관절가동성 감소
5. 미열
6. 부종
7. 휴식 시 근육긴장 증가
8. 자세부정렬
9. 우울증

기능적 제한

1. 수면장애
2. 걷기, 서기 등 기능적 활동 시 통증
3. 자기관리 활동수행능력감소

마사지 테크닉의 가능한 임상결과

1. 표면경찰법(Superficial Effleurage)
   - 진정
   - 통증에 대한 인지감소
2. 유날법(Petrissage)
   - 휴식 시 근육장력 감소
   - 진정
   - 근육신장성 증가
   - 통증유발점 감소에 대한 경미한 통증감소
3. 압박(Compression)
   - 몸통 및 사지의 부종감소
4. 가벼운 근막이완과 부드러운 진동
5. 리듬적 가동술과 부드러운 타법
   - 이완 및 감각각성 증가
6. 관절놀이/가동테크닉(Joint play/mobilization techniques)
   - 통증감소를 위한 낮은 수준의 테크닉으로 통증감소
7. 다음을 포함하는 보완테크닉:
   - 가벼운 체중 또는 수중을 이용한 근력강화 및 스트레칭운동
   - 기능적 활동적응
   - 우울증에 대해 정신건강 임상의에게 의뢰
   - 수면위생교육
   - 경피신경자극치료

임상경험과 고객의 요구에 기초한 치료사의 첫 번째 결정은 임상검사에서 암으로 인한 신체구조 및 기능의 주요손상을 다루어 마사지 및 기타 보완테크닉을 선택하기 위한 더 나은 프레임워크(framework)를 제공하도록 하는 것이었다. 치료사가 당면한 문제는 마사지와 암에 대한 연구가 치료를 안내할 적절한 근거를 제공하지 못했다는 것이다. 그럼에도 불구하고, 그는 그것을 완전히 무시하고 싶지 않았다. 그는 여러 관절이 손상된 고객에게 하체(lower body)에 대한 스웨덴식 마사지 중재를 제공한 다음, 다른 마사지와 보완테크닉을 통합하는 것이 충분한 정당성이 있다고 결론지었다.

치료사는 임상지식과 고객의 요구를 바탕으로 통증과 부종을 줄이는 데 도움이 될 수 있는 표면경찰법과 유날법을 연구에 사용된 치료에 가장 유용한 테크닉으로 생각했다. 또한, 그는 고객의 신체구조 및 기능장애에 따라 가벼운 근막이완, 부드러운 진동, 리듬적 가동술, 부드러운 타법 및 기타 보완테크닉을 중재에 추가하기로 결정했다. 그는 통증감소와 수면의 질 향상을 위해 일주일에 30~60분씩 1~3회 세션의 치료계획을 세웠다. 고객이 조직신장성의 개선을 견딜 수 있게 되면서, 그는 점차 중간 정도의 치료깊이까지 치료형태를 증가할 계획이다. 치료사의 최종결정은 치료효과를 확인하고, 적절하게 수정할 수 있도록 고객의 진행상황을 정기적으로 재평가할 계획을 세우는 것이었다. 그는 또한 연구문헌으로 돌아가서, 일반적 고객과 암 고객에 대한 표면경찰법, 유날법, 특정압박, 가벼운 근막이완 및 리듬적 가동술의 효과에 대하여 더 많은 정보를 얻기로 결정했다.

비판적 사고의 질문

1. (a) 유사점과 차이점, (b) 1차 출처와 2차 출처의 장점과 단점은 무엇인가?
2. (a) 정량적 설계, (b) 질적 설계, (c) 혼합방법 설계를 사용하여 가장 잘 답할 수 있는 연구질문의 예는 무엇인가?
3. 마사지치료연구는 (a) 정량적 설계, (b) 질적 설계, (c) 혼합방법 설계로부터 어떤 이점을 얻을 수 있는가?
4. 무작위대조실험(RCT)이 마사지 테크닉 사용에 대한 확실한 근거를 제공하지 못하는 상황이나 방식은 무엇인가?
5. 키포인트 3-3 중 다음 달 이내에 합리적으로 시작할 수 있는 활동은 무엇인가? 이러한 활동 중 하나를 구현하고, 해당 계획을 실행하기 위해 취해야 할 단계를 작성하라.
6. 고객의 가치를 근거기반마사지에 어떤 방식으로 통합할 수 있는가? 예시를 작성하라.
7. 계층적 근거순위시스템과 비계층적 근거순위시스템의 장점과 단점은 무엇인가?
8. 근거에 기반한 결정을 내리는 데 연구활용 능력이 중요한 이유는 무엇인가?
9. 명확하게 정의된 마사지프로토콜이 어떻게 마사지치료연구를 향상시킬 수 있는가?
10. 편향된 근거가 어떻게 임상의사결정에 부정적인 영향을 미칠 수 있는가? 예시를 작성하라.

3장 참고문헌은 513페이지부터 시작

"올바른 의사결정의 핵심은 지식이 아니다. 그것은 이해이다. 우리는 전자에서 헤매고 있다. 우리는 후자가 절실히 부족하다."

Malcolm Gladwell, Blink: 생각하지 않고 생각하는 힘. New York, NY: Back Bay Books: 2007, 201.

PART II 고객검사 및 임상의사결정

2부 각 장의 개요

이 섹션의 장에서는 임상치료의 방향을 설정하는 임상의사결정의 초기단계, 고객검사를 통해 장애 및 건강결과를 식별하는 방법, 초기검사부터 퇴원까지 안내하는 마사지기반 중재를 계획하고 진행하기 위한 단계별 결과기반 마사지(OBM)™ 임상의사결정 과정에 대해 중점적으로 설명한다.

4장: 결과기반 마사지™를 위한 고객검사

이 장에서는 마사지 테크닉을 사용하기 전에 고객검사를 실시할 때 치료사가 마사지 테크닉을 사용하기 전에 고려해야 할 몇 가지 문제를 검토한다.

이러한 주제에는 마사지 테크닉 사용을 위한 검사의 초점, 마사지와 관련된 신체구조 및 기능, 연부조직 기능장애를 시사할 수 있는 병력청취 과정에서 발생하는 고객 설명, 촉진 및 비접촉 검사 테크닉의 사용 등이 포함된다.

5장: 결과기반 마사지™ 임상의사결정

이 장에서는 OBM 임상의사결정에 대해 설명한다. 네 가지 단계: 평가단계, 치료계획단계, 치료단계 및 퇴원단계에 대해 설명한다. 이 장에서는 치료사가 사용할 수 있는 지침을 제공한다. 고객에 대한 검사의 적정성과 적절성, 치료계획, 또한 치료사가 계획하고 제공하는 중재의 적정성과 적절성을 향상시키는 데 사용할 수 있는

지침을 제공한다.

또한, 이것은 OBM과의 관계에서 임상적 의사결정 및 근거기반치료와 치료적 관계를 보여준다.

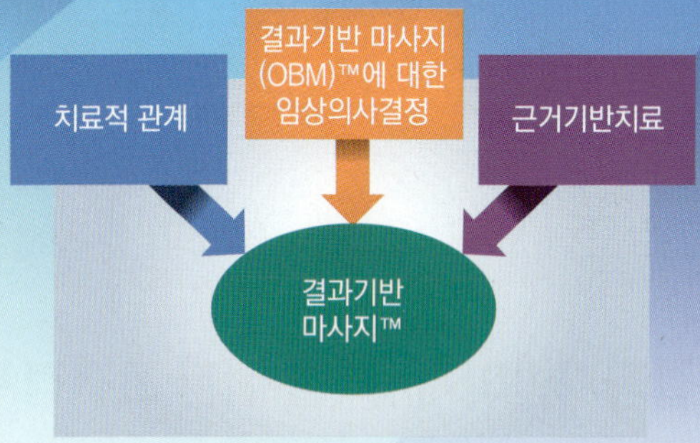

Chapter 4

결과기반 마사지™를 위한 고객검사

목적

이 장을 공부한 후에는 다음을 수행하는 데 필요한 정보를 얻을 수 있다.

1. 의료마사지와 웰니스마사지를 위한 고객검사의 목적을 구분한다.
2. 연부조직 기능장애평가와 관련된 고객 인터뷰의 요소를 선별한다.
3. 마사지에 대한 객관적인 검사의 구성요소 중 근골격계, 정신신경면역학, 다계통, 신경학, 심폐 및 기능적 구성요소를 확인한다.
4. 촉진하는 방법에 대해 논의하고, 촉진으로 평가할 수 있는 장애를 식별한다.
5. 마사지와 관련된 장애를 평가하기 위한 다양한 비촉진적 접근법을 설명한다.

이 장에서는 마사지 테크닉을 적용하기 전에 고객에 대한 검사를 실시할 때 치료사가 고려해야 할 몇 가지 문제를 검토한다. 이러한 주제에는 마사지 테크닉 적용에 대한 검사의 초점, 마사지와 관련된 신체구조 및 기능, 연부조직 기능장애를 파악할 수 있는 병력청취 과정에서 발생하는 고객 설명, 촉진 및 비촉진 검사기법 사용이 포함된다. 치료사는 다양한 정보를 바탕으로 적합한 자신의 치료 범위와 고객의 상태에 적합한 검사에 통합할 수 있다.

고객에 대한 다양한 임상검사테크닉을 통해 근골격계, 신경계, 심폐 및 건강관리전문가에 대한 심리 상태 검사 테크닉이 설명되어 있다. 따라서 이 장에서는 독자들이 해당 텍스트를 참고하여 고객검사 접근방식 및 테크닉 중 해당 텍스트를 참조하여 가설을 설정할 수 있다. 5장에서는 퇴원 평가의 목적과 결과기반 마사지™ 평가단계(OBM)에 따른 임상의사결정의 목적과 단계를 설명한다. 효과적인 치료를 위해 치료사가 중재하는 의료마사지와 웰니스 마사지의 경우 고객검사의 초점이 평가를 단계적으로 진행함에 있어 달라진다는 점을 인식해야 한다.

근거

결과기반마사지™를 위한 고객검사 초점

의료마사지에 대한 고객검사

국제기능, 장애 및 건강 분류(ICF) 모델(1장 참조)에서 임상상태는 신체구조와 기능에 장애를 초래한다.[1,2] 이러한 장애는 결국 고객의 활동수행능력의 제한과 관련이 있다. 임상상태로 인한 장애의 치료와 관련된 세 가지 주요 목표는 다음과 같다.

1. 연부조직 기능장애를 통해 고객의 임상상태와 관련성 확인
2. 치료사가 마사지로 치료할 수 있는 다른 1차 및 2차 손상에 대한 적절한 경우 식별테크닉
3. 연부조직과 관련된 고객의 활동 및 참여제한사항 관련 기능장애 확인

고객에 대한 인터뷰와 객관적인 검사와 측정을 포함하는 고객검사를 진행하는 동안 치료사는 고객의 손상을 확인하고 측정한다. 특히 연부조직을 직접 평가하는 촉진과 같은 검사 및 측정을 통해 연부조직 기능 및 기능장애를 평가하는 것이 포함한다.[1-20] 또한 치료사는 표준화된 근골격계, 신경계, 심폐계, 피부계 또는 심리적 측정에서 연부조직 기능장애가 고객의 증상에 어떻게 영향을 미치는지에 대한 분석을 포함하여 결과에 대한 해석을 확장할 수 있다.

고객검사결과 중에서 확인된 모든 손상이 마사지 테크닉으로 치료하기에 적합한 것은 아니다. 또한, 치료사가 손상에 대하여 판별하지 못하면 치료의 효과가 떨어질 수 있다.

마사지 테크닉으로 치료할 수 있는 손상과 그렇지 않은 손상을 분류하는 작업은 치료계획과정의 후반부에 이루어진다. 그럼에도 불구하고 보고되거나 관찰된 손상이 연부조직 기능장애와 관련이 있는지 여부를 고려하는 것이 유용하다. 다양한 손상, 결과 및 검사테크닉은 마사지와 관련이 되어있고, 그 중 일부는 표 4-1에 요약되어 있다. 이 장에서는 마사지 테크닉 사용을 준비하기 위한 손상 평가와 활동 및 참여제한에 대해 설명한다.

치료사가 고객을 검사할 때 관례적인 접근방식을 어느 정도 수정해야 하는지는 연부조직 기능장애가 고객의 임상상태와 얼마나 관련이 있는지에 따라 달라진다.

예를 들어, 무릎 아래를 절단 후 오랜 시간이 지나 보행훈련이 필요한 고객에게는 연부조직 기능장애에 중점을 두는 것이 적절하지 않을 수 있다. 반대로 만성 목과 어깨통증을 호소하는 고객에게는 연부조직 기능장애에 초점을 맞추는 것이 더 적절할 수 있다.

그럼에도 불구하고 치료사는 임상질환이 있는 고객을 검사하는 동안 연부조직 기능장애의 역할과 마사지 테크닉의 잠재적 사용을 잠시라도 고려하는 것이 현명하다.

웰니스마사지에 대한 고객검사

웰니스 상호작용 모델은 웰니스에 대한 상호작용이 필요한 고객(1장 참조)에 대한 치료사의 검사를 안내한다. 먼저, 치료사는 고객이 생각하는 웰니스수준과 이것이 건강상태와 어떤 관련이 있는지 파악하고 결정한다. 표 1-6에는 이러한 과정을 지원하는 웰니스에 대한 일부 영역과 관련 결과가 요약되어 있다. 웰니스 중재와 관련된 한 가지 주요 목표가 있다:

1. 치료사가 마사지 테크닉으로 치료할 수 있는 고객의 웰니스 목표에서 신체구조 및 기능 식별

종종 임상질환이 없는 고객이 웰니스나 휴식을 위해 마사지를 필요로 할 때 다음과 같이 불안, 휴식 시 근육긴장 증가, 자세문제에 따른 단축, 근육약화, 제한된 관절운동범위와 통증과 같은 심각한 장애를 보일 수 있다. 이 경우 치료사는 이러한 장애가 고객의 건강에 어떤 영향을 미칠 수 있는지 설명할 수 있다. 이러한 상황에서는 장애 및 활동제한 평가 및 기능적 활동에 대한 평가를 적절히 진행해야 한다.

엄밀히 말하면, 진정한 건강한 고객의 장애는 0등급이다. 이 경우에도 치료사는 여전히 신체구조와 기능을 평가하여 최적화된 기능을 발휘할 수 있는지, 또는 잠재적 장애를 예방하는 것이 원하는 바람직한 결과일 것인지 판단해야 한다. 또한, 이 검사는 고객의 현재 건강한 행동과 사회적인 태도, 이용 가능한 건강관련 서비스, 태도, 교육, 그리고 개인

표 4-1 마사지 결과 및 검사 테크닉 예시[1-423]

손상	검사와 측정	결과
근골격계		
자세부정렬(postural malalignment)	- 정적 및 동적자세의 육안 검사 - 기능적 자세분석측정 - 격자를 이용한 자세분석 - 자세분석양식 - 범용각도계 - 중력선 - 경사계 - 줄자 - 사진 - 유연한 눈금자 - 자세정렬을 위한 스마트폰 애플리케이션 - 비디오 영상 및 프레임 분석 - 측만증측정기(kyphometer) - 2차원 또는 3차원 컴퓨터 지원 동작분석 3차원전자각도계 - 엑스레이 선을 그려 분석 - 힘판을 이용한 균형분석 - 블록 방식(block method)	- 정상화된 자세정렬 - 자세인식 향상
관절완전성 손상 - 관절낭 또는 인대의 염증 - 관절낭과 인대의 제한	- 촉진 - 선택적 조직장력검사 - 인대안정성검사 - 자기공명영상 - 관절경검사 - 관절조영술 - 스트레스방사선촬영 - 초음파검사 - (관절가동성장애 측정 참조)	- 관절낭, 힘줄 또는 인대 염증징후 감소 - 관절낭 및 인대제한감소 - 관절가동성 증가 - 관절완전성 증가
관절가동성 손상 - 자발적 가동범위 감소	- 범용각도계 - 평행사변 각도계 - 가동범위범위의 시각적 추정 - 손가락과 바닥사이의 거리 - 쇼버(줄자) 방법 - 수동부수적가동성(accessory motion)검사 - 과압력에 대한 끝느낌 촉진 - 2차원 및 3차원 컴퓨터 지원동작분석 - 촉진측정기 - 관절측정기 - 디지털경사계 - 스마트폰애플리케이션측정장치 - 컴퓨터식 6자유도 전자기 추적기 - 자가보고식가동범위측정 - 경추가동범위(CROM)측정기 - 단일 및 이중경사계 - 전기각도계	- 관절가동성 증가 - 자발적 가동범위 증가

(계속)

표 4-1 마사지결과 및 검사테크닉 예시[1-423] (계속)

손상	검사와 측정	결과
근육완전성 손상 - 근육확장성 감소 - 근육긴장 및 파열	- 근육 확장성 검사 - 선택적 조직장력 검사	- 근육확장성 증가 - 염증징후 감소 및 근육치유 촉진
근육완전성 손상 - 건병증 - 통증유발점	- 촉진 - 통증유발점 검사: 경련반응, 팽팽한 밴드의 존재 여부, 패턴통증의뢰, 근전도검사 - 압력민감도검사(압력아르고미터) - 범용각도계 - 등속성동력계 - 동적초음파검사	- 염증징후 감소와 힘줄치유 촉진 - 통증유발점 활동감소 - 관절가동성 증가
- 근육기능손상 (근력, 힘, 지구력)	- 도수근력검사 - 휴대용동력계 - 반복등장성운동 - 1회 반복 최대근력검사 - 한 발로 뛰기검사 - 앉고 서기검사 - 근전도검사 - 변형혈압계 - 집기미터 - 지각된 운동량에 대한 자가보고 측정 - 등속성동력계 - 등속성장치 - 페달링장치 - 근전도 - 2차원 또는 3차원 컴퓨터 지원을 통한 운동 및 운동성 보행분석 동작분석 및 힘분석	- 근육확장성 향상, 통증감소, 근육경련 감소, 관절가동성 향상, 근육완전성 정상화, 통증유발점활동감소 등에 이차적으로 근육기능 향상 - 작용제-길항제 근육기능의 균형
- 휴식기 비정상적인 근육긴장 - 근육 경련	- 촉진 - 조직순응도 측정기 - 연속근전도 검사 - 근전도계 - 체열측정기 - 배디즘 그래피	- 근육경련 감소 - 정상화된 휴식기 근육긴장 - 관절가동성 증가
- 유착/흉터	- 육안 검사 - 치수측정 - 촉진 - 초음파 촬영 - 자기공명영상 - 관절경검사	- 조직가동성 증가 - 흉터 감소
손상된 결합조직 완전성 - 근막제한 - 비정상적인 결합조직 밀도 - 얕은 또는 깊은 근막, 피부의 가동성 감소	- 정적 및 동적 자세정렬의 육안 검사 - 촉진 - 피부 이동성 - 초음파검사 - 혈관운동 반응	- 근막의 분리 및 연장 - 치밀한 결합조직 촉진 리모델링 - 결합조직 가동성 증가

표 4-1 마사지결과 및 검사테크닉 예시[1-423] (계속)

손상	검사와 측정	결과
정신신경면역학(Psychoneuroimmunologic)		
- 스트레스	- 인지된 스트레스 수준 및 스트레스증상에 관한 인터뷰 - 자가보고스트레스측정 - 갈바닉피부 반응 - 심박수 - 혈압 - 손가락압력 - 혈액검사: 과산화지질, 프로락틴, 코르티솔, 테스토스테론, 당화 헤모글로빈 - 타액 코르티솔 수치	전신진정 - 지각된 이완효과 증가 - 코르티솔, 에피네프린, 노르에피네프린 수치 감소
다계통(Multisystem)		
- 통증	**통증에 따른 행동** - 통증의 위치, 질, 행동에 관한 인터뷰 - 통증다이어그램(인터뷰와 함께 사용) - 통증강도 및 정서적 요소에 대한 자가보고 측정 - 통증이 기능에 미치는 영향에 대한 자가보고척도 - 촉진 - 압력민감도검사(압력 아르고미터) - 선택적 조직긴장도검사 - 이질통검사(가벼운 접촉) - 신체도표 **통증증후군 검사 및 측정** - 신경조직 긴장도 검사 - 신경자극 검사 - 통증유발점 검사: 경련 반응, 팽팽한 밴드의 존재, 패턴통증의뢰, 근전도검사 - 동적 표면근전도검사 - 전기 · 생리학적 연구 - 체열검사 - 뇌 기능적 자기공명영상	- 1차 치료를 통한 통증감소 기능장애(예: 활성 통증유발점) 완화 - 자극성 진통제 - 전신진정으로 통증에 대한 인식
- 감각장애 (이차 제한에 따른 신경 병증 또는 신경근 압박)	- 감각차별(운동감각, 그래프감각, 입체감) - 진동계 - 피부분절검사: 가벼운 터치, 핀 찌르기, 온도 - 필라멘트 테스트(압력) - 신경촉진 - 신경역학테스트 - 근전도검사 - 전기생리학적(신경 전도) 검사 - 전기신경절개술 - 단일주파수진동측정테스트 - 자기공명영상	- 정상화된 감각 (근막제한 및 통증유발점으로 인한 이차적 신경 및 신경근압박의 감소)
- 부기(부종, 관절삼출, 림프부종)	- 육안검사 - 체적분석 - 둘레측정: 줄자, 철사, 보석상용 반지 - 촉진 - 다중주파수생체전기임피던스분석 - 자기공명영상 - 레이저도플러유량 측정	- 림프복귀율 증가 - 정맥복귀율 증가 - 관절삼출액 감소 - 부종감소 - 관절완전성 증가 - 관절가동성 증가

표 4-1 마사지결과 및 검사테크닉 예시 [1-423]

손상	검사와 측정	결과
신경(Neurologic)		
- 비정상적인 신경근육긴장 (경직, 강직, 간대성경련)	- 촉진 - 단계별 수동적 관절운동범위검사(예: 수정된 애쉬워스 척도) - 빠른 스트레칭검사 - 반사신경 - 진자검사 - 등속성동력계 - 휴대용동력계 - 등속성동력계를 사용한 근전도검사 - 전기생리학적 검사 - 표준화된 운동조절 측정 - 표준화된 자가관리 측정 - 표준화된 기능측정 - 근전도계	- 정상화된 신경근육긴장 - 운동반응의 변화 고유수용성 및 외수용성 자극을 통한 테크닉 - 작용제-길항제 근육기능의 균형유지
심폐(Cardiopulmonary)		
- 호흡곤란	- 호흡패턴과 호흡노력의 육안검사 - 자기보고식 인지된 노력과 호흡곤란등급척도 - 호흡곤란의 결과에 대한 자가보고척도 - 기능적 운동능력에 대한 6분 걷기검사 - 호흡수 - 산소 포화도 - 동맥혈 가스 - 카프노그래피(capnography)	- 기도여유공간 증가로 인한 호흡곤란 감소 - 인지된 이완으로 인한 호흡곤란 감소
- 흉곽가동성 장애 (뼈 이외 이상)	- 외측늑골(가쪽 갈비, lateral costal) 흉골(복장뼈, sternal), 횡격막(가로막, diaphragmatic) 움직임에 대한 육안검사 및 촉진과 호흡 중 가로막 움직임 - 호흡 중 흉곽움직임의 촉진 - 호흡 중 흉곽둘레의 변화	- 흉곽가동성 증가 - 근육확장성 증가 - 환기 향상
- 기도 확보 장애	- 기침의 빈도 및 효과에 관한 인터뷰 - 기침의 효과에 대한 육안검사 - 가래의 질과 양에 대한 육안검사 - 호흡수 및 패턴의 육안검사 및 촉진 패턴 - 호흡음 청진 - 맥박산소측정 - 자가보고호흡곤란등급척도 - 동맥혈가스 - 폐기능검사 - 삶의 질에 대한 자가보고 측정 - 표준화된 자가관리척도	- 호흡/가스교환 증가 - 기도 확보/분비물 가동성 증가 분비물 - 호흡곤란 감소
기능(Functional)		
- 자기관리 - 건강관련 삶의 질	- 표준화된 자기관리척도(예: 바텔지수) - 건강관련 삶의 질에 대한 표준화된 척도(예: 의학적 결과 설문조사-단축양식-36(MOS SF-36)	- 자가관리동작의 독립성 향상 - 건강관련 삶의 질 향상

의 재정상태 등을 평가해야 한다.

고객수행검사

고객검사는 주관적 검사와 객관적인 검사로 구성된다. 주관적 검사는 고객이력 또는 고객과 진행하는 문진이 있으며, 주관적 검사는 고객의 다양한 측면에 대한 검사로 병력, 주요 불만사항 등 고객의 상태 증상의 연대기, 기능수준 및 참여수준 활동, 선호도 및 치료목표 등을 말한다. 반면, "신체검사"라고도 하는 객관적인 검사는 객관적인 검사와 치료사에 의해 진행되는 측정으로 구성된다.

주관적인 검사수행

수많은 임상텍스트에서 다양한 건강관리전문가에 대한 인터뷰 또는 병력청취에 대한 뉘앙스를 자세히 설명한다. 일반적으로 고객에 대한 병력을 알아가는 과정에서 치료사는 **연부조직 기능장애(soft tissue dysfunction)**를 식별하기 위한 질문을 통합하여 진행할 수 있다. 연부조직 기능장애를 시사하는 고객의 병력에 대한 예는 다음과 같다.[4,6,7,9,21-33]:

- 만성연부조직경직을 초래할 수 있는 근골격계질환이 오래 지속되었다는 보고가 있는 경우
- 감염된 부위 근처에 장기간 감염된 병력이 있는 경우
- 방사선치료 유무에 관계없이 암병력이 있는 경우
- 초기의 특정국소통증에서 시간이 지남에 따라 더욱 광범위하고 전신적인 통증으로 통증이 변화했다는 보고
- 만성통증의 병력
- 불안, 스트레스 또는 정서적 외상을 동반한 통증의 병력
- 여러 부상의 복잡한 병력이 있는 특발성통증
- 흉터를 유발할 수 있는 여러 차례의 수술이력
- 여러 의료진으로부터 상충되는 여러 평가와 비효율적인 치료를 받은 이력
- 시간 경과에 따른 자세변화
- 마사지 또는 스트레칭으로 증상을 완화한 이력
- 고객이 "빡빡하다", "딱딱하다", "결린다"와 같은 단어를 사용하여 자신의 증상을 설명하는 경우
- 다리길이와 같은 뼈변형의 이력 불일치, 척주측만증(척주옆굽음증, scoliosis) 또는 치아부정교합과 같은 뼈의 변화병력

객관적인 검사수행

객관적 검사의 순서와 내용은 고객이 제시하는 문제와 치료목적(의료마사지 또는 웰니스마사지)에 따라 달라진다. 또한, 치료사는 신체검사를 수행하기 위해 자신만의 접근방식을 개발해야 한다. 이 장에서는 관련 장애에 적합한 순서로 검사 및 측정을 간략하게 설명한다. 예를 들어, 근골격계 검사는 고객이 치료테이블 에 앉기 전에 자세를 평가하는 것으로 시작된다. 치료사는 자신의 경험과 재량에 따라 객관적 검사를 수행하는 순서를 결정할 수 있다. 검사하는 동안 치료사는 고객의 옷을 입히고, 벗기고, 만지는 방법을 결정할 때 자신의 직업과 관련된 실무지침, 규정 및 법률을 참조하고 준수하는 것이 좋다(예는 6장 참조).

고객검사에서 촉진 사용하기

숙련된 **촉진(palpation)**은 예술이며, 많은 고객검사 테크닉의 필수구성요소이며, 모든 마사지 테크닉을 효과적으로 수행하기 위한 전제 테크닉이기 때문에 이 장에서는 촉진에 대한 별도의 섹션을 포함한다.[3-38] 치료사는 고객검사 및 치료과정 전반에 걸쳐 고객의 장애를 평가하고 재평가하기 위해 촉진법을 사용할 수 있다. 또한, 마사지 테크닉을 적용하는 동안 지속적으로 촉진하면 치료사는 테크닉에 대한 고객의 반응을 사용하여 중재가 진행됨에 따라 중재를 수정할 수 있도록 안내할 수 있다. 또한, 고객의 반응에 대한 지속적인 인식은 치료에 대한 협력을 강화하여 마사지 테크닉 중재의 결과에 긍정적인 영향을 미칠 수 있다.

촉진의 목적, 고객의 상태, 치료사의 테크닉 수준 등 촉진의 목적에 따라 결정되는 촉진방법에는 여러가지가 있다. 3-38 치료사가 촉진하는 방법과 관계없이, 모든 형태의 촉진은 공통된 특성을 가지고 있다. 촉진하는 동안 치료사는 선택한 구조의 미묘한 특징을 파악하고 정상 소견과 비정상 소견을 구별하려고 한다. 촉진은 본질적으로 비교하기 때문에 접촉표면의 움직임이나 치료사의 주의가 필요하다. 이 장에서는 고객검사에 중점을 두었지만, 촉진에 대한 설명은 재검사 및 치료와도 관련이 있다.

촉진(palpation)의 기본원리

촉진은 손상에 대하여 주의력과 집중력, 변별력, 식별력, 의도를 필요로 하는 움직임이다.[3-38] 치료사는 촉진할 때 다

음과 같이 효과적인 촉진에 도움이 되는 다양한 질문에 대한 답을 찾는다: 이러한 구조 또는 질은 무엇인가? 이러한 발견은 내가 촉진했던 다른 구조나 특성과 어떻게 다른가? 이러한 발견은 고객의 병력과 어떤 관련이 있는가? 이러한 구조는 고객이 설명하고 이야기한 기능적인 문제에 어떻게 반영하는가? 광범위한 연습을 통해 치료사는 의식적인 질문에서 보다 효과적인 촉진으로 쉽게 문제점을 찾을 수 있다. 촉진은 또한 치료결과에 중요한 영향을 미치는 고객과 치료사 간의 치료협력을 발전시키는 데 중요한 역할을 한다. 고객에게 접근하고 촉진하는 방식에 따라 신뢰를 구축하거나 불안감을 조성하여 주관적인 정보, 고객이 인지한 결과 및 향후 방문을 제한할 수 있다.

촉진대상

치료사는 특정 **촉진대상(objects of palpation)**에 대한 촉진을 통해 아래 나열된 것과 같은 고객의 신체구조 및 기능장애를 확인한다.[3-38]

- 비정상적인 결합조직밀도
- 비정상적인 수준의 휴식 시 근육긴장도
- 비정상적인 신경근육긴장도
- 유착(Adhesions)
- 수축성 및 비수축성조직의 확장성손상조직
- 수축성 및 비수축성조직의 완전성손상조직
- 흉곽이동성감소
- 근막제한(Fascial restrictions)
- 근육의 돌발적경련(Muscle spasm)
- 통증
- 흉터
- 부기: 부종, 삼출, 림프부종
- 통증유발점(Trigger points)

이러한 촉진대상에 대하여 치료사가 촉진하는 동안 주의를 집중해야 한다. 이러한 대상은 반드시 물리적 구조가 아니라 온도와 같은 특성이나 움직임에 대한 저항과 같은 현상일 수도 있다. 이 장에서 설명하는 촉진대상은 해부학적 구조, 온도, 윤곽 및 부피, 질감 및 일관성, 체액 상태, 신체 리듬, 떨림 및 뭉침, 진동이다.

촉진대상의 특성에 따라 치료사의 촉진방법선택에 영향을 미친다. 예를 들어, 엄지손가락으로 깊게 눌러서 피부온도를 촉진하는 것은 어렵다. 마찬가지로, 빠르게 스캔하는 손바닥접촉을 사용하여 표면근막의 장벽에 대한 조직저항을 촉진하는 것은 덜 효과적이다. 따라서 치료사는 촉진 시작 전에 조사대상을 지정하고 적절한 촉진테크닉을 선택해야 한다.

촉진에 사용되는 접촉표면

촉진하는 동안 치료사의 손은 항상 유연하고 이완된 상태여야 한다.[3-37] 치료사의 주동적인 손은 일반적으로 더 민감하기 때문에, 매우 미묘한 구조를 촉진할 때는 그 손을 사용해야 한다. 촉진할 때 왼쪽과 오른쪽을 비교하는 등 비슷한 작업을 할 때 손을 사용할 수 있다. 반대로, 한 손은 신체부위를 움직이고 다른 손은 동작의 결과를 평가하는 경우처럼 두 손이 서로 다른 작업을 수행할 수도 있다.

치료사는 손가락과 엄지손가락, 손바닥표면 전체, 손등과 손바닥 아래쪽, 손등 등 거의 모든 표면을 촉진에 사용할 수 있다.[3-37] 촉진의 특정목적과 관련된 적절한 표면을 선택해야 한다. 예를 들어, 손가락과 엄지손가락 끝과 패드는 변별력이 가장 뛰어나며 미묘한 물체를 촉진하는 데 가장 적합하다. 반면에 잡는 형태의 촉진은 집게손가락처럼 검지와 엄지를 함께 사용하거나 손 전체를 사용할 수 있다.

촉진에 가해지는 힘

마사지 테크닉과 마찬가지로, 치료사는 촉진 시 조직에 가하는 힘을 촉진을 통한 평가목적과 고객의 반응에 맞춰야 한다.[3-37] 이 힘은 속도, 압력, 방향, 지속시간에 따라 달라질 수 있다.

촉진속도

치료사는 다양한 촉진 속도를 사용하여 다양한 유형의 정보를 얻을 수 있다.[3-37] 스캔 또는 무찰법(stroking)유형의 촉진은 넓은 영역에서 비교적 빠르게 움직인다. 따라서 치료사는 넓은 영역에서 정보를 수집하고자 할 때 이 방법을 사용한다. 예를 들어 양측 조직윤곽을 비교하거나 고객의 등 전체에 대한 휴식 시 근육긴장을 평가하는 것이 이에 해당한다. **스캔(scanning)** 또는 **무찰법(stroking), 촉진(palpation)**은 **정적촉진(static palpation)**이 결과를 왜곡할 수 있을 때 가장 효과적이다. 이와 대조적으로 정적촉진은 촉진하는 손을 움직이지 않으며 맥박이나 호흡리듬과 같은 움직이는 현상을 촉진하는 데 가장 적합하다.

촉진압력

집중력 부족, 과도한 압력, 과도한 움직임은 촉진의 다른 일반적인 실수 중 하나이다. 치료사는 선택한 조직이나 구조에 접촉하는 데 필요한 최소한의 압력을 사용해야 한다.[3-37]

압력을 적용할 때, 치료사는 가벼운 힘을 가하는 것에서 더 큰 힘을 가하는 것으로 진행하여 더 깊은 층에 앞서 표면의 조직층을 촉진해야 한다. 치료사는 압력을 천천히 가할 필요가 없다. 그러나 압력을 가하는 속도에 관계 없이, 치료사의 손길은 머뭇거리거나 갑작스럽지 않고 단호해야 한다. 치료사가 상당한 양의 압박을 가해야 하는 경우가 있다. 고객의 조직에 상당한 양의 압박을 가해야 하는 경우가 있다. 이러한 상황에서 치료사는 체중을 조절하면서 고객의 압박된 조직이 어떻게 변형되는지 측정해야 한다.

이러한 유형의 촉진은 치료사가 전신을 사용하여 조직의 움직임을 감지하기 때문에 "도수(manual)" 촉진이 아닌 "고유수용성(proprioceptive)" 촉진이라고 하는 것이 더 적절할 수 있다. 이 상황에서 치료사는 부상을 방지하기 위해 신체역학에도 주의를 기울여야 한다.

촉진의 방향

치료사는 고객의 조직에 수직 또는 평행한 전단력으로 **촉진에 가해지는 힘(force of palpation)**을 가할 수 있다.[3-38] 힘의 방향이 다르면 고객조직의 반응도 달라진다.

촉진의 힘이 고객의 조직에 수직인 경우 수직압박이 발생한다. 이러한 형태의 촉진에는 여러 가지 목적이 있다. 예를 들어, 치료사는 수직힘을 사용하여 맥박을 촉진하거나 부종을 촉진할 수 있다. 또한, 통증유발점의 민감도를 측정할 때도 사용할 수 있다.

치료사가 고객의 조직과 평행한 방향으로 촉진에 가해지는 힘을 가할 때 조직층을 따라 장력이 발생하고 **끌기(drag)**가 발생한다(수평힘, horizontal force).[3-37]

끌림은 치료사의 촉진과 그 힘에 반응하여 늘어나는 조직층의 저항을 모두 설명하는 데 사용되는 용어이다. 외부 및 내부요인으로 인해 촉진 중에 발생하는 끌림의 양이 증가하거나 감소할 수 있다. 외부요인으로는 피부에 수분이 있으면 항력이 증가하거나 감소할 수 있고, 피부유분이나 윤활유가 있으면 일반적으로 저항력이 감소할 수 있다. 내부요인으로는 근본적인 조직변화가 있다. 피부와 근막과 같은 결합조직에 대한 치료사의 검사에서 끌림평가는 필수적인 부분이다.

치료사는 촉진을 사용하여 고객의 조직에 전단력을 가할 수 있다.[3-37] **전단(shear)**에는 인접하고 평행한 조직층이 서로 미끄러지면서 인접한 조직층에 요소를 전위시키는 과정이 포함된다. 특정조직층에 끌림이 가해지면 해당 층과 인접하고 평행한 층 사이에 전단이 발생한다. 치료사는 근긴장도(muscle tone)와 부피를 평가할 때 압박과 함께 전단력을 사용할 수 있다.

촉진지속시간

치료사는 촉진을 서두르지 않아야 하지만, 대부분의 구조와 특성을 촉진하는 데 몇 초 이상 걸리지 않아도 된다.[3-37] 실제로, 장시간 촉진이 조직에 미치는 영향은 고객에 대한 검사에 혼란을 줄 수 있다. 이는 자세를 유지하거나 압력을 가하면서 치료사의 손에 있는 조직수용체가 적응할 수 있기 때문에 발생한다. 또한, 고객의 조직에 변화를 일으킬 수도 있다.

예를 들어, 심부층에 위치한 근막유발점을 촉진할 때 지속적인 압력은 이 질환의 치료에 사용되는 특정압박테크닉과 동일한 효과를 가져올 수 있다. 결합조직의 장벽 촉진은 조직의 생화학적 특성으로 인해 1분 이상의 시간이 필요하기 때문에 이 규칙에서 예외이다. 이 상황에서는 촉진이 치료와 유사한 결과를 가져온다.

다른 감각으로부터의 정보통합

효과적인 촉진은 치료사의 감각이 적절하게 상호작용한 결과이다.[3-37] 예를 들어, 치료사의 시각은 외상 후 부종과 같은 촉진의 일부 결과를 확인하는 데 유용할 수 있다. 동시에 육안 검사는 견인(traction) 중에 발생할 수 있는 결합조직의 작은 고유움직임과 같은 미묘한 물체를 촉진하는 치료사의 능력을 방해할 수 있다.

촉진에 대한 고객의 반응

치료사는 촉진이 고객에게 불러일으킬 수 있는 다양한 언어적 및 생리적 반응을 관찰하고 해석해야 한다.[3-37] 국소반사반응에는 피부변색(창백함, blanching) 또는 홍조(flushing)] 또는 발한(sweating), 메스꺼움(nausea)과 같은 보다 일반적인 자율신경계의 반응이 포함된다.

신경근반응에는 연축(twitching), 돌발적 경련(spasm), 간헐적 경련(clonus)이 포함된다. 고객은 얼굴을 찡그리거나 소리를 지르거나 갑작스러운 무의식적 움직임을 통해 통증을 경험하고 있음을 나타낼 수 있다. 또한, 통증이 있거나 불편함을 나타내기 위해 촉진부위에서 떨어진 다른 근육을 긴장하거나 수축할 수도 있다.

통증은 치료사가 진행하는 촉진에 대한 일반적인 반응이며, 이를 존중하고 주의 깊게 관찰해야 한다는 점을 기억해야 한다. 치료사는 압통정도를 평가하는 11점 척도 또는 시각적 아날로그척도(VAS)를 사용하여 통증을 정량화할 수도 있다. 다양한 유형의 통증반응은 그 중요성과 신뢰도가 다르다. 예를 들어, 심부촉진에 대한 압통은 다른 부위에서 압통이 나타날 수 있으므로 신뢰할 수 없는 결과이다. 타법(percussion)의 적용으로 발생하는 통증은 특정근골격계질환에 대해 특정한 의미를 가질 수 있다. 마지막으로, 촉진하는 동안 치료사는 촉진자체가 때때로 촉진하는 조직에 부정적이거나 긍정적인 변화를 일으킬 수 있다는 점을 인식해야 한다.

근골격계검사

자세

정의와 발생원인

자세

자세(Posture)는 중력, 신체의 질량 중심 및 체중지지기반과 관련하여 골격 및 관련 연부조직의 위치와 정렬을 의미한다.[6,21,25-27,38-54]

자세부정정렬

자세부정정렬(postural malalignment)은 비정상적인 관절정렬 또는 뼈의 기형을 말한다.[6,21,25-27,38-54] 모든 조직의 성장과 회복은 기계적 부하와 신체자세에 의해 영향을 받을 수 있으므로 자세부정정렬은 신경혈관 및 근골격계 기능장애의 발병에 기여할 수 있다.

이러한 기여는 직접적이거나 자세부정정렬에 수반될 수 있는 보상동작 또는 자세의 결과일 수 있다. 예를 들어, 만성적으로 머리가 몸의 무게 중심보다 앞쪽에 위치하는 것은 신경 및 근골격계 기능장애와 관련된 일반적인 자세 부정정렬이다.

검사테크닉 개요

자세를 평가는 다양한 접근방식이 있다.[6,21,25-27,38-61] 연부조직은 뼈구조에 스트레스를 가하기 때문에 근육과 결합조직의 병리적 변화가 자세정렬에 영향을 미칠 수 있다. 따라서 자세분석의 목적은 연부조직과 뼈구조의 정렬을 모두 기록하는 것이다. 이 정보는 치료사가 고객의 기능적 한계 및 기타 검사테크닉에서 얻은 결과를 확증하거나 반박하는 데 사용할 수 있는 객관적인 자료를 제공한다. 이는 측정 가능한 적절한 결과를 식별하는 데 도움이 된다.

앉거나 서 있거나 누워 있는 등 정적인 자세에서 뼈의 랜드마크, 근육윤곽 및 기타 조직의 대칭을 육안검사하는 것은 자세정렬을 평가하기 위한 일반적인 임상접근방식이다.[6,21,25-27,38-54] 동적자세의 육안검사는 근막제한을 평가하는 데 더 중요하다. 육안검사테크닉은 자세그리드, 사진, 스마트폰애플리케이션, 3차원(3D)사진, 포틀랜드주립대자세분석양식(Portland State University Posture Analysis Form)과 같은 다양한 자세분석양식을 사용하여 구체화할 수 있다. 또한, 치료사는 고객인터뷰 중에 고객의 자세인식에 대한 정보를 얻을 수 있다. 측각술(goniometry), 수직선(plumb lines), 경사계(inclinometers), 키포미터(kyphometers), 줄자, 비디오 이미지 및 프레임분석은 자세부정정렬을 정량화하는 데 사용할 수 있는 도구 중 하나이다.[6,21,25-27,38-54]

자세정렬을 보다 정교하게 측정하는 방법으로는 3D근전도계, 예를 들어 Metrecom골격분석 시스템, 힘 랫폼이 있다; 시상면척추변위에 대한 엑스레이영상에 선 그리기 분석, 방사선사진을 통한 요추전만증의 육안추정(부정확하고 신뢰할 수 없음) 등이 있다.[6,21,25-27,38-54]

동적자세분석은 근전도(EMG)를 사용하거나 사용하지 않고 3D컴퓨터지원동작분석을 사용하여 수행할 수 있다. 자세정렬 또는 측각술(goniometry)측정을 이용하여 측정할 수 있는 스마트폰애플리케이션과 웨어러블디바이스도 많이 있지만, 이러한 애플리케이션의 신뢰성과 유효성에 대한 평가는 현재 진행 중이다. 마지막으로, 기능적 활동 중 자세정렬은 Ovako작업분석 시스템과 같은 측정법을 사용하여 평가할 수 있다.

관절완전성

정의 및 원인

관절완전성(Joint Integrity)

관절완전성은 관절이 예상되는 해부학적 및 생체역학적 규범에 부합하는 정도이다.[38,39,62-84] 관절완전성은 검사 및 치료의 다른 측면을 변경하거나 제한할 수 있으므로 평가의 중요한 요소이다.

관절낭제한

관절낭제한(capsular restriction)은 관절낭의 해부학적 또는 병리학적인 단축을 의미한다.[38,39,62-84] 관절낭제한은 불용(disuse), 부동(immobility), 정맥울혈 및 당뇨병과 같은 다양한 임상조건의 결과로 발생한다. 예를 들어, "오십견" 또는 "유착성관절낭염"은 재활치료에서 흔히 볼 수 있는 관절낭병변이다. 상완골두(위팔뼈머리, humeral head)주위의 견관절관절낭이 두꺼워지고 수축하는 것은 견관절(어깨, shoulder)와 그 주변의 지지구조가 변했거나 자가면역, 내분비 또는 기타 전신질환의 결과일 수 있다.

관절낭 이완(Capsular Laxity)

관절낭 이완은 관절낭이 해부학적으로 또는 병리학적으로 늘어나는 것을 말한다.[38,39,62-84]

예를 들어, 상완골관절낭의 전반적인(전방, 하부 및 후방) 과도한 이완은 어깨의 다방향불안정성을 유발한다.

관절낭염과 활막염

관절낭염(피막염, capsulitis)과 활막염(synovitis)은 활막과 관절낭 및 관련 내부인대의 염증을 말한다.[38,39,62-84]

이는 예를 들어 류머티즘 관절염과 같이 관절 내 체액수치 증가로 인한 이차적인 관절낭팽창과 관련이 있을 수 있다.

인대기능부전(Ligament Insufficiency)

인대기능부전은 관절낭인대의 해부학적 또는 병리학적 단축이다.[38,39,62-84] 예를 들어, 상완골관절의 전방관절와순의 길이가 짧아져 발생하는 상완골관절 역학변화와 어깨통증의 원인이 될 수 있다.

인대이완(Ligament Laxity)

인대이완은 관절낭인대가 해부학적으로 또는 병리학적으로 늘어나는 것을 의미한다.[38,39,62-84] 예를 들어 전방십자인대이완은 운동선수에게서 발생하는 무릎불안정성, 통증 및 기능 제한의 일반적인 원인이다. 유전성과운동성으로 인해 전신인대 이완이 있을 수 있으며 과운동성스펙트럼에 속할 수도 있다. 브라이튼진단기준(Brighton Diagnostic Criteria)을 사용하면 검사 및 치료에 영향을 미칠 수 있으므로 도움이 될 수 있다.

비근막 통증유발점(Nonmyofascial Trigger Points)

비근막 통증유발점은 흉터, 근막, 골막, 인대 및 관절낭에 있는 과민성반점으로, 팽팽한 띠 모양으로 만져지는 과민성 결절과 관련이 있다.[21,34,38-40,62-84]

검사테크닉 개요

촉진 외에도 관절완전성을 평가하기 위한 다양한 접근법이 있다.[21,34,38-40,62-89] Cyriax[78]는 최근 연구에 의해 뒷받침되는 선택적 조직장력검사 중에 입증된 관절낭병변의 임상징후인 "관절낭패턴"을 정의했다. 선택적 조직장력검사에는 해당 관절의 특정 능동적 운동범위, 수동적 운 범위 및 저항성 등척성검사를 수행하여 치료사가 일련의 통증과 운동제한을 관찰하는 과정이 포함된다. 치료사는 선택적 조직장력검사를 사용하여 높은 수준의 신뢰도(카파 = 0.875)로 임상상태를 식별할 수 있다.

인대의 완전성은 선택된 관절의 인대안정성을 보여주는 다양한 정적 안정성검사를 사용하여 임상적으로 평가하는 것이 가장 좋다.[21,34,38-40,62-85] 이러한 검사의 예로는 무릎전방측부인대안정성에 대한 라크만검사(Lachman test)가 있다.

관절 또는 인대손상에 대한 검사에는 자기공명영상(MRI), 관절경검사, 관절조영술, 스트레스 방사선촬영 및 초음파촬영이 포함된다.

관절가동성

정의 및 원인

관절운동범위(Joint Range of Motion)

관절운동범위는 관절운동학 및 관절 주위 결합조직의 변형능력에 따라 해당 관절에서 사용할 수 있는 해부학적 또는 생리적 운동범위 내에서 관절이 움직일 수 있는 능력이다.[38,90-131] 관절운동범위는 수축성, 신경성, 불활성 및 뼈 조직의 기능과 움직임을 수행하려는 고객의 의지를 반영한다.

관절가동성장애는 근육신전성 장애, 근긴장도 변화, 관절낭 제한 또는 염증, 건병증, 신경학적 결손, 통증 또는 뼈 변형과 같은 다양한 원발성장애의 결과일 수 있다.[38,90-131]

수동가동범위(Passive Range of Motion)

수동가동범위는 고객이 이완된 상태에서 검사자가 고객의 도움 없이 해부학적 또는 생리적 범위 내에서 관절을 움직일 때 가능한 관절운동량이다.[38,90-131]

능동운동범위(Active Range of Motion)

능동 동범위는 고객이 검사자의 도움을 받지 않고 자발적인 관절운동을 수행하는 동안 달성할 수 있는 관절운동의 양이다.[38,90-131] 근력약화로 인해 중력에 의존하는 자세에서 능동가동범위를 수행할 수 없는 경우, 중력이 제거된 자세에서 능동가동범위를 수행하도록 자세를 변경할 수 있다. 또한, 능동가동범위는 치료사에게 고객의 사용 가능한 운동범위를 통해 운동협조(motor coordination) 및 근육동원패턴(muscular recruitment pattern)을 볼 수 있는 기회를 제공하여 치료사의 진단 및 실무지침에 도움이 될 수 있다.

부속관절운동(Accessory Joint Motion)

부속관절운동은 활액막 및 이차연골관절 내에서 자발적으로 제어할 수 없는 운동범위를 말한다. 따라서 치료사는 수동적으로만 이것을 측정하여 결과를 얻을 수 있다.[38,90-131] 관절놀이 움직임(joint play movements)이라고도 하는 이러한 동작은 완전하고 통증이 없는 능동적 운동범위를 위해 필수적이다.

끝느낌(End Feel)

끝느낌은 수동적 운동범위가 끝날 때 과압력을 가하는 동안 치료사가 관절에서 "느끼는" 운동 또는 감각의 질이다.[38,90-131] 예를 들면 부드러움, 단단함, 딱딱함, 비어있음 등이 있다.

검사테크닉 개요(Overview of Examination Technique)

관절이동성을 평가하는 방법에는 다양한 접근법이 있다.[38,90-140]

측각술(goniometry)은 말초관절의 관절운동범위를 측정하기 위해 확립된 접근방식이며, 범용 측각기는 정확하고 효율적이다. 수많은 연구에서 초보 및 숙련된 치료사가 다양한 상지 및 하지 관절의 보편적 측각기측정에 대해 높은 수준의 집단내 상관관계(ICC 0.88~0.93)와 상대적으로 낮은 수준의 평가자 간 신뢰도(ICC 0.80~0.85)를 사용하여 높은 수준의 평가자 내 신뢰도를 확인하였다. 평행 변형고니오미터를 사용할 수도 있다. 또 다른 옵션으로는 경사계 또는 디지털경사계를 사용하여 말초관절운동범위를 측정할 수 있다. 디지털경사계는 상지운동범위에 대해 0.89~0.96 범위의 ICC 값으로 측정자 내 및 측정자 간 신뢰도가 있는 것으로 보고되었다. 휴대용경사계는 또한 우수한 연구자 내 신뢰도(ICC 0.95 ~ 0.98)를 보이는 하지측정에 대해서도 우수한 신뢰도를 제공한다. 평가와 재평가에 동일한 도구를 사용하는 것이 좋으며, 특정 관절운 범위를 정량화하기 위해 고니오미터와 경사계를 혼용해 사용해서는 안 된다. 가동범위검사를 위한 덜 정교한 테크닉으로는 가동범위를 육안으로 추정하거나 자가보고운동 범위를 측정하는 방법이 있다. 시각적 추정 테크닉의 결과는 치료사의 경험 수준에 관계 없이 많은 말초관절에 대해 더 가변적일 수 있지만 고니오미터로 측정하기 어려운 전족부(앞발, forefoot)과 같은 관절의 경우 더 신뢰할 수 있다. 2차원 및 3차원컴퓨터지원동작분석 또는 컴퓨터화된 6자유도전자기추적기는 정적 및 동적자세에서 여러 관절의 가동범위에 대한 정보를 제공할 수 있으며, 특히 복잡한 관절에서 고니오미터보다 더 신뢰할 수 있다. 치료사는 경추 및 요추와 골반의 운동범위를 측정하기 위해 단일 또는 이중경사계, 경추운동범위(CROM) 기기 등 다양한 도구를 사용해 왔다.[38,90-131] 줄자를 사용하여 다양한 거리를 측정하는 간단한 척추운동범위측정방법이 있다. 척추가동범위검사에서 고객의 손가락이 바닥에 닿은 거리를 측정하는 것은 재현성이 가장 낮은 접근법일 수 있으며 척추 이외의 관절운동 범위도 반영할 수 있다. 또 다른 접근방식인 척추의 움직임을 평가하기 위해 척추의 랜드마크에 줄자를 대는 쇼버방법(Schober method)은 상당한 오차가 있을 수 있다.

경추 및 요추운동범위를 측정하는 iHandy Level 앱이나 TiltMeter와 같은 스마트폰애플리케이션장치가 있지만, 심리측정특성은 아직 조사 중이다. 골반운동범위는 측정하기 어려울 수 있다. 따라서 치료사는 촉진기, 캘리퍼-경사계 조합 또는 기본 경사계와 같은 장치를 사용하여 정확한 측정을 쉽게 할 수 있다.

치료사는 관절을 느슨한 자세에서 부속관절운동, 즉 관절놀이를 측정한다.[156,246-288] Kaltenborn124이 설명한 한 가지 테크닉은 수동적으로 움직이는 동안 미끄러짐과 견인/압박을 통해 가동범위를 촉진하고 저운동성(0~2), 정상(3) 또는 과운동성(4~6)과 같은 6점 등급 시스템을 사용하는 것이다. 부속관절운동검사는 평가자 내(r =0.75) 및 평가자 간(r =0.45) 신뢰도가 낮거나 보통인 것으로 나타났다. 이제 부속관절운동범위검사에 대한 실험실 또는 계측기측정이 가능하다. 예를 들어, 치료사는 관절계를 사용하여 슬관절의 전방-후방 이동(미끄러짐)을 측정한다.

움직임의 질은 사용 가능한 범위의 양만큼이나 중요하다.[38,90-131] 따라서 치료사는 수동가동범위를 수행할 때 범위 전체와 범위의 끝에서 움직임의 질을 평가해야 한다. 이 과정에서 범위의 끝 부분에 과압력을 가하고 해당 관절의 "끝느낌"이 정상(뼈와 뼈, 연부조직 근사치 또는 조직 신장)인지 비정상(근육경련, 딱딱한 관절낭, 부드러운 관절낭, 뼈와 뼈, 비어 있거나 탄력 있는 블록)인지 확인해야 한다.

근육완전성

정의 및 원인

근육완전성(Muscle Integrity)

근육 완정성은 근육이 예상되는 해부학적 및 생체역학적 규범에 부합하는 정도이다.[21,25-27,38,141-157]

근육신장성(Muscle Extensibility)

근육신장성은 관절이 움직이는 동안 해부학적 범위를 통해 근육과 근막이 변형되는 능력이다.[21,25-27,38,141-157]

구축(Contracture)

구축은 섬유화 또는 근육균형상실과 같은 근육의 다양한 생리적 변화로 인해 영구적으로 근육이 짧아지는 것을 말한다.[21,25-27,38,141-157] 생리적 구축은 운동 활동과 관련이 없는 영구적인 근육 수축 또는 단축을 말한다. 예를 들어, 볼크만허혈성구축에서 관련 근육의 단축은 장기간의 허혈, 근괴사, 섬유아세포의 증식, 흉터수축, 근건유착 형성을 포함한다. 근육구축은 소뇌병변의 근육긴장항진증(hypertonia)과 같은 신경학적 장애로 인한 근육불균형과 관련이 있을 수 있다. 또한, 일부 근육의 구축생검에서 근섬유위축과 근막 및 비근막섬유증의 조합이 나타나는 듀센근이영양증과 같이 위축 및 섬유증과 관련될 수도 있다.

근육염좌 또는 열상(Muscle Strain or Tear)

근육염좌 또는 열상은 외상에 대한 반응으로 또는 반복적인 동작과 함께 퇴행성 변화로 인해 발생할 수 있는 근육섬유의 병변 또는 염증이며, 일반적으로 고령인구에서 나타나는 부분회전근개열상(rotator cuff tear)과 같은 질환이 있다.[21,25-27,38,141-157]

건염(Tendinitis)

건염은 반복적인 기계적 외상, 스트레칭 또는 근육의 과부하로 인해 발생할 수 있는 건막 주위 조직의 염증이다.[21,25-27,38,141-157]

건증(Tendinosis)

염증성질환인 건염과 달리 건증은 원인을 알 수 없는 비염증성퇴행성질환과 일치하는 조직병리학을 가진 일반적인 과사용건질환을 말한다.[21,25-27,38,141-157]

근막통증유발점

근막통증유발점은 골격근의 과민성반점으로, 팽팽한 밴드에서 과민하게 만져지는 결절과 관련이 있다.[21-25,34]

- 활동성 통증유발점은 아무도 촉진하지 않아도 통증이 있다.[21-25,34]
- 잠복성 통증유발점은 치료사가 촉진하지 않는 한 그 자체로는 통증이 없다.[21-25,34]

검사테크닉 개요

근육완전성을 평가하는 방법에는 다양한 접근법이 있다.[21-25,34,158-167] 근육신장성장애는 해당 근육그룹에 대해 정의된 수동적 운동범위검사로 정의되는 신장검사를 사용하여 임상적으로 측정한다. 예를 들어 슬괵근(넙다리뒤근육, hamstring muscles)의 신장성은 골반을 안정시킨 상태에서 수동슬관절신전의 고니오미터측정을 사용하여 측정할 수 있으며, 이 검사는 신뢰할 수 있고(r = 0.99) 골반 움직임이 거의 없는 상태에서 수행할 수 있다.

앉아서 뻗기검사(sit and reach test)는 슬괵근의 신장성측정에 일반적으로 사용되는 또 다른 방법이다. 앉아서 뻗기검사는 척추이동성 및 인체계측요인을 반영하는 것으로 보이기 때문에 이 검사자세에서 고관절각도를 측정하는 것보다 정확도가 떨어진다. 근육신장성의 실험실 또는 계측측정에는 등속성동력계 및 동적초음파촬영의 힘/각도데이터 사용이 포함된다.

건병증(tendinopathies), 근육염좌 및 근육 열상은 이 장의 앞부분에서 설명한 선택적 조직장력검사방법을 사용하여 평가한다.[21-25,34,158-165] 이 경우 치료사는 근육수축 시 통증(한 방향으로의 능동적 움직임), 근육신전 시 통증(반대 방향으로의 수동적 움직임), 등척성 움직임 시 통증, 심한 혈종, 현저한 쇠약 또는 급성통증이 있는 경우 운동범위 감소 가능성과 함께 근육의 비교적 강한 수축을 찾아야 한다. 건성병변과 근육병변의 구분은 검사 중 통증의 위치와 압통촉진 결과에 따라 다르다. 치료사는 추가 진단정보가 필요한 경우

MRI를 사용할 수 있다.

근육신장성장애는 다른 장에서 자세히 설명하는 근육기능장애 및 통증과도 관련이 있다.[21-25,34,158-165]

근수행능력

정의 및 원인

근수행능력(Muscle Performance)

근수행능력은 근육의 길이, 장력 및 속도에 기반한 근육의 작업능력이다.[21,25-27,38,66-78,80-85,91,92,110,157,168-193] 신경학적 자극; 에너지 저장, 에너지 전달, 근육 수축의 균형, 타이밍 및 순서는 모두 통합된 근수행능력에 영향을 미친다.

근력(Muscle Strength)

근력은 근육 또는 근육그룹이 최대 자발적 수축 중에 저항을 극복하기 위해 생성하는 힘 또는 토크를 말한다.[21,25-27,38,66-78,80-85,91,92,110,157,168-193]

근힘(근육일량, Muscle Power)

근파워는 단위 시간당 근육이 생성하는 일량(강도 × 속도)이다.[21,25-27,38,66-78,80-85,91,92,110,157,168-193]

근지구력(Muscle Endurance)

근지구력은 여러번 또는 일정시간 동안 근육을 수축하거나 토크를 유지하는 근육의 능력이다.[21,25-27,38,66-78,80-85,91,92,110,157,168-193] 반대로 피로는 근육이 토크를 유지하지 못하거나 시간이 지남에 따라 힘이 손실되는 것을 말한다.

통합된 근육활동에 필요한 다양한 자극으로 인해 유착, 근육완전성 손상, 비정상적인 신경근 긴장도, 관절이동성 손상, 관절완전성 손상, 부기, 결합조직 완전성 손상, 통증 및 자세부정렬로 인해 근육활동에 장애가 발생할 수 있으며, 이 장의 다른 장에서 자세히 설명되어 있다.[21,25-27,38,66-78,80-85,91,92,110,157,168-193] 마사지 테크닉이 근력향상에 직접적인 영향을 미치지 않기 때문에 이 장에서는 근력장애의 주요 원인인 근력약화에 대해서는 설명하지 않는다.

검사테크닉 개요

근수행능력을 평가하는 방법에는 다양한 접근법이 있다.[21,25-27,38,66-78,80-85,91,92,110,157,168-196] 근력은 등척성, 등장성, 등속성으로 측정할 수 있다. 가동범위를 통해 저항을 측정하는 등급별 수동근력검사는 등속성 근력검사에 대한 오랜 임상적 접근법으로, 평가자 간 신뢰도는 의심스럽지만 평가자 내 신뢰도(r = 0.88)는 양호한 편이다. 등장성검사의 다른 옵션으로는 1회반복최대검사가 있다. 등척성검사는 일반적으로 신경학적 결손이 의심되는 경우에 사용되지만 근육분절검사로도 수행할 수 있다. 휴대용동력계는 등척성근력을 측정하는 정확하고 신뢰할 수 있는 수단으로 임상진료의 주축이 되고 있다. 치료사는 일반적으로 악력동력계, 변형 혈압계 및 핀치미터를 사용하여 손근력검사를 수행한다. 최대토크, 평균최대 토크, 힘-주파수 관계와 같은 등속성동력계를 사용하여 다양한 방법으로 등속성근력을 측정할 수 있다. 근력은 등속성검사를 통해 얻은 피크파워, 평균파워, 순간 파워, 토크-속도 관계로 설명할 수 있다. 등속성장치는 운동에 대한 일정한 저항을 생성하여 치료사가 특히 몸통근육검사에서 등속성기능을 측정할 수 있게 해준다.

근지구력은 반복 횟수, 한 발로 뛰기 테스트와 같은 간단한 임상측정법 또는 근전도검사에서 도출된 지구력 한계 시간 및 평균 전력 주파수를 포함하는 보다 복잡한 검사를 사용하여 평가할 수 있다.[21,25-27,38,66-78,80-85,91,92,110,157,168-193] 보그자각도효과검사(borg perceived effort test)와 같은 자각도효과검사(rate of perceived effort tests)를 사용하여 고객의 지각된 노력속도를 측정하고 객관적인 피로측정과 상관관계를 확인할 수 있다.

특정 임상질환이 있는 고객은 일반적인 근기능검사 측정에 수정이 필요할 수 있다.[21,25-27,38,66-78,80-85,91,92,110,157,168-193] 수정된 혈압계는 특히 노인고객과 류머티즘관절염 고객의 등척성근력을 평가하는 신뢰할 수 있는 수단(평가자 간 신뢰도가 최대 0.85인 ICC)이다. 또한, 치료사는 페달링활동을 사용하여 뇌혈관사고(CVA)를 겪은 고객의 기계적 작업 및 관절 힘생성 패턴을 측정할 수 있다.

치료사는 또한 개인의 근육활동이 기능적 작업수행능력에 미치는 영향을 평가할 수 있다.[21,25-27,38,66-78,80-85,91,92,110,157,168-193] 예를 들어, 앉았다 일어서기검사는 하지근력이 고객의 기능적 이동수행능력에 미치는 영향을 보여준다. 작업치료에서 사용되는 기능적 능력평가는 근육능력을 반영하는 당기기, 들기, 운반, 중량물 취급과 같은 업무관련 작업을 수행하는 고객의 능력을 측정한다. 2차원 또는 3차원 컴퓨터보조동작분석 및 힘분석을 사용한 운동 및 운동보행분석은 근육성능이 보행에 미치는 영향을 보여준다.

휴식기 근긴장

정의 및 원인

휴식기 근긴장(Resting Muscle Tension)

휴식기 근긴장은 정상적인 신경분포가 있는 근육에서 관찰되며, 휴식 시 촉진을 시도하면 팽팽함 또는 촉진 시 근육의 질감을 지각하는 정도를 말한다.[21-25,30,34,38,40,102,183-210,424-443] "연부조직검사의 과학적 근거" 섹션에서는 휴식기근육긴장에 대한 보다 자세한 정의를 제공한다.

근육의 돌발적경련(Muscle spasm)

근육연축은 근육의 불수의적 수축으로 인해 근육의 긴장이 증가하고 자발적으로 근육의 긴장이 풀리지 않고 근육이 짧아짐을 초래하는 것을 말한다.[21-25,30,34,38,183-206] 연구에 따르면 알파 운동뉴런의 흥분성 증가가 근육연축의 발생에 기여한다고 한다. 근육연축 중에 경험하는 통증은 허혈이 통증유발물질의 연쇄효과를 유발하기 때문일 가능성이 높다.

검사테크닉 개요

휴식기근육긴장과 근육연축을 평가하는 데는 다양한 접근법이 있다.[21-25,30,34,38,40,183-215,422-443] 그럼에도 불구하고 연구에 따르면 촉진은 여전히 이를 측정하는 중요한 방법이라고 한다. 안정 시 근육긴장을 측정하는 다른 검사로는 조직순응도측정기(연부조직의 일관성을 정적으로 측정), 배디스모그래피(badismography), 연속근전도, 근전도계(동적 측정), 체열검사 등이 있다.

유착 및 흉터

정의 및 원인

흉터

흉터는 화상, 상처, 수술, 방사선 또는 질병으로 인해 파괴된 정상조직을 대체하는 섬유조직이다.

유착(Adhesions)

흉터와 마찬가지로 유착은 화상, 상처, 수술, 방사선 또는 질병으로 인해 원래 조직이 파괴된 후 정상조직이 결합조직으로 대체되어 발생한다.[3-38] 유착은 섬유성 또는 섬유소성일 수 있다. 섬유성 유착은 혈장이나 림프삼출물 또는 혈액의 유출로 인해 형성되는 미세한 섬유소띠를 가지고 있다. 섬유성유착은 섬유성유착이 섬유가닥으로 조직화되어 발생한다. 흉터와 달리 유착은 정상적으로 서로 미끄러지거나 움직이던 조직의 이동성이 상실되는 것이 특징이다. 유착은 흉터주변을 둘러싸고 있어 운동범위를 제한할 수 있다. 유착은 근육, 관절 및 결합조직 완전성손상의 원인이 될 수 있으며, 이에 대해서는 이 장의 다른 섹션에서 자세히 설명한다.

검사테크닉 개요

유착과 흉터를 평가하는 방법에는 다양한 접근법이 있다.[3-37] 유착은 조직이동성장애와 관련이 있기 때문에 흉터보다 임상적으로 더 중요한 의미를 갖는다. 안타깝게도 관찰과 촉진을 통한 유착의 측정은 흉터보다 정확도가 떨어진다. 치료사는 육안검사 및 객관적인 치수측정을 통해 흉터의 존재를 확인할 수 있다. 초음파 검사, MRI 및 관절경검사는 임상적으로 실용성은 덜하지만 더 정확하다.

결합조직 완전성(Connective Tissue Integrity)

정의 및 원인

근막제한(Fascial Restrictions)

근막제한은 한 근막층이 다른 근막층에 유착되어 탄성교원질 교차결합(elastocollagenous cross-links)가 발생하고 근막기저물질의 체액일관성이 손실되는 것을 말한다.[23,38,62,216-232] 근막제한은 외상, 유착, 염증 또는 감염과정, 골격제한, 만성근막구획증후군, 신경학적 또는 순환계 압박증후군 또는 다리길이 불일치, 골반부정렬, 치아부정교합과 같은 자세부정렬로 인해 발생할 수 있다. 마지막으로, 근막제한은 통증, 운동장애 및 신체전반의 전반적인 기능장애를 유발할 수 있다. 이러한 증상은 제한 부위에서 멀리 떨어진 곳에서 발생할 수 있으며 세포 대사, 영양, 배설, 호흡 또는 림프흐름에 장애를 초래할 수 있다.

비정상적인 결합조직(Abnormal Connective Tissue)

비정상적인 결합조직밀도는 결합조직치유의 강화 및 성숙단계에서 발생하는 불규칙한 결합조직재형성이다.[23,38,62,216-232,445-450] 이는 지속적인 미세외상, 저급염증 및 조직리모델링이 있는 건초염, 건초염, 활액낭염 및 족저근막염과 같은 반복적인 긴장, 골절 및 반복적인 긴장손상을 포함한 만성 정형외과적 손상과 관련이 있을 수 있다. 부하증가로 인한 힘줄 내 무증상 병적 조직리모델링은 향후 통증증상이 발생할 상대적 위험이 높지만 퇴행성 변화보다는 활동 관련 변화와 관련이 있을 수 있다. 당뇨병이나 고콜레스테롤혈증과 같은 전신질환에서도 결합조직밀도변화를 볼 수 있다.

검사테크닉 개요

결합조직완전성을 평가하는 방법에는 다양한 접근법이 있다.[3-37,62,218-232,445-450,452] 결합조직 상을 평가하는 테크닉에는 고객의 정적 및 동적 자세정렬, 조직촉진, 피부이동성 및 혈관운동반응에 대한 육안검사 등이 포함된다. 근막시스템의 불균형은 제한 부위 이외의 다른 부위에도 상당한 영향을 미칠 수 있으므로 치료사는 고객의 불만사항에 관계없이 고객의 전신을 평가해야 한다. 초음파검사는 아킬레스건, 슬개건 또는 회전근개 힘줄과 같은 특정 유형의 결합조직의 병리학적 단계를 파악하는 데 효과적인 방법이기도 하지만, 전문적인 교육이 필요하다.

정신신경면역학 검사

스트레스

정의 및 원인

만성스트레스

만성스트레스(Chronic stress)는 생리적, 심리적으로 부정적인 결과를 초래하는 장기간의 고조된 각성상태를 말한다.[158-165,197,233-264] 만성스트레스반응은 인지, 생리적, 정서 또는 행동 영역에 걸쳐 발생하며 인지기능장애, 우울증, 불안, 불면증, 근육긴장, 사회적 기능장애와 같은 결과를 초래할 수 있다.

스트레스반응

스트레스반응은 스트레스 요인 또는 스트레스를 유발하는 상황에 대한 개인의 인지적, 생리적, 정서적 또는 행동적 반응이다. [158-165,197, 233-263]

스트레스에 대한 인지적 상호작용모델

인지적 상호작용모델에서는 스트레스를 환경과의 상호작용으로 인해 실제적이든 아니든 상황의 요구와 생물학적, 심리적 또는 사회적 시스템의 자원 사이의 불일치를 인식하게 될 때 발생하는 상태로 간주한다.[158-165,197,233-264]

스트레스의 생리적 모델(Physiologic Model of Stress)

한스 셀리159는 스트레스를 받는 동안 부신피질과 신경내분비 및 면역체계가 상호작용한다는 사실을 발견했으며, 이는 현재 연구에서도 뒷받침되는 결과이다.[158-165,197,233-264]

그는 스트레스를 신체에 가해지는 요구에 대한 신체의 자동적 반응("싸움 또는 도피")으로 정의했다. 또한 셀리는 부정적 스트레스와 긍정적 스트레스(각각 고통과 유스트레스)를 구분했다.

스트레스의 생활사건 모델(Life Events Model of Stress)

홈즈와 라헤는 부정적인 삶의 사건의 본질과 결과를 조사한 스트레스모델을 정의하고 대인관계 스트레스요인이 질병활동의 증가를 예측할 수 있다고 제안했다.[158-165,197,233-264]

검사테크닉 개요

만성적인 심리사회적 스트레스는 과도한 교감신경계 활성화 또는 교감신경계의 민감화로 인해 발생할 수 있으며, 다양한 병태생리학적 영향을 미친다.[158-165,197,233-264] 특히 부신 글루코코르티코이드호르몬은 기분, 행동, 신경 화학적 전달 및 신경내분비조절에 중대한 영향을 미치기 때문에 스트레스반응에 중요한 역할을 할 수 있다. 만성스트레스의 병태생리학적 영향으로는 인슐린저항성, 고인슐린혈증, 관상동맥심장질환 위험, 여성의 불임, 해마매개기억과정장애 등이 있다.

코르티솔 고갈로 인한 스트레스로 인한 염증은 골다공증, 류머티즘관절염, 근육병증, 만성피로 증후군, 만성골반통, 만성요통과 관련이 있다. 어린이의 경우 만성스트레스는 정신 및 정서적 안정, 완전성, 발달장애와 관련이 있을 수 있다. 고객의 만성스트레스 반응은 통증경험을 연장하고 조직치유를 손상시켜 스트레스나 장애를 지속시키고 만성통증으로 이어질 수 있다.

만성 심리사회적 스트레스를 평가하는 방법에는 다양한 접근법이 있다.[58-165,197,233-264] 스트레스의 주관적인 특성으로 인해 고객의 증상과 스트레스수준에 대한 인식은 고객의 중요한 검사 구성요소이다. 고객면담은 스트레스로 인한 신체적, 정신적, 정서적, 행동적 증상에 대한 고객의 보고와 스트레스를 유발하는 것으로 인식되는 상황에 대한 설명을 이끌어낼 수 있다. 치료사는 언어척도 또는 VAS를 사용하여 고객이 인지하는 스트레스 수준에 대한 기본등급을 얻을 수 있다. 또한, 치료사가 고객의 인지된 스트레스수준과 고객이 경험하는 스트레스에 기여하는 요인을 평가하는 데 사용할 수 있는 표준화된 자가보고스트레스평가설문지가 많이 있다. 이러한 테스트는 잘 정의된 정보를 제공하며 일반적으로 특정집단에 맞게 설계 및 검증되거나 다양한 스트레스구성요소를 측정하도록 설계되었다.

예를 들어, 지각된 스트레스척도는 만성스트레스를 측정하고, 상태특성불안인벤토리는 현재 스트레스를 측정하며, 코너-데이비슨 회복탄력성척도(the connor-davidson resilience scale) 및 간략한 회복탄력성척도(brief resilience scale)는 고객의 적응적 스트레스대처전략을 측정한다.

표준화된 스트레스측정법을 사용하려는 치료사는 측정법을 시행하기 전에 필요한 전문교육에 대한 자세한 내용은 매뉴얼을 참조해야 한다. 이를 통해 자신의 훈련과 업무범위가 해당 측정을 시행할 수 있는지 판단할 수 있다. 이러한 측정법 중 일부는 지배적인 스트레스모델을 기반으로 한다.

예를 들어, 최근 경험스케줄, 사건의 영향척도, 사회적 재조정평가척도는 홈즈와 라헤의 삶에 대한 사건스트레스모델을 기반으로 한 대표적인 측정방법이다. 스트레스에 대한 인지적 상호작용 모델은 포크만과 라자의 번거로움과 고양감 및 대처방법설문지의 기초를 제공한다.[96] 또한 심장에 대한 심장질환설문지(cardiac event threat questionnaire)와 같은 건강관련 스트레스설문지가 있다. Buros 정신측정연감[264]은 검사대상, 검사목적, 검사세부사항 및 리뷰가 포함된 표준화된 스트레스 설문지에 대한 유용한 정보를 담고 있다.[164]

요점 4-1에는 Buros에 설명된 많은 검사 중 일부가 나열되어 있다.[164] 그러나 고객이 심각한 스트레스나 정신질환을 앓고 있는 경우, 진료범위 내에서 적절한 의료서비스제공자에게 의뢰하는 것이 중요하다.

치료사는 만성스트레스에 대한 다양한 생리적 측정법을 사용할 수도 있다.[158-165,197,233-264] 임상측정에는 심박수, 수축기 및 이완기 혈압, 맥박수, 갈바닉피부 반응, 피부 전도도 수준, 손가락 온도 등이 포함된다. 근전도, 특히 외측전두근(frontalis, 이마근) 근전도반응은 스트레스를 나타내는 지표이다. 정맥혈샘플의 과산화지질 수치, 스트레스관련호르몬인 프로락틴, 코르티솔, 테스토스테론 수치, 당화혈색소 수치 등 혈액샘플에 대한 실험실측정도 포함된다. 마지막으로 타액 또는 모발분석을 통해 스트레스의 일반적인 생리적 지표인 코르티솔 수치를 확인한다.

Key Points 4-1

표준화된 스트레스측정 Buros 정신측정연감

관절과 뼈의 기능

- 청소년대처척도
- 스트레스 상황에 대한 대처목록
- 스트레스에 대처하기
- 일일스트레스목록
- 생활스트레스요인 및 사회적 자원 목록-청소년용양식
- 개인스트레스평가목록
- 자원과 스트레스에 관한 설문지
- 스톡스-고든 스트레스척도
- 스트레스분석시스템
- 스트레스감사
- 스트레스영향척도
- 스트레스지표 및 건강플래너
- 스트레스관리 설문지
- 스트레스회복력 전문가
- 스트레스반응척도
- 스트레스이해 및 관리

다중시스템검사

통증

정의 및 원인

통증

통증은 실제 또는 잠재적 조직손상과 관련되거나 이와 유사한 불쾌한 감각 및 정서적 경험이다.[266, 267] 통증은 생물학적, 심리적, 사회적 요인을 포함하는 매우 복잡한 과정이며 전적으로 주관적인 경험이다.

급성통증

급성통증(Acute pain)은 부상, 수술 및/또는 질병으로 인한 유해한 자극에 의해 유발되며 종종 움직임을 멈추고 의사의 도움을 받으라는 경고신호이다.[266,267] 통증과 통각은 서로 다른 경험이며, 통증은 감각신경활동으로만 유추할 수 없다.

만성통증

만성통증(Chronic pain)은 정상적인 조직치유시간 이

후에도 지속되며 말초 및 중추민감화 및 심리적 요소를 포함한다.[266-269]

참고: 통증의 원인에 따라 치료 전략도 달라진다. 이 장에서는 신체적 통증, 신경병증성 통증, 심리적 통증의 특징에 대해 설명한다.

신체통증

신체통증(Somatic Pain)은 신경계가 온전한 사람의 조직에 대한 자극으로 인해 발생한다. 신체 통증에는 여러 유형이 있다.[21,25-27,63,90,216,218,248,266-310]

- **염증성통증(Inflammatory pain)**은 부상이나 자극에 대한 조직반응으로 인해 면역체계에 의해 활성화되는 적응행동반응으로, 자극이 치유되면 사라진다.
- **통각성통증(Nociceptive pain)**은 화학적, 기계적 또는 열적 자극에 반응하여 비신경조직에 있는 통각수용체의 실제 또는 위협적인 유해자극으로 인해 발생하는 보호행동반응이다. 임상환경에서 통각성통증이라는 용어는 통증이 통각성입력에 비례할 때 사용된다. 실제 또는 인지된 부상의 결과로 말초통각수용체가 감지하여 척수의 후각(뒷뿔, dorsal hor)신경에서 신경전달물질의 방출이 증가하는 것이다. 자극을 감지한 후각신경은 배경 활동증가, 수용되는 크기 증가, 말초에 가해진 자극에 대한 반응 증가를 나타낸다.
- **근막성통증(Myofascial pain)**은 국소적인 근육민감성, 운동범위 감소 및 해당 부위 내의 근막유발점을 동반하는 지속적인 국소통증이다. 아직 잘 알려져 있지는 않지만, 현재의 합의에 따르면 근막성통증은 심한 또는 반복적인 미세외상으로 시작하여 지속적인 유발점을 만들어 국소근육통증으로 나타나는 일련의 혈관활성 및 염증성 생체역학적 반응으로 이어진다.
- **연관성 통증유발점통증(Referred trigger point pain)**은 통증유발점에서 발생하지만 고객은 종종 그 근원에서 완전히 떨어진 거리에서 발생하는 통증으로 인식한다. 연관성통증의 패턴은 통증의 발생부위와 관련이 있다. 연관성 통증유발점 통증의 분포가 말초신경 또는 피부분절의 분포와 완전히 일치하는 경우는 드물다. 치료되지 않은 통증유발점은 근병증, 테니스엘보, 긴장성두통, 후두부두통, 오십견 등을 포함하되 이에 국한되지 않는 통증증후군과 연관될 수 있다. 통증유발점의 원인은 아직 연구 중이지만 아세틸콜린의 과도한 증가가 운동말단판 활동을 증가시켜 팽팽한 근육밴드 내에서 만져지고 과민한 국소결절을 유발한다는 가설이 지배적이다.

신경병증성통증

신경병증성통증(Neuropathic Pain)은 감각신경계의 손상, 기능장애 또는 변화로 인해 발생하며, 운동 및 자율신경변화를 포함한 신경학적 징후로 나타날 수 있다. 중추신경계(CNS) 민감화는 척수와 뇌에 신경가소성변화를 일으킨다.[270] 신경병증성통증에는 여러 유형이 있다.[21,25-27,63,90,216,218,248,270,272-311]:

- **중추성통증증후군(Central Pain Syndrome)**은 척수, 뇌간, 뇌의 통증조절시스템에 영향을 미치는 중추신경계 병변(예: 부상, CVA, 종양, 감염 또는 질병)에 의해 발생한다. 시상병변이 가장 흔하며 반대편에 비피부분포로 나타난다.
- **복합부위통증증후군(Complex Regional Pain Syndrome, CRPS)**은 혈관운동 및 신경감각이상, 영양변화, 골손실, 심한(보통 원위부) 사지통증이 나타나는 통증장애이다. 통증의 정도는 조직손상 정도와 불균형하며 정상적인 조직치유시간 이상으로 통증이 지속된다. 통증의 어느 단계에서 교감신경성분이 있지만 교감신경으로 유지되는 통증과는 구별된다. 이전에 반사교감신경 이영양증(reflex sympathetic dystrophy)으로 알려진 제1형(약 90%의 경우)은 유해자극으로 시작될 수 있지만 뚜렷한 신경손상은 없다. 이전에 작열통증으로 알려진 II형에서는 일반적으로 외상으로 인한 명확한 신경병변이 있다. 임상양상에는 제1형과 제2형의 차이가 없으며, 둘 다 말초 또는 피부분포패턴이 아닌 국소분포패턴을 따른다.
- **섬유근육통(Fibromyalgia)**은 근육 내 감각신경이 민감해져 중추감각이 둔화되는 질환이다. 섬유근육통은 종종 광범위한 통증, 피로, 인지장애, 우울증 및 수면부족과 관련이 있다. 통증, 기분, 수면을 매개하는 신경전달물질기능장애로 인해 이차적으로 발생한다.
- **환상통(Phantom Pain)**은 신체부위를 상실하기 전에 중추에 변화가 생겨 감각 및 운동입력의 부조화를 초래한다. 일반적으로 고객은 더 이상 존재하지 않는 신체부위에서 통증을 감지한다.
- **신경근병증(신경뿌리병증, Radiculopathy)**은 신경근이 막히거나 압박을 받아 신경근분포 내에서 감각이상, 통증 및 운동상실을 초래하는 병리학적인 상태이다. 증

상은 일반적으로 감각기능을 담당하는 피부절과 근육기능을 담당하는 근절 등 신경근분포 내에서 나타낸다.

- **방사통(Radicular Pain)**은 척추신경, 신경근 또는 신경절의 통각성구심성섬유의 자극으로 인해 발생하는 통증이다. 자발적인 이소성신경분비물로 인해 발생하며 근병증과는 다르지만 두 가지가 동시에 나타나는 경우가 많다.
- **연관통(Referred Pain)**은 다른 구심성감각신경이 근접해 있기 때문에 고객이 통증의 근원에서 떨어진 부위에서 오는 것으로 인식하는 통증이다. 내장 및 통증유발점 통증이 연관성통증의 예이다.
- **내장통증(Visceral Pain)**은 감각 및 운동시스템인 자율신경계에 의해 신경이 전달되는 기관에서 발생하는 통증이다. 통증은 일반적으로 통각수용성 통증과 신경병증성 통증의 조합이다. 내장통증은 별도의 내장감각경로가 없고 내장구심성섬유의 수가 적기 때문에 신체통증 부위를 말한다. 예를 들어 심장허혈은 왼쪽 팔, 목, 얼굴의 통증과 관련이 있다. 내장통증은 일반적으로 공막(sclerotomal) 분포를 따른다.
- **피부통증(Dermatomal Pain): 피부분절(dermatome)은** 하나의 후근신경근(등쪽신경, dorsal root)에 의해 지배되는 피부부위이다. 후근신경의 손상은 피부의 감각상실을 초래하거나 고객이 작열감 또는 전기자극처럼 발생하는 통증으로 경험할 수 있다. 예를 들어, C7 신경근의 자극은 C7 피부의 감각 변화로 이어질 수 있다: 팔의 외측과 전완(앞팔, forearm)에서 손바닥과 손등의 시지(index), 중지(long), 약지(ring)까지 감각이 저하된다.
- **근절성 통증(Myotomal Pain):** 하나의 신경근에 의해 지배되는 근육그룹인 근섬유의 통증이다. 예를 들어, 소원근(작은원근, teres minor)에 부상이 발생하면 삼각근(세모근, deltoid)이 연결된 부위에 통증이 발생할 수 있다.
- **공막통증(Sclerotomal Pain):** 이는 하나의 분절 신경근에 의해 신경이 분포하는 뼈나 근막 부위인 공막절에 발생하는 통증이다. 예를 들어 고관절(엉덩관절, hip)통증은 서혜부(샅굴부위, groin), 천장관절(엉치엉덩관절, sacroiliac joints), 요추(허리뼈, lumbar spine), 슬관절(무릎, knee) 또는 족관절(발목, ankle)에 나타날 수 있다.
- **신경성파행증(Neurogenic claudication)**은 추간공(척추사이구멍, intervertebral foramen) 또는 중앙척추관 내에서 하나 이상의 신경근이 간헐적으로 압박 및/또는 허혈을 받아 발생하는 통증이다.

심리성통증

심리성통증(Psychological Pain)은 정신적, 정서적 또는 행동적 요인으로 인해 발생하거나 증가하거나 연장되는 신체적 통증을 말한다.314 여기에는 다음이 포함될 수 있다:

- **만성통증증후군(Chronic Pain Syndrome)/신체화장애(Somatization Disorder)**는 의학적 치료가 필요하고 심각한 사회적 및 직업적 기 장애를 유발하는 식별 가능한 메커니즘이 없는 상태에서 반복적이고 다발적이며 임상적으로 중요한 통증에 대한 불만을 나타내는 패턴이다.
- **통증장애(Pain Disorders)**는 고통 또는 기능장애를 유발하는 통증으로, 심리적 요인이 통증의 시작, 심각성 및 지속에 중요한 역할을 한다. 이는 의식적이거나 의도적인 것이 아니다. 신체증상에 대한 잘못된 해석으로 인해 종종 발생하는 심각한 질병에 대한 과도하거나 불합리한 두려움인 과대공포증도 이 범주에 속한다.

검사테크닉 개요

통증을 평가하는 방법에는 다양한 접근법이 있다.[21,25-27,39-54,63,158-165,233-250,294-315] 통증은 주관적인 경험이다. 따라서 통증면담은 통증강도, 통증위치, 통증행동, 통증에 대한 고객의 반응 등 고객이 경험하는 통증의 다양한 구성요소에 대한 정보를 이끌어내는 중요한 수단이다. 통증면담을 통해 치료사는 24시간동안 고객증상의 성격과 행동을 파악할 수 있다. 이 장에는 통증면담에 대한 일반적인 지침이 나와 있다. 치료사는 임상환경과 고객의 임상상태에 따라 통증 담에서 다루는 문제의 수를 수정해야 한다. 예를 들어, 직업의학클리닉에서 만성요통이 있는 고객에게는 급성어깨통증이 있는 대상자보다 더 자세한 통증면담이 적절할 수 있다. 수면부족이 통증인식을 결정하는 중요한 요인으로 밝혀졌으므로 통증면담에는 수면의 질에 대한 질문도 포함되어야 한다. 독자는 의료전문가를 위한 고객문진에 관한 텍스트를 참조하여 특정 임상상태의 통증평가와 관련된 문제에 대한 지침을 찾을 수 있다. 치료사는 임상의사결정의 평가단계에서 통증면담의 정보를 사용하여 고객의 임상상태에 대한 가설을 확인하거나 반박하고, 고객의 통증정도를 고려할 때 검사 및 치료의 특정 측면이 적절한지 결정할 수 있다. 또한 통증면담결과를 사용하여 고객의 통증이 기능수준에 미치는 영향을 명확히 하고 기능적 결과를 파악하는 데 도움을 줄 수 있다.

치료사는 통증역치측정기 또는 압력아르고미터를 사용하여 압력에 대한 조직의 민감도를 측정할 수 있다.[63,302,303] 다양한 유형의 압력계가 있다. 일반적으로 이러한 장치는 압력(힘) 게이지에 부착된 단단한 고무팁에 압력을 가하는 구성요소로 이루어져 있다. 게이지의 다이얼에는 압력 판독값이 kg/cm^2 또는 lbs/cm^{2}로 표시된다. 치료사는 압력계를 사용하여 고객의 조직에 점차적으로 증가하는 힘을 가하고 고객이 통증이나 불편함을 느낀다고 보고하는 시점의 압력 수치를 기록하여 압력 민감도 판독값을 얻는다. 압력알고리즘 점수에 대한 평가자 내 신뢰도는 높지만(최대 0.94의 ICC), 평가자 간 신뢰도는 다양하다. 압력알고리즘은 고객의 주관적인 불만을 정량화하는 수단을 제공하기 때문에 통증유발점 요법 및 조직민감도를 변화시키는 기타 중재의 효과를 기록하고 평가하는 데 유용하다.

통증과 통증에 대한 고객의 심리적 반응의 상호반응을 검사하는 여러가지 평가도구가 있다.

많은 평가도구는 관리와 해석에 시간이 오래 걸리고 치료 전략에 제한적인 자료를 제공한다. 치료에 영향을 미치는 한 가지 영역은 고객의 파국화(catastrophizing)이며, 이는 통증 파국화척도(the pain catastrophizing scale)로 측정할 수 있다.

통증행동은 사람들이 자신이 고통스럽다는 것을 다른 사람에게 전달하는 정상적인 방법이다. 통증행동이 과도하여 진료실이나 치료에 방해가 될 때만 문제가 된다. 통증행동을 측정하는 도구는 몇 시간의 특별한 관찰훈련이 필요하며 대부분의 치료사에게는 실용적이지 않다.

몇 가지 적절한 신경학적 검사가 있다. 예를 들어, 신경긴장, 반사 및 감각을 검사해야 한다.

또한, 치료사는 신경병증, 억제력 상실, 통증의 집중화, 신경가소성 변화의 징후인 이질통증(무해자극통증; 통증이 없는 정상적인 가벼운 접촉에 의한 통증, allodynia) 가중(통증이 없는 반복적인 접촉으로 기하급수적으로 증가하는 통증), 2점분별(한 점 또는 두 점이 피부에 닿아 있는지 구별할 수 있는 최소 거리 결정) 등을 검사할 수 있다.

성인을 위한 통증평가도구는 여러가지가 있으며, 이 장에서는 그 중 일부에 대해 설명한다.[248,267-316] 유아, 어린이, 청소년, 노인고객 및 의사소통능력이 제한적인 사람들을 평가하기 위한 도구도 많이 있지만 여기서는 다루지 않을 것이다. 자가보고척도에는 다음이 포함된다:

- **숫자평가척도(Numeric Rating Scale):** 0에서 10까지의 응답척도(0은 통증이 전혀 없음, 10은 통증이 매우 심함)이다. 0에서 10까지 구두로 표시하거나 11가지 선택지 중 하나에 표시하여 시각적으로 표시할 수 있다.
- **구두범주형평가척도(Verbal Categorical Rating Scale):** 1-통증 없음, 2-경미한 통증, 3-중등도 통증, 4-심한 통증의 4점 척도이다.
- **시각적 아날로그척도(Visual Analog Scale)/그래픽등급척도(Graphic Rating Scale):** 통증강도를 서면으로 평가하는 척도로, 치료사가 쉽게 관리할 수 있어 임상과 연구 모두에서 널리 사용된다.[114-156] VAS는 길이 10 cm의 직선으로 구성된다. 선의 왼쪽 끝은 "통증 없음"이고, 오른쪽 끝은 "내가 경험한 최악의 통증"이다. VAS의 검사-재검사 신뢰도는 $r = 0.99$로 보고되었다. VAS와 숫자 통증 평가 척도 간의 동시 타당도는 $r = 0.77$에서 $r = 0.91$ 사이였다.
- **얼굴그림스케일(Face Picture Scale):** 다양한 수준의 통증을 가진 사람들의 얼굴표정을 사진이나 그림으로 표현한다. 어린이부터 노인고객, 인지장애가 있는 고객, 다른 언어를 사용하는 고객에 이르기까지 다양한 연령대에 사용할 수 있다.
- **신경병증성통증척도(Neuropathic Pain Scale):** 통증의 질을 구두 또는 서면으로 평가하는 척도로, 0~10점 척도로 평가되는 10가지 항목으로 구성되어 있다. 11번째 항목에서는 고객이 통증의 패턴을 지속적, 간헐적 또는 간헐적으로 증가하면서 지속적이라고 보고할 수 있다.
- **신체다이어그램(Body Diagram):** 고객이 신체다이어그램에 그리는 통증그림은 여러 가지 용도로 사용할 수 있다. 먼저, 치료사는 통증면담의 보조도구로 사용하여 고객이 자신의 증상에 대해 쉽게 이야기할 수 있도록 도울 수 있다. 이는 고객의 통증 부위와 감각이상, 압박감 등 관련 증상을 파악하는 간단하고 신뢰할 수 있는 방법이다. 또한, 치료사는 치료계획을 안내하고 치료에 대한 고객의 반응을 기록하는 데 사용할 수도 있다.
- **맥길통증설문지(약식 또는 약식-2)(The McGill Pain Questionnaire):** 치료사는 이 설문지를 서면검사로 시행하거나 고객에게 문항을 읽어주면서 구두로 시행할 수 있다. 통증증후군과 고객의 심리적 스트레스 요인을 감별 진단하는 데 도움이 될 만큼 변별력이 있다. 신뢰할 수 있고 타당하며 민감도가 높아서 연구에 자주 사용된다.

통증이 있는 고객에게 실시할 수 있는 특수검사는 통증의 의심되는 원인에 따라 다르다.[248,267-316] 치료사는 집안의 열 누출을 감지하는 데 사용되며 민감하고 유효하며 신뢰할 수 있는 적외선장치로 체열촬영을 수행할 수 있다. 이는 CRPS와 흉곽출구증후군(가슴문증후군, Thoracic Outlet Syndrome)에 매우 유용하다. 신경전도검사는 팔다리에서 신경뿌리까지 손상된 신경과 치유 여부를 확인할 수 있지만 특정통증증후군을 진단하는 데는 유용하지 않다. 또한, 통증이 있는 고객은 신경전도검사를 견디기 어려워한다. 만성 통증이 있는 고객에게는 뇌기능 MRI를 사용하여 뇌의 통증 관련 부위의 위축 또는 비대를 확인할 수 있다. 건강한 대조군과 통증고객을 구분하는 뇌바이오마커를 식별하는 연구가 진행 중이며 현재 70~90%의 정확도를 보이고 있지만, 기능적 MRI는 아직 개별 고객의 통증증후군을 구분하는 데 사용할 만큼 충분히 개발되지 않았다. 현재는 자가보고가 통증평가의 표준으로 남아 있다.

포착신경병증(죄임신경병증, Entrapment Neuropathy)으로 인한 2차적 감각장애

정의 및 원인

포착신경병증(Entrapment Neuropathy)

포착신경병증은 통증유발점 활동, 근막제한, 과사용증후군 및 기타 임상상태와 관련된 근육 및 결합조직단축 및 염증으로 인해 발생할 수 있는 신경압박이다.[21,25-27,53,216,314-323] 포착신경병증이 있는 고객은 통증, 감각이상, 무감각 또는 운동범위상실을 나타낸다. 흔한 말초포착신경병증에는 수근관증후군(손목굴증후군, carpal tunnel syndrome), 주관절터널증후군(팔꿉굴증후군, cubital tunnel syndrome), 족근관증후근(발목굴증후군, tarsal tunnel syndrome)이 있다. 덜 흔한 포착신경병증으로는 후골간신경(뒤뼈사이신경, posterior interosseous nerve)증후군과 전골간신경(앞뼈사이신경, anterior interosseous nerve) 증후군이 있다.

검사테크닉 개요

포착신경병증을 평가하기 위한 다양한 신경학적 및 근골격계 접근법이 있다.[21,25-27,53,216,314-323] 피부검사에서는 가벼운 터치, 냉/온, 찌르기검사(pinprick), 필라멘트 검사가 포함된다. 근육검사는 등척성 움직임과 반사를 이용한다. 영향을 받은 신경에 대한 티넬검사(tinel testing)를 사용할 수 있다. 또한, 치료사는 감각지각검사(운동 감각, 감각 지각, 입체감), 압박가능성이 있는 부위의 신경촉진, 진동계 사, 신경장력검사 등을 사용할 수 있다.

전기생리학적 검사(신경전도 연구)는 후기 반응(F파 및 H 반사)과 장시간 반사를 평가한다.[21,25-27,53,216,314-323] 이러한 연구를 통해 치료사는 신경병증의 위치와 심각도를 파악할 수 있다. 전기신경전도(운동 신경의 피부 표면 전기 자극), 단일주파수(120 Hz) 진동측정검사 및 MRI도 포착신경병증 진단에 유용하다.

종창(부기, Swelling)

정의 및 원인

종창(Swelling)

종창은 신체 일부분이 비정상적으로 커지는 것을 말한다.[25,38,324-334]

부종(Edema)

부종은 세포, 조직 또는 장액강에 체액이 축적되는 것을 말한다.[25,38,324-334] 부종은 모세혈관의 투과성 증가, 혈장단백질삼투압 감소, 모세혈관과 정맥의 압력 증가, 림프흐름 방해 등 네 가지 주요 원인으로 발생한다.

삼출액(Effusion)

삼출액은 관절낭에 과도한 체액이 고여 있는 것으로 활막의 자극이나 염증을 나타낸다.[25,38,324-334]

림프부종(Lymph edema)

림프부종은 림프관의 폐쇄, 파괴, 제거 또는 저형성으로 인해 비정상적인 양의 림프액이 축적되고 이와 관련된 피하조직이 부어오르는 것을 말한다.[25,38,324-334]

체위부종(체위의존성 부종, Dependent Edema)

체위부종은 사지와 같은 의존성 부위에 국한된 세포외액 부피의 증가를 말한다.[25,38,324-334] 의존성 부종은 종창 또는 움푹 들어간 부위와 관련이 있을 수 있다.

함요부종(오목부종, Pitting Edema)

함요부종은 촉진 압력에 의해 움푹 들어간 부종이다.[25,38,324-334]

고형부종(Solid Edema)

고형부종은 점액 물질에 의한 피하조직의 침윤이다.[25,38,324-334]

검사테크닉 개요

종창을 평가하는 방법에는 다양한 접근법이 있다.[25,38,324-334] 치료사는 신체도표사용과 함께 고객인터뷰를 통해 종창 및 관련 증상에 대한 고객의 설명을 들을 수 있다. 종창을 육안으로 검사하면 치료사가 종창을 측정하는 가장 좋은 방법을 결정하는 데 도움이 될 수 있다. 종창촉진은 종창의 질과 종창의 정도에 대한 데이터를 제공한다. 종창등급척도에는 움푹 들어간 정도에 대한 4점 척도와 림프부종단계에 대한 3점 척도를 포함한다. 치료사는 다음을 사용하여 부은 신체부위의 둘레를 측정할 수 있다. 유연한 줄자, 보석상용 반지 또는 와이어를 사용하여 종창된 신체부위의 둘레를 측정할 수 있다(뼈를 기준으로 측정 도구를 일관되게 배치할 수 있는 경우).

사지에 의해 변위된 체액의 양을 측정하는 체적분석은 사지의 종창에 더 적합한 종창정도를 정량화하는 간단한 수단을 제공한다. 체적분석과 사지둘레측정을 이용한 사지부피추정을 비교한 결과, 팔의 경우 두 측정법 간에 큰 차이가 없었지만 손의 경우 체적분석이 더 신뢰성 있고 정확한 것으로 나타낸다. 종창에 대한 실험실 또는 기기 측정에는 다중주파수생체 기 임피던스분석, MRI 및 레이저도플러유량측정이 포함된다.

신경학적 검사

신경근육긴장도(Neuromuscular Tone)

정의 및 원인

근긴장도(Muscle Tone)

근긴장도는 수동적 신전 또는 신장에 대한 근육의 휴식기긴장 및 반응이다.[38,184-193,198-206,323,335-359]

자세긴장도(Postural Tone)

자세긴장도는 골격의 여러 부분의 위치를 유지하는 데 관여하는 골격근의 근육긴장도이다.[38,184-193,198-206,323,335-359]

소뇌(cerebellum)는 자세의 긴장도를 조절한다. 휴식 시 근육의 긴장과 달리 자세의 긴장을 유지하려면 지속적인 근육활성화가 필요하다. 또한, 운동뉴런의 자발적 발화는 장기간의 시냅스입력의 필요성을 줄일 수 있다.

근육긴장항진증(과다근육긴장증, Hypertonia)

근육긴장항진증은 긴장도 증가의 메커니즘과 관계없이 정상휴식수준보다 높은 근육긴장도를 지칭하는 일반적인 용어이다.[38,184-193,198-206,323,335-359]

근긴장저하증(과소긴장증, Hypotonia) 저하 또는 이완 (Flaccidity)

과소긴장증 또는 이완은 근긴장감소의 기전과 관계없이 정상휴식수준보다 낮은 근긴장도를 지칭하는 일반적인 용어이다.[38,184-193,198-206,323,335-359]

경직(Spasticity)

경직은 반사성과흥분과 관련이 있을 수도 있고 없을 수도 있는 상위운동뉴런병변의 결과로 나타나는 근육긴장도 증가를 보인다.[38,184-193,198-206,323,335-359] 경련성근육은 속도에 따른 강직성신전반사의 증가를 나타낸다. 치료사가 스트레칭을 빨리할수록 검사대상 근육의 저항이 더 뚜렷하게 나타낸다.

강직(Rigidity)

강직은 뇌간 또는 기저핵병변의 결과로 발생하는 근육긴장도 증가이다.[38,184-193,198-206,323,335-359] 강직은 주동근과 길항근 모두에서 저항이 균일하게 증가하여 스트레칭자극의 속도와 관계없이 신체부위가 뻣뻣하고 움직이지 않게 되는 것을 말한다. 고객은 두 가지 유형의 강직을 나타낸다: (1) 톱니바퀴 강직(cogwheel rigidity): 수동적 움직임에 대한 톱니바퀴와 같은 반응으로, 양보와 저항 증가 사이를 번갈아 가며 나타낸다. (2) 수동적 움직임에 대한 일정한 반응인 납관강직(lead pipe rigidity).

- **피질제거강직(겉질제거경축, Decorticate rigidity)**은 적핵수준 이상의 뇌간(뇌줄기, brainstem)병변으로 인해 발생한다.[38,184-193,198-206,323,335-359] 임상적으로 몸통과 하지의 신전 및 상지의 굴곡으로 지속적인 수축과 자세로 보인다.
- **대뇌제거강직(대뇌제거경축, Decerebrate rigidity)**은 적핵수준 이하의 뇌간병변으로 인해 발생한다.[38,184-193,198-206,323,335-359] 임상적으로 몸통과 하지의 지속적인 수축 및 신전자세를 보인다.

- **파킨슨강직(Parkinsonian rigidity)**은 기저핵병변의 결과로 발생한다.[38,184-193,198-206,323,335-359] 임상적으로 운동전반에 걸쳐 주동과 길항근이 모두 팽팽하게 수축하는 형태로 나타난다(납관 강직). 파킨슨병고객은 결국 강직이 나타낸다.

간헐적 경련(clonus)

간대성경련은 일반적으로 상위운동뉴런과 관련된 길항성 근육의 주기적, 경련성 과잉 활동으로, 빠른 스트레칭자극에 반응하여 일정한 빈도로 발생한다.[38,184-193,198-206,323,335-359]

검사테크닉 개요

비정상적인 근육긴장도를 평가하는 방법에는 다양한 접근법이 있다.[38,183-207,323,335-359,439-447] 비정상적인 근긴장도를 측정하려면 신경학적 병변에 대한 이해가 필요하다. 수동관절운동범위검사와 애쉬워스척도(Ashworth scale)와 같은 근긴장도등급척도의 사용은 비정상적인 긴장도검사의 핵심이다. 경직검사에는 진자검사(등속성동력계 또는 고니오미터 사용), 램프앤홀드 또는 정현파진동을 위한 토크/근전도 곡선, 수동운동에 대한 저항을 측정하기 위한 휴대용 또는 등속성동력계 사용, 근긴장도변화를 정량화하는 휴대용장치인 근전도계 사용도 사용할 수 있다. 푸글마이어검사(Fugl-Meyer assessment) 및 몬트리올평가(Montreal evaluation)와 같은 일부 표준화된 운동조절평가에는 근긴장도수동테스트 섹션이 포함되어 있다.[38,184-193,198-206,323,335-359]

도수수동운동검사 외에도 긴장성근육의 전기적 및 기계적 특징을 측정하는 전기생리학적측정을 사용하여 경직을 평가할 수 있다. 이러한 측정에는 T반사, H반사, F반응, 장시간 신전반사, 강직진동반사, 굴곡반사와 같은 반사에 대한 근전도검사가 포함된다. 그러나 연구에 따르면 실험실이나 계측기를 이용한 반사활동검사보다 애쉬워스척도점수와 경직 사이에 더 강한 상관관계가 있는 것으로 나타났다. 또한, 치료사는 과긴장성고객 또는 상위운동신경병변이 있는 고객의 심부건반사가 과장되거나 클론성인지 검사할 수 있으며, 하위운동신경병변이 있는 고객의 저긴장상태에 대한 반사가 없거나 감소된 것을 발견할 수도 있다.

신경학적 상태가 개인의 기능수준에 미칠 수 있는 영향을 고려하여 고객검사에 사용되는 다양한 기능측정이 있다.[38,184-193,198-206,323,335-359] 이러한 측정은 운동회복과 뇌졸중을 겪은 개인에게 가장 자주 영향을 미치는 기능적 과제에 중점을 둔다는 점에서 유사하다. 그러나 그 기반이 되는 철학적 원리에서는 차이가 있다. 예를 들어, 신경 발달 치료 원칙을 반영하는 측정법에는 리버미드운동평가프로토콜(Rivermead motor assessment protocol)과 몬트리올 평가(Montreal assessment)가 있다. 푸글-마이어평가는 브룬스트롬 운동회복단계(Brunnstrom's sequence)를 사용한다. 편마비 상지기능검사는 브룬스트롬과 신경발달치료 원칙을 모두 기반으로 한다. 운동평가척도, 뇌졸중고객을 위한 신체평가, 상지기능검사와 같은 다른 측정의 구조는 두 가지 철학에 기반을 두고 있지 않다.

심폐 검사

호흡곤란

정의 및 원인

호흡곤란

호흡곤란(dyspnea)은 숨이 가쁘거나, 힘들거나, 호흡이 곤란하거나, 자신의 호흡을 불편하게 인식하는 것을 말한다.[38,360-380] 호흡곤란은 일반적으로 환기가 불충분하거나 순환하는 혈액의 산소량이 부족하다는 것을 나타낸다. 통증과 마찬가지로 호흡곤란은 주관적인 경험이다.

호흡곤란은 다음을 (a) 호흡곤란이 발생하기 전의 생리적, 심리적 사건 또는 자극, (b) 호흡곤란에 대한 반응을 매개하는 개인 또는 환경의 특성, 그리고 (c) 개인이 호흡곤란에 반응한 후 발생하는 결과 등을 포함하는 복잡한 감각이다.

검사테크닉 개요

호흡곤란을 평가하는 방법에는 다양한 접근법이 있다.[38,360-382]

호흡곤란이 있는 고객의 임상검사에는 호흡 시 사용되는 자세, 호흡의 질, 속도 및 패턴, 보조 근육 사용, 피부색, 정서에 대한 육안검사가 포함될 수 있다. 환기감소에 대한 실험실검사에는 산소화, 산증, 알칼리증, 보상메커니즘 및 완충시스템을 보여주는 동맥혈가스검사와 이산화탄소수치를 측정하는 카프노그래피검사가 포함된다.

인지된 호흡곤란과 실제 생리적 폐기능 사이에는 상당한 연관성이 있는데, 이는 앞서 설명한 호흡곤란의 선행요인, 매개 인 및 결과인 여러가지 요소들 때문일 수 있다.[38,360-380] 이러한 이유로 호흡곤란에 대한 자가보고측정이 중요하다. 영국의학연구위원회설문지(British Medical Research Council Questionnaire), 미국흉부설문지(American Thoracic Questionnaire), 호흡곤란면담스케줄(Dyspnea Interview Schedule)과 같은 측정도구는 호흡곤란이 발생하기 전의 사건이나 자극을 평가할 수 있다. 미국흉 설문지, 만성호흡기설문지, 호흡곤란 면담스케줄, 폐기능상태척도, 치료영향설문지는 호흡곤란을 매개하는 특성을 측정할 수 있다.

호흡곤란시각아날로그척도(Dyspnea Visual Analog Scale), 치료영향설문지(Therapy Impact Questionnaire), 보그자각운동척도(Borg Perceived Exertion Scale measure)는 호흡곤란에 대한 개인의 반응을 측정한다. 또한, 치료영향설문지, 기저호흡곤란지수(Baseline Dyspnea Index), 전환기호흡곤란지수(Transition Dyspnea Index), 만성호흡기설문지(Chronic Respiratory Questionnaire), 산소소비다이어그램(Oxygen Cost Diagram), 호흡곤란면담일정, 수정된 의학연구위원회의 호흡곤란척도(Modified Medical Research Council Dyspnea Scale)는 호흡곤란에피소드로 인한 결과를 측정한다. 마지막으로, 운동능력감소는 호흡곤란의 결과 중 하나이므로 6분 걷기테스트와 같은 기능적 운동능력을 측정하는 것이 유용할 수 있다.

흉곽가동성

정의 및 원인

흉곽가동성

흉곽가동성(rib cage mobility)은 흉곽과 흉추관절의 관절운동학 및 움직임에 반응하는 관련 연부조직의 능력에 따라 호흡 중 사용 가능한 해부학적 운동범위 내에서 흉곽이 움직일 수 있는 능력이다.[38,360-380]

검사테크닉 개요

흉곽가동성을 평가하는 데는 다양한 접근법이 있다.[38,55-61,360-380] 흉곽가동성검사에는 육안검사와 촉진이 모두 포함된다. 치료사가 수행하는 육안검사에는 일반적인 자세, 호흡패턴(펌프 손잡이 및 양동이 손잡이 움직임 찾기), 흉벽모양, 뚜렷한 원위전방늑골확산, 흉벽움직임의 대칭성, 보조근육 사용 및 근육윤곽이 포함되어야 한다. 호흡 중 흉벽운동의 촉진은 외측늑골 및 횡격막움직임, 늑간공간의 철저한 촉진, 흉골움직임 및 정점의 움직임에 대해 다루어야 한다. 치료사는 또한 흉추, 흉추관절 및 흉골관절의 가동성을 평가하기 위해 촉진법을 사용할 수 있다. 흉쇄유돌근(목빗근, sternocleidomastoid)과 늑간근(갈비사이근, intercostal muscle)과 같은 호흡보조근육의 근육긴장을 촉진하면 촉진과정이 마무리 된다. 마지막으로, 치료사는 일관된 측정부위와 위치를 사용하여 줄자로 호흡 중 흉곽이동을 측정하여 흉곽가동성을 정량화할 수 있다.

기도확보

정의 및 원인

기도확보

기도확보(airway clearance)는 기침과 점액섬모청소(mucociliary) 에스컬레이터의 정상적인 메커니즘을 사용하여 폐 분비물을 효과적으로 이동시키는 능력이다.[38,360-380] 만성폐쇄성폐질환(COPD)은 기도저항이 증가하는 것을 특징으로 하는 폐질환이다.[38,360-380] 이러한 질환은 가래생성 및 기침증가와 관련이 있으며, 이로 인해 기관지감염이 재발할 수 있다. 만성폐쇄성폐질환 말기 고객의 경우 폐에 만성적으로 공기가 과도하게 팽창하기 때문에 시각적으로 가슴이 더 부풀어 보일 수 있다. COPD의 예로는 폐기종(폐공기증, emphysema), 만성기관지염(chronic bronchitis), 천식(asthma) 등이 있다.

만성제한성폐질환(Restrictive Pulmonary Disease)

만성 구속성 폐질환은 간질성 섬유증과 같은 폐 확장의 제한을 특징으로 하는 폐 질환이다.[38,360-380]

검사테크닉 개요

기도확보장애를 평가하는 데는 다양한 접근법이 있다.[38,360-380] 치료사는 여러 가지 임상징후와 증상을 바탕으로 기도개방장애를 임상적으로 검사한다. 기도확보장애의 주요 특징과 사소한 특징을 정의하는 호흡기 간호진단척도(Respiratory Nursing Diagnosis Scale)에는 이러한 임상징후와 증상이 요약되어 있다. 이 척도에 따르면 기도개방 장애의 가장 중요한 특징은 효과적이지 않은 기침이다. 그 외의 특징으로는 끈적한 가래, 분비물을 기침할 수 없다는 주관적 호소, 가래의 증가 또는 다량, 호흡음의 부재, 감소 또는 비정상적인 호흡음, 공기허기, 비정상적인 호흡패턴, 코발적, 불안, 휴식 시 호흡곤란, 청색증 또는 기타 색 변화, 안절부절 못함 등이 있다. 기도확보장애와 관련이 적은 것으로 간주하는 특징으로는 비대칭적인 흉부 함몰, 비정상적인 흡기에 대한 호기비율, 운동 시 호흡곤란, 발한, 통증 등이 있다.

여러 임상검사를 통해 기도확보장애를 식별하는 데 기초가 되는 데이터를 수집해야 한다.[38,360-380] 기침의 육안검사, 가래의 양과 질, 호흡수 및 패턴, 색깔, 보조근육 사용의 육안검사는 꼭 필요한 부분이다. 맥박산소측정기는 동맥혈에 산소가 공급되는 정도인 산소포화도를 측정한다. 안타깝게도 고객의 피부에 색소침착이 짙으면 맥박산소측정의 신뢰도가 떨어진다. 청진을 통해 호흡음과 심박수를 평가한다. 마지막으로, 치료사는 자가보고측정을 사용하여 고객의 호흡곤란에 대한 인식(VAS로 측정), 호흡곤란등급척도의 호흡곤란등급 또는 지각된 운동등급척도의 지각된 운동량을 이끌어낼 수 있다.

기도확보장애와 관련된 증상에 대한 몇 가지 실험실검사가 있다.[38,360-380] 동맥혈가스는 산소화, 산증, 알칼리증, 보상메커니즘 및 완충시스템을 보여준다. 폐기능검사는 흡기량, 호흡교환비율, 강제호기량, 흡기용량 및 활력용량을 보여준다. 또한, 산소소비량을 측정하는 다양한 방법이 있다. 마지막으로, 실제입자제거율에 대한 실험실측정은 동물연구에서는 일반적이지만 사람에게 사용하기에는 아직 적절하지 않다.

삶의 질에 대한 Nottingham 건강프로필(Nottingham Health Profile for quality of life) 및 기능적 활동에 대한 자기효능감설문지(Self-Efficacy for Functional Activities questionnaire)와 같은 다양한 자가보고기능측정은 기도확보율장애 및 만성호흡기질환이 기 수준과 삶의 질에 미치는 영향에 대한 고객의 인식을 측정한다.[38,360-380]

기능검사

자가관리 활동

정의 및 원인

자가관리 활동

자가관리 활동(Self-Care Activities)은 개인이 독립하기 위해 수행해야 하는 일상적인 작업을 의미한다.[383-400] 이러한 작업에는 옷 입기, 수유, 몸단장, 위생, 기능적 이동성 및 기능적 의사소통이 포함된다. 치료사는 이러한 과제를 수행하지 못하는 것을 활동 또는 참여수준의 제한, 즉 기능적 제한으로 간주한다.

검사테크닉 개요

자가관리의 독립성을 평가하는 방법에는 다양한 접근방식이 있다.[383-400] 고객의 기능적 제한과 확인된 기능적 결과에 대한 진행상황을 평가하기 위해 표준화된 자가간호측정도구를 사용하여 자가간호활동을 더 자주 측정한다. 예를 들어, 바텔지수는 기본적인 자가관리활동을 나타내는 10가지 항목(수유, 휠체어이동, 몸단장, 목욕, 평평한 바닥 걷기, 계단 오르기, 옷 입기, 배변 조절, 방광 조절, 화장실 사용)으로 구성된 자가관리측정이다. 가장 오래된 자가간호 방법 중 하나이지만, 다양한 고객집단에 대한 유효성과 신뢰성을 평가하는 연구가 진행 중이다. 현재 수정된 바델지수와 약식 바델지수는 뇌졸중 후 고객에 대한 신뢰도와 타당도가 뛰어나며, 바델지수는 파킨슨병고객의 장애를 측정하는 데 유효하고 신뢰할 수 있다. 바텔지수는 뇌졸중, 고관절골절, 간이식, 파킨슨병, 절단 및 기타 임상질환을 가진 고객을 검사하는 데 여전히 널리 사용되고 있다.

건강관련 삶의 질

정의 및 원인

건강관련 삶의 질(Health-Related Quality of Life)

건강관련 삶의 질은 자신의 건강상태가 삶의 질에 미치는 영향에 대한 고객의 인식이다.[401-420] 앞서 설명한 장애는 고객의 활동수준과 사회참여에 영향을 미칠 수 있기 때문에 마사지 고객검사에서 해결해야 할 문제가 될 수 있다.

검사테크닉 개요

앉았다 일어서기, 보행, 바닥에 떨어진 물건 줍기, 침대에서 일어나고 일어나기, 접시를 높이 들어올리기 등의 자가관리활동은 모두 기능검사의 일부로 재현할 수 있다. 고객에게 이러한 테크닉 중 일부를 수행하게 하면 운동조정, 근육모집패턴, 관절경직, 조직경직 또는 통증으로 인한 운동가능범위의 편차, 근육피로 또는 지구력 부족을 확인할 수 있다. 건강관련 삶의 질을 평가하는 데는 다양한 접근방식이 있다.[401-420] 건강관련 삶의 질 측정은 자가관리측정보다 더 광범위한 초점을 가지고 있으며 일반적으로 신체적, 심리적, 정서적, 사회적 기능의 영역을 다루고 있다. 예를 들어, 의료결과설문조사-단축형 36(MOS SF-36)은 연구자들이 여러 질병에 대해 검증하고 다른 언어로 번역하여 자주 사용하는 건강관련 삶의 질 척도이다. 또한, 치료사들은 류머티즘관절염 삶의 질 척도와 같은 질병별 삶의 질 측정을 임상검사 및 연구에서 더 자주 사용하고 있다. 기타 측정 항목은 다음과 같다.

- 의료결과연구건강상태설문지(Medical Outcomes Study Health Status Questionnaire)
- 듀크-UNC 건강프로필(Duke-UNC Health Profile)
- 질병영향프로필(The Sickness Impact Profile)
- 맥마스터건강지수설문지(McMaster Health Index Questionnaire)
- 기능상태설문지(Functional Status Questionnaire)
- 노팅엄건강프로필(Nottingham Health Profile)

연부조직검사의 과학적 근거

치료사는 연부조직검사와 관련된 해부학 및 생리학에 대한 깊은 이해를 바탕으로 연부조직검사의 효과를 높일 수 있다. 이 장에서는 연부조직층의 기본 해부학 및 연부조직의 움직임에 대한 가능한 메커니즘에 대해 간략하게 설명하여 (산부인과) 고객검사 내에서 촉진하는 방법에 대해서는 자세한 논의를 준비할 것이다. 이 분야의 많은 문제에 대한 논쟁이 계속되고 있으며, 치료사는 이러한 주제에 관한 교과서 및 연구논문을 참조하여 보다 포괄적인 정보를 얻을 수 있다.

연부조직층

전통적으로 **연부조직(soft tissue)**이라는 용어는 뼈나 관절표면이 아닌 모든 조직을 의미한다.[9,23,24,421] 보다 구체적으로 연부조직에는 **상피(epithelium)**, 근막 및 기타 **결합조직(connective tissues)**, 골격근 **수축조직(contractile tissues)**이 포함된다. 치료사는 고객의 신체를 촉진하는 동안 표면에서 깊은 곳으로 향하는 연속적인 조직층을 자주 감지한다. 이 과정에서 경도, 밀도, 질감, 이동성 등 각 층의 특성 차이를 이용해 조직층을 구분할 수 있다.

해부학적으로 몇 가지 뚜렷한 조직층이 있다.[9,23,24,421] 가장 표면에 있는 것은 얇고 밀도가 높은 상피로, 세포 사이에 세포 간 물질이 거의 없는 밀집된 원주형 또는 편평 세포로 구성되어 있다. 피부 또는 진피의 하부도 조밀하며 혈관, 신경, 땀샘, 모낭을 지지하는 콜라겐다발로 구성되어 있다. 피

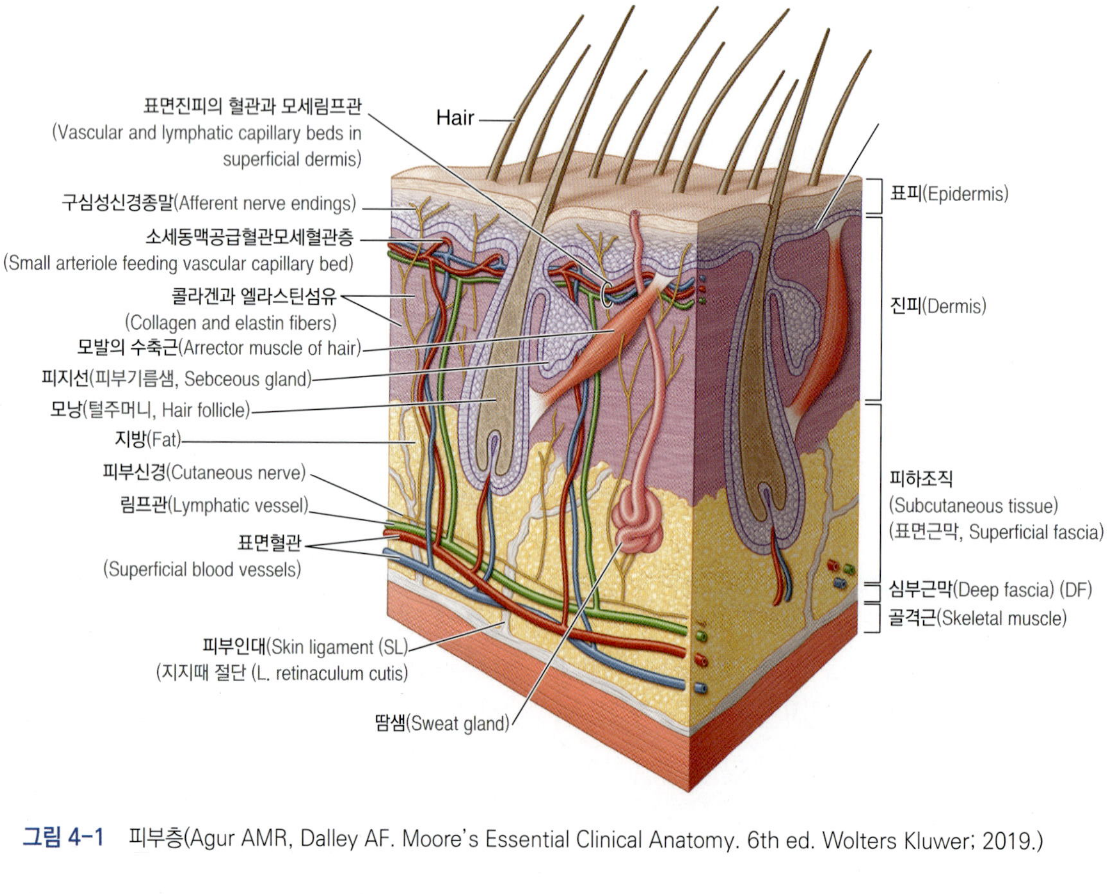

그림 4-1 피부층(Agur AMR, Dalley AF. Moore's Essential Clinical Anatomy. 6th ed. Wolters Kluwer; 2019.)

하 근막과 결합조직은 피부층의 기저에 있으며 이동성이 더 크다. 근막은 섬유아세포와 지방세포, 엘라스틴과 콜라겐 섬유 등 여러 종류의 세포가 젤라틴물질 트릭스에 박혀 있으며, 그 농도는 깊이에 따라 그리고 여러 요인에 따라 달라진다. 신경, 혈관 및 림프관은 결합조직에 있다. 가장 깊은 층은 근육, 근육을 감싸는 근막층, 관련 힘줄 및 골막 부착물로 구성된 근막수축조직이다.

그림 4-1에서 볼 수 있듯이 피부는 상피층, 표피, 결합조직의 첫 번째 층인 진피로 구성되어 있다.[9,23,24,421] 피부 깊숙한 곳에는 지방과 수분이 있고 신경과 혈관이 지나가는 통로를 제공하며 때로는 피부의 움직임을 조절할 수 있는 얇은 줄무늬 근육이 있는 **표면근막(superficial fascia)**이 있다. **심부근막(deep fascia)**의 투자층은 표면근막과 근육 사이에 있는 조밀한 결합조직이다. 이 층은 표면근막과 근육을 덮고 있는 얇은 섬유층(근외막, epimysium)과 근주막(근육다발막, perimysium) 사이로 뻗어 있는 얇은 섬유층과 연속되어 있다. 심부근막의 주요 기능은 근육이 자유롭게 움직일 수 있도록 하고, 신경과 혈관을 운반하며, 근육사이의 공간을 채우고, 근육의 기원을 제공한다. 예를 들어, 건막(널힘줄, aponeuroses), 망막, 골간막은 모두 심부근막이다. 근육 주변의 심부근막은 골막(뼈막, periosteum)과 연속되어 있다. 근육이 없는 부위에서는 심부근막의 투자층이 골막과 연속되어 있다. 마지막으로 활액막과 활액막 외 인대는 변형된 결합조직으로 활액 관절에 존재한다.

연부조직가동성 및 제한적 장벽

정상적인 연부조직 가동범위

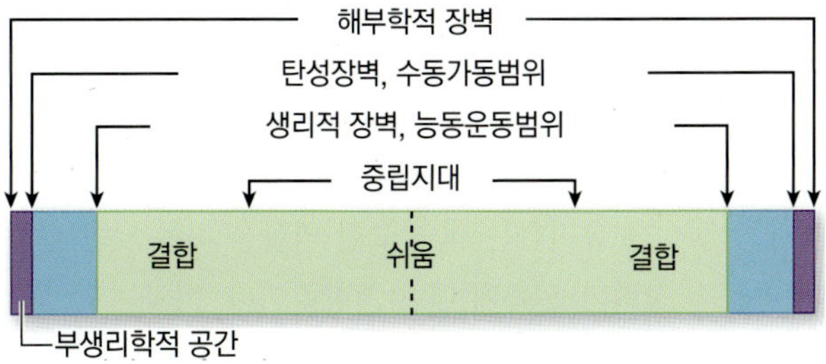

그림 4-2 운동 범위 전반에 걸친 조직 장벽. DeStefano LA의 허가를 받아 재인쇄됨(Greenman's Principles of Manual Medicine. 5th ed. Wolters Kluwer; 2016:38.)

연부조직은 관절의 운동 범위와 비슷할 수 있는 가동범위를 가지고 있다.[4,8,9,22-24,421] 이 가동범위 내에서 정상조직에는 움직임을 제한할 수 있는 세 가지 장벽 또는 저항이 있는 경우가 많다(그림 4-2). 치료사는 조직가동에 대한 저항을 촉진하는 지점에서 이러한 조직 장벽을 "맞물리게" 한다. 생리적 장벽은 정상적인 조건에서 사용할 수 있는 가동범위를 결정하는 저항이다. 즉, 조직의 운동범위는 두 생리적 장벽 사이에 있으며, 중간범위에서 가장 적은 저항이 나타난다. 탄성장벽은 치료사가 수동적 운동범위의 끝에서 조직에서 "느슨함"을 제거했거나 조직을 "맞물리게" 할 때 느끼는 저항이다. 해부학적 장벽은 뼈, 인대 또는 연부조직이 제공할 수 있는 정상 운동범위에 대한 최종 저항이다. 해부학적 장벽을 넘어서는 움직임은 조직 손상을 초래한다.

제한적 장벽

연부조직의 **제한적(Restrictive)** 또는 **병리학적 장벽(pathologic, barriers)**은 연부조직 기능장애가 있을 때 발생한다.[4,8,9,22-24,421]

제한성 장벽은 피부, 근막, 근육, 인대, 윤활낭, 관절낭 또는 이러한 조직들의 조합에서 발생할 수 있다. 이러한 제한 장벽은 정상적인 생리적 장벽 사이의 어느 곳에나 위치할 수 있으며, 조직 내에서 사용 가능한 운동범위를 제한하고 중간범위의 위치를 변경할 수 있다. 또한, 제한 장벽이 존재하면 움직임의 질과 조직운동범위의 끝에서 "느낌"이 달라진다. 이는 치료사가 관절의 비정상적인 "끝느낌"을 촉진하는 것과 유사하다. 그림 4-3에는 제한 장벽의 예와 이것이 가용운동범위에 미치는 영향이 나와 있다.

장벽이완현상

치료사는 조직 움직임에 대한 저항을 촉진하는 지점에서

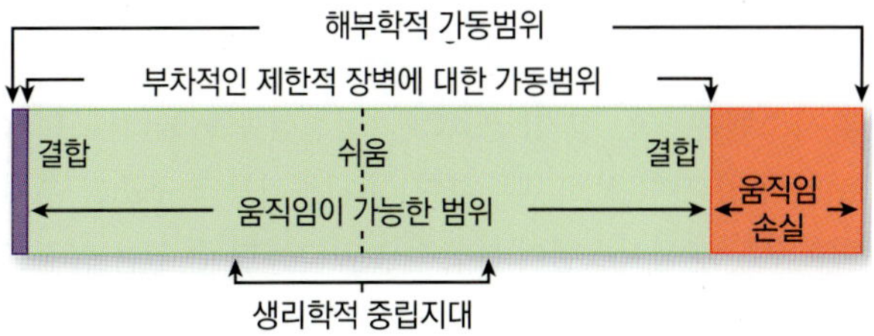

그림 4-3 제한적 장벽. DeStefano LA의 허가를 받아 재인쇄됨(Greenman's Principles of Manual Medicine. 5th ed. Wolters Kluwer; 2016:38.)

조직장벽과 접촉한다.[4,8,9,22-24,421] 치료사가 조직장벽에 압력을 지속하면 조직의 특성과 건강상태에 따라 달라지는 잠복기 후에 "이완"이 발생할 수 있다.

이 이완은 저항을 감소시켜 치료사가 촉진 압력을 증가시키지 않고도 조직을 원래 장벽의 위치를 넘어 움직일 수 있게 한다. 이 현상을 **장벽이완현상(barrier-release phenomenon)**이라고 한다.

조직유형에 따라 지속적인 압력에 다르게 반응한다.[4,8,9,22-24,421] 예를 들어, 결합조직은 지속적인 압력에 가장 민감하게 반응하며 크리프(creep) 또는 점탄성 크리프(viscoelastic creep)이라고 하는 느리고 만져지는 조직의 늘어짐을 나타낸다. 이 신장은 그림 4-2에 표시된 탄성 장벽을 넘어 발생한다. 병적 또는 제한적 장벽(그림 4-3에 표시됨)의 경우, 이러한 이완은 최대 30초 이상 지속될 수 있으며 조직가동성이 정상화되고 통증이 감소할 수 있다. 결합조직은 모든 연부조직의 일부를 형성하기 때문에 모든 연부조직에서 해당 구조에 존재하는 결합조직의 양에 비례하여 약간의 기는 것이 나타난다.

근막(Fascia)

정의

근막에 대한 일관되지 않은 정의가 많았기 때문에 근막연구학회에서 근막에 대한 합의된 정의에 도달했다.[40,424-437] 근막은 근육과 기타 내부장기를 부착, 감싸고 분리하기 위해 피부 아래에 형성되는 피복, 시트 또는 기타 해부 가능한 결합조직의 집합체이다. 더 넓게 보면 근막은 콜라겐이 함유된 부드럽고 느슨하며 조밀한 섬유질결합조직으로 이루어진 3D연속체로 구성되어 있으며, 신체에 침투한다. 여기에는 지방조직, 돌기 및 신경혈관피막, 동맥류, 심부 및 표재성근막, 상막, 관절낭, 인대, 막, 수막, 근막 확장, 골막, 망막, 격막, 힘줄, 내장근막 및 내막/외막/에피막을 포함한 모든 근육 내 및 근육 간 결합조직과 같은 요소가 포함된다. 근막 시스템은 모든 장기, 근육, 뼈, 신경섬유를 둘러싸고, 서로 얽혀 있으며, 상호 침투하여 신체에 기능적 구조를 부여하고 모든 신체시스템이 통합적으로 작동할 수 있는 환경을 제공한다.

개념적 프레임워크(Conceptual Framework)

근막조직은 통각수용체와 기계 수용체에 의해 자극을 받는다.[40,424-437]

연부조직마사지 중에는 치료사의 기계적 자극이 세포 외 기질 내에서 생화학적 효과를 전달하여 조직의 구조나 모양에 변화를 일으키는 기계전달이 발생한다. 이 화학적 연쇄반응(cascade)은 또한 근막 내의 염증마커를 감소시키고 통각신경발화를 억제할 수 있다. 근막은 림프액 이동, 체온조절, 고유감각, 통증인식, 운동범위제한에 영향을 미친다. 근막시스템내에서 발생하는 복잡한 생화학적 효과와 국소 및 전신적 변화, 연부조직 또는 기구보조마사지의 효과에 관한 연구가 진행 중이다.

근막시스템은 표면적이든 심부적이든 근육그룹을 서로 연결하여 감각 및 신경운동입력을 제공한다.[40,424-437]

예를 들어 흉요추근막을 통해 광배근(넓은등근, latissimus dorsi)과 반대쪽 대둔근(큰볼기근, gluteus maximus) 사이의 근막사슬 또는 복부건막(널힘줄, aponeurosis)을 통해 대흉근(큰가슴근, pectoralis major), 복직근(배곧은근, rectus abdominis) 및 반대쪽 내전근이 있다. 이러한 근막시스템을 통한 힘전달이 발생한다는 증거가 있으며, 병리 또는 유착이 있는 경우 부상이나 통증부위에서 떨어진 연부조직에 영향을 미칠 수 있다. 또한, 힘전달과 관련된 근막 시스템의 강성변화는 근력과 협응력을 감소시킬 수 있다. 또한, 이러한 조직의 수분공급이 감소하면 탄력이 감소하고 유착이 발생할 수 있다.

휴식기 근긴장

정의

사람의 휴식기 근긴장도 또는 휴식기 근막긴장도(resting myofascial tone, HRMT)는 골격근의 고유한(근전도 무음) 분자점탄성 특성에서 비롯되는 골격근의 수동적 긴장도 또는 긴장도이다.[21-25,31,34,38,40,90,184-193,197-206,424-443] "긴장도(tone)"라는 단어는 다양한 임상적 및 생리적 특징을 전달하는 데 사용되어 혼란과 논란을 불러일으켰다. HRMT는 균형 잡힌 평형 자세에서 또는 중력에 대항하여 신체를 지탱할 때 자세 안정성을 유지하는 데 중요한 역할을 하는 낮은 수준의 수동적 장력과 신축에 대한 저항력이다. 이와는 대조적으로 근육의 이완수축은 능동적인 신경운동조절로, 더 높은 수준의 긴장도를 제공하여 안정성을 높인다. 기능적으로 HRMT는 신체의 다른 수동적 근막, 인대 및 신경장력네트워크와 통합되어 생체역학적 힘으로 움직임과 정적 자세유지를 모두 허용하는 생체장력시스템을 형성하며, 전체 근골격계는 동작 중에 지속적으로 조정되어 신체에 전반적인 패턴을 만든다.

용어가 제대로 정의되어 있지 않고 수동적 근육긴장과 낮은 수준의 활성화된 근육긴장의 원인에 대한 구분이 명확하지 않아 근골격계 통증, 특히 자세성근육통에 대한 이해를 방해하고 있다.[21-25,31,34,38,40,90,184-193,197-206,424-443]

치료사는 종종 건강한 사람의 휴식 중 긴장상태를 설명하기 위해 비공식적인 언어를 개발한다. "딱딱하다", "팽팽하다", "부드럽다", "꼬불꼬불하다", "뻣뻣하다"와 같은 단어는 휴식 중인 근육의 질감을 직접적으로 묘사한다. "정상적으로 탄탄하다", "잘 다듬어진", "긴장된" 등의 표현은 물리적 특성과 내포된 기능에 대한 판단을 내린다. "뻣뻣하다", "건조하다", "가죽 같다"와 같은 표현은 조직건강에 대한 암묵적인 함의를 내포하고 있다. "팽팽한 밴드" 또는 "촉진된 분절"과 같은 용어는 촉진소견을 근육 또는 기타 조직의 병리에 대한 복잡한 이론과 연결시킨다. 이러한 용어는 문헌에 체계적으로 정의되어 있지 않으므로 치료사는 신중하게 사용해야 한다.

개념적 프레임워크(Conceptual Framework)

이 문헌은 수동휴식근육긴장의 생리적 구성요소, 즉 근육과 근막의 고유한 생체역학적 특성과 근육긴장의 CNS 활성화 수축 구성요소를 설명한다.[40,183-210,422-443] 두 구성요소 모두 강성, 점탄성 및 장력이라는 기계적 특성을 가지고 있지만, 그 특성과 근본적인 기반이 다르다. 대부분의 저자는 특히 축성 또는 자세근육의 휴식장력의 정의에 낮은 수준의 비자발적 수축 활동을 포함한다. 기계적으로, 낮은 수준의 CNS 활성화 구성요소는 본질적인 재료 특성에 추가된다. 앞서 설명한 휴식(수동적) 근육긴장과 낮은 수준의 CNS 활성화 근육긴장에 대한 설명의 차이는 문헌에서 잘 구분되지 않는다.[90]

치료사들은 골격근의 탄력과 질감이 사람마다 크게 다르다는 것을 알고 있다.[21-25,31,34,38,40,183-210,422-443] 또한 같은 고객의 다른 근육 또는 다른 시간에 같은 근육의 휴식 장력도 다를 수 있다. 낮은 수준의 중추신경계 수축활동이 휴식기 긴장의 변동성에 기여하는 바는 잘 알려져 있지 않다. 치료사들은 종종 마사지 테크닉이 어떻게 만져지는 휴식기 긴장을 변화시킬 수 있는지 관찰한다. 이러한 휴식긴장의 변화는 고객의 통증감소, 불수의적 근육보호, 심리적 스트레스, 근막기계전달의 변화 또는 근육활성화수준에 기여하는 기타 요인과 관련이 있을 수 있다. 마사지 테크닉이 내재적 수동적 근육긴장도에 기여하는 바는 현재 알려져 있지 않다.

위에서 추론한 바와 같이 휴식기긴장은 골격근섬유의 지속적인 낮은 수준의 수축에서 발생한다는 이론이 널리 퍼져 있지만, 최근 연구에서는 이 이론에 의문을 제기하고 있다.[21-25,31,34,38,40,184-193,197-206,424-443] 새롭게 떠오르는 개념적 틀은 [진정한] 수동적 휴식근육긴장은 여러 가지 내재적 물질성분의 복잡한 기여로 인해 발생한다는 것이다: (1) 액틴과 미오신(액토미오신) 근섬유 저수준 교차 사이클링, (2) 신장시 줄무늬 근육의 거대한 구조단백질인 티틴, 그리고 (3) 결합연골(연결연골, connectin)과 같은 기타 단백질. 이러한 각각의 고유한 근육 요소는 중추신경계수축이나 근전도모니터링에서 활성화의 증거와 무관하게 수동적 휴식 긴장에 기여한다. 또한, 근막구성요소의 기여에 대해 언급하는 사람들도 있지만, 신경근막 휴식긴장의 개념에 대한 검토는 이 글의 범위를 벗어난다.[433-436] 정적(수동적이지 않은) 근육긴장도에 대한 낮은 수준의 CNS 활성화의 기여도는 임상적으로 결정하기 어렵다. 그러나 피드백이완에 사용되는 방법과 유사한 민감한 표면근전도테크닉을 통해 진정한 수동적 근긴장을 모니터링하고 구별할 수 있다. 이 장에서 설명하는 프레임워크는 치료사가 촉진 중에 발견할 수 있는 골격근[21-25,31,34,38,40,184-193,197,206,424-443]에 대한 다음과 같은 관찰 사항을 고려해야 한다.

- 치료사는 힘을 가하는 동안 근육의 모양을 바꿀 수 있다.
- 변형된 근육은 빠르게 이전의 크기와 모양으로 되돌아가지만, 근육이 보호 또는 경련상태일 경우 근육의 모양과 휴식장력이 약간 바뀔 수 있다.
- 동일한 근육의 질감은 시간상으로 다를 수 있다. 때로는 더 부드럽고 유연하며 유동적으로 느껴지기도 하고, 때로는 더 단단하고 뻣뻣하며 팽팽하게 느껴질 수도 있다. 이러한 질감은 부분적으로 근육의 위치와 활성화 상태에 따라 달라진다.
- 근육의 질감은 공간적으로 다를 수 있다. 근육의 상대적으로 부드러운 부분이 더 단단한 "매듭"을 둘러싸고 있을 수 있다.
- 치료사는 시간이 지남에 따라 같은 사람에게서 나타날 수 있는 것보다 건강한 고객 샘플에서 더 넓은 범위의 질감을 관찰할 수 있다. 이 범위는 동일한 연성에서 경성의 연속체를 따른다. - 근육 근막은 휴식 시, 특히 긴장된 상

태에서 만져질 수 있다. 이러한 근막은 근육이 수축할 때 치료사가 느낄 수 있는 근막과 유사하지만 잘 정의되어 있지는 않다.

- 때때로 "휴식 중"인 근육이 긴장이나 경련이 증가하여 수축하는 것처럼 느껴질 수 있다.
- 촉진이나 마사지는 낮은 수준의 일시적인 근육 활성화 및 수축을 유발할 수 있다. 치료사는 때때로 휴식 중인 근육의 유사한 불수의적 수축 또는 "연축(움찔수축, twitching)"(근섬유다발수축, fasciculation)을 관찰할 수 있다.

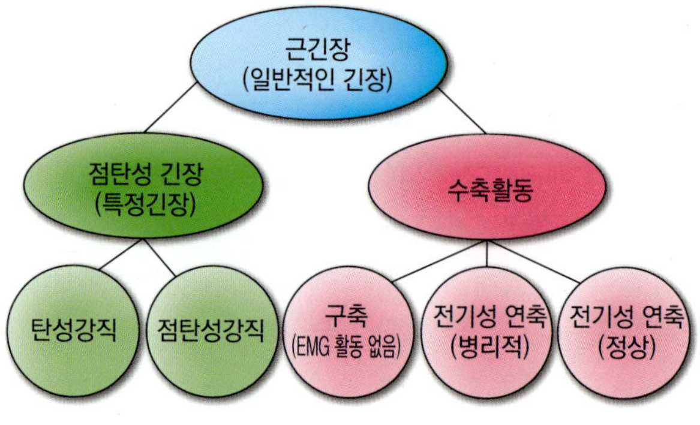

그림 4-4 휴식기 근긴장의 구성요소. Mense S, Masi AT에서 재인쇄됨. 근육 통증을 발생으로 인한 근육긴장 증가 In: Mense S, Gerwin R, eds. Muscle Pain: Understanding the Mechanisms. Springer; 2010. https://doi.org/10.1007/978-3-540-85021-2_6. Used with permission of Springer.

수동적 근육휴식기 긴장에 대한 생체역학적 기여

이 범주의 안정 시 긴장은 점탄성 긴장 또는 수동적 긴장이라고 불린다(그림 4-4). 이는 중추신경계 활성화와는 무관하게 근육 조직에 포함된 물리적 및 물질적 물질이 기여하는 것을 말한다.[40,201,207-210,422-443] 이는 휴식기 긴장도에 대한 일반적인 정의에는 없는 중요한 구분으로, 후자는 진정한 수동적 근육긴장과 낮은 수준의 능동적 근육긴장이 결합된 상태임을 시사한다.[21-25,31,34,38,90,184-193,197-206]

근육은 "하부조직", 물, 작은 유기분자, 더 큰 복잡한 유기분자, 더 복잡한 생체고분자로 구성된 조직이다. 이러한 각 요소는 밀도, 강성, 변형성 등 물리적 또는 물질적 특성이 서로 다르다. 촉진 시 근육의 동작은 이러한 구성요소의 특성을 반영한다(그림 4-5).

물(Water)

근육 조직과 관련된 수분은 여러 위치에 존재한다.[21-25,31,34,38,90,184-193,197-206]:

1. 동맥과 같은 관련 혈관에 포함되어 있다, 정맥 또는 림프관과 같은 관련 혈관에 포함되어 있다.
2. 간질에서 구획에 구속되어 있다. 결합조직에 의해 형성된다.
3. 간질에서 자유롭게
4. 결합조직 매트릭스의 친수성분자에 느슨하게 결합되어 있다. 결합조직 매트릭스의 친수성분자에 느슨하게 결합되어 있다.

물은 일반적으로 이 지역들 사이에서 비교적 자유롭게 흐른다.[21-25,31,34,38,40,90,184-193,197-206,424-443] 근육의 위치를 짧아진 위치에서 길어진 위치로 수동적으로 변경하면 근육 내의 체액 장력이 증가하여 이러한 촉진 중에 근육이 더 팽팽하게 느껴진다. 병리 또는 부상으로 인해 수분균형이 한 위치로 치우치거나 멀어질 수 있으며, 그 결과 휴식장력에 뚜렷한 변화가 생길 수 있다. 예를 들어, 부종과 림프부종의 초기단계에서는 과도한 간질수분이 부드럽게 느껴지거나 구획증후군에서는 딱딱하게 느껴질 수 있다. 후자는 두꺼운 근막에 물이 갇혀 압력이 증가할 때 발생한다. 일부 치료사들은 촉진으로 기질(matrix)이 탈수된 시기를 확인할 수 있다고 생각한다.

결합조직(Connective Tissue)

근막은 촉진으로 평가할 때 휴식 중인 근육의 탄력에 다양한 비율로 영향을 준다.[21-25,31,34,38,40,90,184-193,197-206,424-443] 이러한 탄력은 콜라겐섬유다발과 콜라겐섬유가 내장된 결합조직 연질매트릭스라는 두 가지 구성요소에서 비롯된다. 섬유화 및 흉터와 같은 근육 내 결합조직의 치밀한 모델링은 정형외과적 부상의 만성단계에서 치료사가 만져볼 수 있는 탄력과 뻣뻣함의 증가에 기여할 수 있는 여러 과정 중 하나이다.

근육조직(Muscle Tissue)

근육이 활성화되지 않으면 근육의 수축요소인 근섬유는 육종 내에서 액틴과 미오신(액토미오신)으로 직렬로 구성되며 압박이나 신장에 대한 저항력이 낮다.[21-25,31,34,38,40,90,184-193,197-206, 424-443] 이러한 낮은 수준의 생체역학적 상호 작용은 중추신경계가 활성화된 수축으로 인해 발생하는 훨씬 더 큰 근육긴장 및 긴장과는 무관하다. 진정한 휴식(수동적) 긴장

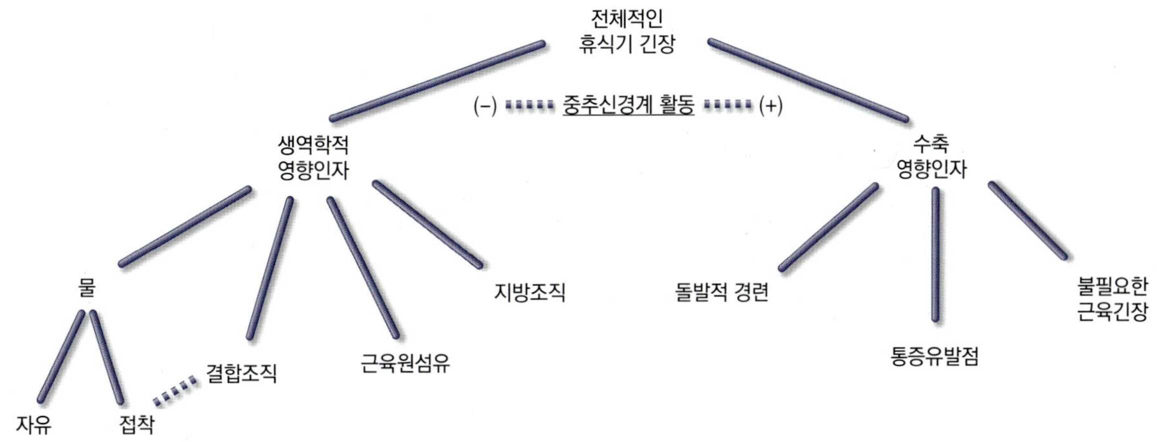

그림 4-5 휴식기 근긴장에 대한 생체역학적 및 수축성 영향인자. Mense S, Simon DG에서 각색됨. 근육통: Understanding Its Nature, Diagnosis, and Treatment. Lippincott Williams & Wilkins; 2001.

에 대한 능동적 수축의 기여에 대한 논의는 다음과 같다. 근육에는 또한 다양한 양의 내장지방(고기에서 볼 수 있는 마블링)이 포함되어 있어 정상적인 상황에서는 촉진 시 압력에 대한 저항이 거의 없다.

근육 전체의 생체역학적 활동

수축하지 않고 수동적인 근육의 기계적 거동은 복잡하다.[40,183-210,422-443] 치료사가 스트레칭이나 디지털압박과 같이 근육에 빠르게 힘을 가하면 탄성변형으로 알려진 초기 변형이 발생한다. 같은 힘을 천천히 가하면 점성변형(또는 소성변형)이라는 또 다른 변형이 발생한다. 또한, 조직의 변형량은 힘의 적용속도에 따라 달라진다. 또한, 근 조직은 요변성 특성을 보인다. 움직임을 시작한 후 근육은 스트레칭에 대한 저항력이 떨어지고 뻣뻣해진다. 이러한 변화는 가만히 있으면 뻣뻣해지지만 흐름(전단)이 증가하면 점성이 줄어드는 꿀과 같은 특정 젤을 교반할 때 확인할 수 있다. 이러한 동작은 앞서 나열된 여러 구성요소 간의 복잡한 분자상호작용에 따라 달라지며 전문 텍스트에서 자세히 설명할 것이다.

수동적 휴식기 긴장에 대한 저수준 액토미오신근섬유순환의 영향인자

생리학적으로, 비-CNS 활성화 휴식긴장은 근섬유를 구성하는 육종의 액틴필라멘트부위에 대한 미오신헤드크로스브리징의 낮은 수준의 사이클링에 의해 기여한다.[21,34,89,182-209,422-444] 수동적이고 중추신경계와 무관한 근육긴장은 실험동물의 분리된 조직에서 입증될 수 있다. 마취 중 또는 완전히 이완되어 중력으로부터 지지를 받을 때[90] 인간에게도 발생한다. 완전히 이완된 상태에서 중추신경계활성화의 완전한 독립성은 달성하기 어렵고 개인마다 차이가 있다.

치료사들은 종종 개인마다 근막긴장도나 경직도의 차이를 발견한다. 이러한 차이가 연령과 성별에 따라 다른 수동적인 생체역학적 특성 때문인지, 아니면 고객이 완전히 이완되지 않았기 때문인지 해석하는 것이 과제이다. 인지하지 못한 무의식적인 방어 또는 긴장반응이 활성화된 긴장에 영향을 준다(그림 4-5).

활동에 따른 긴장

대부분의 저자는 CNS 자극에 의한 근육 수축을 **활동에 따른 긴장(Active Tone)** 또는 과긴장성으로 정의한다. 이 수축활동은 이완되고 정상적으로 신경이 분포된 건강한 근육 조직에서 최소화된다. 그러나 앞서 언급했듯이 CNS의 기여 없이 근육을 완전히 이완시키는 것은 어렵다. 그림 4-4는 수축활동이 휴식기 긴장을 증가시키는 방법의 예를 보여준다.

불필요하거나 관계없는 근육긴장

불필요하거나 관계없는 근육긴장(Unnecessary or Extraneous Muscle Tension)은 "무의식적인 근육수축" 또는 잠재적으로 자발적으로 조절할 수 있는 근육긴장을 말한다.[21-25,31,34,38,40,90,183-210] 치료사는 일반적으로 상황적 스트레스나 통증으로 인해 근육긴장이 증가한 고객을 만나게 된다. 불필요한 근육긴장을 가진 고객은 종종 건강을 위해 또는 스트레스로 인한 영향을 해결하기 위해 마사지를 요청한다.

통증유발점

통증유발점(Trigger Points)은 기능장애가 있는 운동 말단판의 칼슘누출로 인한 근섬유단축 및 활동과 관련이 있다.[21-25,31,34,38,40,90,183-206,424-444] 이러한 상황에 처한 치료사는 운동뉴런 및 근전도 활동이 부재하거나, 고객의 근육피로도가 증가하거나, 길항제작용이 증가하는 것을 관찰할 수 있다. 수축매듭과 팽팽한 통증유발점의 밴드는 종종 주변 근육섬유의 휴식긴장을 증가시킨다.

돌발적 경련(Muscle spasm)

돌발적 경련은 운동뉴런 및 근전도모니터링 활동과 관련된 불수의적 수축활동을 포함한다.[21-25,31,34,38,40,90,183-210,422-443] 연축은 (1) 근육의 일부에 과부하가 걸리거나, (2) 근육의 활성 부위와 비활성 부위 사이의 통각수용기가 전단력을 받거나, (3) 허혈을 통해 통증을 유발하는 세 가지 이유 중 하나로 발생한다. 연축은 정형외과적 부상의 흔한 결과이다.

결론

고객검사는 치료사가 임상적 가설과 치료계획을 확인할 수 있는 임상결과를 제공함으로써(OBM)에서 중요한 역할을 한다. 철저한 검사는 치료와 결과측정에 대한 평가에 구조를 제공한다. 따라서 마사지를 기본 또는 보완치료방식으로 사용하기 위해 고객검사를 수행하는 치료사는 연부조직 기능장애 및 마사지 테크닉 사용과 관련된 장애 평가를 포함하도록 표준검사접근방식의 초점을 확장해야 한다.

촉진은 온도, 조직 이동성, 체액 상태, 조직 질감 및 밀도, 조직 일관성 등 장애의 존재를 암시할 수 있는 연부조직기능의 다양한 측면을 평가하는 중요한 수단을 제공한다. 또한, 촉진에 대한 고객의 반응은 치료사에게 고객의 현재 장애에 대한 다른 정보를 제공할 수 있다. 그러나 촉진이 고객의 장애를 평가하는 유일한 수단은 아니다. 치료사는 표준근골격계, 신경학, 심폐 및 심리검사 및 측정에서 얻은 결과에 대한 해석을 확장하여 연부조직 기능장애의 기여도에 대한 분석을 포함할 수도 있다. 마지막으로, 치료사가 수행하는 고객검사는 고객의 기능적 활동수행능력 수준과 삶의 질에 대해서도 다루어야 치료사가 적절한 기능적 결과를 식별하는 데 기초가 되는 데이터를 확보할 수 있다.

사례

참고: 이 섹션에는 이 장에서 소개한 몇 가지 검사 테크닉 및 접근법을 사용하는 방법을 보여주는 지침과 임상사례가 포함되어 있다. 치료사는 고객을 입은 상태 이거나 벗은 상태 이거나 촉진 방법을 결정할 때 자신의 직업과 관련된 실무지침, 규정 및 법률을 참조하고 준수하는 것이 좋다.

촉진의 실제적 측면

치료사는 신체구조 또는 특징 등 촉진 대상에 따라 촉진 테크닉을 일치시켜야 한다. 다음은 촉진 대상과 적절한 촉진 테크닉의 예이다.

해부학적 구조

해부학적 구조를 체계적으로 촉진하는 능력은 마사지를 사용하는 치료사에게 절대적인 전제 조건이다. 이 능력은 촉진에 의해 치료사가 검사의 정확성, 수행하는 마사지 테크닉의 효과 및 고객의 치료결과 달성 여부에 직접적인 영향을 미치기 때문이다. 이 주제에 대한 포괄적인 텍스트에 자세히 설명된 해부학적 구조의 촉진에는 조직유형을 구별하고 구조를 주변 구조와 정확하게 구별하는 능력이 포함된다. 치료사는 촉진을 통해 뼈, 관절공간(관절선), 인대, 힘줄(골막과 근육의 접합부 포함), 동맥류, 근막(격막, 피막, 망막), 신경,

혈관, 내장을 식별할 수 있다. 각 해부학적 구조에는 구조, 조직학 및 위치에서 비롯된 특징적인 '느낌'이 있다. 치료사는 해부학적 구조를 촉진할 때 압박 접촉을 사용해야 한다. 또한, 촉진하는 구조에 따라 촉진할 접촉면과 압력수준을 선택해야 한다.

연부조직층을 촉진하는 층 촉진은 마사지의 핵심이다. 피부, 표재성 근막, 심부근막, 근육 및 골막을 촉진하는 것이 포함된다.

피부(Skin)

치료사는 고객의 피부를 촉진할 때 최소한의 힘을 사용하고 다음과 같은 특징에 유의해야 한다.[4,8,9,22-24,421] 첫째, 피부두께에는 정상적인 차이가 있다(예: 발바닥두께와 발등두께). 둘째, 피부에는 나이에 따라 달라지는 탄력적 반동이 있다. 셋째, 팔꿈치피부와 두피피부의 밀착정도와 같이 피부의 밀착정도에 차이가 있다. 치료사는 또한 피부표면의 수분과 온도수준을 평가할 수 있다. 피부자체의 수분은 고객의 순환계, 영양상태 또는 영양상태를 반영할 수 있다. 마지막으로, 치료사는 피부표면을 부드럽게 수평으로 접촉하여 표피와 진피를 구별할 수도 있다.

표면근막(Superficial Fascia)

치료사는 압박력을 증가시켜 표재성근막과 그 안에 포함된 지방침전물을 결합할 수 있다.[4,8,9,22-24,421] 부종이 종종 이 조직층에 침착되기 때문에 조직의 "팽팽함" 또는 체액압력을 측정할 수 있다. 또한 여러 부위를 비교하여 표재성근막층의 두께를 추정할 수 있다. 이 장에서 설명하는 조직가동성검사는 표재성근막을 평가하는 데에도 적합하다. 또한, 치료사는 표재성근막을 접거나 기저조직의 표면 위로 들어 올려 굴려서 근막의 가동성을 검사할 수 있다(10장의 피부롤링 참조). 치료사는 표재성근막에서 얻은 결과를 피부에서 얻은 결과와 비교해야 한다.

심부근막의 얕은층

심부근막의 얕은층(피복층, Investing Layer)은 매끄럽고 단단하며 연속적이며 표재성근막과 근육 사이에 있다.[4,8,9,22-24,421] 따라서 치료사는 정확한 위치를 찾기 위해 연습이 필요할 수 있다. 결합조직마사지를 위한 고객검사 절차에는 심부근막의 얕은층 평가가 포함된다. 치료사는 이 결합조직층의 가동성을 평가하기 위해 앞서 설명한 표재성층과 유사한 테크닉을 사용한다. 이 두 접근법의 차이점은 심부근막의 얕은층을 평가하려면 더 많은 조직이 개입하기 때문에 더 정교한 촉진테크닉이 필요하다는 것이다. 치료사가 확인한 조직제한은 종종 더 표면적인 층에서 발견되는 제한과 관련이 있다. 이러한 제한은 근본적인 근육긴장, 분절기능장애 또는 내장불균형을 나타낼 수 있다.

근육(Muscle)

치료사는 손가락이나 손으로 가하는 압박 및 전단력에 대한 근육의 반응을 관찰하여 촉진 중 휴식기 근육의 긴장을 평가한다.[4,8,9,22-24,421] 촉진하는 동안 손은 근육 전체를 압박하거나 구부릴 수 있다. 또한, 손가락이나 엄지손가락을 사용하여 근육조직에 천천히 들어가서 섬유를 분리할 수도 있다. 휴식 시 긴장도가 높을수록 조직이 더 조밀하고 단단하게 촉진된다. 긴장도는 사람마다, 신체의 한 부위와 다른 부위 간에 크게 다르기 때문에 휴식기 근육긴장의 증가와 감소는 상대적인 상태이다. 예를 들어 어깨외전을 사용하여 상부승모근의 안정 시 긴장도를 낮추는 등 근육을 느슨하게 하여 안정 시 긴장도를 낮추려고 시도할 수 있다. 연축은 더 극적이기 때문에 치료사가 더 쉽게 구분할 수 있다. 휴식 시 근긴장도 상승은 부상, 퇴행성질환, 스트레스 등 다양한 임상조건으로 인해 발생할 수 있다. 치료사는 근육촉진 시 휴식기 근육긴장을 평가하는 것 외에도 운동 후 또는 염증상태를 나타낼 수 있는 높은 팽만감(체액 팽창)이 있는지 여부를 확인할 수 있다.[4,8,9,22-24,421]

골막(Periosteum)

이 조직층은 근육이 없는 부위에서만 촉진할 수 있다.[4,8,9,22-24,421] 치료사는 손가락 끝의 압박력을 사용하여 기저뼈의 경도에 겹쳐진 얇고 치밀한 해면질층을 촉진할 수 있다.

조직가동성 및 제한적 장벽

장벽이완현상(Barrier-Release Phenomenon)

치료사는 작거나 큰 접촉면을 사용하여 조직에 수평드래그, 수직압축 또는 전단력을 가하는 동안 조직에서 장벽방출현상을 관찰할 수 있다.[4,8,9,22-24,421] 따라서 디지털압박이나 표면근막에 대한 손바닥 접촉을 포함한 다양한 촉진테크닉을 사용하여 조직의 가용가동범위 끝에서 촉감을 확인할 수 있다. 장벽이완현상은 결합조직을 촉진할 때 가장 유용하지만 치료사는 모든 조직이나 구조에도 적용할 수 있다.

조직가동성촉진(Palpation of Tissue Mobility)

치료사는 고객의 신체 내 특정조직이나 구조에 압박 또는 견인력 또는 이 둘의 결합을 가하고 그 결과 나타나는 움직임을 관찰할 수 있다.[4,8,9,22-24,421] 이를 통해 조직에 정상적인 가동범위가 존재하는지 또는 제한적인 장벽이 존재하는지 관찰할 수 있다.

치료사가 제한 장벽을 촉진하는 경우, 조직에서 사용 가능한 가동범위, 가동범위를 통한 움직임의 질, 제한 장벽과 맞닿는 지점의 느낌에 주목해야 한다.

온도(Temperature)

체온 촉진은 염증, 순환 및 장기 기능 상태에 대한 정보를 제공할 수 있다.[3-37] 체온을 촉진하는 방법에는 여러 가지가 있다. 한 가지 방법은 치료사가 손등을 고객의 피부에 직접 접촉하는 것이다. 이 방법에 사용되는 압력은 매우 가벼워야 한다. 그렇지 않으면 혈관 확장이 발생하여 결과를 혼동할 수 있다.

윤곽 및 용적(Contour and Bulk)

윤곽과 용적은 신체부위의 전체적인 모양과 크기를 나타낸다. 치료사는 손바닥표면 전체와 같은 넓은 접촉면을 사용하여 비교적 가볍고 빠르게 움직이는 스캐닝촉진으로 이러한 특성을 가장 잘 검사할 수 있다.[3-37] 치료사는 윤곽과 용적의 촉진에서 얻은 정보를 고객의 신체를 육안으로 검사한 결과와 연관시켜야 한다.

질감 및 경도(Texture and Consistency)

질감과 경도는 조직이 있는 층의 깊이와 관계없이 조직의 밀도변화를 나타낸다.[3-37] 즉, 피부와 같은 표면조직 또는 좌골결절(궁둥뼈결절, ischial tuberosity)에 대한 슬와부(넙다리, hamstring)부착과 같은 더 깊은 조직의 밀도를 설명한다. 조직질감에는 염증의 존재를 반영하기 때문에 중요한 두 가지 범주가 있다.[3-37] 첫 번째는 급성염증으로, 일반적으로 조직에 삼출된 체액이 있음을 반영하는 다양한 정도의 조직 부드러움을 생성한다. "팽창(distended)", "푹신(spongy) 또는 "습함(boggy)"이라는 용어는 이러한 조직을 설명한다. 두 번째는 만성염증으로, 일반적으로 콜라겐이 조직에 침착되어 다양한 정도의 조직 "딱딱함(hardness)"를 생성한다. 만성염증과 관련된 조직 경도에 대한 몇 가지 설명어는 "굳은(indurated,)", "울퉁불퉁(ropy)", "끈적끈적(stringy)" 등이 있다.

체액상태(Fluid Status)

치료사는 촉진을 통해서 체액압력 또는 체액장력인 부어오름(turgidity)을 측정할 수 있다.[3-37] 체액 촉진은 넓은 접촉면을 사용하여 과도한 체액을 촉진하고 한 곳에서 다른 곳으로 밀어내는 것을 포함한다. 이러한 검사를 통해 치료사는 특정부위에 있는 과도한 체액의 양과 체액의 압력을 측정할 수 있다. 또한, 체액이 관절 내 공간에 있는지 관절 외 공간에 있는지, 즉 부종인지 삼출액인지 평가할 수 있다. 마지막으로, 치료사는 지속적인 디지털압박을 사용하여 "오목형성(pitting)"이 존재하는지 여부를 확인할 수 있다. 점성(Viscosity)은 반액체 물질의 "두께" 또는 "끈적임"을 나타낸다.[3-37] 치료사는 촉진을 사용하여 점성을 평가할 수 있다. 근육과 결합조직은 일반적으로 신경근육 또는 결합조직마사지 테크닉이나 열을 국소적으로 적용하는 등의 중재에 반응하여 점성이 낮아지기 때문에 이 방법은 유용하다.

신체리듬(Body Rhythms)

치료사는 최소에서 중간 정도의 압박과 적절한 크기의 접촉면을 사용하여 정적촉진으로 **맥박(pulses)**과 **호흡리듬(respiratory rhythms)**을 평가한다.[3-37] 과도한 압박은 부정확한 결과를 초래할 수 있으므로 맥박을 촉진하는 동안 가하는 힘의 양이 중요하다. 치료사는 한 손으로 맥박을 평가한다. 반면, 호흡리듬을 촉진할 때는 두 손을 흉곽의 반대편에 위치시켜 3D검사를 수행할 수 있다. 치료사는 부위에서 멀리 떨어진 곳에서도 맥박과 호흡을 모두 촉진할 수 있지만, 이 테크닉은 때때로 초보자에게 혼란을 줄 수 있다. 고급 테크닉이나 전문교육을 받은 치료사는 넓은 접촉 정적촉진법을 사용하여 고유한 조직 움직임의 미세한 맥동을 촉진할 수 있다.

떨림과 근육섬유다발수축

근육섬유다발수축(Fasciculations)은 국소적이고 무의식적인 근육 수축이다.[3-37] 이는 단일운동축삭에 의해 신경이 전달되는 근육세포의 수축으로 인해 발생하기 때문에 전체 근육을 포함하지 않는다. 반면 **떨림(Tremors)**은 길항근과 주동근의 불수의적 수축으로 인해 발생하는 관절의 리드미컬한 움직임이다. 치료사는 최소에서 중간 정도의 압박과 다양한 크기의 접촉표면을 사용하여 떨림과 근육연축을 모두 정적으로 촉진할 수 있다.

진동(Vibration)

치료사는 두 가지 유형의 진동을 촉진할 수 있다: 염발음(crepitus)과 진탕음(fremitus).[3-37]

염발음은 힘줄, 힘줄 덮개 또는 관절의 관절표면이 거칠게 미끄러지는 것과 관련된 다양한 순도(fineness)의 진동이다. 치료사는 때때로 고객이 관절운동범위를 수동적으로 또는 능동적으로 움직일 때 촉진과 함께 진동감을 들을 수 있다. 진동감은 또 다른 촉진 가능한 진동이다. 치료사는 고객이 말하거나 발성할 때 흉곽을 통해 이 폐 진동을 촉진할 수 있다.

근골격계 검사의 실제적 측면

이 장에는 자세, 흉터, 근막가동성, 관절완전성, 관절가동성, 근육완전성, 근육기능 및 통증유발점을 포함하여 신체구조 및 기능에 대한 근골격계 검사의 다양한 측면을 수행하는 방법에 대한 예가 포함되어 있다.

자세: 시각적 자세분석

치료사는 다음 단계를 사용하여 시각적 자세분석을 수행할 수 있다.

자세분석을 위한 치료사의 위치

- 전면(Anterior view): 치료사는 고객이 서 있거나 앉은 상태에서 약 5~8피트 거리에서 고객 바로 앞에 서 있다.[6,21,25-27,38-54] 고객이 누운자세인 경우, 치료사는 치료대 다리쪽에 서 있다. 의자에 서 있으면 더 선명하게 볼 수 있다.
- 측면(Lateral view): 치료사는 고객이 서 있거나 앉은 상태에서 측면 시야를 검사하기 위해 고객의 외이도에 맞춰 고객 옆으로 자세를 취한다. 고객이 옆으로 누운자세인 경우, 치료사는 치료대 측면에 위치한다. 의자에 서면 더 선명하게 볼 수 있다. 또한, 고객의 복부가 크거나 가슴 또는 유방조직이 상당히 많은 경우, 치료대 측면에 서 있으면 정면 보기에 비해 고객의 상체를 덜 가리는 시야를 확보할 수 있다.
- 후면(Posterior view): 치료사는 고객이 서 있거나 앉은 상태에서 약 5~8피트 거리에서 고객 바로 뒤에 서 있다. 고객이 엎드린 경우, 치료사는 치료대 다리쪽에 서 있다. 의자에 서면 시야가 더 잘 확보될 수 있다.

자세분석을 위한 고객의 위치

다양한 시야와 다양한 위치에서 고객을 관찰하면 치료사가 고객의 자세정렬을 더 잘 이해할 수 있다.

예를 들어, 서 있을 때와 누운자세에서 자세정렬이 다른 고객은 골반부정렬, 다리길이 불일치, 근력약화 또는 자세인식장애가 있을 수 있다. 또한, 치료사는 앉았을 때와 서 있을 때 고객의 자세정렬을 비교하여 골반 부정렬 또는 다리길이 불일치 여부를 파악할 수도 있다. 고객이 보행이 불가능한 경우, 치료사는 이를 위해 앉은자세와 누운자세를 사용할 수 있다.

자세분석 수행단계

1. 고객에게 신발을 벗고 치료사가 랜드마크를 볼 수 있는 옷이나 가운을 입으라고 요청하고 적절하게 민감한 부위를 가려주는 것(draping)을 보장한다.
2. 평가할 시야(예: 전방 시야)를 선택하고 적절한 자세를 확인한다.
3. 자세격자 또는 수직선을 배치한다.
4. 고객의 선택된 보기에 방해가 되지 않고 자세격자 또는 수직선이 적절한 기준이 되도록 자세 격자 또는 수직선과 관련하여 고객을 배치한다.
5. 고객에게 "좋은" 자세라고 생각하는 자세가 아닌 편안한 자세를 취하도록 요청한다. 고객이 평소 자세를 더 정확하게 표현할 수 있도록 1분 동안 그 자세를 취하도록 한다. 이 자세가 고통스럽다면 고객이 이 자세에 머무는 시간을 최소로 한다.

6. 선택한 관찰면으로 랜드마크를 관찰할 수 있는 적절한 자세를 취한다.
7. 선택한 보기의 육안검사를 수행하여 육안 자세분석을 위한 랜드마크에 나열된 랜드마크의 위치를 식별하고 고객 몸 전체의 신체 윤곽과 근육의 대칭을 확인한다. 필요한 경우 양측비교를 수행해야 한다.
8. 촉진으로 육안분석 결과를 확인하거나 반박할 수 있다.
9. 육안분석 결과를 기록한다.
10. 다른 검사 및 측정법을 사용하여 추가 고객검사의 징후가 될 수 있는 소견을 기록한다.
11. 평가의 다음 보기를 위해 고객의 위치를 변경한다.

시각적 자세분석을 위한 전방랜드마크

머리와 목(Head and Neck)

1. 코끝의 자루(manubrium), 검상돌기(xiphoid process), 배꼽(umbilicus)(배꼽은 종종 이러한 다른 랜드마크와 수직으로 정렬되지 않음) 및 치골결합(pubic symphysis)
2. 머리의 수직정렬, 예를 들어 과도한 측면굴곡 또는 회전
3. 눈 또는 귀의 수평
4. 턱의 수직정렬
5. 승모근의 윤곽

상지(Upper Extremities)

1. 주관절(elbow)의 운반각도(5°~15°가 팔꿈치의 정상 운반 각도 범위)
2. 손의 수준(비대칭 어깨 레벨을 식별하는 데 사용)
3. 손바닥의 방향(비대칭 어깨 회전 또는 과도한 어깨 내부 및 외부 회전 식별에 사용)

몸통(Trunk)

1. 몸통이 수직으로 정렬된 상태(피부주름, 허리선 또는 고객의 팔과 몸통의 거리의 비대칭에 유의)
2. 견봉쇄골관절의 수준
3. 쇄골의 높이와 길이
4. 흉골과 늑골연골의 정렬 상태(이 랜드마크의 상하 또는 측면 편차에 유의)
5. 갈비뼈가 양측으로 정렬되고 대칭을 이룬다.
6. 사지에 대한 몸통의 위치에 반영된 하지의 체중 부하 차이

하지 및 골반(Lower Extremities and Pelvis)

1. 전방상부장골척추의 레벨
2. 경골 또는 대퇴골의 비틀림
3. 슬관절의 방향(예: 내반 또는 외반)
4. 슬개골의 방향과 하슬개골에서 경골결절까지의 거리
5. 비골두의 레벨
6. 외측연골의 수준
7. 내측비골의 레벨
8. 발각도(10°의 외회전 또는 발가락이 바깥쪽으로 향하는 것이 정상)
9. 발의 아치 방향(예: 중립, 내전, 외전, 요족(pes cavus) 또는 평편족(pes planus) 발을 평상시 자세로 한 다음 엄지발가락을 정렬한 상태; 고객이 보조기 또는 뒤꿈치 상승시켜 착용한 경우, 고객의 신발을 신은 상태에서 발의 위치도 관찰하는 것이 적절할 수 있다.

시각적 자세분석을 위한 측면랜드마크

1. 경추의 몸체를 통과하는 귓불(ear lobe), 견봉돌기를 통과하는 요추, 장골의 가장 높은 지점을 통과하는 고관절, 슬관절의 앞쪽, 발목 관절의 앞쪽을 통과하는 가상의 수직선으로부터의 편차
2. 상완골 관절의 위치
3. 흉골 또는 원위 흉곽의 위치: 지나치게 두드러지거나 함몰되어 있는지 확인
4. 골반의 기울기
5. 슬관절의 정렬: 내반 또는 과도한 굴곡이 있는지 확인

시각적 자세를 위한 후방랜드마크 분석

머리와 목(Head and Neck)

1. 머리의 수직정렬
2. 귀의 수평

상지(Upper Extremities)

1. 어깨의 높이
2. 주관절의 운반각도
3. 손바닥의 위치

몸통(Trunk)

1. 척추의 수평 및 정렬과 견갑골의 하각(견갑골은 T2와 T8 사이의 흉부에 위치해야 하며, 견갑골이 내전, 외전, 전방 또는 후방으로 기울어져 있는지, 상승, 하강 또는 비대칭인지 확인)
2. 흉부에 대한 견갑골의 위치: 날개처럼 펴고(winging) 있는지 확인
3. 흉추에서 견갑골의 척추 경계선 거리
4. 척추와 몸통의 수직정렬 (측면 곡률, 비대칭 피부주름 또는 허리선에 유의)
5. 12번째 갈비뼈와 장골 사이의 거리

하지 및 골반(Lower Extremities and Pelvis)

1. 장골능(iliac crests)의 수준
2. 후상장골극의 수준
3. 둔부주름의 수준
4. 슬관절의 수준
5. 아킬레스건의 각도(수직이어야 함)
6. 발을 평상시 자세로 세운 후 엄지발가락을 정렬한 뒷발의 위치(뒷발이 내반인지 외반인지에 유의). 고객이 보조기를 착용하는 경우 고객의 신발을 신은 상태에서 발의 위치도 관찰하는 것이 적절하다.

참고: 골반 부정렬(malalignment) 또는 작은 반골반은 앉을 때 흉추정렬의 변화로 나타날 수 있다. 또한, 고객의 전상장골극 또는 후상장골극이 비대칭인 경우 골반 부정렬에 대한 더 자세한 검사를 고려한다. 치료사는 골반정렬검사에 대한 자세한 지침은 다른 출처를 참조할 수 있다.

관절완전성: 관절낭패턴검사

치료사는 다음 단계를 사용하여 제한된 견관절의 관절낭패턴을 평가할 수 있다:

1. 능동가동범위(AROM) 및 수동가동범위(PROM)의 보편적 고니오미터 측정값이 상완골 관절의 관절낭패턴과 일치하는지 확인한다.
2. 상완골 관절의 관절낭패턴은 다음과 같다:
   - 외회전-최대 제한
   - 외전 - 중간 정도의 제한
   - 내회전 및 굴곡-최소 제한

관절가동성: 흉요추 굴곡 가동범위

치료사는 줄자를 사용하여 흉요추 굴곡 운동 범위를 수행하기 위해 다음 단계를 사용할 수 있다:

1. 고객을 서 있는 자세를 취하게 한다.
2. 고객은 슬관절과 주관절을 똑바로 유지한다.
3. 고객이 앞으로 구부려 팔을 바닥을 향해 뻗은 채로 바닥을 향해 구부리게 한다.
4. 줄자를 사용하여 고객의 세 번째 손가락 끝에서 바닥까지의 거리를 측정한다.

근육완전성: 토마스검사

치료사는 다음 단계를 사용하여 고관절 굴곡근단축에 대한 토마스검사를 수행할 수 있다:

1. 고관절굴곡근이 팽팽한지 예측할 수 있는 전만증을 확인한다.
2. 고객을 테이블 가장자리에 누워 다리가 매달리도록 한다.
3. 고객의 엉덩이 중 한쪽을 수동적으로 구부려 무릎을 가슴 쪽으로 가져온다.
4. 고객에게 무릎을 가슴에 대고 골반을 안정시키고 요추부위를 평평하게 해달라고 요청한다.
5. 검사하는 다리(테이블 가장자리에서 벗어난 다리)에 고관절 굴곡 수축(긴장)이 없으면 허벅지는 검사테이블에 그대로 유지된다. 구축이 있는 경우 허벅지와 다리가 테이블에서 올라간다.
6. 슬관절 굴곡이 45° 미만인 상태에서 고관절이 완전히 펴지지 않으면 장요근(iliopsoas)이 긴장된 것이다. 이 자세에서 슬관절 굴곡이 45° 미만인 상태에서 고관절이 완전히 신전되면 대퇴직근(rectus femoris)이 압박된 것이다. 고관절 외회전 또는 외전이 관찰되면 장요근 긴장 또는 수축을 나타낼 수 있다.

근육완전성: 통증유발점 촉진

치료사는 다음 단계를 사용하여 통증유발점에 대한 촉진을 수행할 수 있다[21-25,34,158-165]:

1. 고객에게 촉진의 목적과 따라야 할 절차를 설명한다.
2. 촉진의 결과로 압통, 통증, 저림 또는 기타 증상이 나

타나면 고객에게 알려달라고 요청한다.

3. 촉진할 근육에 유발성 연고가 있는지 확인한다. 여기에는 주관적 검사에서 고객이 언급한 통증을 발생할 만한 행동을 검토하여 가능한 통증유발점 추천 부위에 대해 참고해서 포함할 수 있다. 통증유발점의 다른 잠재적 위치로는 제한된 운동범위를 보이는 근육이나 검사에서 발견된 자세 비대칭이 있다.
4. 손이 따뜻하고 건조한지 확인한다.
5. 검사할 근육이 정상신장 위치의 약 3분의 2가 되도록 고객을 위치시킨다. Travell 21 및 Simons의 근막 통증 및 기능장애를 참조한다: 특정 통증유발점에 대한 검사 위치는 통증유발점 매뉴얼을 참조하시오.
6. 고객을 적절하게 민감한 부위를 가려 준다(6장 참조).
7. 고객이 따뜻하고 촉진하려는 근육이 이완되었는지 확인한다.
8. 통증유발점의 가능한 위치를 파악한다.
9. 다음 접근법 중 하나를 사용하여 통증유발점의 위치를 촉진한다:
   a. 평평하게 촉진(Flat palpation): 고객이 통증유발점을 나타내는 최대 압통위치에 도달했다고 말할 때까지 손가락이나 엄지손가락으로 고객 근육의 팽팽한 밴드를 따라 밀어준다.
   b. 집게촉진(Pincer palpation): 쉽게 들어 올릴 수 있는 근육에 이 방법을 사용할 수 있다. 손가락과 엄지손가락 사이로 근육의 배(힘살, belly)를 잡는다. 손가락 사이의 근육조직을 꽉 쥐고 굴려서 근육의 팽팽한 밴드를 찾는다. 통증유발점을 찾을 때까지 근육 배를 따라 이 동작을 반복할 수 있다.
   c. 스냅촉진(Snapping palpation): 집게촉진으로 팽팽한 밴드를 찾았으면 팽팽한 밴드를 손가락 아래로 빠르게 굴려 국소경련반응을 일으킨다.
10. 촉진하는 동안 다음이 있는지 확인한다.
   a. 팽팽한 밴드(Taut bands). 섬유방향과 통증전달패턴을 통해 관련 근육을 식별할 수 있다.
   b. 국소경도(Local hardness). 통증유발점 자체는 팽팽한 밴드에서 국소경도의 매우 작은 영역(만져지는 결절)으로 나타날 수 있다. 이 부위를 기저조직에 대고 압박하여 해당 통증유발점의 특징적인 통증유발패턴이 재현되는지 확인한다.
   c. 수축반응(Twitch responses). 표재성근육에서 경련반응을 촉진할 수 있다.
   d. 점프징후(Jump sign). 통증유발점을 너무 세게 촉진하면 고객이 큰 불수의적 수축 및 기타 심한 통증의 정서적 징후를 보일 수 있다.
   e. 일반화된 경도(Generalized hardness). 겹치는 층에 인접한 통증유발점이 있는 경우, 치료사는 일반화된 경도 이외의 다른 것을 촉진하기 어려울 수 있다. 예를 들면 견갑골 사이에서 흔히 발생한다. 조직의 긴장이 감소하면 다음과 같이 더 쉬워질 수 있다. 별도의 통증유발점을 식별하기가 더 쉬워질 수 있다.
11. 촉진하는 동안 고객에게 통증유발점에서 발생하는 통증과 통증유발점을 촉진하여 유발하는 통증과 비교해야 한다. 고객은 다음과 같이 통증유발점의 패턴을 인식할 수 있어야 한다. 통증유발점이 통증의 원인인 경우 고객이 통증 유발 패턴을 인식할 수 있어야 한다.

근수행능력: 등척성근력검사

치료사는 다음 단계를 사용하여 대퇴사두근(quadriceps)의 등척성근력검사를 수행할 수 있다:

1. 무릎 아래에 작은 접은 수건을 깔고 고객을 오래 앉아 있게 한다.
2. 고객에게 무릎 뒤쪽을 수건으로 눌러 “대퇴사두근 설정”을 수행하도록 한다.
3. 대퇴사두근의 수축을 관찰하고 촉진한다. 대퇴사두근이 튼튼한 사람의 경우 대퇴사두근의 힘을 잘 알 수 없지만, 허약하거나 컨디션이 저하된 고객 또는 수술 후 고객의 경우 기능적 작업을 수행할 수 있는 능력을 나타내는 지표가 될 수 있다.

흉터: 흉터평가(Scar: Scar Assessment)

치료사는 다음 단계를 사용하여 흉터평가를 수행할 수 있다:

1. 흉터가 늘어나지 않고 쉽게 촉진을 할 수 있는 위치에 고객을 배치한다.
2. 촉진 시작 전에 고객에게 촉진의 목적과 절차를 설명한다. 특히 고객에게 불편함을 느끼면 말하도록 한다.

이때 고객이 불편함을 나타내는 즉시 압박을 중단할 것임을 알려 고객이 과도한 불편함을 느끼지 않도록 한다. 이는 고객이 흉터가 아프거나 해당 부위에 과민 반응이 있다고 보고한 경우 특히 중요하다.

3. 가벼운 압력으로 촉진하기 시작한다. 그런 다음 점차 촉진의 깊이를 늘린다.
4. 흉터조직이 주변 조직처럼 자유롭게 움직이는지 평가한다. 흉터를 촉진하면서 흉터조직의 다른 부위의 가동성 차이를 확인한다. 또한, 흉터가 인접하거나 더 깊은 조직에 유착된 것처럼 보이는 부위를 기록한다. 시계의 위치(예: 3시)를 사용하여 이 정보를 기록한다(12:00는 두부 방향).
5. 촉진하는 동안 고객에게 흉터부위나 다른 부위에 통증이 느껴지면 말하도록 요청한다. 흉터를 움직일 때 통증이 없어야 한다.
6. 흉터에서 주름진 부위를 확인하고 이 정보를 기록한다.
7. 흉터의 크기 변화를 평가하는 데 사용되는 촉진보조방법에는 자를 사용하여 흉터의 깊이를 측정하고 사진을 찍는 것이 포함된다. 사진촬영에 대한 고객의 서면동의를 얻으려면 해당 시설의 지침을 따른다.

근막가동성: 결합조직가동성

치료사는 다음 단계를 사용하여 결합조직의 이동성을 평가할 수 있다:

1. 미끄러지거나 근본적인 문제가 발생하지 않도록 피부를 한 번에 한 방향씩 수평으로 늘린다.
2. 피부가 반동하도록 한다.
3. 피부를 펴고 장벽에서 이 자세를 유지한다.
4. 피부가 얼마나 빨리 늘어나기 시작하는지 또는 고객이 보고한 통증이 감소하는지 확인한다.

정신신경면역학적 검사의 실제적 측면

이 장에는 만성심리사회적 스트레스의 자가보고증상 및 자가보고스트레스수준을 포함하여 신체구조 및 기능에 대한 정신신경면역학적 검사의 다양한 측면을 수행하는 방법에 대한 예가 포함되어 있다.

스트레스 만성심리사회적 스트레스의 자가보고증상

치료사는 다음 단계를 사용하여 만성심리사회적 스트레스의 자가보고증상을 측정할 수 있다:

1. 주관적 검사를 하는 동안 고객에게 다음 영역에서 변화를 경험했는지 여부와 증상을 설명하도록 요청한다:
   - 정신적, 정서적 스트레스징후(Mental and Emotional Signs of Stress): 이는 만성 스트레스로 인한 감정 및 정신기능의 변화이다. 만성스트레스와 관련된 정서적, 정신적 변화의 예로는 건망증, 집중력 저하, 불안, 분노, 우울증 등이 있다.
   - 스트레스의 신체징후(Physical Signs of Stress): 스트레스를 받을 때 발생할 수 있는 신체기능의 변화이다. 스트레스의 신체징후로는 근육긴장, 위장문제, 수면패턴의 변화, 피로 등이 있다.
   - 스트레스의 행동징후(Behavioral Signs of Stress): 스트레스 수준이 너무 높을 때 나타날 수 있는 행동의 변화이다. 만성 스트레스의 가장 쉽게 알아차릴 수 있는 징후이다. 행동 변화의 일반적인 예로는 정리 정돈이 되지 않거나, 대인관계나 일상적인 활동에서 물러나거나, 외모 관리를 소홀히 하는 것 등이 있다.

스트레스 만성 심리사회적 스트레스의 자가보고 수준

치료사는 다음 단계를 사용하여 자가보고된 만성 심리사회적 스트레스수준을 측정할 수 있다:

1. 주관적 검사를 하는 동안 고객에게 5점숫자평가척도를 사용하여 자신이 인지하는 스트레스 수준을 평가하도록 요청한다. 안내서를 사용하여 고객이 이 예시와 같이 스트레스 수준을 나타내는 숫자를 선택하도록 도울 수 있다:
   - 1: 스트레스 없음
   - 2: 스트레스를 거의 받지 않는다
   - 3: 가끔 스트레스를 받지만 감당할 수 있다.
   - 4: 스트레스를 많이 받고, 때때로 대처하기 어렵다.
   - 5: 스트레스가 너무 많아서 대처할 수 없다.

다중시스템검사의 실제적 측면

이 장에는 통증 및 부종을 포함한 신체구조 및 기능에 대한 다중시스템검사의 다양한 측면을 수행하는 방법에 대한 예가 포함되어 있다. 다음은 고객이 신체도표차트를 작성하는 것부터 시작하여 통증인터뷰를 포함한 주관적 검사부터 시작하는 검사의 순서에 대한 예이다. 치료사는 주관적 검사에서 얻은 정보를 사용하여 객관적 검사를 결정하지만, 일반적으로 최소한 자세분석, 운동범위, 촉진 및 근력검사를 포함한다.

통증: 시각적 아날로그척도 및 신체도표

통증의 위치와 특성에 대한 자가보고는 통증평가의 중요한 요소다. 치료사는 신체도표(그림 4-6)와 통증척도인 VAS(그림 4-7)를 사용하여 고객의 현재 및 지속적인 통증수준을 평가할 수 있다. 일관성을 유지하고 이후 검사마다 동일한 척도를 이용하세요. 고객이 도표와 척도를 작성하는 동안 치료사는 고객에게 "무엇이 악화되고 호전되는가?"라고 질문하거나 다음과 같이 맥길통증설문지(McGill Pain Questionnaire)(SF-MPG-2)에 나열된 용어를 사용하여 고객에게 통증 면담에 설명된 통증의 여러 측면에 대해 자세히 설명할 수 있다:

- 지속적인 통증(Continuous Pain): 욱신거림, 쑤심, 무거움, 경련
- 간헐적 통증(Intermittent Pain): 쏘는 듯한 통증, 찌르는 듯한 통증, 감전, 찌르는 듯한 통증
- 신경병증성 통증(Neuropathic Pain): 작열감, 가벼운 접촉으로 인한 가려움, 따끔거림, 무감각함
- 정서적(Affective): 피곤함, 지친 느낌, 역겨움, 두려움, 처벌, 잔인함

신체도표(The Body Diagram)

치료사는 통증면담에서 신체 도표(그림 4-6)를 사용할 때 다음 단계를 사용할 수 있다:

1. 고객에게 신체도표(그림 4-6)와 색연필을 제공한다.
2. 통증그림의 목적과 통증 및 관련 증상을 나타내는 점선 등 미리 정의된 기호에 대해 설명한다.
3. 고객에게 통증그림이 나타내려는 기간을 알려준다. 예를 들어, 지난 24시간동안 경험한 통증 및 증상일 수 있다. 이 기간은 고객의 임상상태에 따라 달라질 수 있다.
4. 고객에게 일정기간 동안 경험한 통증 및 관련 증상의 위치를 색상과 미리 정의된 기호를 사용하여 도표에 표시하도록 요청한다. 고객이 이 작업을 독립적으로 완료할 수 없는 경우, 치료사는 적절한 수준의 도움을 제공할 수 있다.
5. 고객이 통증그림을 완성하면 고객이 제공한 정보를 명확히 하고 확장하기 위해 그림에 대해 이야기를 나눈다. 치료사는 통증 면담의 일부로 이 작업을 수행할 수 있다.
6. 이 추가 정보를 통증그림이나 고객차트의 다른 곳에 기록한다. 통증문진의 일반적인 통증행동을 설명하는 장에는 고객의 임상상태에 따라 추가로 주의해야 할 몇 가지 문제가 기록되어 있다.
7. 치료사는 통증신체도표에서 증상 부위 바로 옆에 있는 무증상 부위를 확인하고자 할 수 있다.

시각적 아날로그척도(The Visual Analog Scale)

치료사는 통증면담에서 VAS를 사용할 때 다음 단계를 사용할 수 있다(그림 4-7):

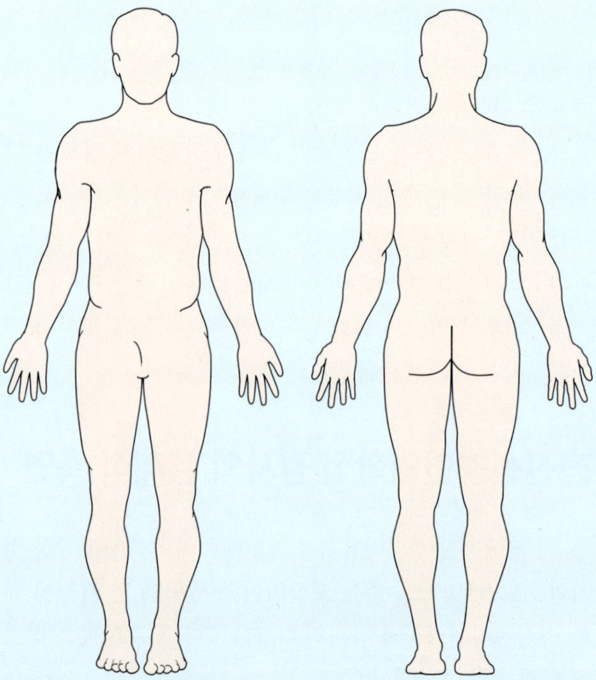

그림 4-6 통증 표시를 위한 신체도표

1. 고객에게 척도 양쪽 끝의 통증등급을 설명한다.
2. 고객에게 VAS를 작성하는 시점에 경험한 통증의 강도에 해당하는 지점에 선을 표시하도록 요청한다.
3. 선의 시작점에서 고객이 표시한 지점까지의 거리를 측정한다. 이 값이 고객의 통증강도를 나타내는 값이다.
4. 재검사 시 고객에게 이전 통증등급이 아닌 새로운 도표를 제시한다.

통증: 통증면담(Pain: Pain Interview)

통증면담에서 치료사는 통증의 위치 및 24시간 통증 행동, 통증을 악화시키는 자세, 통증을 악화시키는 활동, 수면의 질, 통증자가관리, 인체공학적 문제 등 고객의 통증에 대한 정보를 이끌어낸다. 치료사는 다음 단계를 사용하여 통증면담을 수행할 수 있다:

통증의 위치와 24시간 통증의 행동

24시간동안 고객의 통증관련 행동을 개괄적으로 설명하기 위해 고객과 다음 문제에 대해 이야기 한다.[6,21,25-27,34,38-54,164,197,233] 이러한 문제의 관련성은 고객의 임상상태에 따라 달라질 수 있음을 명심해야 한다.

1. 증상의 위치: 고객은 통증그림이나 신체도표에 표시된 위치가 불분명한 경우 명확히 설명한다.
2. 증상의 우선순위: 고객은 통증그림에 표시된 일차증상과 이차증상을 구분한다. 통증부위가 여러 곳인 경우, 고객은 서로 다른 부위 사이에 연관성이 있는지 설명한다.
3. 통증의 성격: 고객은 특정부위의 통증을 가장 잘 설명할 수 있는 통증식별자(예: 찌르는 듯한 통증 또는 화끈거리는 통증)를 선택한다.
4. 통증의 강도: 고객은 특정 기간 동안 발생한 통증의 강도를 정의한다. 치료사는 0에서 10까지의 숫자등급척도를 사용할 수 있으며, 0은 통증이 없음을 나타내고 10은 고객이 지금까지 경험한 통증 중 가장 심한 통증을 나타낸다.
5. 추가 증상: 고객은 감각이상(paresthesia) 또는 약화(weakness)와 같은 관련 증상을 도표에 기재한다.
6. 증상의 빈도 및 기간: 고객은 통증이 지속되는지 간헐적인지 표시한다. 또한, 고객은 증상이 얼마나 자주 그리고 얼마나 오래 발생하는지 표시한다. 낮과 밤에 발생하는 증상의 지속시간을 구분하는 것은 고객의 임상상태와 관련이 있을 수 있다. 증상의 빈도는 "깨어 있는 시간의 50%"와 같이 백분율로 표시하거나 "오전 11시 이후 통증이 시작되어 취침 시간까지 지속됨" 또는 "30분 동안 키보드를 치면 작열감이 발생함"과 같이 시간대 또는 활동과 관련하여 표시할 수 있다.

통증을 악화시키는 자세

1. 고객에게 앉거나 서 있을 때 통증 및 관련 증상이 증가하는 자세를 나열하도록 요청한다.
2. 각 자세에 대해 다음 정보를 이끌어낸다.
   a. 고객이 증상이 시작되는 것을 알아차리기 전에 또는 일정한 기준 수준의 통증이 있을 때 증상이 증가하기 전까지 그 자세를 얼마나 오래 유지할 수 있습니까?
   b. 고객이 그 자세에서 벗어나야 할 정도로 증상이 심해지기 전에 그 자세를 얼마나 오래 유지할 수 있는가?
   c. 그 자세를 취한 결과 증상이 변할 때, 증상의 강도 수준은 어떻게 변하는가? 앞에서 설명한 0~10의 척도를 사용하여 그 차이를 표시한다.
   d. 해당 자세로 인해 통증 및 기타 증상이 악화되면 고객이 통증 및 기타 증상을 완화하기 위해 무엇을 하나요? 예를 들어, 고객이 통증을 완화하기 위해 사용하는 자세, 방식, 운동 및 약물을 기록한다.
   e. 고객이 해당 자세에서 벗어나 통증완화 수단을 사용한 후, 고객이 증상이 원래 수준으로 돌아갔다는 것을 알아차리기까지 얼마나 많은 시간이 경과했습니까?

통증을 악화시키는 동작

1. 고객에게 통증 및 관련 증상의 증가를 느끼는 활동을

그림 4-7 통증평가를 위한 시각적 아날로그척도(The Visual Analog Scale)

나열하도록 요청한다. 이러한 동작에는 다음이 포함될 수 있다:

a. 몸단장, 식사 및 기능적 이동과 같은 자기관리 활동
b. 운전, 버스타기, 식료품 쇼핑과 같은 커뮤니티 관리 활동[수단적 일상생활동작(ADL)]
c. 들어올리기, 키보드 치기, 전화사용 등 업무 관련 활동
d. 성행위, 걷기, 텔레비전 시청, 스포츠와 같은 여가 활동
e. 수면. 고객의 증상은 수면 중에 악화되는 경우가 많으므로 일반적으로 수면자세, 침대유형, 수면행동과 같은 문제에 대한 추가 논의가 필요하다.

2. 각 동작에 대해 다음 정보를 도출한다.
   a. 고객이 증상이 시작되는 것을 알아차리기 전에(또는 일정한 기준통증수준이 있는 경우 통증이 증가하기 전에) 해당 활동을 수행할 수 있는 기간은 얼마인가?
   b. 증상이 활동을 중단해야 할 정도의 강도에 도달하기 전에 고객이 동작을 수행할 수 있는 기간은 얼마인가?
   c. 활동수행의 결과로 증상이 변하는 경우, 증상의 강도 수준 변화는 어느 정도인가? (0에서 10까지의 척도를 사용하여 차이를 표시한다.)
   d. 해당 활동수행으로 인해 통증 및 기타 증상이 악화되면 고객은 이를 완화하기 위해 무엇을 하는가? 예를 들어, 고객이 통증을 완화하기 위해 사용하는 활동, 양식, 운동, 약물을 기록한다. 고객이 활동을 중단하고 통증완화수단을 사용한 후, 증상이 원래 수준으로 돌아갔다는 것을 알아차리기까지 얼마나 시간이 경과했는가?

자가관리(Self-Management)

1. 고객에게 증상을 관리하기 위해 사용하는 전략을 설명하도록 요청한다. 이러한 동작의 빈도, 기간 및 효과에 대한 세부사항을 포함한다.
2. 고객에게 과거에 자가관리프로그램을 받은 적이 있는지 물어본다. 고객이 여전히 자가관리 프로그램을 수행하고 있는지 확인한다. 그렇다면, 이 자가관리프로그램의 빈도, 기간 및 효과에 대해 이야기한다.

인체공학적(Ergonomics)

1. 고객에게 다음을 설명하고 시연해 보라고 요청한다:
   a. 고객이 작업을 수행하는 일반적인 자세
   b. 업무수행과 관련된 모든 반복 활동
   c. 안전하고 편안하다고 느끼는 직장에서 사용하는 자세
   d. 직장에서 사용하는 자세가 통증을 유발한다고 느끼는 자세
   e. 직장에서 사용하는 자세가 통증에 대한 적응이라고 느끼거나 통증을 최소화하기 위해 사용하는 자세
2. 고객에게 작업공간의 가구 및 장비 배치가 통증을 유발하는 것으로 보이는지 문의한다.
3. 고객이 자격을 갖춘 전문가로부터 작업 공간에 대한 인체공학적 평가를 받았는지 문의한다. 받았다면 어떤 결과가 나왔나요?

통증: 통증에 대한 촉진

치료사는 다음 단계를 사용하여 통증을 촉진할 수 있다:

1. 손이 따뜻하고 건조한지 확인한다.
2. 촉진할 부위에 쉽게 접근할 수 있는 편안한 자세로 고객을 눕게 한다.
3. 고객의 민감한 부위를 가려준다(6장 참조).
4. 고객에게 촉진의 목적과 따라야 할 절차에 대해 설명한다.
5. 촉진의 결과로 압통, 통증, 저림 또는 기타 증상이 나타나면 고객에게 알려달라고 요청한다.
6. 고객이 이야기한 통증의 위치, 통증의 패턴, 또는 자세기능장애를 유발할 수 있는 조직압박부위에 근거하여 촉진할 위치를 선택한다.
7. 가벼운 압력으로 촉진하기 시작한다. 촉진 깊이를 급격하게 변경하면 보호반응을 유발할 수 있으므로 점차적으로 깊이를 증가시킨다.
8. 각 부위를 촉진할 때 고객에게 해당 부위를 누르면 압통, 국소통증 또는 통증이 발생하는지 물어본다. 통증성 경련을 유발하지 않도록 부위 사이를 천천히 이동한다.
9. 고객의 경련, 혈관운동반응, 촉진부위에서 떨어진 다른 부위의 근육보호, 호흡변화를 관찰한다.
10. 촉진이 진행됨에 따라 물컹함(bogginess)이나 팽팽한 조직 띠와 같은 조직 질감의 이상이 있는 부위를 찾아

촉진한다.

11. 가벼운 압력으로 촉진해도 고객의 증상이 재현되지 않거나 촉진 결과가 결정적이지 않은 경우 촉진 깊이를 높이고 이 과정을 반복한다.
12. 고객이 이야기한 통증부위를 촉진하는 것 외에도 다음 부위를 촉진할 수 있다:
    a. 통증이 있는 부위를 지칭할 수 있는 통증유발점
    b. 관련 피부조직
    c. 관련 골분절(sclerotomes)
13. 촉진으로 고객의 증상을 재현하는 모든 부위를 기록하고, 촉진으로 인한 통증의 패턴을 기록한다.

참고: 특정부위의 촉진 시 압통은 다른 부위의 압통일 수 있으며 신뢰할 수 있는 소견이 아닐 수 있다. 치료사는 통증에 대한 촉진소견을 다른 임상검사와 측정으로 확인해야 한다.

통증: 압력아르고미터를 이용한 조직민감도검사

치료사는 압력아르고미터를 사용하여 통증유발점이 의심되는 고객의 조직민감도를 테스트할 때 다음 단계를 사용할 수 있다.[21-25,34,158-165,246-249]

1. 압력아르고미터가 고객의 피부에 수직으로 위치할 때 고객의 조직에 균일한 압력을 가할 수 있는 자세를 유지한다.
2. 고객을 편안하고 잘 지지할 수 있는 자세로 눕게 한다.
3. 고객에게 전반적인 절차를 설명하고 고객의 신체부위에 압력아르고미터를 적용하는 것을 시연한다. 특히 고객이 처음 불편함을 느끼면 "예"라고 말하도록 지시하고, 고객이 불편함을 느끼면 즉시 압력적용을 중단할 것이라고 설명하여 고객이 과도한 불편을 느끼지 않도록 한다. 압력계로 조직민감도검사 후 발진 및 모세혈관파손이 발생할 수 있음을 설명하고 환부에 얼음찜질에 대한 기본지침을 제공한다.
4. 조직민감도를 테스트할 위치를 파악한다. 예를 들어, 통증유발점의 경우 해당 통증유발점으로 지정된 위치에서 팽팽한 밴드와 압통부위를 촉진한다. 검사할 부위를 찾은 후에는 표시를 할 수 있다.
5. 압력게이지가 0에 있는지 확인한다. 압력계의 접촉면을 테스트하려는 위치에 놓는다.
6. 압력계축이 기기 표면과 90° 각도를 이루도록 기기의 축이 고객의 피부 표면과 90° 각도를 이루도록 90° 각도가 되도록 잡는다.
7. 자유로운 손을 사용하여 압력계로 고객의 조직에 서서히 압력계로 고객의 조직에 서서히 압력을 가한다. 고객이 불편함을 느낄 때까지 압력을 서서히 높인다. 고객이 불편함을 느낀다고 이야기할 때까지 압력을 서서히 높인다.
8. 고객이 불편함을 보고하는 즉시 압력 적용을 중단하고 그 시점의 압력계 수치를 기록한다.
9. 다음 검사 전에 게이지를 0으로 재설정한다. 검사하기 전에 게이지를 0으로 재설정한다.

종창: 둘레측정

치료사는 다음 단계를 사용하여 둘레를 측정할 수 있다. "8자형" 테크닉을 사용하여 발목 둘레를 측정한다:

1. 고객이 테이블 끝을 넘어 아래 다리를 길게 뻗고 앉게 한다.
2. 1/4인치 줄자를 사용하여, 1/4인치 줄자의 끝을 줄자의 끝을 전경골근건(tibialis anterior tendon)전방과 외측복사 사이의 중간에 줄자 끝을 놓고 발등을 가로질러 발등 안쪽으로 긋는다.
3. 발바닥아치를 가로질러 다섯 번째 중수골 기저부까지 테이프를 당긴다. 발목관절주위의 다섯번째 중족골기저부까지 테이프를 당긴다. 아킬레스건을 가로질러 내측복사 바로 원위에서 힘줄을 가로질러 외측비골까지 원위쪽으로 돌아온 다음 시작위치로 돌아간다. 이렇게 하면 8자형이 된다.
4. 이 측정을 세번 반복한 다음 측정값의 평균을 구한다.

신경학적 검사의 실제적인 측면

이 장에는 근긴장도 및 간헐적 경련(clonus)을 포함한 신체구조 및 기능에 대한 신경학적 검사의 다양한 측면을 수행하는 방법에 대한 예가 포함되어 있다.

근긴장도: 경직검사

치료사는 다음 단계를 사용하여 수정된 애쉬워스척도로

경직검사를 수행할 수 있다:

1. 고객을 바로누운자세를 취하게 한다.
2. 관절을 주로 굴곡시키는 근육을 검사하는 경우, 관절을 최대로 굴곡자세로 놓고 1초 이상 최대 신전위치로 이동한다(1초간 "천 하나"를 세도록 요청한다).
3. 관절을 주로 신전시키는 근육을 검사하는 경우, 관절을 최대로 신전시킨 자세로 놓고 1초 동안 최대 굴곡위치로 이동한다(1초간 "천 하나"을 세도록 요청한다).
4. 다음 척도에 따라 점수를 측정한다:
   - 0: 근긴장도 증가 없음
   - 1: 근긴장도가 약간 증가하며, 해당 부위를 굴곡 또는 신전할 때 운동범위가 끝날 때 잡았다 놓거나 최소한의 저항으로 나타난다.
   - 1+: 근긴장이 약간 증가하며, 잡았다 놓는 동작이 나타나고, 운동범위의 나머지 부분(절반 미만)에 걸쳐 최소한의 저항이 나타난다.
   - 2: 대부분의 가동범위에서 근긴장도가 더 뚜렷하게 증가하지만 대부분의 가동범위에서 영향을 받는 부위 쉽게 움직임
   - 3: 근긴장도가 상당히 증가, 수동적으로 움직임이 어려움
   - 4: 영향을 받은 부위가 굴곡 또는 신전 시 강직됨

상위운동신경검사: 바빈스키반사

치료사는 다음 단계를 사용하여 바빈스키반사를 검사할 수 있다:

1. 반사반치의 끝을 발뒤꿈치에서 엄지발가락까지 발의 측면을 따라 거칠게 움직인다.
2. 정상적인 반사는 발가락굴곡을 보인다. 발가락이 펴지거나 발가락이 펴지고 분리되면 이는 비정상적인 소견이다. 양성 바빈스키징후이다.

실용적인 측면심폐검사

이 장에는 흉곽이동성을 포함한 신체구조 및 기능에 대한 심폐검사의 다양한 측면을 수행하는 방법에 대한 예가 포함되어 있다.

흉곽가동성: 흉곽확장검사

치료사는 다음 단계를 사용하여 흉부확장을 측정할 수 있다:

1. 고객을 등받이에 등을 떼고 앉게 한다.
2. 고객의 가슴주위에 줄자를 위치한다. 네번째 늑간공간의 높이에 줄자를 놓는다.
3. 고객에게 최대로 숨을 내쉬도록 요청하고 흉부팽창을 측정한다.
4. 고객에게 숨을 최대한 들이마시고 숨을 참으라고 요청한다.
5. 흉부팽창을 다시 측정한다.
6. 숨을 들이마실 때와 내쉴 때 흉부팽창의 정상적인 차이는 3~7.5 cm 또는 1~3인치이다.

기능검사의 실제적 측면

이 장에는 자기관리와 같은 기능검사의 다양한 기능검사의 다양한 측면을 수행하는 방법에 대한 예가 포함되어 있다.

자기관리: 바텔지수

치료사는 다음 단계를 이용하여 바텔지수를 관리할 수 있다:

1. 이 척도는 10개의 일반적인 일상생활동작으로 구성되며, 이 중 8개는 개인관리와 관련된 활동을, 2개는 이동과 관련된 활동을 나타낸다.
2. 바텔지수는 직접 관찰 또는 자가보고를 통해 작성할 수 있다.
   a. 직접 관찰: 고객에게 측정 항목의 과제를 수행하도록 요청한다. 고객의 과제수행을 관찰하고 평가한다.
   b. 자가보고: 고객에게 측정 항목의 각 과제를 읽어주고 각 과제를 수행하도록 요청하고 능력을 평가한다.
3. 이 지수는 100점 만점으로 총점을 산출하며, 점수가 높을수록 기능적 독립성이 높다는 것을 나타낸다.

복습

핵심요점

1. 고객검사는 OBM에서 중요한 역할을 한다.
2. ICF 모델을 사용하면 치료사에게 고객 진찰을 위한 구조화된 프레임워크를 제공한다.
3. 상세한 주관적 검사는 치료사에게 가능한 연부조직기능장애에 대한 중요한 고객정보를 제공하고 검사와 치료에 집중할 수 있도록 한다.
4. 통증면담은 통증강도, 통증위치, 통증이 발생되는 행동, 통증에 대한 고객의 반응 등 고객이 경험하는 통증의 다양한 요소에 대한 정보를 이끌어내는 중요한 수단이다. 또한, 고객의 통증정도와 과민성을 고려할 때 특정 유형의 연부조직치료가 얼마나 적절한지 결정할 수 있다.
5. 치료사가 임상상태 및 건강목표를 가진 고객의 검사 및 평가를 위해 사용할 수 있는 신뢰할 수 있고 유효한 검사 및 측정이 많이 있다.
6. 치료사는 근골격계, 정신신경면역계, 다계통계, 신경계 및 심폐계를 검사할 때 기능장애를 포함한 검사 및 측정을 수행하고 분석할 수 있다.
7. 숙련된 촉진은 많은 고객검사 테크닉의 필수 구성요소이며 모든 마사지 테크닉을 효과적으로 수행하기 위한 전제 테크닉이다. 촉진테크닉에 대한 자신감은 고객치료결과에 영향을 미칠 수 있는 치료와 관련된 체계를 구축하는 데 도움이 될 수 있다. 치료사는 고객검사 및 치료과정 전반에 걸쳐 고객의 장애를 평가하고 재평가하는 데 촉진테크닉을 사용할 수 있다.
8. 선택한 구조의 미묘한 특성을 식별하는 능력은 치료사가 정상 소견과 비정상 소견을 구분하는 데 도움이 된다.
9. 자세분석은 연부조직과 뼈 구조의 정렬을 기록하는 데 사용된다. 이 정보는 고객의 잠재적 기능제한을 식별하는 데 사용할 수 있는 중요한 객관적인 데이터를 제공한다.
10. 치료사는 고객의 기능적 활동수행능력 수준과 삶의 질에 대해서도 언급하여 적절한 기능적 결과를 식별하는 데 기초가 되는 데이터를 확보해야 한다.

임상사례: 경추부와 상부요추 통증에 대한 고객검사

고객에 대한 개요

고객은 교향악단에서 활동하는 45세 여성 바이올리니스트이다. 그녀의 주된 문제는 경추부와 목과 상부요추 부위의 양측에 통증이 느껴진다는 것이다. 이 증상은 연습이나 공연 중 15분 이상 연주할 때 나타난다. 연습과 공연 중 15분 이상, 책을 읽을 때, 운동을 위해 달릴 때 증상이 나타난다. 그녀는 약 1년 동안 간헐적으로 이러한 문제를 겪었다. 의사에게 요청한 엑스레이 영상에 따르면 C5-C7 수준의 추간판(척추원반, intervertebral joint)의 경미한 퇴행을 보여준다. 그 외에는 건강상태가 양호하다.

관련 검사테크닉 및 임상소견

주관적

평가테크닉	소견
고객병력기록	고객이 증상을 설명할 때 "빡빡하다", "딱딱하다", "전기가 통한다"와 같은 단어를 사용한다.
고객면담	휴식 시 통증 2/10으로 평가 평가와 동작 중 7/10의 통증 비율

객관적

평가테크닉	소견
연부조직촉진(피부 미끄러짐과 피부 굴림)	양측 상부승모근 과긴장성
범용고니오미터로 경추관절운동범위 측정	능동 관절운동범위 굴곡: 굴곡 제한 – 20° 회전: 양측 회전 제한 – 양측 30°

분석

신체구조 및 기능장애	결과
결합조직완전성 손상/근막이동성 감소	결합조직 이동성 증가

능동움직임에 대한 제한	기능적 결과
활동과 악기 사용 능력감소>15분	45분 동안 통증없이 활동과 악기 사용 가능

비판적 사고의 질문

1. 임상질환이 있는 고객과 웰니스 관련 목표가 있는 고객에 대한 접근방식에서 검사결과를 바탕으로 마사지 테크닉을 선택하기 위해 구체적으로 어떤 수정이 필요한가요?
2. 통증증상이 있는 고객에게 연부조직 기능장애에 대한 가설을 세우기 시작하기 위해 구체적인 인터뷰 질문을 어떻게 진행하는가?
3. 고객이 근골격계 증상만 설명하는 경우에도 다른 부위에 대한 검사를 실시할 필요가 있는가? 그렇다면 그 이유는 무엇인가?
4. 고객의 자세검사가 연부조직 기능장애의 잠재적 부위를 식별하는 데 어떻게 기여하는가?
5. 관절에서 가능한 관절운동범위와 연부조직 관절가동의 유사점과 차이점은 무엇인가?
6. 치료사는 고객의 연부조직 기능장애를 판단하기 위해 감각을 어떻게 사용하는가?
7. 치료사는 각 연부조직층을 평가하기 위해 어떤 촉진테크닉을 사용하는가?
8. 일반적인 "촉진 목적"은 무엇인가? 치료사는 이러한 구조를 평가하기 위해 어떤 촉진테크닉과 촉진힘의 유형을 사용하는가?
9. 고객진찰을 시작할 때 고객이 어떤 유형의 통증을 호소하는지 알아야 하는 이유는 무엇인가?
10. 고객의 증상, 기능 및 인지된 삶의 질 개선을 확인하기 위해 사용할 수 있는 결과측정에는 어떤 것이 있는가?

4장 참고문헌은 517페이지부터 시작

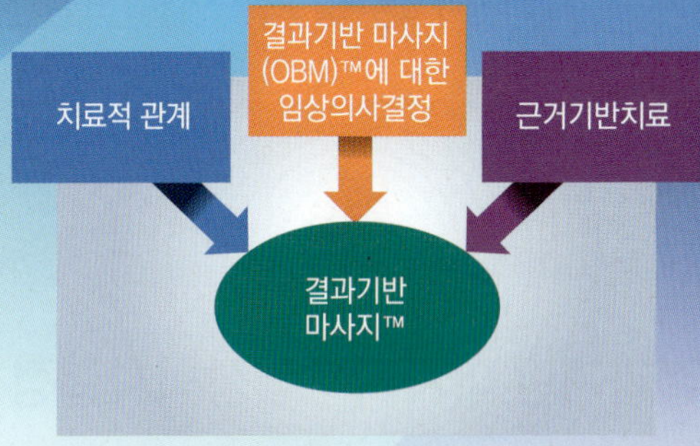

Chapter 5 결과기반 마사지™ 임상의사결정

목적

이 장을 공부한 후에는, 다음을 수행하는 데 필요한 정보를 얻는다.

1. 결과기반 마사지(OBM)™ 임상의사결정 과정의 4단계를 설명한다: 평가단계, 치료계획단계, 치료단계, 퇴원단계
2. 치료사가 마사지 테크닉으로 치료할 수 있는 손상(impairment)과 이를 통해 달성할 수 있는 결과를 목록화하고, 손상을 교정(remediate), 건강을 향상시키며 의미 있는 기능적 결과를 이루는 데 필요한 마사지 테크닉을 선택하는 방법을 간략하게 설명한다.
3. 치료사가 고객으로부터 치료계획을 세우기 위해 검사와 재검사의 소견을 사용하는 일련의 과정과 그것을 수정, 개선, 진행하는 중재에 관해 설명한다.
4. 고객의 퇴원요구를 파악하고, 퇴원계획을 세우고 고객을 퇴원시키는 방법을 설명한다.
5. OBM 임상의사결정, 근거기반치료, 치료적 관계 사이의 관계를 설명한다.

임상의사결정 과정은 치료사가 고객의 검사, 치료, 퇴원을 안내하는 과정이다. OBM을 위해 제안된 의사결정 과정인 OMB 임상의사결정은 마사지 테크닉을 임상실습에 통합하는 것에 특이적으로 관련된 문제를 다룬다. 이 장에서는 4단계의 OBM 임상의사결정에 대해 논의한다: 평가단계, 치료계획단계, 치료단계, 퇴원단계. 이는 치료사에게 고객검사, 치료계획, 계획하고 제공하는 중재의 적절성과 타당성을 향상시키는 데 사용할 가이드라인을 제공한다. 또한, OBM 임상의사결정과 근거기반치료와 치료적 관계 사이의 관계를 보여준다.

참고: 근거섹션 제목의 1~9는 그림 5-1의 단계 번호와 일치한다.

근거

결과기반 마사지™ 임상의사결정 과정

임상의사결정, 임상추론, 임상문제해결의 용어들은 치료사가 고객의 정보를 분석하고 고객을 위한 치료요법을 공식화하고 진행하는 과정을 설명하는 데 사용된다.[1-8] OBM을 위한 **임상의사결정 과정(clinical decision-making process)**인 OBM 임상의사결정(그림 5-1)은 이전 장에서 논의한 마사지 프레임워크와 임상추론 모델을 통합한다.

비록 우리는 이 일련의 과정을 단계적 그래픽으로 제시하지만, 치료사가 이를 선형적이고 순차적인 방법으로 사용하도록 의도하는 것은 아니다. 실제로 연구 결과에 따르면 임상의사결정 과정에 참여하는 치료사는 여러 단계의 과정을 동시에 수행하는 경우가 많다.[4] 또한, 치료사는 선형과정보다 오히려 반복적인 의사결정 과정을 주로 사용한다. 다르게 말하면, 치료사는 의사결정 과정의 동일한 단계를 여러번 순환한다; 매번 단계를 반복하고, 정보를 확장하고, 결론을 개선(refine)한다.

결과기반 마사지™ 임상의사결정의 단계

OBM 임상의사결정 과정은 **평가단계(evaluation phase)**, **치료계획단계(treatment planning)**, **치료단계(treatment phase)**, **퇴원단계(discharge phase)**의 4단계로 구성되며 단계마다 각각의 목적과 절차가 있다. 이러한 단계는 고객의 현재 문제점과 치료사가 선택한 치료기법 간의 적합성을 향상시키는 체계적인 과정을 통해 치료사를 이끌어 준다. 이는 궁극적으로 치료사가 제공하는 치료의 질, 고객의 결과, 고객의 만족도를 향상시켜줄 것이다.

평가단계는 임상적 치료과정의 기초를 제공한다. 평가단계에서는 고객의 임상적 문제 혹은 웰니스(wellness) 목표에 대한 **임상적 가설(clinical hypothesis)**을 공식화하고 확인하는 것을 중심으로 한다. 이 단계는 **고객검사(client examination)**를 통해 자료를 수집하는 것으로 시작하고 **임상적 문제(clinical problem)**를 확인하거나 **웰니스 목표(wellness goals)**를 명시하고 임상소견을 요약하고 치료를 추진할지를 결정하는 것도 포함된다.

치료계획단계에서는 치료에 적합한 신체구조와 기능을 식별하고 고객의 신체구조와 기능 손상, 기능적 제한 또는 전방적인 웰니스를 개선할 치료기법을 선택하는 것이 포함

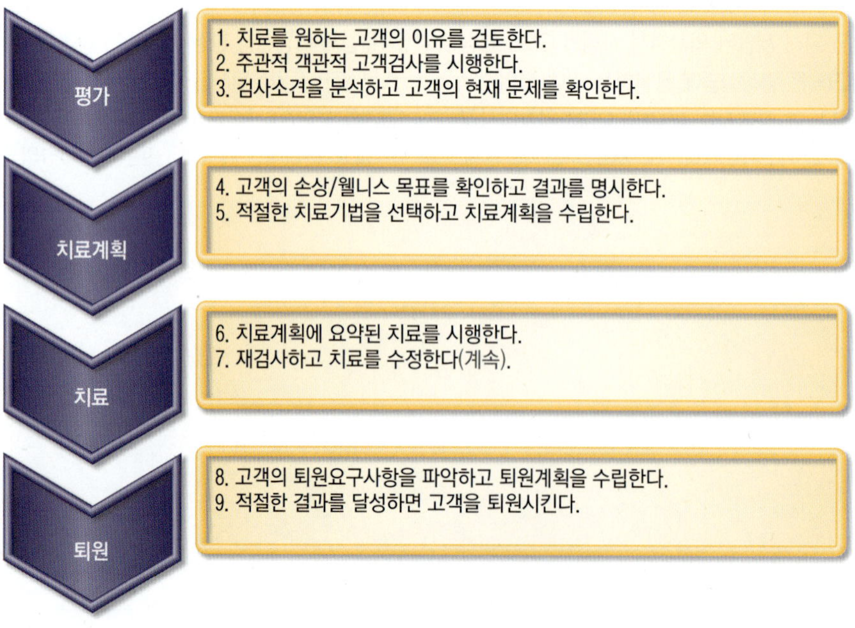

그림 5-1 결과기반 마사지™ 임상의사결정 과정

된다.[8] OBM의 치료계획단계는 평가단계로부터의 임상소견 요약으로 시작하여 서면 **치료계획(plan of care)**으로 끝난다.

치료단계는 치료사가 치료계획을 완료한 후 시작되는 치료, 치료과정, **재검사(reexamination)**의 지속적인 주기이다. 이 단계의 끝은 명확하게 설명되지 않고; 대신에 치료단계에서 퇴원단계로의 점진적으로 전환된다.

마지막 단계는 퇴원단계이다. **퇴원(discharge)은** 고객이 치료사의 치료에서 자가치료로 또는 다른 치료사의 치료로 전환되는 것을 포함한다. 퇴원단계는 고객의 퇴원 날짜 전에 시작한다; 즉 퇴원계획의 개시부터 실제 퇴원일까지의 기간을 말한다.

웰니스에 대한 의료마사지의 OBM 임상의사결정

치료사는 의료마사지와 웰니스 마사지 모두에서 4단계 OBM 임상의사결정 과정을 사용할 수 있지만, 웰니스 및 **손상(impairments)**의 치료에 대한 중재는 여러 방식으로 다를 수 있다(표 5-1). 임상적 상태와 웰니스에 따른 신체구조와 기능 손상의 치료를 위한 마사지는 치료사들이 체계적인 고객검사를 수행하고 중재를 안내하기 위한 결과를 수립하는 임상적 추론과정이 필요하다.

OBM 임상의사결정에서 의료마사지와 웰니스 마사지의 주요 차이점은 **치료(treatment)**의 초점이 고객의 신체구조 혹은 기능 손상에 있는지 여부이다. 의료마사지는 손상의 치료로써, 개개인이 임상적 상태를 경험한 후에 실시된다. 고객의 손상은 고객 상태의 **병태생리학적(pathophysiology)** 결과로써 발생하는 고객의 신체적 구조 혹은 기능의 손실이나 비정상일 수 있다.[5,9] 의료마사지의 목적은 임상적 상태와 관련된 손상을 줄이는 것이다. OBM 임상의사결정 과정 동안 치료사는 일차적 손상의 치료, **회복(recovery), 2차 손상(secondary impairments)**의 예방에 중점을 둔 결과 리스트와 치료리스트를 만든다.

반대로 웰니스 마사지는 신체구조와 기능의 손상이나 이차적인 임상상태에 대해서 나타내지 않는다. 대신에, 고객은 손상에서 자유롭고 웰니스를 위한 목표가 있는 신체구조와 기능을 가진다. 웰니스 마사지의 목적은 신체구조 혹은 기능에 손상이 없는 상태에서 고객의 웰니스 목표를 이룩하는 것이다. OBM 임상의사결정 과정 동안, 치료사는 이들 부위를 대상으로 하는 웰니스 중재를 시작하기 전에 이러한 구조와 기능을 검사하여 손상이 없는지 확인할 것이다. 그런 다음, 치료사는 고객의 웰니스 목표와 관련된 신체구조와 기능의 목록을 만들고 이러한 구조와 기능을 최적화하는 결과를 결정할 것이다.

주목할만한 점은 손상치료와 웰니스 중재 사이의 이러한 차이에도 불구하고, 일상적으로 임상에 많은 치료사가 스트레스와 관련된 장애 치료를 웰니스라고 부른다는 것이다. 정의에 따르면, 불안이나 근육긴장 증가와 같은 스트레스 관련 장애의 치료는 손상의 치료인 반면, 손상을 예방하고 기능을 최적화하는 스트레스 관리 중재는 "웰니스"이다.

이 장의 마지막에, 목통증 고객 임상사례의 임상적 상태 치료에 대한 OBM 임상의사결정의 세부순서가 나열되어 있다. 독자들은 차후 가이드라인에 도달하기 위해 이 정보를 손상치료를 위한 임상의사결정과 웰니스 중재에 적용할 수 있다.

표 5-1 의료마사지와 웰니스 마사지를 위한 중재 비교

	손상의 치료	웰니스 중재
중재 시기	• 임상적 상태가 발생한 후	• 개인의 삶 중에 언제든지
중재의 초점	• 임상적 상태의 증상과 징후 • 1~4등급의 신체구조와 기능의 손상	• 0등급(손상 없음) 손상의 신체구조와 기능
고객검사	• 신체구조와 기능을 검사 • 임상상태로부터의 손상 결과를 식별	• 신체구조와 기능을 검사 • 개인의 웰니스 목표와 관련된 신체구조와 기능을 식별
중재의 전반적 목표	• 임상상태로부터 야기된 손상을 식별하고 관리	• 신체적, 정신적, 영적, 사회적 영역 전반에 걸쳐 웰빙을 최적화
임상추론과정	• 완벽한 임상추론과정	• 완벽한 임상추론과정
결과	• 신체구조와 기능의 식별된 손상과 관련된 특정 결과 • 마사지의 특정 치료효과에 기반함	• 신체구조와 기능의 식별된 손상과 관련된 특정 결과 • 마사지의 특정 치료효과에 기반함

평가단계

평가단계의 중요함은 아무리 강조해도 지나치지 않다. 고객이 임상 치료를 받기 위해 방문하는 경우, 대부분은 문제가 있기 때문이다. 고객검사와 임상소견의 **평가(evaluation)**를 통해 치료사는 고객의 임상문제를 명확히 하고 고객의 관련 손상 및 기능적 제한을 식별한다. 그런 다음 결과 확인과 치료계획을 위해 이 정보를 사용한다. 결과적으로 적절하고 정확하며 포괄적인 평가단계를 통해 중재의 잠재적 효과를 높일 수 있다.

치료 사유 검토와 주관적, 객관적 고객검사 실시 (1, 2단계)

평가단계는 고객이 치료를 원하는 이유를 검토하는 것으로 시작하는데, 그 이유는 차후에 임상검사의 초점을 제공하기 때문이다. 고객검사에는 병력수집, 일반적 체계적 검토, 검사 및 측정을 통해 고객의 건강상태와 임상적 상태에 대한 정보 수집이 포함된다.[9] 치료사와 고객의 특성은 치료사가 수행하는 검사의 범위에 영향을 줄 수 있다. 관련된 치료사 특성은 진료범위, 전문화 영역, 선택한 검사의 종류 등을 포함한다. 고객의 특성은 진단명, 일반적 건강상태, 임상 현장의 특성, 고객 상태의 정확성, 심각성, 복합성, 안정성 등을 포함한다(표5-2 참조). 예를 들어 입원 환경에서 파킨슨병을 앓고 있는 노인 고객에 대한 초기 집학적 신경학적 검사는 외래 정형외과에서 슬개골 연골연화증이 있는 청소년에 대한 중간 검사보다 범위가 더 넓고 문제를 더 자세히 다룰 것이다.

주관적 검사 실시

치료사는 고객의 병력을 수집하기 전에 고객의 의뢰에 대한 특정 진단이 있는지 확인해야 한다. 만약 특정 진단이 있다면 치료사의 **병력수집과 주관적 검사**는 해당 진단과 연관된 질문을 포함해야 하며 고객이 제시한 진단을 확인하거나 반박할 정보를 도출하는 데 초점을 맞출 것이다. 반면에, 고객이 **의학적 진단** 없이 의뢰할 경우, 치료사는 고객이 제시한 문제를 명확히 하고 임상적 진단을 제안하는 데 도움이 될 일반적인 정보를 도출하는 것부터 시작해야 한다. 4장에서는 마사지를 위한 병력수집에서 고려해야 할 사항에 대한 제안을 제공한다. 치료사는 진료 계획서의 서면 내에 또는 별도로 고객의 병력을 기록할 수 있다.

예비 임상적 가설 생성

기존의 임상의사결정 과정은 모두 일정형태의 자료수집과 임상적 가설의 공식화 및 테스트가 포함된다. 현재 과정에서, 치료사는 고객의 의뢰에 대한 진단과 이력 및 주관적 검사로부터 수집된 정보를 바탕으로 고객의 현재 이슈에 대한 예비 임상적 가설을 형성한다.[1-4,8] 이러한 임상적 가설은 치료사가 적절한 검사와 측정을 선택하고 고객검사를 위한 초점 맞출 수 있도록 도와준다. 다음은 고객검사에서 임상적 가설을 생성하고 사용할 때 일반적인 오류를 방지하기 위한 몇 가지 지침이다.

- 검사 초기에 고객의 임상적 문제에 대한 몇 가지 가능한 가설을 가이드로 생성한다.[3,4]
- 검사와 측정을 집중적으로 사용할 수 있도록 가설을 3개 미만으로 설정한다.
- 일관되지 않는 소견이 나올 수 있도록 매우 일반적인 가설을 만드는 것은 피한다.
- 임상적인 상태와 기능적 제한의 고객 인식에 대한 객관적인 자료와 정보를 모두 포함한다.[2]
- 수집된 데이터를 선택하고 가능하면 가이드로서 연관된 진단을 사용한다.
- 유연성을 가지고 표준적인 검사의 틀에서 벗어나 검사동안 발생하는 이슈에 대해서 명확하게 설명한다.
- 많은 양의 관련 없는 데이터에 압도되는 것을 방지하기 위해 주요 임상적 가설에 초점을 유지한다.
- 기존 가설을 정당화하기 위해 과도한 소견을 피한다.
- 기존 가설이 틀렸다는 것을 인정하고 새로운 가설을 모색한다.

객관적 검사 실시

고객 관찰

치료사 예비 임상적 가설을 설정한 후에는 고객을 관찰하여 가설을 뒷받침할 수 있는 관찰적 단서를 확인한다. 검사의 초기단계에서, 치료사는 너무 초점을 좁히는 것을 피할 필요가 있다. 고객의 관찰은 변화된 가설을 제안할 수 있는 데이트를 제공할 만큼 충분히 일반적이어야 하며, 동시에 치료사가 가설과 일치하는 특정 임상징후를 식별할 수 있도

표 5-2 고객검사의 범위와 내용

	초기검사	중간 검사 혹은 재검사	퇴원 검사	추적 검사
범위	• 세부적 탐색 검사	• 손상과 기능적 제한과 연관된 식별된 결과와 관련된 초점식 검사	• 제공된 중재와 연관된 세부적인 검사와 고객이 달성한 손상과 기능적 제한과 관련된 결과	• (a) 손상 및 기능적 제한과 관련하여 이전에 달성된 결과의 유지 또는 (b) 지속적인 치료요구의 식별과 관련된 초점식 검사
시기	• 치료 시작 전 수행	• 치료 시작에 따라 간격을 두고 시행	• 중재 기간의 끝에, 고객퇴원 전에 수행	• 돌봄의 의미로 퇴원 후 시행
객관적	• 고객의 현재 진단을 확인 혹은 반박 • 치료계획을 위한 기초와 중간 검사의 기준을 제공하기 위해 고객의 손상, 기능적 제한, 기능적 영역을 식별하고 측정한다. • 고객의 이전 및 현재 기능수준을 파악하고 측정하여 합리적인 기능 결과를 확인할 수 있는 기초를 제공한다.	• 고객의 손상과 기능적 수준의 변화를 초기검사에서 설정한 기준에서 식별하고 측정한다. • 고객이 달성한 결과를 결정 • 치료진행에 대한 고객의 준비성(readiness)을 결정 • 치료계획 혹은 결과 수정의 필요를 결정	• 결과에 대한 진행도 측정을 통해 퇴원을 위해 고객이 준비되어있는지 결정 • 고객이 퇴원 후 필요한 것을 식별하고 측정 • 초기검사에서 설정한 기준으로부터 고객의 손상과 기능적 수준의 변화를 식별하고 측정	• 가장 최근 퇴원 검사에서 설정한 기준으로부터 고객의 건강상태, 손상, 기능적 수준의 변화에 대해 식별하고 측정 • 고객이 그들의 환경에 적응하고 안정적 인지를 결정 • 고객이 지속적으로 치료가 필요한지 결정
구성요소	• 주어진 진단을 확인하거나 반박하고 진단이 제시되지 않았다면 진단을 수립하기 위한 병력 정보를 이끌어낸다. • 주어진 진단을 확인하거나 반박하기 위한 검사와 측정하고 만약 주어진 진단이 없다면 손상과 기능적 제한을 식별하고 측정하여 진단을 수립한다.	• 손상과 기능적 제한의 변화를 결정하기 위한 검사와 측정	• 치료 내용 요약 병력 • 고객이 인식하는 퇴원요구에 대한 논의 • 퇴원에서 고객의 손상과 기능적 수준을 결정하기 위한 검사와 측정	• 고객의 건강상태, 안정감, 환경의 적응 변화에 대한 병력 정보를 이끌어낸다. • 손상과 기능적 제한 변화를 결정하기 위한 검사와 측정

록 해야한다. 이러한 관찰에서는 자세정렬, 근육벌크, 윤곽(contours), 그리고 4장과 개별기법 장에서 설명된 기타 영역들이 포함될 수 있다. 관찰을 바탕으로 치료사는 고객의 임상문제에 대한 가설을 구체화할 수 있다.

검사 및 측정 선택

치료사는 다음 단계로 진행하여 임상적 가설인 **검사와 측정**의 선택 및 적용을 확인하거나 반박하는 자료를 수집한다. 검사와 측정의 유형, 치료사가 수행하는 방법은 고객의 특성과 상태에 따라 다를 것이다. 즉, 치료사는 고객의 신경계, 근골격계, 심폐, 정신신경면역적 상태에 따라 다양한 검사 접근방식을 사용할 것이다. 예를 들어, 근골격계 검사는 자세분석, 시진(visual inspection), 가동범위 검사, 근 수행력 검사, 촉진으로 구성될 수 있다. 반면에 심폐 검사는 시진, 촉진, 타법(percussion)으로 구성될 것이다. 성인, 소아, 노인 고객을 위한 검사에는 추가적인 수정이 있을 것이다.

적절한 검사와 측정을 선택하는 것은 검사(examination)에서 가장 어려운 구성요소 중 하나이다. 문제는 정보가 부족한 것이 아니라, 고려할 만한 특수 검사와 임상적 징후가 너무 많아 압도당할 가능성이 있다는 것이다. 치료사는 적절한 검사기법을 생각해내고, 고객의 반응을 주목하고, 소견을 정확하게 해석해야 하는 어려움에 직면한다. 고객의 문제에 대해 한두 가지의 가설을 가지는 것은 치료사가 검사기법을 선택하는 데 있어서 도움을 줄 수 있다.

고객검사

데이터를 관리 가능한 수준으로 유지하기 위해, 치료사는 주어진 조건을 확인하거나 반박하는 데 효과적이기 위해 치료사들이 흔히 사용하는 몇 가지 테스트를 먼저 선택하고 수행할 것이다. 만약 소견이 양성이라면, 치료사는 고객의 손상, 기능적 제한, 기능적 영역에 대해 더 일반적인 정보를 수집할 수 있을 것이다. 만약 이런 확인적 검사가 음성 소견이라면, 치료사는 추가검사가 필요한지 혹은 가설을 변경해야 하는지 결정할 수 있다. 치료사가 명확한 임상적 가설을 가지고 있지 않은 상태에서, 스캐닝 검사는 여러 계통의 완전성을 빠르게 결정하고 고객 증상의 특성을 평가하는 수단을 제공한다.[10] 4장에서는 독자가 검사기법을 선택하는 데 사용할 수 있는 마사지의 몇몇 검사기법에 대한 정보를 제공하고 있다.

소견분석 및 고객의 현재 문제 확인(3단계)

임상적 가설 확인

고객검사 후, 치료사는 고객의 임상상태에서부터 기인하는 손상을 분석하여 임상적 가설을 확인하거나 반박한다. 일부 의료전문가들은 고객의 검사결과를 분석하고 정리하는 과정과 결과를 클러스터(clusters) 또는 증후군으로 분류하여 **치료진단(therapy diagnosis)**이라고 부른다.[9] 고객검사에서 나온 소견이 치료사의 임상적 가설을 뒷받침하지 못하면 가설을 재구성하고 적절한 검사 및 조치를 선택하고 수행하는 과정을 반복해야 한다. 고객이 명확하게 정의된 임상적 상태를 제시하지 못하는 상황이 발생할 수 있다. 그 경우, 치료사는 고객의 특별한 임상적 상태를 식별하고 치료하는 것보다는 고객의 현재 손상 및 기능 제한을 개선시키는 것을 일반적인 목표로 치료계획 과정을 맞추는 것이 적절할 것이다.[9]

관련 임상소견 요약

치료사가 임상적 가설을 확인하면, 고객이 겪고 있는 손상과 기능적 제한에 대해 요약을 한다. 이 요약은 서면 치료계획 내에 문서화하거나 별도로 분리해서 할 수 있다. 다른 임상적 접근법과 마찬가지로 OBM에서, 고객의 기능적 제한에 기여하는 손상을 식별하지 못하면 중재 개발이 확립된 **기능적 결과**를 달성하는 데 효과적이지 못 할 수 있다. 임상적 예로, 만약 고객의 기능적 제한이 신경근병증(신경뿌리병증, radiculopathy)으로 인한 이차적인 것이라면, 고객의 증상을 경감시키거나 고객의 기능적 수준을 향상 시키지 못할 것이다.

치료의 적절성 결정

치료의뢰를 받은 모든 고객에게 치료가 실제로 필요한 것은 아니다. 그러므로, 치료사는 고객검사 소견들을 검토하고 고객이 치료기법의 직접적 적용, 교육, 서비스의 협조와 같은 치료들로부터 이점이 있을지 없을지 결정해야 한다. 치료사가 치료가 적절하다고 확인하고, 치료계획을 시작하기 이전에, 고객의 임상상태를 치료할 수 있는 **법적권리**와 **임상역량**을 보유하고 있는지 판단해야 한다.

치료에 대한 법적권리

치료에 대한 법적권리는 치료사의 전문적인 실천범위에 고객의 임상적 문제에 대한 치료, 검사기법 및 치료사가 사용하고자 하는 치료기법이 포함되는지 여부를 말하며, 전문적인 실천범위는 치료사가 활동하는 관할구역의 법률에 따라 결정된다. 보건의료전문 직종은 해당 직종 구성원의 자격, 등록, 징계 등을 규정함으로써 국민의 건강과 안전을 보호하는 실천행위를 하고 있으며, 이러한 실천행위는 직종별로 자격요건, 면허요건 또는 등록요건, 적용 가능한 치료법, 징계사유, 그리고 실천행위 위반자에게 적용될 제재 등을 개괄하고 있다. 치료에 대한 법적권리는 마사지 행위와 관련해서는 회색 지대(gray area)일 수 있다. 다양한 의료전문 분야의 임상가들은 고급교육이나 자격증 없이 자신의 범위 내에서 마사지 테크닉을 사용할 수 있지만, 다른 사람들은 그렇게 할 수 없다. 예를 들어, 운동트레이너, 마사지치료사, 간호사, 작업치료사, 물리치료사, 카이로프락터 및 기타 바디워커(bodyworker)는 이완을 촉진하기 위해 적용되는 쓰다듬기와 같은 표면반사테크닉을 다양한 임상조건을 가진 고객을 위한 중재로 사용할 수 있다. 대조적으로 림프부종 관리를 위한 수동림프배액 기법의 적용은 이러한 의료전문가 중 몇몇의 실천범위 밖에 있을 수 있다. 또한 임상가는 다른 의료전문 분야의 임상가가 해결할 수 있는 다른 치료요구를 고객이 가지고 있는지 여부를 판단해야 한다. 이러한 상황에서 임상의 범위를 벗어난 임상적 문제를 치료하기 위해 다른 의료전문가에게 의뢰할 수 있다. 임상행위의 범위와 관련된 쟁점의 복잡성에 비추어 볼 때, 임상가들은 그들이 임상에서 직면하는 다양한 임상조건들에 대하여 마사지 테크닉을 사용할 수 있는 자신의 법적인 권리를 결정하기 위해 실무법률들을 참조해야 한다.

치료에 대한 윤리적 권리

치료사는 치료할 권리와 관련된 법적 문제 외에도 고객의 현재 임상적 문제를 치료할 수 있는 능력에 대한 윤리적 결정을 내려야 한다. 이는 자신의 임상적 기법에 대한 자신감과 임상적 전문성의 한계에 대한 객관적인 평가가 균형을 이루어야 하는 주관적 결정이다. 즉, 치료사의 행위가 조건에 대한 중재의 제공 또는 선택된 기법의 적용을 허용하는 것만으로는 충분하지 않다. 치료사는 또한 이러한 치료를 적절하고 안전하며 효과적으로 적용할 수 있는 충분한 훈련을 받아야 한다.

치료계획단계

치료계획단계는 치료사가 임상문제 목록을 검사소견에 통합하고 차후에 중재의 토대를 형성할 치료결과를 확립하기 위한 기초로 사용하는 단계로, OBM 임상의사결정의 중요한 지점이다.

고객 문제/웰니스 목표 식별 및 관련결과 명시 (Step 4)

소견분석과 임상문제 목록 생성

치료사가 선택한 치료기법을 시작하기 전에 고객의 손상과 기능적 제한에 대한 임상소견을 **임상문제 목록**으로 정리하여 치료계획을 안내해야 한다. 첫째로, 치료사는 고객의 기능과 기능부전 영역 혹은 치료기법에 직접적 적용에 반응하는 부위와 그렇지 않은 부위를 구분하는 것이 중요하다. 치료가 필요하지 않다는 이유로 기능적 영역을 무시하기보다는, 치료사는 이들 영역이 능동적 치료를 잘 받아들이지 않는 손상에 어떻게 보상적으로 사용될지를 확인하는 것이 더 현명할 것이다. 이 전략의 예는 이 장의 마지막에 나와 있다.

치료사가 기능부전 영역을 식별한 후에는, 고객의 손상과 기능적 제한을 식별하는 것이 중요하다. 손상은 고객의 신체기능과 구조의 손실 혹은 비정상일 수 있는 반면, 기능적 제한은 그들의 환경 내에서 과제를 수행하는 개인의 능력을 의미한다.[11] OBM을 위한 치료계획에 사용되는 전략은 확인된 손상을 치료하기 위한 치료기법을 선택하고 기능적 결과를 설정하기 위한 기준선으로써 확인된 기능적 제한을 사용하는 것이다. 일단 치료사가 이들 작업을 완료하면, 임상문제 목록을 수집할 수 있다.

기능적 결과식별

이제 치료사는 고객과 협력하여 관련된 기능적 결과를 확인하고 이러한 결과를 달성하는 데 필요한 시간을 예측하는 데 초점을 맞출 수 있다. 이러한 결과는 고객검사 중에 문서화한 기능적 제한과 일치해야 한다. 표 1-5는 기능적 결과의 예에 대해 나열되어 있다. 치료사는 결과와 이를 달성하는 데 필요한 시간을 다음과 같은 여러 요소에 기초할 것이다.

- 고객의 현재와 이전의 기능수준
- 고객 상태의 심각성, 복잡성, 안정성, 명료성(acuity)

- 고객의 퇴원 목적지
- 현재의 질병 상태를 가진 사람의 예후에 관한 문서
- 치료사의 임상 경험에 의한, 고객이 달성한 가능성이 있는 것에 관한 판단[9]

또한, 치료사는 전문 저널의 임상실습 및 연구에 관한 기사, 임상문헌, 전문가를 위한 일반 실무지침 또는 특정 임상 조건에 대해 이용 가능한 수많은 실무지침에서 안내를 구할 수 있다. 일부 의료전문가들에서는 고객의 수준과 개선시기를 예측하는 이러한 과정을 **치료예후**라고 한다.[9]

고객의 장기적인 기능적 결과를 파악하는 것만으로는 불충분하다. 치료사는 또한 단기적인 결과를 파악하고 고객이 주어진 기간 내에 어떤 수준의 개선을 달성할 수 있는지를 예측해야 한다. 이는 장기적인 기능적 결과가 고객의 퇴원준비도를 측정하는 데는 유용하지만, 치료에 대한 고객의 즉각적이고 지속적인 반응을 평가하는 데는 거의 가치가 없기 때문에 필요하다. 고객이 수 회 이내에 달성할 수 있는 단기적인 결과는 중재의 효과에 대한 유용한 조기 벤치마크를 제공하고 치료의 지속적인 수정 및 진행에 매우 귀중한 도움이 될 수 있다. 이러한 단기적인 결과를 달성하는 기간은 고객 상태의 명료성, 심각성, 복잡성 및 안정성, 고객의 기능수준의 예상 변화율, 중재빈도, 치료기간 및 임상환경에 따라 다양할 것이다. 치료사의 목표는 고객이 치료기간 동안 합리적으로 달성할 수 있는 측정 가능하고 의미 있는 증가로 결과를 설정하는 것이다. 예를 들어, 짧은 치료과정 동안 상당한 기능적 이득을 기대하는 급성 기 치료 또는 외래 환경의 고객에게는 매주 또는 매일 결과를 설정하는 것이 적절할 수 있다. 대조적으로, 만성 상태에서 숙련된 간호적 치료를 받는 노인 고객에게는 매달의 결과가 더 의미가 있을 것이다.

일반적인 질문은 "어떻게 기능적 결과가 마사지를 위해 적합한지를 치료사가 판단할 수 있는가"이다. 실제적으로는, 기능적 결과를 얻기 달성하기 위해 치료사가 해결해야하는 손상이 1차 치료기법으로써 마사지치료의 사용이 적절한지의 여부가 문제이다. 마사지에 대한 손상의 관련성에 대한 이 결정은 의사결정 과정의 이 단계에서 후에 나온다.

치료 가능한 손상 및 연관된 결과식별

일단 치료사가 기능적 결과를 얻으면, 후진적으로 다음을 확인해야 한다.

- 기능적인 결과 달성을 촉진하기 위해 어떤 손상치료가 필요한가?
- 이들 손상은 능동적 치료에 잘 반응 하는가?
- 능동적 치료에 잘 반응하지 않기 때문에 이 손상은 보상이 필요한가?
- 치료할 각각의 손상에 대한 **손상관련 결과**

전통적으로, 치료사들은 고객검사 동안 그들이 관찰한 손상만을 바탕으로 치료목표를 세우고 치료기법을 선택하였다. 건강 관리에서 기능, 장애 및 건강 모델의 채택은 고객의 신체구조, 신체기능, 활동수준 및 기능적 제한에 미치는 치료의 영향을 포함하도록 이러한 초점을 확장해주었다.[11] 치료사들은 이제 고객의 근본적인 손상을 파악하고 치료하며, 그들의 활동수준과 기능적 제한을 해결한다. 여전히 불분명한 것은 개선된 손상과 기능적 수준의 향상 사이에 직접적인 관계가 있는지 여부이다. 치료계획에 대한 균형 잡힌 접근법은 손상이나 기능적 제한에만 초점을 맞추는 것이 아니라 기능적 결과의 달성을 촉진하는 수단으로서 고객의 손상을 파악하고 치료하는 것이다.

비록 치료사는 식별된 기능적 결과를 고객의 경과를 판단하는 주요수단으로 사용할 것이지만, 손상과 연관된 결과를 확인하는 것은 여전히 유익할 것이다. 그리고 치료사는 적용한 치료기법에 고객이 반응하는지 여부를 판단하기 위해 고객의 손상과 관련된 결과에 대한 고객의 경과나 그것의 부족한 부분을 사용할 것이다. 표 1-4에는 손상과 관련된 결과의 몇 가지 예가 나와 있다.

계획 보상적 전략

치료사는 또한 능동치료에 잘 반응하는 손상과 보상수단을 계획해야 하는 손상을 구분해야 한다. 경부근막통증이 있는 임상 시나리오는 명백하게 고객 손상이 능동치료에 잘 반응할 것이다. 더 복잡한 경우는 예를 들어, 65세로 우측 뇌혈관 사고 후 3개월이 지난 경우이다. 이 고객을 치료하는 치료사들은 좌측 족하수(drop foot), 좌측 약화, 원시적 움직임 패턴, 몸통과 사지의 긴장도 증가, 통증이 있는 좌측 어깨 탈구, 부종을 주요손상으로 확인하였다. 이들 중, 족하수는 더 이상 회복의 징후를 보이지 않았고 더 이상 능동치료에 반응하지 않았다. 따라서, 치료사들은 말초 신경 손상이나 전경골근(tibialis anterior , 앞정강근)의 다른 국소적인 손상을 배제하기 위해 추가적인 검사를 수행한다. 그런 다음, 그들은 족하수를 발목-발 보조기(ankle–foot orthosis, AFO)와 보행 보조의 **보상전략**을 사용할 수 있는 손상으로 간주한다. 치료사들은 또한 외부 보조도구를 사용하는 것에 추가하여 이들 손상을 보상하기 위해 고객의 가능한 기능적 영역을 사용하게 할 수 있다. 예를 들어 보행하는 동안 족하수를 보상하기 위해 더 기능적으로 골반과 하지를 사용하는 보행훈련을 수행할 수 있다.

적절한 치료기법 선택 및 치료계획 설립 (5단계)

마사지 테크닉에 적합한 손상 식별

OBM 임상의사결정에서 치료계획단계는 마사지 테크닉의 적용에 가장 적합한 손상을 식별하는 것을 포함한다. 치료사는 마사지 테크닉의 예상되는 결과와 마사지 테크닉이 손상에 직접적인 영향을 미칠 수 있는지 또는 이차적인 영향을 미칠 수 있는지에 대한 그들의 지식에 기초하여 결정한다. 여기에는 세 가지 가능한 선택사항이 있다: 마사지가 손상에 **직접적인 영향**이 있다, 마사지가 손상에 **이차적인 영향**이 있다, 마사지가 손상에 영향이 없다. 손상에 직접적인 영향을 미치는 마사지 테크닉과 그렇지 않은 마사지 테크닉 사이를 확인하는 것은 치료사가 기능적 결과를 개선할 수 있는 중재를 만들고 중재 내에서 치료기법의 우선순위를 정하는 데 도움을 줄 수 있다. 마사지 테크닉이 손상에 대해 입증된 효과가 없다면, 치료사는 그것을 중재에 포함시키는 것에 대한 정당성이 거의 없을 것이다. 표 1-4는 마사지 테크닉을 사용하여 손상을 치료하는 것이 적절한지를 결정하는 데 도움이 되는 마사지 테크닉의 예상 결과에 대한 일반적인 요약을 제시하고 있다.

마사지에 대한 손상의 관련성에 관한 결정은 매우 중요하기 때문에 치료사가 이러한 결정을 내릴 수 있는 방법에 대한 추가적인 예는 다음과 같다. 아킬레스건 재건 수술 후 치료 후기에 유착, 통증, 감소된 근육신장성의 손상을 가진 고객의 사례를 생각해보라. 치료사는 결합조직테크닉을 사용하여 근육신장성을 증가시키고 결합조직의 치밀한 재형성을 촉진할 수 있다. 따라서, 마사지 테크닉은 유착 및 근육신장성 감소에 대한 일차적인 치료기법으로 적합하다. 이러한 상황에서, 마사지 테크닉은 손상에 직접적인 영향을 미치고, 치료사는 보완적인 방법으로 다른 기법을 사용할 수 있다.

또한 마사지 테크닉이 손상에 이차적이거나 간접적으로 영향을 미치는 상황도 존재한다- 예를 들어, 견갑상완(glenohumeral, 위팔어깨) 탈구 정복술 후 통증, 보호(guarding), 근육의 돌발적경련(muscle spasm)으로 이차적으로 근 수행력 감소가 있는 고객이 있다. 이런 상황에서는, 치료사는 통증, 보호, 근육경련을 감소시키기 위해 표면반사 기법을 사용할 수 있고 그렇게 해서 근 수행능력을 향상시킬 수 있다. 만약 마사지 테크닉이 손상에 이차적 영향을 준다면, 치료사는 보완적인 방법의 중재로 마사지를 사용할 수 있다. 이 경우, 일차적인 치료 방법은 치료적 운동이 될 것이다. 마지막으로, 만약 고객이 말초신경병증으로 인한 이차적인 근육 약화 손상을 보인다면, 마사지 테크닉은 신경학적인 근력 약화에 효과가 없기 때문에 마사지 테크닉은 적절한 적용이 아닐 것이다. 치료사가 마사지를 이용한 치료에 적합한 손상을 파악한 후 치료선택을 진행할 수 있다.

치료기법 선택(Select Treatment Techniques)

일단 치료사가 마사지 테크닉이 직접적인 효과를 갖거나 이차적인 효과를 갖는 손상을 확인하면, 중재에서 사용할 기법을 선택하는 것으로 진행할 수 있다. 치료사는 세 가지 요소를 고려하여 손상에 적절한 마사지 테크닉을 적용해야 한다:

1. 고객의 손상과 관련된 마사지 테크닉에서 관련된 손상과 예상 결과의 일치
2. 고객의 임상적 상태에 대한 기법적용의 **금기증** 혹은 **주의점**을 식별
3. 기법 사용에 대한 치료사의 법적권리와 능력

마사지 테크닉에 관한 이 책의 각 장은 치료사들이 마사지 테크닉을 선택하는 데 도움을 주기 위해 각 마사지 테크닉의 예상 결과를 설명하고 있다. 그러나 단순히 마사지 테크닉의 결과에 손상을 일치시키는 것만으로는 고객의 상태에 적합한 기법을 보장하기에 충분하지 않다. 마사지 테크닉을 수행하기 전에 치료사는 고객의 임상적 상태에 대해 해당 기법을 적용하기 위한 일반적인 주의와 금기를 고려할 필요가 있다(표 5-3).[12-25] 기법 장에서는 특정 마사지 테크닉에 대한 관련 임상적 고려 사항, 주의점 및 금기사항을 다루고 있다.

이 목록이 치료에 대한 주의점 및 금기사항을 고려하는

표 5-3 반사와 기계적 마사지 테크닉을 위한 권장 주의사항과 금기증[12-28]

개인적 상태	일반적 상태
금기증 • 염증성 관절염의 급성발현(flare-up): 류머티즘성 • 관절염, 전신루푸스(Systemic lupus), 라이터증후군(Reiter syndrome) 등 • 급성신경염 • 동맥류 • 변화되거나 손상된 감각 부위 • 베이커낭종(Baker's cyst) • 자궁외임신(ectopic pregnancy) • 식도정맥류(Esophageal varicosities) • 동상(Frostbite) • 국소적 전염성 피부 상태 • 국소 감염 • 국소적 과민성 피부 상태 • 악성종양(Malignancy) • 개방성 상처 혹은 욕창 • 말초신경병증 • 정맥염(Phlebitis), 혈전정맥염(Thrombophlebitis), 동맥염(Arteritis) • 항염증 주사 후(24~48시간) • 최근 화상 • 진단되지 않은 종괴(덩어리, Lump)	**금기증** • 응급처치가 필요한 급성 상태: 아나필락시스(anaphylaxis), 간질 발작(epileptic seizure), 기흉(pneumothorax), 심근경색, 실신(syncope), 천식상태, 뇌혈관 사고, 당뇨병성 혼수상태, 인슐린 쇼크, 충수염 • 진행성 신부전[a] • 진행성 호흡 부전[a] • 빈혈(원인에 의존)[a] • 합병증을 동반한 당뇨[a] • 자간증(Eclampsia) • 혈우병(Hemophilia)[a] • 출혈 • 고도전이암 • 중독증(Intoxication) • 간부전[a] • 패혈증(Sepsis) • 심각한 죽상동맥경화증(Atherosclerosisa)[a] • 쇼크 • 유의한 발열(〉101.5℉ 또는 38.3℃) • 전신적 접촉전염(Systemic contagious)/전염력 상태 • 불안정한 뇌혈관 사고 • 불안정한 고혈압 • 불안정한 심근경색
주의사항 • 급성 추간판탈출증(Acute disk herniation) • 급성염증상태 • 윤활제 및 세정제에 대한 알러지 • 소염주사 부위 • 버저병(Buerger's disease) • 만성 복부 또는 소화기 질환 • 만성 관절염 상태 • 만성 설사 • 만성 또는 장기간 지속되는 표재성 혈전증 • 타박상(Contusion) • 자궁내막증(Endometriosis) • 이완성 마비 • 골절—석고붕대(Cast) 중 그리고 석고붕대를 제거한 후 즉시 • 탈장(Hernia) • 관절 불안정성 또는 과가동성 • 신장 감염 또는 결석(Stones) • 유방염(Mastitis) • 경미한 수술 • 골반염 • 함요부종(오목부종, Pitting edema) • 문맥고혈압(Portal hypertension) • 핀 및 스테이플 유무 • 계속되는 변비 • 최근의 낙태나 질식 분만 • 삼차신경통(Trigeminal neuralgia)	**주의사항** • 천식(Asthma) • 죽상경화증(Atherosclerosis) • 암 • 만성 울혈성심부전 • 만성 신장질환 • 신경학적, 심혈관적, 심리적, 또는 신장조절 약을 복용하는 고객기능. • 혼수상태 • 약물금단(Drug withdrawal) • 폐기종(Emphysema) • 간질(Epilepsy) • 고혈압 • 저혈압 • 면역억제(Immunosuppression) • 염증성 관절염(Inflammatory arthritis) • 대수술 또는 복부수술 • 다발성 경화증(Multiple sclerosis) • 골다공증(Osteoporosis) • 뇌혈관 사고 이후 • 심근경색 이후 • 임신과 분만(Labor) • 정신과적 상태 • 최근 머리부상 • 경련(Spasticity) 혹은 강직(Rigidity)

[a]진보적인 훈련을 받은 숙련된 치료사는 이것들을 금기증보다는 주의사항으로 간주할 수 있다.

표 5-4 선정된 위험부위[12,13,15]

머리와 목	체간	사지
• 목, 전경삼각(앞목삼각, anterior triangle), 후경삼각(뒤목삼각, posterior triangle)을 포함한다. • 눈 • 기관(trachea) • 측두골(관자뼈, temporal bone)의 경상돌기(붓돌기, styloid process)	• 액와(겨드랑이, axilla) • 검상돌기(칼돌기, xiphoid process) • 12번(부유) 늑골 • 12번 늑골 부위의 신장 • 배꼽 • 백색선(백선, linea alba) • 좌골 절흔(궁둥패임, sciatic notch)	• 내측상과(안쪽위관절융기, medial epicondyle)의 척골 신경(자신경, ulnar nerve) • 서혜 삼각(샅고랑 삼각, inguinal triangle) 부위의 대퇴동맥(넙다리 동맥, femoral artery), 신경, 그리고 정맥

데 필요한 출발점이지만, 치료사는 또한 당면한 고객에게 마사지 테크닉을 적용하는 것에 대한 그들의 판단을 사용해야 한다. 유용한 경험법칙(rule of thumb)에 따르면 고객의 상태가 다른 의료전문가의 지속적인 관리를 필요로 하는 경우, 치료사가 해당 의료전문가와 상담하여 치료에 대한 주의점 및 금기사항에 대한 지침을 제공하는 것이 적절하다는 것이다.

치료사는 또한 마사지 테크닉을 적용하는 동안 손상될 수 있는 해부학적 구조가 있는지 고려할 필요가 있다.[12-26] 예를 들어, 피부와 가까운 위치에 있는 말초 신경에 마찰 또는 특정압박을 가하면 신경손상(neuropraxia)이 발생할 수 있다.[27] 비록 일부 자료에서 직접 또는 지속적인 압력의 사용이 금지되는 인체 부위로 **위험부위**(표 5-4 참조)를 설명하고 있지만[12,28], 치료사는 이러한 부위가 다른 마사지 테크닉의 금기사항인지의 여부를 직접 판단하기도 해야 한다. 치료기법적용 경험이 없는 학생과 초보치료사는 '위험부위'에 마사지 테크닉을 적용에 기법 사용에 대한 구체적인 주의사항이나 금기사항이 있는 상황에서 보수적인 접근을 해야한다.

치료계획 생성

치료의 계획이 마사지 테크닉만으로 이루어지지는 않을 것이다. 치료사는 치료적 운동, 전기치료, 교육, 기능적 활동 훈련과 같은 다른 치료기법들을 선택하여, 이런 기법들을 확인된 결과를 얻기 위해 적용해야 할 것이다. 이런 치료기법들은 의료전문가의 실습범위에 따라 달라질 것이다.

치료기법의 목록은 치료계획을 구성하지 않는다. 치료사는 또한 고객의 서면 치료계획서 내에 치료 매개변수를 명시하고 문서화할 필요가 있다. 치료기간(현재 치료기간)과 중재의 빈도는 고객 임상상태의 심각성, 안정성, 복잡성, 명료성, 고객의 치료내성(tolerance), 고객의 예후, 그리고 확인된 결과와 일치해야 한다. 치료기간 및 치료 빈도에 영향을 미칠 수 있는 다른 요인으로는 고객의 인지 상태, 기존 상태, 잠재적 퇴원 기간, 전반적인 건강상태 및 장기적인 손상 발생 가능성 등이 있다.[9] 치료사는 또한 중재에서 마사지 테크닉의 범위, 빈도 및 기간을 결정해야 한다. 14장에서는 이러한 문제에 대해 더 많은 정보를 제공하고 있다. 마지막으로 치료사는 또한 중재가 이러한 요소들을 적절하게 해결할 수 있도록 고객의 가정 또는 직장 환경, 사회적 맥락 및 개인적 목표를 고려해야 한다. 그렇지 않으면 고객의 자기관리 준수 수준과 치료계획 참여에 부정적인 영향을 미칠 수 있다.

치료단계

치료계획을 세우고, 치료사는 치료단계에 착수하게 된다. 이것은 치료와 고객 재검사의 지속적 주기이고, 고객 재검사의 소견을 가지고 치료를 수정하거나 진행하게 된다.

치료계획에 명시된 치료제공(Step 6)

치료 및 재검사 기법 선택

치료사는 치료계획을 완료하고 나면 치료를 시작한 준비를 해야 한다. 먼저, 시작점인 치료계획에서부터 우선순위가 높은 마사지와 **보완적 치료기법**의 부분집합(subset)을 선택한다. 치료의 첫 번째 단계는 고객의 치료내성을 측정하고 치료기법이 내담자의 장애에 영향을 미칠 수 있는지 확인하는 것을 목표로 한다. 따라서 치료사는 직접적인 영향을 미칠 가능성이 가장 큰 기법을 선택하는 것이 좋다. 치료의 초기단계에서, 치료사는 고객이 치료에 긍정적인 반응을 보이는지를 결정하기 위해 사용할 수 있는 주관적, 객관적 검사 기법을 확인한다. 그렇게 하면서, 치료사는 고객의 진행상황과 중재에 대한 관점을 찾는 질문을 포함시킨다. 이 정보는 매우 귀중한데, 왜냐하면 이러한 요소들은 고객이 중재에 대해 가지고 있는 문제들을 나타낼 수 있고 치료사에게 치료계획에 대한 고객의 순응도 또는 참여도를 향상시키는 방법에 대한 지침을 제공할 수 있기 때문이다.

초기 중재수행

위에서 언급한 바와 같이, 치료의 첫 번째 단계 동안, 치료사는 고객의 치료내성을 측정하고 치료계획의 적절성을 평가한다. 치료사는 고객 상태의 명료성 수준에 맞추어 중재 강도를 결정하며, 더 심하게 아파하는 고객에게는 낮은 강도의 중재를 적용하고 반대도 마찬가지이다. 또한 한꺼번에 너무 많은 치료기법을 도입하지 않도록 주의를 기울여야 하는데, 그렇게 되면 고객이 긍정적 또는 부정적 반응을 보인 기법을 확인하기가 어려워지기 때문이다. 치료사는 또한 치료에 대한 고객의 반응을 확인하기 위해 공식적 및 비공식적인 고객검사를 수행한다.

고객 재검사 실시 및 치료수정 (Step 7)

고객 재검사 실시

치료사는 중재 기간중 언제든지 비공식적인 고객검사를 수행할 수 있다. 촉진과 마사지 테크닉 그 자체는 치료사가 적용하고 있는 기법에 대한 고객의 반응과 중재 전반에 대한 정보를 제공할 수 있다(4장 참조). 이런 비공식적 검사는 중재 전반에 걸쳐 여러 번 수행될 수 있다. 고객이 치료사가 측정 가능한 임상적 변화를 기대할 수 있는 지점에 도달하면, 치료사는 이러한 목적을 위해 선택한 검사와 측정 방법을 사용하여 보다 공식적인 재검사를 수행할 수 있다. 이 재검사는 초기검사에서 설정된 기준에서 고객의 손상 및 기능수준의 변화를 식별하고 측정하는 데 중점을 둔다.

고객 진행상황 평가

치료사는 치료진행을 위한 고객의 준비상태와 식별한 결과를 달성하는 데 따르는 고객 진행상황을 결정하기 위해 재검사를 사용한다. 또한 이 정보를 치료계획을 수정할지 또는 식별된 결과를 수정할지에 대한 결정의 근거로 사용할 수 있다.

임상적 변화 부족

만약 고객 재검사의 결과가 고객의 어떠한 임상적 변화가 보이지 않는다면, 치료사는 먼저 변화가 관찰되기에 너무 이른게 아닌지 판단해야 한다. 만약 이 경우라면, 치료사는 원래 일련의 기법으로 치료를 다시 시도하고 다음 공식 재검사 전에 다른 치료기법을 추가하는 것을 고려할 수 있다. 그러나 만약 고객이 임상적 변화가 나타날 충분한 시간이 있었다고 생각한다면, 치료사는 치료계획의 적절성을 재평가해야 한다. 고객이 중재에 좋아지지 않는 가능한 원인으로 치료사가 고려해야 할 것은 잘못된 임상적 가설, 부적절한 치료기법, 올바르지 않은 치료 적용을 들 수 있다. 만약 치료사의 임상적 가설이 올바르지 않다면, 다시 평가단계로 돌아가 고객의 임상상태를 확인하기 위해 검사를 다시 해야 할 것이다. 치료사는 더 적절한 기법을 선택하고 치료계획을 수정함으로써 부적절한 치료기법 선택을 교정할 수 있다. 마지막으로 치료사의 임상적 가설과 치료기법 선택이 정확한 것으로 나타나면, 치료기법적용을 정교화할 필요가 있다.

치료계획 진행 및 재검사를 통한 평가진행

치료사가 치료계획의 방향이 적절하다고 확신하면 치료진행 주기와 비공식적 또는 공식적 재검사가 시작된다. 이 주기를 통해, 치료사는 적절한 간격으로 고객의 손상과 기능수준을 모두 평가한다. 이상적으로, 각 중재는 치료기법 또는 고객 교육 중 하나에 비공식적인 검사 및 진행, 수정의 요소를 포함해야 한다. 14장 "중재 및 퇴원계획의 설계"에서는 이러한 문제에 대해 더 자세히 논의하고 있다. 각 치료기법을 적용하는 동안 치료사는 비공식적으로 고객의 반응을 평가하고 이 정보를 사용하여 중재와 치료기법의 적용을 미세조정(fine-tune)한다. 치료사는 또한 이러한 비공식적인 검사를 사용하여 고객이 언제 그들의 손상과 기능적 한계를 증가시키는 그들의 임상적 상태의 폭발을 일어나는지 확인할 수 있다. 기능적 결과에 대한 고객의 진전을 공식적인 검사하는 시기는 치료사가 그러한 결과에 대해 정의한 시간적 틀에 달려 있다.

퇴원단계

치료요법(regimen)의 종료가 가까워지면, 치료사와 고객은 점차 퇴원단계로 전환해야 한다.

이 단계 동안, 치료 세션에서 발생하는 활동들은 치료를 제공하는 치료사에서 고객의 자기관리에 더 중점을 두게 된다.

고객의 퇴원요구 파악 및 퇴원계획 수립(Step 8)

퇴원 후 요구사항 파악

불행하게도, 언제 퇴원 절차를 시작해야 할지 결정하는 데 사용할 수 있는 정확한 공식은 없다. 결과적으로 치료사는 첫 번째 세션만큼 이르게 퇴원계획을 시작하거나 치료과정의 훨씬 나중에 시작할 수 있다. 퇴원단계를 언제 시작할지에 대한 치료사의 결정에 영향을 미칠 수 있는 많은 요인이 있다. 첫째, 치료사는 고객의 기능적 결과에 대한 진행, 퇴원을 위한 심리적 및 교육적 준비, 퇴원 후 고객이 필요하고 이용할 수 있는 자원들 같은 고객의 특성을 고려해야 한다. 또한, 치료사는 임상환경의 특성과 예상 치료기간으로 인한 퇴원계획에 대한 제약을 무시할 수 없다. 예를 들어, 5-1, 5-4 임상 시나리오의 경우, 치료사는 고객의 치료과정이 상대적으로 짧기 때문에 초기 세션에서 퇴원계획을 시작할 수 있다. 모든 중재가 고객의 퇴원을 준비하고 있다고 주장할 수 있지만, 효과적인 퇴원을 촉진하는 것과 관련된 특정 활동들이 있다.

초기퇴원 후 교육 및 의뢰

고객의 기능적 결과가 75% 달성에 가까워지면, 치료사는 고객의 퇴원에 대한 우려와 요구에 대한 논의를 시작해야 한다. 이는 고객에게 더 많은 퇴원계획에 필요한 복잡한 요구사항이 있거나 임상환경에서 더 짧은 **치료기간**이 요구되는 경우 더 일찍 발생할 수 있다. 비록 치료사가 고객의 퇴원요구를 모두 해결할 수 없더라도, 퇴원요구사항의 완전한 목록은 자가관리 교육, 다른 의료전문가에 대한 의뢰, 그리고 기타 고객자원을 계획하는 데 더 유용하다.

고객이 기능적 결과를 달성할 때까지, 치료사는 의뢰를 시작하고, 필요한 장비를 확인해 구매를 시작해야하고, 가정프로그램의 내용을 마무리하고, 퇴원 후 자가-관리 교육을 시작해야 한다. 퇴원 전 마지막 세션의 강조점은 더 큰 교육적 구성요소를 포함하는 것으로 바뀔 것이다. 2장에서는 퇴원을 위한 고객의 심리적 준비에 대해서 논의하고 있다. 만약 치료사가 예를 들어 아급성 단위 또는 가정 건강 관리 같은 다른 의료전문가에게 고객을 의뢰하는 경우, 퇴원 과정에는 다른 치료사와의 서면 및 구두 의사소통도 포함된다.

적절한 결과가 충족되었을 때의 고객퇴원(Step 9)

치료계획 진행 및 퇴원준비 결정

고객이 치료의 마지막 단계에 다다르면, 치료사는 치료계획의 다양한 구성요소의 진행을 적절하게 완료하였는지 확인해야 한다. 치료사는 중재 진행의 비율을 안내하기 위해 진행중인 고객 재검사의 결과를 사용한다. 이러한 임상소견은 또한 고객이 언제 그들의 기능적 결과의 90%를 달성했는지를 나타낸다.

퇴원계획 마무리 및 가정프로그램 검토

고객의 치료과정이 거의 완료되면, 치료사는 고객이 퇴원 후 자가-관리 프로그램에 능숙한지 확인한다. 치료사는 또한 퇴원 후 모든 준비가 마무리되었는지 확인한다.

퇴원검사 실시 및 고객퇴원

마지막, 혹은 퇴원 고객검사를 통해 치료사는 고객의 퇴원준비상태를 확인한다. 또한 퇴원 당시 고객의 손상과 기능수준 상태를 기록한다.

특별한 퇴원문제

만약 고객이 중재에 대해 정의된 결과를 충족시키지 못해도 퇴원시킬 수 있는가? 치료사가 고객의 요구 혹은 배상(reimbursement) 종료와 같은 고객의 임상적 결과달성보다 다른 이유로 치료를 종료할 수 있는지에 대해 많은 논의와 논란이 있다. 이상적으로, 치료사는 고객이 임상결과를 달성하는 정도를 퇴원의 가이드로 사용할 것이다. 퇴원 전에 고객이 확정된 기능적 결과를 충족시킬 필요가 없는 경우도 있다. 이러한 상황에는 다음이 포함된다:

- 치료사가 고객의 주어진 건강상태를 고려할 때, 결과를 달성할 수 없다고 인식하는 경우
- 고객의 기능적 수준이 결과를 달성하기 전에 정체 상태에 도달했지만, 퇴원을 정당화할 만큼 충분히 일상활동을 수행하는 경우
- 고객이 의학적 혹은 심리적 합병증 때문에 결과를 향해 진행할 수 없는 경우
- 고객이 지속적인 치료를 거부한 경우
- 치료사 혹은 고객이 추가 치료가 이득이 없다고 믿는 경우[9]

궁극적으로, 치료사는 퇴원시기에 관한 결정을 안내하기

위해 임상적 판단, 고객의 의견, 검사소견을 사용해야만 한다. 모든 상황에서, 퇴원 근거(rationale)에 대한 적절한 문서화가 필요하다.

또 다른 관심사는 고객이 식별된 결과를 충족한 후에도 정당하게 고객을 계속 치료할 수 있는지 여부이다. 만약 고객의 임상결과가 그들의 임상상태의 심각성, 복잡성, 안정성, 명료성과 일치한다면, 치료사는 윤리적으로 지속적인 치료를 정당화할 수 없다. 만약 치료사가 치료를 종료해야 하는지 확신이 서지 않는다면, 치료사의 실습범위 내에서 고객의 임상결과를 재평가해야 한다. 이를 통해 고객이 해결할 수 있는 지속적인 치료적 요구를 가지고 있는지 또는 진료를 위해 다른 의료전문가에게 의뢰할 필요가 있는지 여부를 결정하는 데 도움이 될 것이다.

지속적인 치료

치료사는 임상상태나 임상 치료의 특성으로 인해 지속적인 치료가 필요한 고객을 위해 4단계 임상의사결정 과정을 수정해야 한다. 지속적인 치료가 필요한 고객은 다음과 같다:

- 발달장애가 있는 소아고객
- 만성질환이나 말기질환이 있는 고객 중 건강상태 악화의 위험이 있는 고객
- 낙상 또는 건강상태 악화의 위험이 있는 노인 고객
- 척수 손상, 두부 손상, 절단 또는 기타 외상성 손상으로 인해 지속적인 장애 및 의료서비스를 필요로 하는 고객
- 웰니스 중재를 받는 고객

임상의사결정 과정은 고객이 지속적인 치료가 필요할 때는 퇴원단계에서 끝나지 않는다. 첫째, 치료사의 퇴원계획은 후속 진료에 대한 편성 혹은 최소한의 논의가 포함되어야 한다. 둘째, 치료사는 후속 고객검사를 계획하고 시행하여 다시 한번 평가단계를 시작해야 한다. 후속 검사(표 5-2 참조)는 치료사가 고객이 이전 검사 이후 손상이나 기능수준의 악화를 보였는지 여부를 결정하는 초점형 고객검사이다. 이 검사에서 얻은 임상소견을 바탕으로, 치료사는 고객에게 새로운 치료요구가 있는지 확인한다. 만약 고객에게 지속적인 치료가 필요하지 않다면, 치료사는 이 결과를 문서로 기록하고 타당한 경우 추가 후속조치를 구성한다. 반면에 고객이 상태 악화를 보이면, 치료사는 임상의사결정 과정의 치료계획 단계를 시작하고 그리고서 치료와 퇴원단계로 이동한다. 웰니스 중재의 경우, 치료사는 건강상태 악화에 따른 지속적인 치료의 필요성에 기초를 두는 것이 아니라 현재 웰니스 수준을 유지하거나 개선하기 위한 중재에 대한 고객의 필요성 식별에 기초한다.

체계적 차트작성

반복적인 고객 재검사, 치료에 대한 고객의 반응에 대한 면밀한 모니터링, 결과에 대한 고객경과의 지속적인 평가는 OBM의 초석이다. 따라서 고객검사 및 치료에 대한 문서화는 OBM의 중요한 구성요소이다. SOAP, ASTER, Focus Charting 등 다양한 고객검사결과 문서화 방법들이 있다. 또한 문서가 서면이든 전자이든 관계없이 고객의 기밀유지 및 의료기록에 접근할 수 있는 권리, 문서에 대한 법적 및 규제 요구사항, 시기, 빈도 및 포괄성에 대한 지침 등 고려해야 할 다양한 문제들이 있다.[31] 이러한 이유로, 치료사는 치료 세팅과 관련된 문서의 요구사항과 절차에 대한 서적 및 기타 정보를 참조해야 한다. Dillon에 의한 차트[32,33]의 후속관찰은 시작점을 제공한다.

차트작성은 수집된 건강 정보, 수행된 평가, 도달된 전문적 결론 및 제공된 치료에 대한 기록을 제공한다.[32,33] 이는 임상적 문제를 파악하고 벤치마크를 설정하고 결과를 정량화하는 데 필수적인 도구이다. 차트작성은 치료사의 치료계획에 초점을 맞추고 고객의 진행상황을 더욱 명확하게 하며 프로세스와 응용프로그램을 자세히 조사하는 규제환경에서 감사 요구사항을 충족한다. Dillon은[32,33] 치료사 기록의 포괄성과 차팅방법의 다양성을 기술하였다. 몇몇 치료사는 차트의 중요성을 인식하고 간결하고 정확한 문서를 유지하는 반면에, 다른 치료사들은 차트작성을 낮은 우선순위로 두고, 이차적인 것으로 간주할 수 있다. 어떤 경우에는 표준적인 평가와 의미 있는 결과측정이 없을 수 있을 뿐만 아니라, 몇몇 치료사들은 피해위험을 효과적으로 선별하지 못할 수도 있다. 그는 차트작성을 고객의 건강상태, 증상, 치료에 대한 청사진을 그릴 진정한 기회보다는 '내가 해야 할 일'로 강등시키는 단점을 지적하였다. 다음은 차트작성의 질을 높이기 위한 지침(키포인트 5-1)으로 삶의 질에 영향을 미치는 이차적 및 기타 간과된 증상을 발견하고 치료사의 치료계획에 초점을 맞추고 있다.

Key Points 5-1

다섯가지 차트작성 원리

- 피해위험 감소
- 의미 있는 측정과 명확한 소견설명
- 전문적인 결론 도출
- 완벽한 임상적 그림 구성
- 치료 골격(scaffold) 건설

피해위험 감소

피해위험 감소는 고객 병력을 수집하는 일차적인 이유이다-치료사에 의해 제공되는 중재가 고객의 상태와 건강상태를 악화시키지 않도록 하기 위해서이다.[32,33] 그러나, 치료과정 중에 발생하는 많은 양의 정보로 인해, 치료사들은 위험요인을 최우선으로 하는게 도전적임을 알 수 있다. 체크리스트와 가이드라인이 포함된 차트작성은 고객의 병력과 검사동안 치료에 대한 주의사항과 금기증인 "노란신호와 빨간신호" 체계적으로 선별하고 문서화할 수 있는 메커니즘을 제공한다. 치료사는 의사나 기타 의료전문가로부터 의뢰받은 고객이 치료계획 내에서 제공될 마사지와 다른 기법에 맞는 노란신호와 빨간신호에 대해 철저하게 평가되었다고 가정하는 것을 피해야 한다.[34] 대신 치료사 자체적인 선별검사를 수행할 필요가 있다.

키포인트 5-2는 고객 평가와 치료동안 고려할 노란신호와 빨간신호에 대해 나열하고 있다. 또한, 노인, 임산부, 소아고객들의 특별한 요구를 고려해야 한다. Dillon은[32,33] 예방과 배제(preclusions)사항을 최우선으로 유지할 필요가 있는 일화를 공유하고 있다. "저는 혈액 희석제(blood-thinning medication)를 복용하는 사람에게 치료를 제공하였으며, 우리의 치료는 이전에는 긍정적인 결과를 도출했지만, 최근에는 그렇지 않았습니다. 저는 더 깊게 압력을 주었습니다. 그 후 고객은 며칠 동안 통증과 뻣뻣함(stiffness)을 호소하였습니다. 제가 노란신호를 놓쳤던 거였습니다."

의미 있는 측정 및 명확한 소견설명

차트작성은 4장의 OBM을 위한 고객검사에서 설명한 것과 같이 고객의 신체구조와 기능 과 활동 및 참여 영역의 관련 측면을 포괄하는 주관적이고 객관적인 결과측정을 사

Key Points 5-2

노란신호와 빨간신호의 보기[32-34]

다음에 대한 고객의 보고는 노란신호 혹은 빨간신호일 수 있다.

- 전반적인 건강악화, 피로, 빠른 체중감소
- 최근 진단학적 검사
- 류머티즘 관절염 병력
- 오랜 기간 약물 사용(특히 스테로이드나 항응고제)
- 신경학적 증상
- 어지러움
- 염증 혹은 감염 징후
- 외상 병력
- 고혈압/저혈압
- 감각 혹은 운동 감소

용하여 고객의 상태와 진전을 반영하여 치료사와 고객에게 서비스를 제공한다.[32,33]

치료사의 작업 설정에 따라 정의된 문서가 서면이든, 전자식이든 관계없이 표준화된 약어와 표기법을 사용하면 치료사와 다른 의료전문가 간의 의사소통을 단순화할 수 있다. 그림 5-2는 Dillon으로부터 표기법을 사용한 차트의 예를 보여주고 있다.[32,33] Dillon D. *Robust Records의 차트작성을 위한 5가지 원칙.* Massage Therapy Canada magazine; Winter 2019:20-21로부터 각색했고 Massage Therapy Canada magazine의 허락을 받았다.

마사지를 위한 고객검사의 기초가 되는 촉진은 어떠한가? 4장 OBM을 위한 고객검사에서는 고객검사에서 촉진을 어떻게 사용할지에 대해 설명하고 있다. 마사지를 제공하는 치료사는 보통 잘 발달된 촉진 기법을 가지고 있지만, 종종 다른 검사기법의 결과를 문서화하는 것보다 촉진을 기술하고 기록하는 것이 더 복잡한 것을 발견한다.[32,33] 높은 검사-재검사 신뢰도[intraclass correlation coefficient (ICC) 0.84, 95% confidence interval [CI]: 0.70 to 0.92; $p<0.05$][36]와 좋은 측정자 간 신뢰도를 가진 조직의 뻣뻣함을 측정하는 전기 조직탄성 측정기(electronic tissue compliance meters)와 같은 객관적인 도구들이 존재한다. 하지만 이는 촉진 대상의 모든 용적을 포착하지 못하고 모든 치료사가 쉽게 이용할 수는 없다. 과학의 언어가 과학 자체만큼이나 중요하다는 Lavoisier[37]의 관찰을 반영한 Dillon은[32,33] 치료사들이 관여하는 근육의 질을 언급할 때 "밧줄같은(ropey), 가죽같은(leathery)"

이름: HEATHER 두통

객관적/관찰: 자세와 촉진

주관적/증상(들)

☑ 부위, 강도, 방사선
☑ 발병, 질적, 24시간 패턴
☑ 악화, 경감, 다른 증상
☑ 연관된 병력, 다른 치료
☑ AFX 사회적, 직업적, 취미적

노란신호와 빨간신호

☐ 부위, 강도, 방사선
☐ 일반적으로 나쁜 건강 자가 평가
☑ 최근 x-ray, 의학적 영상
☑ 외상 병력
☐ 류머티즘 관절염
☐ 뼈 혹은 근육 질환
☑ 알레르기약/아나필락시스
☐ 스테로이드 혹은 항응고제(장기간)
☑ 감각 혹은 운동 감소/ 약화, 다발성 경화증(MS)
☑ 고혈압/저혈압, 뇌혈관 사고(CVD), 당뇨/내분비
☑ 현기증, 심각한 두통
☐ 극적으로 설명할 수 없는 체중감소
☐ 노인, 임산부, 아이

Symp#1: Headaches
LOC: [B] frontal/temporal
ONS: 3 wks - ice slip, hit back of head > no med exam
QUAL "throbbing", "dull ache"
RAD: localized
INTNS 4/5 "some days 6/5"
FRQ: every weekday afternoon
DUR: 3-4 hours
AGRV: computer time 2+ hrs,
RELV: sleep, pain meds (Tyl 2),
24 HR: morn OK, aft starts => evening
AFX: work, concentration, mood
Other: chiro 6 visits => no relief, MD ordered neck x-ray, cran MRI
HX: whiplash MVA 5 yrs ago
FAM: mother MS, father CVD
Y/R FLAGS: Meds, HAs severe, Hx head trauma, sensory loss, med imaging

Symp#2: (R) hand paresthesia, "numb, pins & needles"
LOC/RAD: (R) thumb, digits 2,3 and palm
ONS: 3 mths, insidious
AGG: typing 2+hrs,
RELV: stretch, rest
AFX: piano play, work keyboard
Hx: Frx [R] wrist => pin

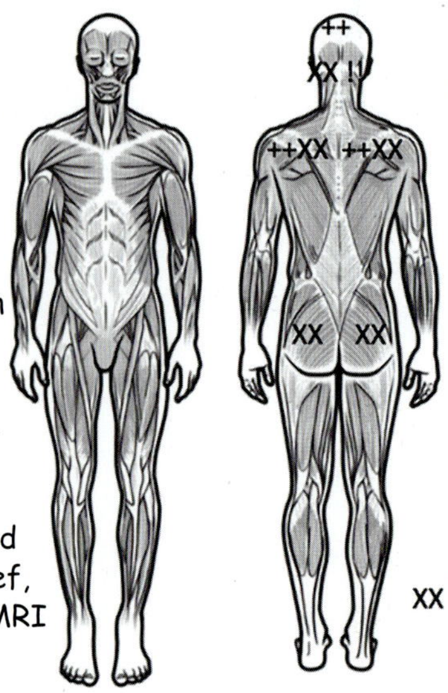

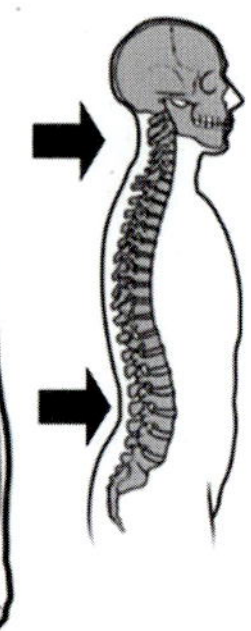

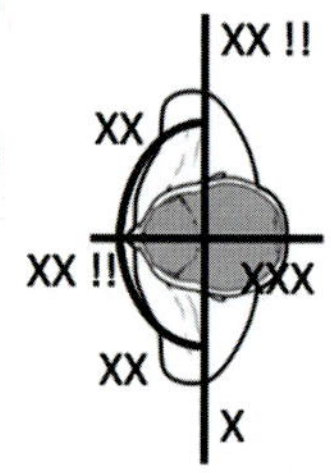

Muscle, Ortho/Neuro tests:

<u>M Test</u>:
Neck FLX 5 / 5
Neck EXT 3 / 5
Head tilt (R) 3 / 5 !!,
(L) 4 / 5
Shdr Shrug 3 / 5

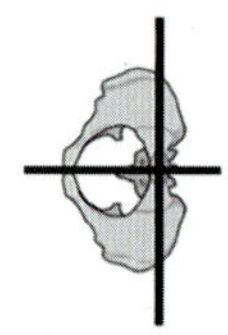

Tinel, Phalen's tests +ve (B)

RMT professional option 근육경련, 염좌. 근 긴장도. 근막통증/TPS

RMT professional option: ☐ 근육경련/염좌 ☐ 근 긴장도 ☑ 근막통증/TPS
☑ 자세 기능부전 ☐ 관절고정 ☑ 신경혈관 포착 ☐ 범위 밖_의뢰

App Preparation Application Integration

MOB: (gentle) C-spine, SC jts
MOB: scap on thorax
RMT: C-T spine, shld grd & UE - prone pos'n
RMT: occip & up-neck, up chest/ shoulders, abdom—sup pos'n
MFR: (R) wrist PRNTR, FLXR
MOB: Shdr, elbow, wrist jts

THERM thermophore to back
REM-EX postural series

Ax Outcomes Relate to Observations

HA 4/5 => 1/5
M test: neck EXT 4/5, tilt 5/5, shrug 4/5
Tinel, Phalen's reduced but +ve
"Feel more upright...straighter!"

P Plan, Self-Care

3x/wk for 2 wks, follow up (R) hand paresthesia and MD findings re: X-ray, MRI

Date: July 23, 2016 ⌚: 10—11 am ☑ IVC Visit # 1 Fee $ 102 RMT APW

그림 5-2 Sample charting using notations. © Donald Q. Dillon, RMT, template design © Maria Romanova, medical illustrations. 2016, all rights reserved.

촉진의 결과를 설명하기 위해 종종 은유적으로 사용하는 언어에 대한 대안을 제시하고 있다. 이러한 접근방식에는 긴장도, 감촉(texture), 온도, 압통을 설명할 때 3점 척도를 사용하는 것이 포함되거나(약간, 중간, 심각) 근육 기능부전의 단계

를 고려하여 "myo(근육)", "myalgia 혹은 myodynia(근육 통증)", myositis(근육염증), 근육경화증(myogelosis, 근육 섬유도, 밀도)을 포함한다. 치료사는 고객 및 치료환경에 맞는 접근법을 찾아 선택하고 이를 일관성있게 사용할 수 있다.

치료사는 SMART 결과를 문서에 통합하여 고객의 진행 상황을 수치화하고 해석하기 쉽게 만들 수 있다. SMART 결과의 이러한 특징은 다음과 같다.

- 구체성(Specific): 명확하게 정의되고 이해될 수 있다. "고객은 집에서 통증없이 12개의 계단을 오르내릴 수 있다.
- 측정가능성(Measurable): 객관적 또는 주관적으로 평가할 수 있는 명확한 기준으로 결과를 나타낸다. " 좌측 목 회전을 45도에서 80도로 늘린다"
- 달성가능성(Achievable): 현실적이고 개인이 도달할 수 있다. "6주 이내에 25 kg의 저항에 도움 없이 스쿼트를 수행한다"
- 관련성(Relevant): 고객의 현재 처한 상황과 목표를 부합한다. "산업기계를 5일/주, 8시간/일 조종하고 일에 복귀할 수 있다"
- 시간제한(Time-bound): 특정 시간 내에 완료할 것이다. "2주, 매일 15분씩 스트레칭 프로그램을 진행한다."

전문적인 결론 도출

임상의사결정은 OBM의 핵심이며, 전문적인 결론에 도달하기 위해 관찰을 검토하는 것은 신체 검사를 수행하고 주관적인 데이터를 얻는 자연적인 진행 과정이다. 그것은 또한 치료계획을 올바르게 세우기 위한 필수 단계이기도 하다. 이러한 초기 그리고 지속적인 분석과 임상적 결론을 통해 치료사는 고객에게 나타나는 증상과 그에 따른 후유증을 해결하고 적절한 결과를 달성할 수 있다.

완벽한 임상적 그림 구성

사전에 정의된 것이든 맞춤형이든 좋은 차트작성은 치료사에게 적절한 고객정보, 분석, 치료계획을 기록하는 데 도움을 줄 수 있다.[32,33] 이는 간결한 후속 노트를 만드는 것과 일반적인 감사 동안 방어적인 기록을 할 수 있도록 기여할 수 있다. 게다가, 의료전문가에게 의뢰하고 협력하여 관련 임상문서를 보다 효과적으로 공유할 수 있고(고객의 동의하에), 이는 치료의 연속성 보장, 전문적 관계 구축, 치료사의 고객에 대한 헌신을 입증하는 가치있는 방법이다. 고객의 주관적인 보고, 신체검사소견, 건강상태에 대한 포괄적인 그림을 만들기 위한 정해진 차트 형식이 없는 치료사들에게는 쉽게 업데이트되고 검토될 수 있는 강력한 차팅 서식을 개발하는 데 도움이 될 것이다.

치료 골격 건설

Dillon에 따르면[32,33], 치료 골격은 빠른 검토와 이해를 가능하게 하는 명확하게 구조화된 치료 및 경과노트이다. 이것은 치료된 신체부위와 해부학적 구조, 고객자세, 치료기법, 보완 치료, 그리고 결과를 포함한다. 체크박스와 "빈칸 채우기" 형식이 사용 편의성을 제공하지만, 그것들은 치료 세션에서 발생한 것들의 중요한 측면들을 지나치게 단순화하고 생략할 수 있다. 좋은 치료 골격의 리트머스 테스트는 5년 후에 노트를 읽는 치료사가 치료와 그 결과에 대해 명확한 이해를 얻을 수 있는지이다.

치료적 과정 및 근거 통합

OBM 임상의사결정 및 근거기반치료

이전에 언급한 바와 같이, 근거기반치료는 치료사에게 OBM에서 고객 평가, 치료계획, 치료를 안내하기 위해 근거를 사용하기 위한 프레임워크를 제공한다. 그것이 실제적인 측면에서 어떻게 작동하는지 알아보자.

근거기반치료에서 Straus 등은[29] 치료사가 근거를 실무에 활용하는 과정을 통해 안내할 수 있도록 5단계를 제안하고 있다(그림 5-3). 치료사는 OBM 임상의사결정의 4단계를 진행하면서 이 단계들을 사용할 수 있다.

답변 가능한 질문요청

치료사가 평가단계에서 고객이 치료를 원하는 이유를 검토할 때, 종종 고객의 현재 상태와 적절한 치료 접근방식에 대한 질문이 나오는 경우가 있다. 이 시점에서, 치료사는 고객의 상태와 연관된 치료 이슈에 대해 "답변 가능한 질문 요청"을 할 수 있다.

체계적인 근거수집

치료사는 평가단계에 대한 주관적이고 객관적인 검사를

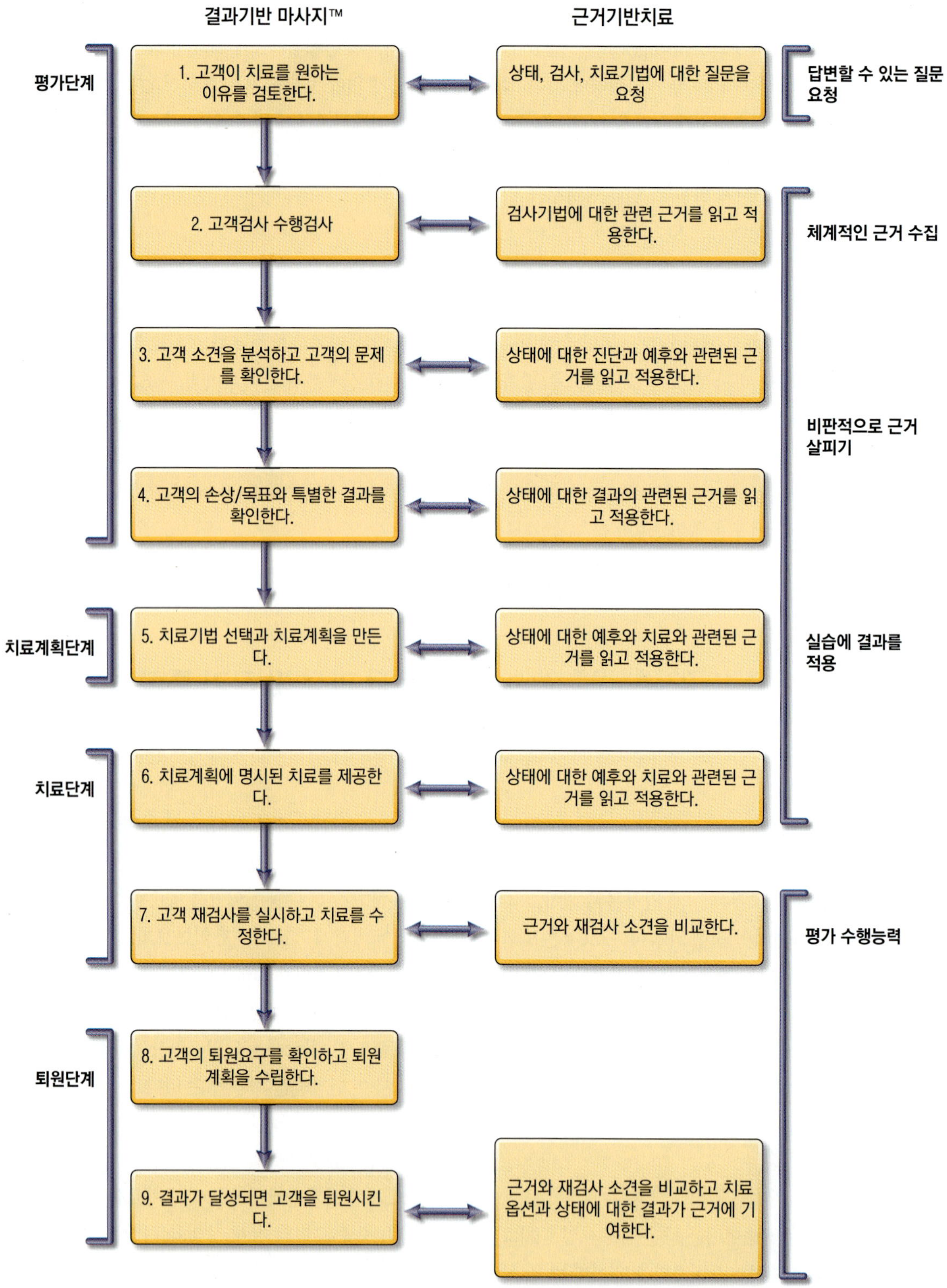

그림 5-3 결과기반 마사지™ 임상의사결정과 근거기반치료 사이의 관계. Dryden T, Moyer CA, eds에서 채택함. Massage Therapy: Integrating Research and Practice. Human Kinetics; 2012 with permission of Human Kinetics.

시행하기 전과 시행하는 동안에, 답변 가능한 질문을 사용하여 고객의 상태, 관련 검사기법, 적절한 치료 접근법 및 고객 치료의 다른 측면에 대한 근거를 체계적으로 수집할 수 있다.

비판적으로 근거평가

전형적으로, 치료사는 문헌 검토, 임상 실험, 사례 보고와 같은 다양한 유형의 근거를 가질 것이다. 그는 이 증거를 비판적으로 평가하여 어떤 근거가 이 치료기법을 안내하는 데 사용될 것인지 확인해야 한다.

치료에 결과를 적용

치료사가 근거선택에 익숙해지면, 핵심 소견을 요약하고 이들 결과를 OBM 임상의사결정의 평가, 치료계획, 치료, 퇴원단계에서 안내하는 데 사용하여 치료에 적용한다.

평가 수행능력

고객의 치료와 재검사의 주기가 진행되는 동안, 치료사는 근거를 바탕으로 고객이 치료기법에 어떻게 반응하는지 평가한다. 치료사는 어떤 근거가 임상결과와 일치하는지 그리고 어떤 근거가 치료결과와 모순되는지 기록한다. 이 과정의 부분으로, 치료사는 고객의 상태, 검사, 그리고 치료에 대한 그들만의 결론을 도출하고, 그렇게 함으로써, 그들의 소견을 이전의 근거와 통합하여 새로운 근거를 생성한다. 가능할 때마다, 치료사는 동료들과의 비공식적인 토론, 임상 인서비스, 컨퍼런스 발표, 또는 서면 논문을 통해 이 새로운 근거를 임상 사회와 공유함으로써 근거와 임상실습 사이의 고리를 만들어야 한다.

OBM 임상의사결정 및 치료적 과정

치료적 과정은 치료사가 OBM을 제공하는 맥락에서 치료사와 고객 사이에 발생하는 신뢰의 관계이다. OBM 임상의사결정과 마찬가지로, 치료적 과정에는 시작, 중간, 끝이 있다. 치료적 과정의 3단계-신뢰구축(building trust), 감각탐색(exploring sensation), 건강형성종결(creating healthy closure)은 치료사가 OBM 임상의사결정의 평가, 치료계획, 치료, 퇴원단계를 거치면서 발생한다(그림 5-4).[30]

신뢰구축

OBM 임상의사결정의 평가와 치료계획단계 동안, 치료

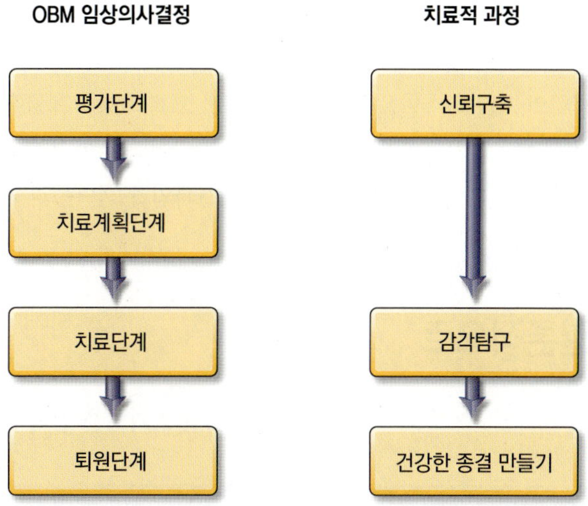

그림 5-4 OBM 임상의사결정과 치료적 과정 사이의 관계

사들은 고객과 신뢰를 구축하고 적절한 치료계획을 결정하는 이중목표를 가지고 있다. 이러한 동시 목표를 관리하려면 섬세한 균형이 필요하다. 정확한 임상의사결정에만 초점을 맞추고 고객과의 긴밀한 협력과 치료관계 발전의 중요성을 평가절하하는 치료사들은 치료과정에 있어 고객을 불편하게 할 위험이 있다. 반대로, 고객의 철저한 검사와 치료계획 과정을 희생하면서 관계 형성을 강조하는 치료사들은 실행 가능한 치료계획을 세우는 데 어려움을 겪을 것이다. 이상적으로는, 치료사는 고객과 안전한 협력관계를 형성하고 건전한 검사와 치료계획 과정을 기반으로 하는 치료계획을 수립해야 할 것이다.

감각 탐색

치료단계에서, 고객은 마사지 테크닉의 적용으로 인해 다양한 신체적, 정서적(emotional) 감각을 경험할 수 있다. 일단 고객이 치료사에 대한 신뢰를 갖게 되면, 그들은 자신의 신체에 대한 더 나은 이해와 치료결과의 달성에 기여하는 방식으로 이러한 감각을 탐색할 준비가 더 잘 될 것이다. 감각탐색과 치료단계에서, 고객은 개선 기간과 유지(plateau) 또는 하락 기간을 왔다 갔다 할 수 있다. 전형적으로, 고객은 치료적 그리고 치료과정의 후기 단계에서 더 일관성 있는 진전을 보일 것이다.

건강한 종결

고객이 치료로부터 퇴원하는 것은 OBM 임상의사결정과 치료적 과정의 종료를 나타낸다. 퇴원단계와 건강한 종결

동안, 치료사는 고객을 치료사에 의한 치료에서 자가-치료로 전환하는 것을 목표로 한다. 치료사는 고객 교육 및 퇴원 계획의 기술적 측면을 관리하면서, 또한 고객의 정서적 요구를 해결하고 치료 관계를 긍정적 종결로 가져와야 할 필요가 있다. 건강한 종결은 OBM의 중요한 결과인 고객만족과 지속적인 자가관리 준수에 기여한다.

결론적으로

치료사는 OBM에 제안된 임상의사결정 과정을 임상 치료의 평가, 치료계획, 치료, 퇴원단계를 통한 지침으로 사용할 수 있다. 이 과정은 치료사가 마사지 테크닉을 일차 혹은 보완 치료기법으로써 임상에 효과적으로 통합하는 것을 목표로 한다. 비록 OBM 임상의사결정이 선형 순으로 제시되었지만, 이 과정은 치료사가 여러 단계를 동시에 수행할 수 있는 반복적인 것이다. 이 장에서 제안하는 의사결정 과정은 치료사가 제공하는 중재, 치료계획, 검사의 타당성과 적절성을 향상시키기 위한 지침을 제공한다. 그것은 또한 근거기반 치료의 과정과 치료적 관계와도 관련이 있다.

사례

이 섹션에는 이 장에서 소개한 OBM 임상의사결정 중 일부 접근법을 사용하는 방법을 보여주는 임상 실무지침과 사례가 포함되어 있다.

목통증이 있는 고객의 임상사례 5-1에서 5-4는 임상상태의 치료를 위한 OBM 임상의사결정의 단계를 더 자세히 설명할 것이다. 독자는 임상상태의 치료를 위한 임상의사결정과 웰니스 중재의 식별에 대한 정보를 적용하여 차후를 위한 지침을 도출할 수 있다.

그림 5-5에서 5-8의 단계 번호는 임상사례 5-1에서 5-4에 있는 단계 번호 5-1~5-27에 대응한다.

우리는 여러 전문가가 적용할 수 있을 만큼 광범위한 임상 시나리오를 작성하였다. 독자들은 이 시나리오에 언급된 검사와 치료기법의 사용을 안내하기 위해 그들의 전문가적인 실무범위를 사용해야 한다.

복습

핵심요점

1. OBM 임상의사결정 과정에 참여하는 치료사는 종종 여러 단계의 과정을 동시에 수행하고 의사결정 과정의 동일한 단계를 여러 번 반복하며 매번 정보를 확장하고 결론을 세분화한다.
2. OBM 임상의사결정 과정은 평가단계, 치료계획단계, 치료단계, 퇴원단계의 4단계로 구성되어 있다.
3. 평가단계는 고객의 임상문제 또는 웰니스 목표에 대한 임상적 가설을 공식화하고 확인하는 것을 중심으로 진행된다.
4. 치료계획단계는 치료에 적합한 신체구조와 기능을 식별하고 고객의 신체구조와 기능 제한, 전반적인 웰니스를 개선할 치료기법을 선택하는 것을 포함한다.
5. 치료단계는 치료사가 치료계획을 완료한 후 시작되는 치료, 재검사, 치료진행의 지속적인 주기이다.
6. 퇴원단계는 고객이 치료사로부터 고객 자가-치료로의 변경 혹은 다른 치료사에 의한 치료를 포함한다.
7. 치료사는 의료마사지와 웰니스 마사지 모두에 4단계 OBM 임상의사결정 과정을 사용할 수 있지만, 웰니스와 손상의 치료에 대한 중재는 여러 면에서 다르다.
8. OBM 임상의사결정에서, 의료마사지와 웰니스 마사지 사이의 주요 차이점은 치료의 초점이 고객의 신체구조 혹은 기능손상에 있는지 여부이다.
9. 근거기반치료에서, Sackett등은[29] 실습에서 근거를 사용

하는 과정을 통해 치료사를 안내하는 5가지 단계를 제안하였다(그림 5-3). 치료사는 이들 단계를 OBM 임상의사결정의 4단계를 진행하면서 사용할 수 있다.

10. 치료적 과정의 3단계-신뢰구축(building trust), 감각탐색(exploring sensation), 건강한 종결형성(creating healthy closure)은 치료사가 OBM 임상의사결정의 평가, 치료계획, 치료, 퇴원단계를 거치면서 발생한다(그림 5-4).

11. 차트작성은 규정 요건을 충족하고 적절한 형식을 사용하면 고객의 위해 위험을 줄일 수 있고, 치료사에게 명확하고 의미 있는 측정치를 제공하며, 고객의 건강상태에 대한 포괄적인 그림을 그릴 수 있게 하고, 명확한 전문가적인 결론을 만들고, 체계적이고 명확하며 효율적인 문서작성을 위한 프레임워크를 제공할 수 있다.

임상사례 5-1: 평가단계

고객 프로필

고객은 28세 여성으로 슈퍼마켓에서 계산원으로 일하고 있고, 2달 전부터 서서히 발현된 목통증이 있다. 그녀의 의뢰서에는 "목통증"으로 적혀있다. 그녀의 치료과정은 그림 5-5의 단계에 따른다.

1단계 주관적 검사 수립

의뢰서는 특별한 진단을 제공하지 않기 때문에, 치료사는 고객에게 신경근병증(radiculopathy, 신경근뿌리증) 혹은 연부조직 손상이 있는지 여부를 명확히 하기 위한 질문을 포함해야 한다. 이러한 질문은 다음을 포함한다.

- 방사통
- 24시간 통증행동(pain behavior)
- 통증에 있어 자세의 효과
- 이상감각(paresthesia) 존재

목통증에 대한 고객의 반응은 팔꿈치 아래의 방사통, 이상감각, 경추 신전 혹은 외측 굴곡으로 통증 증가 같은 증상은 없었다.

고객은 다음과 같이 보고하였다.

- 국소적인 목과 어깨 통증의 잠행성 발현
- 뻣뻣함과 감소된 능동 경추 가동범위
- 목근육 팽팽함(tightness)
- 목근육 돌발적 경련(muscle spasm)
- 일시적 두통

2단계 예비 임상적 가설 생성

병력과 주관적 검사소견에 기초하여, 고객 증상의 임상적 가설은 활성화된 근막통증유발점(trigger point)이라고 가정한다. 근막통증유발점은 팽팽한 띠(taut band)에 과민감성의 촉진결절과 연관된 골격근 내의 과과민성 지점이다.[10] 통증유발점은 통증을 유발하고, 신경 포착을 일으키고, 근육 약화에 기여하고, 가동범위를 유의하게 제한할 수 있다. 촉진하지 않아도 통증을 느끼는 활성 통증유발점은 다음과 같은 문제에 기여한다:

- 감소된 근육 유연성과 근력
- 압박 동안 증가된 연관통. 이 경우, 해당 유발점에 특정한 통증 패턴으로 연관통이 나타날 것이고 연관 운동과 자율신경 반응이 나타날 수 있다.
- 자극시 활성 통증유발점 부위의 근섬유에서 국소 연축(twitch) 반응

3a 단계: 고객 관찰

치료사는 고객에게 신경근병증이 아닌 근막 경추 통증이 있는지 여부를 식별하기 위해 관찰 자료를 수집한다.

치료사의 관찰에는 다음이 포함된다:

- 목 혹은 어깨에 근육 쇠약(wasting) 없음
- 두부전방자세
- 우측 상부승모근(trapezius, 등세모근) 부위에 눈에 보이는 근육 연축

이 정보를 사용하여, 치료사는 고객의 활성 근막통증유발점이 오른쪽 상부승모근과 견갑거근(levator scapular, 어깨 올림근)에 아마도 있을 거라는 임상적 가설을 구체화한다.

3b 단계: 검사 및 측정 선택

치료사는 근막통증유발점의 존재를 확인하거나 반박하는 정보를 제공할 검사와 측정을 선택한다. 여기에는 다음이 포함된다:

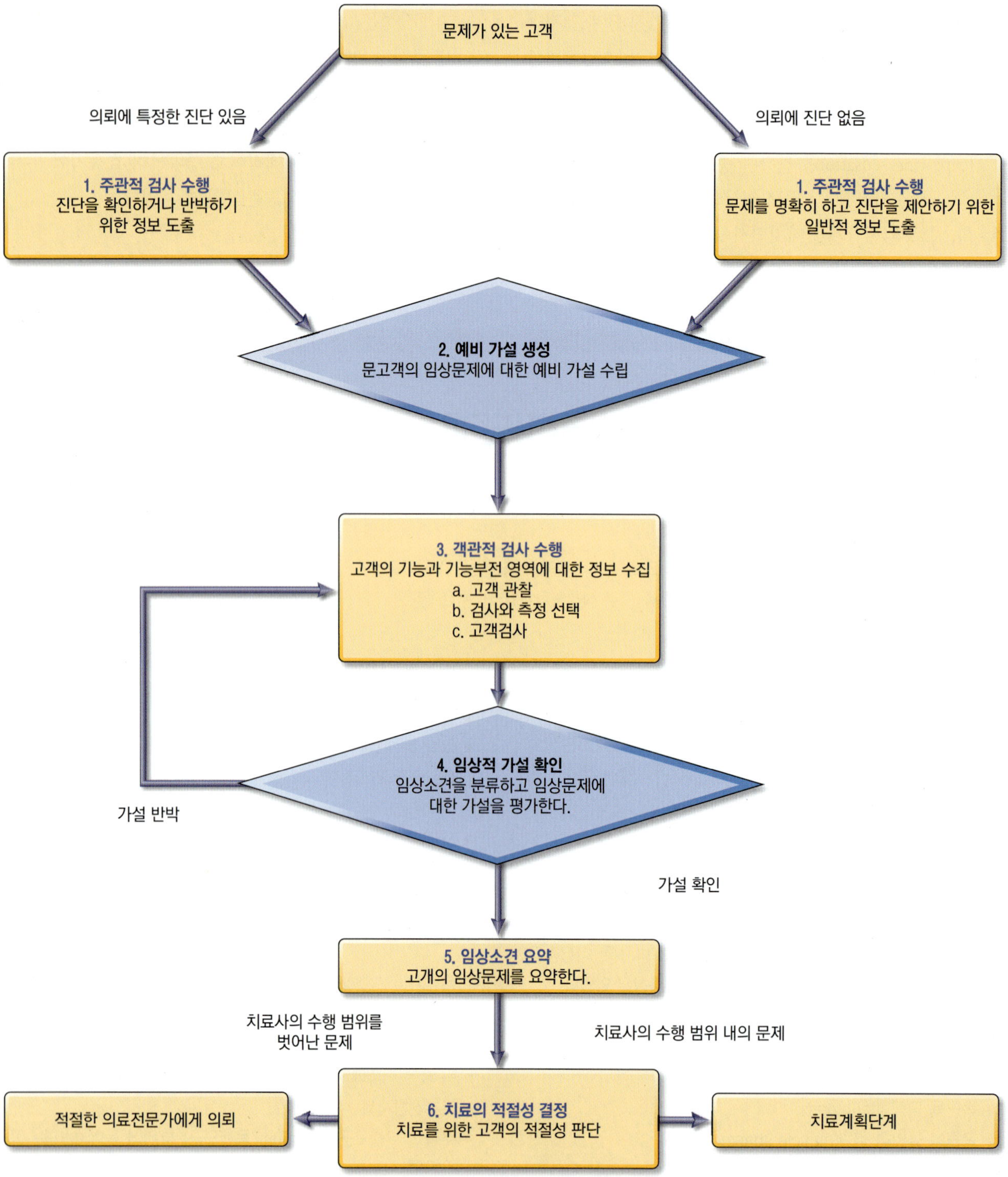

그림 5-5 결과기반 마사지™ 임상의사결정: 평가단계

- 승모근과 견갑거근의 촉진
- 경추 가동범위
- 상지 피부분절
- 상지 근육분절
- 경추압박 혹은 신연(distraction)
- 기능적 활동의 수행능력

3c 단계: 고객검사

1. 치료사는 고객의 승모근과 견갑거근을 촉진하면서 통증유발점의 징후가 있는지 다음을 검사한다:
   - 긴장띠 혹은 결절의 유무
   - 연축 반응의 발생
   - 통증과 연관된 특정한 패턴
2. 치료사는 다음의 테스트를 통해 고객의 경추를 검사한다:
   - 가동성: 치료사는 고객의 감소된 능동 경추 가동범위를 보고하였다.
   - 근력: 치료사는 우측 견갑골 거상(elevation, 올림)과 후인(retraction, 당김)의 감소된 근력을 보고하였다(승모근과 견갑거근).
   - 치료사는 검사에 의해 신경근병증을 배제한다.
3. 치료사는 이들 검사에서 음성 소견을 보고하였다.
   - 상지 피부분절, 근육분절
   - 경추압박
   - 경추신연
4. 치료사는 고객의 기능부전 영역을 보상하기 위해 고객의 기능적 영역을 사용할 수 있기 때문에 고객의 기능적 수준을 평가한다. 그렇게 함으로써, 치료사는 고객의 직업인 계산원과 연관된 기능적 업무 수행의 어려움을 겪는 것을 기술하고, 아래가 포함되었다.
   - 운전해서 출근하기
   - 고객의 오른팔로 물건을 들고 옮기기
   - 머리 위에 물건에 닿기

4단계: 임상적 가설 확인

치료사는 고객의 임상적 상태로 인한 발생하는 중대한 손상을 확인한다. 치료사는 또한 다음과 같은 임상소견이 우측 상부승모근과 우측 견갑거근의 활성화된 근막통증유발점에 이차적이라는 임상적 가설을 확인한다:

- 목통증과 두통
- 돌발적 경련
- 근육 팽팽함
- 감소된 가동범위
- 감소된 근력
- 들어 올리거나 손을 뻗을 수 없음

5단계: 고객 임상소견 요약

주관적 소견

통증:

- 휴식 시, 가동범위의 끝에서, 기능적 활동 동안 목통증; 시각적 통증상사척도(visual analog scale)로 통증강도 8/10을 호소하였다.
- 증가된 목통증으로 인해 이차적으로 10분 이상 금전 등록기에서 식료품에 대해 계산을 해줄 수 없고 운전할 수 없다.
- 잠에서 깰 때와 피로할 때 목근육의 팽팽함
- 일시적인 두통(측두(temporal) 부위)

기능적 제한:

- 증가된 목통증으로 이차적으로 10분 넘게 운전할 수 없음
- 10분 이상 서서 오른팔을 반복적으로 움직임을 수행할 수 없음(금전 등록기에서 식료품 계산할 때 필요함)
- 그녀의 직업에서 필요한 들어올리기와 옮기기를 수행할 수 없음

객관적 소견

관찰:

- 두부전방자세

촉진:

- 촉진 가능한 우측 승모근 근육경련
- 촉진 가능한 승모근과 견갑거근의 긴장띠
- 우측 승모근 통증유발점 촉진과 연관된 통증의 양성패턴이 보고됨
- 우측 견갑거근 통증유발점 촉진과 연관된 통증의 양성패턴이 보고됨
- 상부승모근과 견갑거근의 통증유발점 부위 촉진의 연축 반응

가동범위:

- 감소된 능동 경추 가동범위: 굴곡(flex, 굽힘) 50%, 신전(extension, 폄) 75%, 우측 회전 75%, 좌측 회전 75%
- 우측 승모근과 우측 견갑거근의 팽팽함
- 정상적 제한 하의 어깨, 팔꿈치, 손목, 손의 가동범위

근력:

- 감소된 근력: 우측 견갑거근-견갑골 거상=4등급, 우측 승모근-견갑골 거상, 견갑골 후인=4등급
- 다른 어깨, 위팔, 손의 근력=5/5

기능적 활동

- 목통증으로 인해 이차적으로 우측 팔로 머리 위 1피트 위에 있는 물건에 도달할 수 없음(머리 위 선반에서 물건을 꺼낼 때 필요함)

- 목통증으로 인해 이차적으로 우측 팔을 사용하여 어깨높이 위로 5파운드의 물건을 들어올릴 수 없음(건조식품 상자를 머리 위 선반에 놓을 때 필요함)
- 목통증으로 인해 이차적으로 우측 팔을 사용하여 15파운드 물건을 올리고 옮길 수 없음(고객이 구매한 물건을 쇼핑 카트에 옮길 때 필요함)
- 목통증으로 인해 이차적으로 우측 팔을 사용하여 허리높이에서 3파운드의 물체를 들어 올리고 옮기는 작업을 3회 이상 반복할 수 없음(고객의 식료품을 계산하고 쇼핑백으로 옮길 때 필요함)

6단계: 치료의 적절성 판단

이 임상 시나리오에서 치료사는 통증유발점 치료에 대한 교육을 받았고 경부근막통증이 있는 이 고객의 치료가 전문적인 실무 범위 안이고 임상적 능력 내에 있다고 간주한다. 만약 목통증을 가진 고객이 대사 장애, 유의한 신경근병증, 특이한 임상소견을 가지고 있다면, 치료사는 치료와 추가적 검사를 위해 의사에게 고객을 의뢰하는 것이 적절할 것이다.

임상사례 5-2: 치료계획단계

고객 프로필

고객은 임상사례 5-1에 설명되어 있다. 그녀의 치료과정은 그림 5-6을 따른다.

7단계: 소견분석 및 임상문제 목록 생성

손상

- 통증: 목통증과 측두부 두통
- 감소된 근육 신장력: 승모근과 견갑거근의 팽팽함
- 자세부정렬: 두부전방자세
- 휴식 시 근 긴장도: 우측 승모근의 근육경련
- 감소된 능동 경추 가동범위
- 감소된 근육 수행능력: 감소된 우측 승모근과 우측 견갑거근의 근력과 지구력
- 감소된 근육 완전성: 우측 상부승모근과 견갑거근의 활성화된 통증유발점

기능적 제한

- 목통증으로 증가로 인해 이차적으로 10분 넘게 운전할 수 없음
- 목통증으로 이차적으로 10분 넘게 서서 우측 팔을 사용하는 상지 반복적인 상지 움직임을 수행할 수 없음
- 목통증으로 인해 이차적으로 우측 팔로 머리 위 1피트 위에 있는 물건에 도달할 수 없음
- 목통증으로 인해 이차적으로 우측 팔을 사용하여 어깨높이 위로 5파운드의 물건을 들어 올릴 수 없음
- 목통증으로 인해 이차적으로 우측 팔을 사용하여 15파운드 물건을 올리고 옮길 수 없음
- 목통증으로 인해 이차적으로 우측 팔을 사용하여 허리높이에서 3파운드의 물체를 들어 올리고 옮기는 작업을 3회 이상 반복할 수 없음

8단계: 기능적 결과식별

치료사는 (a) 고객이 나타내는 기능적 제한과 (b) 목의 근막 통증 외에 건강상태가 양호하고, 검사 2개월 전 통증이 발현되기 전에는 정상적인 기능적 능력을 갖춘 젊은 여성이라는 관찰을 기초로 아래에 요약된 기능적 결과를 확인한다.

기능적 결과

단기 결과(2주)

1. 통증호소 없이 30분 운전할 수 있다.
2. 통증호소 없이, 적절한 휴식시간과 함께, 금전 등록기에서 30분 동안 식료품 계산 작업을 할 수 있다.
3. 목통증 없이 1회 반복해서, 5파운드의 물건을 들어 올려 어깨높이 선반에 올려놓을 수 있다.
4. 목통증 없이 우측 팔로 1피트 머리 위 물건에 도달할 수 있다.
5. 통증호소 없이 우측 팔로 8파운드의 물체를 허리높이로 들어올릴 수 있다.
6. 통증호소 없이 우측 팔을 사용하여 허리높이에서 5파운드 물체 옮기는 것을 5회 반복할 수 있다.

장기 결과(퇴원: 4주)

7. 목통증 호소 없이, 1.5~2시간 운전할 수 있다.
8. 통증호소 없이, 적절한 휴식시간과 함께, 2시간동안, 금전 등록

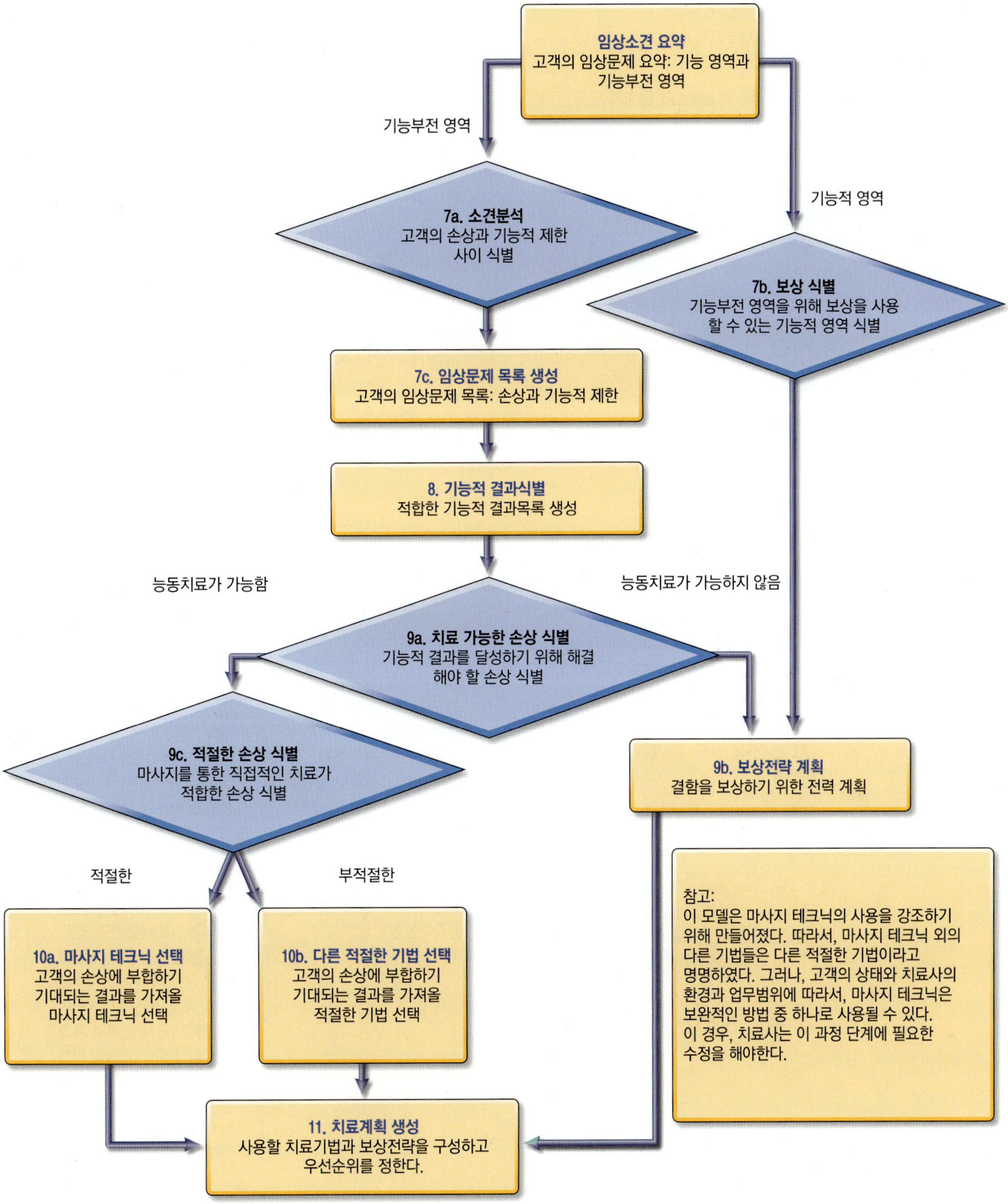

그림 5-6 결과기반 마사지™ 임상의사결정: 치료계획단계

기에서 식료품 계산 작업을 할 수 있다.

9. 8파운드의 물건을 들어 올려 어깨높이 선반에 놓을 수 있다. – 목통증 호소 없이 5회 반복
10. 목통증 호소 없이 우측 팔로 머리 위 2피트의 물체에 도달할 수 있다.
11. 목통증 호소 없이 우측 팔을 사용하여 허리높이에서 15파운드의 물체를 들어 올리고 옮길 수 있다.
12. 목통증 호소 없이 우측 팔을 사용하여 허리높이에서 5파운드 물체 이동을 15회 수행할 수 있다.

9a 단계: 치료 가능한 손상 및 관련 결과식별

기능적 제한	연관 손상
운전 과제 수행할 수 없음	▪ 통증: 목통증과 측두부 두통 ▪ 자세부정렬: 두부전방자세 ▪ 감소된 능동 경추 가동범위 ▪ 우측 승모근 근육경련 ▪ 감소된 근육 완전성: 우측 승모근과 견갑거근의 활성화된 통증유발점
서있는 자세에서 반복적인 상지 움직임 수행할 수 없음	▪ 통증: 목통증과 측두부 두통 ▪ 자세부정렬: 두부전방자세 ▪ 감소된 능동 경추 가동범위 ▪ 우측 승모근 근육경련 ▪ 감소된 근육 수행능력: 감소된 우측 승모근과 우측 견갑거근의 근력과 지구력
	▪ 감소된 근육 완전성: 우측 승모근과 견갑거근의 활성화된 통증유발점 ▪ 감소된 근육신장성: 승모근과 견갑거근의 팽팽함
들어올리는 과제를 수행할 수 없음	▪ 통증: 목통증과 측두부 두통 ▪ 감소된 근육신장성: 승모근과 견갑거근의 팽팽함 ▪ 감소된 근육 수행능력: 감소된 우측 승모근과 우측 견갑거근의 근력과 지구력 ▪ 감소된 근육 완전성: 우측 승모근과 견갑거근의 활성화된 통증유발점

9b 단계: 치료 가능한 손상 및 관련 결과식별

손상	결과
▪ 통증: 목통증과 측두부 두통 ▪ 자세부정렬: 두부전방자세 ▪ 감소된 근육 완전성: 우측 승모근과 견갑거근의 활성화된 통증유발점 ▪ 감소된 능동 경추 가동범위 ▪ 우측 승모근 근육경련 ▪ 감소된 근육 수행능력: 감소된 우측 승모근과 우측 견갑거근의 근력과 지구력 ▪ 감소된 근육신장성: 승모근과 견갑거근의 팽팽함	▪ 통증은 시각 사상척도에서 0/10으로 보고되었다. ▪ 정상적인 경추와 두부자세 ▪ 승모근과 견갑거근의 촉진에서 통증유발점의 증상 없음, 긴장띠 촉진 없음, 연관통의 양성패턴 없음, 연축징후 없음 ▪ 능동 경추 가동범위: 굴곡, 신전, 우측 회전, 좌측 측방굴곡 모두 100% ▪ 우측 승모근에 근육경련 촉진 없음 ▪ 근력: 우측 견갑거근–견갑골 거상=5등급; 우측 승모근–견갑골 거상, 후인= 5등급 ▪ 우측 승모근과 우측 견갑거근의 정상적인 신장성

9c 단계: 마사지 테크닉에 적절한 손상 식별

손상	마사지 역할
▪ 통증: 목통증과 측두부 두통 ▪ 감소된 근육신장성: 승모근과 견갑거근의 팽팽함 ▪ 자세부정렬: 두부전방자세 ▪ 우측 승모근 근육경련 ▪ 감소된 능동 경추 가동범위 ▪ 감소된 근육 수행능력: 감소된 우측 승모근과 우측 견갑거근의 근력과 지구력 ▪ 감소된 근육 완전성: 우측 승모근과 견갑거근의 활성화된 통증유발점	▪ 활성화된 통증유발점에 의해 발생한 통증에 직접적인 효과 ▪ 근육신장성에 직접적인 효과 ▪ 짧아진 전방 목과 체간 근육들의 길이에 직접적인 효과 ▪ 통증의 감소가 통증유발점으로 인한 보상적인 자세 변화를 최소화할 것이기 때문에 통증유발점 비활성화로 인한 이차적인 효과가 발생한다. ▪ 근육경련에 직접적인 영향 ▪ 가동범위 감소에 기여한 짧아진 전방 목과 체간 근육들의 길이에 직접적인 영향 ▪ 보상적인 근육 보호와 통증유발점의 조합에 의해 가동범위가 감소되었기 때문에 통증유발점 비활성화로 인한 이차적인 효과가 발생한다. ▪ 약화가 통증유발점과 무사용으로 인한 이차적인 영향이기 때문에 이차적인 효과가 발생한다. ▪ 활성화된 근막통증유발점에 직접적인 효과

10a와 10b 단계: 치료기법 선택

마사지 테크닉

- 특정한 압박
- 표면경찰법
- 표면무찰법
- 유날법
- 광범위 접촉압박
- 스트리핑
- 휴대용 마사지기기를 이용한 자가 특정압박

다른 적절한 치료기법

- 통증유발점 통증에 습열(Moist heat)
- 급성 경련에 아이스
- 승모근과 견갑거근 근육을 위한 특정 스트레칭
- 자세 재교육
- 능동 가동범위 운동
- 근력 운동
- 자가-치료 교육
- 기능적 활동

11단계: 치료계획 생성

참고: 문서화할 항목

치료계획

주관적

현재 질환의 병력:

- 2개월 전, 고객은 좌측보다 우측에서 뻣뻣함과 함께 국소적인 목과 어깨 통증의 잠행성 발현, 감소된 능동 경추 가동범위, 목근육 팽팽함, 목근육 경련, 일시적 두통이 발생하였다.
- MD가 확인하고 근육 이완제를 투여하였지만 거의 효과가 없었다.
- 고객은 오른손잡이다.

현재 약물: 통증을 위해 아세트아미노펜

현재 기능적 상태: 목통증으로 인한 근무 시간 단축 및 업무관련 수행의 어려움

과거 병력: 특이사항 없음; 목과 상지 부상의 이전 병력 없음; 이전에 치료받은 적 없음

통증: 휴식 시, 가동범위 끝에서, 기능적 활동 동안 목통증; 시각적 사상척도 8 보고됨; 일시적 두통(측두 부위)

근육 팽팽함: 잠에서 깰 때와 피로할 때 목근육의 팽팽함

기능적 제한: 증가된 목통증으로 인해 이차적으로 10분 이상 금전등록기에서 식료품에 대해 계산을 해줄 수 없고 운전할 수 없다.

이전 기능 수중: 슈퍼마켓에서 풀타임 계산원으로 일함; 어려움 없이 직업과 관련된 모든 일을 수행할 수 있었다.

객관적(Objective)

자세: 두부전방자세

촉진:

- 촉진 가능한 우측 승모근 근육경련
- 촉진 가능한 우측 승모근과 견갑거근의 긴장띠
- 우측 승모근 통증유발점 촉진과 연관된 통증의 양성패턴이 보고됨
- 우측 견갑거근 통증유발점 촉진과 연관된 통증의 양성패턴이 보고됨
- 우측 상부승모근과 우측 견갑거근에 위치한 통증유발점의 촉진에 연축 반응

가동범위:

- 감소된 능동 경추 가동범위: 굴곡 50%, 신전 75%, 우측 회전 75%, 좌측 측굴 50%, 가동범위 끝에서 통증; 다른 가동범위는 정상이고 통증이 없음
- 정상이고 통증이 없는 양쪽 어깨, 팔꿈치 손목, 손 가동범위

근육신장성: 승모근과 견갑거근의 팽팽함

근력:

- 감소된 우측 견갑거근의 근력-견갑골 거상=4등급
- 감소된 우측 승모근의 근력-견갑골 거상, 후인=4등급
- 다른 어깨, 손목, 손가락 움직임의 근력=5등급

기능적 제한:

- 증가된 목통증으로 10분 넘게 운전할 수 없음
- 목통증으로 인해 이차적으로 10분 넘게 서있는 자세에서 오른팔을 사용하는 반복적인 상지 움직임을 수행할 수 없음(금전 등록기에서 식료품에 대한 계산해줄 때 필요함)
- 목통증으로 인해 이차적으로 우측 팔로 머리 위 1피트 위에 있는 물건에 도달할 수 없음(머리 위 선반에 물건을 올려놓을 때 필요함)
- 목통증으로 인해 이차적으로 우측 팔을 사용하여 어깨높이 위로 5파운드의 물건을 들어올릴 수 없음(건조식품 상자를 머리 위 선반에 놓을 때 필요함)
- 목통증으로 인해 이차적으로 우측 팔을 사용하여 15파운드 물건을 올리고 옮길 수 없음(고객이 구매한 물건을 쇼핑 카트에 옮길 때 필요함)
- 목통증으로 인해 이차적으로 우측 팔을 사용하여 허리높이에서 3파운드의 물체를 들어 올리고 옮기는 작업을 3회 이상 반복할 수 없음(고객의 식료품을 계산하고 쇼핑백으로 옮길 때 필요함)

분석(Analysis)

근육 압통, 근육 팽팽함, 그리고 감소된 경추 가동범위와 연관된 우측 상부승모근과 견갑거근의 통증유발점

손상:
- 통증: 목통증과 측두부 두통
- 감소된 근육신장성: 승모근과 견갑거근의 팽팽함
- 자세부정렬: 두부전방자세
- 휴식 시 근육긴장도: 우측 승모근의 근육경련
- 감소된 능동 경추 가동범위
- 감소된 근육 수행능력: 감소된 우측 승모근과 우측 견갑거근의 근력과 지구력
- 감소된 근육 완전성: 우측 승모근과 견갑거근의 활성화된 통증유발점

기능적 제한:
- 증가된 목통증으로 이차적으로 10분 넘게 운전을 수행할 수 없다.
- 목통증으로 이차적으로 10분 넘게 서서 우측 팔을 사용하는 상지 반복적인 상지 움직임을 수행할 수 없음
- 목통증으로 인해 이차적으로 우측 팔로 머리 위 1피트 위에 있는 물건에 도달할 수 없음
- 목통증으로 인해 이차적으로 우측 팔을 사용하여 어깨높이 위로 5파운드의 물건을 들어올릴 수 없음
- 목통증으로 인해 이차적으로 우측 팔을 사용하여 15파운드 물건을 올리고 옮길 수 없음
- 목통증으로 인해 이차적으로 우측 팔을 사용하여 허리높이에서 3파운드의 물체를 들어 올리고 옮기는 작업을 3회 이상 반복할 수 없음

결과(손상과 연관된):
- 시각적 사상척도로 통증이 0/10 보고됨
- 정상적인 경추와 두부자세
- 우측 승모근에 근육경련 촉진 없음
- 승모근과 견갑거근의 촉진에서 통증유발점의 증상 없음; 긴장띠 촉진 없음, 연관통의 양성패턴 없음, 연축징후 없음
- 능동 경추 가동범위: 굴곡, 신전, 우측 회전, 좌측 측방 굴곡 모두 100%
- 우측 승모근과 우측 견갑거근의 정상적인 신장성
- 근력: 우측 견갑거근-견갑골 거상=5등급; 우측 승모근-견갑골 거상, 후인=5등급

기능적 결과:
단기 결과(2주):
- 통증호소 없이 30분 운전할 수 있다.
- 통증호소 없이 적절한 휴식시간과 함께, 금전 등록기에서 30분 동안 식료품 계산 작업을 할 수 있다.
- 목통증 없이 1회 반복해서, 5파운드의 물건을 들어 올려 어깨높이 선반에 올려놓을 수 있다.
- 목통증 없이 우측 팔로 1피트 머리 위 물건에 도달할 수 있다.
- 통증호소 없이 우측 팔로 8파운드의 물체를 허리높이로 들어 올릴 수 있다.
- 통증호소 없이 우측 팔을 사용하여 허리높이에서 5파운드 물체 옮기는 것을 5회 반복할 수 있다.

장기 결과 (퇴원: 4주):
- 목통증 호소 없이, 1.5~2시간 운전할 수 있다.
- 통증호소 없이, 적절한 휴식시간과 함께, 2시간동안 금전 등록기에서 식료품 계산 작업을 할 수 있다.
- 8파운드의 물건을 들어 올려 어깨높이 선반에 놓을 수 있다.
  - 목통증 호소 없이 5회 반복
- 목통증 호소 없이 우측 팔로 머리 위 2피트의 물체에 도달할 수 있다.
- 목통증 호소 없이 우측 팔을 사용하여 허리높이에서 15파운드의 물체를 들어 올리고 옮길 수 있다.
- 목통증 호소 없이 우측 팔을 사용하여 허리높이에서 5파운드 물체 이동을 15회 수행할 수 있다.
- 독립적인 자가-치료 그리고 치료적 운동프로그램

계획

치료: 4주, 2회/주

마사지 테크닉:
- 특정한 압박
- 표면경찰법 Superficial effleurage
- 표면쓰다듬기 Superficial stroking
- 유날법 Petrissage
- 넓은접촉압박 Broad-contact compression
- 스트리핑 Stripping
- 휴대용 마사지기기를 이용한 자가 특정압박

치료적 운동:
- 승모근과 견갑거근 근육을 위한 특정 스트레칭
- 자세 재교육
- 경추의 능동 가동범위 운동
- 경추와 견갑골 근육들의 근력강화 훈련

모달리티:
- 통증유발점 활성화 감소와 통증감소를 위해 통증유발점 통증에 습열(Moist heat)
- 급성 근육경련에 아이스

기능적 훈련:
- 계산원으로서 효과적인 직업 수행능력에 필요한 들어올리기와 이동시키기와 같은 기능적 훈련

교육:
- 통증과 통증유발점 관리를 위한 자가-치료 교육

임상사례 5-3: 치료단계

고객 프로필

고객은 임상사례 5-1에 설명되어 있다. 그녀의 치료과정은 그림 5-7을 따른다.

12a와 12b 단계: 치료선택과 재검사기법

마사지치료기법

- 급성경련 부위에 표면무찰법
- 광범위-접촉압박

상호보완 기법

- 승모근과 견갑거근을 위한 특정한 스트레칭
- 경련을 위한 아이스
- 통증조절을 위한 자가-치료 교육

검사기법

주관적

- 통증보고
- 치료와 만들어진 경과에 대한 지각(perception)

객관적

- 근육경련
- 통증유발점과 연관된 통증패턴
- 가동범위

13, 14, 15 단계: 초기 치료 수행, 고객 재검사 수행, 및 고객 경과 평가

초기 중재에 대한 고객의 반응(1주)

치료기법

- 경련 부위에 표면무찰법
- 통증유발점 부위와 경련 외 부위에 광범위-접촉압박
- 경련 외 부위에 유날법
- 승모근과 견갑거근에 특정한 스트레칭
- 근육경련 부위에 아이스
- 통증조절을 위한 자가-치료 교육

비공식검사의 결과

- 고객은 경련에 아이스를 사용하는 것에 부정적인 반응을 보였다; 악화된 통증유발점 통증; 경련을 위해서 표면무찰법이 사용되었다.
- 통증유발점 부위에 습열을 적용하며 아마도 더욱 통증 경감에 효과적일 것이다.
- 고객의 통증유발점은 처음에는 특정압박을 견디기에는 매우 민감하였다; 광범위-접촉압박이 사용되었다.
- 고객은 견갑거근과 승모근에 적절한 특정 스트레칭을 수행할 수 있었다.

공식검사의 결과

- 기능적 활동 동안 감소된 통증보고-시각적 사상척도 통증강도 6.5 보고
- 감소된 근육경련
- 연관된 통증패턴-변화 없음

임상적 결과

고객은 치료에 잘 반응하고 있다.

17, 18단계: 치료계획 진행 및 재검사를 통한 경과 평가

	2주	3주
치료기법	**마사지 테크닉** ■ 광범위 접촉압박 ■ 유날법 ■ 특정압박(통증유발점 이완) **다른 적절한 치료기법** ■ 승모근과 견갑거근 근육을 위한 특정 스트레칭 ■ 통증유발점의 통증위치에 열치료 ■ 자세 재교육 ■ 능동 관절운동범위 운동 ■ 기능적 활동 ■ 자가치료 교육-가정 관절운동범위와 스트레칭 프로그램 추가	**마사지 테크닉** ■ 광범위 접촉압박(지속시간 감소) ■ 유날(지속시간 감소) ■ 스트리핑(지속시간과 깊이 증가) ■ 특정압박(통증유발점 이완의 지속시간과 깊이 증가) **다른 적절한 치료기법** ■ 승모근과 견갑거근 근육을 위한 특정 스트레칭 ■ 스트레칭 준비를 위한 열치료 ■ 자세 재교육 ■ 기능적 활동 ■ 근력 운동 ■ 자가치료 교육-자가치료 추가-휴대용 마사지기기를 이용한 특정압박
고객 재검사 결과	**기능적 결과** ■ 목통증 호소 없이 30분 운전할 수 있다. ■ 목통증 호소 없이 서서 45분 동안 반복적인 상지 움직임을 수행할 수 있다. ■ 5파운드의 물건을 들어 올려 어깨높이 선반에 놓을 수 있다. - 목통증 호소 없이 5번 반복. ■ 목통증 호소 없이 우측 팔로 머리 위 1피트 물건에 도달할 수 있다. ■ 목통증 호소 없이 우측 팔로 허리높이에 5파운드 물건을 들고 옮길 수 있다. ■ 목통증 호소 없이 우측 팔을 사용하여 허리높이에서 5파운드 물건 옮기는 것을 10번 반복 수행할 수 있다. **다른 검사소견** ■ 최근 작업시간을 늘리려는 시도로 인해 통증이 급증한 것으로 보고되었다. ■ 주말에 시각상사척도로 통증강도 5가 보고되었다. ■ 연관통 패턴-통증유발점 촉진시 감소된 통증강도 ■ 능동 경추 가동범위: 굴곡 75%, 신전 90%, 우측 회전 90%, 좌측 측굴 75% ■ 근력: 우측 견갑거근-견갑골 거상=4등급, 우측 승모근-견갑골 거상, 후인=4등급	**기능적 결과** ■ 목통증 호소 없이 1시간 운전할 수 있다. ■ 목통증 호소 없이 서서 1.25시간 동안 반복적인 상지 움직임을 수행할 수 있다. ■ 10파운드의 물건을 들어 올려 어깨높이 선반에 놓을 수 있다.-목통증 호소 없이 한번 반복 ■ 목통증 호소 없이 우측 팔로 머리 위 1.5피트 물건에 도달할 수 있다. ■ 목통증 호소없이 우측 팔로 허리높이에 10파운드 물건을 들고 옮길 수 있다. ■ 목통증 호소 없이 우측 팔을 사용하여 허리높이에서 5파운드 물건 옮기는 것을 15번 반복 수행할 수 있다. **다른 검사소견** ■ 시각상사척도로 통증강도 3.5가 보고되었다. ■ 상부승모근 통증유발점 촉진에 연관통 없음, 견갑거근 통증유발점 통증이 최소로 보고됨 ■ 능동 경추 가동범위: 굴곡 90%, 신전 100%, 우측 회전 100%, 좌측 측굴 75% ■ 근력: 우측 견갑거근-견갑골 거상=4+등급, 우측 승모근-견갑골 거상, 후인=4+등급

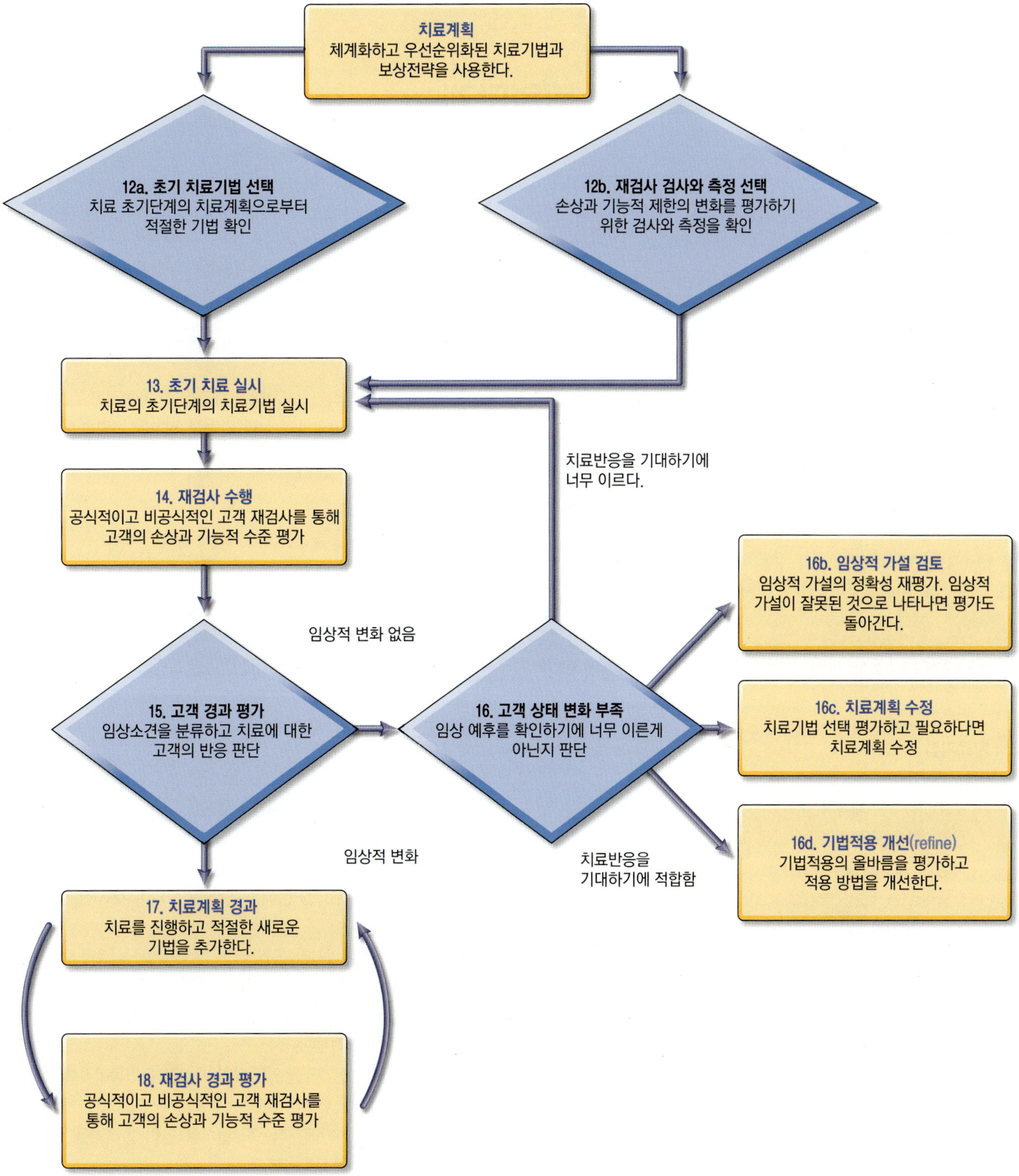

그림 5-7 결과기반 마사지™ 임상의사결정: 치료단계

임상사례 5-4: 퇴원단계

고객 프로필

고객의 임상사례는 5-1에 설명되어 있다. 그녀의 치료과정은 그림 5-8을 따른다.

19, 20, 21단계: 퇴원 후 요구확인 및 초기퇴원 후 교육과 의뢰

손상/기능적 제한	퇴원요구
▪ 통증	▪ 통증관리 자가-치료 교육 ▪ 자가-치료-휴대용 마사지기기를 이용한 특정압박
▪ 직업과 연관된 활동수행 어려움	▪ 인체공학적 교육 그리고 작업장 평가
▪ 감소된 근육신장성	▪ 가정 스트레칭 프로그램
▪ 감소된 가동범위	▪ 가정 가동범위 프로그램

22, 23단계: 치료계획 진행 및 재검사를 통한 경과 평가

4주

치료기법

마사지 테크닉:

- 유날법(감소된 지속기간)
- 광범위한 접촉압박(통증유발점 이완의 감소된 지속기간)
- 특정압박(증가된 지속기간)
- 스트리핑(증가된 지속기간과 깊이)

다른 적절한 치료기법:

- 자세 재교육
- 기능적 활동
- 근력운동
- 자가-치료 교육-인체공학적 교육 추가, 갑작스런 악화의 식별과 관리에 대한 교육 검토

고객 재검사 결과

퇴원문제:

- 계산대 위치가 인체공학적으로 올바르지 않아, 통증을 유발한다. 고객은 갑작스런 악화를 어떻게 관리할지에 대해 우려하고 있다.
- 고객은 모든 자가-치료활동을 올바르게 할 수 있다.
- 보고된 통증강도는 시각상사척도상 1이다.
- 상부승모근 혹은 견갑거근 통증유발점의 촉진과 연관된 통증은 없다.

24, 25단계: 퇴원계획 마무리 및 가정프로그램 검토

치료사는 고객의 퇴원요구사항을 해결한 자가-치료프로그램을 설명한다. 여기에는 고객의 손상과 기능적 제한을 반영하는 구성요소가 포함되어 있다.

4주: 자가-치료프로그램

- 통증관리
- 인체공학
- 가정 스트레칭
- 가정 가동범위
- 자가-치료-휴대용 마사지기기를 이용한 특정압박

26, 27단계: 퇴원검사 수행 및 고객퇴원

치료사는 퇴원 검사의 임상소견을 설명한다. 이들 소견은 고객이 결과에 도달하였고 퇴원준비가 되었음을 나타낸다.

퇴원 검사소견: 기능적 결과

- 스트레칭과 자세 체크를 통해 목통증 호소 없이 2.5시간 운전할 수 있다.
- 목통증 호소 없이 2시간 동안 금전 등록기에서 식료품 계산을 할 수 있다. 적절한 휴식을 취하고 스트레칭과 자세 체크를 한다. 계산대를 인체공학적으로 조절하였다. 피로로 인한 목의 팽팽함에 대한 간헐적 호소
- 계산원으로서 일할 때 필요한 작업인 물건 들어올리기를 수행할 수 있다:
  1. 어깨 높이의 선반에 8파운드 물체를 들어 올려놓을 수 있다.-목통증 없이 5번 반복
  2. 목통증 호소 없이 우측 팔이 머리 위 2피트에 있는 물체에 닿을 수 있다.
  3. 목통증 호소 없이 우측 팔이 허리높이로 15파운드 물체를 들어 올려 옮길 수 있다.
  4. 목통증 호소 없이 우측 팔이 허리높이로 5파운드 물체를 들어 옮기는 것을 20번 반복 수행할 수 있다.

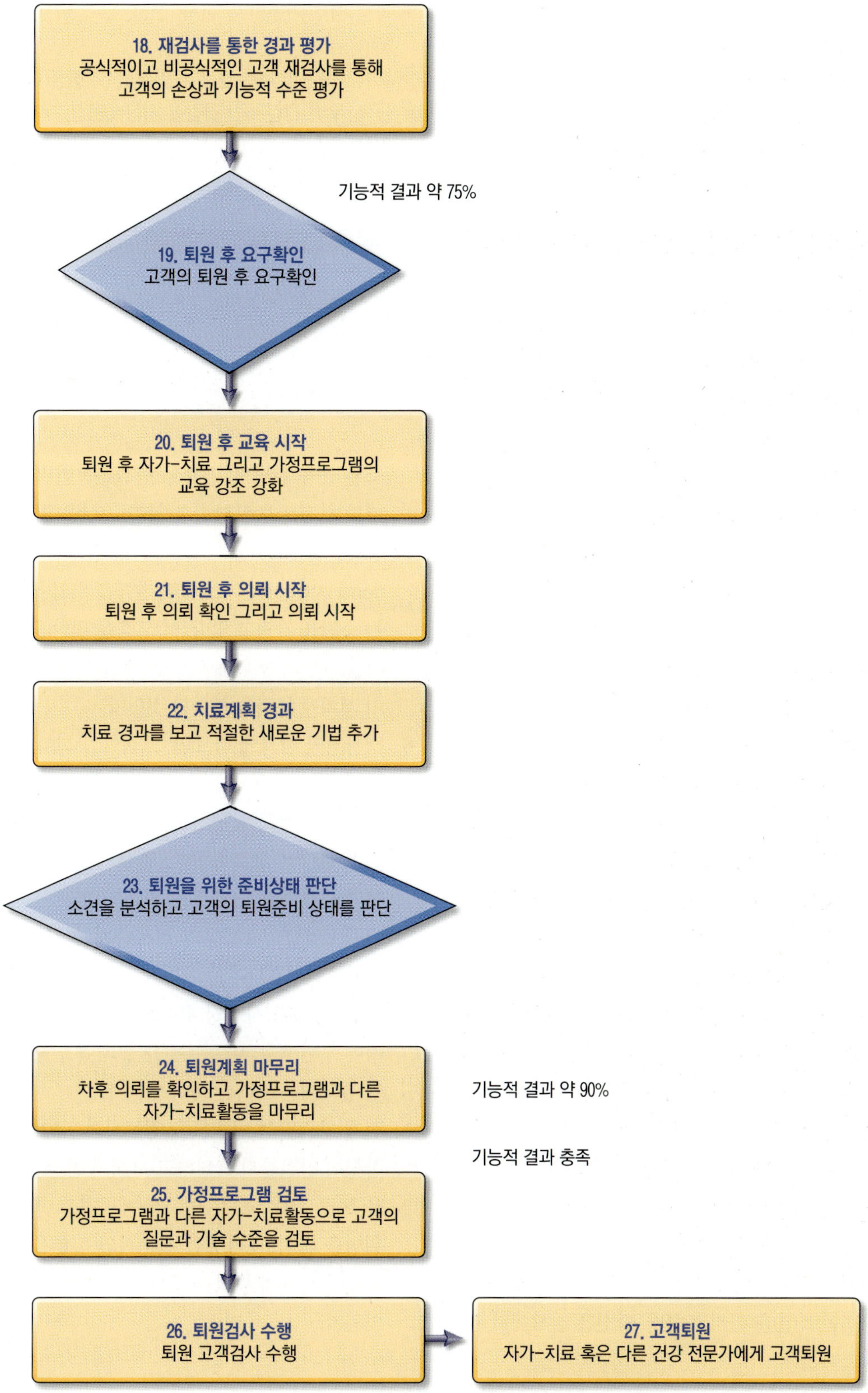

그림 5-8 결과기반 마사지™ 임상의사결정: 퇴원단계

다른 검사소견

- 시각상사척도상 통증강도 0.5로 보고되었다.
- 정상적인 경추와 두부자세
- 우측 승모근에 근육경련 촉진 없음
- 승모근과 견갑거근의 촉진에 활성화된 통증유발점 징후 없음: 긴장띠 촉진, 연관통의 양성패턴, 연축징후 모두 없음
- 능동 경추 가동범위: 굴곡, 신전, 우측 회전, 좌측 측굴 모두 100%
- 우측 승모근과 우측 견갑거근의 정상 신장성
- 근력: 우측 견갑거근-견갑골 거상=5등급, 우측 승모근-견갑골 거상, 후인=5등급

비판적 사고의 질문

의학적 마사지와 비교하여 웰니스 마사지를 받는 고객의 임상의사결정과 치료과정 사이의 유사점과 차이는 무엇인가?

고객이 치료를 찾는 이유는 OBM 임상의사결정에서 어떤 역할을 하는가?

임상적 가설을 작성할 때 일반적으로 발생하는 세 가지 오류를 나열하고, 자신의 임상의사결정에서 이러한 오류를 방지하는 방법은 무엇인가?

4. 당신의 고객이 최근에 넘어진 후에 "요통"이라는 소견 의뢰서를 제시하였다. 병력을 작성하는 동안, 당신은 그가 허리 부상과 햄스트링 염좌 둘 다를 가지고 있을 것으로 의심하고 있다. 이 두 가지 문제를 해결하기 위해 평가단계에서 당신이 수행할 단계는 무엇인가?
5. 당신의 고객은 당신이 그녀의 중재를 위해 세운 손상과 기능적인 결과를 모두 충족시켰다. 하지만 그녀는 자가치료 교육과 가정프로그램에 거의 진전이 없었다. 당이 고객의 적시 퇴원을 촉진하기 위해 당신은 어떤 과정을 사용할 수 있는가?
6. 만약 당신의 고객이 임상적 상태보다는 오히려 웰니스 목표를 제시한다면 4단계 임상의사결정 과정의 단계를 어떻게 수정할 것인가?
7. 당신의 고객은 16살 소년으로 심각한 두부손상에 의해 모두 의존적이고 말을 하지 못한다. 당신은 검사에서 감소된 근육 신장력, 감소된 관절운동범위, 그리고 감소된 피부 완전성을 포함한 다양한 손상을 확인했다. 반면에, 당신은 이 고객에 대한 기능적 결과확인(identify functional outcomes)과 보상적 전략을 확인 하는 것이 어렵다는 소견을 가지고 있다. 이 고객을 위한 균형 잡힌 치료계획을 개발하기 위해 어떤 과정을 사용할 것인가? 그리고 이 계획에 무엇을 포함할 것인가?
8. 객관적인 검사에 따르면, 고객이 당신이 선택한 주요 손상에 대한 결과에 있어 유의한 개선을 이룬 것으로 나타났다. 그럼에도 불구하고, 그녀는 기능적 결과가 거의 진전이 없다고 보고하였다. 당신의 중재가 올바른지 확인하기 위해 어떤 단계를 사용할 것인가?
9. OBM 임상의사결정의 검사단계와 치료계획단계 동안 근거기반치료단계를 어떻게 사용할 것인지 서술하시오.
10. OBM 임상의사결정 4단계를 통해 고객을 치료하는 과정에서 단계를 따르는 것을 실패했을 때 가능한 부정적인 결과에는 어떠한 것이 있는가?
11. 현재 차트작성 방법론을 검토하라. 규제 감사에서 차트작성이 건전한지 확인하고 고객의 건강상태와 사례 병력을 포괄적으로 볼 수 있도록 제공하고, 중재로 인한 피해 위험을 줄이고, 타당한 전문적인 결론을 도출하기 위해 비판적 사고에 중점을 두기 위해 취할 수 있는 단계는 무엇인가?

5장 참고문헌은 526페이지부터 시작

"일반적으로 흔하게 하는 실수는 누구나 '마사지'를 할 수 있고, 한 두 번 레슨으로 전체적인 예술을 쉽게 얻을 수 있을 것이라고 가정하는 것이다. 배우는 데 거의 2년이 걸리고, 적성이 부족하거나 일반교육이 부족한 사람들은 그것을 습득하는 데 성공하지 못할 수도 있다는 말을 들으면 기쁘지 않을 것이다. 누구나 기계적으로 문지를 수는 있지만, 그것은 전혀 쓸모가 없다. ; 마사지는 손뿐만 아니라 두뇌도 함께 사용해야 하는 것이다."

Murrell W, Massotherapeutics or Massage as a Mode of Treatment, 4th ed, HK Lewis: 1889:2, 65.

PART

III

지속적인 치료를 통한 결과기반 마사지™의 적용

3부 각 장의 개요

3부의 각 장에서는 치료사에게 (a) 마사지 테크닉을 수행하는 방법과 (b) 결과기반 마사지™(OBM)의 원리를 사용하여 전반에 걸친 연속치료의 다양한 임상상태 또는 웰빙목표를 가진 고객을 위한 마사지 기술을 사용하는 중재 개발의 방법을 보여준다.

제6장 결과기반 마사지™를 위한 준비 및 자세잡기

이 장에서는 OBM에서 마사지 테크닉의 실제 적용을 안내하는 프레임워크에 대해 설명한다.

또한 치료사가 고객과 상호작용하기 전에 신체적, 정신적으로 준비하는 방법, 테이블 및 윤활제, 린넨과 같은 다양한 치료재료를 선택하고 준비하는 방법, 치료 중 치료사와 환자의 위치를 지정하는 방법 등의 지침도 제공한다. 여기에는 "민감한" 부위의 치료에 대한 드레이핑, 위치 등에 대한 동의 및 지침이 포함되어 있다.

제7장 표면반사테크닉

표면반사테크닉(superficial reflex techniques)은 오직 피부에만 관련되며 주로 각성수준, 자율신경계 균형, 통증의 인지에 영향을 미친다. 이 테크닉은 정적접촉(static contact), 표면스트로크, 정교한 진동(fine vibration)으로 구성된다. 이 장은 이러한 테크닉들이 어떻게 시행되고 연습의 단계에서 어떻게 적용되는지 설명한다. 또한 결과와 근거, 주의사항, 금기사항, 치료에 어떻게 사용되는지 논의한다.

제8장 표면유체테크닉

표면유체테크닉은 치료사가 혈액 또는 림프의 순환흐름을 증가시키기 위해 근육의 표면조직에 적용하는 마사지 테크닉이다. 이 테크닉에는 표면경찰법과 표면림프배액테크닉(superficial lymph drainage)이 포함된다. 이 장에서는 이 테크닉의 시행방법 및 연습순서에 따라 적용하는 방법에 대해 설명했으며, 또한 관련 결과 및 근거, 주의사항 및 금기증 그리고 치료에 적용하는 테크닉의 사용방법에 대해 설명하였다.

제9장 신경근테크닉

신경근테크닉은 근육을 촉진하고, 근육의 휴지기 긴장도에 영향을 미치며, 추가로 정신신경면역학적 효과를 갖는 마사지 테크닉이다. 이 테크닉에는 광범위 접촉압박, 유날법, 근육박리, 특정압박이 포함된다.

이 장에서는 이 테크닉의 시행방법 및 연습순서에 따라 적용하는 방법에 대해 설명했으며, 또한 관련 결과 및 근거, 주의사항 및 금기증 그리고 치료에 적용하는 테크닉의 사용방법에 대해 설명하였다.

제10장 결합조직테크닉

결합조직테크닉(connective tissue techniques)은 결합조직을 촉진하고, 늘리고, 재형성(remodeling)을 촉진하는 마사지 테크닉이다. 이 테크닉에는 피부롤링(skin rolling), 근막이완(myofascial release), 직접근막테크닉(direct fascial technique), 마찰(friction) 등이 포함된다. 이 장에서는 이 테크닉의 시행방법 및 연습순서에 따라 적용하는 방법에 대해 설명하였다. 또한 관련 결과 및 근거, 주의사항 및 금기사항 그리고 치료에 적용하는 테크닉의 사용방법에 대해 설명하였다.

제11장 수동적 움직임테크닉

수동적 움직임테크닉은 물질이나 질감을 만져보는 것과는 대조적으로 주로 조직과 구조의 움직임을 촉진하는 마사지 테크닉이다. 흔들기(shaking), 리듬적 가동술, 그리고 락킹(rocking)과 같은 수동적인 운동방법은 조직과 구조의 제한을 치료하는 데에도 사용된다. 이 장에서는 이 테크닉의 시행방법 및 연습순서에 따라 적용하는 방법에 대해 설명하였다. 또한 관련 결과 및 근거, 주의사항 및 금기사항 그리고 치료에 적용하는 테크닉의 사용방법에 대해 설명하였다.

제12장 타법테크닉

타법테크닉은 신체의 제어된 타격을 사용하여 조직을 빠르게 변형시키고 풀어주는 마사지 테크닉이다. 이 테크닉은 기도확보(airway clearance)를 강화하고, 신경근 긴장도를 감소 또는 증가시키며, 주의력을 증가시킨다. 이 장에서는 다양한 타법테크닉과 이를 수행하는 방법, 연습 시퀀스에 적용하는 방법을 설명한다. 또한 관련 결과 및 근거, 주의사항 및 금기사항 그리고 치료에 적용하는 테크닉의 사용방법에 대해 설명한다.

제13장 결과기반 마사지™를 위한 연속된 마사지 테크닉

이 장에서는 결과기반 마사지™(OBM)의 임상의사결정 모델과 마사지 테크닉의 기본절차를 만드는 방법을 이전 장을 기반으로 설명한다. 이를 통해 특정한 임상결과를 달성하기 위한 마사지 테크닉을 선택하고 적용하는 원칙을 설명한다.

제14장 임상적 상태 및 웰니스에 대한 결과기반 마사지™ 적용

이 장에서는 결과기반 마사지™(OBM)의 임상의사결정을 사용하여 초기검사부터 퇴원까지 마사지 중재를 계획하고 진행하기 위한 실질적인 전략을 제공한다. 그 다음 OBM을 적용하여 고객의 요구를 충족시키고 30가지 임상조건 및 웰니스 결과에 대해 원하는 치료결과를 달성하기 위한 지침을 설명한다.

제15장 연속치료 전반에 걸친 빠른치료 가이드 및 임상사례

이 장에서는 27가지 임상조건 및 건강결과에 대한 해부학 및 병태생리학, 주요손상 또는 웰니스목표, 관련 검사테크닉, 마사지치료에 대한 설명, 보완테크닉, 유익한 정보, 주의사항 및 금기사항, 그리고 코로나19를 포함한 임상상태에 대한 설명과 함께 빠른 치료 가이드를 제공한다. 이는 결과기반 마사지™의 임상의사결정 연습 및 샘플 치료계획과 관련된 OBM 임상사례 적용과 함께 COVID-19를 포함한 임상환경에서 임상의가 다양한 상황에서 직면하는 14가지 일반적인 임상상태 및 웰니스결과의 치료에 OBM 원칙 및 테크닉을 적용하는 방법에 대하여 설명한다.

Key Points

마사지 테크닉 구성요소의 정의

마사지 테크닉의 구성요소는 마사지 테크닉의 12가지를 통해 7장에 설명되어 있다.

접촉표면(Contact Surface): 스트로크를 실행하는 데 사용되는 치료사의 손이나 팔 부분
압력(Pressure): 치료사가 적용하는 접촉표면의 단위 면적당 힘의 양. 우리는 압력의 범주를 피부와 접촉할 때는 "최소"로 정의하고, 피하근막이나 지방에 접촉할 때는 "가볍게", 표면 근육층과 접촉할 때는 "중간정도", 더 깊은 근육층과 접촉할 때는 "무겁게"로 정의한다.
관여된 조직(Tissues engaged by technique): 치료사가 스트로크테크닉으로 가한 압력에 의해 표적조직 또는 조직층의 역학적 변형
방향(Direction): 적용되는 힘의 방향. 테크닉 설명에서 제공된 방향은 스트로크의 압력수준이 가장 큰 힘으로 적용되는 방향. 일반적으로 명시되는 방향에는 구심성(심장쪽 방향), 원심성(심장에서 먼 방향)으로 기본 섬유구조에서 가로 또는 평행 방향이 포함된다.
진폭(Amplitude): 테크닉이 적용되는 영역의 크기를 나타내는 표시.
속도(Rate): 힘이 적용되는 속도를 나타냄. 원하는 효과는 특정한 속도에서만 나타나기 때문에 이는 매우 중요한 요소이다. 속도는 고객의 피부 위에서 임상의의 손이 움직이는 속도(초당 거리), 설명된 기술의 반복 빈도(초당 반복) 또는 둘 다를 설명할 수 있다.
기간(Duration): 지정된 손상수준의 치료결과를 달성하기 위해 유능한 치료사가 단일기술을 적용해야 하는 합리적인 시간의 추정치. 이 텍스트는 치료사의 재량에 따라 초과할 수 있는 최소기간(예를 들어 "10분 이상")을 제공한다. 테크닉 적용기간이 길어지면서 부작용이나 위험이 발생할 수 있는 경우, 이 텍스트에서는 제안된 상한(예: "1~10분")을 제공하고, 첨부된 텍스트에서 적절한 치료기간 결정방법에 대해 설명한다.
통합(Intergrades with): 점차적으로 하나를 다른 것과 병합하는 것. 한 기술이 다른 기술과 "상호융합(intergrade)"된다고 할 때 두 기술은 연속적으로 수행될 수 있으며, 두 기술 사이에 있고, 두 기술과 유사한 중간 하이브리드 형태의 기술이기 때문에 점차적으로 서로 병합됨.
결합(Combines with): 한 기술이 다른 기술과 "결합"한다고 하면 두 기술이 동시에 실행될 수 있음을 의미함.
맥락(Context): 마사지 테크닉이 다른 테크닉과 관련하여 전통적인 순서 배열이 어떤지에 대한 간략한 설명.

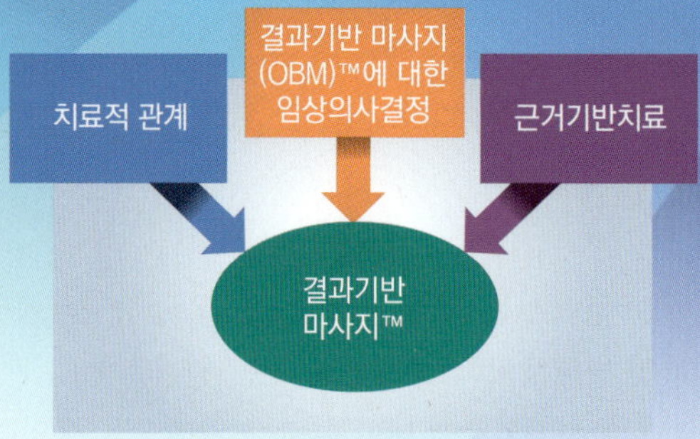

Chapter 6 결과기반 마사지™를 위한 준비 및 자세잡기

목적

이 장을 공부한 후에는 다음을 수행하는 데 필요한 정보를 얻을 수 있다:

1. 마사지 테크닉의 6가지 기본범주를 파악하고 각 범주가 다양한 유형의 조직(tissues)에 어떻게 영향을 미치는지 설명한다.
2. 치료사의 신체적, 심리적 준비를 위한 테크닉을 설명한다.
3. 마사지를 수행하는 데 사용되는 재료와 준비방법을 설명한다.
4. 신체의 다양한 부위를 마사지하기 위해 고객의 자세를 잡는 방법을 설명하고 시연한다.
5. 신체의 다양한 부위에 적절한 드레이핑테크닉(draping techniques)을 수행하는 방법을 설명하고 시연한다.

치료에 마사지 테크닉을 사용하려면 치료 세션 동안 손을 얹는 것 이상의 여러 가지 중요한 활동이 필요하다. 첫째, 치료사는 결과기반 마사지(OBM)™에서 마사지 테크닉의 실제 적용을 지도하는 두 가지 프레임워크를 이해해야 한다. 둘째, 고객과 상호작용을 시작하기 전에 신체적, 심리적으로 자신을 준비해야 한다. 또한 테이블, 윤활제, 리넨 등 다양한 치료재료를 선택하고 준비해야한다. 치료하는 동안 적절하게 고객의 자세를 잡고 마사지 전과 도중에 고객을 드레이핑(draping)해야 한다. 치료사들은 치료 중에 자신의 자세를 잘 조절하고 올바른 신체역학을 사용해야 한다. 마지막으로, 치료사는 고객을 가려주고(drape), 노출시키고(undrape), 접촉하는(touch) 방법을 결정할 때 자신의 직업과 관련된 실무지침, 규정 및 법률을 참조하고 준수해야 한다.

근거

OBM 중재 시행을 위한 치료사의 준비

치료사는 고객 관리를 위한 신체적, 심리적 준비를 시작하기 전에 OBM에서 마사지 테크닉의 임상적 사용을 위한 기초를 제공하는 두 가지 프레임워크를 검토해야 한다. 우선, 이 장에서 제시하는 마사지 테크닉의 분류는 OBM의 목적에 부합하는 마사지 테크닉을 분류하는 새로운 접근방식이다. 둘째, 지능적 접촉의 개념은 치료사가 마사지 테크닉을 성공적으로 적용하기 위해 필요한 테크닉을 정의한다.

마사지 테크닉 분류

여러 시스템에서는 치료사의 동작을 참조하여 고전적인(스웨덴식) 마사지 테크닉의 이름 붙인다: 쓸어주기(gliding), 주무르기(kneading), 문지르기(rubbing), 흔들기(shaking), 때리기(hitting) 치료사들은 이러한 기본 용어에 많은 "현대적인" 용어들을 추가했으며, 이 용어들은 종종 개발자의 이름이나 외국어 설명어를 참조한다. 우리는 최종적인 효과가 타당한 임상적 근거없이 이루어졌다고 믿는다. OBM의 초판(first edition)에서 유지된 분류체계는 이러한 두 가지 분류체계의 한계 중 일부를 피하기 위해 고안되었다. 이 글은 의도적으로 "전통적"과 "현대적" 서비스 표시 방식으로 구분하지 않는다. 이를 통해 현대적 마사지에 큰 영향을 미친 몇 가지 혁신적인 마사지 또는 "바디워크(body work)" 방법들이 있다는 것을 인식하고 이러한 방법들을 공식적으로 인정한다. 그럼에도 불구하고, 우리는 거의 모든 현대적이고 고전적인 테크닉들을 여섯 개의 관련된 테크닉들(표면반사테크닉, 표면유체테크닉, 신경근테크닉, 결합조직테크닉, 수동적운동테크닉, 타법테크닉)의 클러스터로 구성할 수 있으며, 이에 우리는 독자들이 이해할 수 있는 이름을 적용했다.

치료사들은 선택된 치료결과들을 달성하기 위해 구조화된 마사지 접촉을 특정 방식으로 적용한다. 따라서 테크닉의 치료효과 또는 가능한 결과는 마사지 테크닉을 분류할 때 중요하다. 그러나 주어진 테크닉이 다양한 결과를 가져올 수 있기 때문에, 치료효과만을 기준으로 테크닉을 분류할 수 없다. 이러한 이유로 우리는 마사지 테크닉의 분류체계를 해부학, 실무요건 및 결과에 기반하여 구성한다. 첫째, 표면조직을 대상으로 하는 테크닉을 제시한다. 둘째, 더 깊은 조직에 영향을 미치는 테크닉을 제시한다. 셋째, 여러 조직층에 영향을 미치는 테크닉을 제시한다. 또한 치료사가 유사한 현상을 함께 촉진하고 관찰해야 하는 방법을 그룹화한다. 마지막으로, 우리는 치료사가 복잡한 기술을 필요로 하는 테크닉보다 간단한 기술을 습득해야 하는 테크닉을 우선시한다.

우리는 이 기준을 통해 특정조직 유형과 관련된 마사지 테크닉을 크게 네 가지 범주로 나눈다: 표면반사테크닉, 표면유체테크닉, 신경근테크닉, 결합조직테크닉. 이 기준은 또한 여러 조직층에 영향을 미치는 두 가지 범주의 테크닉을 제공한다: 수동적운동테크닉과 타법테크닉. 이들 6개 범주 각각의 테크닉은 특정한 치료효과를 갖는다. 또한, 처음 5개 범주의 테크닉은 스트레스 감소와 같은 심리신경면역학적 효과를 나타낼 수 있다.

표면반사테크닉(Superficial Reflex Techniques)

이러한 테크닉들은 피부만을 대상으로 하며, 과자극 진통(hyperstimulation analgesia) 효과와 같은 반사효과를 나타낼 수 있지만 기계적인 효과는 없다.

표면유체테크닉(Superficial Fluid Techniques)

이러한 방법은 피부, 표면근막, 피하지방에서 심부근막의 얕은층(investing layer)까지 대상으로 하며, 이들은 표면 림프계와 정맥 순환에 기계적인 효과를 나타낼 수 있다.

신경근테크닉(Neuromuscular Techniques)

이 테크닉들은 근육과 그 안에 포함된 조직을 대상으로 한다. 이들은 수축요소(contractile element)의 기능, 결합조직 수분공급(hydration), 그리고 림프환류에 영향을 미친다. 또한 복잡한 반사효과를 나타낼 수 있다.

결합조직테크닉(Connective Tissue Techniques)

이 테크닉들은 결합조직의 표면층 및 심부층을 대상으로 한다. 이들은 결합조직의 수분공급, 신장성 및 모델링에 기계적으로 영향을 미친다. 또한 복잡한 반사효과를 나타낼 수 있다.

수동적움직임테크닉(Passive Movement Techniques)

이러한 테크닉들은 고객의 노력 없이도 실질적인 조직 또는 관절 운동을 생성한다. 이들은 다양한 조직과 구조를 대상으로 하며, 유체 흐름, 결합조직, 근긴장도의 신경 조절에 광범위한 영향을 미친다.

타법테크닉(Percussive Techniques)

이러한 테크닉들은 조직을 변형시키고 빠르게 분리시킨다. 이들은 치료사가 적용하는 힘에 따라 다른 조직을 대상으로 한다. 치료사들은 이러한 테크닉을 주로 심폐 재활에서 기계적으로 기관지 배액(bronchial drainage)과 기도확보(airway clearance)를 위해 사용한다. 그들은 또한 유용한 신경근 반사효과를 나타낼 수 있다.

지능적 접촉(Intelligent Touch)

"지능적 접촉"은 치료사들이 마사지 테크닉을 성공적으로 사용하기 전에 숙달해야 할 6가지 테크닉을 정의한다. 이러한 테크닉은 주의와 집중, 식별, 식별, 탐구, 의도이다. 이 모델의 전제는 이 기술 중 어느 하나가 부족하거나 미흡한 치료사들은 테크닉의 목표를 일관되게 달성하지 못할 수 있다는 것이다. 따라서 효과적인 치료사는 이러한 테크닉을 익힐 뿐만 아니라 지속적으로 실천할 것을 제안한다.

주의와 집중(Attention and Concentration)

주의와 집중은 주로 손을 통해 받는 감각정보에 초점을 맞추는 치료사의 능력을 의미한다. 치료사는 주어진 감각정보의 선택된 측면에 자신의 주의를 집중하고 그들이 얻은 다양한 유형의 정보를 지속적으로 분석하고 구성하는 방법을 배워야 한다. 조직온도, 질감 및 장력은 치료사가 여러 조직층과 다양한 해부학적 구조를 통해 감지하고 비교할 수 있는 가장 기본적인 특성이다. 치료사가 사용 가능한 다양한 감각정보에 지속적으로 주의를 기울이지 않고 기계적으로 또는 무의식적으로 수행하는 마사지는 최적의 결과를 얻지 못한다.

식별(Discrimination)

OBM의 맥락에서, 식별은 감각정보의 미세한 변화를 식별하는 치료사의 능력을 의미한다. 연습을 통해 치료사는 조직의 특성 및 움직임 또는 적용된 힘에 대한 반응과 같은 더 정교한 유형의 감각정보를 식별할 수 있다. 식별능력은 초보 치료사들마다 크게 다르며, 교육을 받으면 향상될 수 있다. 또한, 식별능력은 상당히 일반적인 재능이지만, 초보치료사들은 독립적인 임상실습에 적합한 식별능력을 갖기 위해 많은 시간의 마사지 테크닉 실습이 필요할 수 있다.

인지(Identification)

치료사들은 건강한 조직상태와 기능장애가 있는 조직상태를 식별할 수 있어야 한다. 또한 구조물을 인지하고 적용된 힘에 대한 반응을 알아낼 수 있어야 한다. 인지력은 해부학적 지도서를 참조하면서 골격검사, 생체촉진, 그리고 이상적으로는 시체해부를 포함한 해부학의 기초를 학습하므로 가장 많은 이점을 얻는 지능적 접촉의 구성요소이다.

탐구(Inquiry)

지능적 접촉은 탐구적인 접촉이다. 훌륭한 치료사들은 끊임없이 질문을 한다. 마사지 사용도 이 요건에서 예외는 아니다. 탐구적 접촉을 사용한다는 것은 치료사의 접촉이 고객에게 불확실하게 느껴지거나 견고함이 결여되었다는 것을 의미하지 않는다. 대신 다음과 같은 지능적 접촉에 대한 끝없는 질문들을 반영한다: 이 조직은 무엇인가? 이 조직의 느낌이 고객의 과거력과 어떤 관련이 있는가? 이것이 고객의 증상과 어떤 관련이 있는가? 이것은 고객의 몸의 다른 곳에 있는 이런 종류의 조직의 느낌과 비교하면 어떤가? 이것은 내가 과거에 촉진했던 다른 건강한 조직, 기능장애가 있는 조직과 비교하면 어떤가? 이러한 탐구과정은 치료사들이 자신이 촉진하고 있는 조직, 고객의 몸에 있는 다른 조직, 그리고 그들이 촉진하고 있는 다른 조직에 대한 기억을 지속적으로 비교해야 한다.

의도(Intention)

지능적 접촉의 마지막 요소는 의도이다. 의도는 치료사가 마사지 테크닉을 사용하여 고객의 조직 또는 다른 구조의 보다 정상화된 반응을 유도하기 위한 목적을 의미한다. 따라서 의도는 특정한 마사지 테크닉을 적용하는 동안 조직 및 기타 구조의 기능개선에 대한 명확한 개념을 가진 치료사에게 달려 있다. 치료사들은 또한 이러한 개선된 느낌이 기능적 결과뿐만 아니라 신체구조 및 기능에 대한 결과와 어떻게 영향을 미치는지를 이해해야 한다. 명확한 의도를 가진 치료사들은 건강한 조직과 기능장애가 있는 조직이 마사지에 어떻게 반응하는지 알고 있다. 또한, 이들은 고객의 특성 및 임상환경의 제약을 고려하여 가능한 한 최적의 조직반응을 만들기 위해 노력한다.

마사지 테크닉의 지능적 치료

이 책에서 설명한 마사지 테크닉을 적용할 때 초보치료사들에게 다음과 같은 지침을 고려할 것을 제안한다:

1. 촉진을 통해 치료대상으로 선택된 조직을 찾고 이 조직들의 접촉을 특정화한다.
2. 테크닉을 적용했을 때의 고객 조직의 반응을 지속적으로 촉진한다.
3. 테크닉을 적용했을 때 고객의 반응을 자주 관찰하고 피드백을 이끌어낸다.
4. 먼저 적용압력을 증가시키는 것보다 테크닉의 반복을 통해 더 깊은 조직층으로의 침투를 시도한다.
5. 유체와 중간 조직(intervening tissues)의 전위(displacement)에 충분한 시간을 제공하기 위해 더 깊은 조직층을 치료할 때 적용속도를 줄인다.
6. 테크닉을 적용하는 동안 자세잡기(positioning)가 불편함의 원인이 되지 않기 위해 자세 변경 후 고객의 편안함 수준에 대한 피드백을 얻는다.
7. 고객의 편안함을 보장하기 위해 테크닉의 적용을 수정함으로써 치료 중 고객불편을 최소화한다.
8. 각 테크닉의 적용을 적용할 신체부위에 맞게 조정한다.
9. 테크닉을 마사지 시퀀스에 결합하려고 시도하기 전에 해당 테크닉의 실행 능력을 얻기 위해 각 테크닉을 개별적으로 연습해야한다. 어떤 종류의 루틴이든 생각하지 않고 반복하는 것은 치료 접근방식의 불융통성을 초래하여 나중에 임상상황에서 기술을 적절하게 사용하는 것을 방해할 수 있다.

숙련된 마사지 받기

최근 숙련된 마사지나 이와 관련된 형태의 구조화된 접촉에 대한 다양한 형태의 마사지가 과학 및 대중 포럼에서 점점 더 많은 주목을 받으면서, 경험이 적거나 없는 학생들도 마사지를 수행할 수 있도록 허용하는 경향이 있다. 이러한 현장 경험의 부족은 학생들로 하여금 가장 기본적인 마사지 숙련도 이상을 습득하는 것을 어렵게 만들 수 있다. 학생들은 수업에서 정교한 접촉을 보여주기 위해 서로 의존할 수 없다. 또한 수업에서 자격을 갖춘 교사들의 짧은 접촉으로 전체적인 흐름과 페이스, 리듬감이 학생들에게 전달되지는 않는다. 또한 경험이 풍부한 치료사가 치료하는 것을 지켜보는 것은 매우 유용하지만, 접촉의 섬세함을 전달하지는 못한다. 또한, 저자들은 마사지 테크닉을 공부하기 전에 유능한 전문가의 손길을 받은 학생들이 종종 훨씬 더 빠른 손테크닉의 향상을 보여준다는 것을 관찰했다. 이를 근거로 저자들은 몇 가지 준비사항이 유능하고 경험이 풍부한 전문가들로부터 반복적으로 마사지나 다른 도수테크닉을 받는 것만큼 학생들이 마사지의 테크닉을 숙달하는 데 도움이 될 것이라고 제안한다. "지능적 접촉"에 대한 이러한 반복적인 노출은 말, 생각 또는 이미지로 전달될 수 없는 특정운동감각적 필수요소를 전달할 수 있다.

치료를 위한 치료사의 신체적 준비(자가관리)

마사지를 실시하는 것은 몸에 상당한 부담을 준다. 특히, 등과 상지의 연부조직은 근육의 피로, 경직, **통증유발점증후군(trigger point syndromes)**, **반복긴장손상(repetitive strain injury)** 등이 발생하기 쉽다. 치료에 있어 마사지 방법을 많이 사용하는 사람은 유산소, 유연성, 저항력, 균형훈련을 포함한 종합적인 운동프로그램을 개발하여 문제없는 수준의 기능을 유지하고 지속적인 손상을 예방해야한다. 운동프로그램을 추구하지 않을 경우 부상 위험이 커질 수 있으며 탈진을 경험할 가능성이 높아진다. 종합적인 프로그램은 이 책의 범위를 벗어나며 다른 곳에서 자세히 설명되어 있다.[14] 다음은 치료에서 마사지 테크닉을 사용하는 치료사에게 특히 관련성이 있는 운동을 선별한 것이다.

움직임

치료사들은 다양한 목적에 따라 다른 유형의 **능동적 운동(active exercises)**을 사용할 수 있다. 활발한 능동운동은 심박수, 국소 혈류량, 조직온도 및 조직**신장성(extensibility)**을 증가시킨다. 스트레칭운동 전에 능동움직임(active movement)을 이용하여 업무 시작 시와 휴식 후에 워밍업을 할 수 있다. 그림 6-1부터 그림 6-4까지는 전신에 대한 몇 가지의 흔들기(shaking)와 '스윙(swinging)' 운동을 보여주는데, 마사지를 할 때에 대비하여 견갑대(shoulder girdle), 등, 고관절의 근육을 풀어줄 때 사용할 수 있다. 매우 느린 능동움직임은 긴장완화와 이완에 탁월하다(그림 6-5 및 6-6). 이러한 운동을 할 때는 몸 전체의 이완을 촉진하기 위해 편안하게 앉거나 몸을 기댄다. 그런 다음 어깨 외전과 같은 단일 고립 움직임을 선택하고 매우 천천히 일정한 속도로 수행한다. 운동의 속도는 가능한 범위를 통해 운동을 완료하는 데 30~60초가 걸릴 정도로 충분히 느려야 한다. 움직임이 끝나면 완전히 긴장을 풀고 몇 초간 휴식을 취한다. 그런 다음 그 운동을 반복하거나 다른 관절에 대한 움직임을 수행할 수 있다. 이 절차는 여러 관절에 사용할 때 가장 효과적이다.

스트레칭

스트레칭테크닉은 연부조직의 **유연성(flexibility)**을 유지 및 향상시키고, 신경근 긴장을 완화시키며, 활동능력을 개선시키고, 활동과 관련된 아픔과 통증을 완화시키는 훌륭한 방법이다.[3-7] 다양한 스트레칭테크닉이 있으며 효과적인

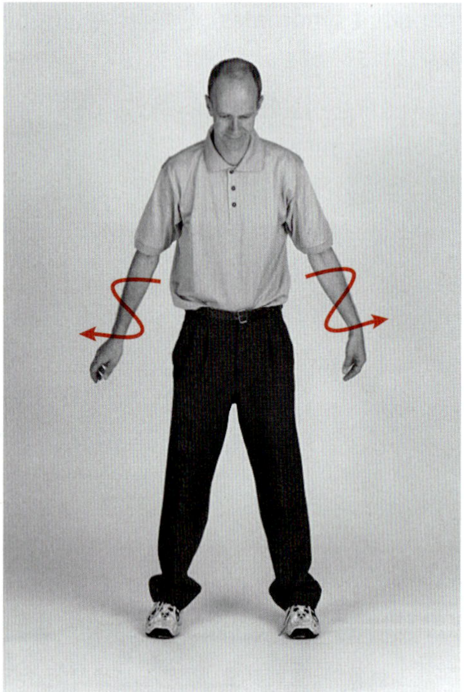

그림 6-1 손, 손목, 전완을 흔드는 것은 마사지 직전이나 직후에 국소 신경근 긴장을 완화하는 좋은 방법이다. 이것은 천천히 그리고 편안하게 또는 더 활기차게 할 수 있다.

정적 스트레칭의 기본지침은 다음과 같다.

1. 느린 능동움직임으로 먼저 준비운동을 한다.

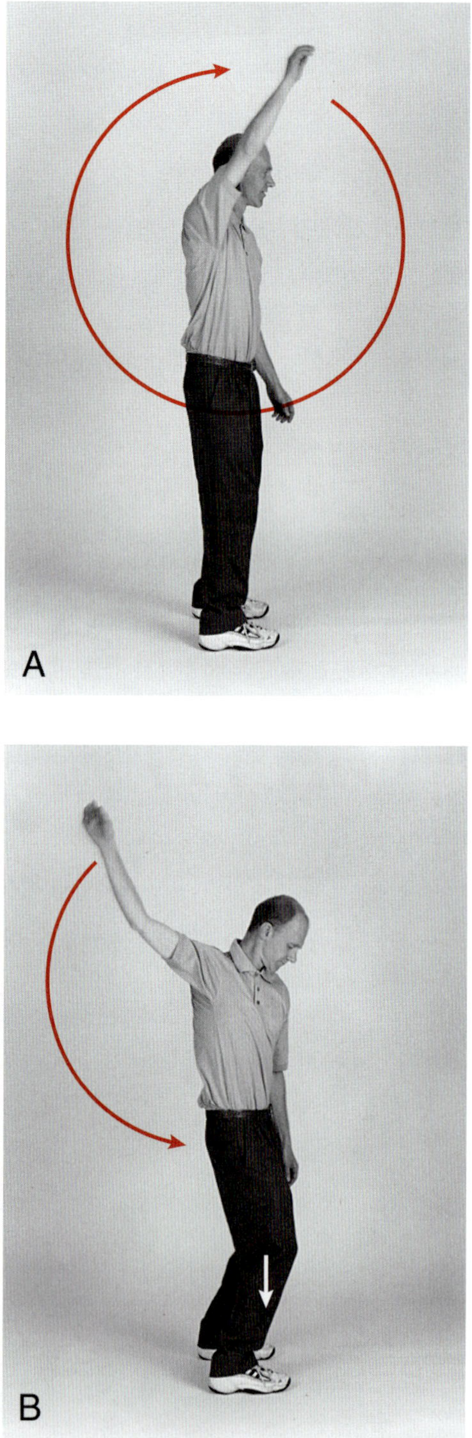

그림 6-2 **A.** 각 팔을 10~20회 힘차게 돌린다. 이 움직임은 견갑대를 열고 혈액을 원심방향(centrifugal direction)인 손으로 밀어낸다. **B.** 양방향으로 움직임을 시행한다. 팔이 내려올 때 무릎을 구부리고 팔이 올라가면서 무릎을 곧게 편다.

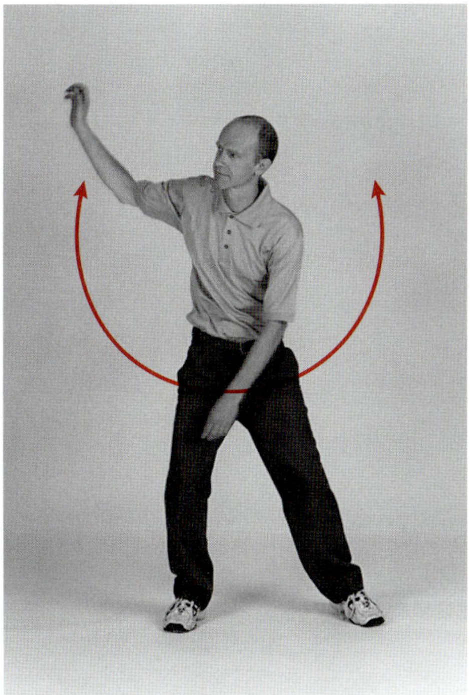

그림 6-3 팔을 관상면(frontal plane)에서 좌우로 흔든다; 양팔을 한쪽으로 들어 올린 다음, 힘을 빼고 수동적으로 몸 아래로 떨어뜨린다. 그런 다음 반대편으로 흔들고 다시 중심으로 긴장을 풀어 떨어뜨린다. 진자처럼 왕복으로 연속적인 움직임을 만들어낸다.

2. 편안한 스트레칭을 느낄 수 있는 범위의 끝지점까지 움직인다.
3. 스트레칭하는 동안 깊게 호흡한다.
4. 스트레칭 자세를 15초에서 30초간 유지한다.
5. 반동 없이 부드럽게 가동범위 안에서 더 많이 움직인다.
6. 추가로 스트레칭 자세를 30초 더 유지한다.
7. 양쪽을 똑같이 스트레칭한다.
8. 통증이 있을 정도로 스트레칭을 하지 않는다.

이러한 스트레칭은 마사지를 치료에 사용하는 치료사들이 주로 관심을 가지는 부위를 대상으로 한다. 이들을 짧은 루틴으로 조합하여 업무의 시작이나 끝 또는 고객(치료) 사이에 발생하는 짧은 휴식시에도 사용할 수 있다(그림 6-7~6-25).

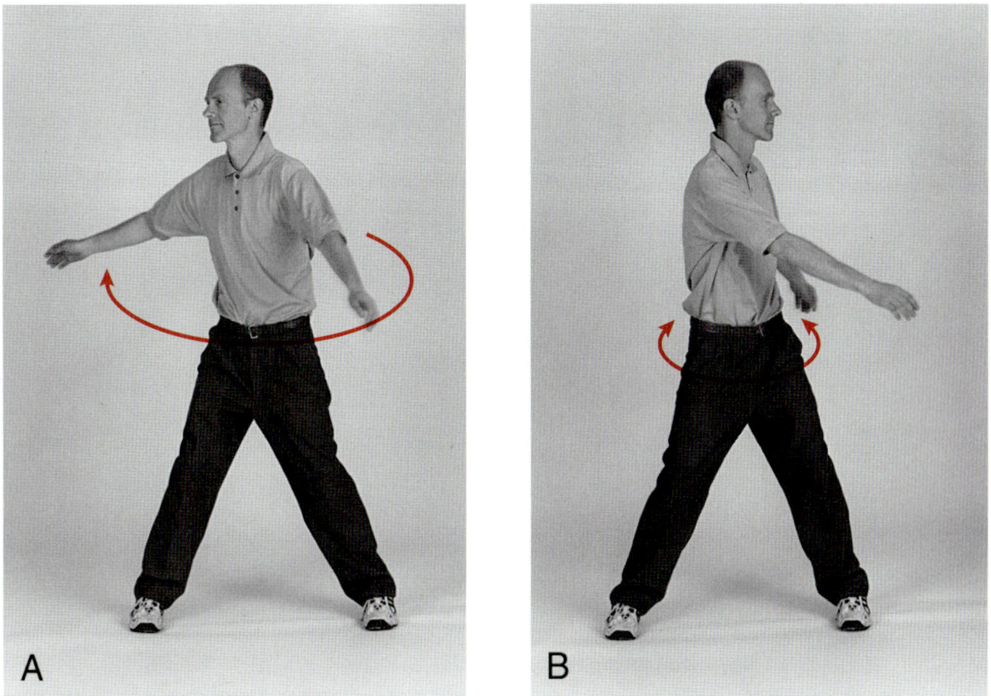

그림 6-4 **A.** 팔을 수평면(horizontal plane)으로 몸을 한 방향으로 돌린 다음 다시 뒤로 돌린다. 팔의 움직임을 가능한 한 느슨하게 하여 각 움직임의 끝에서 손으로 반대쪽 어깨와 엉덩이를 가볍게 치도록 회전한다. **B.** 체간과 골반을 한 방향으로 힘있게 회전시킨 다음 다시 뒤로 돌려(세탁기처럼) 팔의 움직임에 힘을 실을 수 있다. 팔은 이 움직임을 따른다.

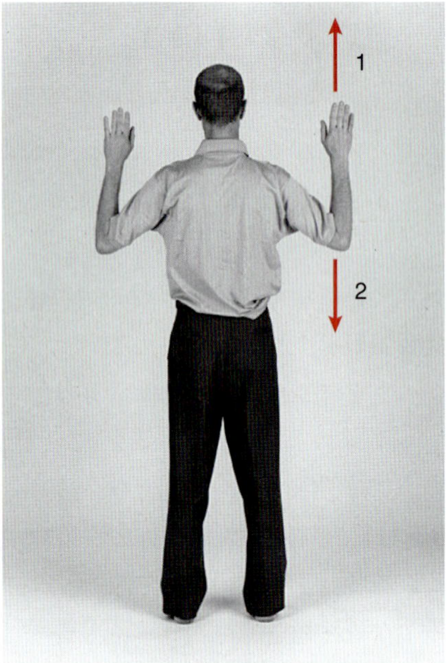

그림 6-5 이 자세로 바닥에 바로 눕는다. 손, 팔, 어깨를 최대한 이완시키며 힘을 주지 않고 바닥과 최대한 접촉을 유지한다. 팔을 "머리 위"로 뻗는 것처럼 매우 천천히 위로 올린 다음 다시 아래로 내린다. 가끔 멈추고 완전히 긴장을 풀고 깊게 호흡한다. 위아래로 전체 사이클을 진행하는 데 최소 2분이 걸리도록 한다. 전체 움직임을 반복하거나 관절운동범위 중 덜 유동적인 부분에 집중한다.

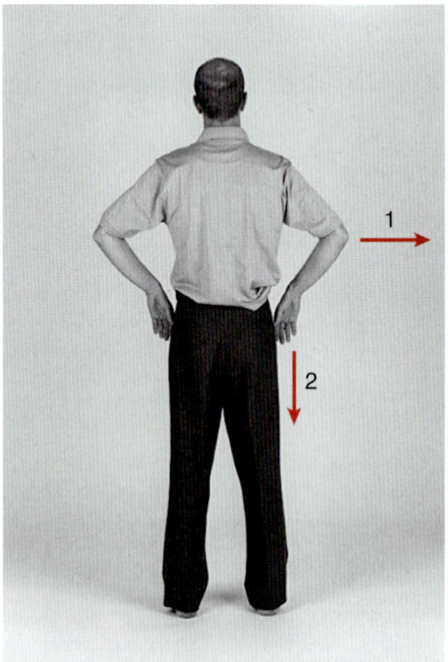

그림 6-6 이 자세로 바닥에 바로 눕는다. 손, 팔, 어깨를 최대한 이완시키며 힘을 주지 않고 바닥과 최대한 접촉을 유지한다. 몸 옆에서 손을 아주 천천히 겨드랑이 쪽으로 밀어 올리고(팔꿈치가 옆으로 이동), 다시 아래로 내린다. 가끔 멈추고 완전히 긴장을 풀며 깊게 호흡한다. 위아래로 전체 사이클을 진행하는 데 최소 2분이 걸리도록 한다. 전체 움직임을 반복하거나 관절운동범위 중 덜 유동적인 부분에 집중한다.

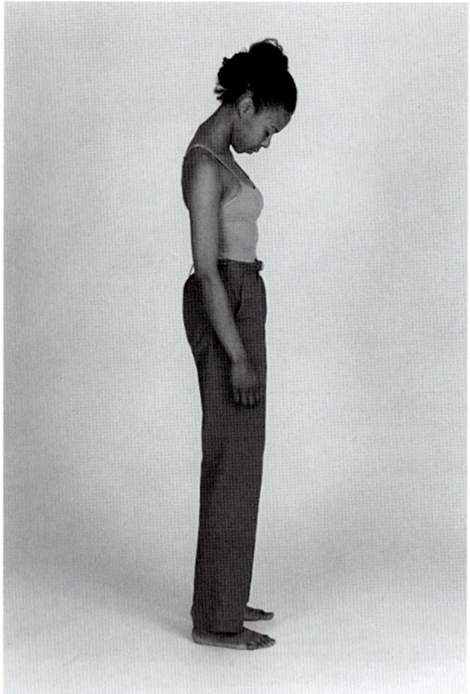

그림 6-7 목의 능동 굴곡 - "턱당기기(chin to chest)".

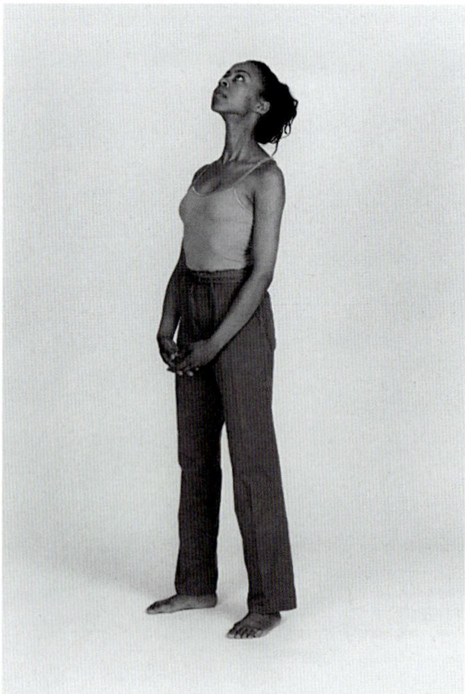

그림 6-8 목의 능동 신전. 후두골을 흉추 1번 쪽으로 단순히 움직이는 것이 아니라 경추 신전이 일어날 때 목 전체를 늘리려고 시도한다.

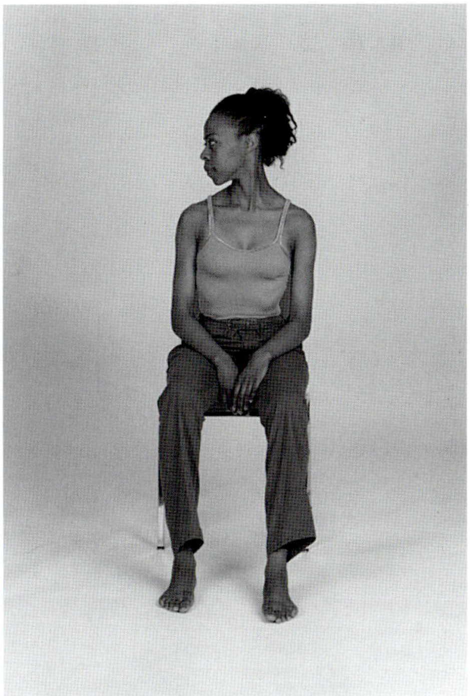

그림 6-9 능동 경추회전

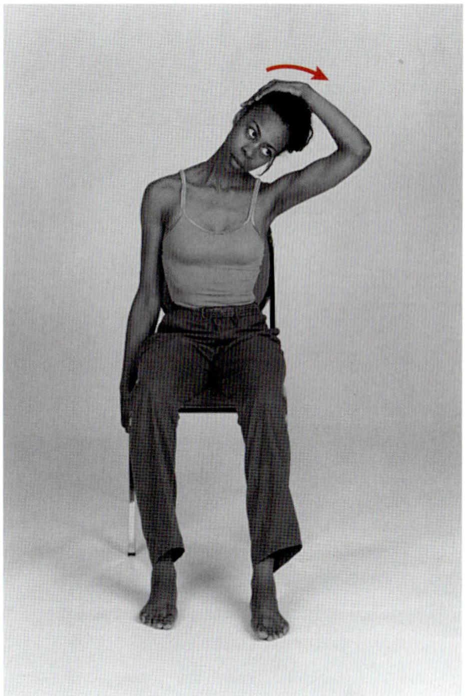

그림 6-10 부드러운 압력을 가하는 경추 측면굴곡. 의자 가장자리 아래를 잡아서 견갑대를 안정화시킬 수 있다.

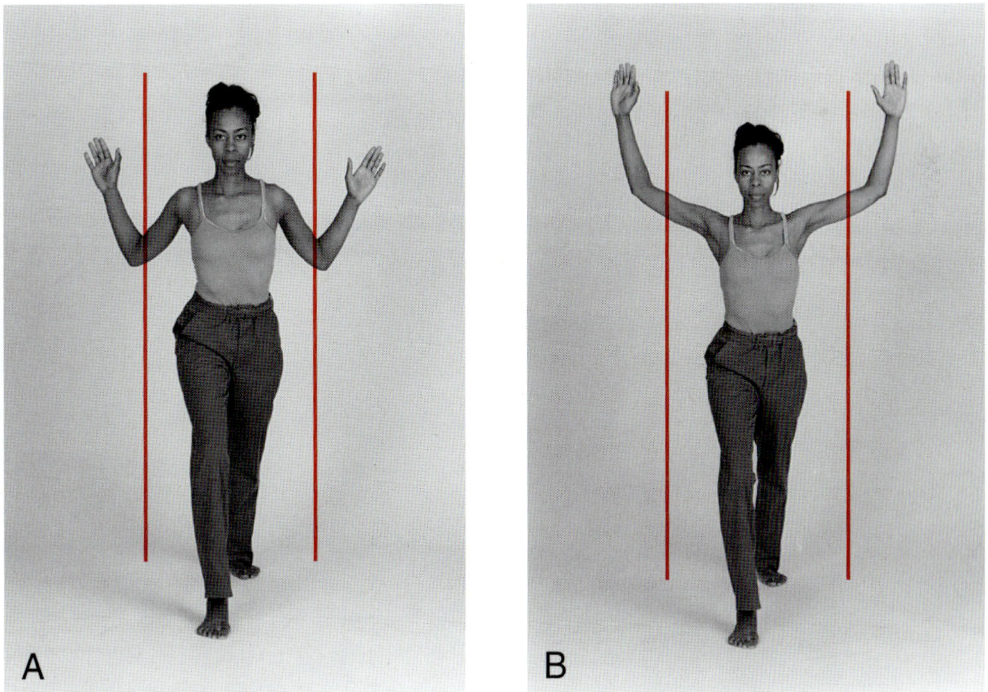

그림 6-11 **A.** 흉근을 위한 "문틀" 스트레칭(문틀의 측면은 막대로 표시). 치료사는 허리를 아치형으로 만들지 않고 관찰자를 향해 문틀을 통해 부드럽게 밀어낸다. 이 자세는 대흉근의 쇄골섬유(clavicular fibers)를 늘린다. **B.** 팔을 위쪽으로 뻗은 "문틀" 스트레칭은 대흉근의 흉골섬유(sternal fibers)를 늘린다.

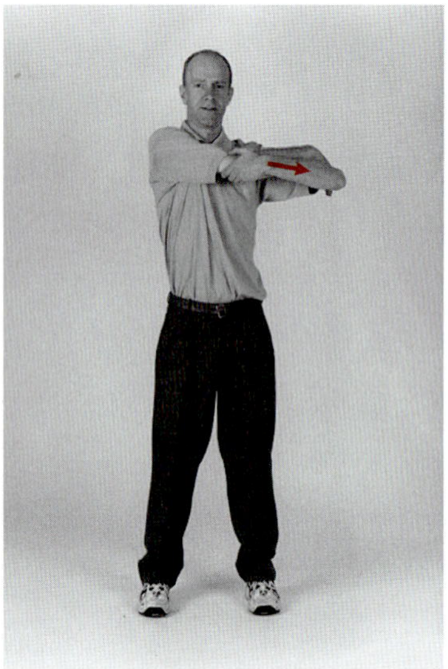

그림 6-12 팔을 몸 앞으로 가로질러 반대쪽 어깨 쪽으로 당겨서 후삼각근(뒤어깨세모근, posterior deltoid)을 스트레칭한다.

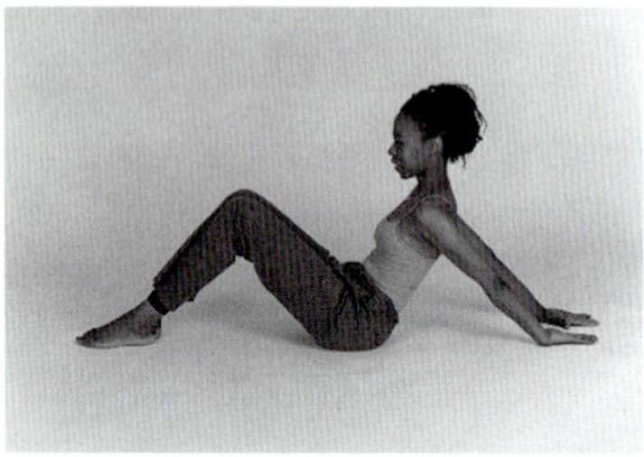

그림 6-13 어깨와 팔꿈치를 펴고 전완을 회내(엎침, pronate)시켜서 여러 자세에서 상완이두근을 스트레칭할 수 있다. 이 자세에서 흉추를 신전하면 스트레칭이 강화된다.

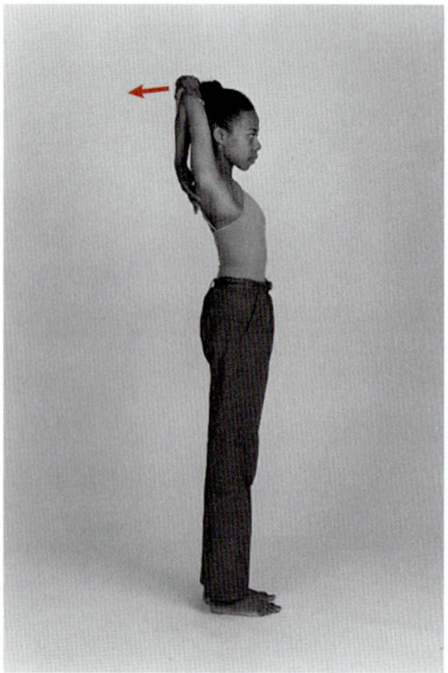

그림 6-14 상완삼두근 전체를 모두 스트레칭하려면 어깨와 팔꿈치를 구부려야 한다.

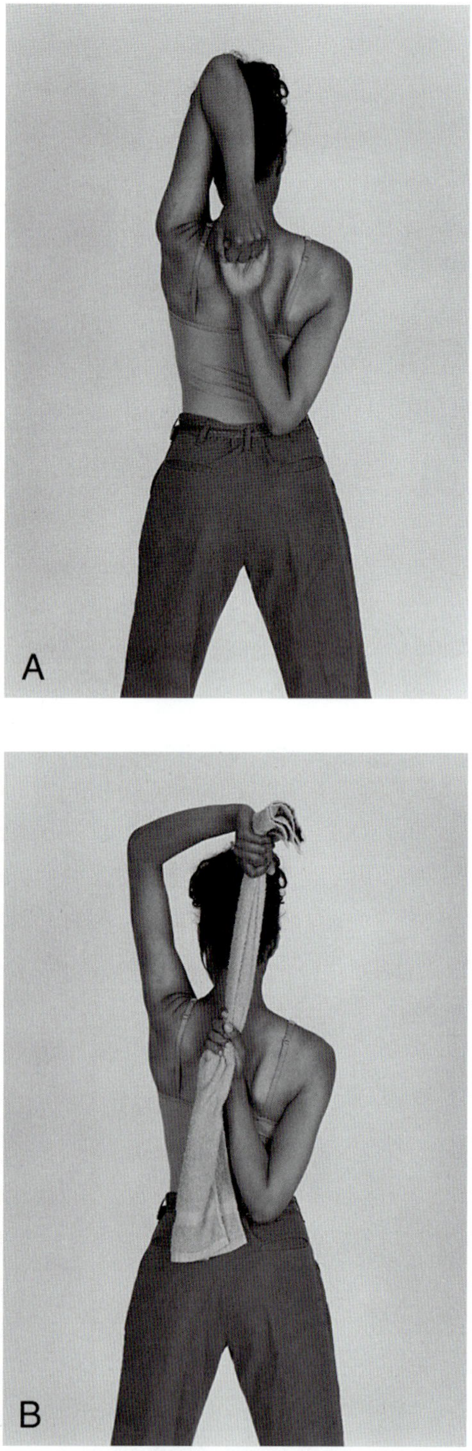

그림 6-15 **A.** 등 뒤에서 손을 맞잡은 자세는 반대편 어깨의 내회전근과 외회전근을 늘려준다. **B.** 수건은 유연성이 부족한 사람이 자세를 취하는 데 도움이 될 수 있다. 손은 반대쪽 어깨를 스트레칭하기 위해 위나 아래로 당길 수 있다.

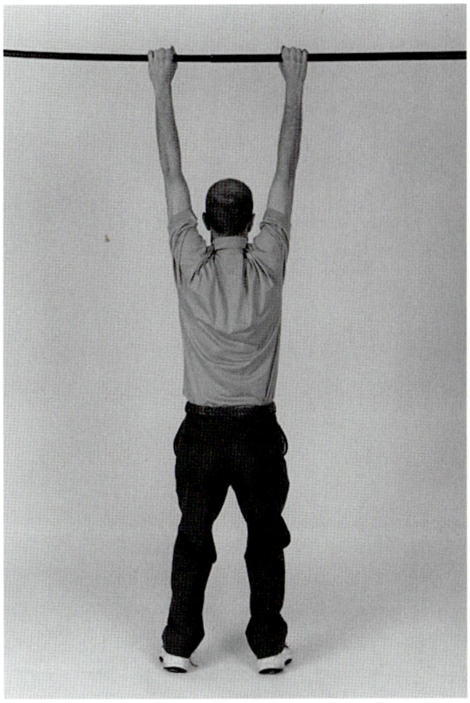

그림 6-16 적절한 높이의 막대(또는 문이나 문틀)에 매달려 몸 전체를 늘린다. 지면과의 접촉은 유지한다. 광배근을 스트레칭하기 위해 골반을 후방경사(골반 집어넣기)를 시킨다.

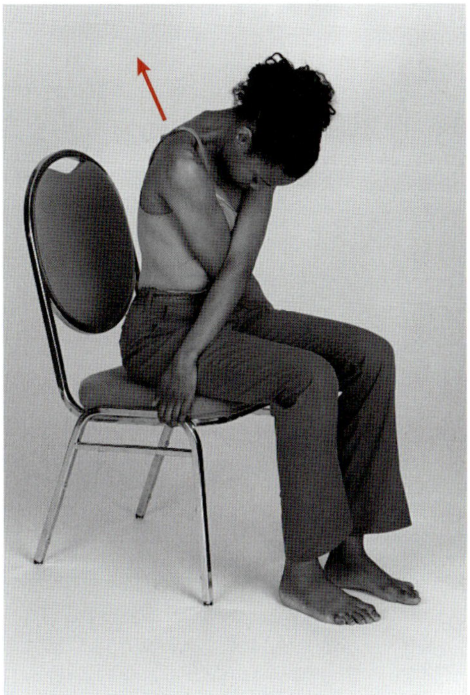

그림 6-17 견갑골 사이 부위를 스트레칭하려면 이 자세를 취하고 흉추를 둥글게 한 후 흉추 6번을 천장을 향해 밀어낸다.

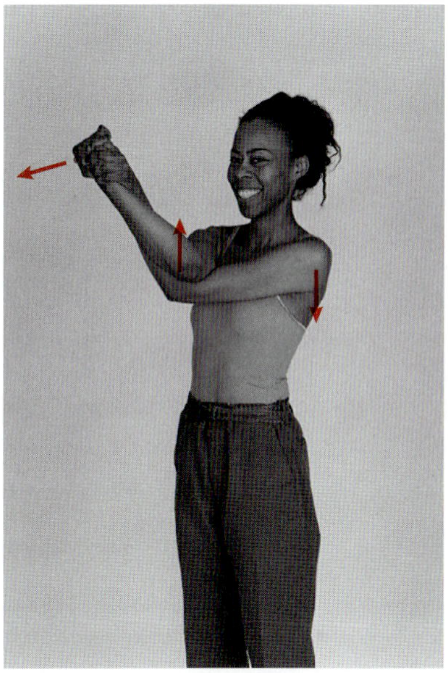

그림 6-18 조심스럽게 한다면 이 요가자세는 중부승모근 부위에 아주 좋은 스트레칭이다. 두 팔을 서로 감싸고 동시에 견갑대를 내려주며 팔꿈치를 들어 손을 얼굴에서 밀어낸다.

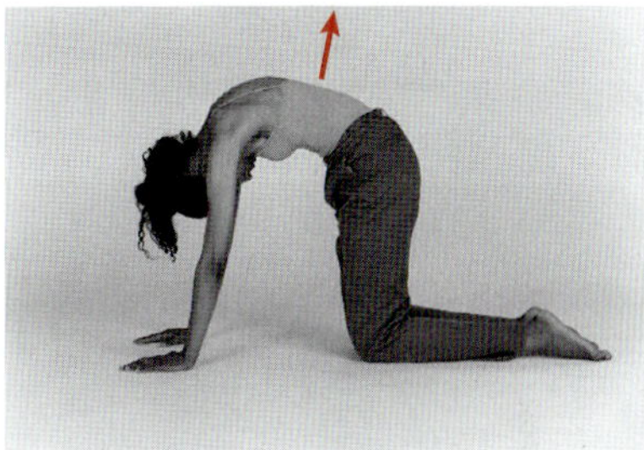

그림 6-19 척추신전근(폄근, extensor)을 스트레칭하려면 위쪽으로 아치를 만든다. 체중을 팔 앞으로 또는 무릎 뒤로 옮겨 각각 흉추 또는 요추신전근 쪽으로 스트레칭을 더 집중할 수 있다.

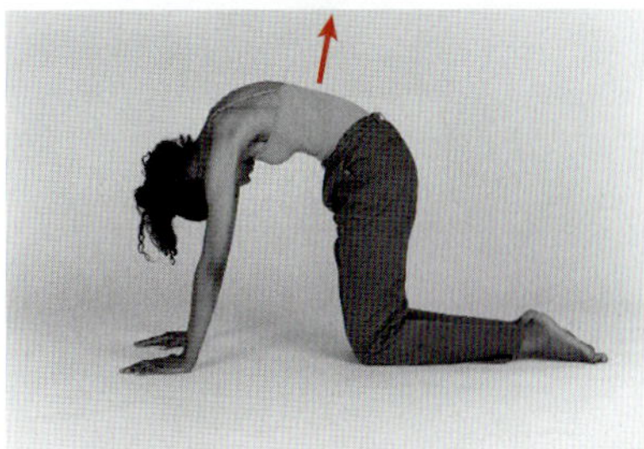

그림 6-20 "아기자세(Child's pose)"는 등이 가장 편안한 자세이다. 엉덩이는 발뒤꿈치에 위치시킨다. 유연성이 부족한 사람은 지지를 위해 종아리 뒤쪽이나 허벅지 위에 하나 또는 두 개의 베개를 놓을 수 있다.

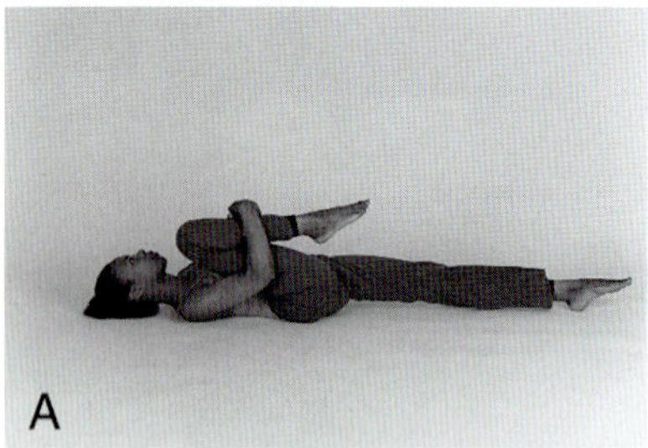

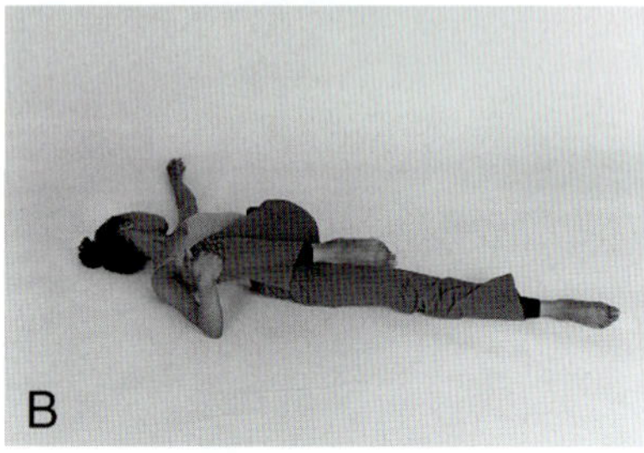

그림 6-21 A. "무릎을 가슴으로(Knee to chest)"는 바로누운자세에서 대둔근의 편측 스트레칭을 제공한다. B. "무릎을 반대쪽 가슴으로(Knee to opposite chest)"는 대둔근도 스트레칭시킨다. 이상근을 늘리려면 고관절을 이 위치에서 정확히 90° 굴곡 상태로 내린다.

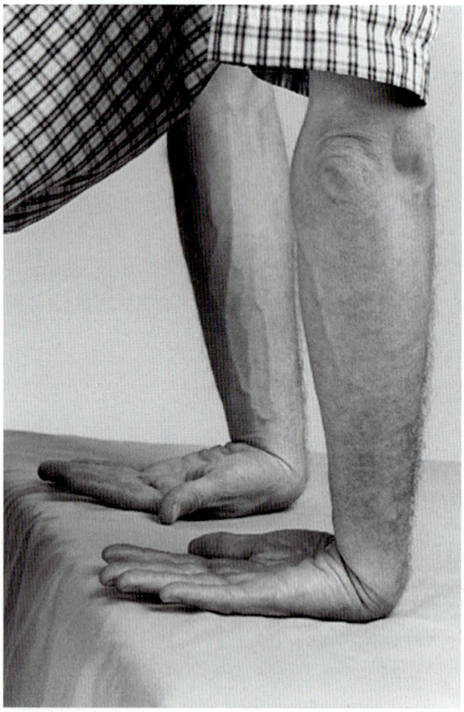

그림 6-22 손목 신전근을 스트레칭하려면 팔꿈치를 펴고 수직 또는 수평 표면에 손등을 가볍게 눌러 손목을 굴곡시킨다. 이 자세에서는 손목에 기대지 않는다.

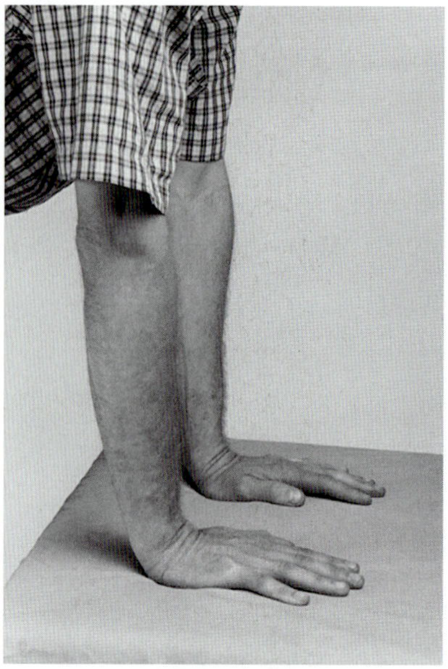

그림 6-23 손목 굴근을 스트레칭하려면 팔꿈치를 펴고 수직 또는 수평 표면에 손바닥을 가볍게 눌러 손목을 신전시킨다.

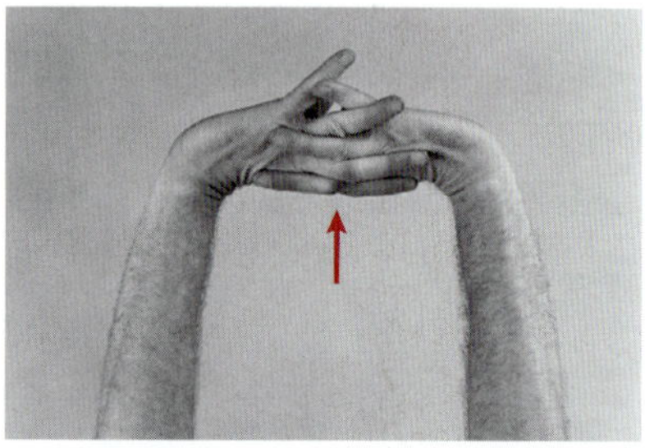

그림 6-24 다른 굴곡근(굽힘근, flexor) 스트레칭. 손가락을 서로 맞잡고 손을 최대한 멀리 밀어낸다.

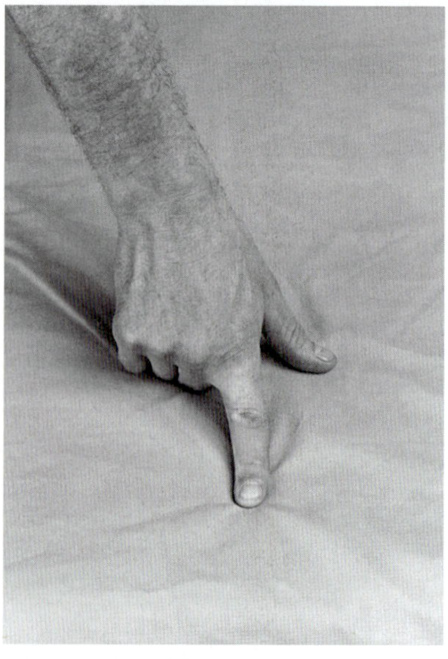

그림 6-25 "손가락 벌리기(Finger-splits)"는 손의 내재 근육을 스트레칭시킨다. 인접한 두 개의 손가락에 시행할 수 있다.

셀프마사지

이 책의 뒷부분에 설명된 다양한 마사지 테크닉 수행에 대한 전문지식을 습득하면 자신에게도 수행할 수 있다. 셀프마사지는 치료 중 전완과 손에 쌓이는 긴장을 완화하는 데 특히 유용하다. 또한 이러한 기술을 워밍업 및 쿨다운 루틴에 통합할 수도 있다(그림 6-26~6-33).

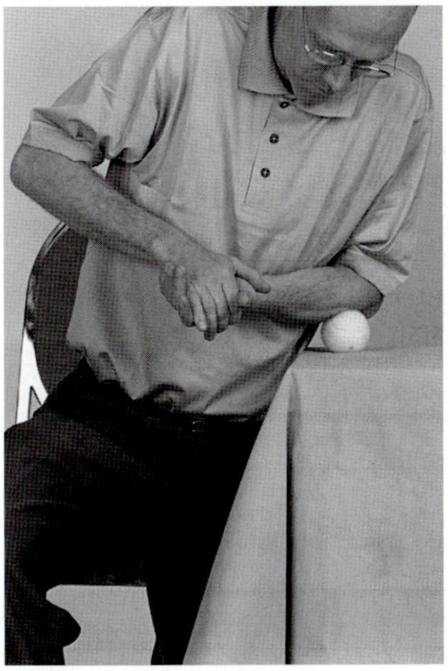

그림 6-26 테니스공과 체중을 이용해 전완 신전근에 압박을 가한다. 9장 참조.

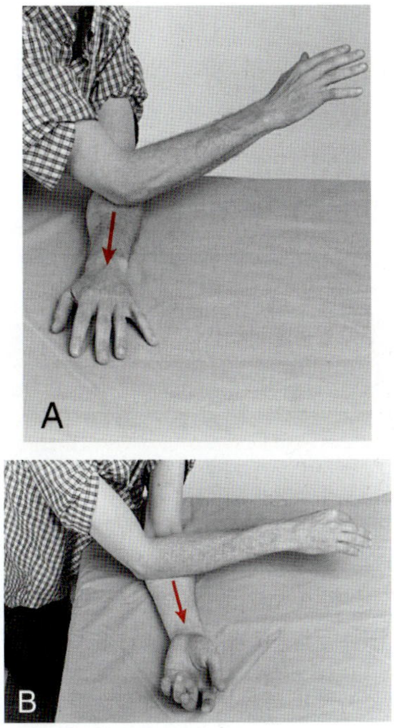

그림 6-27 **A.** 전완의 신전근 표면에 적용되는 자가-관리 직접근막테크닉. 10장 참조. **B.** 전완 굴곡근 표면에 적용되는 자가-관리 직접근막테크닉. 10장 참조.

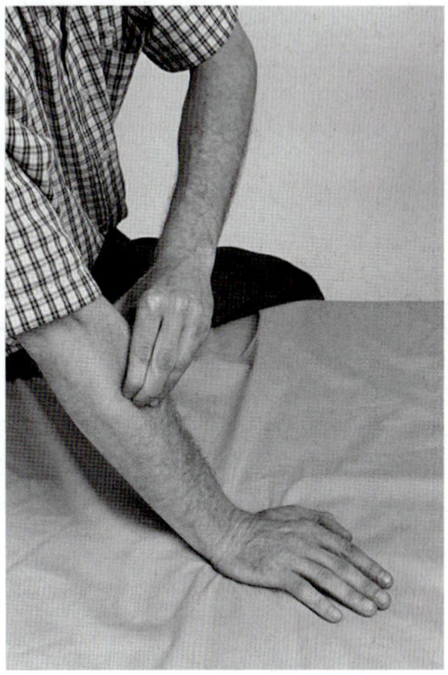

그림 6-28 공통신전근 기시(common extensor origin) 근처에는 반복성 긴장손상의 빈번한 문제지점이 있다. 이 위치에서 치료사는 스트리핑(stripping), 직접근막테크닉 또는 마찰법을 적용할 수 있다. 9장과 10장 참조.

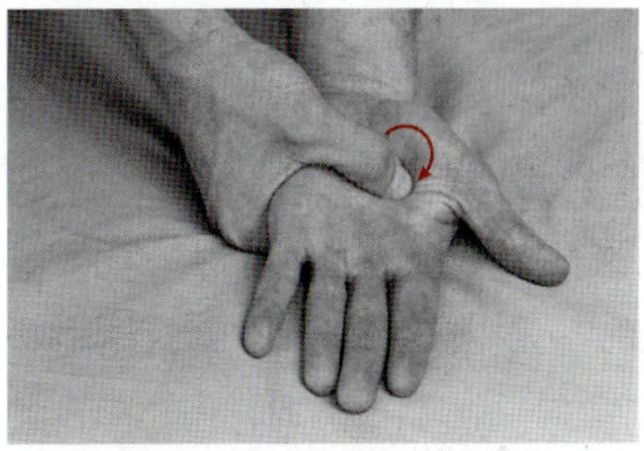

그림 6-29 엄지 주무르기(thumb kneading)를 무지구(엄지두덩, thenar eminence) 근육에 적용한다. 한 손에 5~10분 이상 계속하면 좋은 효과를 얻을 수 있다. 9장 참조.

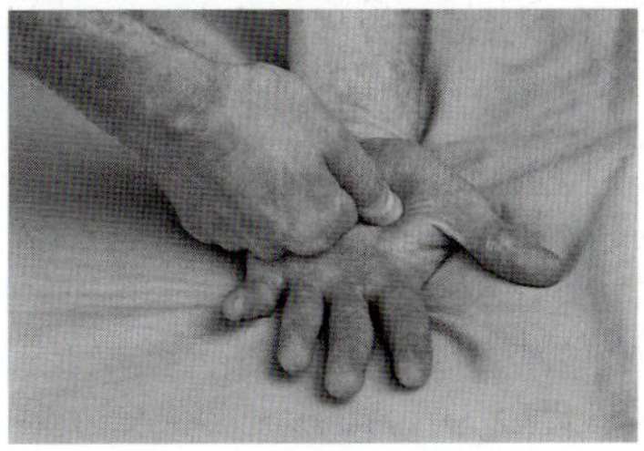

그림 6-30 무지구 근육에 보강된 엄지손가락(reinforced thumb)으로 특정 손가락 압박(specific digital compression)을 적용한다. 9장 참조

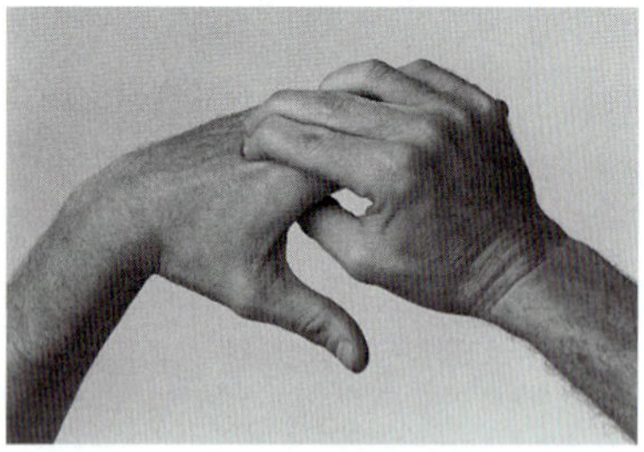

그림 6-31 검지와 엄지(숨겨진) 중수골 사이 공간을 반대편에서 맞잡고 손의 내재근을 풀어준다. 이 위치에 적용할 수 있는 테크닉에는 특정압박, 스트리핑(stripping) 및 직접근막테크닉이 포함된다. 9장과 10장 참조.

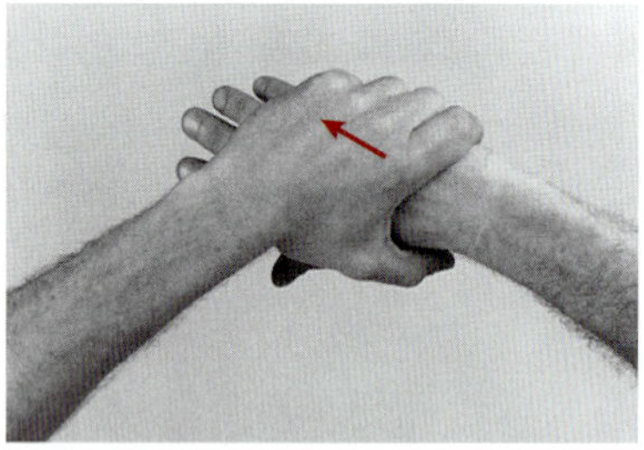

그림 6-32 마사지를 수행하면 손목과 손 관절에 상당한 압박력이 가해지며, 이는 자가-가동술(self-mobilization)을 통해 해소할 수 있다. 여기서 손목의 신연(distraction)에는 근위 및 원위수근관절(몸쪽 및 먼쪽손목뼈관절, proximal and distal carpal joints)이 모두 포함된다.

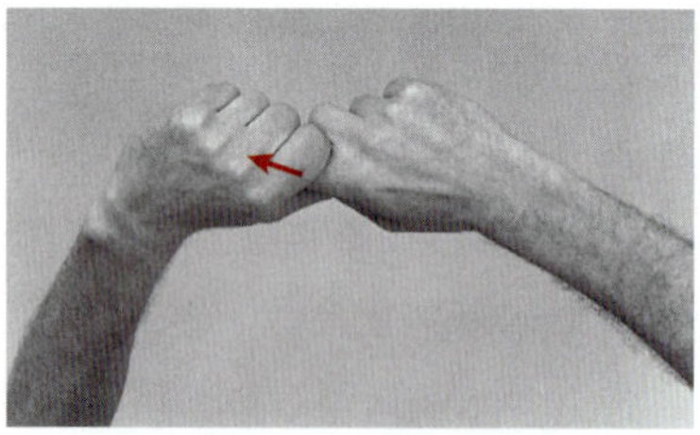

그림 6-33 중수지절관절(metacarpophalangeal joints)과 손의 다른 모든 관절에 신연(distraction)을 적용할 수 있다.

치료를 위한 치료사의 심리적 준비

번아웃 예방

만성 스트레스는 신체적, 심리적, 행동적 문제를 일으킬 수 있는 과도하거나 장기적인 수준의 스트레스이다. **번아웃(burnout)**은 만성 스트레스로 인해 일과 개인생활에 대한 흥미가 고갈되고 상실되는 것이다. 번아웃의 경고 징후가 종종 있음에도 불구하고 치료사는 만성 스트레스의 징후에 대한 인식 부족으로 인해 이러한 징후를 놓치는 경우가 많다. 사람마다 스트레스에 대한 자신만의 반응이 있다. 표 6-1은 종종 예방 가능하고 가역적인 만성 스트레스의 일부 일반적인 일부 징후를 포함한다. 치료사는 만성 스트레스 또는 기타 증상의 징후가 우려되는 경우 의료전문가와 상담하는 것이 좋다.

스트레스 해소제 사용

바쁘고 스트레스를 많이 받는 시기의 목표는 파괴적인 만성 스트레스의 수준을 낮추고, "좋은 스트레스"의 건강한 수준을 유지하며 삶을 흥미롭게 만드는 도전을 하는 것이다. 이 전략은 치료사들이 번아웃을 피할 수 있도록 도와줄 수 있다. 스트레스 해소제는 치료사들이 이 목표를 달성하는 데 도움을 줄 수 있다. 스트레스 해소제는 치료사들이 스트레스 수준을 조절하기 위해 사용할 수 있는 모든 활동이며 그것은 복잡할 필요가 없다. 성공적인 스트레스 해소제는 여유로운 아침 식사를 하거나, 정신적으로 자신의 성과에 대해 칭찬을 하거나, 전화를 하기 전에 심호흡을 몇 번 하는 것처럼 간단

표 6-1 만성 스트레스의 일반적인 징후

정신적/감정적 징후	행동적 징후	신체적 징후
이는 감정과 정신기능의 변화이다. 스트레스를 받을 때 어떤 감정을 느끼고 생각이 어떻게 변화하는가?	이는 행동의 변화이다. 이는 만성 스트레스의 가장 쉽게 발견할 수 있는 징후이다. 스트레스를 받을 때 무엇을 하는가?	이것은 당신이 경험하는 신체의 변화이다. 스트레스를 받을 때 몸에서 어떤 일이 일어나는 것을 느끼는가?
• 건망증(Forgetfulness) • 집중력 저하(Poor concentration) • 달리는 생각(Racing thoughts) • 불안(Anxiety) • 절망감(Hopelessness) • 화(Anger) • 우울증(Depression)	• 잘못된 의사결정을 함(Experience poor decision-making) • 성질이 급하거나 짜증을 냄(Become short-tempered or irritable) • 흐트러지거나 정리되지 않는 느낌(Become disorganized) • 수면시간이 짧아지거나 길어짐(Sleep more or less) • 사람들과 격리되거나 관계에 문제가 생김(Withdraw or have trouble with relationships)	• 근육긴장(Muscle tension) • 위장문제(Stomach problems) • 두통(Headaches) • 수면패턴 변화(Altered sleep patterns) • 에너지 수준 변화(Change in energy level) • 빈번한 질병 발생(Frequent illness)

할 수 있다. 스트레스 해소제에는 7가지 종류가 있다:

1. 개인적 지지: 사람, 애완동물, 심지어 식물과 같은 생명체의 개인적 접촉은 치료사들이 지지를 받고, 자존감을 높이고, 스트레스 수준을 낮추는 데 도움을 준다.
2. 조직구성: 개인적인 삶에 구조(structure)를 구축함으로써 긴장을 완화하는 활동들이다.
3. 신체적: 신체적 웰빙(well-being)을 증진시키는 활동들은 체력을 높이고 회복력을 강화하며 기운을 북돋아 줄 것이다.
4. 감정적: 자신의 감정을 인정하고 표현하면 정신적, 신체적 웰빙이 모두 향상된다.
5. 정신적: 마음속으로 하는 활동들이기 때문에 휴대성이 좋고 사적이라는 장점이 있다.
6. 기분 전환: 휴식을 취하는 것은 에너지를 회복시키고 자신의 상황을 새로운 관점에서 볼 수 있다.

표 6-2 스트레스 해소제의 예

스트레스 해소의 유형	샘플 스트레스 해소제
정신적 전략 (Mental strategies)	• 직장과 개인생활에서 얻는 보상을 기억한다. • 정보를 수집하거나 교육을 받는다. • 잠시 멈춰 생각을 정리한다. • 문제해결: 준비한다. 상황을 분석하고, 옵션을 검토하고, 계획을 개발한다. • 어둠속에서도 희망을 찾는다.: 상황에서 긍정적인 점을 찾는다. • 정신적으로 연습한다: 상황에 성공적으로 대응하고 있다고 상상한다. • 자신감을 키운다: 자신의 장점을 상기시킨다. • 가르치면서 배운다: 동료나 아는 사람에게 새로운 기술을 가르친다.
신체적 전략 (Physical strategies)	• 심호흡하기: 천천히 코로 숨을 들이쉬고 입으로 내쉬기. • 긴장 풀기: 이완 테크닉을 수행한다. • 건강한 식사를 한다. • 수면: 낮잠을 자거나 숙면을 취한다. • 움직임: 걷기, 스트레칭, 댄스, 조깅, 사이클 등 무엇이든. • 웃는다! • 긴장된 부위를 마사지한다.
개인지원 전략 (Personal support strategies)	• 친구, 가족, 가까운 사람으로부터 지도받는다. • 아끼는 사람과 대화하거나 함께 시간을 보낸다. • 누군가에게 선물을 하거나 편지를 쓴다. • 누군가와 함께 식사하기. • 누군가가 당신을 도와줄 수 있도록 한다. • 무언가를 키운다: 애완동물, 식물... • 혼자 시간을 보낸다.
감정적 전략 (Emotional strategies)	• 자신의 감정을 느끼도록 한다—그러한 감정을 차단하지 않는다. • 감정을 풀어본다. • 후회할 말을 하려고 한다면 입을 다문다. • 당신을 화나게 한 사람에게 당신의 감정을 표현하는 편지를 쓰되 우편으로 보내지는 않는다. • 당신이 직면하고 있는 어려움에 대해 누군가와 이야기한다. 강도 높은 신체 활동으로 강한 감정을 해소한다. • 당신이 한 일에 대해 사과한다.
조직적 전략 (Organizational strategies)	• 작업 공간을 청소한다: 서류를 정리하고, 쓰레기를 버리고, 책상을 정리한다. • 작업할 중요한 목표 하나를 선택한다. • 잠자리에 들기 전에 "해야 할 일" 목록을 만들고 우선순위를 정한다. • 백업 계획을 세운다. • 일정을 설정한다. • 한 번에 작은 단계씩 진행한다. • 다른 사람에게 작업을 위임할 수 있는 방법을 파악한다.
전환적 전략 (Diversionary strategies)	• 재미로 게임이나 스포츠를 즐긴다. • 마음이 편안해지는 음악, 오디오북, 자연의 소리, 종소리 등을 들어본다. • 정신적 상상력을 사용하여 짧은 휴가를 떠난다. • 무엇을 만들거나 고친다: 가구, 공예품, 퍼즐, 음식, 자동차... • 자신을 가꾼다: 머리 자르기, 따뜻한 목욕, 마사지, 오후 낮잠... • 익숙하고 편안한 일을 한다: 책 읽기, 백일몽, 취미 생활... • 한 번도 시도해 본 적 없는 빗속을 걷고, 새로운 취미를 경험하고, 새로운 곳으로 가본다...
영적 전략(Spiritual strategies)	• 영적인 활동이나 의식에 참여한다. • 예배 장소나 평화로움을 느끼는 장소로 간다. • 잠시 멈춰 생각해 본다. • 자연을 즐긴다. • 영적인 지도를 해 줄 수 있는 사람과 이야기한다. • 감사를 표한다. • 당신은 자연의 일부이며 내일은 새롭게 시작할 기회가 온다는 사실을 기억한다.

7. 영적: 영적인 삶을 보살피는 것은 방향감각을 유지하는 데 도움을 줄 수 있다. 영성은 종교를 넘어 자연과 우리의 삶에 영감을 주는 것들을 포용한다는 것을 기억해야한다.

표 6-2는 치료사가 번아웃을 방지하기 위해 사용할 수 있는 스트레스 해소제의 몇 가지 예를 보여준다.

긍정적인 스트레스 해소제 선택

일부 스트레스 해소법은 단기적인 완화와 장기적인 문제를 제공한다. 약물이나 술에 의존하는 것은 명백한 예이다. 그러나 겉보기에는 무해해 보이는 운동이나 몽상(day-dreaming)같은 활동도 과도하게 사용하면 치료사의 사생활에 부정적인 영향을 미칠 수 있다. 좋은 스트레스 해소제는 사용해야 하는 시간과 장소에 적합해야 한다. 예를 들어 큰 소리로 구호를 외치는 것은 집에서 편안한 일일 수 있지만, 이것은 공공장소에서는 적절하지 않을 수 있다. 또한, 치료사들은 단기 스트레스 해소제가 필요한지 장기 스트레스 해소제가 필요한지 여부를 확인할 필요가 있다. 단기 스트레스 해소제를 사용하는 것은 아무 문제가 없다. 같은 문제에 반복적으로 직면하는 치료사들은 문제의 원인을 찾고 해결하는 장기적인 해결책을 찾는 것이 더 도움이 될 수 있다.

시간관리

예약된 치료들을 수행하고, 고객의 파일을 검토하고, 참고 자료를 확인하고, 각 고객을 생각하는 데 충분한 시간을 할당해야 한다. 이상적으로는 본인 스스로 치료 일정을 관리할 수 있어야 한다. 이를 통해 고객의 요구사항, 시설정책, 요구사항 차트작성, 보험급여 문제(reimbursement issues) 및 고객의 일정에 따라 자신의 치료 수행능력을 고려하고 해결할 수 있다. 만약 다른 사람이 예약을 담당하는 경우, 그들이 당신에게 불합리하고 성급한 일정을 강요하지 않도록 예약에 대한 지침을 명확하게 설명해야 한다.

심리적 준비를 위한 신체적 기법 사용

치료 및 기타 보조 활동을 위한 충분한 시간을 확보하면 부드러운 스트레칭과 같은 앞서 설명한 신체적 기법을 사용하여 심리적 준비를 도울 수 있다. 마찬가지로 의식적인 횡격막 호흡, 올바른 신체역학, 마사지 테크닉 수행 중에 조절된 반복적인 움직임의 사용은 치료사의 이완 수준이 깊어질 수 있다.

영적 준비

마사지를 이용하는 직업은 일반적으로 서비스 중심의 직업이다. 다른 사람에 대한 윤리적 헌신을 알리고 심화시키며, 다른 사람에 대한 평화롭고 만족스러운 봉사 태도를 기르기 위해 다양한 자원을 활용할 수 있다. 여기에는 휴식을 위한 자율적 또는 시각화 연습이나 확립된 신앙을 활용하는 것과 같은 다양한 형태의 비종파적 및 종파적 기본치료가 포함된다. 작업일 내내, 특히 세션 전 몇 분 동안 마음을 진정시키는 루틴을 연습하는 것은 매우 중요하다. 고립은 서비스 중심의 직업에서 매우 흔한 번아웃의 경험에 기여하기 때문에, 지속적인 교육과정, 고객검토, 전문가 회의 등 동료들과의 상호작용을 위한 기회를 임상실습에 포함시키는 것도 현명하다. 마지막으로, 다른 사람에 대한 봉사로 인해 자신을 돌보는 일이 희생되어서는 안 된다.

치료사의 치료재료 준비

테이블

치료테이블 또는 마사지 테이블은 마사지치료에 필수적인 도구이다. 치료테이블 은 제조사와 스타일이 다양하기 때문에 테이블을 구입하기 전에 예상되는 요구사항을 신중하게 고려해야 한다. 마사지 테크닉에 사용하는 모든 테이블은 견고하고 안정적이어야 하며 청소하기 쉬워야 하고 최소 28 × 72인치이며 다양한 고객과 작업 유형을 수용할 수 있도록 높이를 조절할 수 있어야 한다. 이상적으로는 테이블은 테이블 상판과 테이블 측면에 모두 고밀도 폼 패딩을 사용하는것이 좋으며, 이는 테이블 측면에 자주 몸을 기대거나 지탱할 수 있기 때문이다. 잘 디자인되고 조절이 가능한 안면받침대 또는 머리지지대는 기본치료테이블 에 추가하는 것이 바람직하다. 테이블은 모든 고객에게 똑같이 잘 맞는 경우가 거의 없기 때문에 안면구멍(face holes)은 적절한 대안이다. 고정테이블은 무겁고 쉽게 움직이지 않지만 매우 튼튼하고 안정적이기 때문에 진료실이나 사무실환경에서 사용

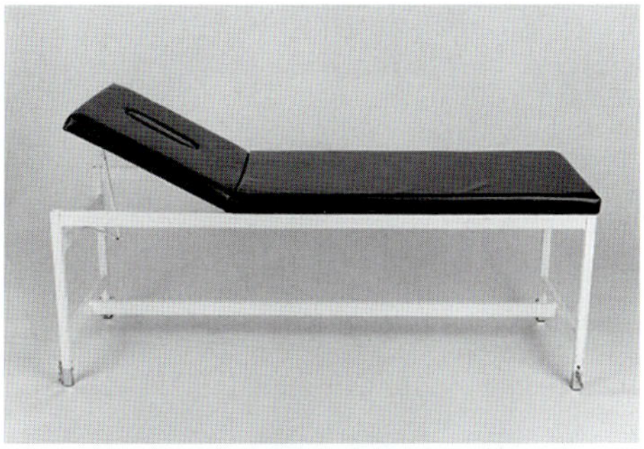

그림 6-34 부분적으로 기울일 수 있는 안면구멍(face holes)과 높이조절 가능한 메탈프레임 고정테이블

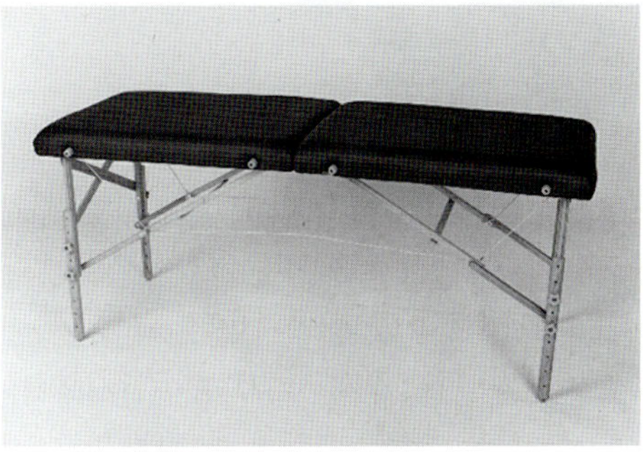

그림 6-35 휴대용테이블

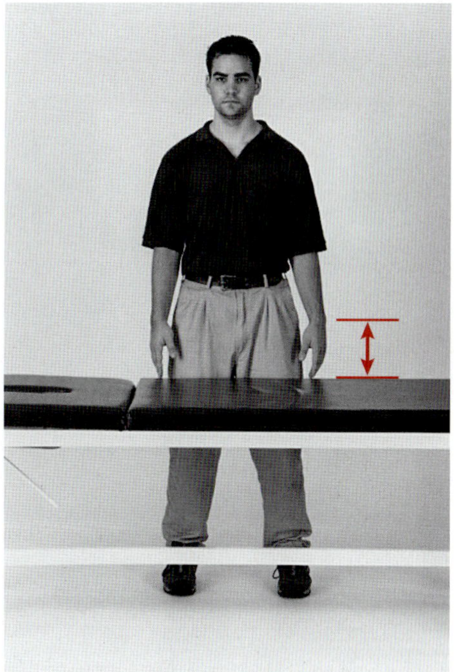

그림 6-36 올바른 테이블 높이는 수행되는 테크닉과 고객의 몸 사이즈에 따라 다르다. 일반적으로 테이블의 작업 높이는 치료사의 손목 높이와 뻗은 손가락 끝 사이에 위치한다. 경우에 따라 최적의 높이는 치료사의 무릎만큼 낮거나 허리만큼 높을 수도 있다.

하는 것이 적합하다(그림 6-34). 유압식 또는 전동식 높이조절 테이블은 다양한 테크닉을 가장 효율적으로 적용하기 위해 필요한 다양한 높이를 신속하게 조절할 수 있도록 제공한다. 치료를 제공하기 위해 자주 이동을 해야 한다면, 선택할 수 있는 잘 만들어진 휴대용테이블이 많이 있다(그림 6-35). 이 테이블들은 무게가 10~20 kg 사이로 튼튼하고 매력적이며 얼굴 거치대와 팔걸이를 갖추고 있지만 빠른 높이조절이 부족하다. 따라서 자신의 주된 치료장소에서는 휴대용테이블을 사용하도록 선택할 수 있다.

높이를 빠르게 조절할 수 있는 장치가 없는 테이블을 선택했다면 테이블의 높이를 더 낮게 설정한다. 낮은 테이블 높이를 사용하려면 다리를 올바르게 사용하는 훈련과 연습이 필요하다. 초보치료사들은 종종 테이블을 너무 높게 설정하여 신체역학에 많은 실수를 하기 쉽다. **신경근(neuromuscular) 및 결합조직테크닉(connective tissue techniques)**과 같이 체중을 많이 사용하는 치료를 수행할 경우 테이블 높이를 손가락 끝 높이 또는 그보다 낮게 설정할 수 있다(그림 6-36). 표면반사 및 수동적운동테크닉과 같은 가벼운 작업의 경우 테이블 높이를 손목 높이 이상으로 설정할 수 있다. 휴대용 마사지 의자는 "현장" 또는 "이동" 마사지치료를 위해 특별히 설계된 것이다(그림 6-37A). 이 의자는 직장인들에게 편안함과 일반적인 문제영역에 대한 접근 용이성을 제공한다. 그러나 이것은 만능제품이 아니어서 일부 고객은 반-무릎자세(half-kneeling position)를 취하기 어려울 수 있다(그림 6-37B). 치료사는 고객치료 이전과 고객치료 사이에는 접촉하는 테이블, 침대, 의자 또는 기타 표면을 해당 직업의 업무범위 및 규정뿐만 아니라 관련정부보건규정 지침에 따라 철저하게 청소하고 소독해야 한다.

지지대

고객을 테이블이나 바닥에 위치시킬 때 상업적으로 디자인된 지지대세트나 베개세트를 사용할 수 있다. 또한 최소 6개의 표준 크기 베개를 포함하여 다양한 크기와 모양의 베개와 받침대가 필요하다(그림 6-38). 필요한 경우 폼이나 케이폭으로 채워진 매트(kapok-filled mats)를 바닥에 놓을 수 있다. 그러나 바닥에서 작업해야하는 신체적 부담이 극심하며, 바닥 작업에 적용할 수 있는 테크닉 레퍼토리도 제한되어 있다.

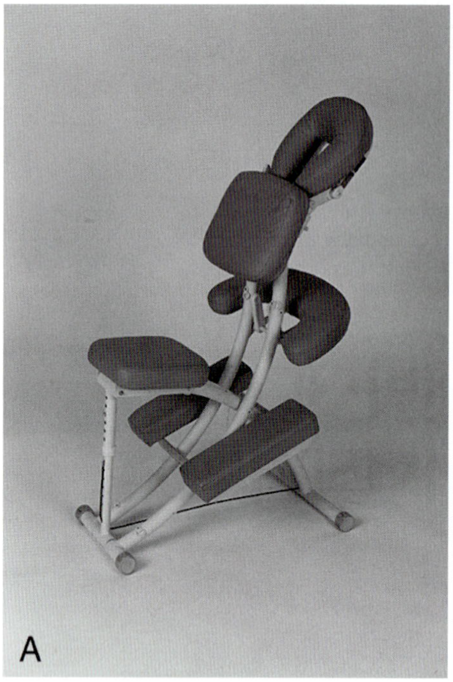

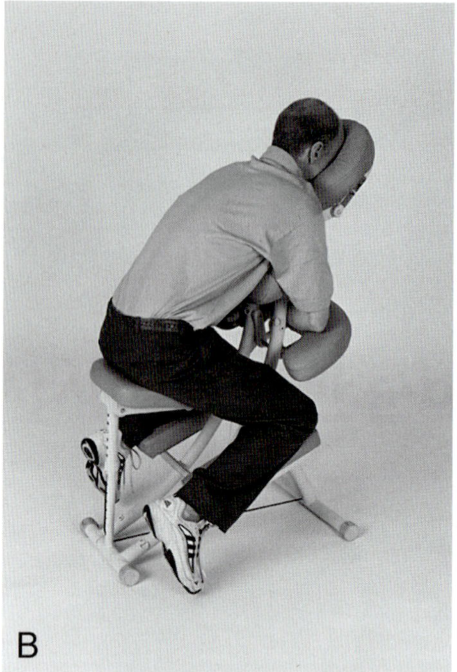

그림 6-37 A. 쉽게 휴대할 수 있도록 접을 수 있는 튼튼하고 가벼우며 덮개를 씌운 프레임이 있는 휴대용 마사지 의자 B. 등과 목에 대한 밀착이 좋다.

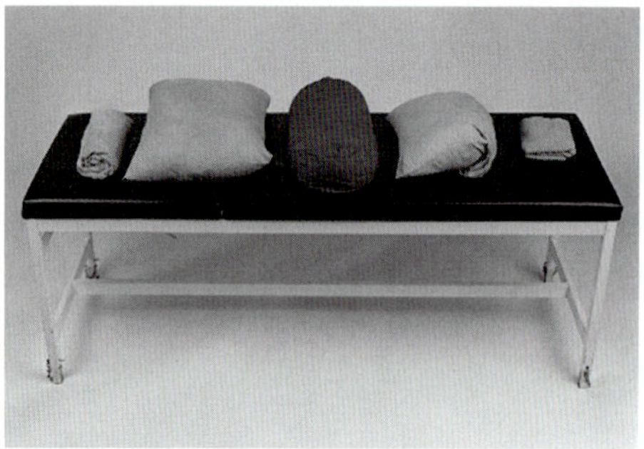

그림 6-38 치료사는 다양한 모양과 크기의 지지대가 필요하다.

치료사는 고객의 치료범위와 규정 및 관련정부보건규정에 따라 고객과 접촉하는 모든 지지대를 철저하게 청소하고 소독해야 한다.

리넨

견고하고 표백 가능하며 불투명한 흰색 또는 연한 색상의 면 시트가 임상용으로 일반적이다. 단일(이중) 평평한 시트는 충분한 커버력을 보장하지만 너비가 50~54인치로 약간 더 좁으면 다루기가 더 쉽고 과도하게 드레이핑이 뭉치는 것을 줄일 수 있다. 베개 커버, 크고 작은 수건, 담요는 기본 리넨 용품이다. 고객과 접촉하는 리넨은 리넨을 사용하는 직업의 업무범위와 규정, 관련정부의 보건규정지침에 따라 세탁해야 한다. 가능하면 전문적인 세탁 서비스를 이용한다.

윤활제

치료사는 윤활제를 사용하여 움직이는 손과 고객의 피부 사이에서 발생하는 **활주(glide)**, **마찰(friction)** 및 **끌기(drag)**의 양을 조절한다. 윤활제를 고객의 피부에 바르지만 이는 치료사가 피하조직에 대한 촉진과 변화를 만들어내는 능력에 영향을 미친다. 따라서 일부 테크닉에는 윤활제가 필요하고 어떤 테크닉에는 사용하지 않으며 윤활제를 신중하게 선택하고 적용할 때에만 잠재적인 이점을 얻을 수 있다. 윤활제에 대한 요구사항이 다르기 때문에 다양한 테크닉을 쉽게 적용할 수 있는 윤활제를 선택해야 한다. 사용하는 모든 윤활제는 저자극성이어야 하며 짜내는 병, 펌프 또는 쉐이커(shaker) 등을 통해 공급품을 오염시키지 않는 위생적인 방식으로 분사해야 한다. 고객은 윤활제 선택에 **동의(consent)**해야 하며, **아로마테라피(aromatherapy)**와 같이 윤활제에 향을 첨가하기 전에도 동의해야 한다.

오일

오일은 계속해서 고전적인 **신경근테크닉(neuromus-**

cular techniques)에 선택되는 윤활제이다. 올리브, 해바라기, 홍화, 아몬드, 호호바, 코코넛 오일을 포함한 거의 모든 고품질 식물성 오일을 사용할 수 있다. 반면, 미네랄 오일은 피부에 영양분이 덜한 것으로 알려져 있다.[9] 각 오일은 밀도, 끈적임, 흡수 속도가 조금씩 다르다. 오일에는 두 가지 단점이 있다. 산패되고 얼룩이 진다는 것이다. 또한 알코올을 적셔 사용할 수 있는 일회용 수건을 사용하여 고객의 피부에서 흡수되지 않은 오일을 제거해야 한다.

로션

로션은 오일이나 물에 입자가 섞여 있는 불투명한 액체 혼합물이다. 로션은 고객의 피부에 쉽게 흡수되기 때문에 시간이 지남에 따라 윤활 효과가 빠르게 저하된다. 이러한 빠른 흡수는 더 깊은 신경근 또는 **결합조직테크닉(connective tissue techniques)**을 준비할 때 이점이 될 수 있다.

크림

크림은 오일 기반의 더 높은 점도의 혼합물로, 오일과 로션의 중간 정도의 흡수 속도를 가진다. 크림은 상당히 기름진 윤활제로, 미끄러짐을 촉진할 수 있다. 반면 라놀린이나 밀랍과 같은 점착성 성분이 포함되어 있을 수도 있는데, 이는 미끄러짐을 감소시키고 고객의 피부를 끌어당기는 성향을 증가시킨다. 미끄러짐을 줄이는 일부 크림의 능력은 결합조직테크닉에 유용할 수 있다.

파우더

미끄러짐이 필요한 테크닉이나 고객이 오일을 거부하는 경우 프렌치 초크, 옥수수 전분 또는 무향 베이비파우더 형태의 미세 분말을 사용한다. 또한 분말은 대부분의 **림프-배액 테크닉(lymph-drainage techniques)**에 선호되는 윤활제이다.

결론

치료를 위한 올바른 준비는 OBM의 중요한 구성요소이다. OBM에서 마사지 테크닉의 임상적 사용을 지도하는 지능적 접촉의 분류와 원리를 명확히 이해하는 것이 첫 번째 단계이다. OBM에서 마사지 테크닉의 분류는 해부학, 운영 요구사항 및 결과를 기반으로 테크닉을 구성한다. 또한 지능적 접촉의 6가지 구성요소인 주의와 집중, 식별, 식별, 탐구 및 의도는 치료사가 마사지 테크닉을 성공적으로 적용하는데 필요한 기술을 정의한다. 치료사는 마사지 테크닉의 지능적인 연습을 수행하고 기술의 올바른 적용과 흐름을 배우기 위해 숙련된 마사지를 받음으로써 OBM 수행테크닉을 향상시킬 수 있다. 치료사의 개인적인 준비는 번아웃과 부상을 예방하고 치료사로서 개인의 만족도를 높이기 위해 심리적, 육체적 요구를 모두 해결해야 한다. 마지막으로 치료사는 치료테이블 이나 의자, 지지대, 리넨, 윤활제 등 도구의 적절한 위생을 준비하고 유지해야 한다.

사례

참고: 이 섹션에는 이 장에 소개된 준비와 고객 자세잡기 전략 중 일부를 수행하는 방법을 보여주는 지침이 포함되어 있다. 치료사는 고객을 가려주고(drape), 노출시키고(undrape), 접촉하는(touch) 방법을 결정할 때 자신의 직업과 관련된 실무지침, 규정 및 법률을 참조하고 준수해야 한다. "경고" 아이콘이 그림 옆에 있는 경우, 일부 직업의 규제지침에 따라 치료사가 고객으로부터 서면동의를 받고 치료가 의학적으로 필요하다고 판단되는 경우가 아니면 치료 중에 이 부위를 가려주어야 한다는 것을 의미한다.

치료 중 고객 자세잡기 및 드레이핑

자세잡기

마사지 자세를 선택할 때 치료 목적, 접근하려는 부위, 고객의 선호도와 편안함을 고려해야한다. 엎드린자세, 바로누운자세, 옆으로 누운자세, 앉은자세, 기대어 앉은자세, 다리 펴서 앉은자세 등이 일반적인 옵션이며, 각 자세에는 베개 배치 및 지지에 대한 특정 요구사항이 있다. 키포인트(Key

Key Points 6-1

다양한 근육의 치료자세

엎드린자세가 탁월한 치료자세인 경우
- 후경근(Posterior cervical muscles)
- 광배근(넓은등근, Latissimus dorsi)
- 능형근(마름근, Rhomboids)
- 중부 및 하부 승모근(중간 및 아래등세모근)
- 척추 신근(척추 폄근, Spinal extensors)
- 대둔근(큰볼기근, Gluteus maximus)
- 슬건근(넙다리뒤근, Hamstrings)
- 하퇴삼두근(종아리세갈래근, Triceps surae)
- 발 내재근(Intrinsic foot muscles)

바로누운자세가 탁월한 치료자세인 경우
- 머리와 목의 모든 근육(All muscles of the head and neck)
- 흉근(가슴근, Pectorals)
- 팔의 모든 근육(All muscles of the arm)
- 복근(Abdominals)
- 대퇴사두근(넙다리네갈래근, Quadriceps)
- 전방구획의 근육(Muscles of the anterior compartment)

옆으로 누운자세가 탁월한 치료자세인 경우

고객 신체의 위쪽
- 사각근(목갈비근, Scalenes)
- 회전근개(돌림근띠, Rotator cuff)
- 소흉근(작은가슴근, Pectoralis minor)
- 전거근(앞톱니근, Serratus anterior)
- 복근(Abdominals)
- 요방형근(허리네모근, Quadratus lumborum)
- 장늑근(엉덩갈비근, Iliocostalis)
- 중둔근과 소둔근(중간볼기근과 작은볼기근, Gluteus medius and minimus)
- 장경인대(엉덩정강근막띠, Iliotibial tract)
- 비골근(종아리근, Peronei)

고객 신체의 아래쪽
- 고관절 내전근(엉덩관절 모음근, Adductors of the hip)
- 하퇴삼두근(종아리세갈래근, Triceps surae)

앉은자세가 탁월한 치료자세인 경우
- 상부승모근(위등세모근, Upper trapezius)

앉은 경사 자세가 탁월한 치료자세인 경우
- 머리와 목 후면의 모든 근육(All muscles of the posterior aspect of the head and neck)
- 등 상부의 모든 근육(All muscles of the upper back)
- 상완 후면의 모든 근육(All muscles of the posterior aspect of the upper arms)

Points) 6-1은 치료에 사용되는 일반적인 자세에서 쉽게 접근할 수 있는 근육, 조직 및 영역을 요약한 것이다. 고객이 치료테이블 에 올바르게 자세잡은 후에는 지지에 사용되는 베개, 지지대 또는 말아 놓은 수건을 조정, 추가 또는 제거하여 고객이 편안하도록 한다. 그림 6-39부터6-45는 몇 가지 일반적인 자세와 베개로 이를 지탱할 수 있는 방법을 보여준다. 실제로 베개를 바닥시트 아래에 놓으면 다시 찾을 필요 없이 다시 사용할 수 있다. 병원, 재활, 스포츠 또는 사무실 환경에서 일할 경우 다른 많은 구성이 가능하며 더 필요할 수도 있다.

드레이핑

드레이핑은 고객이 의도한 마사지를 받을 수 있는 안전하고, 따뜻하고, 적당하고, 편안한 자세를 제공하는 것 이상의 역할을 한다. 적절한 드레이핑은 수업을 포함한 모든 실습 환경에서 임상의가 필요로 하는 적절한 고객-임상적 경계를 달성하고 유지하는 데에도 도움이 될 수 있다. 드레이핑은 치료 중에 당신과 고객 사이에 상징적이고 실제적인 경계를 설정하기 때문에, 당신은 치료 목적으로 고객의 몸을

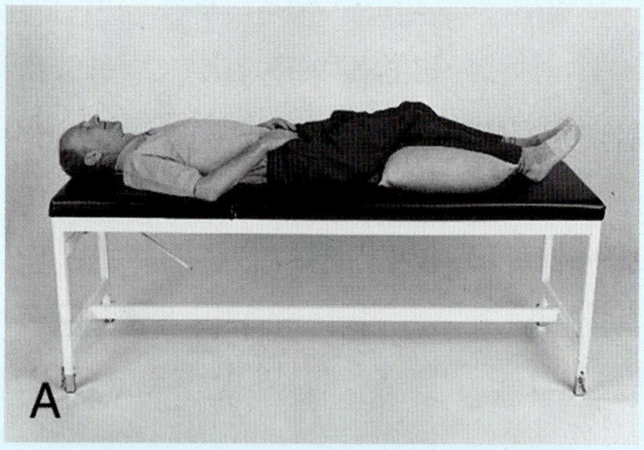

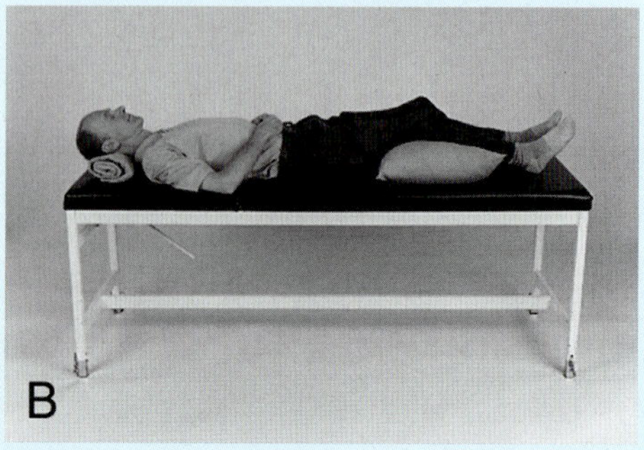

그림 6-39 **A.** 일반적으로 치료사들은 고객 허리의 긴장을 줄이기 위해 무릎 아래에 한 개 또는 두 개의 베개를 사용한다. **B.** 전방머리자세(anterior-head posture)를 취하는 고객들의 편안함을 위해 경추 아래에 베개나 수건 롤이 추가로 필요할 수 있다.

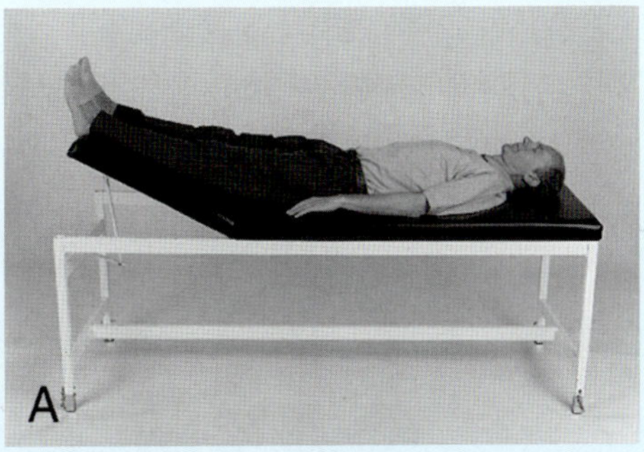
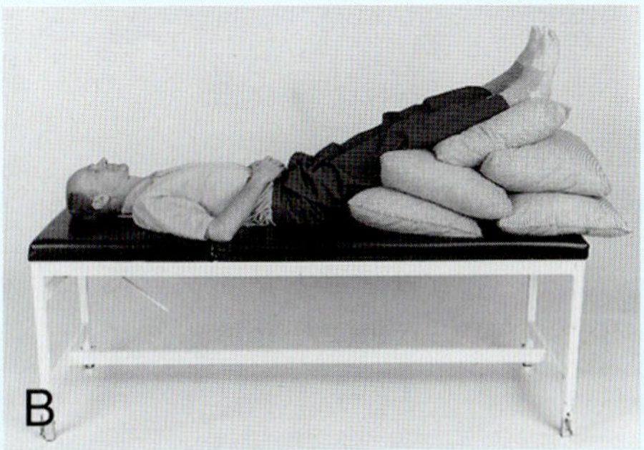

그림 6-40 **A.** 기울어진 치료테이블 을 사용하여 배액을 위해 다리를 올릴 수 있다. **B.** 배액을 위해 베개 더미에 올려 놓은 다리

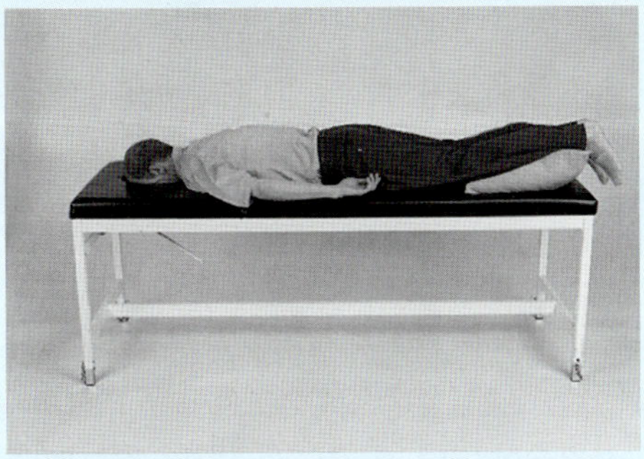

그림 6-41 엎드린자세에서는 발목 아래 베개 하나가 무릎에 가해지는 압력을 줄여준다.

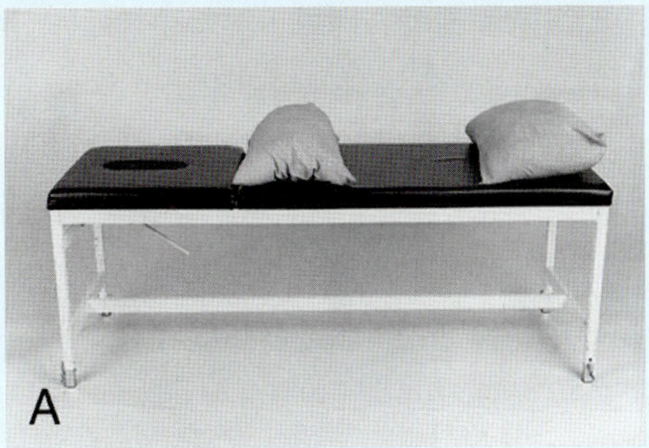
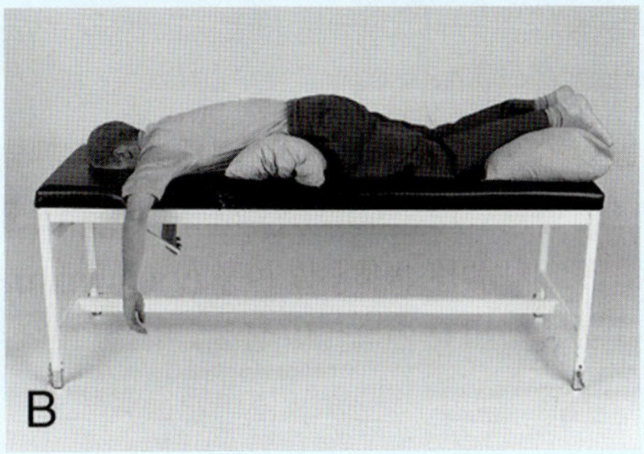

그림 6-42 **A, B.** 엎드린 상태에서, 복부 아래에 작은 베개를 추가로 놓으면 요추를 전만이 감소한 자세로 올려줄 수 있다. 이는 급성 후관절 장애(acute facet derangement)가 있는 고객과 같이 요통이 있는 일부 고객의 허리통증을 줄일 수 있다.

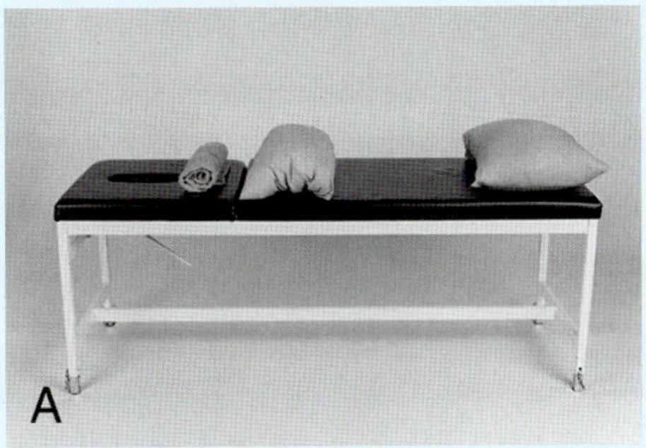
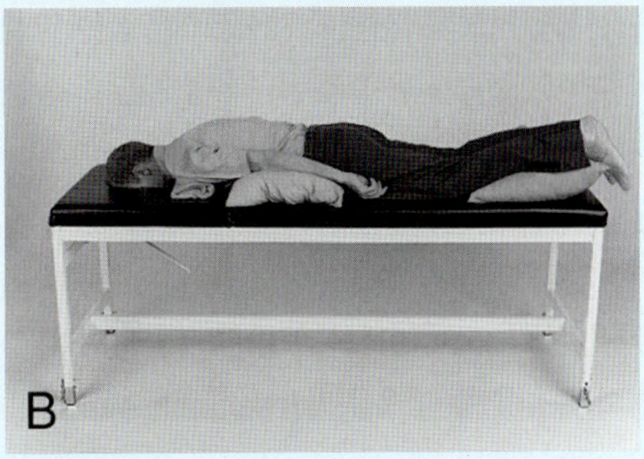

그림 6-43 **A, B.** 가슴이 큰 사람의 편안함을 개선하거나 갑상 연골(thyroid cartilage)에 가해지는 압력을 완화하기 위해 윗가슴 아래쪽에 수건을 하나 더 추가한다.

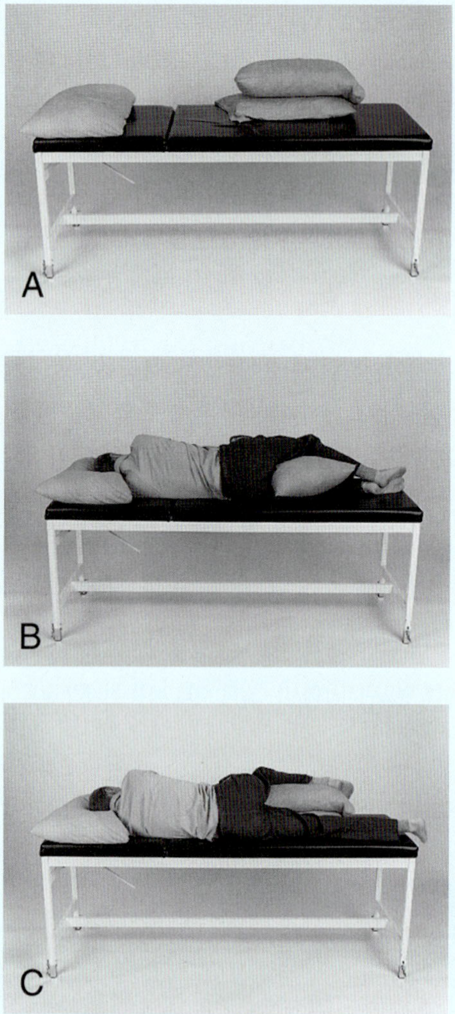

그림 6-44 A. 옆으로 누운자세에서 머리와 다리에 베개를 사용한다. B. 편안함을 높이기 위해 고객의 무릎 사이에 베개를 1~2개 정도 놓는다. C. 테이블에서 가장 가까운 허벅지와 다리의 내측 조직에 접근할 수 있도록 위쪽 다리의 고관절과 슬관절을 90°로 굴곡시키고 베개를 이용하여 골반이 회전하지 않도록 위쪽 다리를 지지한다.

노출시킬 때 편안하면서도 정밀하고 안전하게 드레이핑을 해야 한다.

"민감한" 부위 드레이핑(Draping "Sensitive" Areas)

치료사의 업무범위, 전문적 행동강령 및 업무지침, 현지 법률에 따라 치료 중 고객의 신체를 노출시키고 접촉하는 것과 관련하여 허용 가능한 것을 규정하고 "민감한" 부위로 간주되는 영역을 정의한다. 이러한 민감한 영역에는 둔열(gluteal cleft) 및 둔부(gluteals), 회음부(perineum), 생식기(genitals), 가슴(breasts), 흉벽(chest wall) 및 대퇴 내측 상부(upper inner thigh)가 포함될 수 있다.[8-14] 이 부분에 대한 치료는 반드시 임상적으로 설명되어야하며, 치료 전에 치료사가 **사전동의(informed consent)**(보통 서면으로)를 받아야 한다. 또한 고객의 드레이프를 벗길 때에는 한 번에 신체 한 부위씩, 치료할 부위의 드레이프만 벗긴다.

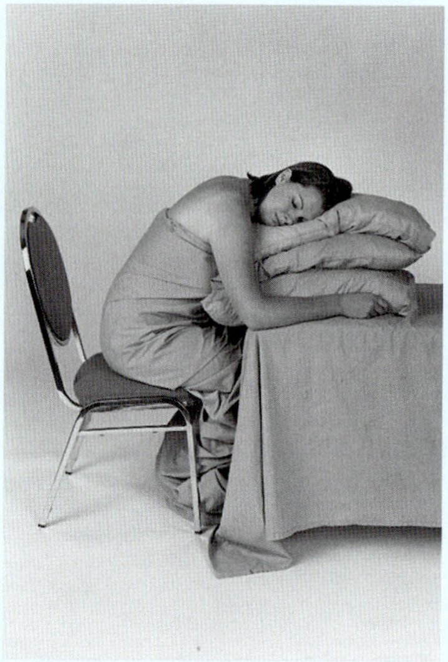

그림 6-45 여러 개의 베개는 편안히 앉은자세를 유지하여 등 상부, 어깨, 후경부에 잘 접근할 수 있도록 한다.

참고:

- *전문 진료범위에서 골반저 기능장애(pelvic floor dysfunction)를 치료하고 있는 임상의는 드레이핑에 대한 지침을 전문 기관에 문의해야 한다.*
- *영유아를 치료하는 임상의는 필요한 동의 및 드레이핑에 대한 지침을 참조해야 한다.*

일반적인 드레이핑 지침

마사지가 주요 치료방식이고 개별 치료실과 테이블이 있는 임상환경에서 드레이핑을 수행하려면 다음 단계를 사용한다. 마사지 테크닉을 다른 도수 또는 운동 테크닉의 보조 수단으로 사용하거나 병원, 재활, 스포츠 또는 기타 환경에서 연습하는 경우 이러한 절차를 수정할 수 있다. 고객과 치료계획에 대해 협의하고 사전동의를 얻은 후 제거를 권장하는 의류 및 장신구 품목을 확인하고 제거해야 하는 이유를 설명한다. 만약 고객이 옷을 그대로 입거나 부분적으로 옷을 입은 채 있기를 선택한다면, 그로 인해 발생할 수 있는 치료의 모든 수정 사항을 설명한다. 그런 다음 고객에게 테이블 위에 자세잡는 방법 그리고 제공한 드레이핑과 지지대를 어떻게 배치할지에 대한 명확한 설명을 한다. 고객의 질문에 대답했는지 확인한 후에 고객이 편안하게 옷을 벗을 수 있도록 방을 나간다.[8-14] 고객이 옷을 벗거나 테이블에 올라가는데 도움이 필요한 경우, 고객의 어떤 의복을 제거할 것인지, 어디를 접촉하거나 움직일 것인지 명확하게 설명해야 한다. 또한 고객을 돕기 전에 이 도움에 대한 사전동의를 얻고 기록해야 한다. 드레이핑 절차 및 후속 마사지를 시작하기 전에 해당 직업의 업무범위 및 규정은 물론 관련정부 보건규정에서 규정한 지침에 따라 손과 기타 접촉표면을 철저하게 청소한다.

학생들은 적절한 드레이핑 과정을 반복적으로 연습해야 하며 실습 중에는 서로에 대하여 존중하며 시행해야 한다. 또한 학생들의 드레이핑 기술이 적정한 수준으로 성장할 때까지 초기에는 실습 파트너들과 함께 옷을 입은 채 실습하는 것이 유용하다.

그림 6-46부터 6-56까지의 드레이핑 순서는 모두 두 개의 단일(이중) 평면 시트와 몇 개의 수건을 사용한다. 임상의는 폭이 4피트만큼 좁은 시트를 사용하여 드레이핑 순서를 수행할 수도 있다. 임상의가 설명한대로 이렇게 드레이핑 순서를 수행하면 드레이핑은 편안하고 안전하며 옷을 입지 않은 고객의 프라이버시를 보장할 수 있다. 또한, 마사지를 다른 양식의 보조 수단으로 사용하고 임상환경이나 고객 선호도에 따라 가운 사용이 필요한 경우 드레이핑을 수정해야 한다.

임상 세션 후에, 충분한 시간이 있다면 고객이 일어나기 전에 휴식을 취하도록 권한다. 그런 다음 "옆으로 돌아누워 다리를 테이블에서 떨어뜨리고, 팔을 사용하여 위로 밀어 올리면서 천천히 앉으세요"와 같은 문장을 사용하여 고객이 테이블에서 안전하게 내려오는 방법을 알려준다. 고객이 신체적 제한이 있는 경우, 세션 후에 일어나 앉거나 서거나 옷을 입을 수 있도록 고객에게 신중한 도움을 주어야 할 수도 있다. 다시 한번 고객이 옷을 입을 수 있도록 방을 나간다.

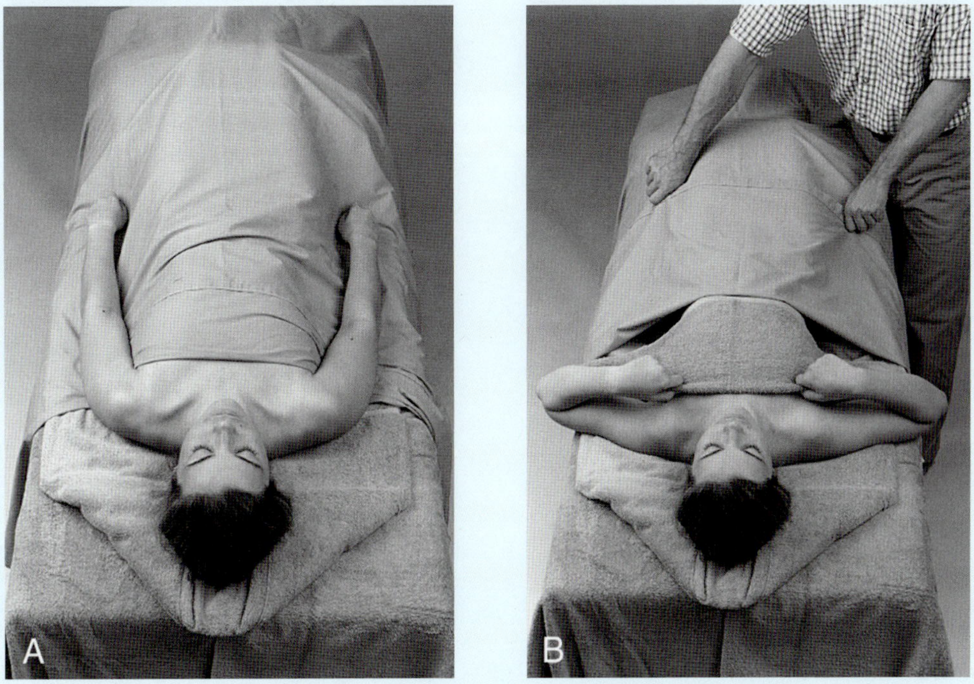

그림 6-46 **A.** 바로누운자세에서 여성 체간을 노출시키는 시작위치, **B.** 접힌 수건을 가슴 앞 시트 위에 올려놓는다. 치료사가 수건 아래에서 시트를 꺼내는 동안 고객은 수건의 상단 가장자리를 잡는다.

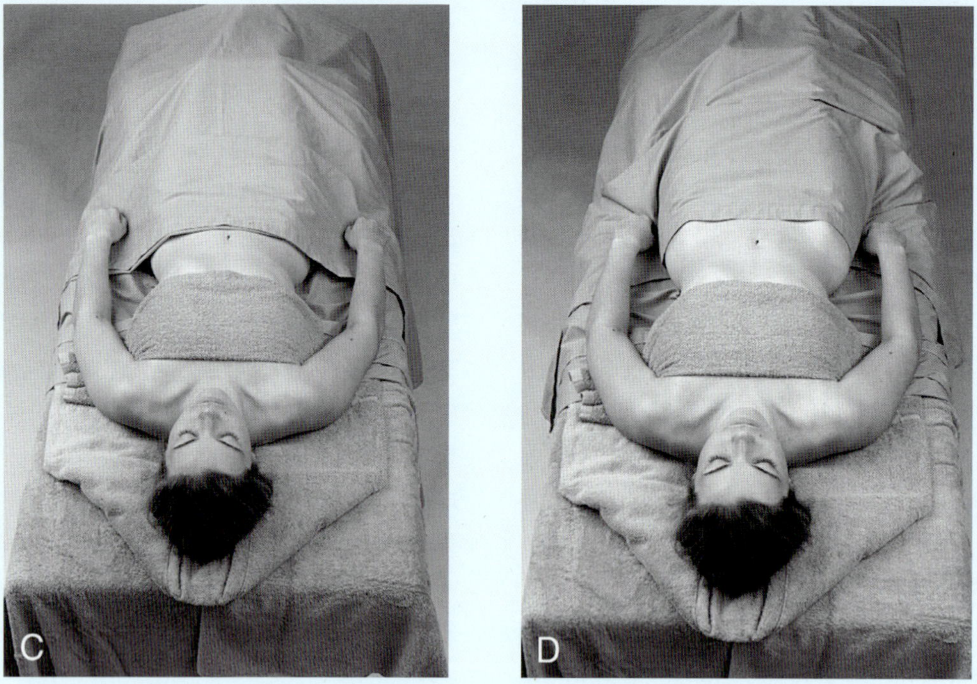

그림 6-46 (계속) **C.** 수건을 체간이나 팔 아래로 집어넣고 복부를 노출시킨다. **D.** 최종 위치에서 드레이프는 단단히 집어넣고, 검상돌기(xiphoid process)에서 전상장골극(anterior superior iliac spine)까지 고객의 복부를 노출시킨다.

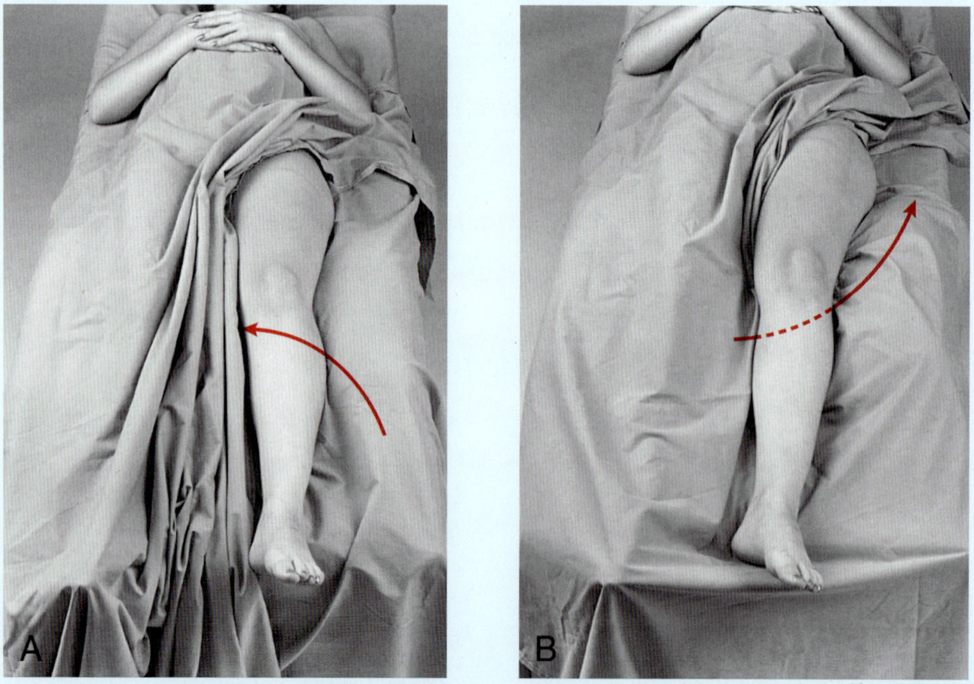

그림 6-47 **A.** 다리 전면을 벗긴다. 고객의 다리를 노출시키고 다리 사이에 여분의 시트를 모은다. **B.** 그런 다음 노출된 다리 아래에 있는 여분의 시트를 테이블의 측면으로 다시 당긴다. 여기서, 다리의 무게는 시트를 단단히 고정시킨다.

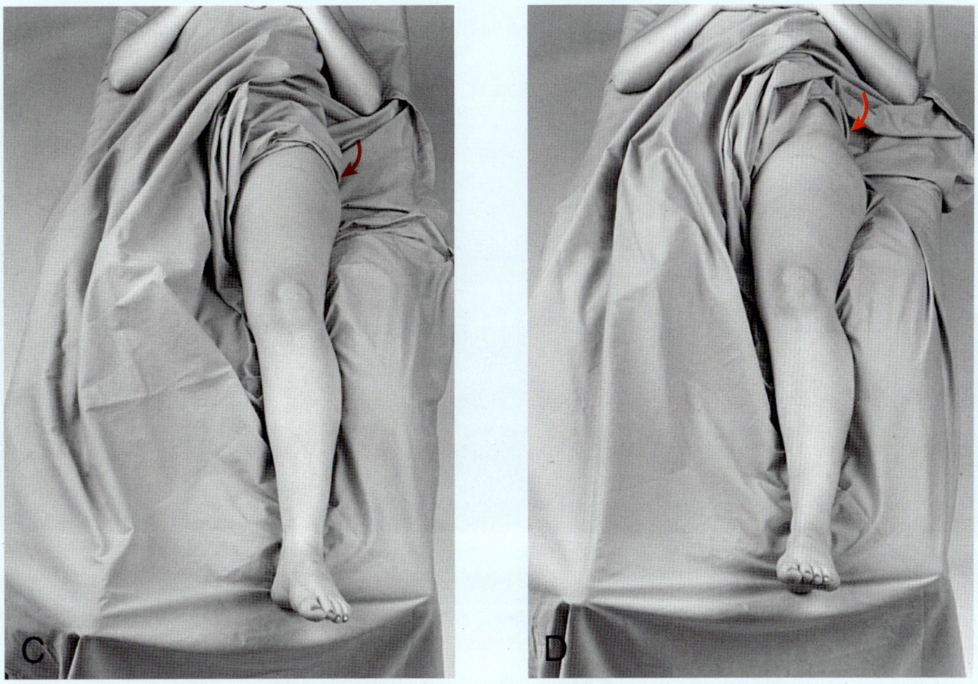

그림 6-47 (계속) **C.** 드레이프의 상단 가장자리를 대전자(greater trochanter) 높이의 둔부 아래에 집어넣을 수 있다. **D.** 또는 시트의 가장자리를 더 높게 말아 전상장골극이 노출되도록 하고 이를 고객의 허리아래에 집어넣을 수 있다.

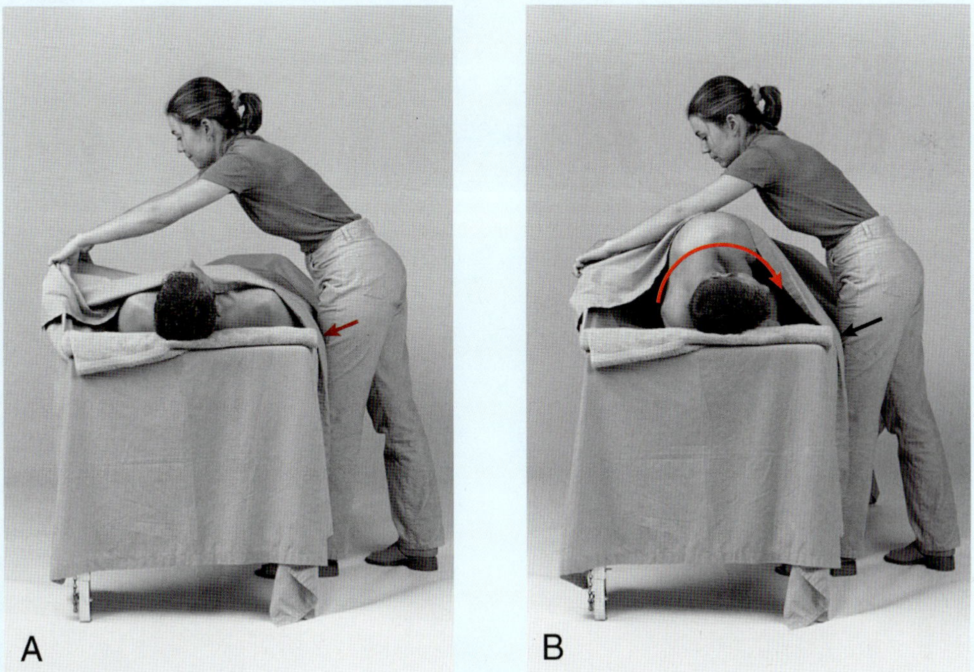

그림 6-48 **A.** 엎드린자세로 돌아눕기. 바로누운자세에서 엎드린자세로, 엎드린자세에서 바로누운자세로, 또는 한쪽 자세 또는 옆으로 누운자세로 바꾸는 기본 절차는 유사하다. 허벅지 앞쪽을 사용하여 테이블 가장자리 근처에 시트를 고정하고 손으로 테이블 전체에 두 시트를 고정한다. 고객에게 방향을 바꾸도록 지시한다. **B.** 돌아눕는 동안 테이블 양쪽에 있는 두 시트의 조절을 유지한다. 이렇게 하지 않으면 고객이 노출되거나 이동하는 바닥시트가 고객 아래에서 불편하게 뭉치게 된다. 돌아눕는 동안 고객에 대한 부주의한 접촉을 최소화하도록 주의한다.

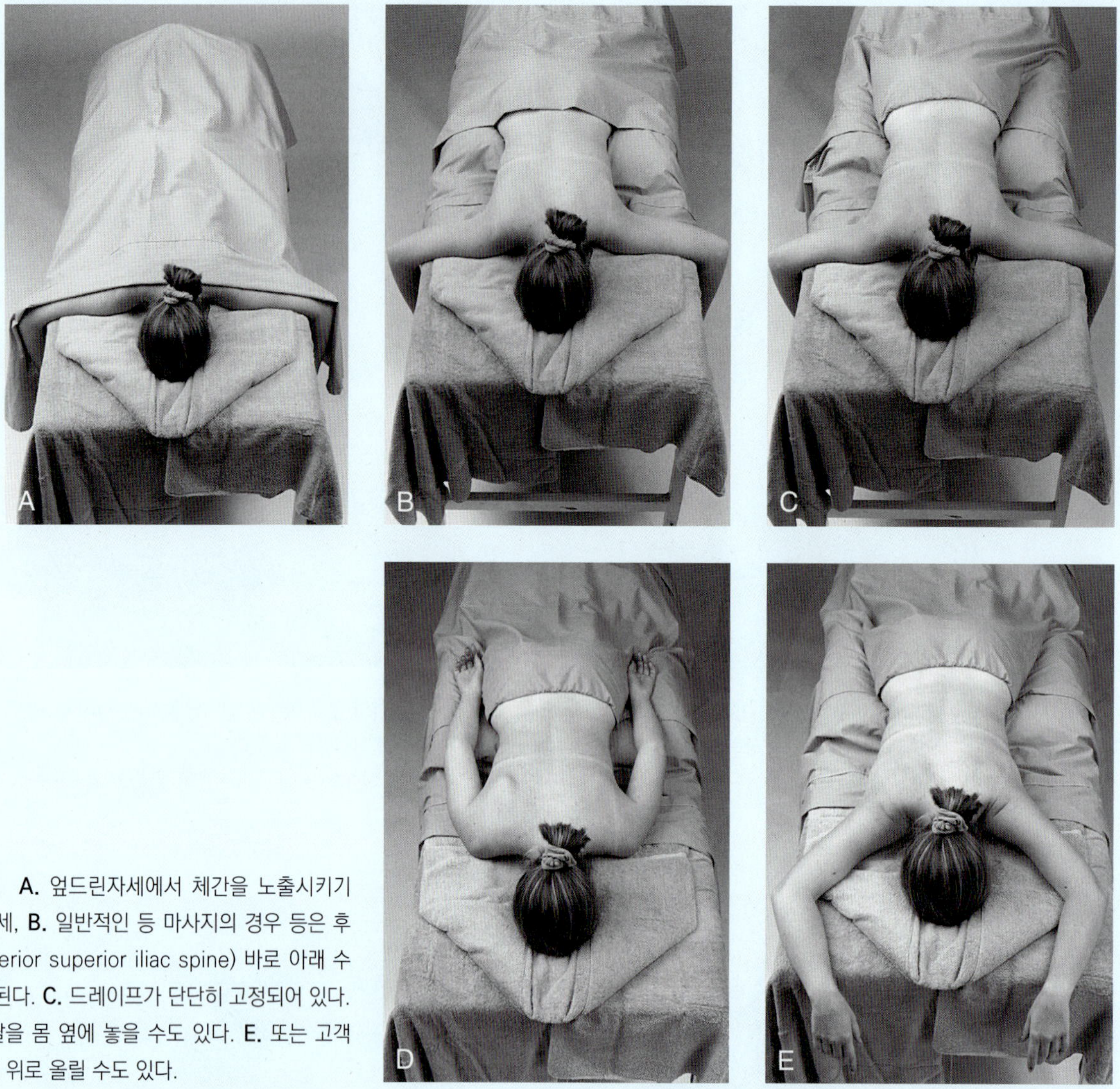

그림 6-49 **A.** 엎드린자세에서 체간을 노출시키기 위한 시작자세, **B.** 일반적인 등 마사지의 경우 등은 후상장골(posterior superior iliac spine) 바로 아래 수준까지 노출된다. **C.** 드레이프가 단단히 고정되어 있다. **D.** 고객은 팔을 몸 옆에 놓을 수도 있다. **E.** 또는 고객은 팔을 머리 위로 올릴 수도 있다.

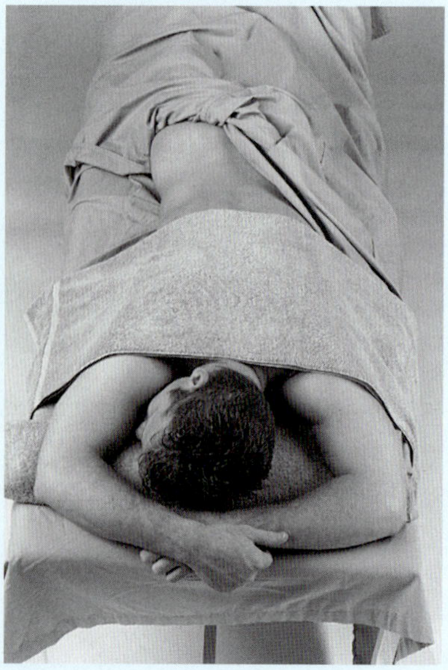

그림 6-50 이 각진 드레이핑은 상둔근 정지점(superior gluteal insertions)을 편측으로 노출시킨다. 임상의는 많은 요추질환을 치료할 때 이러한 문제에 대해 광범위하게 노력해야 한다.

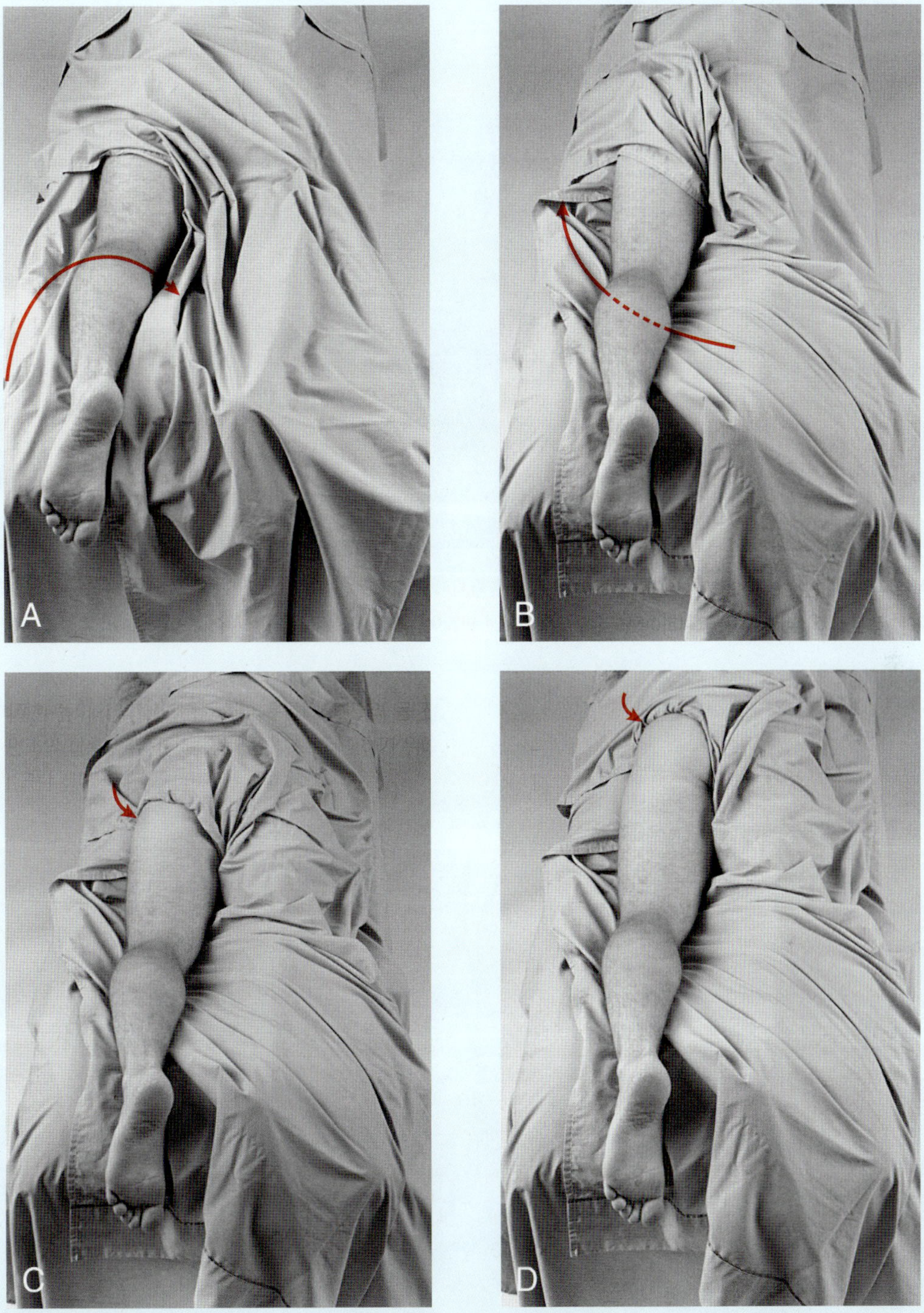

그림 6-51 A. 다리 후면의 드레이프를 벗기는 절차는 다리 전면의 드레이프를 벗기는 절차와 유사하다. 고객의 팔다리를 노출시키고 다리 사이에 여분의 시트를 모은다. B. 노출된 허벅지 아래에 있는 여분의 시트를 테이블 옆쪽으로 당긴다. 여기서는 다리의 무게가 시트를 단단히 고정시킨다. C. 아래 드레이프의 경우 시트의 위쪽 가장자리를 대전자 높이의 허벅지 앞쪽 아래로 밀어 넣는다. D. 더 일반적이고 훨씬 더 유용한 기술은 시트의 가장자리를 둔열(gluteal cleft) 방향으로 말아 전상장골극 위로 단단히 집어넣어 둔부의 대부분을 노출시키는 것이다.

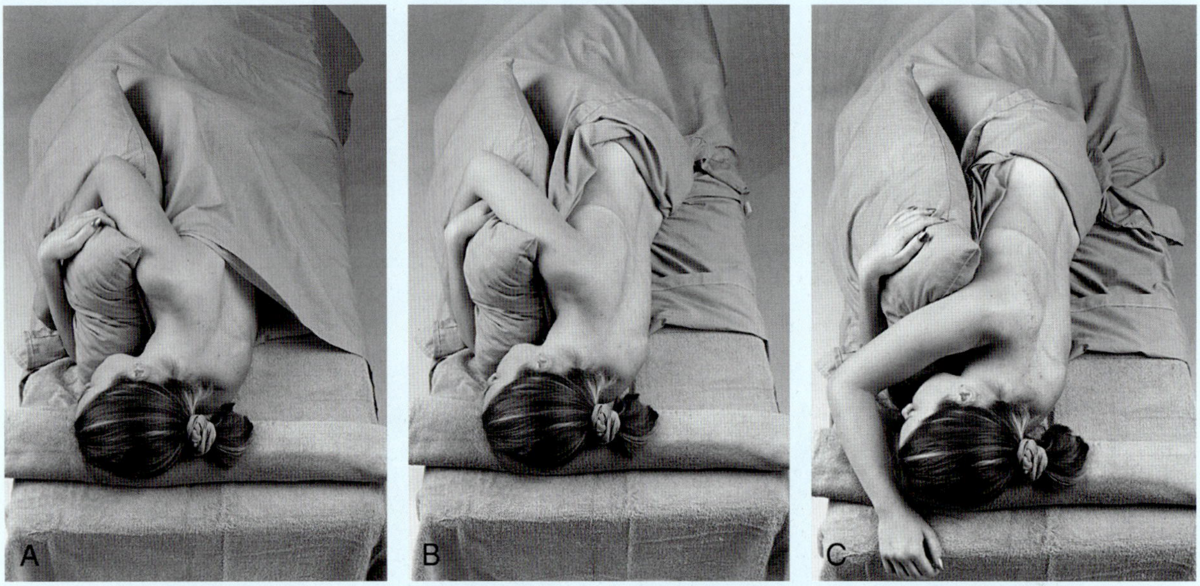

그림 6-52 A. 먼저 옆으로 누워있는 여성 고객의 등과 옆구리를 노출시키기 위해, 고객에게 표준 크기의 베개를 앞쪽으로 잡도록 지시한다. B. 등 부분을 원하는 정도까지 노출시킨다. C. 그런 다음 드레이프를 단단히 집어넣는다. 위쪽 팔은 머리 위로 올릴 수 있고, 아래쪽 팔은 베개 위치를 유지한다.

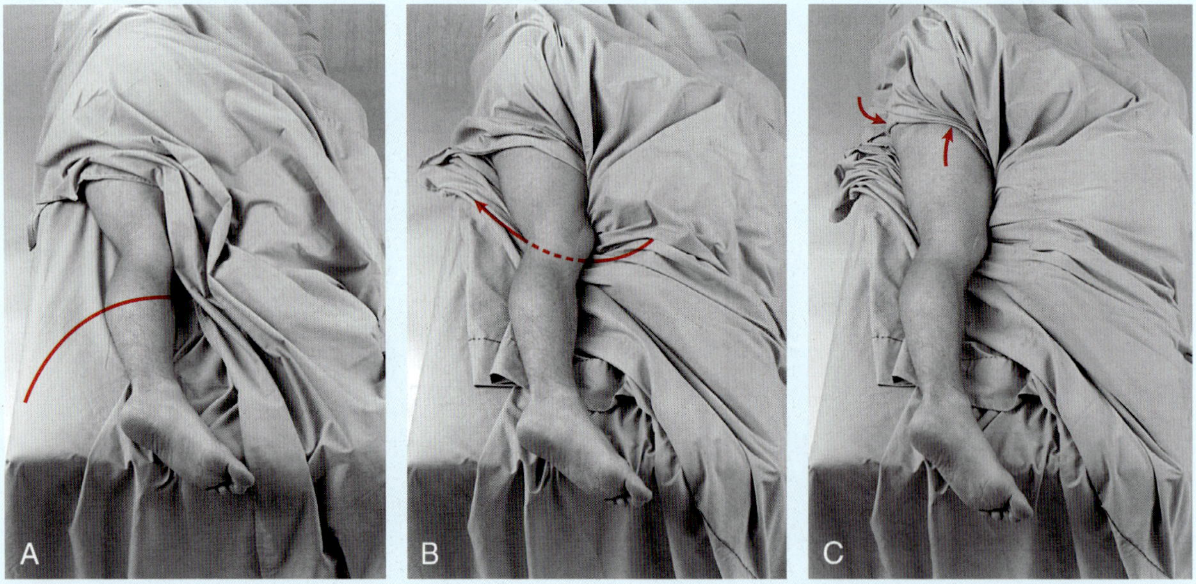

그림 6-53 A. 옆으로 누운자세에서 아래쪽 다리를 노출시키기 위해서는 (내전근, 하퇴삼두근 및 후경골근에 대한 치료) 먼저 위쪽 다리의 슬관절과 고관절을 90°로 구부려 겹치지 않게 전방으로 보내고 베개를 사용하여 유지한다(그림 6-44C 참조). 그 다음에 아래쪽 다리를 뒤에서 노출시키고 다리 사이에 여분의 시트를 모은다. B. 그런 다음 노출된 다리 아래에 있는 여분의 시트를 허벅지 중간 또는 약간 높은 위치에서 테이블 뒤쪽으로 다시 당긴다. 여기서는 다리의 무게가 시트를 단단히 고정시킨다. 이 시점에서 남성 고객에게 생식기를 더 위쪽 방향으로 움직이도록 지시한다(예: "스스로 조정하세요."). C. 그런 다음 드레이프의 위쪽 가장자리를 말아서 좌골치골지(ischiopubic ramus)에 최대한 가깝게 밀어 넣고 뒤쪽 가장자리를 대전자 아래에 집어넣는다. 재량에 따라 시트를 통해 좌골치골지의 내전근 부착부에 대한 테크닉을 가장 잘 수행할 수 있다.

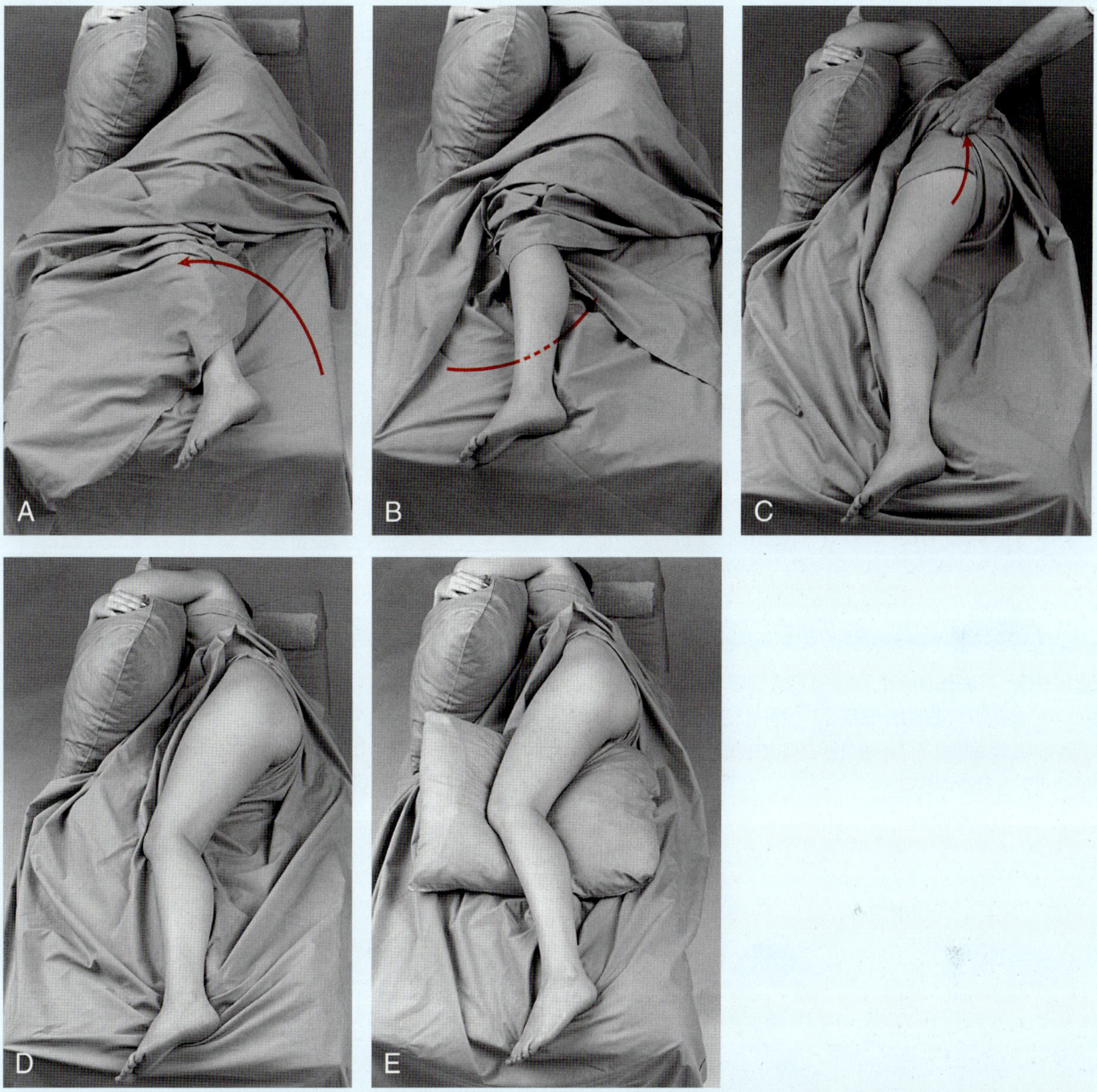

그림 6-54 **A.** 옆으로 누운자세에서 위쪽 다리를 노출시키려면 시트의 뒤쪽 부분을 앞으로 접는다. 여분의 시트를 최대한 위쪽 방향으로 이동시킨다. **B.** 드레이프의 가장자리를 다리 아래에서 후방으로 당긴다. 이제 드레이프가 바지의 다리부분처럼 노출될 다리를 둘러싼다. 순서대로 하면 다른 쪽 다리는 절대로 노출되지 않는다. 다시 한 번 더 위쪽 방향으로 여분의 시트를 가능한 한 많이 이동시킨다. **C.** 다리에 단단히 고정한 상태에서 점차적으로 "바지의 다리부분"을 허벅지 위로 올려 드레이핑을 고정한다. **D.** 둔부 노출에 대한 사전동의를 얻은 경우, 드레이프의 위쪽 가장자리를 서혜부(groin)와 둔열(gluteal cleft) 방향으로 당기고 장골능(iliac crest) 위로 말아 올린다. 이 드레이핑을 단단하고 안전하게 유지하려면 연습이 필요하다. **E.** 다리를 살짝 들어 올리고 무릎 아래에 베개를 놓아 지지한다.

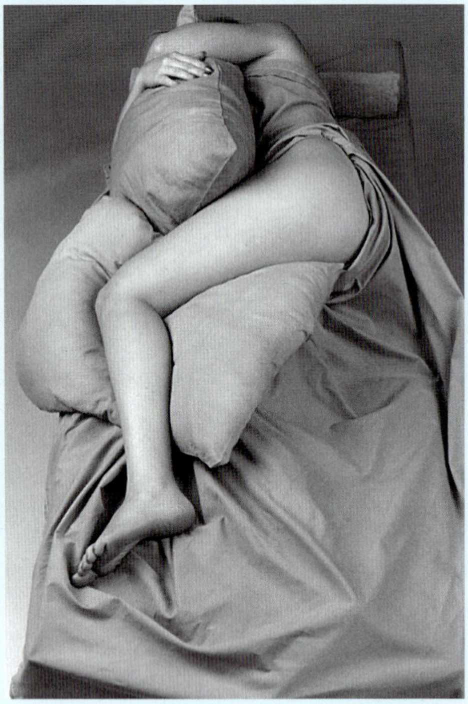

그림 6-55 이상근(piriformis)에 대한 치료에 선호되는 자세는 슬관절과 고관절을 모두 90° 굴곡시키는 것이다. 드레이프를 올바르게 적용했다면 드레이프가 풀리지 않고 다리를 움직일 수 있다.

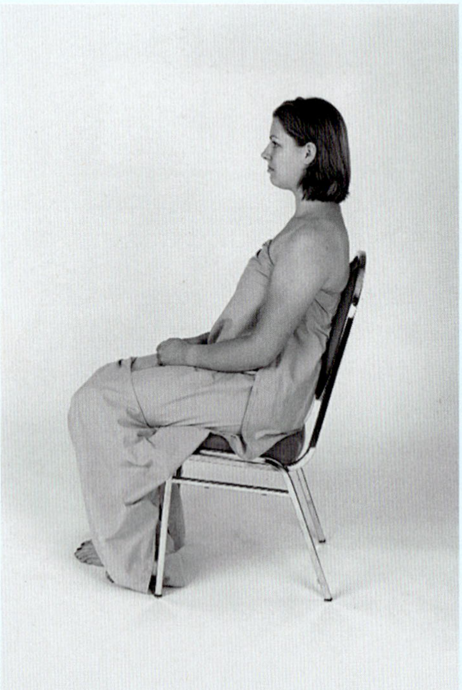

그림 6-56 몸을 감싸는 드레이핑은 기대어 앉은자세에서 머리, 목, 어깨를 마사지하는 데 유용하다.

치료 중 임상의의 자세, 정렬 및 신체역학

효율적인 자세와 움직임은 마사지 테크닉의 효과적인 실행을 위한 신체적 기반을 구성한다. 잘 수행된 마사지 테크닉의 결과와 특징적인 "느낌"은 상지의 움직임과 마찬가지로 발, 다리, 골반 및 호흡 기관의 올바른 사용에 크게 좌우된다.

마사지 *스트로크* 수행에 대한 전문지식을 얻고자 하는 학생과 임상의는 자세 습관을 체계적으로 재교육해야 한다. 또한, 이 재교육은 도수테크닉 교육이 시작되기 전에 시작해야 한다. 왜냐하면 도수테크닉을 배우기 시작하면 자세에 대한 주의력이 감소하기 때문이다.

습관적으로 잘못된 신체역학을 교정하지 않으면 마사지 스트로크를 수행할 때 피로와 통증을 경험하게 된다. 많은 경우 이러한 불쾌한 결과는 몇 시간 또는 몇 주 안에 발생할 수 있다. 마사지 중에는 다음과 같은 신체역학의 일반적인 원칙이 적용된다:

1. 체중 이동을 조절하는 동안을 제외하고는 가능한 한 자세를 정렬되고 꼿꼿한 상태를 유지한다.
2. 두 발을 바닥에 닿게 유지한다.
3. 허리를 구부리기보다는 무릎을 구부려 고객과 고객 사이의 수직 거리를 줄인다.
4. 허리를 구부리거나 지나치게 손을 뻗는 대신 다리의 위치를 바꾸거나 체중을 앞쪽 다리에 옮겨 자신과 고객 사이의 수평 거리를 줄인다.
5. 배꼽 부위를 치료할 신체부위로 향하게 한다.
6. 근력보다는 체중을 조절하여 압력을 높인다.
7. 고객과 접촉하는 지점을 향해 조절된 방식으로 몸을 기울일 수 있다. 이때 고객에게 전달되는 체중의 양을 정확하고 지속적으로 조절한다.
8. 관절을 가능한 한 중립에 가깝게 위치시키고 관절의 닫힌 위치(close-packed position)에 있을 때는 하중을 가하지 않는다.
9. 자세를 자주 변경하여(예: 앉은자세에서 무릎을 꿇는 자세로) 신체에 가해지는 기계적 스트레스를 변화시킨다.

테크닉에 관한 장(chapter)에서는[8-14] 마사지 테크닉을 적용하는 동안 이 장에 설명된 자세와 움직임을 사용한다. 이상적으로는 마사지 테크닉의 도수 파트를 배우기 전에 습관이 될 때까지 연습하는 것이 좋다. 이러한 운동은 마사지를 수행하는 데 필요한 이완, 인식, 균형, 협응, 유연성 및 힘을 개발하는 데 도움이 된다. 그러나 운동이나 비슷한 운동에 대한 익숙함이 부족하면 도수테크닉의 질이 저하되고 부상 위험이 높아질 수 있다. 게다가, 이러한 운동은 그 자체로도 가치가 있으며 매일의 준비 운동(warm-up)이나 정리 운동(cool-down)에 포함시킬 수 있다.

정렬된 선자세

이 믿을 수 없을 만큼 단순한 자세는 실제로 처음 사용하기 시작할 때 신체의 만성적인 긴장 패턴을 드러내고 강조하기 때문에 실제로 유지하기가 매우 어려울 수 있다. 이 자세를 수행하는 단계는 다음과 같다(그림 6-57A, B 참조). 발을 어깨너비로 벌리고 선다. 삼각근(deltoid)의 측면보다는 관절(glenoid foss)을 랜드마크로 사용한다.

1. 깊게 숨을 쉬고 휴식을 취한다.
2. 다리를 통해 발에 체중을 편안히 싣는다.
3. 앞에서 뒤로 흔들고, 좌측에서 우측으로 체중이동하고, 내측에서 외측으로 이동하여 발이 지면에 닿는 방식을 분석한다.
4. 몸의 무게를 발에 고르게 분산시키는 발 위치를 찾는다.
5. 머리 꼭대기를 부드럽게 들어 올린다. 목을 구부리거나 펴서 머리 위치가 잘못되었는지 다른 사람에게 확인해달라고 요청할 수도 있다.
6. 10분 동안 선자세를 유지하면서 발이 지면에 닿는 느낌과 수직정렬 감각을 점진적으로 개선해 본다.

횡격막 호흡하며 정렬된 선자세

다음은 이 자세를 수행하기 위한 단계이다(그림 6-57C).

1. 매우 안정되고 이완된 느낌이 들 때까지 정렬된 자세로 선다.
2. 호흡에 집중한다.

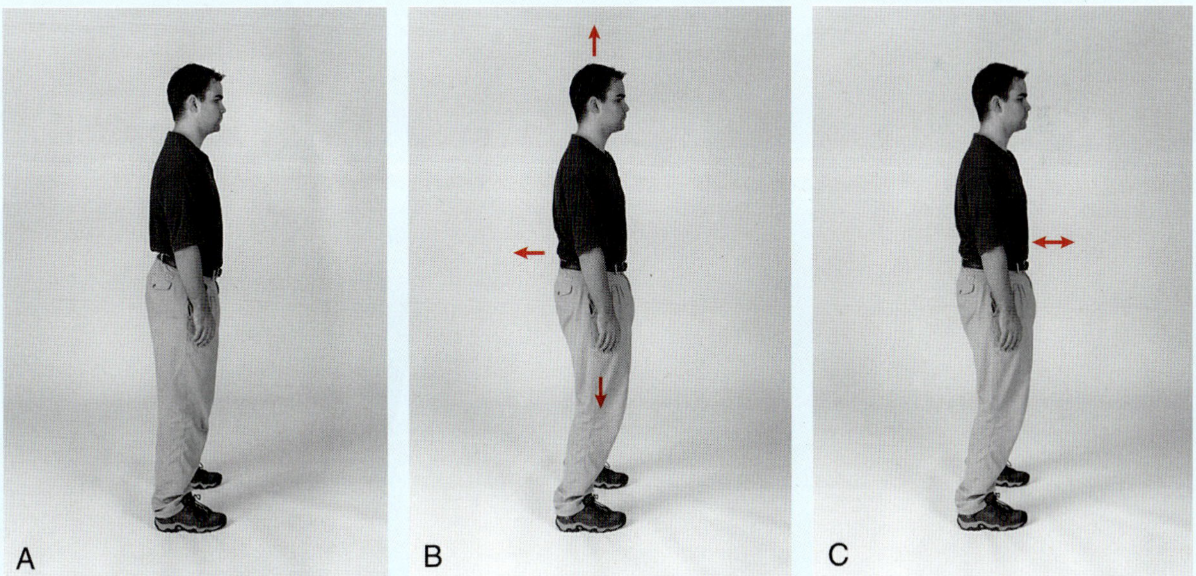

그림 6-57 A. 서있는 자세의 측면도(Lateral view)는 앞으로 기울어지는 모습을 보여준다; 이 치료사의 요추근육은 단축되고, 골반전방경사(anterior pelvic tilt)가 동반되며, 전방머리자세(anterior-head posture)가 된다. 이는 자세 습관이나 만성적인 근막 단축으로 인한 것일 수 있다. B. 치료사의 요추는 좀 더 중립적인 위치에 있고, 발에 체중의 균형을 맞추고, 무릎을 부드럽게 하고, 천골을 떨어뜨리고 머리를 들어 올린 후에 전체 자세가 더 잘 정렬된다. 여기서 치료사는 필요 이상으로 무릎을 구부려 과잉보상을 했다. C. 횡격막을 이용하여 호흡하는 것은 흡기 시 복부가 수동적으로 상승하게 한다. 압력을 가할 필요가 없고 일정시간 동안 유지해야 하는 표면반사테크닉(superficial reflex techniques)을 수행할 때는 정렬된 선자세를 사용한다.

3. 상흉부(upper chest)는 그대로 유지하고, 흡기시 복부가 수동적으로 바깥쪽으로 움직이고(moves out) 호기시 수동적으로 뒤로 움직이도록(moves back) 횡격막을 사용하여 호흡한다.
4. 이 자세를 유지하고 복부의 수동적인 움직임에 계속 집중한다. 흡기 시간과 깊이를 점차적으로 늘린다.
5. 10분간 집중호흡을 유지하며, 주기적으로 몸의 정렬을 확인한다.

서서 골반 기울이기

이 자세를 수행하는 단계는 다음과 같다(그림 6-58):

1. 매우 안정적이고 편안한 느낌이 들 때까지 정렬된 자세로 선다.
2. 무릎이 과신전되지 않도록 한다.
3. 골반에 주의를 집중한다.
4. 다리와 상체를 움직이지 않게 유지하고 천골을 떨어뜨리고 전상장골극을 후방방향으로 회전시켜 골반후방경사(posterior pelvic tilt)를 수행한다.
5. 요추에 손을 얹고 약간 편평해지는 느낌이 드는지 확인한다. 이것은 골반후방경사가 발생했음을 나타낸다.
6. 앞부분에서 설명한 방식으로 골반경사를 유지하고 횡격막을 사용하여 깊이 호흡한다.
7. 긴장을 푼다.
8. 이 기울이기와 이완 동작을 10~20회 수행한다.
9. 움직임을 더 크게 또는 더 섬세하게 하거나 무릎을 구부리는 정도를 달리하여 이 자세의 연습을 다양하게 한다.

선자세에서 골반후방경사를 적절하게 수행하려면 어느 정도의 유연성을 필요로 한다. 수행이 어려운 경우에는 슬관절과 고관절을 구부린 상태에서 편평한 표면에 바로누운자세를 연습하고, 슬관절과 고관절을 펴서 바로누운자세로 진행한 후 벽에 등을 대고 서 있는 상태에서 수행을 시도하고 그런 다음 지지되지 않은 상태에서 자세를 재시도한다.

정렬된 앉은자세

이 자세를 수행하는 단계는 다음과 같다(그림 6-59).

1. 슬관절과 고관절을 90° 굴곡될 수 있도록 편평하고 단단하며 패딩이 잘 된 의자에 똑바로 앉는다. 발을

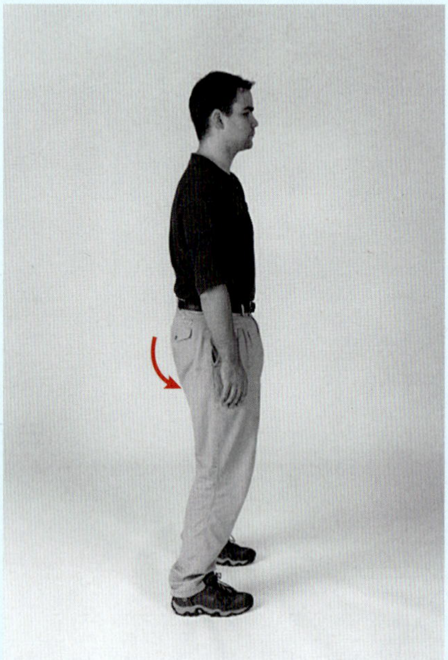

그림 6-58 서서 천천히 골반을 기울이는 동안 골반은 아래로 처지고 흉곽은 같은 위치를 유지한다. 이로 인해 요추부위가 길어지고 정상적인 전만이 감소한다. 이 움직임은 무릎을 구부리는 것을 포함하는 추후 동작의 전제조건이다.

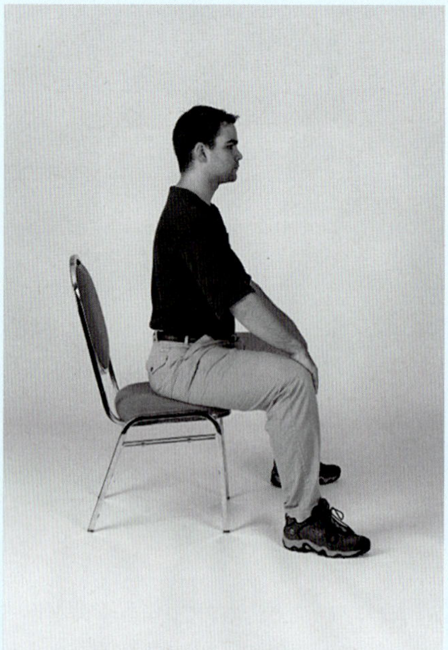

그림 6-59 다양한 테크닉을 적용할 때 정렬된 자세로 앉기를 사용한다. 발은 바닥에 편평하게 놓고 좌골치골가지(ischiopubic rami)로 지지되게 상체를 세운다.

바닥에 놓고 어깨 너비만큼 벌리거나 약간 더 넓게 놓는다.

2. 먼저 좌골결절을 접촉한 다음 주의를 집중한다.
3. 상체의 무게가 좌골결절에 얹혀지는 느낌이 들 때까지 척추를 굴곡시킨다.
4. 상체를 바로세운자세로 유지하면서 골반과 의자의 접촉점이 좌골결절(ischial tuberosities)에서 치골결합(symphysis pubis) 방향으로 좌골가지(ischial rami)를 따라 이동하도록 천천히 앞으로 굴린다.
5. 이 움직임은 요추를 신전해야 하기 때문에 손을 등의 일부분에 놓고 요추부위의 척주기립근이 조이는 느낌이 드는지 확인한다.
6. 아주 천천히 앞뒤로 여러 번 흔들면서 골반(좌골결절과 치골결합 사이)의 지점을 찾는다. 이 지점에서 상체는 곧게 있고 골반(회음부 주변 어딘가) 위에서 가장 편안하게 균형 잡힌 느낌을 받는다. 요추부위의 척주기립근이 해당 위치에 관여하면 안된다.
7. 횡격막을 이용해 심호흡을 한다.
8. 정수리를 부드럽게 들어올린다. 목을 구부리거나 펴서 머리 위치가 잘못되었는지 다른 사람에게 확인해달라고 요청할 수도 있다.
9. 10분 동안 앉아서 골반과 의자의 접촉 및 수직정렬 감각을 점차적으로 개선해 본다.

런지

이 자세는 보행자세(walk-standing), 활자세(bow standing), 궁수자세(archer standing)라고도 한다. 다음은 이 자세를 수행하는 단계이다(그림 6-60A, B).

1. 두 발을 모으고 선다.
2. 좌측 발이 바깥쪽으로 향하도록 좌측 고관절을 20°~45° 외회전시킨다.
3. 우측 발을 앞으로 내딛고 좌측 발의 오른쪽으로 편안한 거리만큼 내딛는다.
4. 상체를 곧게 유지하면서 무릎을 과신전하지 않은 채 좌측(뒤) 다리를 천천히 펴고, 앞쪽 발 위로 몸을 움직이면서 우측(앞) 다리를 구부린다.
5. 우측(앞) 다리를 곧게 펴고 좌측(뒤) 무릎을 구부리면서 뒤쪽 다리에 체중을 싣는다. 체중을 천천히 좌측 발에서 우측 발로 앞뒤로 이동하면서 유지한다.

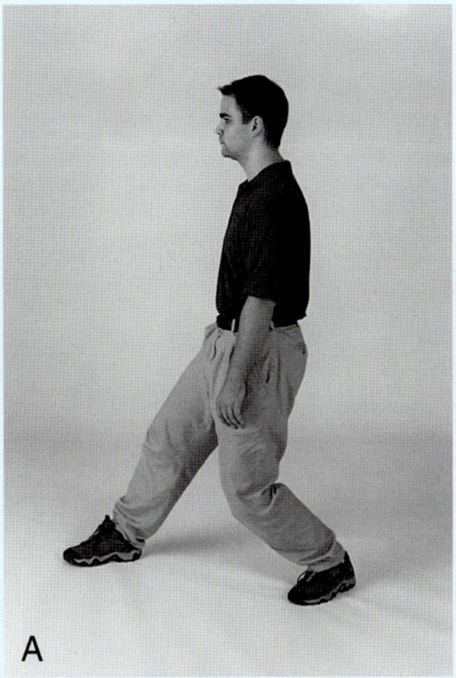
A

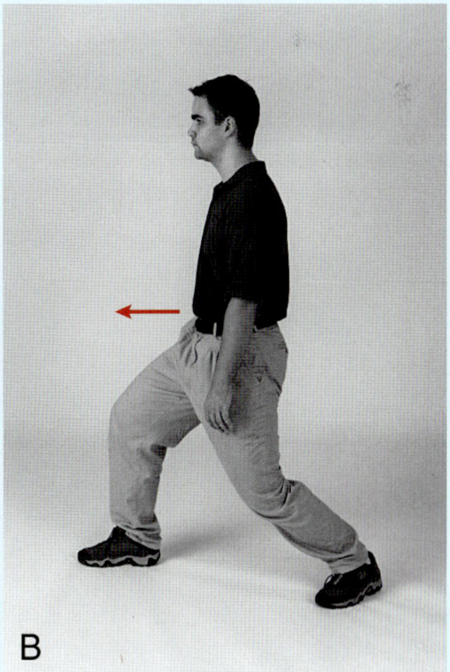
B

그림 6-60 A. 뒷다리 위에 체중을 실은 런지 자세. B. 런지 자세, 체중을 앞다리 쪽으로 이동한다(뒷다리는 여전히 좀 더 펴질 수 있다). 체중을 앞뒤로 이동할 때 체간은 움직이는 다리에 대해 균형을 유지하고 움직이지 않는다. 많은 테크닉에 사용되는 이 기본적인 다리 움직임에는 약간의 대퇴사두근 근력이 필요로 한다.

당신의 몸은 완벽하게 자세를 취하고 똑바로 세워져 있으며 머리는 움직이는 동안 바닥에서 같은거리(equidistant)를 유지해야 한다.

6. 체중을 뒤쪽 방향으로 이동하면서 숨을 들이쉬고, 체중을 앞쪽 방향으로 이동하면서 숨을 내쉬면서 호흡과 움직임을 동기화할 수도 있다.
7. 5분 동안 계속한 다음, 반대쪽 발을 앞으로 내밀어 운동을 반복한다.
8. 이 자세에 대한 연습을 다양하게 하고, 발 사이의 거리와 무릎을 구부리는 정도를 늘려 자세를 더욱 어렵게 만든다.

런지와 뻗기

이 자세를 수행하는 단계는 다음과 같다(그림 6-61A, B):

1. 앞에서 설명한 **런지(lunge)** 동작단계를 수행하여 시작한다.
2. 체중을 앞쪽 다리로 옮기면서 팔꿈치를 완전히 펴지 않은 채 두 팔을 배꼽 높이에서 앞으로 곧게 뻗는다. 체중을 뒷다리로 옮기면서 팔꿈치와 어깨를 구부리고 팔을 허리높이로 유지하면서 몸쪽으로 가져온다.
3. 발 사이의 거리를 늘리고, 무릎을 구부리는 정도를 다르게 하거나, 팔의 높이를 변경하고, 다양한 호흡패턴을 사용하여 이 자세의 연습을 다양하게 변경한다.

런지와 기울이기

이 자세를 수행하는 단계는 다음과 같다(그림 6-62):

1. 앞에서 설명한 **런지(lunge)** 동작단계를 수행하여 시작한다.
2. 움직이는 동안 체간을 똑바로 유지하기보다는 앞다리에 체중을 싣는 동시에 체간을 앞으로 기울인다(기울이기). 움직임의 앞부분에서는 머리 위에서 체간을 거쳐 뒷다리 발뒤꿈치까지 일직선이 되어야 한다. 이 자세의 움직임은 뒷다리에 체중을 싣고 몸을 곧게 한 자세에서 전방으로 기울이며 앞다리에 체중을 옮긴 후 다시 뒤로 돌아가는 것이다.
3. 체중이동 시 기울이기(Lean) 동작을 익히고 나면 앞서 설명한 런지와 뻗기(Lunge and Reach)자세에서 설명한 팔 동작을 추가한다.

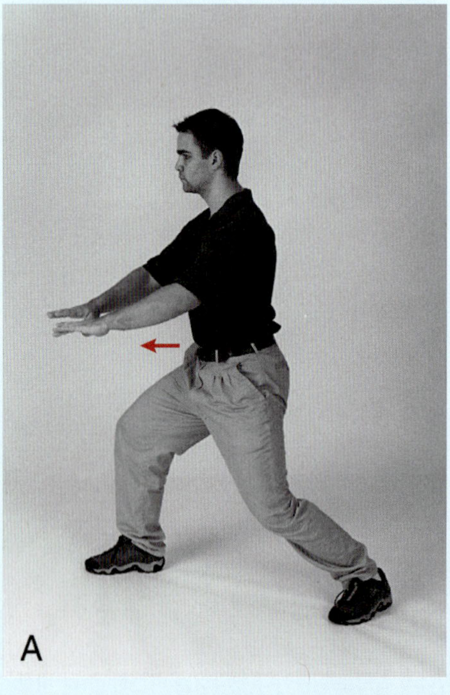

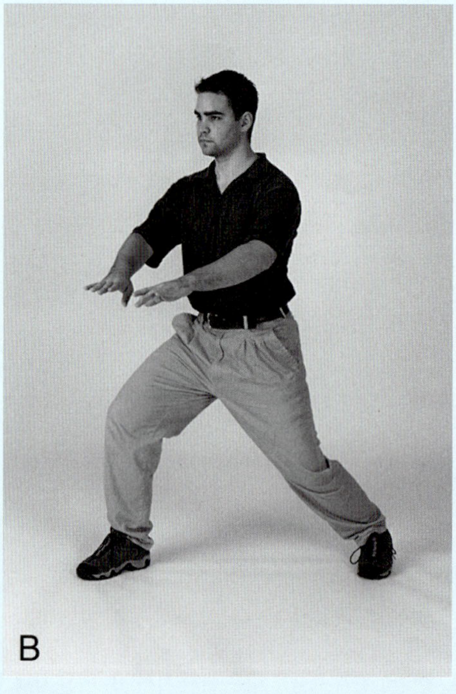

그림 6-61 **A, B.** 런지와 뻗기. 바로세운 체간에서 체중을 앞다리로 옮기면서 팔을 뻗는다. 이 정확한 움직임은 표면경찰법(effleurage)에 사용된다.

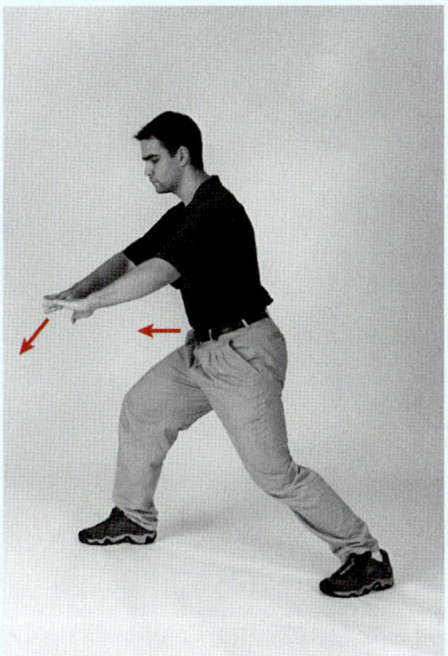

그림 6-62 런지와 기울이기. 치료사는 몸을 앞으로 숙이면서 체중을 앞다리 위로 옮긴다. 뒤쪽 무릎을 살짝 펴면 전방 움직임이 완료된다. 치료사는 다양한 신경근 및 결합조직테크닉을 사용하는 동안 정확하게 이 동작을 사용하여 고객에게 압력을 전달한다.

다리 넓게서서 무릎구부린자

이 자세는 기마 또는 전사자세(horse or warrior stance)라고도 한다.

다음은 이 자세를 수행하는 단계이다(그림 6-63 및 6-64 A, B).

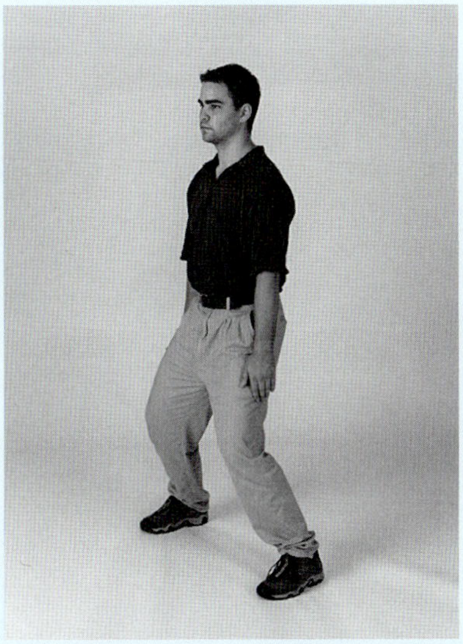

그림 6-63 먼저, 움직임없이 다리넓게벌린자세(기마자세: horse stance)를 연습한다("상부 굴곡-무릎자세": upper bent-knee position).

1. 발을 어깨너비보다 더 벌리고 정면을 향하게 하거나 약간 외회전한 상태로 선다.
2. 상체를 바로세운 상태에서 고관절과 슬관절을 몇 도만 약간 구부리고 이 자세를 유지한다. 이것이 바로 "상부 굴곡-무릎자세"이다.
3. 2~3분간 편안하게 유지할 수 있는 자세가 될 때까지 발 사이의 거리(폭)를 조정한다.
4. 무릎 굴곡 정도를 천천히 늘려 몸을 6~8인치 정도 낮

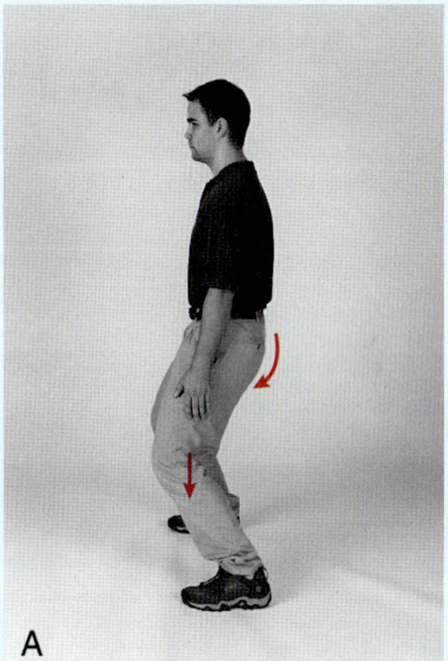

A

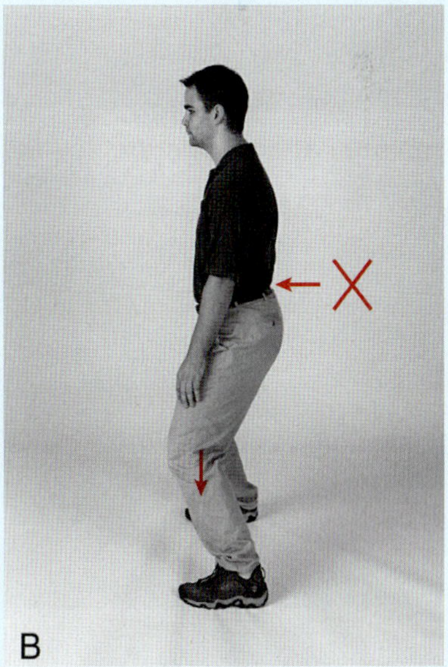

B

그림 6-64 **A.** 다리를 넓게 벌리고 선자세로 무릎을 구부린다. 치료사는 무릎을 굽히는 동시에 요추부위가 길어지도록 골반후방경사를 실행한다. 짜기(비틀기, wringing)와 같은 일부 신경근테크닉에 이러한 유형의 다리 움직임을 사용한다. **B.** 움직임의 일반적인 실수는 무릎이 구부러짐에 따라 요추전만증이 증가하는 것이다.

춘다. 이것이 "하부 굴곡-무릎자세(lower bent-knee position)"이다.

5. 상체를 곧게 유지한 상태에서 골반후방경사(앞에서 설명한 단계 사용)를 수행하여 몸을 낮추면서 하부척추가 길어지도록 한다. 이 움직임 동안 요추에 손을 올려 위치를 모니터링 한다.
6. 요추나 무릎을 과신전 없이 천천히 무릎을 펴서 상부 굴곡-무릎자세로 돌아간다.
7. 반복한다.
8. 중립자세에서 상부와 하부 굴곡-무릎자세까지 이 일련의 움직임을 점진적으로 최대 100회 반복한다.
9. 여러 가지 방법 중 하나로 이 자세를 다양하게 연습한다.
   - 발 사이의 거리(폭)를 변경한다.
   - 무릎을 더 구부린다.
   - 내려갈 때 상체를 한 방향으로 회전시키고 올라올 때 원래 위치로 회전시킨다.
   - 구부린 팔을 통해 상체체중의 일부를 테이블에 전달하면서 마사지 테이블 옆에서 무릎을 구부린다.

서서 기울임 조절

이 자세를 수행하는 단계는 다음과 같다(그림 6-65):

1. 이것을 수행하려면 기댈 수 있는 마사지 테이블이나 기타 안정적인 물체가 필요하다. 테이블은 부분적으로 뻗은 팔의 손이 닿는 곳에 있어야 한다.
2. 앞에서 설명한 **런지와 기울이기(lunge and lean)** 자세 단계를 수행하여 시작한다.
3. 체중을 앞다리로 옮기면서 앞으로 몸을 숙이고 팔을 쭉 뻗는다. 손이 테이블에 닿도록 하고 천천히 체중의 일부를 테이블로 옮긴다. 이렇게 하면서 뻗은 뒷다리로 체중이 이동하는 것을 느껴야 한다.
4. 천천히 팔을 원래 위치로 되돌리고 상체를 뒷다리 위로 이동시킨다.
5. 앞뒤 움직임을 반복하고 각 움직임의 적절한 지점에서 체중의 일부를 테이블로 옮긴다. 압박과 해제를 천천히 조절해야 한다.

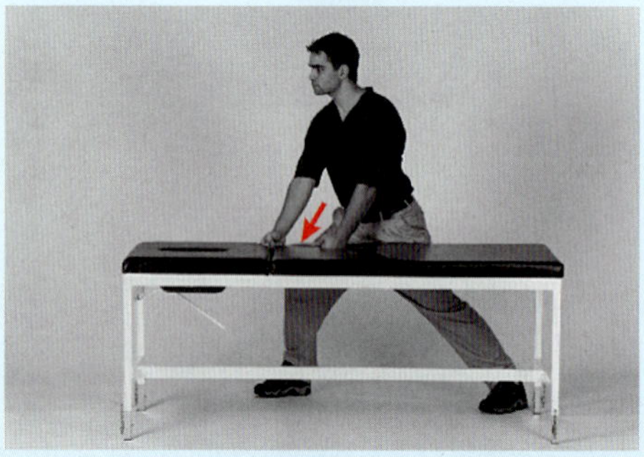

그림 6-65 다양한 신경근 및 결합조직테크닉을 수행하는 동안 압력을 가하기 위해 서서 기울임 조절(standing controlled lean)를 사용한다.

앉아서 기울이기 조절

이 자세를 수행하는 단계는 다음과 같다(그림 6-66A, B 및 6-67):

1. 마사지 테이블이나 기댈 수 있는 다른 안정된 물체를 바라보며 정렬된 자세로 앉는다.
2. 지지면에 손을 올려 놓는다.
3. 점차적으로 허리를 앞으로 숙이고 지지면에 압력을 가하여 균형감을 느끼도록 한다.

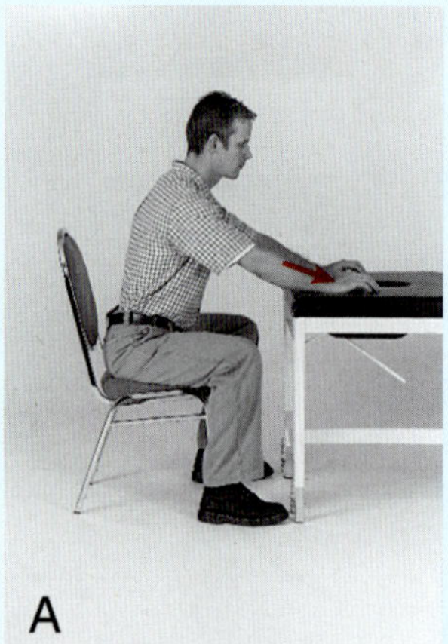

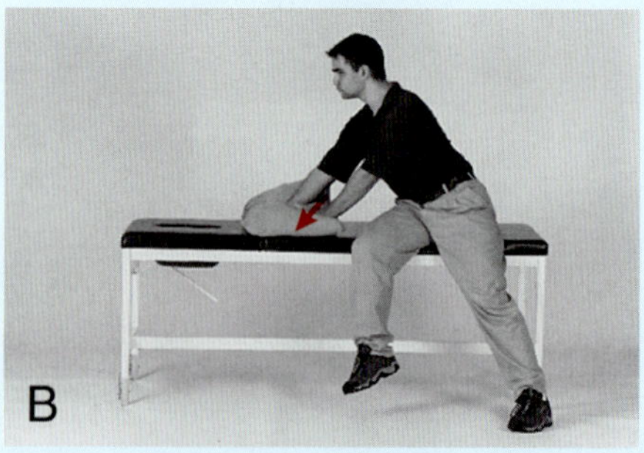

그림 6-66 **A.** 의자를 이용하여 앉아서 기울이기 조절(Seated Controlled Lean). 이는 고객의 어깨를 치료할 때 자주 사용된다. **B.** 테이블 가장자리에 앉아서 조절하는 기울이기. 고객을 치료할 때 치료사가 허벅지나 골반이 아닌 손이나 전완으로만 고객과 접촉한다면 테이블 가장자리에 앉는 것은 허용된다.

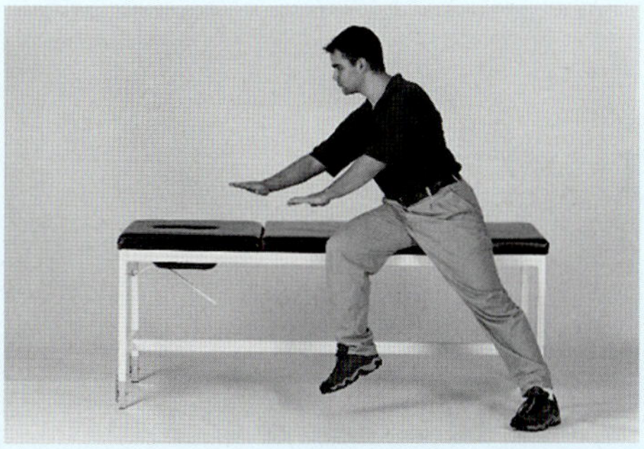

그림 6-67 치료사는 고객을 이용하여 자신의 몸을 지탱하는 것이 아니다. 이 자세에서 고객에게 전달할 수 있는 체중의 양을 완벽하게 조절해야 한다.

4. 또는 단단한 침대나 마사지 테이블 가장자리에 똑바로 앉아 한쪽 끝을 향하도록 한다. 마사지 테이블 위에 있는 경우 테이블에 가장 가까운 다리는 바닥에서 떨어져 있고 다른 쪽 발은 바닥에 단단히 접촉해 있다.
5. 위에서 설명한 방식으로 천천히 앞으로 몸을 기울여 체중을 이동한다.
6. 지지면으로 이동하는 체중의 양, 접촉높이 및 압박시간을 변경하여 이 자세의 연습을 다양하게 한다(지속적인 조절력과 편안한 어깨를 유지).

복습

핵심요점

1. OBM의 마사지 테크닉 분류는 해부학, 실무요건 및 결과를 기반으로 한다. 이 분류에서 순서는 표면조직에 영향을 미치는 테크닉, 심부 조직에 영향을 미치는 테크닉, 여러 조직층에 영향을 미치는 테크닉, 임상의가 유사한 현상을 촉진하고 관찰하는 데 필요한 방법, 복잡한 기술이 필요한 테크닉 그 전에 임상의가 더 간단한 기술을 습득해야 하는 테크닉이다.
2. OBM 마사지 테크닉의 범주는 표면반사테크닉, 표면유체테크닉, 신경근테크닉, 결합조직테크닉, 수동적운동테크닉, 타법테크닉이다.
3. 지능적 접촉에는 임상의가 마사지 테크닉을 성공적으로 사용하기 전에 숙달해야 하는 6가지 기술, 즉 주의, 집중, 식별, 식별, 탐구 및 의도가 있다.
4. 지능적인 마사지치료에는 촉진테크닉과 관련된 해부생리학적 지식의 통합과 고객의 반응에 대한 집중이 포함된다.
5. 치료를 배우는 학생은 효과적인 치료의 전반적인 흐름, 속도 및 리듬을 파악하기 위해 유능하고 경험이 많은 전문가로부터 마사지 또는 기타 도수테크닉을 반복적으로 받아야 한다.
6. 임상의는 문제없는 기능수준을 유지하고 지속적인 손상을 방지하기 위해 유산소, 유연성, 저항 및 균형훈련을 포함하는 포괄적인 운동프로그램을 수행하여 고객과 상호작용을 시작하기 전에 신체적으로 준비해야 한다.
7. 임상의는 고객과의 상호작용에 앞서 적절한 시간관리 및 스트레스 조절 테크닉을 사용하여 신체적, 심리적으로 준비해야 한다.
8. 치료재료를 선택하고 준비할 때 임상의는 치료환경과 고객의 요구에 어떤 테이블, 윤활제, 리넨이 적합한지 고려해야 한다.
9. 드레이핑 절차와 후속 마사지를 시작하기 전에 임상의는 해당 직업의 실무범위와 규정, 관련정부 보건규정에서 규정한 지침에 따라 손과 기타 접촉면을 철저히 청소해야 한다.
10. 치료과정에서 임상의는 마사지 전과 마사지 중에 직업에 대한 실무지침, 규정 및 법률에 따라 적절한 사전동의를 얻었는지, 적절하게 고객 자세를 잡고 드레이핑을 했는지 확인해야 한다.
11. 치료과정에서 임상의는 자신의 위치를 잘 잡고 올바른 신체역학을 사용하는지 확인해야 한다.

임상사례: 마사지 준비 및 자세잡기

고객 프로필

신체 상태가 좋은 건강한 30세 임상의는 주당 마사지 업무량을 두 배로 늘린 후 허리에 잦은 압박감과 통증을 경험하기 시작했다. 그의 통증수준은 매주 증가하고 있으며 이제 그의 업무능력에 영향을 미치고 있다.

임상소견

주관적 소견:

임상의는 그의 증상이 두 시간 정도 일을 하고 나면 나타나고, 일이 끝날 때까지 점진적으로 악화되다가 한 시간 정도 쉬면 사라진다고 한다. 스트레칭, 특히 척추신전근을 스트레칭하면 증상이 완화된다.

그는 일하는 동안 어떤 행동이 증상을 유발하는지 확인할 수 없으며 서 있는 자세와 앉은자세 모두에 문제가 있는 것 같다고 한다.

객관적 소견:

임상의는 오른손잡이며 자세는 약간 **상부교차(upper-crossed)** 패턴으로 보인다. 요추 능동가동범위는 정상범위 내에 있다. 복부 근력은 5/5등급이다. 그는 앉아서 뻗기검사(sit-and-reach test)를 근거로 햄스트링 긴장이 있다. 촉진 시 흉추 및 요추 기립근의 휴식기 긴장증가(elevated resting tension)와 통증을 재현하는 **잠재성 통증유발점(latent trigger points)**이 있다.

치료 접근법

임상의의 프로필과 소견에 따르면 그의 허리통증은 생체역학적인 것으로 나타났다. 가능한 메커니즘은 그가 척추신전근을 과도하게 사용하고 있다는 것이며, 이는 직립자세를 유지하려는 과도한 노력의 일반적인 결과이다.

그에게는 몇 가지 옵션이 있다.

- 일하는 중에 동료가 자세를 모니터링하여 요추 과신전의 징후를 찾도록 할 수 있다. 그런 다음 피드백을 통해 이를 수정할 수 있다.
- 일하는 동안 주기적으로 허리의 일부분에 손을 얹어 요추신전근의 과도한 수축이나 긴장의 징후를 모니터링할 수 있다.
- 골반위치 및 관련 신전근수축에 대한 인식을 개선하기 위해 누운자세, 앉은자세, 선자세에서 매일 골반경사를 연습할 수 있다.
- 매일 요추 스트레칭 프로그램을 할 수 있다.
- 일을 할 때 긴장이나 통증의 첫 징후가 나타나면 멈추고 잠시 뒤로 물러서서 긴장을 풀고 호흡을 하며 자세를 조정한 후 일을 계속하도록 스스로 훈련할 수 있다.
- 치료 중 자세를 수정하여 일하는 동안 **인체공학적(ergonomic)** 하중을 조절할 수 있다.
- 이러한 증상이 과로로 인한 일반적인 피로에서 비롯된 것인지 판단하고 업무량을 줄일 수 있다.

비판적 사고의 질문

1. OBM의 마사지 테크닉 분류는 마사지 테크닉을 구성하고 명명하는 전통적인 접근방식과 어떻게 다른가?
2. 지능적 접촉의 프레임워크에서 6가지 기술을 설명하라. 마사지 테크닉 수행능력에 대한 자체평가를 바탕으로 이 6가지 기술 중 어떤 기술을 개선하고 싶은지 확인하라.
3. 경험이 많은 임상의로부터 숙련된 마사지를 받는 것이 마사지 테크닉을 수행하는 능력에 어떤 영향을 미쳤는지 설명하라. 숙련된 마사지를 지속적으로 받을 수 있는 계획을 세워라.
4. **하타요가(Hatha Yoga)**와 같은 일부 운동시스템은 신체조절과 신체인식을 함께 가르친다. 신체조절과 신체인식을 함께 가르치는 다른 시스템은 무엇인가? 운동시스템 하나를 선택하고 해당 시스템과 관련된 조절 및 인식이 마사지를 하는 데 어떻게 도움이 되는지 설명하라.
5. 당신의 치료환경과 개인생활에서 당신을 번아웃 위험에 빠뜨릴 수 있는 두 가지 요인을 파악하라. 번아웃을 예방

하기 위해 사용할 수 있는 몇 가지 전략을 나열하라.

6. 휴대용 치료테이블 과 휴대용 치료 의자의 특성을 비교 및 대조하고 두 가지 모두에 적합한 치료설정을 파악하라.
7. 서로 다른 윤활제들을 모아서 여러 신체부위에 다른 양으로 펴 바른다. 각 윤활유 유형의 장점과 단점은 무엇이라고 생각하는가?
8. 병원 병동, 개인 주택, 사무실 및 경기장의 스포츠 대회에서 사용하기 위해 이 장에 설명된 자세잡기 및 드레이핑 절차를 어떻게 적용할 것인가?
9. 드레이핑의 법적, 윤리적, 실용적인 측면을 설명하라. 전문적인 행동강령에 따라 고객의 골반을 노출시킬 수 있는 상황을 파악하라.
10. 설명된 자세 중 가장 수행하기 어려운 자세는 무엇이고 이유는 무엇인가? 이 어려움을 설명하기 위해 신체구조에 대한 이해를 사용하라.

6장 참고문헌은 526페이지부터 시작

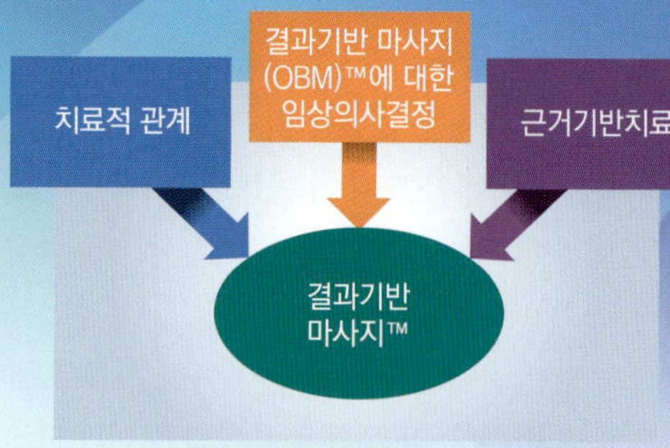

Chapter 7 표면반사테크닉

목적

목적 이 장을 읽은 이후로 다음에 나열된 정보를 가지게 될 것이다.

1. 이 범주 안에 있는 마사지 테크닉이 다른 형태의 조직에 어떠한 영향을 미치는지 설명할 수 있다.
2. 각각의 마사지 테크닉의 접촉면, 압력, 조직이 결합된(tissues engaged), 진폭, 방향, 속도에 관하여 설명할 수 있다.
3. 각 마사지 테크닉을 수행하는 방법과 연습순서의 맥락에서 적용하는 방법을 보여 줄 수 있다.
4. 마사지 테크닉이 효과를 얻는 메커니즘에 대해 추측해 볼 수 있다.
5. 각 마사지 테크닉과 관련된 치료결과, 징후, 금기사항 및 일반적인 각각의 마사지 테크닉 사용을 설명할 수 있다.

표면반사테크닉(superficial reflex techniques)은 오직 피부에만 관련되며 주로 각성수준(level of arousal), 자율신경계 균형, 통증의 인지에 영향을 미친다. 이 테크닉은 정적접촉(static contact), 표면쓰다듬기, 미세한 진동(fine vibration)으로 구성된다. 이 장은 이러한 테크닉들이 어떻게 시행되고 연습의 단계에서 어떻게 적용되는지 설명한다. 또한 결과와 근거, 주의사항, 금기사항, 치료에 어떻게 사용되는지 논의한다. Table 7-1 는 신체의 구조와 기능과 관련된 표면반사테크닉(superficial reflex techniques)의 효과를 요약하였다. 치료사는 이 테크닉의 주의 및 금기사항을 숙지하고 그들의 연습정도 및 기술단계가 허락되는 범위에서 사용하도록 권고되어 진다. 마지막으로, 치료사는 고객을 접촉하거나 옷을 입히고, 벗길 때 그들이 지고 있는 자격범위 내에 있는 실습가이드, 규정, 법률을 준수하여야 한다(6장의 예 참조). 그림 옆의 "경고" 아이콘은 치료사의 자격내의 규제에 따라 의학적으로 치료가 필요하다는 고객의 서면동의 없이는 치료 시 특정부위를 가리고 치료해야 한다.

정적접촉: 근거

정의

정적접촉(**static contact**): 고객의 몸 위에 위치한 치료사의 움직임 없는 손의 접촉은 작은 힘으로 수행된다.

이름 및 출처

정적접촉은 마사지 테크닉 중에서 가장 간단하고, 오래되고, 가장 보편적인 방법이다. 다른 문헌이나 마사지 관련 시스템에서 정적접촉이라고 알려진 테크닉은 "안정자세(resting position)", "수동적 접촉(passive touch)", "표면접촉(superficial touch)", "가벼운 접촉(light touch)", "정적접촉(static touch)", "유지접촉(maintained touch)", "정적 유지(stationary holding)"[1-3,7] 로 알려져 있다.

이것은 **에너지 접근방식(energetic approaches)**에 광범위하게 사용되며, 자기장 조절을 시도하거나 신체의 에너지장을 이용하는 치료적 접촉(therapeutic touch), Reiki, 극성치료(polarity therapy)와 같은 방법들이다.

사용

치료사는 이 세션에 설명된 다양한 적용을 위해 정적접촉을 사용한다.[8-61]

치료사는 정적접촉을 사용하여 친밀감을 형성하고 이완을 증진시키며, 고객의 교육을 보조한다. 치료사들이 강한 테크닉을 피해야 할 때, 이 방법을 사용한다.

결과 및 근거

정적접촉은 마사지 테크닉 중에서 기계적 자극이 가장 적다. 이는 다양한 생리적, 심리적 영향을 줄 수 있다.[8-61] 치료사는 이를 사용하여 치료 중재의 흐름을 향상시키고 고객의 심리적, 생리적 장애를 파악하고 고객 교육을 명확히 하는 결과를 얻을 수 있다. 치료사는 정적접촉을 사용하여 두 가지 방법으로 치료 중재의 흐름과 일관성을 강화 시킬 수 있다: 고객과 치료적 친밀도를 확립하고[30-34] 마사지 중재의 시작과 끝에서 불안을 줄이고 안정을 유도하는 방법이다.[44-47] 정적접촉에는 많은 심리적 영향이 있다. 치료사는 움직임이나 힘의 사용이 금기되거나 잘 허용되지 않는 상태에서 불안과 통증에 대한 인식을 줄이기 위해 이 방법을 사용할 수 있다. 예를 들면, 외상, 급성 상황에서 사용할 수 있으며 또는 극심하고 다루기 힘든 통증, 질병, 사망, 수술 후, 전신 약화, 회복기, 정서적 스트레스, 과민증, 외상후스트레스 및 폭력, 성적학대 또는 좋지 않은 신체적 자아상(poor physical self-image)이 있는 경우이다.[1,3,4] 정적접촉은 고객에게 호흡을 가르칠 때도 필수적인 방법이며(그림 7-2, 7-3) 고객에게 신체부위를 인식하도록 구두 명령(cueing)을 할 때도 필요하다.[52-59] 치료사는 움직임을 촉진하기 위해서 사용할 수도 있다. 마지막으로 정적접촉은 치료적 접촉(therapeutic touch), 레이키(reiki), 극성(polarity)과 같은 치료 접근법에 통합되어 에너지 또는 생명력 측면에서도 치료철학을 개념화할 수 있다.[60] 그림 7-1은 정적접촉에 대한 신체구조 및 기능의 주요 결과를 요약하여 보여준다.

정적접촉이 작동하는 방식

연구자들은 이 매우 간단한 테크닉이 어떻게 치료효과를 나타내는지 정확히 알지 못 한다.[50-71]

다시 말해서, 어떻게 피부신경의 이완효과를 만들어 내는가? 피부에 가해지는 부드러운 자극은 부교감신경계의 활동을 향상시키는 것이 가능하다.[50,51,56-58,61-69] 부교감신경의 활성은 코티솔 감소 및 세로토닌 증가와 같은 신경내분비계의 변화를 초래할 수 있다.[48-51] reiki, healing touch, 와 같이 치료적 접촉을 사용하는 치료사들은 가장 간단한 형태의 터치를 사용하여 고객 신체의 에너지 장이나 자기장을 조작하는 것이 가능하다고 제안한다. 이 제안이 제기하는 질문은 다음과 같다: 인간은 실제로 생체 자기장을 가지고 있는가? 숙련된 치료사가 손에서 자기장을 투사할 수 있는가? 이것이 고객의 자기장에 영향을 미칠 수 있는가? Oschman은 에너지의학(Energy Medicine)이라는 책에서 이러한 생각에 대한 과학적 근거를 자세히 검토하였다. 과학적 기반 및 관련된 논문.[71-79]

근거조사

단일 세션의 정적접촉이 신체적, 정신적 건강을 위해 무엇을 할 수 있을까? 하버드 대학과 애리조나 대학의 연구원들은 미국 전역의 단일군 효과시험에서 1411개의 Reiki 세션을 평가했다.[59] 각 60분 세션은 치료사가 정적접촉을 위해 참가자의 다른 부위에 부드럽게 손을 얹는 것으로 구성되었으며, 치료사의 재량에 따라 1~5분간 지속한다. 각 세션 전후에 참가자들은 통증과 전반적인 웰빙(well-being)을 포함한 9가지 신체적, 심리적 측정치를 평가하도록 요청 받았다. 평가결과 모든 측정 항목에서 통계적으로 유의미한 개선이 나타났다, 이는 정적접촉만을 치료에 적용하는 것이 단기적인 이완의 수단이 될 수 있음을 의미한다. 이 연구는 비교를 위한 이중맹검(double-blind) 대조군이 없다는 점에서 효과를 입증하는 것이 제한적이다. 그러나 전반적으로 이 논문은 다양한 관점에서 마사지 테크닉 연구를 표준화하고 확장하기 위해 만들어진 규모가 큰 모델이며, 신체적 안정과 정신적 웰빙(well-being)을 위한 정적접촉의 영향을 보여준다.

Dyer NL, Baldwin AL, Rand WL. A large-scale effectiveness trial of Reiki for physical and psychological health. J Altern Complement Med. 2019;25(12):1156-1162.

정적접촉: 실습

정적접촉의 구성요소

정적접촉(static contact)의 구성요소:

접촉(Contact): 손 전체, 손가락 끝, 무지(엄지손가락,thumb)
압력(Pressure): 최소
참여(Engages): 피부
방향(Direction): N/A(해당없음)
진폭/길이(Amplitude/length): N/A(해당 없음)
비율(Rate): N/A(해당없음)
기간(Duration): 60초에서 15분 혹은 그 이상
통합(Intergrades with): 압박과 진동
맥락(Context): 단독으로 사용할 수 있다. 더 깊은 조직을 연결하기 위해 다른 테크닉을 사용하는 부위 또는 전신 시퀀스의(sequences)의 시작과 끝에서 수행되는 "framing technique"이다.

촉진실습

다음 촉진실습은 정적접촉(static contact)을 잘 수행하는데 필요한 손의 테크닉과 집중력을 개발하는 데 도움이 된다.

1. 손의 손바닥 표면 전체를 이용하여 다양한 크기와 모양의 가정용 물건에 형태를 맞추는 실습. 목표는 손에 긴장을 주거나 물건을 압축하지 않고 손 접촉을 최대화하는 것이다.
2. Chaitow[80]는 정상적인 실내 온도에서 따뜻하거나 차갑다고 인식되는 다양한 재료의 (예: 금속, 유리, 플라스틱)로 만들어진 가정용 물건을 만져볼 것을 제안한다. 인지된 온도차이를 무엇으로 설명할 수 있나? 손의 다른 부분이 온도에 더 민감한가?
3. 눈을 감고 연습 파트너의 흉곽(가슴우리, thorax)에 손을 가볍게 얹고 호흡리듬을 모니터링 한다. 흉곽(가슴우리, thorax)에서 좀 더 멀리 떨어져 손으로 골반, 무릎, 발에 접촉했을 때 호흡리듬을 감지할 수 있는가?
4. 테이블 위에 전완을 받치고 양손으로 고객의 후두부를 10분 동안 받친다. 어떤 리드미컬한 움직임을 감지할 수 있는가?

매뉴얼 테크닉

그림 7-1에서 7-7, 정적접촉(static contact)은 신체의 다양한 부위에 적용된다. 그림은 바로누운자세와 엎드린자세로 머리부터 발까지 순서로 나열되었다. 각 그림은 매뉴얼 테크닉에 대한 대부분의 지침을 보여준다:

1. 이완된 손을 사용하여 고객 신체의 표면윤곽에 균일하게 접촉하도록 한다.
2. 일반적으로, 손은 대칭적인 위치로 고객의 신체에 접촉한다. 이를 통해 고객 신체의 왼쪽과 오른쪽 측면과 동시에 접촉을 유지할 수 있다(그림 7-1A , 7-1B, 7-3 , 7-6).
3. 어떤 방식으로든 고객의 조직에 물리적으로 힘을 가하거나 조작하려고 시도하지 않는다. 고객이 이를 견딜 수 있다고 생각하는 경우 손의 일부 무게가 고객의 몸에 얹힐 수 있다.
4. 점진적으로 그리고 부드럽게 고객의 신체표면과 접촉을 하고 떼었다 한다. 대체로 접촉을 하고 떼는 것은 고객의 이완 수준에 영향을 준다. 접촉을 자주 바꾸면 이 테크닉의 진정효과가 감소할 수 있다.
5. 손이 고객의 신체에 접촉할 때 흔들리지 않도록 잡는다. 장시간 테크닉을 적용하더라도 피로로 인해 손이 흔들리지 않아야 한다.
6. 저자의 임상적 관찰에 따르면 천골(엉치뼈, sacrum) 정중부 및 후두부에 장기간(5분 이상) 정적접촉을 적용할 때 깊은 이완효과를 얻을 가능성이 더 높다(그림 7-1B ,7- 7).[80] 고객의 손, 발, 얼굴과의 접촉은 신체의 다른 부위보다 이완효과가 있을 가능성이 더 높다.[3] 이는 이 영역의 신경분포밀도 때문일 수 있다(그림 7-5 , 7-6).

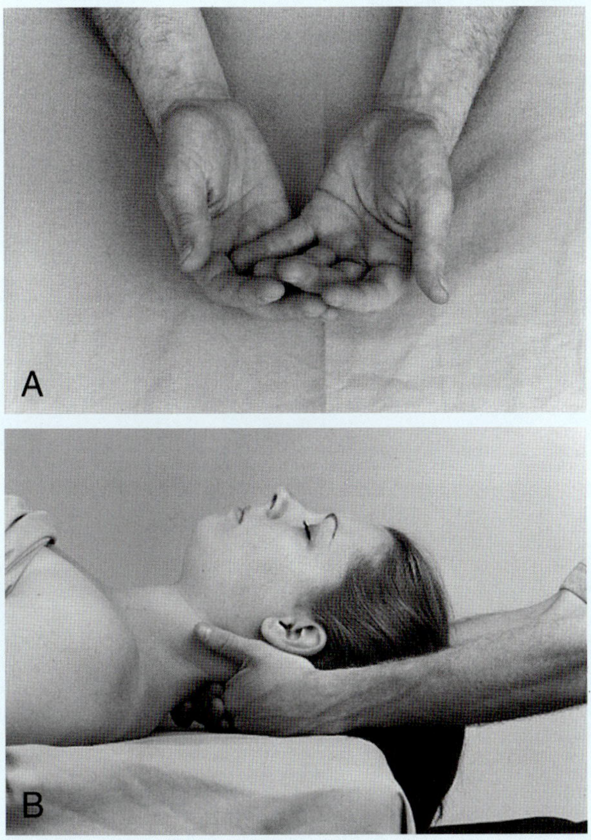

그림 7-1 **A.** 고객이 바로누운자세에서 후두부에 정적접촉을 적용하기 위한 손위치. 전완(아래팔,forearm)은 테이블에 지지된다. **B.** 후두부에 적용되는 정적접촉. 고객의 목의 경련이나 과긴장(hypertonicity)을 줄이기 위한 이러한 편안한 접근방식은 진정효과가 있다.

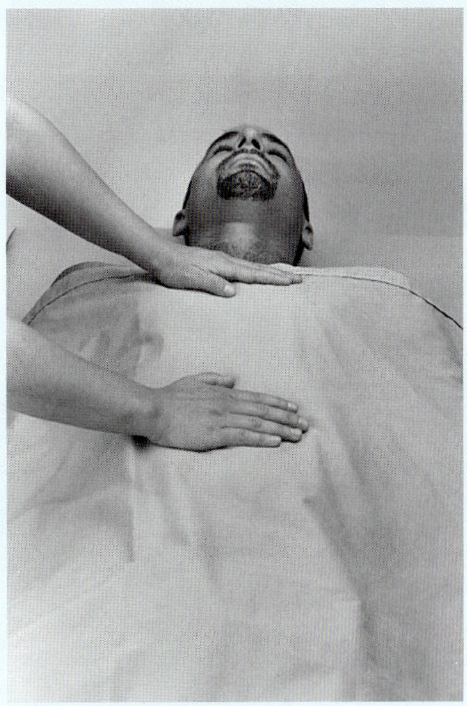

그림 7-2 호흡 중 상부늑골(갈비뼈, rib)과 복부의 움직임에 대한 고객의 인식을 유도하는 데 사용되는 정적접촉 위치.

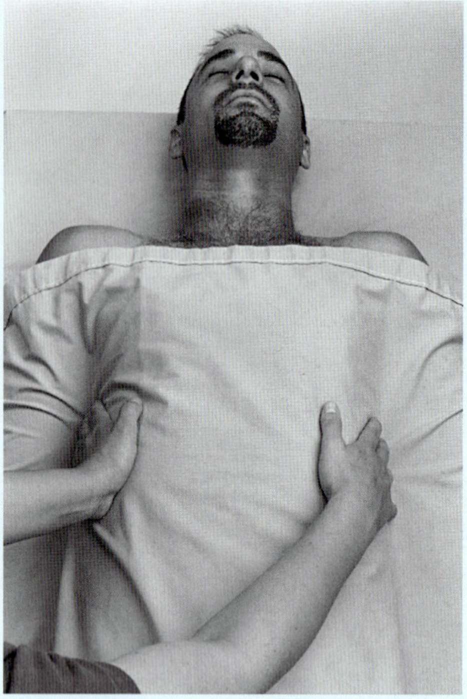

그림 7-3 측면늑골(갈비뼈, rib)호흡에 대한 고객교육을 용이하게 하는 데 사용되는 정적접촉.

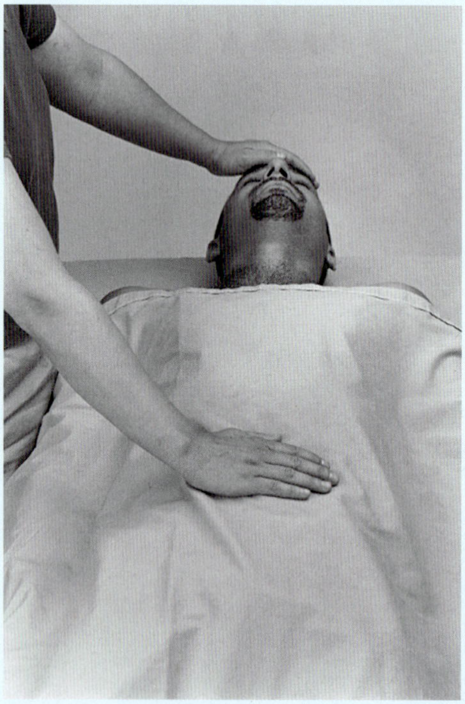

그림 7-4 이마와 복부의 동시접촉.

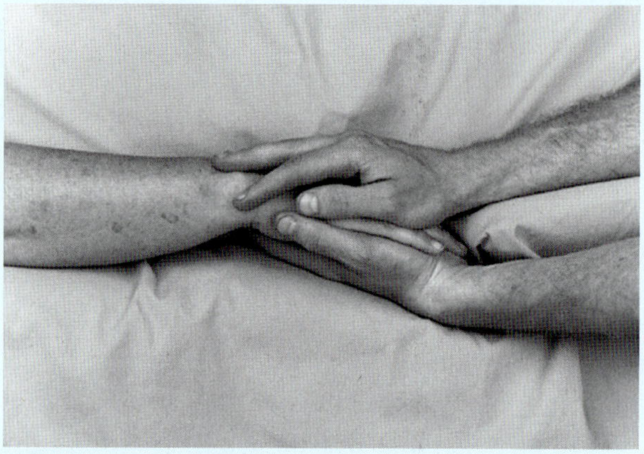

그림 7-5 친밀하고 편안한 적절한 손의 접촉.

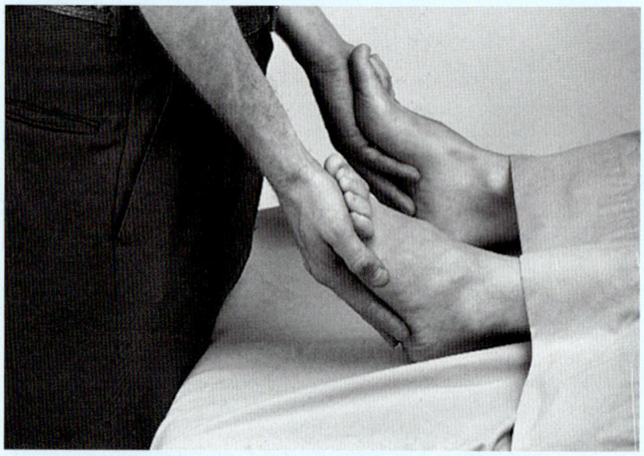

그림 7-6 발바닥에 대한 양측 정적접촉.

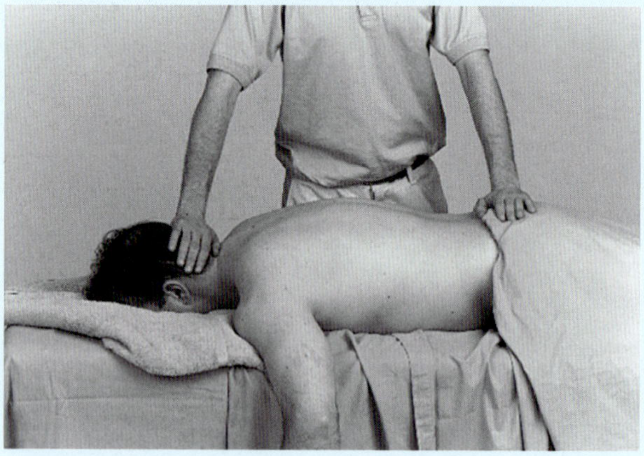

그림 7-7 후두부와 천골에서의 장기간의 동시접촉으로 고객은 이완될 수 있다.

치료사의 위치와 움직임

1. 6장에 설명된 기본 위치를 사용하며, 정렬된 자세로 선자세, 앉아서 정렬된 자세, 런지, 그리고 런지 와 뻗기(reach) 자세의 부분이다.
2. 장시간 접촉을 유지해야 할 때 부주의하게 손이 흔들리는 것을 최소화하려면 편안하고 안정적인 자세를 선택하여야 한다.
3. 고객의 발과 머리를 다루는 테크닉을 사용하거나 한 쪽 방향으로(unilaterally) 시행할 때는 앉는 것이 더 나을 수 있다. 앉으면 테이블 가장자리에서 전완(아래팔, forearm)을 지지할 수 있어 안정성이 향상되고 테크닉 중 팔의 피로가 덜 발생될 수 있다(그림 7-1A , 7-1B).

촉진

촉진을 수행할 때 다음 사항에 대해 고려하면서 고객의 피부를 접촉한다.

1. 피부의 질감(Skin texture)
2. 피부의 온도(Skin temperature)
3. 땀과 습기의 유무(Presence of perspiration and moisture)

관찰

테크닉을 수행하면서, 고객의 향상되는 이완을 보여주는 **각성수준(level of arousal)**과 자율신경 균형(**autonomic balance)**의 변화를 관찰한다. 다음에 나열된 징후는 이완이 향상되었음을 보여준다.

1. 호흡 속도 및 깊이 감소.
2. 깊어진 목소리 톤.
3. 홍조(flushing) 등 피부색의 변화, 창백(pallor)은 **불필요한 교감신경반응(sympathetic response)** 일 수 있다.
4. **휴식기 근긴장(resting muscle tension)** 긴장의 전신적 감소, 조직윤곽이 부드러워지거나 신체부위가 넓어지고 편평해지는 것으로 입증된다.
5. 근육경련(twitches) 및 갑작스런 움직임(jerks).
6. 연동소음(peristaltic noises)의 증가
7. 심박수 감소, 목, 손목, 발에서 볼 수 있는 맥박의 변화로 알 수 있다.
8. 불필요한 교감신경 반응일 수 있는 불안(agitation) 및 땀 흘림.

고객과의 의사소통

전반적인 이완을 유도하기 위해 의사소통을 하고, 고객의 신체부위에 대한 인식을 교육하고, 고객의 호흡패턴을 촉진하기 위하여 사용된다. 다음은 적용할 수 있는 몇 가지 문장의 예이다.

1. "당신이... 가능한 한 긴장을 풀도록 하세요."
2. "몸의 무게를 느껴보세요" 또는 "당신의 몸이 테이블로 가라앉도록 해보세요."

정적접촉의 실습순서

실습시간: 30분 또는 60분/인원

30분 세션의 경우 약 1분 동안, 1시간 세션의 경우 2분 동안 각 자세를 양쪽으로 유지한다. 정적접촉을 광범위하게 사용하는 치료사는 머리에서 발끝 방향으로 진행되는 과정이 추천된다. 그러나 우리는 배우는 이들에게 다양한 순서를 시도해 보고 스스로 결론을 도출할 것을 추천한다.

바로누운자세	엎드려 누운자세
정점(vertex)	정점(vertex)
후두부	두정골(마루뼈, parietal bone)
눈/전두골(이마뼈)	측두골(관자뼈)
뺨/턱	후두부
앞쪽 목	뒤쪽 목
앞쪽 어깨	승모근(등세모근, trapezius muscle)
상부늑골 (갈비뼈)	중부와 상부 흉곽(가슴우리)
아래늑골 (갈비뼈)	아래 흉곽(가슴우리)
팔꿈치	팔꿈치
손등	손바닥
상복부	허리 부위
하복부	천골
고관절(엉덩관절)	엉덩이 주위
무릎	무릎
발목	발목
발등면 발	발바닥 표면

(계속)

(이어서 계속)

정적접촉의 실습순서

과제(Home study): 비교 가능한 과정을 만들어 본다.
1. 발가락에서 머리 방향으로 움직임
2. 관절 사이에 더 많은 접촉의 통합
3. 할당된 시간의 절반을 다리와 같은 특정 부위에 사용

3. "당신의 몸에서 무슨 일이 일어나고 있는지 주목하십시오. 당신의 몸에서 떨어진 곳에 있는 내 손의 위치를 느끼는 것을 경험하는 것은 드문 일이 아닙니다."
4. "당신의 의식이 …로 이동하게 하십시오."
5. "접촉에 대한 반응으로 감정이나 느낌이 생기는 것은 이상한 일이 아닙니다. 관찰하고 필요하다면 표현해 보세요."
6. "어떤 식으로든 강제로 하지 말고 호흡을 깊게 하세요."
7. "숨을 들이쉴 때 당신의 늑골(갈비뼈, rib)이 어떻게 움직이는지 살펴보세요."
8. "당신의 통증은 어떠신가요?" 통증을 줄이기 위한 테크닉을 적용할 때 이 설명을 사용할 수 있다. 이를 통해 테크닉을 적용하는 동안 간격을 두고 질문하는 것이 통증에 영향을 미친다는 것을 고객이 어떻게 통증을 인식하는지를 통하여 확인할 수 있다.

주의 및 금기사항

치료사는 정적접촉을 배울 때 임상 훈련과 지도실습이 필요하다. 병리학적 상태를 다룰 때는 고급교육을 받는 것이 필요하다. 정적접촉은 **반사테크닉(reflex technique)**이다. 결과적으로 **역학적 테크닉(mechanical techniques)** 사용에 대한 금기사항은 일반적으로 적용되지 않는다(5장 참조).[3,45,81] 이 규칙의 주요 예외는 정적접촉의 사용이 통증이 있는 급성염증 부위에 국소적으로 금기될 수 있다는 것이다. 더욱이, 상당한 통증이나 괴로움을 겪고 있거나 죽음을 앞에 둔 고객들은 접촉을 전혀 허용하지 않을 수 있다.

정적접촉의 사용에는 몇 가지 주의사항이 있다. 치료사는 쉽게 손상당할 수 있는 고객, 고위험 유아 또는 불치병 고객에게 이 방법을 사용할 수 있으므로 이러한 고객의 정서적, 신체적 요구에 민감해야 한다. 정적접촉은 믿을 수 없을 정도로 단순해 보이며 아주 작은 역학적효과(mechanical effects)가 있을 뿐이다. 그럼에도 불구하고, 다른 모든 마사지 테크닉과 같이, **접촉-촉발 기억(touch-triggered memory)**을 포함하여 매우 복잡한 신체적, 정서적 반응을 일으킬 수 있다. 모든 마사지 테크닉이 그렇듯, 치료사는 이 테크닉을 사용하기 전에 고객으로부터 사전동의를 얻어야 한다. 고객의 상태로 인해 고객의 인지기능이나 의식수준이 손상되는 경우, 치료사는 치료에 대한 사전동의를 얻는 데 어려움을 겪을 수 있다. 또한 치료사는 고객의 다양한 신체 부위를 오랜 시간에 걸쳐 테크닉을 적용할 때 고객과 명확하고 일관된 의사소통을 유지해야 한다.

정적접촉의 치료 시 사용

치료를 위해 정적접촉(static contact)의 사용을 고려하기 전에, 서 있거나 앉아 있는 동안 **횡격막 호흡(diaphragmatic breathing)**을 수행할 수 있어야 한다. 또한 고객의 자율신경기능을 평가하고 추적하는 방법도 알아야 한다.

이완

이완을 촉진하기 위해 정적접촉(static contact)과 보완적인 방식으로 사용할 수 있는 몇 가지 방법들이 있다.
1. 진정효과를 증진시키기 위해 정적접촉 시행 전 이나 또는 동시에 **점진적 이완 또는 횡격막 호흡(progressive relaxation or diaphragmatic)**[82] 을 사용할 수 있다. 예를 들어, 고객의 후두부, 흉곽(가슴우리, thorax) 또는 복부를 오랫동안 접촉하는 것과 횡격막 호흡에 대한 지침을 결합할 수 있다.
2. 고객의 상태에 맞게 열(heat)을 사용하는 경우 습한 **핫팩(hot packs)**을 사용하면 진정 및 진통효과가 향상될 수 있다.[60]
3. 두개천골 치료테크닉은 고객에게 진정효과를 줄 수 있다.[30,31,83]
4. 고객이 정적접촉에 의한 진정효과가 나타나면 10~30분 정도 휴식을 취한 후에 천천히 활동을 시작하도록 알려준다.

표면쓰다듬기: 근거

정의

표면쓰다듬기: **피하조직의 변형(deformation)**을 최소화하면서 고객의 피부 위로 미끄러지듯이 움직인다. 치료사는 주로 고객신체의 넓은 부위에 이 스트로크 방향(unidirectionally)으로 적용한다.

이름 및 출처

다른 책이나 마사지 관련 시스템에서는, 우리가 표면경찰법 부르는 테크닉을 "가벼운 스트로크", "깃털 스트로크", "신경 스트로크" 또는 "반사 스트로크"로 표현한다.[84] 일부 저자는 스트로크와 경찰법을 식별하지 않거나[7,85] 스트로크 방향의 제한 없이 스트로크가 **경찰법(effleurage)**과 유사한 것으로 간주한다.[1,6] 이에 대해서는 8장에서 자세히 설명할 것이다. 이 책은 Mennell의[7,86] 정의를 사용한다. 이 정의는 표면쓰다듬기가 경찰법에 사용되는 것보다 더 가벼운 압력으로 수행되는 독특한 반사테크닉이 라는 것이다.

사용

치료사는 이 장에 설명된 다양한 적용을 위해 표면쓰다듬기(superficial stroking)를 사용한다.[86-137] 치료사는 접촉, 방향 및 적용속도에 따라 통증을 줄이고 고객의 긴장을 풀거나 자극하기 위해 표면쓰다듬기(superficial stroking)를 사용할 수 있다.

결과 및 근거

표면쓰다듬기(superficial stroking)는 다양한 생리적, 심리적 영향을 줄 수 있다.[86-137] 치료사는 고객의 각성수준에 변화를 주고, 통증을 감소시키며, 휴식 시 근육긴장과 **신경근 긴장(neuromuscular tone)의** 변화를 촉진하기 위해 표면쓰다듬기(superficial stroking)를 사용할 수 있다. 표면쓰다듬기(superficial stroking)는 접촉, 방향 및 적용속도에 따라 진정 또는 자극을 초래할 수 있기 때문에[87-90] 치료사는 때때로 고객의 **각성수준(level of arousal)**을 조정하기 위해 치료과정의 시작 또는 끝에서 이 방법을 사용한다. 정적접촉(static contact)과 마찬가지로 이 테크닉도 압력사용이 금기인 상황에 적합하다. 표면쓰다듬기(superficial stroking)는 간호 문헌에 설명된 **느린 스트로크 등마사지(slow-stroke back rub)**가 중고객의 기분을 개선하고 불안을 완화하는 데 사용되는[91-100]것과 같은 치료과정에 사용될 수 있다.

표면쓰다듬기(superficial stroking)는 고객의 각성수준을 자극할 수 있으며[92-95], 적절하게 적용하면 쇠약, 회복기, 우울증, 무기력의 일부 증상을 일시적으로 개선시킬 수 있다.

표면쓰다듬기(superficial stroking)는 **역학적 테크닉(mechanical techniques)**이 금기일 때 통증을 치료하는 역할을 할 수 있다. 이 경우 가벼운 접촉과 진동으로 통증이 완화될 수 있는데 이러한 자극은 직경이 큰 구심성(large-diameter afferent nerve)의 신경자극을 증가시켜 접촉되는 부분의 척추관문(spinal gate)을 통한 "느린" 통증 자극의 전달을 감소시키는 것이다.[7,85] 스트로크가 옥시토신 수치를 높이기 때문에 통증이 완화될 수도 있다.[5,7] 표면쓰다듬기(superficial stroking)는 근피부 반사(musculocutaneous reflexes)를 통해 국소 근육긴장을 최소한으로 촉진하거나 억제할 수 있으며 **돌발적 경련(muscle spasm)**을 줄일 수 있다. 마지막으로, 치료사는 **사지경직(spasticity)**을 줄이기 위해 직접 접촉하거나 후방일차가지(posterior primary rami)를 이용할 수 있다.[101-104] 또한 연구에 따르면 표면쓰다듬기(superficial stroking)와 부드러운 수동적 움직임(유아 마사지)은 미숙아[3,105], 아픈 영아[106-122], 및 만삭 영아[123,124]의 생리적, 심리적 발달에 긍정적인 영향을 미칠 수 있으며 산모의 건강과 모자 상호작용능력도 향상시킬 수 있다.[124-131] 주요 연구자들[123,133-137]은 "가벼운"(표면) 압력이 정상 영아의 경우 "보통" 압력보다 체중 증가를 촉진하는 데 덜 효과적이라고 제안한다. 표 7-1은 표면쓰다듬기(superficial stroking)의 신체구조와 기능에 대한 주요결과를 요약한다.

표면쓰다듬기가 작동하는 원리

이 테크닉이 치료효과를 달성하는 방법에 대해 다양한

메커니즘이 제안되었다.[70-142] Melzack과 Wall이 처음 제안한 **통증관문이론(gate theory of pain)**은 통증을 줄이기 위한 표면쓰다듬기(superficial stroking) 사용설명을 제공한다. 표면쓰다듬기(superficial stroking)는 피부의 큰 섬유 구심성 신경에 전달되는 감각정보를 대량으로 제공하여 동일한 수준의 척수에서 중추신경계의 상위중추까지 통증충동의 전달을 감소시킬 수 있다. 연구자들은 최근 관문이론(gate theory)이 마사지의 진통효과에 대한 메커니즘인지 여부에 대해 의문을 제기했다. 그럼에도 불구하고 스트로크는 **옥시토신(oxytocin)** 수치를 높여 통증을 줄일 수 있다.[101-104,138] 표면쓰다듬기(superficial stroking)는 정적접촉(static contact)의 가벼운 접촉에 속도와 리듬의 구성요소를 추가한다. 주기성(periodicity)의 요소가 촉각 자체의 효과를 넘어서는 이완효과를 일으킬 수 있는가? 외부 자극에 대한 반응으로 생물학적 리듬이 변경되는 것을 **동조화(entrainment)**의 개념으로 고려해 볼 수 있다.[101-104] 연구에 따르면 음악이나 특정 주파수의 소리를 가까이 들으면 호흡, 심박수 등 신체의 생물학적 리듬이 바뀔 수 있다고 한다.[140-142] 아마도 리드미컬한 운동감각자극(rhythmical kinesthetic stimulus)과 같은 표면쓰다듬기(superficial stroking)는 리드미컬한 청각자극에 상응하는 효과를 유도하여 자율신경계를 이완상태로 만들 것이다.

근거조사

어떠한 접촉이 인간적인 느낌인가? 리버풀 대학교(University of Liverpool)는 사람들이 좋아하는 촉감을 기분 좋게 받아들이는지 조사했다.[108] 참가자들은 물리적 특성(예: 거칠거나 매끄러움)이 다양한 재료를 사용하여 다양한 속도로 팔뚝을 따라 쓰다듬었다. 눈을 감고, 그들은 이러한 자료를 식별하고 설명한 다음 각 재료의 느낌을 평가했다. 10 cm/s의 표면쓰다듬기(superficial strokes)가 가장 즐겁고 인간적인 것으로 평가되었다, 이는 정서적 접촉을 뒷받침한다고 생각되는 기계감각 신경의 최적자극과 일치한다. 더욱이, 참가자들이 느끼기에 매끄럽고, 미끄럽고, 부드럽다고 인식한 재료가 가장 기분이 좋고 가장 인간적인 것으로 평가되었다. 그의 연구는 인간적인 느낌이 즐거움을 주는가를 긍정적으로 예측하고 표면적 접촉의 감각과 속도를 통하여 인간이 인간적인 감각을 인식하는 것을 정의 내리는 것을 목표로 하였다. 이 연구는 표면쓰다듬기 테크닉에 대한 향후 연구에 영감을 줄 수 있는 새로운 접근방식을 제공했으며, 치료사가 이 테크닉을 향상시키기 위해 사용할 수 있는 다양한 재료에 대한 관점들을 제공했다.

Wijaya M, Lau D, Horrocks S, McGlone F, Ling H, Schirmer A. The human "feel" of touch contributes to its perceived pleasant-ness. J Exp Psychol Hum Percept Perform. 2020;46(2):155-171.

표면쓰다듬기: 실습

표면쓰다듬기의 구성요소

표면쓰다듬기는 다음과 같은 구성요소가 있다.

접촉: 손이나 손가락 끝의 손바닥 표면
압력: 최소
참여: 피부
방향: 일반적으로 치료되어질 신체의 장축과 평행한 방향
진폭: 신체 부분의 전체 길이
비율: 5~100 cm/초
기간: 치료사의 의도와 상황에 따라 10초~10분 이상
통용되는: 표면경찰법
결합: 미세한 진동이나 흔들림과 결합될 수 있음
맥락(Context): 단독으로 사용할 수 있으며, 치료사는 이를 더 깊은 테크닉을 통합하는 부위 또는 전신 시퀀스의 시작과 끝에서 수행되는 "프레이밍 테크닉(framing technique)"으로 사용할 수 있다.

촉진실습

다음 촉진실습은 표면쓰다듬기를 잘 수행하는 데 필요한

손 테크닉과 집중력을 개발하는 데 도움이 된다.

1. 카펫이나 넓은 폭의 융단을 쓰다듬어 옷감의 털의 방향을 인지한다. 질감이 있는 직조 직물을 쓰다듬어 촉진만으로 직조 패턴을 느껴본다.
2. 눈을 감고 손바닥 접촉면을 지속적으로 움직여, 일정하고 가벼운 압력을 유지하면서 큰 물체 위에 손을 위치시킨다. 차체(car bodies), 가구, 목재 및 금속 조각품. 모양에 대한 정신적 이미지를 형성한다. 눈을 사용하지 않고도 표면마감에 대해 얼마나 세밀하게 식별할 수 있는가?
3. 연습 파트너의 맨발을 한 방향으로 쓰다듬는다. 발의 위치에 따른 온도와 질감의 변화를 감지해 본다. 반대 방향으로 쓰다듬을 때 동일한 온도와 질감의 변화를 느끼는가?

매뉴얼 테크닉

그림 7-8부터 7-15에서는 표면쓰다듬기가 신체의 다양한 부위에 적용된다. 그림의 순서는 바로누운자세에서 머리부터 발끝까지, 그 다음에는 엎드려누운자세이다. 각 그림은 아래에 설명된 매뉴얼 테크닉에 대한 대부분의 지침을 보여준다.

1. 일반적으로 매끄럽게 활주(glide)하기 위한 윤활제는 사용하지 않는다.
2. 스트로크를 수행하기 위해 손바닥 표면 전체를 사용할 때 손의 긴장을 푼다. 고객의 피부에 잘 접촉 할 수 있을 만큼만의 손의 무게를 사용한다.
3. 치료의 원하는 결과가 자극이 아닌 경우 한 방향으로 얕은 스트로크를 수행한다. 왜냐하면 표면쓰다듬기의 반사적 효과는 방향에 의해 결정되기 때문이다.
4. **복귀 스트로크(return stroke)**를 위해 손을 공중에서 시작위치로 되돌린다. 복귀 스트로크에서도 스트로크 자체와 동일한 속도를 사용하여 안정적인 리듬을 촉진 시킨다. 이러한 과정은 전신이완을 위해 필요하다.

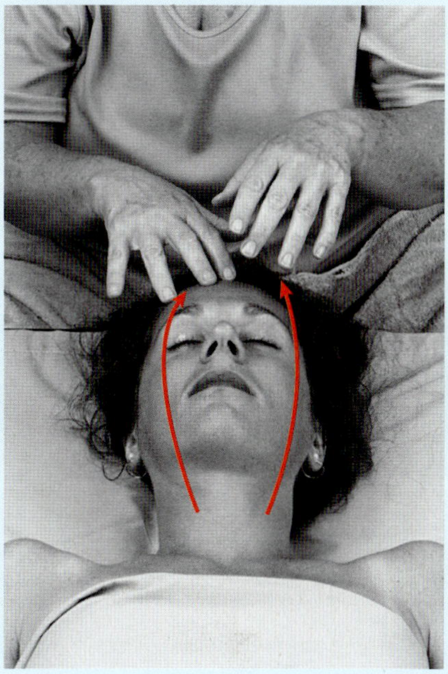

그림 7-9 손가락 끝의 표면쓰다듬기로 얼굴과 두피를 마사지하면 상쾌하게 마무리할 수 있다.

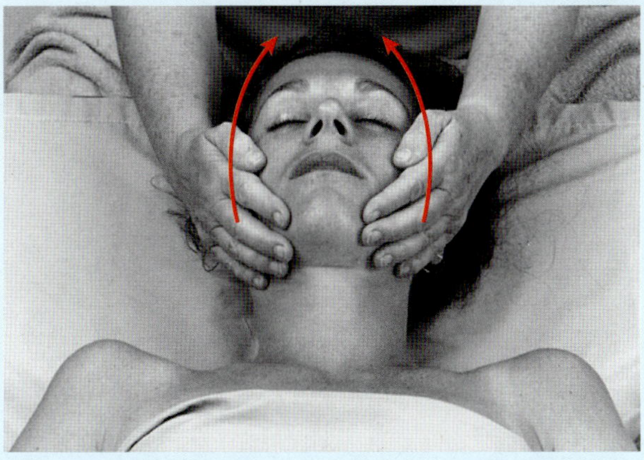

그림 7-8 손바닥 접촉으로 얼굴을 양쪽으로 천천히 쓰다듬으면 진정효과가 나타날 수 있다.

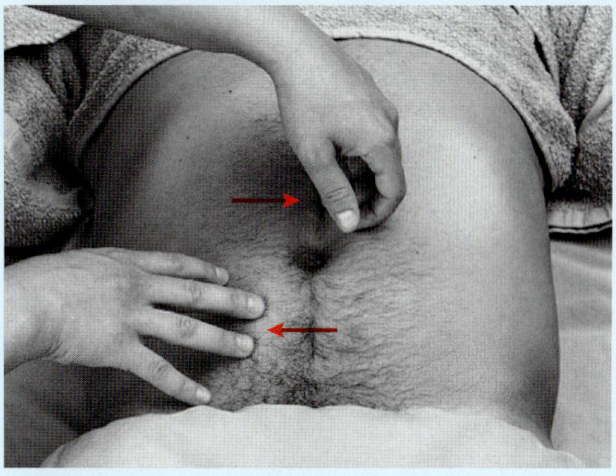

그림 7-10 복부를 가로로 양방향으로 쓰다듬는 동안 손의 등 쪽과 손바닥쪽 접촉면이 번갈아 가면서 시행한다.

5. 고객마다 치료 상황에 따라 반응은 다양하지만, 스트로크의 접촉 유형, 속도 및 방향을 조정하여 다양한 효과를 얻을 수 있다.[95] 손바닥 접촉, 느린 정상 속도, 사지의 **구심**(centripetal) 방향 및 등의 꼬리쪽 방향은 진정작용을 일으킬 수 있다(그림 7-13A). 반대로, 손가락 끝 접촉, 빠르거나 불규칙한 속도, 사지의 **구심**(centripetal) 방향, 등의 머리 방향은 각성을 생성하는 경향이 있다(그림 7-14). 손가락 끝으로 쓰다듬는 것은 일반적으로 자극적이며 경우에 따라 거슬리는(irritating) 자극이 될 수 있다(그림 7-9, 7-13B 및 7-14).
6. 한 번에 긴 스트로크로 연속적으로 겹치는 짧은 스트로크를 대체할 수 있다(그림 7-15). 긴 스트로크를 짧은 스트로크로 나누는 테크닉을 'layering', 'shingling' 또는 "천 개의 손(thousand hands)" 이라고 한다.[1,3-7,85] 이 테크닉을 사용하면 각 스트로크에 더 적게 손을 닿으면서 넓은 영역을 다룰 수 있으며, 고객이 긴장을 푸는 데 도움이 될 수 있는 감각적 경험을 만들어 낸다.

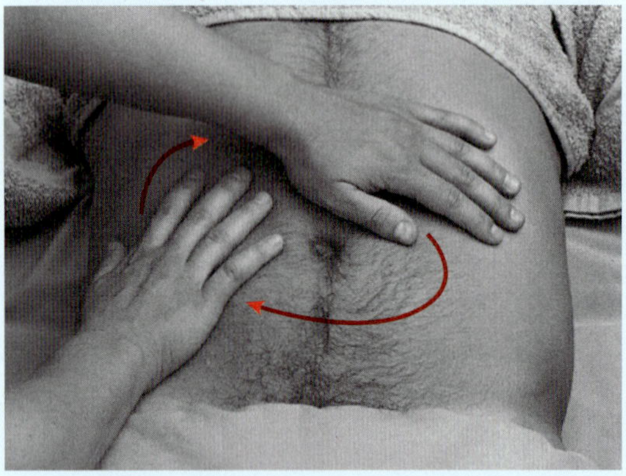

그림 7-11 장의 흐름방향으로 복부를 손을 교대하면서(hand-over-hand) 손바닥 표면으로 지속적으로 쓰다듬는다.

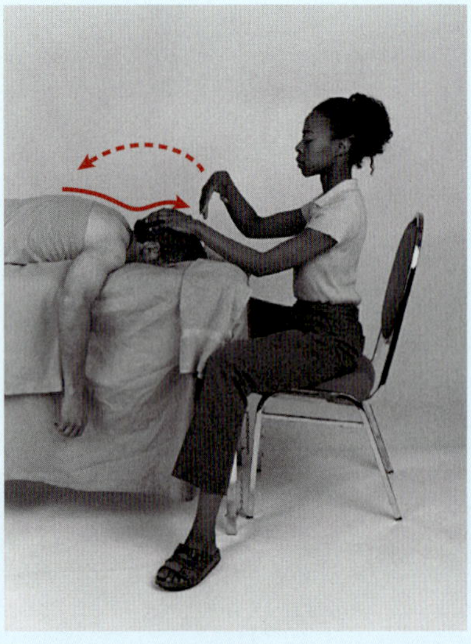

그림 7-12 섬유를 이용해 표면쓰다듬기(superficial stroking)를 적용할 수 있으며 치료사는 앉은자세를 정렬할 수 있다.

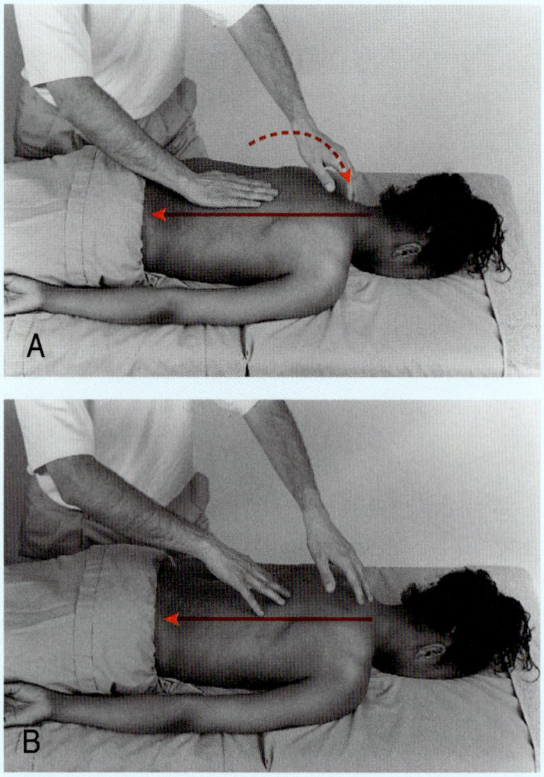

그림 7-13 **A.** 척추 아래로 느리고 규칙적인 손바닥 스트로크는 진정효과를 나타낸다. 공중에서의 재스트로크(점선)는 스트로크와 동일한 속도로 이루어진다. **B.** 손가락 끝 접촉은 손바닥 접촉보다 더 많은 자극효과를 낼 수 있으며 다른 구성요소는 동일하다.

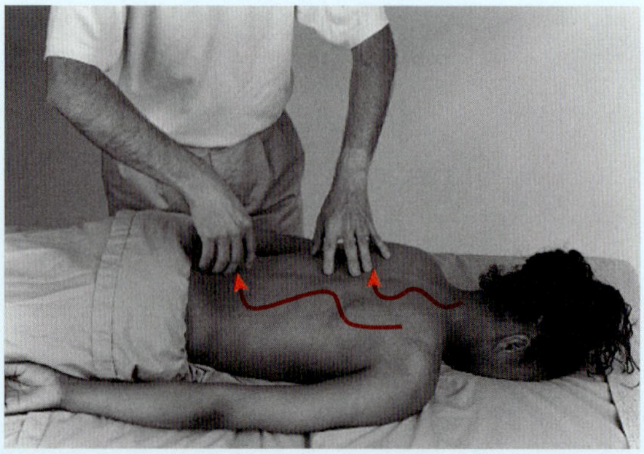

그림 7-14 손가락 끝으로 빠르고, 다양한 방향으로, 표면쓰다듬기(superficial stroking)를 하는 것은 매우 자극적일 수 있으며 이완이 되어있는 고객의 각성을 증가시키기 위해 선택적으로 사용될 수 있다.

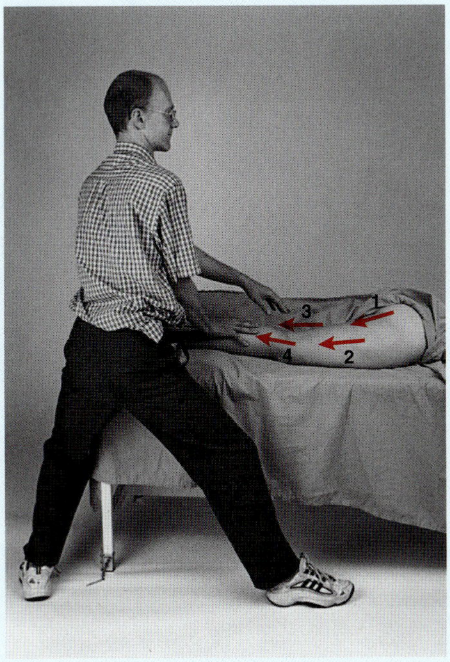

그림 7-15 다리 뒤쪽과 같은 긴 부위의 경우 치료사는 한 번의 긴 스트로크 대신 겹치는 짧은 스트로크를 사용할 수 있다.

7. 복부에서는 복부를 가로지르거나 대장(큰창자, large intestine)의 방향으로 스트로크를 수행할 수 있다(그림 7-10 및 7-11).[7,85]
8. 후두부에서 천골, 손, 발, 얼굴, 척추와의 접촉은 신체의 다른 부위보다 더 강한 임상효과를 나타낼 수 있는데, 이는 아마도 이 부위의 신경분포밀도 때문일 것이다(그림 7-8, 7-9, 7-13A).
9. 표면쓰다듬기(superficial stroking)를 발의 발바닥 면에 적용할 때 주의를 기울여야 한다.
10. 고객의 옷이나 시트를 통해 표면쓰다듬기(superficial stroking)를 효과적으로 적용할 수 있다(그림 7-12). 이러한 상황에서는 천이 피부 위에 뭉치는 것을 방지하기 위한 조치를 취해야 한다. 왜냐하면 스트로크 중에 고객이 받는 감각 입력의 규칙성이 일정하지 않을 수 있기 때문이다.

치료사의 자세와 움직임

1. 6장에 설명되어 있는 정렬된 선자세(**aligned**), 정렬된 앉은자세, 런지(**lunge**), 런지와 뻗기(lunge and reach)의 기본자세를 사용한다.
2. 스트로크 중에 어깨와 팔을 편안하게 유지하고 끝부분에 도달하기 위해 긴장하지 않고, 팔꿈치를 완전히 펴지 않는다.
3. 상대적으로 넓게 발을 위치하고 스트로크가 진행됨에 따라 직립한 몸통의 무게를 한쪽 다리에서 다른 쪽 다리로 이동함으로써 긴 스트로크를 수행하는 것이 더 쉬운 방법이다.

촉진

이 테크닉을 수행하면서 다음 사항에 대해 고려하면서 고객의 피부를 촉진한다.

1. 피부 질감
2. 피부 온도
3. 땀과 습기의 유무
4. 움직이는 방향으로 피부가 약간 수평으로 늘어난다. 가벼운 압력과 상대적으로 빠른 속도로 인해 이 스트레칭은 피부의 **탄성장벽(elastic barrier)**에 접근하지 않는다.

관찰

테크닉을 수행하면서 고객의 각성과 자율신경 균형수준이 증가하거나 감소하는지 관찰한다. 다음 징후는 이완이 향상된 것을 나타낼 수 있다:

1. 호흡속도와 깊이의 변화
2. 목소리 톤의 변화
3. 홍조나 창백함과 같은 피부색의 변화
4. 조직윤곽의 질감 완화 또는 신체분절의 안정으로 입증되는 **휴식기 근긴장(resting muscle tension)**의 전신적인 이완.
5. 근육경련(twitches)과 갑작스런 움직임(jerks).
6. 연동소음(peristaltic noises)
7. 목, 손목, 발에서 볼 수 있는 맥박의 변화로 알 수 있는 심박수의 변화
8. 동요(agitation)하거나 땀을 흘리는 것과 같은 원하지 않은 교감신경 반응을 나타낼 수 있다.

고객과의 의사소통

전반적인 이완을 장려하거나 신체 부위에 대한 고객의

인식을 유도하기 위해 의사소통이 필요하다. 다음은 사용할 수 있는 몇 가지 문장의 예이다:

1. "당신이... 가능한 한 긴장을 풀도록 하세요."
2. "몸의 무게를 느껴보세요." 또는 "몸이 테이블에 가라앉도록 하세요."
3. "당신의 몸에서 무슨 일이 일어나고 있는지 주목하십시오. 당신의 몸에서 떨어진 곳에 있는 내 손의 위치를 느끼는 것을 경험하는 것은 드문 일이 아닙니다."
4. "당신의 인식이 …로 이동하게 하십시오."
5. "접촉에 반응하여 느낌이 생기는 것은 이상한 일이 아닙니다. 그냥 관찰하고 필요하다면 표현하세요."
6. "당신의 고통은 어떻게 되나요?" 통증을 줄이기 위해 테크닉을 적용할 때 이 설명을 사용할 수 있다. 이를 통해 테크닉을 적용하는 동안 간격을 두고 중재가 통증에 영향을 미친다는 것을 고객이 어떻게 인식하는지 확인할 수 있다.

표면쓰다듬기(Superficial Stroking)의 실습순서

실습시간: 30~45분.

손바닥이 정수리부터 천골(엉치뼈, sacrum)까지 척추를 스트로크 하는 것으로 시작한다. 빠른 속도(100 cm/s)로 시작하고 매우 느려질 때까지(5-10 cm/s) 10분에 걸쳐 점차적으로 속도를 줄인다. 이어서 천골과 후두부에 5분간 정적접촉(static contact)을 가한다.

고객에게 의도의 변화에 대한 의사소통을 한 후 신체의 다양한 부위를 순서대로 포함하는 접촉, 속도 및 방향의 다양한 조합을 실험해 본다. 이러한 조합의 예는 다음과 같다:

- 중간 비율로 손의 바닥면을 이용하여 천골(엉치뼈,sacrum)부터 후두부까지
- 빠르게, 손바닥으로, 등을 가로질러
- 천천히, 손가락 끝으로, 한쪽 사지 아래로
- 빠르게, 손바닥으로, 반대쪽 사지 위로
- 중간 비율, 손바닥으로 복부를 가로질러서
- 천천히, 손바닥이나 손가락 끝으로, 얼굴과 두피 위로

손바닥이 척추를 쓰다듬고 천골(엉치뼈, sacrum)과 후두부에 정적접촉(static contact)을 가하는 것으로 마무리한다. 고객에게 피드백을 요청한다.

참고: 진정효과를 얻으려면 시간과 반복이 필요하다. 각성을 높이는 데는 둘 다 필요하지는 않다.

주의 및 금기사항

치료사는 표면쓰다듬기(superficial stroking)를 배울 때 임상훈련과 지도실습이 필요하다. 병리학적 상태를 다룰 때는 고급교육을 받는 것이 좋다. 표면쓰다듬기는 반사테크닉이다; 결과적으로 역학적 테크닉(mechanical techniques) 사용에 대한 금기사항은 일반적으로 적용되지 않는다(5장 참조).[84] 이 규칙의 주요 예외는 통증으로 인해 급성염증 부위에 국소적으로 표면쓰다듬기를 사용하는 것이 금기일 수 있다는 것이다. 이런 경우에는 고객이 견딜 수 있는 인접한 부위에 테크닉을 수행하여 고객의 통증을 치료한다. 더욱이, 상당한 고통이나 괴로움을 겪고 있거나 죽음이 다가오는 고객은 접촉을 전혀 허용하지 않을 수도 있다. 표면쓰다듬기 사용에는 몇 가지 주의사항이 있다.[1] 고객의 인지기능이나 의식수준이 손상되면 치료사는 치료에 대한 사전동의를 얻는데 어려움을 겪을 수 있다. 치료사는 허약한 고객, 고위험영아 또는 불치병 고객에게 표면쓰다듬기를 사용할 수 있으므로 이러한 고객의 정서적, 신체적 요구에 민감해야 한다. 최근 심근경색증은 마사지의 금기사항으로 여겨졌으나, 이제는 가벼운 마사지는 허용되는 것으로 간주된다. 심장관련질환에 추가적인 주의사항은 관상동맥 우회술 후 48시간을 기다리는 것이 바람직하다는 정도이다.[1] 마지막으로, 반사자극을 위해 표면쓰다듬기를 사용하는 경우 치료사는 테크닉 적용이 자극적이지 않도록 주의해야 한다. 간지러움(ticklishness)은 긴장된 근육부위에서 자주 발생한다. 표면쓰다듬기가 고객을 간지럽게 하는 경우 치료사는 다음과 같은 전략을 시도해야 한다. 더 접척을 더 넓게 하고, 윤활제를 추가하고, 스트로크 방향이 고객의 체모 결에 반대되지 않는지 확인하거나, 압력을 더 주어 시행한다.

치료에 있어 표면쓰다듬기의 사용

치료를 위해 표면쓰다듬기 사용을 고려하기 전에 치료사는 서거나 앉아 있는 동안 **횡격막 호흡(diaphragmatic breathing)**을 수행할 수 있어야 하며 고객의 자율신경계 기능을 평가하고 추적하는 방법을 알아야 한다.

이완

이완을 촉진하기 위해 표면쓰다듬기와 보완적인 방식으

로 사용할 수 있는 여러 가지 방법이 있다.

1. 이완효과를 강화하기 위해 표면쓰다듬기 전이나 동시에 점진적 이완이나 횡격막 호흡[143]을 사용할 수 있다.
2. 고객의 상태에 맞게 열을 사용하는 경우 습한 핫팩을 사용하면 이완 및 진통 효과가 향상될 수 있다.[60]
3. 두개천골테크닉은 고객을 이완시키는 효과가 있다.[83]
4. 표면쓰다듬기의 진정효과가 나타나는 경우 고객에게 10~30분 동안 휴식을 취하고 천천히 활동을 재개하도록 지시한다.

미세한 진동: 근거

정의

미세한 진동: 고객의 피부를 빠르게 진동(oscillating)하거나 떨리(trembling)는 움직임으로 피하조직의 변형을 최소화한다.[84,144-168]

이름 및 출처

다른 문헌이나 마사지 관련 시스템에서는 우리가 미세한 진동이라고 부르는 테크닉을 "진동", "기계적 진동", "피부 진동", "경피진동" 또는 "진동자극"이라고 한다.[144-173]

"진동"이라는 용어는 그림 7-21에 설명된 것처럼 상당한 힘으로 고객의 피하조직을 흔들거나, 압축하거나, 충격을 가하는 것과 관련된 상당히 다른 테크닉을 나타내기 위해 일부 저자[169-171]에 의해 사용되었다. 이 책에서는 역학적효과가 있고 9장, 11장, 12장에서 설명하는 미세한 진동과 보다 격렬한 형태의 진동을 구별한다. 최근 연구에서는 20~200 Hz(가장 일반적으로 사용되는 주파수는 100 Hz)의 다양한 주파수에서 작동하는 소형 휴대용 장치에서 발생하는 미세한 진동을 다루고 있다.[3,5,144-168] 기계에 의해 만들어진 진동(기계적 진동이라고도 함)은 손을 사용하여 생성된 미세한 진동과 비교하여 치료효과는 특별한 주의를 기울이지 않는 이상 연구적으로 큰 차이는 없다.

사용

치료사는 미세한 진동을 사용하여 통증을 완화하고 신경근 긴장도를 변화시킬 수 있다.[169-178]

결과 및 근거

미세한 진동은 다양한 생리적, 심리적 결과를 가져온다.[169-178] 치료사는 기계로 만들어진 진동을 사용하여 통증을 완화하고 신경근 긴장도를 변화시킬 수 있다. 기계로 만들어진 진동은 치통, 환지통(phantom limb pain), **근막통(myofascial pain)**, 건통, 신경성 통증, 특발성 통증 등 다양한 원인의 급성 및 **만성통증(chronic pain)**에 효과적인 진통효과가 있다.[144-163,178] **통증조절(analgesia)**의 메커니즘은 잘 알려져 있지 않지만, 연구자들은 통증감소와 이에 따른 통증역치 상승이 치료가 끝난 후에도 한동안 지속될 수 있다는 것이다.[177] 기계로 만들어진 진동을 15~30분 이상 지속적으로 가하면 진통효과가 증가한다.[155,161,162] 또한, 치료사는 기계로 만들어진 진동의 적용 시 넓은 부위의 통증 부위, 통증 부위의 원위부, 길항근 그룹, 인접한 **피부분절(dermatomes)** 또는 심지어 통증부위 반대쪽에도 진통효과를 얻을 수 있다.[147,151]

고객의 상태가 허용되는 경우 진동과 적당한 압력을 결합하면 진동의 진통효과가 향상될 수 있다. 기계로 만들어진 진동으로 인해 적용 부위 아래 근육의 안정 시 긴장도가 높아질 수 있다.[148,153,154,156,163,177] 이 효과는 신경학적 질환이 있는 고객을 치료할 때보다 균형 잡힌 움직임을 촉진하고 고객이 기능적 활동을 수행할 수 있도록 준비시키는 데 사용될 수 있다.[167-169] 미세한 진동으로 인해 만들어지는 또 다른 효과로는 반사이완이 있으며, 특히, 발에 적용하면[68,169] 만성말초신경병변이 치유되고[172] 수술 후 합병증의 빈도가 감소한다.[173-176] 표 7-1은 미세한 진동에 대한 신체구조 및 기능의 주요결과를 요약한다. 이 장에 설명된 손을 이용한 미세한 진동 테크닉을 효과적으로 적용하려면 많은 연습이 필요하다. 또한, 손을 이용한 미세한 진동을 몇 분 이상 지속적으로 적용하려면 치료사의 상당한 노력이 필요하므로 기계에 의해 만들어지는 진동을 자주 사용하게 된다. 표면쓰다듬기(superficial stroking)의 가벼운 터치는 큰 섬유 구심성 입력을 자극하는 손을 이용한 미세한 진동에 대하여 힘이 덜 들어가는 대안이 될 수 있다.[178] 결과적으로 치료사는 표면쓰다듬기(superficial stroking)와 미세한 진동을 번갈아 사용하거나 또는 대체하여 비슷한 적용시간 동안 사용한다면 유사한 진통효과를 얻을 수 있다.

미세한 진동의 작동원리

이 테크닉이 치료효과를 달성하는 방법에 대해 다양한 메커니즘이 제안되었다.[70,130,169-180] Melzack과 Wall이 처음 제안한 통증관문이론은 기계로 만들어진 미세한 진동을 사용하여 통증을 줄이는 방법을 설명한다. 미세한 진동은 피부의 큰 섬유 구심성신경세포로 전달되는 감각정보를 대량으로 공급하고 동일한 수준의 척수를 통해 중추신경계의 상위중추로 통증자극이 전달되는 것을 감소시킬 수 있다. 연구자들은 최근 관문이론이 마사지의 진통효과 메커니즘인지 여부에 대해 의문을 제기했다.[180] 그러나 최근의 한 연구에 따르면 100 Hz 진동을 동측 및 반대측에 적용하면 악관절 기능장애와 관련된 통증에 똑같이 중요한 변화가 발생하는 것으로 나타났다. 이 발견은 **엔돌핀(endorphins)**이나 다른 내인성 아편유사제 이외의 일부 중추신경계 메커니즘이 작동하고 있음을 의미한다.[70]

근거조사

소규모 연구(n=18)에서 기립 시 지속적인 요통이 있는 참가자에게 선자세에서 치료를 수행하는 동안 간격을 두고 3분간 진동을 주었다. 작업은 2시간 30분 동안 지속되었으며, 2시간 지점에서 벨트장치가 53 Hz 진동을 허리의 피부에 직접 적용하였다. 참가자가 계속해서 서서 작업을 수행하는 동안 장치는 총 30분 동안 3분의 활성 기간과 12분의 비활성 기간을 번갈아 가며 수행하였다. 참가자들은 VAS(Visual Analog Scale)에 15분마다 통증점수를 기록했으며, 허리통증이 발생한 참가자는 통계적으로 VAS 점수가 더 낮았다고 보고되었다. 통증이 보호적인 원심성 반응이고, 국소진동이 장기간 서 있는 동안 이러한 반응을 완화하는 데 도움이 되는 새로운 감각정보를 전달 할 수 있는 것을 고려한다면, 이 메커니즘은 통증경험을 조절하는 중추신경계의 역할을 강조하며 진동이 끝나면 참가자의 통증점수가 진동 전 수준으로 되돌아가는 이유를 설명할 수 있다. 추가 연구는 이러한 메커니즘을 이해하고 효과를 최적화할 수 있는 진동빈도와 복용량을 결정하는 데 도움이 될 것이다.[177]

Lurie RC, Cimino SR, Gregory DE, Brown SHM. The effect of short duration low back vibration on pain developed during prolonged standing. Appl Ergon. 2018;67:246-251.

미세한 진동: 실습

미세한 진동의 구성요소

미세한 진동에는 다음과 같은 구성요소가 있다:

- 접촉(Contact): 손바닥 표면이나 손끝
- 압력(Pressure): 최소
- 개입(Engages): 피부
- 방향(Direction): 해당없음
- 진폭/길이(Amplitude/length): 1~5 mm 미만
- 비율(Rate): 손을 사용한 진동의 경우 4~10 Hz 이상, 기계로 만들어지는 진동에는 100 Hz가 일반적

기간(Duration): 진통에는 5~40분

통합(Intergrades with): 흔들기(shaking)

결합(Combines with): 표면쓰다듬기(superficial stroking)와 압박

맥락(Context): 기계로 만들어지는 진동은 단독으로 사용할 수 있다. 손을 사용한 미세한 진동은 치료 적응증이 유사한 상황에서 표면쓰다듬기(superficial stroking) 또는 정적접촉(static contact)으로 대체되어 사용될 수 있다.

매뉴얼 테크닉

그림 7-16 ~ 7-21에서는 신체의 다양한 부위에 미세한 진동을 가하는 모습을 보여주고 있다. 그림의 순서는 누운자세에서 머리부터 발끝까지, 그 다음에는 엎드린자세이다. 각 그림은 여기에 설명된 매뉴얼 테크닉에 대한 대부분의 지침을 보여준다.

1. 미세한 진동의 진폭은 거의 눈에 띄지 않으며 일반적으로 1~5 mm 미만이다. 미세한 진동은 고객의 피부 표면 너머에 최소한의 기계적 영향을 준다.
2. 어깨 근육을 최대한 적게 사용하면서 팔뚝과 손목을 사용하여 진동을 만들어 낸다. 미세한 진동을 만들어 내는 효율적인 방법 중 하나는 전완(아래팔, forearm)의 빠르고 낮은 진폭의 회내(엎침, pronation)와 회외(뒤침, supination)를 교대로 적용하는 것이다 ("flutter")(그림 7-16A 및 7-16B). 미세한 진동을 가하는 동안 접촉면 전체로 고객의 조직을 압축했다 풀려고 하지 않는다. 이 동작은 일반적으로 어깨 근육을 동원하며, 고객의 피하조직에 역학적인 영향을 미치는 격렬하고 피곤한 조작을 만들어 낸다.
3. 치료사의 양쪽 손이 같은 능력을 가지기는 어렵다. 거울을 이용하여 양손을 모아 미세한 진동을 가하는 연습을 하면 부족한 손의 능력을 향상시킬 수 있다. 일부 치료사는 미세한 진동을 위해 주로 사용하는 손만 선택하여 사용한다.
4. 균일한 진동이 발생하지 않으면 진동속도를 줄여 본다. 빠르고 제어되지 않는 진동보다는 느리고 제어된 진동을 만들어 내는 것이 더 좋다. 적용의 제어와 속도는 연습과 함께 향상된다.
5. 미세한 진동과 표면쓰다듬기(superficial stroking)를 결합하여 반사효과가 스트로크의 접촉, 속도 및 방향에 따라 달라지는 "달리는(running)" 진동을 만들어 낼 수 있다(그림 7-18).

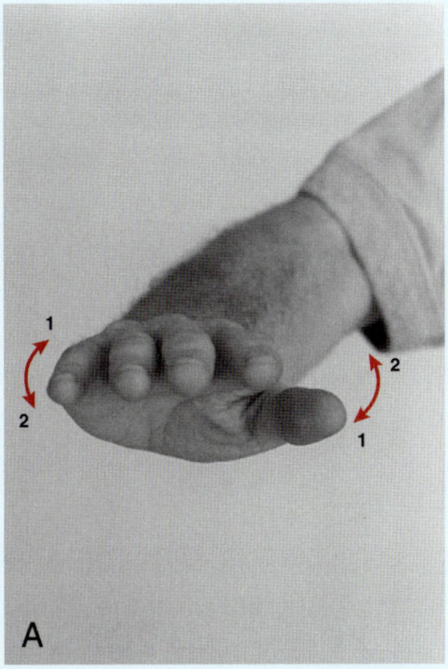

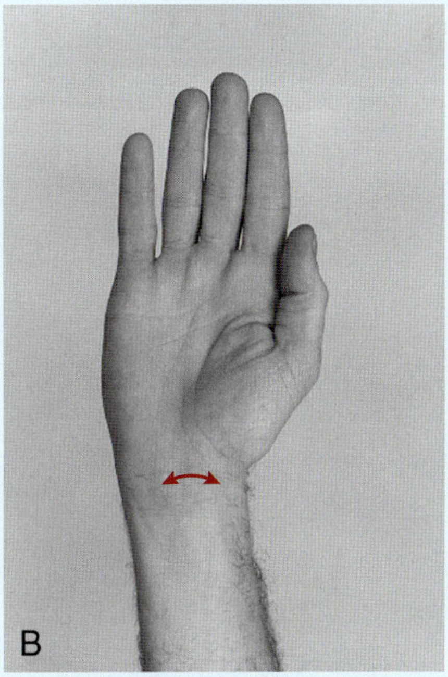

그림 7-16 **A.** 미세한 진동을 생성하기 위해 치료사는 전완의 낮은 진폭 교대로 회내전과 회외전을 이용할 수 있다. **B.** 또는 치료사는 손목이나 전완의 요골 및 척골 편위를 교대로 이용할 수도 있다.

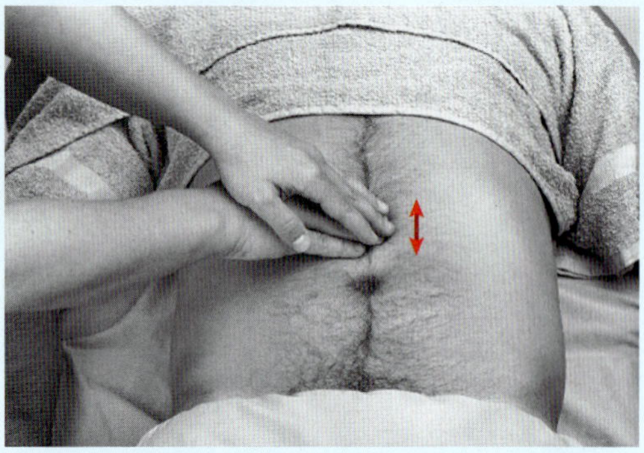

그림 7-17 복부에 안정된 손가락 끝 접촉을 적용한 미세한 진동

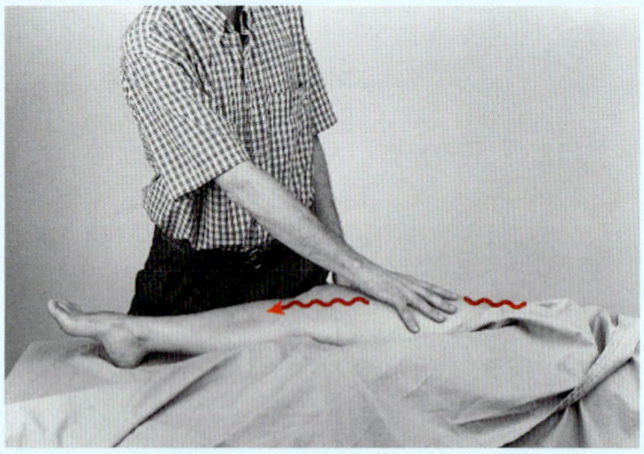

그림 7-18 미세한 진동을 스트로크와 결합하여 대퇴사두근(넙다리네갈래근, quadriceps)과 고객의 다리 앞쪽면에 "지속되는 진동(running vibration)"을 만들어 낼 수 있다.

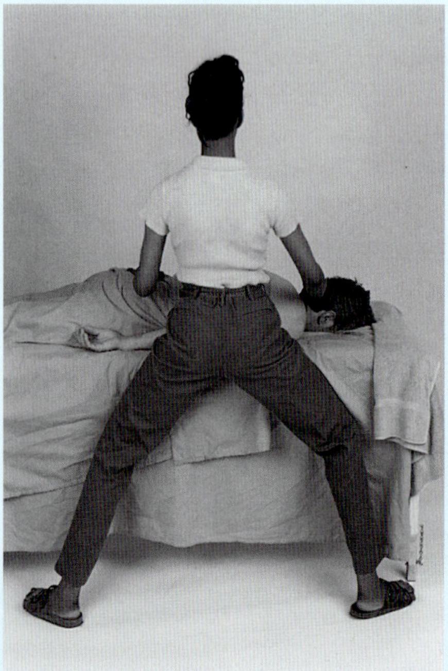

그림 7-19 수기방법이 무엇이든 자세는 정렬되어야 하며(서 있거나 앉은 상태), 어깨가 이완되도록 특별한 주의를 기울여야 한다.

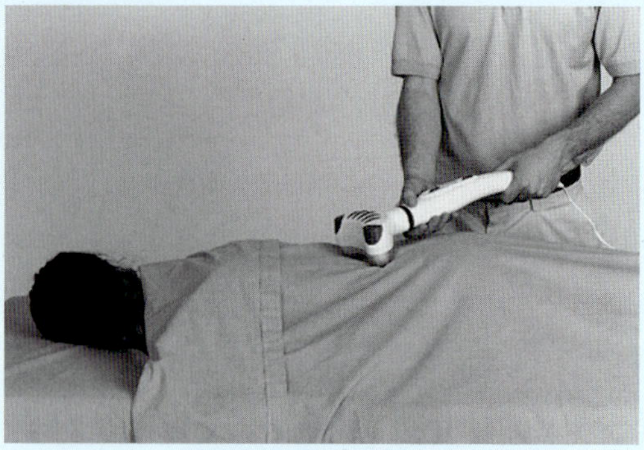

그림 7-20 미세한 진동을 만들어 내는 휴대용 장치

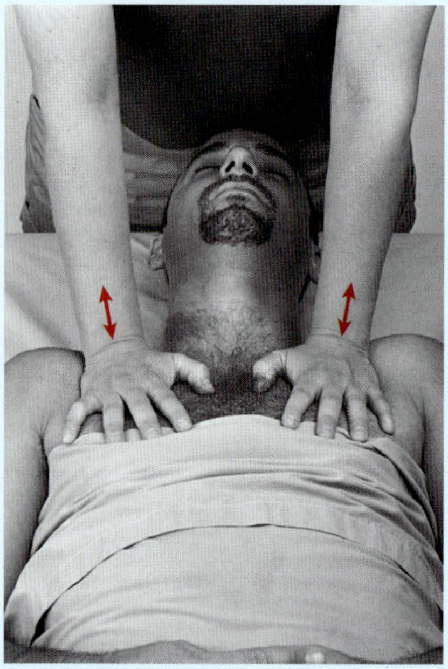

그림 7-21 그림에 나타나는 흉곽(가슴우리, thorax)의 반복적이고 빠른 펌핑과 같이 피하조직을 움직이는 거친 유형의 진동은 많은 양의 기계적 및 고유감각효과를 가지며 이후 장에서 논의된다.

치료사의 자세 및 움직임

1. 6장 기본 서기 정렬 자세 및 앉은 정렬 자세 부분에 설명된 기본자세를 사용한다. 그림 7-19 참조.
2. 어깨를 편안하게 하고(아래로) 팔꿈치를 구부린다. 어깨 근육을 최대한 적게 사용하면 피로감을 덜 느끼게 된다.
3. 팔꿈치나 전완(아래팔)의 일부를 테이블 가장자리에 놓고 앉는 것이 도움이 될 수 있다.
4. 부주의한 자세변화로 인해 의도된 미세한 진동효과가 저하 될 수 있으므로 몸의 자세는 안정적이어야 한다.

촉진

이 테크닉을 수행하면서 다음 사항을 고려하면서 고객의 피부를 만져본다:

1. 피부의 질감
2. 피부의 온도
3. 땀과 습기의 유무

관찰

이 테크닉을 수행하면서 고객의 통증수준이 감소하거나 전반적인 이완징후가 나타나는지 관찰한다. 이완징후는 나열하는 예시를 참조한다:

1. 호흡 속도 및 깊이 감소
2. 깊어진 목소리 톤
3. 홍조 등 피부색의 변화. 창백은 유도하지 않은 교감신경의 반응으로 나타날 수 있다.
4. 조직윤곽이 부드러워지거나 신체부위가 넓어지고 편평해지는 것으로 입증되는 휴식 근육긴장의 전신감소(이 장의 이전 부분에 있는 섹션 참조).
5. 근육경련(twitches)과 갑작스런 움직임(jerks).
6. 연동소음(peristaltic noises)
7. 목, 손목, 발에서 볼 수 있는 맥박의 변화로 알 수 있는 심박수의 변화
8. 동요(agitation)하거나 땀을 흘리는 것과 같은 원하지 않은 교감신경 반응을 나타낼 수 있다.

고객과의 의사소통

고객의 통증을 모니터링하고 전반적인 이완을 유도하기 위해 의사소통한다. 다음은 사용할 수 있는 명령문의 몇 가지 예시이다.

1. "당신의 통증은 어떤 가요?" 통증을 줄이기 위해 테크닉을 적용할 때 이 설명을 사용할 수 있다. 이를 통해 테크닉을 적용하는 동안 간격을 두고 치료가 통증에 영향을 미친다는 것을 고객이 어떻게 인식하는지 확인할 수 있다.
2. "힘들이지 않고 깊게 호흡하기", "몸을 테이블에 가라앉히기", "완전히 긴장을 풀기" 등을 사용하여 이완을 촉진할 수 있다. 자율신경 기능의 변화는 통증인식에 영향을 미칠 수 있다.

주의 및 금기사항

치료사는 미세한 진동을 배울 때 임상교육과 지도 실습이 필요하다. 병리학적 상태를 다룰 때는 고급교육을 받는 것이 좋다. 미세한 진동은 반사테크닉이므로 메커니컬(mechanical) 테크닉 사용에 대한 금기사항은 일반적으로 적용되지 않는다(5장 참조). 그러나 치료사가 미세한 진동을 이용해 급성질환을 앓고 있는 고객의 통증을 치료하는 경우 고객은 치료사의 손이나 진동을 만들어내는 기계장치의 무게를 견디기 어려울 수 있다. 이런 상황에서 치료사는 고객이 견딜 수 있는 범위 내에서 인접한 부위에 미세한 진동을 가해야 한다.

미세한 진동의 연습순서

연습시간: 하루 15분/ 며칠 동안

1. 어깨를 아래로 하고 팔꿈치를 90° 구부린 자세로 선다. 심호흡을 한다. 공중에서 1 cm 미만의 공간에서 손만으로 균일한 진동을 만들어 본다. 손목과 전완(아래팔, forearm)도 약간 움직인다. 1분간 계속한 후 1분간 휴식을 취한다.
2. 다시 시작한다. 두 손의 동일한 움직임을 만들어 본다. 1분간 계속한 후 다시 휴식을 취한다.
3. 다시 시작한다. 어깨를 살짝 구부리고 펴고, 팔꿈치, 손목을 편다. 진동을 계속하면서 어깨, 팔꿈치, 손목 굴곡의 다양한 조합을 통해 움직여 본다. 휴식한다.
4. 한 손을 반대쪽 후방삼각근(어깨세모근, deltoid) 위에 놓는다. 나머지 손으로 진동하는 동안 진동을 만들어 내기 위해 어깨 주변 근육을 동원하고 있는지 확인할 수 있는가? 어깨 근육이 언제 긴장되기 시작하는지 알아내기 위해 진동의 진폭을 점차적으로 늘린다. 진동의 진폭을 줄이고 어깨 근육을 가장 적게 사용하는 위치와 도수테크닉을 발견한다. 팔을 바꾼다. 이 방법을 하루에 한 번 연습하고, 5분이 될 때까지 피로 없이 지속적으로 미세한 진동을 수행할 수 있는 시간을 점차 늘려본다. 그런 다음 미세한 진동과 표면쓰다듬기(superficial stroking)을 번갈아 가며 고객에 대한 연습을 시작한다.

참고: 긴장을 풀고 숨을 쉬며 어깨를 낮추는 것을 잊지 않는다.

미세한 진동의 치료적 적용

통증조절

통증치료를 위해 미세한 진동을 사용하는 것을 고려하기 전에 기본적인 통증평가를 수행하고 고객의 통증원인을 찾아내려고 노력해야 한다. 급성통각성통증, 만성통증, 만성통증증후군을 식별하는 것이 중요하다. 미세한 진동을 사용하는 동안 통증완화를 강화하기 위해 보완적인 방식으로 사용할 수 있는 몇 가지 방법들이 있다.

1. 경피적 전기신경자극을 적용하면 미세한 진동으로 인한 진통효과가 증가한다.[177]
2. 온찜질, **유체요법(fluidotherapy)**, 월풀 등 다양한 온찜질 요법은 고객의 진정 및 진통효과를 향상시킬 수 있다.[159,160] 냉찜질, **얼음마사지(ice massage)**, 냉욕 등의 냉찜질은 고객의 진통효과를 향상시킬 수 있다.[84,181] 선택한 방식이 고객의 상태에 적합한지 확인해야 한다.
3. 가정에서 진동마사지장치를 사용하는 방법과 진통을 위한 적절한 수치료법(hydrotherapy)을 고객에게 교육할 수 있다.

결론

표면반사테크닉은 용도, 치료효과 및 결과가 다양하다. 표 7-1에는 신체구조 및 기능과 관련된 표면반사테크닉의 결과가 요약되어 있다.

표 7-1 표면반사테크닉을 위한 신체구조와 기능에 대한 결과

	테크닉		
손상 정도에 따른 치료 결과	정적 접촉	표면 쓰다듬기	미세 진동
진정작용 증가	✓	✓	✓
불안감 감소	✓	✓	P
각성도 증가	?	✓	?
역자극 진통	P	P	✓
국소적인 휴식기 근긴장 및 신경근 긴장도 증가	?	?	✓
국소적인 휴식기 근긴장 및 신경근 긴장도 감소	✓	✓	?
자극된 연동운동	P	P	P

✓, 결과는 이 장에 요약되어 있으며, 연구에 의해 뒷받침 됨; P, 결과는 가능성 있음; ?, 결과는 논쟁의 여지가 있음(연구 결과가 없거나 일관되지 않음)

복습

핵심요점

1. 표면반사테크닉은 피부에만 작용하며 주로 각성수준, 자율신경 균형 및 통증인식에 영향을 미치는 마사지 테크닉이다.
2. 정적접촉(static contact)은 최소한의 힘으로 수행되는 치료사의 손과 고객의 신체의 움직임이 없는 접촉이다.
3. 치료사는 정적접촉(static contact)을 통해 친밀감을 형성하고, 휴식을 촉진하며, 고객의 교육을 지원한다. 치료사는 힘을 많이 써야하는 테크닉을 사용하지 않아야 할 때 이 방법을 사용한다.
4. 연구자들은 정적접촉(static contact)이 어떻게 치료효과를 얻는지에 대해 불확실하다. 그러나 피부를 부드럽게 자극하는 것은 부교감신경계를 활성화 시킬 수 있다고 생각한다.
5. 표면쓰다듬기(superficial stroking)는 피하조직의 변형을 최소화하면서 고객의 피부 위로 미끄러지는 것이다.
6. 치료사는 접촉, 방향 및 적용속도에 따라 통증을 줄이고 고객을 이완시키거나 자극하기 위해 표면쓰다듬기(superficial stroking)를 이용할 수 있다. 또한 휴식 중인 근육긴장과 신경근 긴장에도 영향을 미칠 수 있다.
7. Melzack과 Wall이 처음 제안한 "통증관문이론"은 통증을 줄이기 위해 표면쓰다듬기(superficial stroking)를 사용하는 것에 대한 초기 설명을 제공하였다. 연구자들은 최근 관문이론(gate theory)이 마사지의 진통효과에 대한 메커니즘인지 여부에 대해 의문을 제기했다.
8. 미세한 진동(fine vibration)은 고객의 피부에 생성되는 빠르게 진동하거나 떨리는 움직임으로 피하조직의 변형을 최소화한다.
9. 치료사는 미세한 진동을 사용하여 통증을 완화하고 신경근 긴장도를 변화시킬 수 있다.
10. 미세한 진동은 피부의 큰 섬유 구심성 신경세포로 전달되는 감각정보를 대량으로 공급하고 동일한 수준의 척수를 통해 중추신경계의 상위중추로 통증자극이 전달되는 것을 줄여 준다.

임상사례: 표면반사테크닉

고객 요약

고객은 최근 별거한 35세의 두 자녀를 둔 어머니이다. 그녀를 외상후스트레스장애(PTSD)와 자존감, 신체 이미지, 신체적 학대 이력과 관련된 문제로 치료하고 있는 심리학 자가치료를 의뢰하였다.

임상소견

주관적 소견:

그녀의 병력은 한 번 제왕절개를 한 것 외에는 특이사항이 없다. 그녀는 외상후스트레스장애와 스트레스에 대처하고, 스트레스가 자신의 신체에 어떤 영향을 미치는지 알아보고, 가끔씩 발생하는 목통증과 경직을 완화하기 위해 치료를 요청하였다.

객관적 소견:

관찰: 자세분석에서는 중간 정도의 후만증(척추뒤굽음증, kyphosis)이 나타난다.
움직임 범위: 그녀는 안정 시 긴장감과 근육긴장이 높아짐에 따라 경추의 움직임 범위가 약간 제한된다.

치료 접근법

초기 결과에는 좋은 관계형성(신뢰가 주요 치료 도구임), 휴식촉진,

신체인식 개선이 포함된다.

고객의 PTSD 및 신체적 학대 이력으로 인해 **사전동의(informed consent)**를 얻는 과정에 특별한 주의를 기울여야 한다. 사전동의를 얻은 후에는 명확하고 신중하게 의사소통하고 치료과정은 충분히 설명되어야 한다. 고객에게 옷을 완전히 입고 치료를 수행 할 수 있는 방법을 제안하고, 고객의 몸 중 치료사가 만지기를 원하지 않는 부분이나 문제가 되는 부분이 무엇인지 확인하여야 한다. 마지막으로, **접촉-촉발 기억(touch-triggered memory)**과 **신체-감정적 이완(somato-emotional release)**의 가능성에 대해 고객과 함께 의논되어야 한다. 고객이 언제든지 치료를 수정하거나 중단할 수 있다는 점을 이해시키고 질문할 시간을 주어야 한다. 치료순서와 자세 결정은 주관적 인터뷰를 통해 수집된 정보를 바탕으로 결정된다. 예를 들어, 엎드려 누워 있으면 고객의 통제력이 저하될 수 있다. 해당되는 경우 고객이 특정 신체부위를 피하도록 요청할 수 있으므로 안전을 보장하기 위해 고객의 접촉 기록에 대해 묻는 것이 중요할 수 있다. 고객이 테이블 위에 오면 어디서부터 시작할 것인지 알려주어야 한다. 정적접촉(static contact)을 부드럽게 몇 분 동안 적용하고 고객이 다른 부위를 치료할 수 있다고 인지할 때까지 접촉을 유지한다. (이 장의 연습순서는 한 부위에서 다른 부위로 진행할 수 있는 방법에 대한 한 가지 예를 제공한다.) 고객과 대화하여 호흡과 전반적인 이완을 유도하거나 치료 중인 신체부위에 대한 고객의 인식을 개선시킬 수 있다. 치료사의 치료범위를 염두에 두고 고객이 필요에 따라 자신의 경험에 대해 자유롭게 이야기할 수 있도록 허용하되, 트라우마에 대한 대화는 하지 않는다. 한 부위를 정적접촉(static contact)으로 접촉한 후 그 부위를 1분 정도 표면쓰다듬기(superficial stroking)를 이용하여 치료한다. 다음에 어느 부위를 치료할 것인지 고객에게 다시 한번 상기시켜 준 후 주어진 치료시간을 이용하여 신체부위를 치료한다. 고객이 해리에피소드(dissociative episode)를 경험하고 있다는 징후를 보이면(예: 움츠러드는 행동, 태도변화, 질문에 응답하지 않거나 지속적으로 질문을 반복함) 치료를 중단하고 고객에게 현재 상태를 유지하는 것이 치료의 안정성과 효과에 중요하다는 것을 교육한다. 해리에피소드(dissociative episode)의 징후를 고객이 "졸음" 또는 "이완" 상태로 잘못 해석할 수 있다는 점에 유의해야 한다. 관찰한 내용에 대해 질문이나 우려사항이 있으면 고객에게 확인한 후 추가 치료를 안내하기 위해 치료에 대한 반응을 심리학자와 상담하기 위한 동의를 고객에게 받는다.

이 고객의 치료가 진행됨에 따라 척추후만증(척추뒤굽음증, kyphosis)과 근육긴장을 해결하기 위해 이후 장에서 소개되는 다른 테크닉을 사용하게 될 것이다. 테크닉 이전에 안전과 휴식을 고객에게 주기 위해 몇 분간 정적접촉과 표면쓰다듬기(superficial stroking)로 후속 **중재(intervention)**를 계속 시행한다. 매 치료마다 정적접촉 과 표면쓰다듬기를 통하여 각각의 치료가 마무리되는 것을 고객에게 상기시킨다.

참고: 외상후스트레스장애(PTSD) 또는 학대 이력이 있는 고객과 협력하는 데 관심이 있는 경우 외상 정보 치료에 대한 추가 교육을 받는 것이 좋다.

비판적 사고의 질문

1. 표면반사테크닉은 어떤 조직층에 관여하는가?
2. 표면반사테크닉의 주요 효과는 무엇인가?
3. 정적접촉의 어떤 특성이 중증 고객의 치료에 적합한가?
4. 정적접촉의 세 가지 잠재적 용도를 나열하고 이러한 용도가 적절한 임상조건을 구분한다.
5. 표면쓰다듬기는 정적접촉과 어떻게 다른가?
6. 스트로크가 일반적으로 사지 아래로 적용되는 이유는 무엇인가?
7. 표면쓰다듬기의 세 가지 잠재적 용도를 나열하고 이러한 용도가 적합한 임상상태를 구분한다.
8. 미세한 진동의 두 가지 잠재적 용도를 나열하고 이러한 용도가 적합한 임상조건을 구분한다.
9. 다른 실습 테크닉을 수행하는 데 사용할 수 있는 시간을 줄이지 않고 치료 중에 미세한 진동을 만들어 내는 장치를 어떻게 사용할 수 있는가?
10. 표면쓰다듬기와 미세한 진동을 이용한 통증완화의 생리적 메커니즘의 유사점과 차이점은 무엇인가?

7장 참고문헌은 527페이지부터 시작

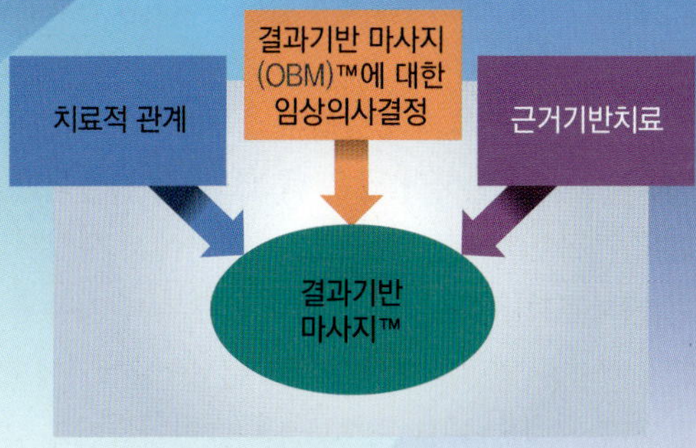

Chapter 8 표면유체테크닉

목적

이 장을 공부하면 아래의 내용을 수행하는 데 필요한 정보를 얻을 수 있다.

1. 범주의 마사지 테크닉이 다양한 유형의 조직에 어떤 영향을 미치는지 설명할 수 있다.
2. 접촉면, 압박, 조직간의 관여, 진폭, 방향 및 속도의 측면에서 각 마사지 테크닉을 설명할 수 있다.
3. 각 마사지 테크닉을 적용하는 방법과 이것을 연습하는 순서의 측면에서 마사지를 적용하는 방법을 시연한다.
4. 마사지 테크닉이 효과를 발휘하는 매커니즘에 대하여 추론한다.
5. 각 마시지 테크닉과 관련된 치료의 결과, 적응증, 금기증 및 일반적인 적용결과를 설명한다.

표면유체테크닉은 치료사가 혈액 또는 림프의 순환흐름을 증가시키기 위해 근육의 표면조직에 적용하는 마사지 테크닉이다. 이 테크닉에는 표면경찰법과 표면림프배액법(superficial lymph drainage)이 포함된다. 이 장에서는 이러한 테크닉과 시행방법 및 연습순서에 따라 적용하는 방법에 대해 설명했으며, 또한 관련 결과 및 근거, 주의사항 및 금기증 그리고 치료에 적용하는 테크닉의 사용방법에 대해 설명하였다. 표 8-1은 신체구조 및 기능과 관련된 표면유체테크닉에 대한 결과를 요약한 것이다. 치료사는 이러한 테크닉에 대한 주의사항과 금기증을 검토하고, 실습범위와 테크닉의 수준이 허용하는 범위 내에서 적용해야 한다. 마지막으로, 치료사는 고객의 옷을 입힌 상태에서 또는 옷을 벗긴 상태에서 터치(touch)하는 방법에 대하여 결정할 때, 실무지침 및 규정, 해당 직업에 관련된 법률을 참조하고 준수해야 한다(사례는 6장을 참조). 그림 옆에 "경고" 아이콘이 있다는 것은 임상의가 고객으로부터 서면동의를 받아야 하며, 의학적으로 치료를 표시하지 않는 한, 전문직 규제지침에 이 영역이 포함되어야 함을 나타낸 것이다.

표면경찰법: 근거

정의

표면경찰법: 조직을 깊은 근막의 얕은층(investing layer)까지 변형시키는 정맥 및 림프의 흐름방향으로 가벼운 압력을 적용하여 시행하는 활주 테크닉.[1-8]

이름 및 출처

다른 문헌이나 마사지 관련 시스템에서 우리가 피상적으로 표면경찰법이라고 부르는 테크닉은 "경찰법", "활주", "스트로크(stroking)", 그리고 "깊은 스트로크(deep stroking)"[1-8]로 알려져 있다. 본문에서 "경찰법(effleurage)"이라는 단어의 사용은 기술된 스트로크에 의해 결합되는 조직의 형태와 깊이와 관련하여 매우 다양하다. 일부의 저자들은 "경찰법"과 "스트로크"라는 용어를 같은 의미로 사용하기도 한다.[1-5] 이 책에서는 압력, 방향, 맞물린 조직, 스트로크의 임상적 효과를 기준으로 경찰법과 스트로크를 식별하는 *Beard's Massage*[6]를 포함하여 많은 텍스트에서 사용되는 관례를 따른다.[6-8] 표면경찰법은 표면쓰다듬기에서 생성된 것과 유사한 **반사효과(reflex effects)**를 만드는 데 사용될 수 있으나 (7장에서 논의됨), 유체역학(fluid dynamics)에도 추가적인 효과를 가져온다. 또한, 이 책은 표면경찰법과 유사한 패턴의 심부경찰법을 구분하고, 이는 충분한 압력을 사용하여 근육을 결합시키고 **변형(deform)**시키는 것이다(제9장 참조).

이러한 구별을 위한 선례와 임상적 근거는 치료사가 다양한 조직층(피부, 피하 근막 및 지방, 근육)을 명확하게 구별할 수 있는 방법을 배워야 한다.[1,3,5,7] 이 능력을 통해 치료사는 원하는 치료의 **결과**를 달성하는 데 필요한 각 조직층에 적용하는 마사지 스트로크의 힘을 결정할 수 있다.

적용

치료사는 이번 섹션에 설명된 다양한 적용을 위해 표면경찰법을 사용한다.[9-33] 치료사는 표면경찰법을 사용하여 **정맥환류 및 림프환류(venous return and lymphatic return)**를 증가시키며 국소마사지 적용할 때는 오일을 사용하여 고객을 이완시킨다. 치료사는 고객에게 더 깊고 공격적인 테크닉으로 부터 "휴식(break)"을 제공하기 위해 **고전적인 마사지(classical massage)** 중에 간격을 두고 적용한다.

결과 및 근거

치료사는 가볍고, 흐르는 듯한 테크닉을 사용하여 중재의 흐름을 개선하고, 순환효과, 심리적 효과 및 다양한 생리적 효과를 얻을 수 있다.[9-33] 표면경찰법은 윤활제를 바르고 사용하기에 이상적이며, 치료사는 종종 국소마사지 및 **일반적 마사지**의 입문자용 스트로크(introductory stroke)에 사용한다. 또한 고객의 근육을 사용하는 좀 더 깊은 테크닉 사이에서 전환 스트로크(transitional stroke)를 사용할 수 있다(9장 참조).

표면경찰법은 다양한 생리학적 및 심리적 효과를 갖고 있으며[9-33], 이는 순환효과로 가장 잘 알려져 있다. 많은 출처에서 경찰법(어떠한 형태로든)이 적용된 부위에서 **림프액 및 정맥환류**를 증가시킨다고 기술되어있다.[1-8] 림프흐름에 대한 이러한 효과에 대한 한 가지 가능한 메커니즘은 테크닉의 부드러운 기계적 스트레스가 작은 림프관의 수축을 유발하여 림프의 형성 및 복귀를 증가시킨다는 것이다.[22] 또한, 표면경찰법은 스트로크의 압력이 약하고 활주속도가 느릴 때, 림프의 직접적인 움직임을 일으킬 수 있다. 림프관에 대한 **역학적효과(mechanical effect)**에도 불구하고 표면경찰법은 적어도 건강한 조직에서는 국부적인 동맥이나 정맥의 흐름에 영향을 미치지는 않는 것으로 보인다.[23-25] 림프흐름에 대한 영향으로 활액낭염, 염좌, 좌상, 타박상, 탈구, 분리 및 골절과 같은 일반적인 근골격계 손상의 급성 및 아급성기와 관련된 **부종(edema)** 또는 삼출액, **반사교감신경 이영양증(Reflex Sympathetic Dystrophy)**, 월경이나 수유와 관련된 유방의 울혈 등, 표면경찰법은 의존성 부종을 포함한 림프울혈 상태에 대한 치료법으로 사용된다.

또한 정맥의 정체[25] 그리고 정맥류 및 정맥궤양과 같은 관련질환을 치료할 때 유용하게 적용할 수 있다. 마지막으로, 표면경찰법은 외과적 림프관 절제 후 **림프부종(lymphedema)** 치료에 유용하다.[26] 림프흐름에 미치는 영향의 범위로 인해 표면경찰법은 **도수림프배액(manual lymph drainage, MLD)**시스템의 구성요소이다. 또 다른 효과로는 생리학적 및 심리적 결과가 모두 포함된다. 표면쓰다듬기와 마찬가지로 표면경찰법은 불안의 감소, 이완의 유도[27](반대 1명 포함[29]), 국소적 혈역학적 관류의 증가[28], 일시적으로 하위운동신경원의 흥분성 감소[30,31], 연동운동의 자극에 사용할 수 있다.[32,33]

가벼운 기계적 효과로 인해 치료사는 **진정**을 유도하고 전반적인 편안함을 향상시키며 수술 수 상황에서 통증에 대한 인식을 감소시키기 위해 표면경찰법과 표면반사테크닉을 적용할 수 있다. 마지막으로 영아 산통에도 사용된다.[33] 표 8-1에는 표면경찰법의 주요 결과가 요약되어 있다.

표면경찰법은 어떻게 적용하는가?

이 테크닉이 치료 효과를 얻는 방법에 대한 여러 가지의 메커니즘이 제안되었다.[1-8,23-32] 표면경찰법은 역류를 방지하는 밸브를 갖고 있는 혈관을 통해 기계적으로 혈액과 림프를 앞으로 밀어 정맥과 림프관을 압박한다.[1-8,34] 혈관의 한 부분이 비워지게 되면, 흡인 효과로 원위의 유체(fluid)을 근위부로 끌어들인다[7]. 결과적으로 정맥 환류가 증가하면 심장의 박동량[34]이 증가할 수 있지만[34], 건강한 대상자의 경우에는[23] 전체적인 전신 흐름은 일어나지 않는다.[32-34] 또한 말단 림프관에 가벼운 압력을 가하면 이들 혈관의 평활근이 수축하도록 자극하여 림프를 앞으로 밀어낼 수 있다.[23]

마지막으로, 반복적인 리드미컬한 압력은 이완 반응을 수반할 수 있다(7장의 표면경찰법의 논의를 참조바랍니다).[24]

근거조사

리스본 대학의 연구진들은 2020년 심장 혈관 기능에서의 역할을 이해하기 위한 연구에서 경찰법에 초첨을 두고 실험을 진행했다.[28] 경찰법을 32명의 젊고 정상 혈압의 지원자에게 무작위로 선택된 단일 하지에 적용하였고, 반대쪽 다리는 대조군의 역할을 하였다. 발 센서로 경찰법을 적용하기 전, 도중 및 적용 후에 실시간 순환을 체크하였다. 각 참가자는 10분간 아무런 치료도 취하지 않고 반듯이 누운 자세로 휴식을 취했고, 5분의 경찰법을 받은 후 다시 10분간 휴식을 취하였다. 경찰법은 기준선 측정과 비교하여 마사지를 받은 하지에서 명확한 관류가 나타났고, 뿐만 아니라 반대쪽 하지에서도 측정 가능한 관류를 이끌어 냈다. 중재 후 휴식 시간동안 관류 속도는 기준선으로 떨어졌다. 이 연구는 단기 하지 순환의 효과를 볼 수 있는 고객을 위한 귀중한 임상 도구인 하지 혈액동역학(hemodynamics)에서 경찰법의 즉각적인 영향을 강조하였다. 연구는 참신하고 철저함에도 불구하고, 향후의 연구에서는 심혈관 질환을 앓고 있는 환자를 대상으로 진행함으로써 심혈관 치료에서의 경찰법의 임상적 가치를 더 추론할 수 있어야 한다. 전반적으로, 이 연구는 주어진 마사지 테크닉을 적용하는 동안 실시간 생리학적 변화를 측정하기 위해 테크닉이 어떻게 활용될 수 있는지 보여주고 순환 요법에서 경찰법의 치료 메커니즘을 강조했다.

Monteiro Rodrigues L, Rocha C, Ferreira HT, Silva HN. Lower limb massage in humans increases local perfusion and impacts systemic hemodynamics. J Appl Physiol. 2020;128(5):1217-1226.

표면경찰법: 실습

표면경찰법의 구성요소

표면경찰법은 아래의 요소로 구성된다.

접촉: 손의 전체, 이완된 손바닥 면
압력: 가벼운 압력
관여: 피부, 표면 근막, 그리로 지방
방향: 사지, **구심성**: 몸통을 향해, 겨드랑이 또는 림프절 방향으로
진폭: 부위의 길이
속도: 5~50 cm/s
지속 시간: 2분 이상
통합(Intergrades with): 유날법(petrissage)과 표면 스트로크
문맥: 장시간(extended periods) 단독으로 사용하거나 표면림프배액테크닉과 번갈아 사용하여 림프 및 가능하면 혈액의 회복을 촉진한다. 종종 신경근테크닉의 확장된 적용에 대한 전 단계 치료 및 후속 치료로 사용됨

촉진에 대한 실습

아래의 촉진에 대한 연습은 표면경찰법을 잘 시행하기 위해 필요한 도수 숙련도와 집중성을 높이는 데 도움을 줄 것이다.

1. 연습 파트너와 함께 가장 표면 근육층 위에 있는 지방층(및 관련 **표면 근막**)의 두께를 추정해본다. 지방이 고르게 분포되어 있지 않기 때문에 반드시 여러 부위에 실시하고 여러 사람을 비교해야 하며, 남성과 여성도 비교한다.
2. 표면 지방과 근막에 내장되어있는 표재성 정맥과 동맥을 촉진한다.
3. **심부 근막의 얇은층**(investing layer)을 찾아 촉진을 시도한다. 이 층은 그 위의 지방보다 더 단단하고 때때로 그 아래의 근육보다 더 단단하다. 근섬유를 촉진하였다면, 너무 깊이 들어간 것이다. 이 층이 더 두껍고 더 쉽게 찾을 수 있는 부위를 반드시 찾아야 한다: 견

갑골 위, 요추 부위, 정강이의 측면, 손바닥과 발바닥. 이 층을 보여주는 해부학적 사진 해부도를 옆에 두고 공부하는 것이 도움이 될 것이다.

도수 테크닉

그림 8-1 ~ 8-9에서, 표면경찰법이 신체의 여러 부위에 적용되는 것을 보여준다. 그림의 순서는 누운 자세에서 머리부터 발끝까지의 모습이며, 각 그림은 이 장에서 설명된 도수 테크닉에 대한 대부분의 지침(guidelines)을 보여준다.

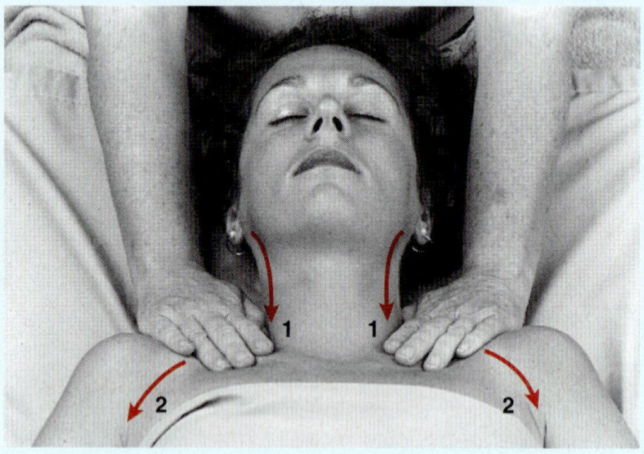

그림 8-1 목과 어깨의 양측 표면경찰법. 스트로크는 목 아래로 이동하여 쇄골을 넘어 겨드랑이로 향한다. 삼각근에서 마무리되며, 부드러운 아래 방향의 압력으로 어깨를 안정시킨다.

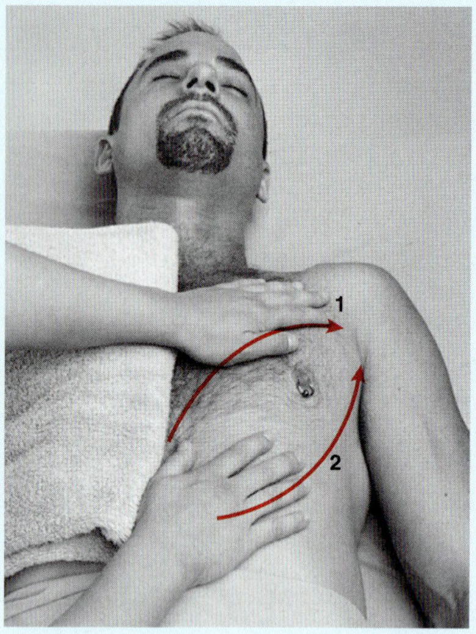

그림 8-3 가슴에 적용할 때는, 남성과 여성 모두 스트로크를 고객의 유두를 피하면서 겨드랑이로 향해야 한다.(가슴을 만지는 것에 대한 윤리와 관련된 개념은 5,6장을 참조)

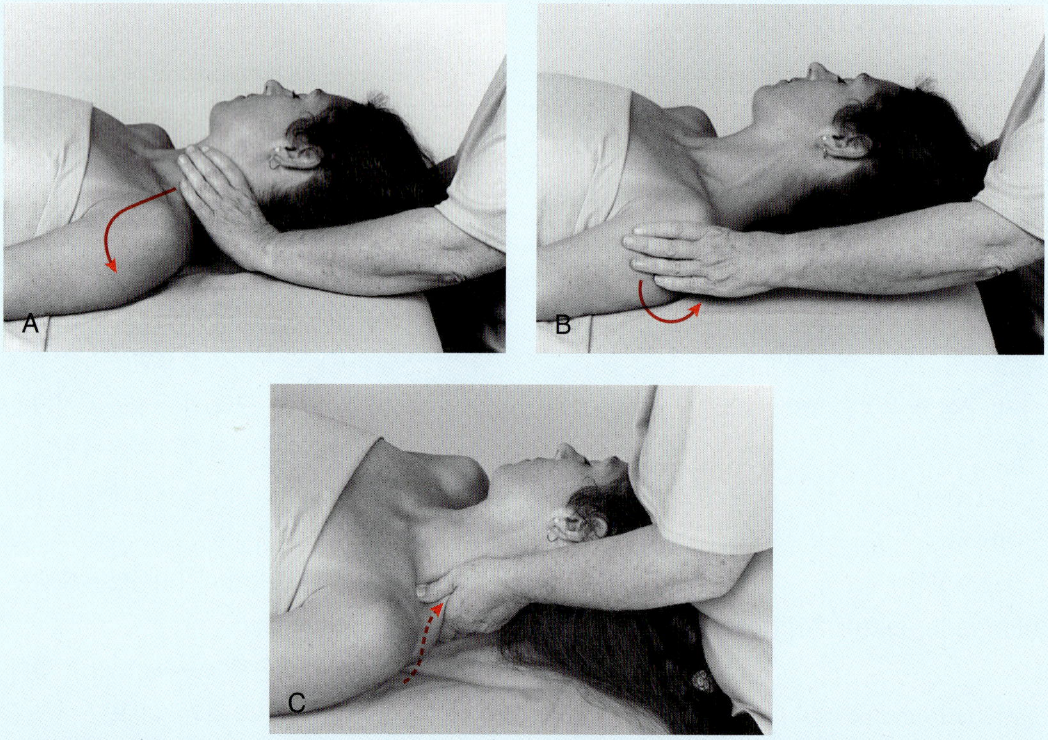

그림 8-2 회전된 목의 편측 표면경찰법 **A.** 스트로크는 목 뿌리(root of the neck)에서 끝나거나 쇄골을 넘어 겨드랑이까지 계속될 수 있다. **B.** 스트로크의 끝에서 가벼운 왕복 스트로크(light return stroke)를 추가하여 적용할 수 있다. 이 스트로크를 적용하기 위해 치료사의 손이 고객의 피부와 접촉을 유지하는 동안 전완은 회외(supinates)된다. **C.** 그리고 손은 뒷머리를 향해 가볍게 뒤로 당긴다.

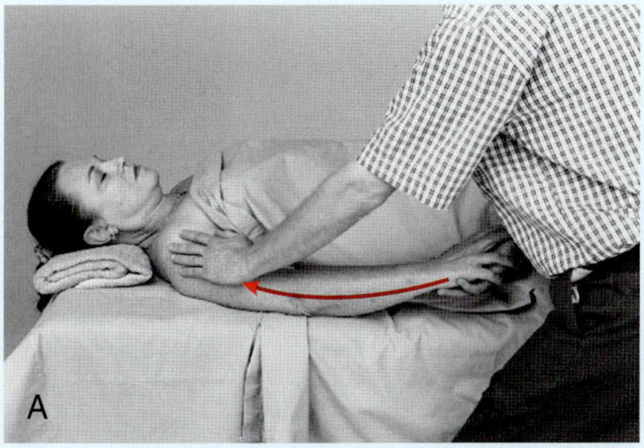

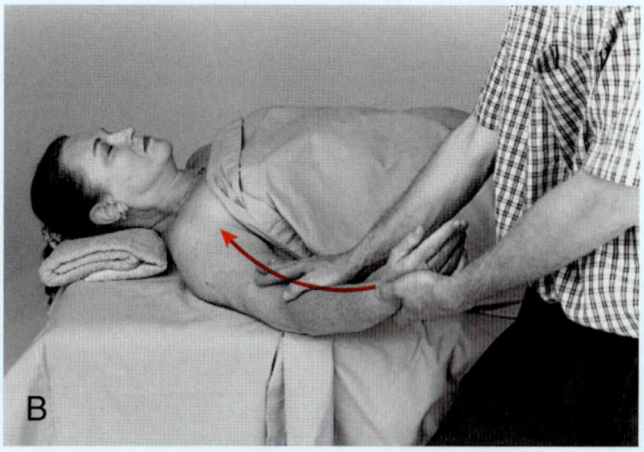

그림 8-4 팔에 적용하는 표면경찰법은 고객의 팔의 외측 및 내측 면에 스트로크를 번갈아 가며 적용한다. **A.** 측면 **B.** 내측면. 치료사의 자세의 변화에 주목하라.

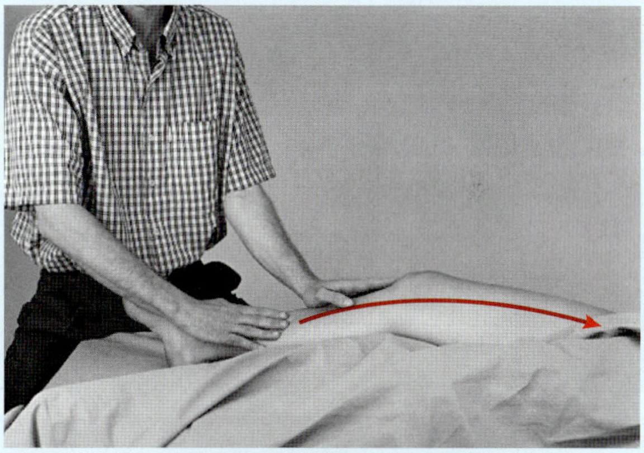

그림 8-5 고객 다리의 내측 및 외측면은 종종 동일한 스트로크가 포함된다. 치료사의 직립자세에 주목하라.

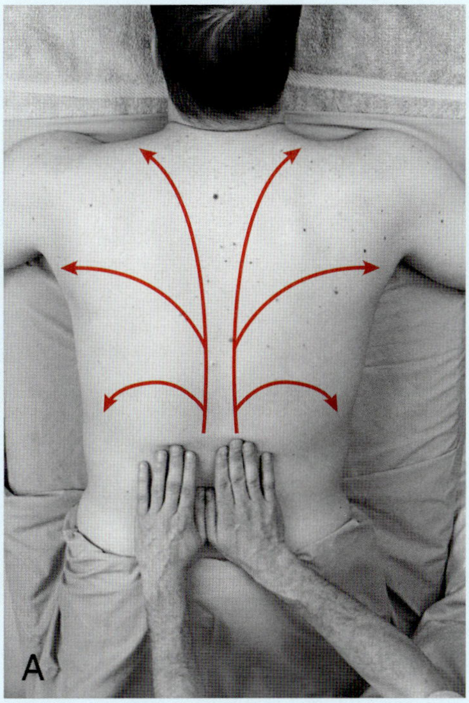

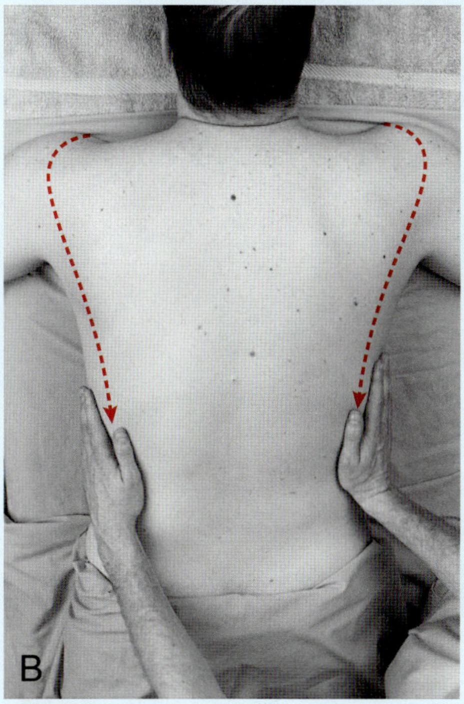

그림 8-6 등에 적용하는 양측성 표면경찰법은 천골에서 시작하여 다른 경로를 따라 갈 수 있다. 치료사는 연속적인 스트로크에서 이러한 다른 경로를 번갈아 사용할 수 있다.

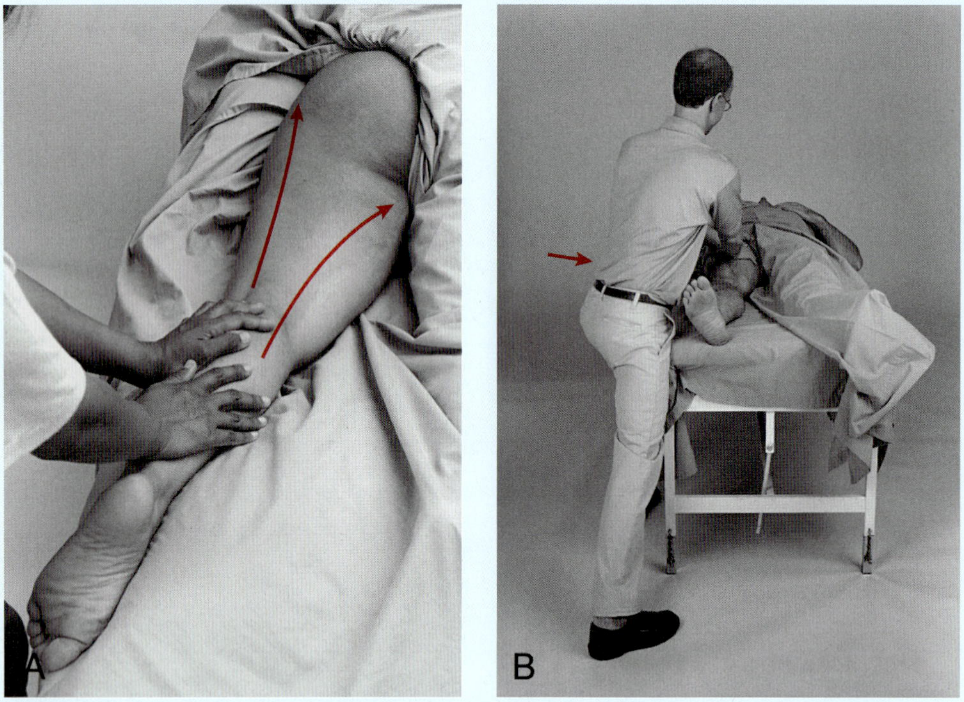

그림 8-7 A. 엉덩이근육을 포함한 하지의 후면에 대한 표면경찰법 B. 가벼운 압력이 필요한 이 테크닉의 경우 치료사는 체간을 똑바로 세운 상태에서 기본적으로 다리 움직임을 통해 스트로크 길이를 달성해야 한다. 반면, 이 테크닉에서 치료사는 손을 뻗어 기대고 있는 자세이며 이러한 동작을 반복하게 되면 허리에 불필요한 부담이 가해질 수 있다.

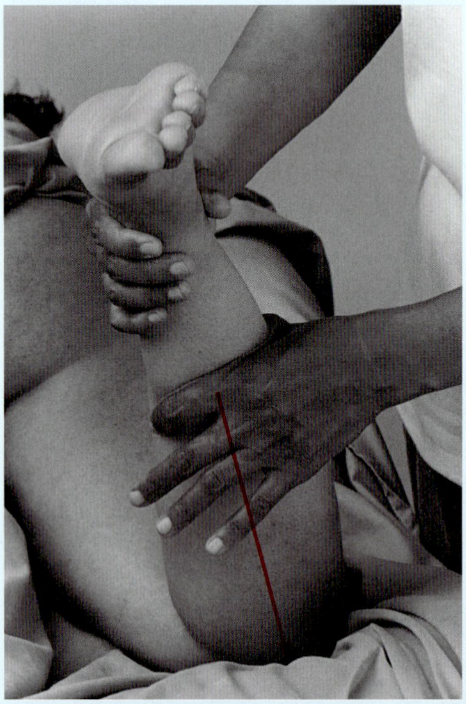

그림 8-8 "팔찌(bracelet)"접촉으로 감싼 발목에 적용되는 표면경찰법

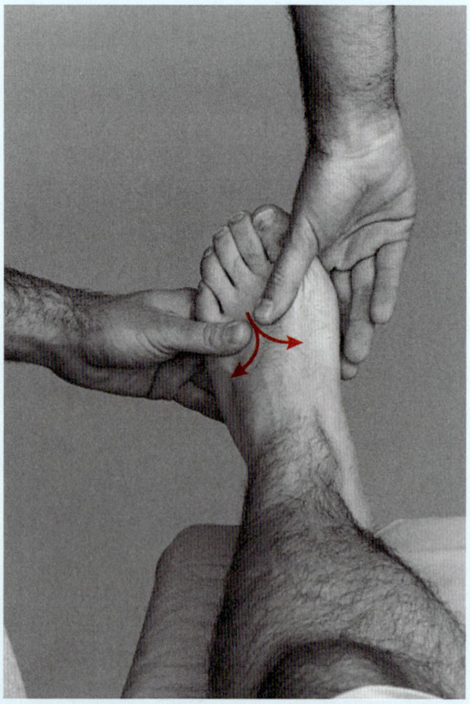

그림 8-9 짧은 엄지 스트로크를 함께 적용한 표면경찰법은 발의 림프 환류(lymphatic return)를 증가시킨다. 종창의 주변부에서 원심성 방향으로 유사한 짧은 스트로크를 사용하여 외상 후 부종을 배출할 수 있다.

1. 치료사는 표면경찰법을 적용할 때 **윤활제**를 사용하는 것을 선호한다. 그럼에도 불구하고 피부가 촉촉하거나 체모가 매우 많은 경우가 아니라면 윤활제를 사용하지 않고 효과적으로 표면경찰법을 적용할 수 있다.
2. 고객의 피부 위를 활주하는 동안 손은 최대한 부드럽고 편안하게 적용한다. 얇은 원판위에 흐르는 물과 같이, 고객의 신체가 변화하는 윤곽에 따라 전체 손바닥의 표면을 지속적으로 윤곽에 맞추도록 한다. 손가락을 벌릴 수 있지만 손이 긴장될 정도로 넓게 하지는 않는다. 엄지손가락을 외전하고 엄지손가락, 손가락 및 칼퀴막 공간(web space)을 사용하여 사지를 둘러쌀 수 있다.
3. 손을 스트로크의 일반적인 방향으로 향하게 한다. 손목의 작은 편위을 만들어 손이 국소부위 신체의 윤곽을 따를 수 있게 한다. **반복 손상**을 예방하기 위해 손목을 크게 움지이지 않는다.
4. 스트로크의 압력은 체간(그림 8-3)에서 적용할 때는 겨드랑이 또는 서혜부 림프절을 향하고, 팔다리에서 적용할 때는 심장을 향한다(그림 8-4A 그리고 8-4B, 8-5, 8-7, 8-10, 및 8-11). 고객의 등 부위에 적용하는 스트로크는 일반적으로 천골에서 시작하여 겨드랑이 쪽으로 이동하지만(그림 8-6), 머리에서 아래쪽으로 적용할 수도 있다.
5. **구심력** 스트로크(centripetal pressure stroke)를 반복할 때마다 조직의 더 깊은 층을 점진적으로 연결하여 깊은 근막의 얕은 층까지 깊숙이 진행한다. 스트로크를 5~10회 이상 반복하여 유체의 **관성 저항**을 이겨내야 한다. 동일한 패턴의 움직임을 사용하여 적용하는 압력의 양을 점진적으로 늘리고, 이것이 적용된다면 아래의 근육에 관여할 수 있다(9장 참조).
6. 일부 저자들은 손이 심장에 가까워짐에 따라 각 스트로크의 압력을 증가할 수 있다고 제안하였다.[6,8] 스트로크의 근위부 끝에서, 바람직하게는 림프절에서는 약간의 **과압력**을 동반한 별개의 일시 중지(distinct pause)를 사용할 수 있다.
7. 스트로크의 속도는 5에서 50 cm/s. 까지 다양하다. 한 저자는 15 cm/s 또는 6~7 in./s.의 속도를 특정하였다.[6]
8. **왕복 스트로크**의 사용에 대해서는 다양한 의견이 존재한다. 약한 원심 압력도 유체의 복원(fluid return)을 보조하기 위한 목적과 상충될 수 있기 때문에 리턴 스트로크는 생략할 수 있다(그림 8-1, 8-2A). 대안적 방법으로 리턴 스트로크를 위해 고객의 몸에 손이 닿은 상태를 유지

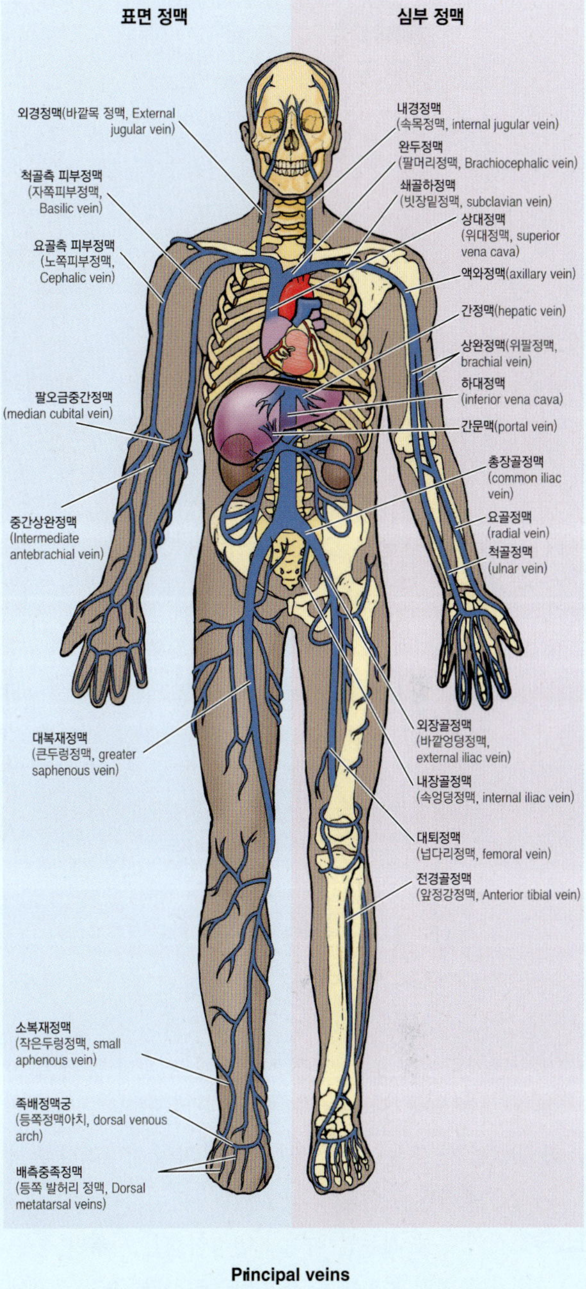

그림 8-10 심장으로 향하는 정맥 환류

하되 손바닥이나 손가락 끝 접촉으로 끊김 없는 표면경찰법을 적용하는 동안 최소한의 압력을 사용할 수 있다(그림 8-2B, 8-2C). 리턴 스트로크를 적용하기로 선택한 경우는 한 방향에서 다른 방향으로 원활하게 전환되어야 한다.

9. 양손을 사용하는 표면경찰법과 공중에서(in the air) 적용되는 왕복 스트로크를 번갈아 사용하는 것은 테크닉의 유용한 변형이다.

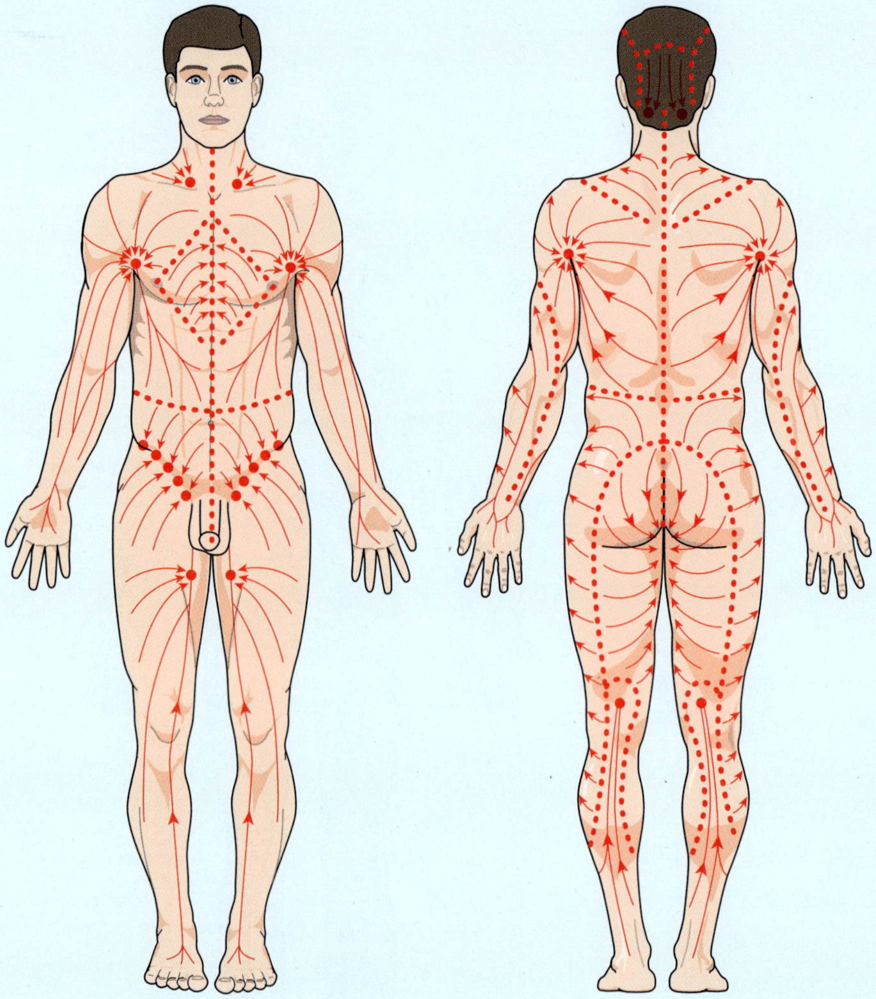

그림 8-11 림프의 흐름 방향을 나타내는 림프 경계(Lymphatic watersheds)

10. 엄지손가락이나 손가락 접촉은 작은 부위나 종창 주변과 같은 부위에 일반적인 목적으로 사용한다(그림 8-8과 8-9). "팔찌" 또는 "반지"접촉을 사용하여 팔다리나 손발가락을 둘러쌀 수 있다.
11. 국소적인 부종 치료를 위해 표면경찰법을 시행할 경우, 근위부를 먼저 치료하는 것이 바람직하다. 종창 부근에서 적용할 때는 충혈 부위에 체액을 밀어 넣거나 통과하려 하지 않도록 근위부 가장자리나 부종 주변에서 개별 스트로크(individual strokes)가 시작되도록 해야 한다. 이후의 장에서는 림프 및 정맥 환류의 증가시키기 위한 마사지 순서를 위한 설계가 논의 된다.

치료사의 자세와 움직임

1. 기본적인 자세에 대해서는 6장에서 설명하였다. 이번 장에서는 **정렬된 선자세(standing aligned)** ,**런지(lunge)**, 그리고 **런지와 리치(lunge and reach)**에 대하여 설명한다.
2. 등이나 하지와 같은 넓은 부위에 표면경찰법을 적용할 때는 팔을 과도하게 뻗어서 사용하지 말고 하지의 올바른 움직임을 통해 스트로크 전체 길이(full length)를 얻어야 한다. 스트로크를 하는 동안, 몸통을 똑바로 유지하여 요추의 반복적인 굽힘과 폄을 줄여야 한다(그림 8-5 및 8-7B).

촉진

1. 이 테크닉을 적용할 때 고객의 아래 사항을 촉진한다.
2. 피부의 감촉
3. 피부 온도
4. 땀과 습기가 있는가

움직임 방향으로 발생하는 피부 및 피하 **표면근막**의 수평 신장. 윤활제는 끄는 힘을 감소시키기 때문에 이러한 표면 조직은 탄성 한계까지 신장되지 않는다.

5. 흔히 등에[25] 발생하는 피하 지방종, 엉덩뼈능선과 후두부 주변에 부유성, 단단한 섬유성결절이 흔히 발생할 수 있으며 이 두 부위 모두 촉진시 부드럽게 느낄 수 있다.
6. 표면 윤곽
7. 피하 표면 조직의 유연성. 이는 조직에 지속적으로 적용함에 의해 점성이 감소하여 일반적으로 증가한다.
8. 유체 내용물을 반영하는 피하 조직의 관성 저항(즉, 간질유체압력(interstitial fluid pressure)
9. 피하 조직의 표면 윤곽과 **점성** 및 관성 저항의 변수를 수반하는 부종성 조직(edematous tissues)으로부터 유체의 재흡수

관찰

이 테크닉을 적용하면서 고객이 종창이 감소하는지, 이완이 되는 징후가 보이는지를 관찰한다.

종창의 감소

1. 피부색과 촉감의 정상화
2. 표면윤곽의 변화
3. 눈에 보이는 종창의 감소는 종종 15분에서 45분 이내에 일어날 수 있다. 중재의 과정 중에서, 염증 과정의 해결 또는 순환 및 림프 기능 장애의 해결과 더불어 종창 감소의 누적이 발생한다.

이완

1. 호흡의 깊이와 횟수의 감소
2. 깊어진 목소리 톤
3. 홍조와 같은 피부색의 변화. 창백해지는 것은 바람직하지 않은 **교감신경반응**을 나타낼 수 있다.
4. 조직 윤곽의 연성화(softening) 또는 신체 분절의 확장과 편평화(broadening and flattening)로 입증되는 **휴식기 근육 긴장**의 전신 감소(systemic reduction).
5. 근육의 경련과 홱하는 움직임(jerks)
6. 연동 소음(peristaltic noise)의 증가
7. 목, 손목 및 발에서 볼 수 있는 맥박의 변화로 입증되는 심박수의 감소
8. 바람직하지 않은 교감신경 반응을 나타낼 수 있는 초조감 또는 발한

고객과의 의사소통

테크닉을 적용하는 동안 고객의 편안함 수준에 대해서 피드백을 받아야 한다. 다음은 사용할 수 있는 몇 가지의 예시를 보여준다.

1. "이 압력이 불편해지면 알려주세요" 급성 또는 아급성염증부위 가까이에서 치료할 때 테크닉의 압력이 고객의 통증 수준을 증가시키지 않도록 해야 한다.
2. "당신의 통증은 어떻습니까?" 통증을 감소시키기 위한 테크닉을 적용할 때 이 문구를 사용할 수 있다. 이 문구의 사용으로 고객이 중재가 적용되는 동안 이 중재가 자신의 통증에 영향을 미치다는 인식을 확인할 수 있다.
3. 임파액의 배액과 이완을 보조하기 위해 중재 중, 깊은 횡경막 호흡을 할 수 있도록 환자를 격려한다.

표면경찰법의 연습순서

30분 이내에 완료할 수 있는 신체의 영역에 따른 순서는 근위에서 원위로 진행된다. 연속적으로 표면경찰법을 각 각의 부위에 적용한다. 각 부위에서 원위 방향으로 스트로크를 시작하고 구심성 스트로크를 전체 부위에 적용한다. 스트로크를 수회 반복한다.

- 바로누운자세: 목, 얼굴, 가슴, 팔, 복부, 하지의 전면
- 엎드린자세: 등, 둔부, 하지의 후면
- 다음과 같은 변형된 테크닉을 시도한다.
- 구심성 압력 스트로크만 사용
- 표면 스트로크를 사용하여 시작 자세로 돌아가기
- 일정한 압력 사용
- 근위부 스트로크를 적용할 때 약간 높은 압력 사용
- 스트로크의 근위부 끝에 있는 림프절 위에서는 일시적으로 중지
- 다른 속도의 적용(5에서 50 cm/s)

근위부에서 원위부로 적용할 때 옆으로 누운 자세만을 취하여 테크닉을 적용하려면 어떻게 해야 합니까?

주의 사항과 금기사항

치료사는 표면경찰법의 적절한 적용을 마스터하기 위해 임상 교육과 감독 실습(supervised practice)이 필요하다. 특정 상황, 특히 병리학적 상태를 치료할 때 고급 훈련(advanced training)이 권장된다. 표면경찰법은 관련 혈관과 함께 표면 지방과 근막을 변형시키기에 충분한 압력만을 사용하지만, 치료사는 마사지에 대한 모든 금기증과 주의 사항을 고려해야 한다(5장 참조).[1] 심장병과 정형외과 그리고 대사 질환과 같이 몇 가지 질환은 금기증이다. 중증환자는 일반적으로 표면경찰법을 잘 견뎌낸다.[28,35,36] 급성 심장 질환자는 이 법칙에서는 예외다.

심근경색 후 가벼운 마사지는 도움이 되지만 관상동맥우회술 후 48시간이 지난 후 마사지의 적용은 주의를 요한다.[35] 또한, 치료사는 고객이 심부전이나 울혈성 심부전을 보일 때 주의를 기울여야 한다. 이는 정맥 환류의 증가로 인해 심장 또는 폐 기능을 손상을 초래할 수 있기 때문이다. 급성 정형외과적 부상이나 반사성 교감신경 이영양증이 있는 고객은 표면경찰법의 국소 적용을 이겨내지 못할 수 있다. 또한 이러한 질환을 가진 고객에게는 금기증이 될 수 있다. 이러한 상황에서 치료사는 배액 강화를 위해 손상부위 근위부에 테크닉을 적용해야 한다. 일반적으로, 치료사는 새로 형성되는 흉터[37], 감염이 확인되거나 의심되는 부위, 봉와직염 및 혈전 부위에는 표면경찰법을 적용해서는 안 된다. 표면경찰법의 적용은 심각한 신장의 병리 또는 영양 결핍이 있는 고객의 신장 여과율을 증가시켜 합병증을 유발할 수 있다. 마지막으로 가벼운 마사지를 적용해도 경막외마취 효과의 지속시간을 단축할 수 있다.[38]

치료에 적용한 표면경찰법

치료를 위해 표면경찰법의 적용을 고려하기 전에 주요 혈관 질환 및 주요 림프 기능 장애의 징후와 증상을 인식하고 그 의미를 이해할 수 있어야 한다.

정형외과적 손상

외상으로 인한 이차적인 **부종**을 치료하려면 외상 부위의 근위부에 확장되고, 반복적인 표면경찰법을 적용한다. 통증을 감소시키기 위해 얼음찜질이나 냉찜질, 상하지를 30도 또는 45도로 거상한 후 수동적인 움직임과 부드러운 관절가동술을 결합하여 시행한다. 림프의 순환을 돕기 위해 깊은 횡경막 호흡을 하도록 고객에게 권유한다. 정형외과적 손상에 대한 중재 후 자가 관리법에는 휴식, 냉찜질, 압박, 사지거상(30도 또는 15도)(RICE)등이 포함된다.

림프부종

림프부종에 대한 종합적인 치료에는 위생 및 피부관리에 대한 상세하고 전문적인 지침, 압박붕대 및 의복의 정기적인 사용, 그리고 전문적인 능동운동이 필요하다. 림프부종의 성격과 정도에 따라 다음과 같은 직접적인 개입이 필요할 수 있다; 보행, 운동, 균형 및 **자세 인식** 훈련, **근력운동**, 보조도구 및 적응 도구의 사용을 포함한 자기관리 및 가정관리에 대한 기능적 훈련도구.[39] 신경근 및 결합조직 마사지 테크닉은 섬유화부종에 유용하게 적용할 수 있다.

정맥정체

정맥정체와 관련된 부종을 치료하려면 혈전이나 혈전 정맥염의 유무를 확인 한 후 궤양이나 정맥류가 있는 부위를 피하면서 정체 부위 가까운 곳에 이 테크닉을 적용해야 한다. 중재 중 사지를 거상하고 가정관리를 위해 다리를 올리는 운동이 도움을 줄 수 있다.[40]

표면림프배액테크닉: 근거

정의

표면림프배액테크닉: 근육과 결합하지 않으면서, 피하 조직을 변형시키는 최소한의 가벼운 압력으로 짧고, 리드미컬한 스트로크를 사용하여 림프 흐름 방향으로 적용하는 비활주 테크닉.[41-51]

이름과 출처

표면림프배액테크닉은 20세기에 Emil **Vodder**가 개발한 후 **MLD**의 여러 학교에서 자세히 설명한 표면경찰법의 변형이다.[41-49,51] 표면림프배액과 표면경찰법은 동일한 조직층을 통해 구심성으로 가벼운 압력을 적용한다는 공통점이 있다. 그러나 표면경찰법을 적용하는 동안에는 치료사의 손이 피부위를 미끄러지듯이 움직이고 이는 더 빠르며 보다 일반적인 조작이다. 반대로, 표면림프배액테크닉을 적용하는 동안은 치료사는 심부구조에 대한 압박을 하지 않고 환자의 피부, 표재성 근막 및 동반된 림프관을 림프의 흐름방향 탄성한계까지 매우 부드럽게 늘린 다음, 늘어진 조직을 조심스럽게 풀어준다. 표면림프배액테크닉은 다양한 MLD학교의 주요 테크닉이며, 중재시 표면경찰법, 압박 및 기타 마사지 테크닉을 사용할 수 있다. **복합** 또는 **완전 충혈완화요법**(complete decongestive therapy) 또는 **물리치료**(CDT, CDP 또는 CDMT)로 알려진 포괄적인 중재의 일부로 사용된다. 이 중재에는 붕대법(bandaging), **압박 의복**, 특정운동 및 위생에 관한 교육이 포함된다.[47-49]

적용

치료사는 이 장에서 설명된 다양한 적용을 위해 표면림프배액테크닉을 사용한다.[24-65,100-118] 치료사는 표면림프배액테크닉을 적용하여 림프의 순환을 증가시키고, 또한 이 테크닉이 정확하게 수행되면 이차적으로 진정 효과도 나타난다.

결과 및 근거

표면림프배액테크닉은 다양한 생리적, 심리적 효과를 갖는다.[24-65,100-118] 표면림프배액테크닉을 국소적으로 사용하면 치료사가 적용한 부위의 림프 순환이 증가할 수 있다. 치료사가 이 테크닉을 고객 신체의 더 넓은 부위에 적용하면 정맥계로 돌아가는 림프의 양이 증가할 수 있다.[51] 이러한 효과에 대해 제안된 매커니즘은 조직에 적용한 느리고 섬세하며 리드미컬한 신장이 림프관의 형성을 촉진하고[51], 표면 림프관의 수축을 자극하며[24,41,45,51], 접을 수 있는 표면 림프관을 통해 림프가 나아가게 한다는 것이다.[41,45,51,57] 국소 혈류량을 증가시키며[58,59], 손상으로 인해 림프관의 경로가 중단된 후 대체 림프관(연결문합, anastomoses)이 형성되는 데 필요한 시간을 단축한다는 것이다. 치료사가 이 테크닉을 능숙하게 적용한다면 **진정(sedation,** 부교감의 활성), 통증의 감소(역자극 진통)[60], 전반적인 면역의 기능 개선이 발생한다.[41,51,61]

복합 충혈완화요법(CDT)는 광범위한 연구에 의해 림프부종[62-80], 특히나 유방암의 수술적인 중재 후 발생하는 림프부종의 치료에 효과적임을 시사 하는 문서화된 중재법이다.[48,64,71,81-97] MLD가 이 중재의 효과에 얼마나 기여하는지에 대해서는 현재 논쟁이 진행 중이다.[65,84,98-102] 표면림프배액테크닉은 외상성 부종[103-106], 정맥부전[107,108], 여드름[41,45], 그리고 다양한 질환[109-117]에 효과적이지만 복합성 동통 증후군에는 운동에 비해 효과적이지 않다.[118] 표 8-1에 표면림프배액테크닉에 대한 주요 결과를 요약하였다.

표면림프배액테크닉의 작동 방식

이 테크닉이 치료 효과를 얻는 방법에 대해서 제안된 다양한 메커니즘이 있다.[7,24-29,52-56] 표면 림프 배액은 림프 형성을 자극하는 간질(interstitium)에 반복적인 압력 변화를 유발한다.[51] 표면경찰법과 마찬가지로, 가벼운 압력은 가장 먼 원위의 림프관을 변형시키며, 역류를 방지하기 위한 밸브(valves)가 들어 있는 이러한 혈관을 통해 기계적으로 림프를 앞으로 밀어낸다.[7,29] 일단 혈관의 한 부분이 비워지면, 흡입 효과로 원위부 간질 공간에 있는 유체를 근위부로 끌어당긴다.[7,51] 가벼운 압력은 또한 림프관분절(lymphangions)[46]이라고 불리는 집합 맥관부(collecting vessel segments)의 평활근의 수축을 자극하여 림프를 앞으로 펌핑한다.[7,24,51] 마지막으로 반복적인 리듬의 압력은 이완 반응을 유발할 수 있다(7장의 표면경찰법의 논의를 참조바랍니다).

근거조사

2017년 연구에서는 적외선 영상을 사용하여 MLD에 대한 반응으로 림프의 활동을 평가하였고 그 후 압박의복치료(compression garment therapy, CGT)[119]를 사용했다. 피실험자 9명에게는 MLD 15분, 상지에서 CGT 10분을 적용했다. 팔뚝과 팔꿈치의 이미지 평가에서 각 중재 후 림프액의 변위와 속도가 향상되었다. 림프액의 활동은 MLD 이후 크게 증가되었으며, CGT를 추적조사를 했을 때 상대적으로 유지되었다. MLD는 CGT와 독립적이며 즉각적인 영향 이상으로 평가되지 않았다. 비교를 하기 위하여 MLD 단독의 장기적인 영향을 알지 못한 채, 연구는 MLD의 즉각적인 이익을 유지하기 위해 CGT가 필요하다고 자신있게 결론을 내리지 못하였다. 추가적 독립적인 중재로 그리고 두 가지를 중재를 함께, 각 중재의 영향을 지속적으로 조사할 수 있다. 이러한 한계점은 다른 중재와의 결합한 치료 가치를 더 잘 평가하기 위해 자체적으로 림프관 배액의 지속 효과를 측정하는 것이 얼마나 중요한지에 대해서 강조한다. 이 연구는 이러한 유형의 테크닉을 적용한 후 생리적 변화를 포착하기 위해 영상 기술을 효과적으로 활용하기 위한 프로토콜을 개략적으로 설명하고 MLD의 즉각적인 임상적 영향을 유지하는 방법을 제공한다.

Lopera C, Worsley PR, Bader DL, Fenlon D. Investigating the short-term effects of manual lymphatic drainage and compression garment therapies on lymphatic function using near-infrared imaging. Lymphat Res Biol. 2017;15(3):235-240.

표면림프배액테크닉: 실습

표면림프배액테크닉의 구성요소

표면림프배액테크닉은 아래의 다음과 같은 구성요소로 이루어진다.

접촉: 이완된 손의 손바닥 표면 전체, 손의 손꿈치(heel of the hand) 및 손가락들

압력: 최소~가볍게(5 mmHg, “니켈 무게”)

관여(Engages): 피부, 표면 근막 그리고 단지 지방만

방향: 구심성, 림프 경로 방향으로

진폭/길이: 짧게, 2.5 cm(1인치) 미만

속도: 느림, 약 2.5 cm/s

지속시간: 5~60분 또는 그 이상

상호적: 표면경찰법

결합 가능: 다양한 양의 압박과 결합 가능(섬유화 부종의 경우)

문맥: 장기간 단독으로 사용하거나 표면경찰법과 번갈아 사용

촉진 실습

아래의 촉진 연습을 통해 표면림프배액테크닉을 잘 수행할 수 있기 위해 필요한 도수적 숙련도를 발전하는 데 도움을 줄 수 있다.

가장 표면 근육층 위에 있는 지방층(및 관련 표면 근막)의 두께를 추정한다. 지방이 고르게 분포되어 있지 않기 때문에 반드시 여러 부위에서 적용해보아야 한다. 여러 사람들을 비교하고, 남자와 여자를 비교해 본다.

심부근막의 실제 얕은층(investing layer)을 촉진해 본다. 이 층은 그 위의 지방보다 단단하고 종종 그 아래의 근육보다 더 단단하다. 근육의 섬유를 만졌다면 너무 깊게 촉진한 것이다. 견갑골의 위 부위, 요추 부위, 정강이 외측 부위, 손바닥, 발바닥을 살펴본다.

피부의 **탄성장벽**(elastic barrier)과 표면 지방, 근막을 찾아 본다. 손이 피부 위로 미끄러지기 시작하기 전에 이 조직층을 얼마나 신장할 수 있는가? 심부 근막의 얕은 층에 압력을 가하지 않고 이 조직층을 어디까지 신장할 수 있는가? 이

와 같은 연습을 이전의 연습에 언급된 영역을 포함하여 여러 부위의 영역에서 시도해 본다.

도수테크닉

그림 8-12 ~ 8-20에서 표면림프배액테크닉을 신체의 다양한 부위에 적용하는 모습을 보여준다. 그림의 순서에 따라 바로누운자세에서 머리에서 발까지 그리고 엎드린 자세를 보여준다. 각각의 그림은 이 장에서 설명한 도수 테크닉에 대한 대부분의 가이드를 보여준다.

1. 오일을 사용하지 않는다. 치료사의 피부 또는 고객의 피부가 촉촉(moist)하다면, 끈적임을 방지하기 위해 무향의 미세한 활석(talc), 옥수수 녹말 또는 분필을 손에 충분히 발라야 한다.
2. 이 테크닉은 치료사의 손에 최대한의 이완을 요구하며, 이는 광범위한 실습에서 얻을 수 있다. 도수 접촉이 부드럽고 고르게 적용된다면 치료사는 손의 어떤 부위도 사용할 수 있다(그림 8-15, 8-16 및 8-19). 갈퀴막 공간이 접촉면의 일부가 되도록 엄지손가락을 외전 할 수 있다(그림 8-15). 손가락 패드(fingerpad) 또는 엄지손가락의 접촉은 신체의 작은 부분을 치료할 때 유용하다(그림 8-12, 13, 8-20).
3. 두 손을 나란히 놓으면 더 큰 접촉을 생성할 수 있다. 몸통이나 허벅지와 같은 넓은 부위의 접촉에 더 적합하다(그림 8-16).

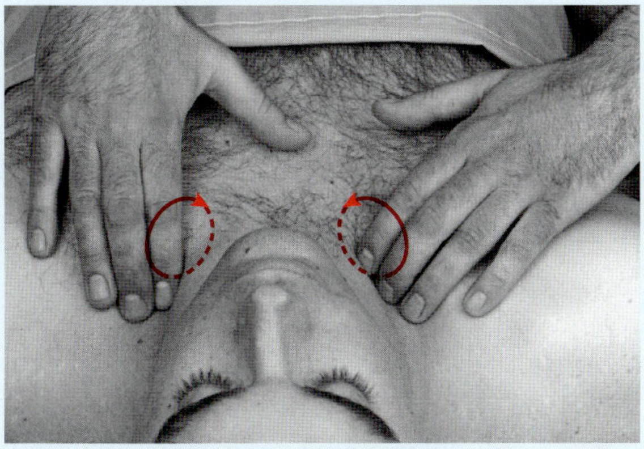

그림 8-12 목 아래로 일련의 스트로크가 정맥과 림프계의 교차점 근처에서 끝난다. 쇄골 아래에서 아랫방향으로, 그리고 "말단(terminus)"을 향해 내측으로 직접적 압력을 가한다. 이러한 시행 순서는 림프계의 가장 근위부를 청소하며 모든 중재의 시작이다. 치료사는 이 스트로크를 수 차례 반복해야 한다.

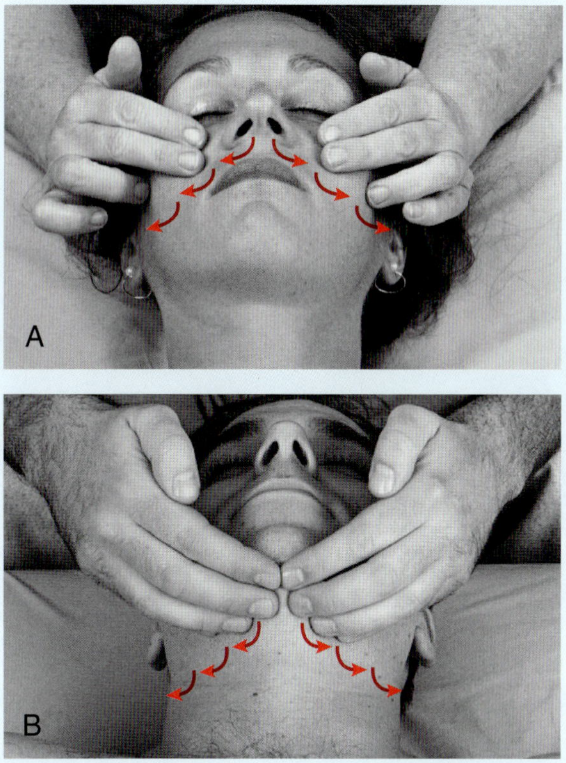

그림 8-13 A. 얼굴의 표면림프배액테크닉을 적용시 손가락패드 접촉을 사용할 수 있다. B. 손가락패드 접촉은 턱밑 부위에도 사용할 수 있다.

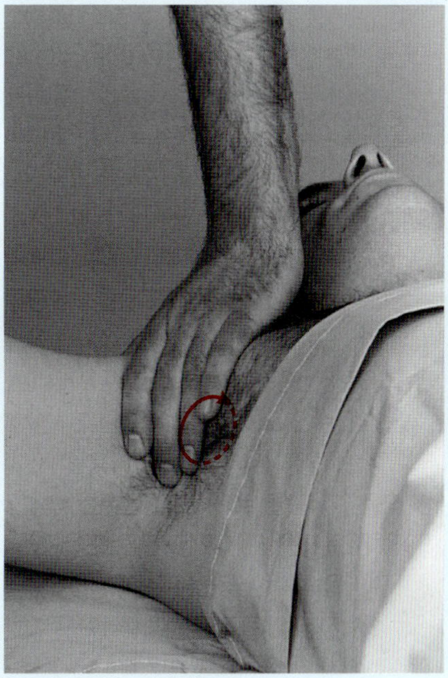

그림 8-14 겨드랑이와 서혜부 부위는 관련 사지에 대한 적용전에 치료해야 되며, 치료사는 관련 사지에 대한 작업 중에 이러한 부위로 자주 되돌아 온다. 손으로 팔의 중앙선과 위쪽 방향으로 압력을 가한다.

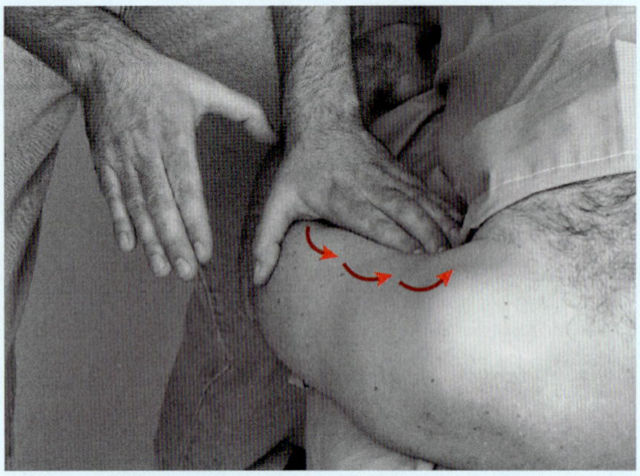

그림 8-15 집게손가락, 외전된 엄지손가락, 인접한 손바닥으로 팔에 적용하기 적절한 표면을 만들 수 있다. 각각의 스트로크마다 손이 번갈아 가며 근위부쪽으로 움직인다. 팔꿈치에서 겨드랑이까지의 순서는 여러번 반복될 수 있다[비슷한 순서로 접촉을 하기 위해 손바닥의 척골연(ulnar border)를 사용한다].

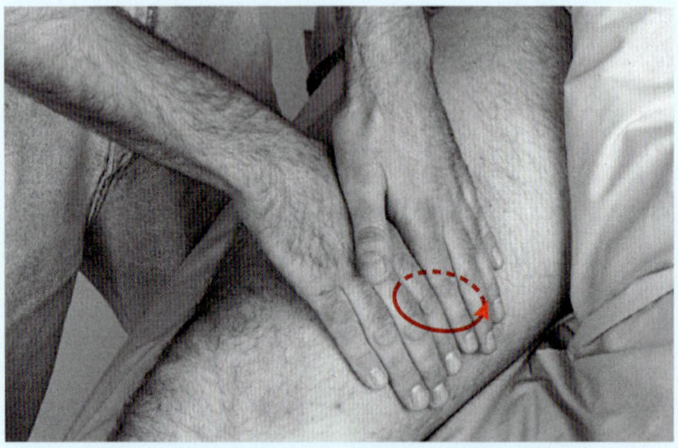

그림 8-16 허벅지 전면에 적용된 고정된 타원(Stationary ellipses). 반복 스트로크(점선)는 원심성 압력이 배제된 상태에서만 적용한다. 대신, 치료사의 손은 피부의 탄성반동(elastic recoil)을 따라야 한다.

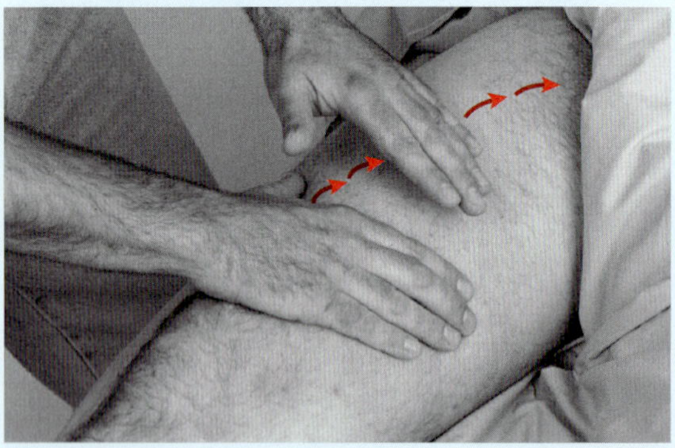

그림 8-17 두 손을 함께 사용할 수 있다: 한 손은 림프를 전방으로 움직이고 다른 손은 림프를 잡고 첫 번째 손이 다음 스트로크를 준비하기 위해 보다 더 근위부쪽으로 이동함에 따라서 림프절을 잡고 있다.

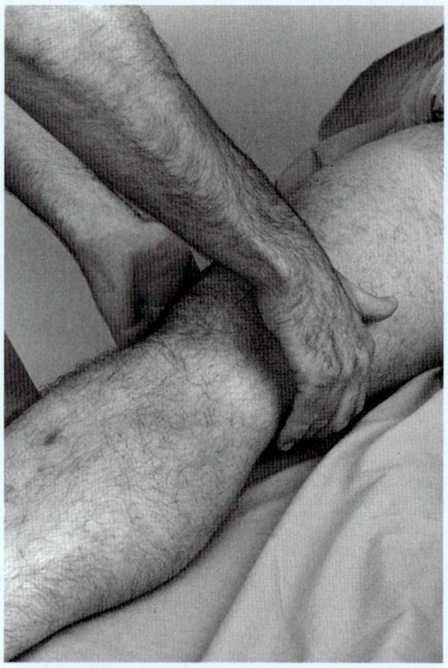

그림 8-18 슬와부 림프절(Popliteal node)는 고객이 바로누운자세에서 치료한다.

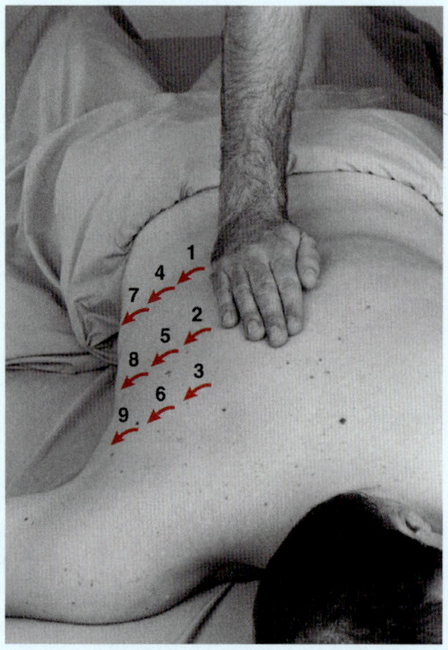

그림 8-19 등에 적용한 일련의 스트로크는 겨드랑이 쪽으로 압력을 전달한다.

4. 최소한의 압력을 가하여 피부에 밀착되어 피하 지방이 약간 가라앉도록 한다. 움푹 들어간 곳이 거의 없거나 전혀 보이지 않아야 한다. 그런 다음 피부와 표면 근막을 림프관 흐름의 일반적인 방향으로 부드럽게 신장한다(그림 8-11참조). 아래의 근육과 맞물리지 않고 표면에 평행한 방향으로 압력을 가한다. 스트로크의 형태가 반타원(semielliptic) 또는 반원형인 경우 더 나은 결과를 얻을 수 있다. 이러한 방식으로, 조직의 신장은 일반적인 구심성

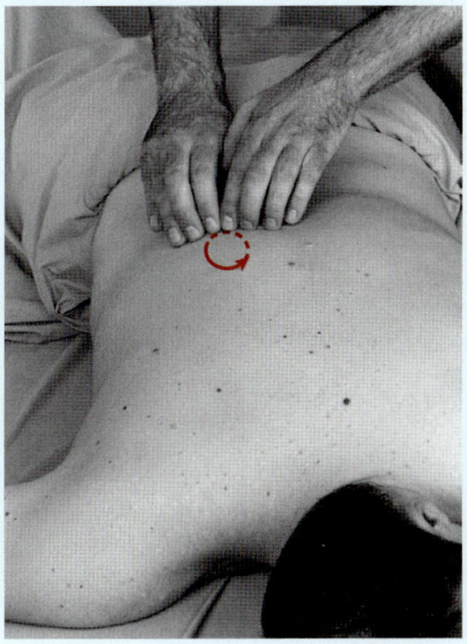

그림 8-20 늑간 공간(intercostal spaces)을 따라 적용하는 손가락패드 테크닉. 더 깊은 흉강 내 림프관에 접근하기 위해 압력이 늑간 공간과 척추쪽으로 부드럽게 전달된다.

방향을 유지하면서 고객의 피부 표면에서 두 방향으로 일어난다.[41,45]

5. 마사지를 하는 손의 표면이 고객의 피부 위에 활주하지 않는다. 작업을 하는 표면에 인접한 손의 부위가 조금은 활주 될 수 있다.
6. 이러한 조직의 느슨함을 제거하는 방식으로 피부와 표면 근막을 신장했을 때는 느리고 짧은 스트로크의 끝에서 잠시 멈춘다. 그런 다음 가했던 압력을 서서히 풀어 피부가 원래 위치로 돌아가도록 한다.
7. 손을 한 자리에 두고 같은 위치에서 여러 번 스트로크를 적용할 수 있다. 그러한 상황에서는 손이 피부를 원래의 위치에 다시 되돌릴 때 **원심력**(centrifugal pressure)이 가해지지 않도록 주의해야 한다(그림 8-12, 8-14, 8-16 및 8-18). 대안적 방법으로, 고객과의 신체접촉을 부드럽게 끊고 연속적 스트로크를 할 때마다 손을 약간 근위부쪽으로 움직여 본질적으로는 고객의 신체부위를 따라 "걷는(walking)" 것이다(그림 8-15 및 8-17). 두 가지 경우 모두, 유체의 관성저항을 이겨내기 위하여 스트로크 또는 일련의 스트로크를 여러 번 반복해야 한다. 압력을 미세하게 조절하는 방법을 발달시키려면 아주 많은 시간의 연습이 필요한 점을 명심해야 한다.
8. 표면림프배액테크닉을 적용할 때에는 중재의 순서가 매우 중요하다. 림프계와 정맥계 사이의 근위 접합부(proximal junction)에서 중재를 시작하고(그림 8-12), 고객의 목을 치료하고 고객의 관련 체간 사분면을 치료 한 후 환측 상하지로 이동한다.
9. 세션 시간이 제한되어 있는 경우라면, 근위부 영역에 대한 시간 보다 해당 영향 부위를 치료하는 데 소요되는 시간을 줄인다.[47] 관련 림프절이 정상인지의 여부와 관계없이 겨드랑이 또는 서혜부 부위를 열어(opening) 사지에 대한 적용을 시작한다(그림 8-14). 또한 원위부보다 환부의 근위부를 먼저 치료한다. 마지막으로, 중재의 초기에 배제한 근위부로 돌아가서 근위부에서 원위부로 앞뒤로 자주 움직인다. 고객의 림프관이 막혔거나 최근에 방사선 조사를 받은 경우 정상 림프성 유역(lymphatic watersheds)을 가로 질러 배액이 손상되지 않은 가장 가까운 림프절 그룹으로 스트로크를 시행한다. 이들은 종종 반대쪽 겨드랑이 또는 서혜부 림프절 또는 동측 복부 림프절이다. 첫 번째로, 림프를 받아드리기 위해서는 이 부위의 배액이 완전히 되어야 한다.
10. 표면림프배액테크닉을 사용하는 데 필요한 섬세한 접촉에 익숙해지면 테크닉의 진정효과(technique's sedative effect)를 높이기 위해 스트로크 리듬의 규칙성을 확보할 수 있도록 노력해야 한다.
11. 표면림프배액테크닉과 관련된 상호보완 양식(complementary modalities)을 제공하는 데 시간이 많이 걸린다. 치료기 초기에는 고객의 상태와 부종의 정도에 따라 45분에서 90분까지 매일 중재가 바람직할 때가 많다.[45,47]

치료사의 자세와 움직임

1. 정렬된 선자세, 정렬된 앉은자세, 그리고 런지 자세등 6장에서 설명한 기본자세를 사용한다. 표면림프배액테크닉의 스트로크는 짧기 때문에 상대적으로 적은 팔이 도달하는 범위(reaching)가 필요하다.
2. 도수 접촉을 고객의 체형 윤곽과 적용 부위에 맞게 조정하려면 어깨와 팔꿈치의 움직임에 유연성이 필요하다. 결과적으로 작은 도수적 움직임을 얻기 위해서는 비교적 팔의 큰 움직임을 사용할 수 있다.

촉진

이 테크닉을 수행하면서 다음 사항에 대하여 고객을 촉진한다

1. 피부의 감촉
2. 피부 온도
3. 땀과 습기가 있는가?
4. 피부 및 피하 표면 근막의 수평 신장. 움직임의 속도가 느리기 때문에, 당신들은 이 표면 조직의 부드러운 신장의 **끝느낌**을 촉진할 수 있다. 이 장벽을 통과하지는 못하지만 노력해야 한다.
5. 흔히 등에[34] 발생하는 피하 지방종, 엉덩뼈능선과 후두부 주변에 부유성, 단단한 섬유성결절이 흔히 발생할 수 있으며 이 두 부위 모두 촉진시 부드럽게 느낄 수 있다.
6. 표면 윤곽
7. 지속적인 적용으로 일반적으로 발생하는 건강한 표면 피하 조직의 점도 감소를 반영한 유연성의 증가
8. 유체 내용물을 반영하는 피하 조직의 관성 저항(간질 유체 압력(interstitial fluid pressure)
9. 섬유화의 정도에 연관된 부종성 조직의 밀도
10. 피하조직의 표면 윤곽과 점성 및 관성저항의 변수를 수반하는 부종성 조직(edematous tissues)으로부터 유체의 재흡수

표면림프배액테크닉의 실습 순서

표면경찰법과 마찬가지로, 림프의 회복을 촉진하는 가장 좋은 순서는 근위부에서 시작하여 원위부로 진행하는 것이다. 표면림프배액테크닉은 느리기 때문에 아래와 같은 완전한 전신 순서는 사용하는 반복 횟수에 따라 1.5-3시간이 소요된다. 각 부위에 순차적으로 테크닉을 적용한다. 각 부위의 원위부로 스트로크를 시작하고 짧은 구심성 스트로크로 전체 부위를 여러번 적용하면서 점차 근위부로 이동한다. 짧은 실습시간이라면, 30분 이내에 목의 전면부의 모든 부위를 적용(cover)할 수 있다:

- 바로누운자세: 목, 안면, 흉부, 팔, 복부, 하지 전면부
- 엎드려누운자세: 등, 둔부, 하지 후면부

고객 신체의 부위 윤곽에 가장 잘 맞는 부드럽고 편안하며 이완된 손 접촉을 찾기 위해 실험이 필요하다. 아래의 내용을 사용하여 변형을 시도해 본다.

- 손바닥 전체 표면
- 손의 척골연(ulnar border)
- 엄지, 검지, 칼퀴 공간이 포함
- 손가락을 포함한 편평손(flat hands)
- 옆으로 누운 자세에서는 근위부에서 원위부까지 수행하는 테크닉을 어떻게 적용할 것인가?

관찰

이 테크닉을 수행하면서 고객의 붓기가 줄어들거나 이완되는 다음과 같은 징후를 관찰한다.

1. 피부색과 촉감의 정상화
2. **영양 변화**의 감소
3. 표면윤곽의 감소
4. 눈에 보이는 종창의 감소는 종종 15분에서 45분 이내에 일어날 수 있다. 중재의 과정 중에서, 염증 과정의 해결 또는 순환 및 림프 기능 장애의 해결과 더불어 종창 감소의 누적이 발생한다.

고객과의 의사소통

테크닉을 적용하는 동안 고객의 편안함 수준에 대한 피드백을 받아야 한다. 아래의 사항은 해결해야 할 몇 가지 문제와 사용할 수 있는 설명을 예로 들었다.

1. "지금의 압력이 불편해지면 알려주세요". 급성 또는 아급성염증 부위 근처를 치료할 때 고객이 해당 테크닉의 기계적 자극을 견딜 수 있는지의 여부를 확인한다. 이 테크닉의 적용시 항상 통증이 없어야 한다.
2. 중재 전에 고객에게 소변을 보라고 조언하고, 중재 도중이나 종료 직후에도 여전히 소변을 봐야 할 수 있음을 알려준다.[50]
3. 종종 첫 번째 중재 후 피로를 경험할 수 있다는 점을 고객에게 설명한다. 또한 고객에게 가벼운 메스꺼움, 떨림, 중재 후 통증 등 과잉치료를 시사하는 다른 후유증이 발생했는지에 대해 보고하도록 요청한다.

주의 및 금기사항

치료사는 표면림프배액테크닉의 적절한 적용을 익히기 위해 임상훈련과 지도 실습(supervised practice)이 필요하다. 특정 상황, 특히 병리학적 질환을 치료할 때는 고급 과정의 교육(advanced training)을 받는 것이 좋다. 기계적 효과가 발생하는 테크닉의 사용에 대한 금기증은 표면 림프배액에도 적용된다(5장 참조). 표면림프배액테크닉의 금기증으로는 세균이나 바이러스 감염으로 인한 급성 전신 또는 국소 염

증, 치료되지 않은 전이성 질환, 알레르기 반응, 최근의 혈전증, 우측 심부전에 의한 부종(부종의 영역외에서는 마사지를 적용할 수 있다)등이 있다.[41-43,45,120,121] 표면림프배액테크닉을 적용하는 데에는 몇 가지의 주의 사항이 있다. 치료사는 고객이 심부전이나 울혈성 심부전을 보일 때는 주의를 기울여야 한다. 정맥 환류가 증가하면 심장이나 폐 기능이 손상될 수 있다. 고객이 갑상선 기능 항진증을 나타낼 경우에는 갑상선 부위에 국소 적용을 피해야 한다. 고객에게 천식이 있는 경우, 발작 사이에 치료하고, 더 짧은 중재를 적용하며, 흉골 주변에는 적용하지 않는다.

치료사는 월경 중에는 고객의 복부를 피하고 임신중에는 치료를 줄이거나 생략해야 한다. 고객의 혈압이 낮은 경우, 주의를 기울이고 치료 초기 단계에서 중재의 시간을 단축한다.[42,45,122] 다른 질환과 마찬가지로 외상성 부종을 치료할 때, 표면 림프 배액를 통증 없이 편안하게 적용할 수 있는지 확인해야 한다. 고객이 이 테크닉을 국소적으로 적용하는데 견딜 수 없는 경우, 근위부에만 적용한다. 만성 염증에 적용한 표면림프배액테크닉은 일시적으로 급성염증을 자극할 수 있다.[38] 마지막으로 고객은 전신 세션(session) 후 약간의 메스꺼움 또는 피로를 경험할 수 있다.[45]

표면림프배액테크닉을 적용한 치료

치료를 위해 표면림프배액테크닉(MLD)을 적용을 고려하기 전에 주요 혈관 질환 및 주요 림프 기능 장애의 징후와 증상을 인식하고 그 의미를 이해 할 수 있어야 한다.

정형외과적 손상

외상으로 인한 이차적인 부종을 치료하려면 외상 부위의 근위부에 확장되고, 반복적인 표면경찰법을 적용한다. 통증을 감소시키기 위해 얼음찜질이나 냉찜질, 상하지를 30도 또는 45도로 거상한 후 수동적인 움직임과 부드러운 **관절가동술**을 결합하여 시행한다. 림프의 순환을 돕기 위해 깊은 횡경막 호흡을 하도록 고객에게 권유한다. 정형외과적 손상에 대한 중재 후 자가관리법에는 휴식, 냉찜질, 압박, 사지거상(30도 또는 15도)(RICE)등이 포함된다.

림프부종

림프부종에 대한 종합적인 치료에는 위생 및 피부관리에 대한 상세하고 전문적인 지침, 압박붕대 및 의복의 정기적인 사용, 그리고 전문적인 능동운동이 필요하다. 림프부종의 성격과 정도에 따라 다음과 같은 직접적인 개입이 필요할 수 있다; 보행, 운동, 균형 및 자세인식훈련, 근력운동, 보조도구 및 적응 도구의 사용을 포함한 자기관리 및 가정관리에 대한 기능적 훈련도구.[39] 신경근 및 결합조직 마사지 테크닉은 섬유화 부종에 유용하게 적용할 수 있다.

정맥정체

정맥정체와 관련된 부종을 치료하려면 혈전이나 혈전 정맥염의 유무를 확인 한 후 궤양이나 정맥류가 있는 부위를 피하면서 정체 부위에 가까운 곳에 이 테크닉을 적용해야 한다. 중재 중 사지를 거상하고 가정관리를 위해 다리를 올리는 운동이 도움을 줄 수 있다.[40]

결론

표면림프배액테크닉은 용도, 치료 효과 및 결과가 다양하다. 표 8-1은 신체의 구조 및 기능과 관련된 표면림프배액테크닉에 대한 결과를 요약하여 보여준다.

표 8-1 표면유체테크닉의 결과 요약

	테크닉	
치료 결과	표면경찰법	표면 림프 배액
전신진정	✓	✓
불안 감소	✓	✓
역자극성 진통제	P	P
정맥환류의 증가	?	?
부종의 감소	P	✓
림프 순환 증가	P	✓

✓, 결과는 이 장에 요약된 연구에 의해 뒷받침된다. P, 가능성있는 결과.
?, 논쟁의 여지가 있음(연구 결과가 없거나 일관성이 없음)

복습

핵심요점

1. 표면유체테크닉은 임상의가 혈액이나 림프의 환류흐름을 증가시키기 위해 근육의 표면조직에 적용하는 마사지 테크닉이다.
2. 표면경찰법: 정맥 및 림프 흐름 방향으로 가벼운 압력을 가하여 조직을 심부근막의 얕은 층까지 변형시키는 활주 테크닉이다.
3. 임상의는 정맥 환류와 림프 복귀를 증가시키고, 국소 마사지를 시작할 때 오일을 사용하며, 환자를 이완하기 위해 표면경찰법을 사용한다. 그들은 종종 고전적인 마사지(classic massage)적용 하는 동안 간격을 두고 사용하여 환자들에게 더 깊거나 또는 더 공격적인 테크닉의 적용으로 부터 "휴식(break)"을 제공한다.
4. 표면경찰법은 순환 효과로 가장 잘 알려져 있다. 여러 출처에 따르면 경찰법(어떤 형태로든)은 적용 부위에서 **림프 및 정맥 환류**를 증가시킨다고 언급되고 있다. 표면경찰법은 정맥과 림프관을 압축하여 기계적으로 혈액과 림프를 이러한 혈관을 통하여 앞으로 밀어낸다. 이 혈관에는 역류를 방지하는 판막이 포함되어 있다.
5. 표면경찰법은 불안을 감소시키고, 이완을 유도하며, 일시적으로 하위운동신경원(lower motor neuron)의 흥분성을 감소시키고, 연동 운동을 자극하는 데 사용될 수 있다.
6. 표면림프배액테크닉: 림프의 흐름 방향으로 적용되는 비활주테크닉(nongliding technique)으로, 근육을 연결하지 않고 피하 조직을 변형시키는 최소의 압력고 가벼운 압력으로 짧고 리드리컬한 스트로크를 적용한다.
7. 임상의는 표면림프배액테크닉을 사용하여 림프의 순환을 증가시킨다. 이 테크닉이 바르게 적용되면 이차적인 진정 효과도 나타난다.
8. 표면림프배액테크닉을 국소적으로 사용하면 임상의가 적용한 부위의 림프 순환이 증가할 수 있다. 임상의가 이 테크닉을 환자의 신체에서 더 넓은 부위에 적용하면 정맥계로 돌아가는 림프의 양이 증가할 수 있다.
9. 표면 림프 배액의 가벼운 리드미컬한 펌핑(pumping)으로 림프 형성을 자극하는 간질의 반복적인 압력의 변화를 일으킨다. 표면경찰법과 마찬가지로 가벼운 압력은 가장 먼 쪽의 림프관을 형성하여 역류를 방지하기 위해 판막이가 포함된 이 혈관을 통하여 림프를 기계적으로 앞으로 밀어낸다.
10. 표면림프배액테크닉의 적용에 대한 금기증으로는 세균이나 바이러스 감염으로 인한 급성 전신 또는 국소적 염증, 치료되지 않은 전이성 질환, 알레르기 반응, 최근 발생한 혈전증, 우심부전으로 인한 부종 등이 있다.

임상사례: 표면유체테크닉

환자 프로필

고객은 자동차 사고로 경골 절단 수술을 받은 지 2년이 된 75세의 남성이다. 수술 후 남은 하지의 부종 증가는 환측 하지를 보조기에 맞추는 데 악영향을 미쳤다. 그는 식단 조절로 부기를 관리하기 위해 애썼지만 어려움이 있었다. 그의 주요 목표는 팔다리의 부기를 줄여 의족을 만들 수 있도록 하는 것이다.

임상소견

주관적조사 결과:

- 오른쪽 남은 하지의 부종이 보형물 착용 능력에 영향을 미치는 경우
- 아이워크(iWalk) 및 목발의 빈번한 사용으로 인한 허리 긴장
- 약물로 조절된 고혈압 병력
- 당뇨병 전 단계는 식이요법으로 관리

객관적조사 결과

신체구조나 기능의 손상

- 보행: iWalk를 착용하고 체중을 균일하게 지지하지만 자세에서 몸통이 오른쪽 팔다리 위로 기울어짐
- 부종(edema): 무릎에서 절단단(stump)까지의 하지에 2+ **함요 부종**(**비함요 부종**이 아님). 피부 변색 없음
- 통증: 절단단의 수술 흉터에 가벼운 통증
- 가동범위 : 오른쪽 무릎구축 5°, 오른쪽 고관절 신전 5°로 제한됨

활동 제한:

- i보조기를 착용할 수 없음
- iWalk 또는 목발에 대한 2차적 필요성에 따른 보행(ambulation)에 어려움이 있음

치료적 접근

- 부종을 관리하기 위해 환자가 식습관의 변화를 따를 수 있게 권고한다.
- 몇 개의 베개를 사용하여 절단단을 30°~45° 올린 자세에서 환자를 치료대에 바로누운자세로 치료를 시작한다. 환자에게 **횡경막 호흡**을 유도하고 림프 배액을 촉진하기 위해 완전호기(exhale)를 강조하여 지시한다. 쇄골의 근위부에서 표면 림프 배액을 적용한다(그림 8-12). 그런 다음, 겨드랑이, 가슴 및 복부 그리고 오른쪽 서혜부절(inguinal nodes)과 하지의 전면부에 적용한다. 환자를 엎드린 자세로 돌힌 후, 등, 오른쪽 엉덩이근육, 오른쪽 하지의 후면에 적용한다.
- 환자의 **치료가 진행**됨에 따라 무릎과 엉덩관절의 운동 범위 장애와 허리의 근육긴장 증가를 치료하기 위해 이 후 장에서 소개되는 추가적인 테크닉을 활용해야 한다. 압박복의 사용, 거상, 자가 림프 배액 및 스트레칭에 대한 교육이 연관되어 보완되어야 한다.

비판적 사고의 질문

1. 표면유체테크닉은 어떤 조직층과 연결되는가?
2. 표면유체테크닉의 주요 효과는 무엇인가?
3. 표면경찰법의 두 가지 잠재적인 용도를 설명하고 이러한 용도가 적절한 임상적 질환을 식별할 수 있어야 한다.
4. 원심성 압박을 이용하여 표면경찰법을 적용하는 이유는 무엇인가?
5. 표면 림프 배액의 두 가지 잠재적인 용도를 설명하고 이러한 용도가 적절한 임상적 질환을 식별할 수 있어야 한다.
6. 표면경찰법과 표면림프배액테크닉의 구성 요소는 어떤 점이 유사하고 또 다른가?
7. 표면림프배액테크닉, MLD, 복합 림프부종제거 테크닉의 차이점은 무엇인가?
8. 임상의가 마사지 테크닉으로 어떤 유형의 부종을 성공적으로 치료할 수 있는가? 어떤 유형의 부종은 마사지 테크닉에 잘 반응하지 않는가?
9. 표면림프배액테크닉이 어떻게 림프의 순환을 증가시키는지에 대한 생리학적 매커니즘을 설명하라. 이 테크닉과 표면경찰법을 비교하고 대조해 본다.
10. 표면유체테크닉의 적용에는 다양한 주의사항과 금기증이 있다. 표면경찰법과 표면림프배액테크닉 모두에 공통적인 두 가지 사항을 설명하라.

8장 참고문헌은530페이지부터 시작

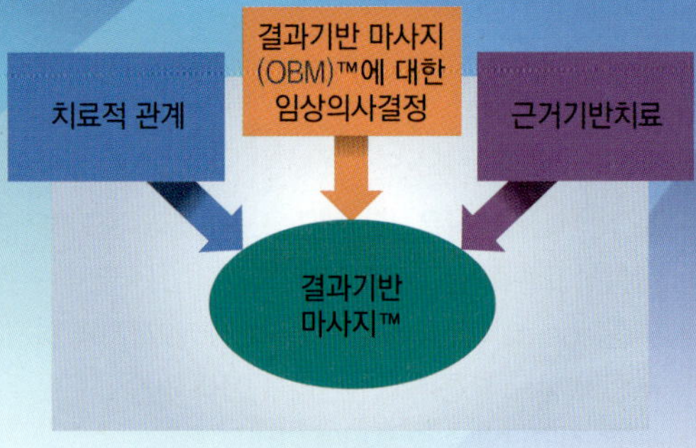

Chapter 9 신경근테크닉

목적

이 장을 학습한 후에는 다음을 수행하는 데 필요한 정보를 얻을 수 있다.

1. 이러한 종류의 마사지 테크닉이 여러 유형의 조직에 어떤 영향을 미치는지 설명한다.
2. 접촉표면, 압력, 결합조직, 진폭, 방향 및 속도측면에서 각 마사지 테크닉을 설명한다.
3. 각 마사지 테크닉을 수행하는 방법과 적용하는 방법을 시연한다.
4. 마사지 테크닉으로 효과를 얻는 메커니즘에 대해 추측한다.
5. 각 마사지 테크닉과 관련된 적응증, 금기증, 치료의 결과를 설명한다.

신경근테크닉은 근육을 촉진하고, 근육의 휴지기 긴장도에 영향을 미치며, 추가로 정신신경면역학적 효과를 갖는 마사지 테크닉이다. 이 테크닉에는 광범위 접촉압박, 유날법, 근육박리, 특정압박이 포함된다. 이 장에서는 이 테크닉의 수행 및 실습순서에 적용하는 방법을 설명한다. 또한 관련된 효과 및 근거, 주의 및 금기증, 치료테크닉을 사용하는 방법에 대한 논의를 포함한다. 표9-3에는 신체구조 및 기능과 관련된 신경근테크닉의 결과가 요약되어 있다. 치료사는 이러한 테크닉에 대한 주의, 금기증을 검토하고 이를 자신의 업무범위 내에 적용할 것을 권고한다. 마지막으로 치료사는 고객의 옷을 입히고, 벗기고, 접촉하는 방법에 대한 결정을 내릴 때, 자신의 직업과 관련된 실무지침, 규정 및 법률을 참조하고, 준수할 것을 권고한다(예: 6장 참조). "경고" 아이콘이 그림 옆에 표시되어 있는 경우, 이는 일부 전문직의 규제지침이 이 영역을 치료 중에는 가리도록 요구하고 있음을 나타낸다. 단, 치료사가 고객으로부터 서면동의를 받고 치료가 의학적으로 필요한 경우에는 예외이다.

넓은접촉압박: 근거

정의

넓은접촉압박(broad-contact compression): 손바닥이나 주먹 등 넓은 접촉면으로 압박을 전달하는 **비활주(non-gliding)** 테크닉이다. 고객의 근육을 움직이게 하며, 스트로크의 압력과 이완은 고객의 신체표면으로부터 수직으로 적용한다.[1-9]

명칭 및 유래

다른 문헌이나 마사지 관련계통에서 "압박", "압력(pressure)", 그리고 "누르기(pressing)"[1-9]등으로 알려져 있다. 광범위 접촉압박은 주로 체육분야에서의 응용으로 인해 독립적인 테크닉으로 분류되기도 한다.[1-5,7,10] 이 테크닉은 일반적으로 오래된 문헌[11-13]에서는 보통 논의되지 않았으며, 일부 현대문헌에서도 생략되곤 한다.[8,14] 그럼에도 불구하고, 이 스트로크는 근육을 **주무르는(knead)** 많은 고전적인 글라이딩(gliding)테크닉의 테크닉적 기반이며, 이를 위한 필수적인 전제이다.(유날법 petrissage: 이 장의 근거섹션 참조). 광범위 접촉압박은 유날법의 특징인 **끌기(drag)**(수평적 장력)의 구성요소가 부족하지만, 그 자체로 매우 다양하게 활용할 수 있는 테크닉이다.

용도

이 장에 설명된 다양한 응용분야에서 광범위 접촉압박을 사용한다.[1-31] 광범위 접촉압박을 사용하여 큰 근육들의 일반적인 상태와 **휴지기 근긴장도**의 수준을 평가하고 혈액 및 림프순환을 증가시키며, 고객의 호기호흡을 도울 수 있다. 치료사들은 종종 운동선수들에게 **스포츠마사지**와 함께 광범위한 접촉압박을 사용하여 **진정시키기(sedating)**도 하고 **자극을 주어(stimulating)** 경기 전에 준비를 할 수 있게 하며, 경기 후 열을 식히면서 산소부족을 해결할 수 있도록 높은 수준의 산소를 유지하기 위해 이를 사용한다.

결과 및 근거

본 섹션에서 설명하는 광범위 접촉압박은 다양한 생리적, 심리적 영향을 미친다.[1-31] 이는 치료사들이 골격근의 휴지기 긴장도의 일반적인 질과 수준을 평가하는 데 사용할 수 있는 입문자를 위해 유용한 스트로크테크닉이다. 또한 이 테크닉을 사용하여 순환, 휴지기 근긴장도, 흉곽가동성에 대한 효과를 얻을 수 있다. 표 9-3은 광범위 접촉압박에 대한 주요 효과를 요약한다.

심폐기능의 효과

다양한 문헌에서 광범위 접촉압박의 반복적이고 리드미컬한 특성이 "순환증가"[1-9]를 초래한다고 주장하지만, 이것은 직접적인 **역학적 효과**가 **관류**, 동맥공급, **림프순환** 또는 **정맥순환**의 증가일 수 있다는 가정을 전제로 한다. 예를 들어, 흉곽에 적용된 광범위 접촉압박은 전신림프순환을 도울 수 있다.[15] 특히 상부전방 및 후방 늑골부위와 정맥순환과 함께 우측림프관 및 흉관접합부에 걸쳐 이러한 현상이 발생할 수 있다.[15-17] 또한 발바닥이나 손바닥에 이를 수행할 경우, 사지에서 림프관 복귀를 보조할 수 있다.[16,17] 그러나, 광범위 접촉압박의 순환효과는 마사지연구에서 체계적으로 평가된 바가 없다. 또한 이와 유사한 압박**유날법**도 체액흐름에 미치는 영향에 대한 연구는 결론이 나지 않았다(이 장에서 논의됨).[18]

그럼에도 불구하고, 두 가지 광범위한 연구분야가 광범위 접촉압박의 순환효과를 지원하며, 이는 고려가 필요하다: 폐쇄흉부심장마사지(심폐소생술 또는 CPR)와 압박을 적용하는 공압장치이다. 심폐소생술의 과정에서 흉곽을 강하게 압박하면 전방혈류가 생성된다.[19,20] 사지에 "간헐적 공기압박(intermittent pneumatic compression, IPC)" 또는 "충격압박(impulse compression)"을 적용하는 공압장치는 정맥의 순환을 증가시키고 다양한 순환치료에 유용하다.[21-26] 또한 연구결과에 따르면 공압커프를 사용하여 사지에 적당한 압력을 가하면 순환공급 및 림프순환을 증가시킬 수 있다고 시사한다.[27,28] 한 연구에서는 압력을 가하면(최대 320 mmHg)

림프관복귀율이 증가했으며 말단림프관의 보충을 허용하기 위해 각 국소압박 후 최소 8초의 대기시간이 필요하다고 보고하였다.[14] 흉곽의 압박은 심폐재활에서 다양한 방식으로 사용되고 있다. 흉곽압박은 호흡패턴을 개선하고 호흡하는 동안 호흡량증가를 촉진하는 호흡재훈련테크닉에 통합될 수 있다.[29] 치료사가 고객의 흉곽에 강력하고 반복적으로 광범위 접촉압박(흔들기 또는 흉곽스프링테크닉)을 수행하면 기관지를 통한 분비물 이동이 촉진된다.[14,30,31] 이 테크닉은 단독으로 사용되거나 혹은 **체위배액법(postural drainage)**과 함께 사용할 수 있다(12장 참조).

휴지기 근긴장도에 미치는 영향

문헌들에서는 광범위 접촉압박이 휴지기 근긴장을 증가시키거나, 감소시키는지에 대해서는 일관성이 없다고 한다.[1-5,5,7] 광범위 접촉압박은 테크닉적용의 속도와 강도에 따라 일시적이고 제한적인 휴지기 근긴장의 증가 또는 감소를 초래할 수 있다. 치료사들은 종종 여러가지 이유로 경기 전/후에 스포츠마사지를 통해 광범위 접촉압박을 사용한다. 이는 근육긴장도에 영향을 줄 수 있고, 윤활제나 옷을 벗을 필요가 없으며, 진정제나 자극제로 적용될 수 있다.[1-5,10] 광범위 접촉압박만을 능숙하게 사용하여도 대상자의 여러 시스템에 특정효과를 미치는 효과적인 전신마사지를 수행할 수 있다.

넓은접촉압박의 작동방식

광범위 접촉압박이 치료효과를 달성하는 방법에 대해 다양한 메커니즘이 제안되었다.[1-31] 이전 장에서 보다 표면적인 테크닉들을 위해 논의된 피부반사, 생체리듬의 **동조화(entrainment to rhythm)** 및 혈관판막의 전방흐름에 대한 메커니즘은 광범위 접촉압박에도 적용된다.[1,2,9] 또한 광범위 접촉압박은 근육섬유를 분산시킨다.[1,2,9] 이러한 분산은 **신경근긴장도**를 감소시킬 수 있는 **고유수용성**감각 입력을 야기한다.[9,14] 또한, 지속적인 압박은 **콜라겐**교차결합을 감소시키고 **결합조직매트릭스**의 수화를 증가시킴으로 결합조직효과[14]를 생성할 수 있다.

근거조사

수기압박법만을 단독적으로 사용하여 평가하는 임상실험은 찾기 어렵다. 8명의 피험자를 대상으로 IPC치료가 SCI고객의 하지의 혈류유도전단응력(blood flow-induced shear stress)과 혈관내피기능(vascular endothelial function)에 미치는 영향을 조사한 소규모의 무작위대조군연구[26]를 진행했다. 연구자들은 무작위로 대상자의 하지에 60분 동안 IPC치료를 받도록 했고, 다른 쪽 하지는 대조군역할을 했다. 결과적으로 IPC적용은 15분 이내에 하지전단응력을 빠르게 증가시킬 수 있었으며, 60분 후에는 대조군하지에 비해 혈관 내피기능이 중간이상 큰 폭으로 개선되었다. 혈류와 전단응력을 증가시키는 치료법은 말초혈관구조에 도움이 되고 SCI고객들의 심혈관질환 진행의 저항성을 기를 수 있다. 이러한 결론은 SCI고객들의 내피기능 및 기타 심장대사건강결과를 개선하기 위해 최적의 IPC프로토콜과 처방을 결정하기 위한 추가 임상실험이 필요로 하는 것을 시사한다.

Credeur DP, Vana LM, Kelley ET, Stoner L, Dolbow DR. Effects of intermittent pneumatic compression on leg vascular function in people with spinal cord injury: a pilot study. J Spinal Cord Med. 2019;42(5):586-594. doi:10.1080/10790268.2017.13 60557

넓은접촉압박: 실습

넓은접촉압박의 구성요소

광범위 접촉압박에는 다음의 구성요소가 있다.

접촉: 손바닥 전체표면, 손 뒤꿈치, 근위지골의 등쪽표면이 함께 있는 경우(주먹) 또는 팔뚝

압박: 가볍게 시작해서 무겁게

적용 조직: 근육, 관련조직들, 근육을 통해 도달하는 흉곽 같은 기반구조물. 압박을 유지할 때 결합조직 요소를 결합 한다

방향: 고객의 신체표면에 수직으로 위치함

진폭/길이: 해당없음

비율: 압박/이완 주기당 5~10초 또는 그 이상

지속시간: 20~60초 이상

상호적 테크닉: 유날법, 국소압박

다음과 결합: 흔들기와 결합할 수 있지만 두 가지의 테크닉 모두 결합으로써 향상되지 않는다.

맥락: 그 자체만으로 광범위하게 사용할 수 있다. 치료사는 종종 이를 초기 평가도구로, 가벼운 경찰법 후, 또는 더 구체적인 신경근테크닉의 핵심으로 사용하는 경우가 많다.

촉진실습

1. 전체 손바닥 접촉으로, 실습파트너의 몸에서 가슴부위와 같이 상당한 근육량을 가진 부분에 천천히 가벼운 압박을 가한 다음 적당한 압력을 가한다. 어깨의 전면, 상완과 전완의 앞쪽과 뒤쪽, 척추에 인접한 등, 전방, 후방, 그리고 중간허벅지, 그리고 종아리, 그에 따른 압력에 의해 조직이 얼마나 변형될까? 압력을 몸에 가할 때 이런저런 여러 방식으로 변형되는 경향이 있을까?
2. 손바닥 전체를 접촉한 상태에서 견봉, 쇄골, 흉곽, 장골능선, 좌골결절, 대퇴골 외측 및 경골 앞쪽과 같은 신체의 주요 돌출부위에 천천히 가벼운 압력을 가한 다음 중간 정도의 압력을 가한다. 각 압박 동안 관련 관절은 어떻게 움직일까?
3. 반듯이 누운 파트너의 위쪽갈비뼈에 손을 얹고 편안한 호흡 동안 흉곽부분의 움직임을 느끼고 설명한다. 이제 파트너에게 완전한 강제흡기 및 호기를 수행하도록 한다. 차이점을 주목하도록 한다. 갈비뼈의 측면과 갈비뼈 아래 부분에 손을 놓고, 이 움직임을 반복하게 한다.

도수테크닉(MANUAL TECHNIQUE)

그림 9-1부터 그림 9-8까지는 신체의 다양한 부위에 광범위 접촉압박을 적용하는 모습을 보여준다. 그림의 순서는 머리부터 발까지 반듯이 누운 다음 엎드린상태이다. 각 그림은 이 장에서 설명한 도수테크닉에 대한 몇 가지 지침을 보여준다.

1. 윤활제를 거의 사용하지 않거나, 전혀 사용하지 않았을 때 광범위 접촉압박을 가장 잘 수행할 수 있다.
2. 일반적으로 근육조직이 있는 부위에 이 테크닉을 적용한다(그림 9-4~9-7).

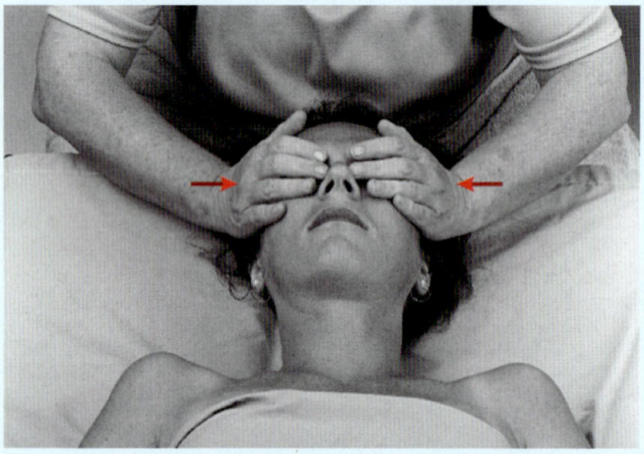

그림 9-1 머리를 부드럽게 양측 손바닥으로 압박하면 부비강배액에 도움이 될 수 있다.

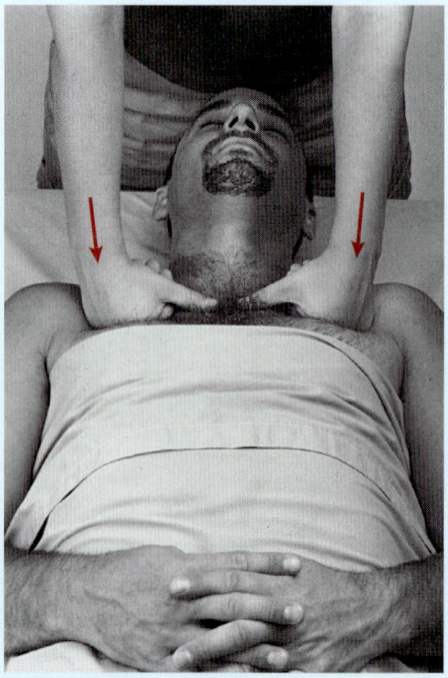

그림 9-2 호기를 돕기 위해 흉곽상부압박을 한다.

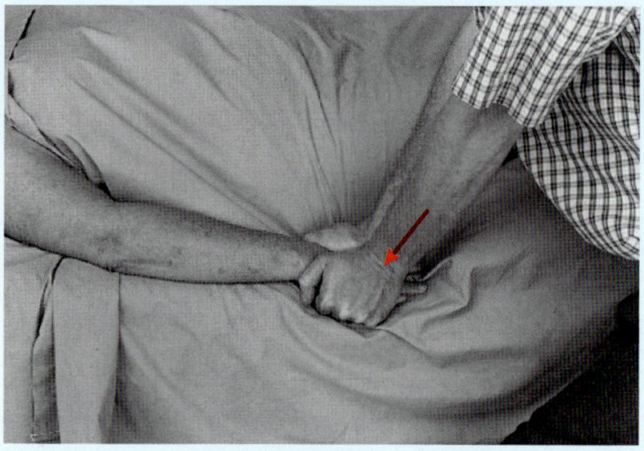

그림 9-3 사지의 말단부위까지 광범위 접촉압박은 일반적인 가동성을 촉진한다.

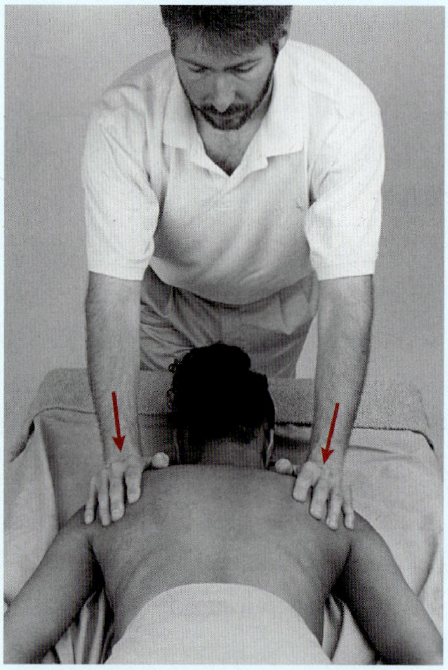

그림 9-4 선자세를 조절하며 어깨를 양쪽 손바닥으로 압박한다. 손꿈치는 상부승모근의 견봉부분과 접촉되어 있다.

그럼에도 불구하고 특별한 효과를 얻기 위해 뼈 위에 적용할 수도 있다(그림 9-1 및 9-3).

3. 손의 긴장을 풀어 촉진을 용이하게 하고, 접촉면 전체에 골고루 압력을 배분하며, 손바닥표면을 사용할 때는 손가락을 약간 벌려서 접촉면의 크기를 늘린다(그림 9-4). 스트로크를 큰 힘으로 전달할 때는 주먹이나 전완의 근위부를 접촉면으로 사용하여 손목을 과신전되어 손목에 부담이 가는 것을 피한다.

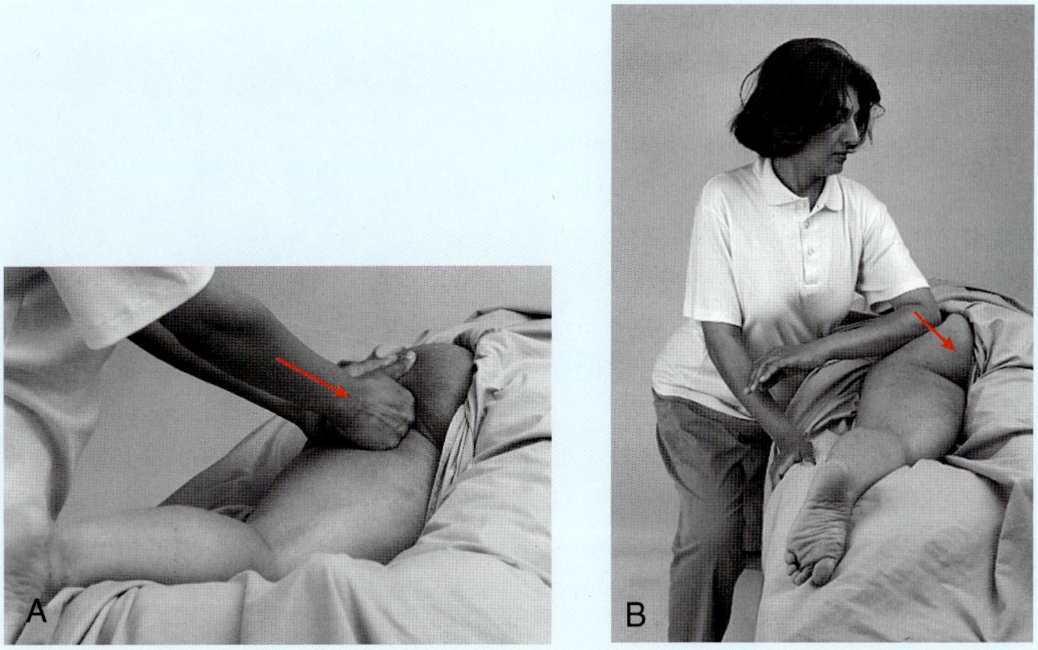

그림 9-5 **A.** 진정작용을 위한 둔근의 광범위 접촉압박은 피부에 직접적으로 또는 천을 덮어 이루어질 수 있다. 치료사는 주먹이나 손바닥을 강화하거나 양쪽으로 적용하는 등 접촉면을 선택할 수 있다. **B.** 반무릎기댄자세(lunge-and-lean posture)에서 전완부를 사용하여 둔근을 압박한다. 치료사는 자유로운 손(반대손)을 사용하여 자세를 더 안정적으로 만든다.

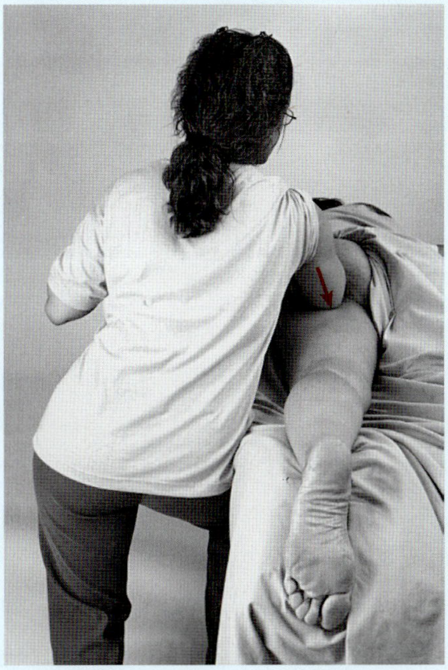

그림 9-6 전완부 또는 팔꿈치로 압박하는 것은 햄스트링근육의 상부부착지점에 역학적인 효과를 발생시킬 수 있는 충분한 레버리지(영향력)를 제공하는 몇 안 되는 테크닉 중 하나이다. 테크닉은 신중하게 실행되어야 하며 대상자에게 골반회전이 발생하는 것을 방지하기 위해 양측으로 수행되어야 한다.

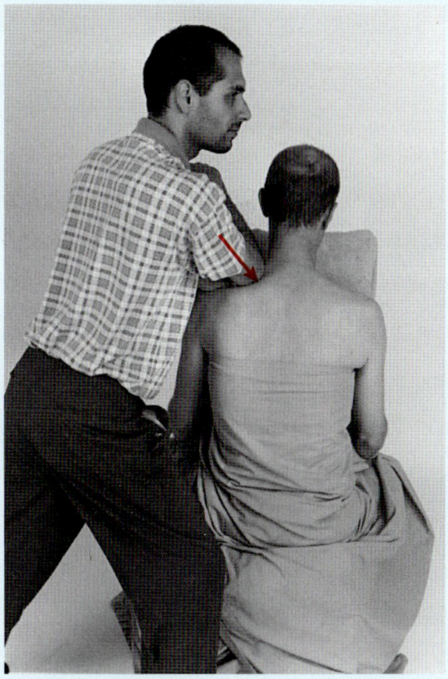

그림 9-7 앉은자세에서 전완부 또는 팔꿈치압박은 만성적으로 굳어진 상부승모근(upper trapezius muscle)을 부드럽게 하는 효과적인 방법이다. 치료사는 무릎을 구부리고 몸통을 약간 기대어 어깨를 편안하게 유지하여 체중을 조절하는 방식으로 고객의 몸에 압박을 전달한다.

4. 적용되는 속도가 느릴 때는 점진적으로 부드럽게 압박하며 풀어준다. 스트로크의 속도를 높일 때는 여전히 부드럽게 이 테크닉을 수행해야 한다.
5. 초기 압력적용 방향은 대상자의 신체표면에 수직으로 한다. 스트로크를 수평방향이나 대상자의 신체표면과 평행하게 하지 말아야 한다. 이런 방식으로 압력을 가하면 개별 근섬유들이 떨어져 분산된다. 적용압력이 증가함에 따라 둔근과 같은 큰 근육그룹의 조직은 구르기를 해줄 수 있고 약간의 수평움직임을 만들어줄 수 있다(그림 9-5A 및 9-5B).
6. 템포는 이 테크닉의 임상적 사용에 따라 달라질 수 있다. **경기 전/경기 후 스포츠마사지**를 통해 빠르게 리드미컬한 속도(초당 1~2 스트로크)로 자주 사용된다. 또는 10초에서 20초 동안 한 번의 압박을 지속할 수 있으므로 압력을 점진적으로 적용하고 이완할 시간을 가질 수 있다(그림 9-7). 종종 진정효과를 얻을 수 있고 조직의 사용 가능한 운동범위 끝까지 압박을 가하면 근육의 결합조직요소에 더 쉽게 영향을 줄 수 있다.
7. 슬괵근(hamstrings)이나 대퇴사두근(quadriceps) 같은 큰 근육그룹에 리드미컬한 압박을 더 빠르게 적용할 때 각 스트로크 사이에 대상자의 조직을 들어 올릴 수 있다.
8. 리드미컬한 압박은 골반주위에 적용할 때 고유의 임상적 효과가 있는 흔들기 동작을 생성할 수 있다(11장 참조).
9. 사지에서 **정맥 및 림프관순환**을 강화하려면 사지와 사지대(사지이음, limb girdle)사이 접합부의 근위부에서 원위부로 압박을 시작한다. 그런 다음 원위부에서 근위부로 이동하는 일련의 압박스트로크를 적용한다. 이때부터 원위부에서 연속적인 일련의 압박을 시작한다(그림 9-8). 림프순환을 증가시키는 테크닉을 수행할 때는 동일한 국소부위를 다시 압박하기 전에 최소 8초 이상 기다리는 것을 고려해야 한다.[32]

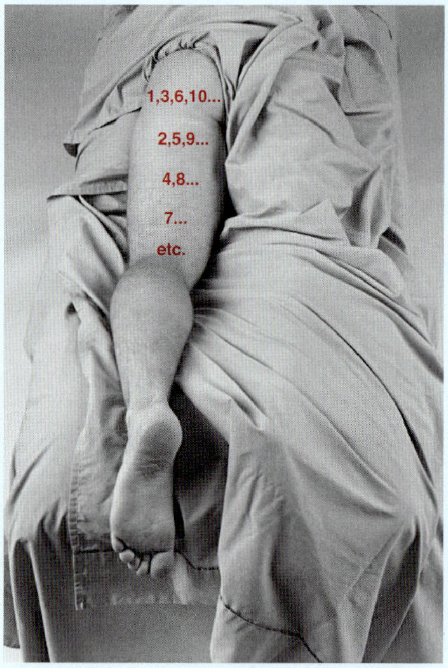

그림 9-8 숫자는 사지에서 체액복귀를 향상시키기 위해 압박이 수행되는 순서를 나타낸다(설명은 269페이지 도수테크닉 항목 #9를 참조하라).

치료사의 자세와 움직임

1. 6장에서 설명한 **바르게** 선자세, 기대어 서는 자세, **한쪽 무릎을 구부리고** 기댄 자세, **보폭을 넓게 서서 무릎을 구부리고** 선자세 등을 취할 수 있다. 고객의 신체압박 부위에 대해 안정적인 무게중심을 앞으로 이동시키거나 흔들면서 압력의 전달을 증가시킬 수 있다. 또는 양쪽무릎을 구부려 고객에게 가해지는 압력을 낮춰서 전달할 수 있다(그림 9-4, 9-5B, 9-6 및 9-7).
2. 어떤 작업자세를 선택하든 두 발이 바닥에 평평하게 있고 발가락이 작업하는 쪽을 향하도록 하고 손과 전완은 가능한 한 편안하게 유지하고, 팔꿈치는 구부리고, 어깨는 가능한 한 편안하게 유지한다. 이 테크닉을 적용할 때는 정적으로 서 있는 것을 피해야 한다. 대신에 작업하면서 발에서 발로 체중이동을 한다.
3. 큰 압력을 가하기 위해서는 손 이외의 접촉면을 사용한다. 그렇게 할 때, 압박된 조직이 체중에 따라 어떻게 변화되는지 측정한다(그림 9-4~9-7). 이러한 유형의 촉진은 순전히 수기촉진이 아닌 "고유수용성감각촉진"이라고 할 수 있는데, 이는 조직의 움직임을 판단하기 위해 고유수용성감각을 사용하기 때문이다. 이러한 "고유수용성감각촉진" 테크닉의 발달은 신경근 및 결합조직테크닉에 더 높은 힘을 적용하는 방법을 배우는 데 필수적이다.

촉진

테크닉을 수행할 때는 다음사항을 위해 고객의 조직을 촉진한다:

1. 연부조직의 일반적인 저항 또는 탄력성
2. 보다 구체적인 테크닉을 사용해야 하는 딱딱하거나 팽팽한 국소적인 영역
3. 일반적으로 테크닉을 지속적으로 적용함에 따라 건강한 피하조직의 **점도**감소를 반영하는 유연성증가가 발생
4. 표면윤곽의 변화를 동반하는 부종성 조직으로부터 체액의 재흡수, 그리고 피하조직의 **점도** 및 **관성저항성**
5. 테크닉의 지속적인 적용에 따른 휴지기 근긴장도의 변화
6. 국소적으로 테크닉 적용 시 흉곽의 가동성 변화

관찰

이 테크닉을 수행할 때 근육긴장도, 순환 또는 호흡패턴의 변화를 관찰한다. 아래에 나열된 기호는 이를 나타낼 수 있다.

1. 조직의 윤곽이 부드러워지거나 신체부위가 넓어지고 편평해지는 것은 **휴지기 근긴장도**가 감소가 되었다는 것이다.
2. 호흡상태를 치료하기 위해 이 테크닉을 사용하는 경우, 고객의 평소 호흡패턴의 이상과 테크닉적용에 따른 호흡패턴의 변화를 확인한다.
3. **부종**을 치료하는 테크닉을 이용해 부종부위에 근접하게 도포하면 15~45분 이내에 **부기**가 눈에 띄게 줄어드는 경우가 많다. 부기의 누적감소는 염증과정이 해결되거나 순환 및 림프계 기능장애가 해결되는 동안 발생한다.
4. 순환변화를 반영한 피부색과 피부질감의 표준화

고객과의 커뮤니케이션

테크닉을 적용하는 동안 고객의 편안함에 대한 피드백을 얻기 위해 의사소통을 한다. 다음은 사용할 수 있는 몇 가지 예시이다.

1. "불편해지기 시작하면 알려주세요." 압력의 깊이를 편안하게 느끼는지 확인한다.
2. "흉곽에 가해지는 압력이 느껴지시나요? 이제 제 손에 숨을 불어넣으세요." 만약 이 테크닉을 흉곽에 적용할 경우(그림 9-2와 9-4), 압박스트로크와 함께 제공하는 저항이 호흡을 방해하지 않는지 확인한다.

넓은접촉압박의 실습순서

1인당 30분의 시간을 허용한다.

점진적 압박, 유지 및 점진적 이완단계를 포함하여 스트로크 당 4~5초를 적용한다. 스트로크를 호흡과 동기화하여 균등하고 편안한 템포로 적용한다. 무릎을 구부리고 접촉면 위에서 체중을 천천히 움직여 깊고 균일한 압축력을 생성한다. 편안하고 폭넓은 접촉을 사용한다.

바로누운자세

대상자의 머리를 작업할 쪽 반대쪽으로 일부분 회전시키고 다음과 같은 방법으로 테크닉을 부드럽게 적용한다.

1. 유양돌기(mastoid process)부터 쇄골까지 목측면을 따라 아래로 내려간다. 이는 많은 사람들에게 민감한 부분이다.
2. 흉골에서 시작하여 쇄골아래의 겨드랑이까지 가슴위쪽을 가로지른다.
3. 전면삼각근에서 각 팔을 따라 내려간 다음 손을 하나로 겹쳐 압박한다.
4. 흉골아래쪽으로. 대상자의 유방조직을 피하도록 손의 척골경계와 같은 좁은 접촉표면을 사용한다.
5. 아래쪽갈비뼈를 가로질러 정중선에서 겨드랑이 방향으로. 이때 검상돌기에 직접적인 압력을 가하지 말아야 한다.
6. 부드러운 손으로 시계방향으로 복부주위를 부드럽게 마사지해준다.
7. 서혜부 주름으로부터 무릎 바로 위까지, 허벅지 전내측표면과 전외측표면을 덮도록 반복한다.
8. 다리를 내측으로 회전시켜 전경골근과 장지신근을 따라 무릎 바로 아래부터 측면발목까지 수행한다.

(계속)

넓은접촉압박의 실습 순서 (이어서 계속)

엎드린자세

다음과 같은 방식으로 테크닉을 부드럽게 적용한다:

1. 상부승모근을 따라 견봉돌기까지 양측으로 적용한다. 테이블 머리쪽에 서서 이 동작을 수행한다. 참고: 여기에서는 상당한 압력을 사용할 수 있다.
2. 삼각근뒤쪽에서부터 양쪽팔 아래로 이동한다.
3. 후두부에서 천골까지 척추 양쪽을 따라 내려간다. 새로운 일련의 압박 스트로크를 할 때마다 뒤쪽에서 바깥쪽으로 약간 더 이동하면서 반복한다.
4. 요추근육부위에 한쪽 및 양쪽으로 넓은 손바닥접촉을 사용하여 적용한다.
5. 한쪽 장골능선부터 둔부 아래로, 그리고 말단부로 무릎까지. 허벅지의 후내측 및 후외측 표면을 덮기 위해 반복한다. 뒤쪽 표면에 대한 압박으로 인해 무릎통증을 호소하는 경우 발목 아래에 추가적으로 베개를 놓거나 무릎에서 발까지 다리를 낮춰야 한다.
6. 무릎 바로 아래부터 발목까지, 그리고 발바닥표면까지. 발에는 느슨하게 쥔 주먹을 사용하도록 한다.

주의 및 금기사항

광범위 접촉압박의 적절한 사용을 숙달하기 위해 임상교육 및 감독된 실습이 필요하다. 병리학적 상태를 다룰 때는 고급교육이 권장될 수 있다. 마사지 테크닉에 대해 언급된 모든 일반적 및 국소적 금기사항은 광범위 접촉압박의 사용에 적용된다(5장 참조). 또한 혈우병 및 급성염증 및 감염의 국소부위를 가진 고객 및 혈전, 혈전성정맥염, 또는 악성종양이 확인되거나 의심되는 고객군은 이 테크닉 사용에 대한 구체적인 금지사항이다. 치료사가 흉벽을 움직이거나 기관지분비물을 제거하고 기도간극의 질을 높이기 위해 흉곽에 광범위 접촉압박을 가하는 경우, 일부 금지사항으로는 동요가슴, 불가동 흉곽, 골절되거나 부서지기 쉬운 늑골 및 최근의 흉부 또는 척추수술 등이 있다.[14] 치료사는 골다공증이 확인되거나 의심되는 고객, 치유초기인 상처가 있는 고객, 항응고제를 복용하는 고객군에 신중한 검사를 수행하고 압력사용을 완화해야 한다. 또한 기관지경련이 일어날 가능성이 있을 때 **경련**부위, **저긴장성**부위, **활동성 통증유발점** 및 흉곽을 치료할 때 주의를 기울여야 한다.

치료 시 넓은접촉압박의 용도

스트레스

광범위 접촉압박은 단독으로 사용하든 다른 테크닉과 함께 사용하든 간에 스트레스의 영향을 해결하기 위해 일반적 마사지에서 유용하다. 치료사가 각 스트로크를 천천히 상당한 압력으로 적용할 때 가장 효과적일 것이며, 이는 2초 이상 지속된다. 스트레스로 인해 일반적으로 휴지기 근긴장의 상승을 나타내는 상황에서 습식열적용 및 횡경막 호흡 또는 점진적 이완을 중재의 보조도구로 사용한다.

흉벽 움직임

광범위 접촉압박은 특히 지속될 때 흉벽가동성을 향상시키는 데 도움이 된다.

특히 노인의 골다공증과 같은 금기사항이 없는지 확인해야 한다. 마사지 중에 포함될 수 있는 보완적인 방법은 다음과 같다:

1. 상체에 적용되는 근막이완(10장 참조)
2. 흉곽에 직접근막테크닉 적용(10장 참조)
3. 완전한 들숨과 날숨을 촉진하는 호흡운동
4. 통상적인 상체 스트레칭

마지막의 두 가지 테크닉을 홈케어 활동으로 지도할 수 있다.

유날법: 근거

정의

유날법: 연부조직(주로 근육)을 반복적으로 **압박**, **전단**, 이완하는 **끌기**, **들어올리기**, 글라이딩 등의 테크닉.[1-9]

이름과 유래

Petrissage 유날법(프랑스어 pétrir, 반죽하다라는 뜻에서 유래)[4,5,14]은 주로 **고전적인** 또는 **스웨덴식 마사지**에서 사용되는 두 가지 테크닉 중 하나이다(다른 하나는 경찰법). 이는 근육을 치료할 때 필수적이다. 다른 문헌에서 우리가 유날법이라고 부르는 테크닉은 때때로 "주무르기"로 알려져 있다.[1-9] 이전에 유날법이라는 용어는 양손 사이로 근육조직을 반복적으로 잡고 들어 올리고 전단시키고 이완시키는 테크닉을 지칭하는 데 사용되었다. (이 장의 비틀기, 근육 쥐어짜기 및 집어올리기 섹션 참조). 다른 문헌들은 근육을 반복적으로 압박하고, 전단하고, 그리고 근육을 따로 기저근육과 뼈에 대해 풀어주는 관련 테크닉들을 "주무르기"라고 정의했지만, 때때로 이러한 정의들은 반대로 바뀌기도 했다. 이제는 이러한 테크닉의 들어올리기 및 압축하는 형태는 모두 유날법이라는 단일용어로 분류되는 것이 일반적이지만[1-3,8,9,14], 약간 상이한 사용법이 계속되고 있다(최근문헌에서는 프랑스용어를 완전히 삭제함).

저자들은 일반적으로 유날법이 **들어올리거나 주무르는** 형태로 근육을 반복적으로 압박하고 이완한다는 것에 동의한다. 그러나 몇몇 저자[4,5]들은 **켈로그**의 사용법[13]을 따라 근육을 압박하고 이완하는 다른 테크닉들을 **마찰법**의 형태로 분류한다. 우리는 결합조직에 대한 정확하고 구체적인 테크닉에 대해 마찰이라는 용어를 사용하는 것을 선호한다(10장 참조).

이 테크닉의 압박 또는 주무르기 형태를 적용할 때 얼마나 많은 피부**미끄러짐**이 발생해야 하는지에 대해 현대 저자들의 의견은 상이하다.[3,8,9,14] 글라이딩의 양, 속도 및 압력을 변화시키는 것은 중간단계의 다양한 종류의 유날법이 생성된다. 적용속도를 늦추고 윤활제를 덜 사용하면 끌기(드래그, drag) 또는 지속적인 수평장력이 증가하여 결과적으로 결합조직에 더 큰 효과를 발생시킬 수 있다.

많은 마사지연구의 유감스러운 단점은 연구자들이 종종 수행한 **중재**에 대해 굉장히 간단한 설명만을 제공한다는 것이다. 이러한 점은 변하고 있지만, "유날법"이라는 단어는 방법론적인 설명에서 자주 나타나지 않는다, 이는 고전적인(스웨디시) 마사지의 주요 테크닉이며, 때로는 유일하게 사용되는 테크닉이다. 이 책의 경우, 중재에서 수행된 테크닉이 구체적으로 언급되지 않았거나 "마사지", "표준 마사지", "스웨디시마사지" 또는 "전통마사지"로 광범위하게 특징지어지는 상황에서, 우리는 치료사가 골격근에 대해 유날법(우리가 보기에, "심부경찰법"과 "주무르기"를 포함하는)을 사용했다고 가정했다. 따라서 다른 마사지 테크닉에 비해 유날법에 대한 연구기반 및 관련 결과목록에 대한 논의가 더 많은 것으로 나타난다. 다음의 논의 중 일부는 다른 테크닉, 특히 이 장에서 설명된 다른 **신경근**테크닉에 적용될 수 있다.

용도

유날법은 **고전적인 마사지** 테크닉의 핵심이다. 치료사들은 이 장에 설명된 다양한 용도로 유날법을 사용한다.[1-14,33-152] 이완을 촉진하고, 골격근의 휴지기긴장을 감소시키며, 결합조직의 **신장성**을 향상시키는 데 사용될 수 있다. 근골격계 통증의 많은 원인들을 치료하는 데 사용할 수 있다. 유날법의 일반적인 이완효과를 통해, 또한 다른 많은 종류의 통증에 대한 인식을 줄이는 데 도움을 줄 수 있다. 비록 문헌들이 종종 유날법이 국소적인 순환을 증진시킨다고 언급하고 있지만, **관류**를 변화시키고 정맥과 림프관의 복귀를 증가시킨다고 말하는 것이 더 정확하다. 이는 또한 생성된 충혈을 의미할 수도 있다. 내장기능에 대한 반사효과는 확실하지 않다.

결과 및 근거

유날법은 다양한 생리적, 심리적 효과를 가지고 있다.[1-14,33-152] 마사지에 대한 연구의 대부분은 고전적인 마사지의 정신-신경-면역학적 효과에 초점을 맞추고 있다. 그럼에도 불구하고, 유날법은 근골격계, 심폐기관, 신경학적 시스템 및 기능에 물리적인 영향을 미칠 수 있다.[33] 또한 통증, 운동능력 및 특정 임상조건에도 영향을 미칠 수 있다. 마지막으로, 순환에 대한 유날법의 효과와 내장기능에 대한 반사효과는 확실하지 않다. 표 9-3은 유날법의 주요효과를 요약한다.

정신-신경-면역학적 효과

기분

고전적인 마사지는 **불안감**을 감소시킬 수 있으며(상태특성설문지와 침샘의 코르티솔 수준에 의해 측정됨), 스트레스를 감소시키고 이완을 향상시킬 수 있다.[36,40,44-47] 연구자들은 항불안 효과를 다양한 임상환경과 임상조건에서 관찰했다. 또한 우울증[36,40,44-47], 과잉행동[48] 및 정서적 요소를 갖고 있는 기타 다른 상태를 완화시키는 데 유용할 수 있다.[43,48,49] 유날법이 재활 및 기분에 미치는 긍정적인 효과는 다른 맥락에서도 지속적으로 입증되고 있다.[34-44,46,47,50-59]

면역기능

여러 연구에서 유날법 적용 후 면역기능이 향상되고 알레르기반응이 긍정적으로 바뀐 것으로 나타났다.[42,60,61]

근골격계 효과

휴지기 근긴장

휴지기 근긴장 수준에 대한 유날법의 효과와 심리적 효과를 분리할 수는 없다. 불안은 일반적으로 골격근의 휴지기 근긴장도 증가에 영향을 미칠 수 있다는 것이 문서화되어 있다.[62-64] 결과적으로 불안을 감소시키는 중재는 휴지기 근긴장 수준에 간접적인 영향을 미칠 수 있다. 또한, 일부 저자들은 유날법이 고유수용기에 대한 역학적 스트레스의 결과로 치료사가 적용하는 부위의 휴지기 근긴장 수준을 감소시킬 수 있다고 말한다.[1,2,4,5,7,14] 다른 연구자들은 이 효과에 대해 모호하거나 전혀 언급하지 않는다.

가동범위

유날법 적용 후에 가동범위가 증가 할 수 있다는 연구기록이 있다[50,65,66] (반대의견이 1개 있음[67]).

자세감각

한 연구는 유날법을 포함한 마사지 후 **관절 위치 감각**의 증가에 주목된다.[68]

조직신장성

본문[1,2,4,5,8,14] 및 다른 연구[51,52,69]들은 유날법의 효과로서 결합조직의 신장성과 이동성 증가를 설명하고 있다. 신장성 증가는 분만 중 찢어짐 발생을 줄이기 위한 회음부마사지에 기인할 수 있다.[69-73] 그러나 유날법이 더 지속적인 장력 부하 또는 항력을 적용하는 결합조직테크닉과 동일한 정도로 결합조직을 늘릴 가능성은 낮다(10장 참조).

신경학적 영향

긴장도

연구에 따르면 유날법은 **운동신경흥분성**을 감소시키지만, 테크닉을 적용하는 동안에만 가능하다.[74-81] 이것은 뇌나 척수의 병변과 관련된 비정상적인 움직임 및 비정상적인 신경근육긴장도(**경직**)의 패턴을 치료할 때를 제외하고는 임상적 유용성[82,83] 이 제한적일 수 있다.[76]

심혈관 및 폐에 미치는 영향

폐기능

천식, 만성폐쇄성폐질환(COPD) 및 낭포성섬유증과 같은 폐 질환에 대해 관찰된 유날법의 긍정적인 효과는 불안 감소와 **흉벽가동성** 증가의 복합적인 효과의 결과일 수 있다.[84-86]

순환 및 내장기능

대부분의 문헌에서 유날법이 정맥순환을 증가시킨다고 설명하고 있지만[3-5,8,14], 연구결과는 그렇지 않음을 시사하고 있다. 이 테크닉은 혈액화학작용 및 국소혈류에 미미한 영향을 미칠 수 있다.[87-89] 또한 지역 및 전신흐름에 대한 효과는 작고 일시적일 가능성이 높다.[90-95] 혈액흐름에 대한 유날법의 한계효과는 스포츠마사지(유날법 포함)가 운동 후에 근육의 젖산을 제거하는 비율이 수동적인 휴식을 취한 비율이상으로 항상 증가시키지는 않는다고 관찰되기 때문이다.[96-101] 일부 연구는 유날법이 심장에 영향을 미칠 수 있다고 제안한다.[102,103] 더 가능성 있는 효과는 림프관복귀의 증가이다. 그러나 이 효과를 기록한 대부분의 연구는 기계에 의해 생성되는 반복적인 압박테크닉을 사용했다.[104-107] 이것은 부종의 감소를 설명하는 메커니즘일 수 있다. 이는 부종의 근위부와 주변부에 적용될 때(허용 가능한 경우) 가능한 효과이다. 마지막으로, 외국의 연구들은 흥미롭게도 순환과 내장기능에 대한 반사효과를 얻기 위해 고전적인 마사지(유날법 포함)를 사용할 수 있다고 제안하고 있다.[103,108-116]

다중시스템 효과

통증

유날법을 적용받은 고객들은 분만 중 진통[123], 수술 후[117-119], 암[120], 편두통[121,122,123], 만성정형외과질환 상태에서 통증에 대한 자각이 현저히 감소되어진 것이 보고되었다.[124-126] 또한 요통을 감소시키는 데에도 유용할 수 있다.[127,128] 현재까지 유날법의 적용으로 인해 발생할 수 있는 진통메커니즘은 완전히 이해되지 않고 있다. 현재 이론으로는 통증자극의 **관문(gating)**, **세로토닌**수치 증가, **수면회복력**의 개선, **P물질**의 감소 등이 있다.[18,126,129,130]

운동수행능력

비록 마사지가 운동선수들 사이에서 최근에 많은 인기를 얻고 있지만, 스포츠 상황에서 다양한 유형의 기능을 향상시키는 마사지의 능력에 대한 리뷰는 일반적으로 회의적이다.[131-133] 예를 들어, 연구에서는 운동활동 전에 유날법이 경기력을 크게 향상시킬 수 있다는 사실을 보여주지 못했고[134-136], 지연된 근육통에 대한 효과는 모호했으며[137-142], 손상의 회복과 기능회복에 대한 성과 보고서가 혼재되어 있음을 보여줬다.[100,101,143-151] 반대로, 운동 후 기분과 피로감에 대한 보고는 긍정적이었다.[100,146,148,152]

다중 중재에 사용

유날법은 두통, **통증유발점증후군**, 요통, **섬유근육통**, 당뇨병 및 폐기종과 같은 임상상태에 대한 다중 중재에 대해 다양한 다른 테크닉과 함께 사용되어 왔다.[53-59,128] 이러한 상황에서 유날법의 긍정적인 효과는 **형식적인치료(modalities)**의 사용과 고객의 참여를 포함하는 프로그램에서 향상되는 것으로 보인다.[54,55,128]

유날법의 작동방식

유날법이 어떻게 치료효과를 달성하는지에 대한 다양한 메커니즘이 제안되었다.[1-14,33-152] 앞 장에서보다 더 표면적인 테크닉을 위해 논의한 판막혈관의 피부반사, 생체리듬의 **동조화(entrainment)** 및 유체의 전방이동 메커니즘은 유날법에도 적용된다. 또한, 유날법은 근섬유를 분리하여 퍼트리고 접촉면 사이에서 근육층을 **전단**하며 근육 내의 결합조직에 장력(끌기 또는 늘리기)을 가한다.[1-9] 근육의 펴짐과 전단은 **근신경긴장도**를 감소시킬 수 있는 고유수용성감각 입력을 야기한다.[1,2,6,9,14] 마지막으로 장력을 최대화하는 느린속도의 글라이딩은 **콜라겐** 교차결합을 감소시키고[6,9] **결합조직 매트릭스**의 수화를 증가시킴으로써 결합조직효과를 생성할 수 있다.

근거조사

다음 무작위대조연구[74]는 햄스트링의 유연성과 민첩성에 대한 스웨디쉬마사지의 급성 및 말기효과를 조사하는 것을 목표로 했다. 연구자들은 능동 무릎신전테스트(AKET)에서 30°이상, 수동 하지직거상(SLR)에서 70° 이하로 구성된 양측의 팽팽한 햄스트링을 가진 34명의 여성 선수들을 무작위로 표본 추출하였다. 참가자들은 5일 연속 허벅지 뒤쪽에 7분 동안 고전적인 스웨덴식마사지를 받았고 마사지를 받지 않은 반대 대조군은 표면스트로킹만을 적용받았다. 결과측정에는 수동 하지직거상테스트, 능동 무릎신전테스트, 앉아서 뻗기검사(back-saver sit and reach, BSSR) 그리고 5-0-5 방향전환테스트가 포함되었다. 결과는 대조군에서 유의한 차이가 없었던 것에 비해 5일과 10일째는 모두, 모든 결과측정 내에서 모든 유연성 매개변수에 유의한 사후개입 증가를 보여주었다. 저자들은 허벅지 뒤쪽에 스웨디시마사지 적용효과가 마사지 중단 후에도 5일간 지속되고, 여성운동선수의 햄스트링의 유연성을 빠르게 증가시킨다고 결론지었다.

Kaur K, Sinha AGK. Effectiveness of massage on flexibility of hamstring muscle and agility of female players: an experimental randomized controlled trial. J Bodyw Mov Ther. 2020;24(4):519-526. doi:10.1016/j.jbmt.2020.06.029

유날법: 실습

유날법의 구성요소

유날법 1: 근육쥐어짜기

근육쥐어짜기는 다음과 같은 세부사항을 가지고 있다:

접촉: 손바닥 전체표면, 엄지와 검지, 그리고 사이공간을 포함한 부분
압력: 가볍게부터 중간 정도까지
작용: 근육과 주변**근막**
방향: 근복 혹은 근육말단부의 주변을 전체적으로 적용.
진폭/길이: 해당없음
속도: 압박/해제 주기 당 1~3초 또는 그 이상
지속시간: 10~20초 또는 그 이상
상호적 테크닉: 다른 형태의 유날법
맥락: 주로 **표면경찰법** 후에 사용되며, 더 구체적인 유날법 형태로 이어지기 전에 소개되는 근육테크닉으로 활용된다. 빠르게 특정영역을 다루는 데에도 사용이 가능하다.

유날법 2: 비틀기(Petrissage 2: Wringing)

비틀기테크닉은 다음과 같은 세부사항을 가지고 있다:

접촉: 양손의 손바닥
압력: 가볍게부터 강하게까지
작용: 근육, 주변근막 그리고 결합조직
방향: 신체분절의 장축을 가로질러
진폭/길이: 비틀기가 적용되는 몸 부분의 반 둘레
속도: 압축/해제 주기 당 1~3초
지속시간: 20~60초 또는 그 이상
상호적 테크닉: 다른 종류의 유날법
맥락: 주로 **표면경찰법** 후에 사용되며, 더 구체적인 유날법 형태로 진행되는 근육테크닉이다.

유날법 3: 집어올리기("C-Kneading")

집어올리기("C-주무르기") 테크닉은 다음과 같은 세부사항을 가지고 있다:

접촉: 손바닥 표면, 특히 엄지와 검지사이의 웹공간
압력: 가볍게부터 중간 정도까지
작용: 근육과 주변근막
방향: 인체분절의 장축과 평행하게
진폭/길이: 5~20cm 이상
속도: 압박/해제 주기 당 1~3초
지속시간: 20~60초 이상
상호적 테크닉: 다른 일반 유날법형태와 결합 가능
맥락: 주로 표면경찰법 후에 사용되며, 일반적인 유날법 형태로 시작하고 이후 구체적인 유날법형태로 진행되는 방식이다.

유날법 4: 넓은접촉 주무르기와 심부경찰법

광범위 접촉주무르기와 심부경찰법 마사지는 다음과 같은 세부사항을 가지고 있다:

접촉: 손바닥 전체표면, 종종 손목과/또는 중수골, 주먹/너클 그립 또는 전완의 근위부분을 보강하여 사용
압력: 가볍게부터 강하게까지
작용: 근육과 관련된 조직. 느린스트로크와 더 큰 끌기(수평 장력)는 근육의 결합조직요소를 더 늘려줄 것이다.
방향: 원형 또는 타원형. 타원형의 장축은 종종 근육 또는 근육그룹의 장축과 평행하게 배열된다.
진폭/길이: 10cm 이상
속도: 10~25cm/s
지속시간: 20~60초 이상
상호적 테크닉: 표면경찰법 및 다른 유날법 형태와 결합 가능. 흔히 "심부경찰법" 또는 "심부스트로킹"이라고 불리는 마사지는 긴 형태의 미끄러지면서 전체적인 압력을 근육에 적용한다. 이것은 표면적인 조작이 아니며 여기에 설명된 광범위 접촉주무르기와 많은 공통점을 가지고 있다. 손끝집기와 같은 미끄러뜨리지 않는 형태의 마사지법은 마찰법과 관련 있다(제10장 참조).
맥락: 주로 표면적인 경찰법으로 시작하고 일반적인 형태의 유날법과 번갈아가며 사용되며, 보다 구체적인 형태의 유날법이 뒤따르게 된다.

유날법 5: 특정 주무르기 (엄지손가락, 손가락패드, 손가락 끝)

특정주무르기테크닉은 다음과 같은 세부사항을 가지고 있다:

접촉: 손가락패드, 손가락끝, 또는 엄지손가락이 작업 표면을 형성한다. 손꿈치는 손을 안정화하기 위해 접촉을 유지한다.

압력: 가볍게 부터 중간 정도까지

작용: 근육과 주변근막. 느린스트로크와 더 큰 끌기(수평적인 장력)는 빠른스트로크보다 근육의 결합조직을 더 효과적으로 신장시킬 가능성이 크다.

방향: 원형 또는 타원형. 타원형의 장축은 종종 근육 또는 근육그룹의 장축과 평행하게 방향이 지정된다.

진폭/길이: 최대 10cm(치료사의 손 크기에 따라 결정됨)

속도: 압축/해제 주기 당 0.5~2초

지속시간: 한 번에 최대 20초, 치료사가 손 피로를 느끼지 않는 한

상호적 테크닉: 스트리핑(stripping)과 통합 가능

맥락: 보통 표면경찰법으로 시작하며, 일반적인 유날법 형태와 번갈아가며 사용되며, 비틀기 또는 손바닥으로 주무르기와 같은 더 일반적인 유날법 형태로 연결하여 사용된다.

촉진실습

몇 주에 걸쳐 신체의 각 주요 골격근에 대해 다음을 수행한다:

1. 해부학 교재를 참고하여 실습상대의 근육의 부착부위와 경계를 찾는다. 손끝을 이용하여 근육섬유를 가로질러 촉지하며 그 방향을 확인한다.
2. 지우기 쉬운 마커로 몸의 한쪽의 근육을 그리고 섬유방향을 표시한다.
3. 파트너를 관찰한다. 그려 놓은 해부학적 구조가 몸의 표면윤곽에 어떤 영향을 미치는가?
4. 근육을 붙잡고 기존조직에서 들어 올려보라. 쉽게 들어 올려지는가? 잘 들어 올려지는가 아니면 다른 근육과 함께 들어 올려지는가?
5. 두 손으로 근육을 들어 올린 상태에서 구부려보라. 쉽게 구부러지는가?
6. 마지막으로, 근육을 기존조직에 압박해본다. 조직이 압박에 얼마나 저항하는지 확인한다. 조직아래의 어떤 구조가 압박에 저항을 제공하는가?

도수테크닉: 유날법 1, 근육쥐어짜기

그림 9-9에서 9-15까지는 신체의 다양한 부위에 근육쥐어짜기를 적용하는 모습을 보여준다. 그림의 순서는 머리부터 발끝까지 바로누운자세와 엎드려누운자세의 순서이다. 각 그림은 이 섹션에서 설명한 도수테크닉을 보여준다.

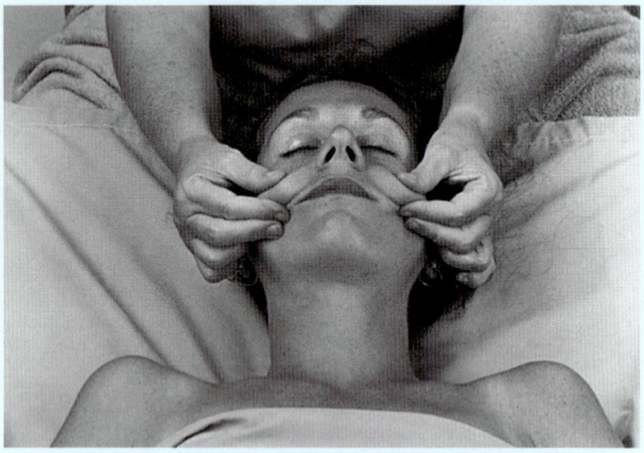

그림 9-9 검지와 엄지 사이로 안면근육과 표면조직을 부드럽게 쥐어짠다.

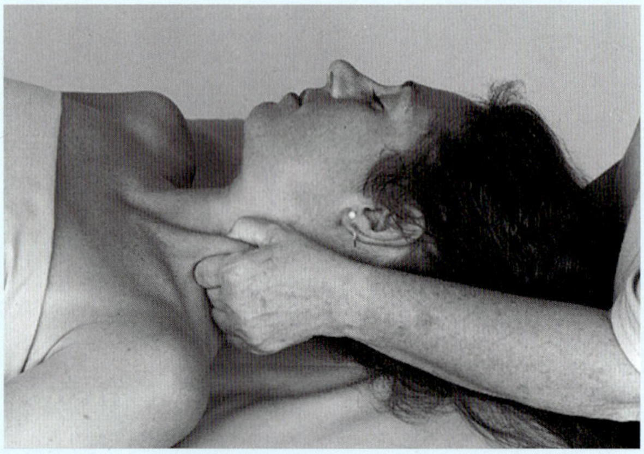

그림 9-10 엄지와 검지로 흉쇄유돌근의 두 갈래 중 하나를 쥐어짜면, 잠복성 근막통증유발점에서 통증이 유발될 수 있다(이 장의 다른 섹션 참조). 치료사는 근육의 두 분할을 식별할 수 있어야 한다.

1. 치료사들은 **미끄러뜨리지 않고** 윤활제 없이 가장 효과적으로 수행할 수 있으며, 수건이나 면 등으로 덮는 것으로도 효과적인 적용을 할 수 있다(그림 9-12).
2. 한손 또는 양손을 사용하여 개별근육과 근육그룹 또는 신체의 분절을 잡아들고 쥐어짜기를 하며, 최대한 미끄러지지 않게 한다. 종아리(그림 9-15), 상완, 상부승모근(그림 9-13), 손, 발(그림 9-12)과 같은 중간 크기의 신체분절에서 수행하는 것이 가장 쉽다.
3. 엄지와 검지 사이로 흉쇄유돌근과 같은 작은근육에 쥐어짜기를 적용할 수 있다(그림 9-9 및 9-10).
4. 양손을 사용하며 허리를 숙여 체중을 실어서 근육을 더욱 **전단**시킬 수 있는 동작을 추가할 수 있다.
5. 이 테크닉은 주로 손과 전완부의 힘을 사용하므로 긴 시간동안 적용하는 것을 권장하지 않는다. 특히 대퇴사두근(그림 9-11)과 같은 큰 근육그룹을 치료하는 경우에는 특히 그렇다.

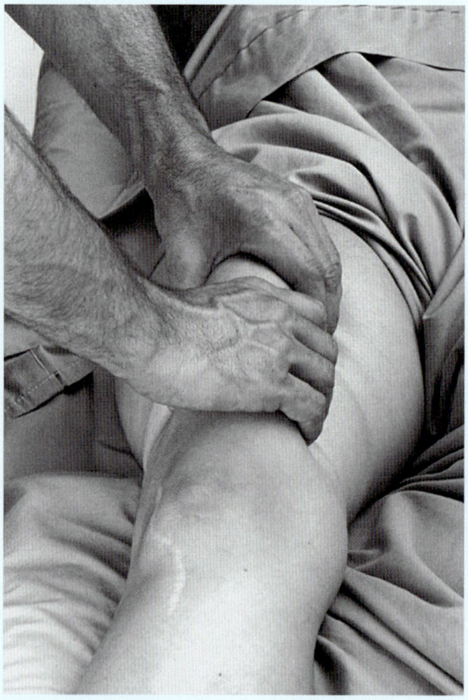

그림 9-11 대퇴사두근과 같은 큰 근육은 양손으로 쥐어짜기는 손에 부담을 줄 수 있어 장기간 수행은 권장하지 않는다.

치료사의 자세와 움직임: 유날법 1, 근육쥐어짜기

1. 서있는 자세와 앉아있는 자세에 대한 기본적인 설명은 6장에 설명되어 있다.

2. 치료사는 자세를 다양하게 취할 수 있어야 한다. 신체 분절의 큰 부분을 다룰 때는 근육의 장축을 향해서 쥐어짜기를 해야 한다(그림 9-12에서 9-15까지).

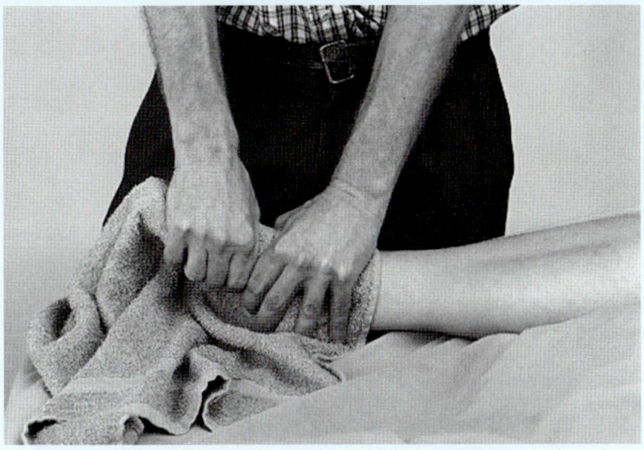

그림 9-12 시트나 수건을 통해 전체적으로 발을 덮고 시행하는 쥐어짜기테크닉은 종종 치료사에게 더 좋은 그립을 제공하므로 직접 피부에 작업하는 것보다 테크닉을 더 깊게 적용할 수 있다.

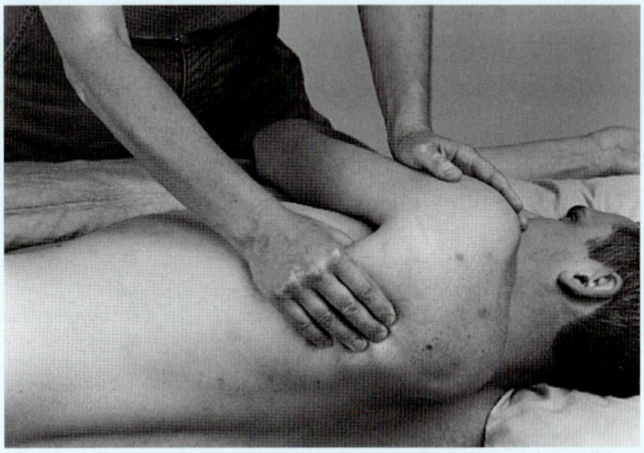

그림 9-14 후방 액와부위 근육(대원근과 광배근)은 옆으로 누워 있는 자세에서 쥐어짜기테크닉을 적용하는 것이 쉽다. 한 손은 쥐어짜고 다른 손은 원하는 대로 견갑골을 위치시켜 근육에 접근성을 높일 수 있다.

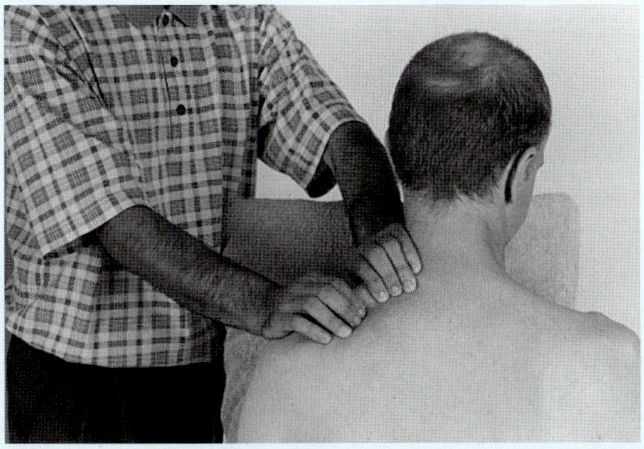

그림 9-13 상부승모근에 적용하는 쥐어짜기테크닉은 엎드려있는 자세, 누워있는 자세, 옆으로누워 있는 자세 또는 앉아있는 자세로 수행할 수 있다. 허리를 숙여서 추가적인 힘을 더할 수도 있다.

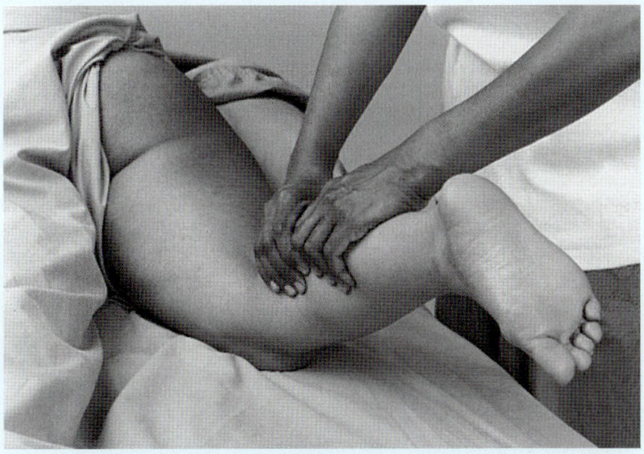

그림 9-15 다리 후면구획을 양손으로 쥐어짜기를 하는 것은 무릎관절의 수동 굴곡/신전과 발목 및 발의 흔들림과 결합할 수 있다.

도수테크닉: 유날법 2, 비틀기

그림 9-16에서 9-22까지는 다양한 부위에 비틀기를 적용하는 모습을 보여준다. 그림의 순서는 머리부터 발끝까지의 전면표면, 그리고 후면표면이다. 각 그림은 이 섹션에서 설명한 수동테크닉의 대부분의 지침을 보여준다.

1. 큰 신체부위의 경우, 비틀기를 적용할 신체부위의 둘레의 반대쪽에 손을 올려놓고 서로 교차하면서 압력을 가해야 한다(그림 9-18A).
2. 압력을 유지한 상태에서 손을 서로 밀어내며 손이 서로 교차할 때 근육을 들어 올리고 잘라내듯이 지나간다(그림 9-17, 9-18B, 9-20 및 9-22).
3. 손이 시작된 신체부위의 반대쪽에 놓일 때까지 압력을 가하지 않고 계속 미끄러뜨린다(그림 9-18C). 그 다음 새로운 동작을 시작하라. 두 번의 완전한 주기 후에는 손이 시작한 위치에 있을 것이다.
4. 동작의 시작부분에서 갑작스러운 동작을 피하기 위해 압력을 서서히 가하도록 주의해야 한다.
5. 대퇴사두근과 같은 큰 신체부위를 비틀어 줄 때는 엄지손가락을 최대한 벌리지 않도록 하며, 수근중수관절에 스트레스를 줄일 수 있도록 주의한다(그림 9-17, 9-18A-C 및 9-20). 팔, 손, 발과 같은 작은 신체부위의 경우, 엄지손가락과 검지손가락 사이의 전체공간이 접촉상태를 유지하도록 최대한 벌릴 수 있다(그림 9-16과 9-19). 엄지손가락을 벌린 상태로 비틀어 주는 것은 엄지관절에 과도한 스트레스를 가하는 것이므로, 치료시간이 짧을 때를 제외하고는 피하는 것이 좋다.
6. 손 전체를 사용하는 다른 유날법 형태와 마찬가지로, 팔 또는 다리에 비틀기를 적용하는 경우 근육 근위부부터 시작하여 원위부 방향으로 진행한다. 그다음 비틀기나 표면경찰법으로 근위부로 돌아가서 반복한다. 이렇게 함으로써 **림프순환**을 극대화할 수 있다고 생각한다.
7. 휴지기 긴장도가 높은 부위는 긴 시간동안(5분 또는 그 이상) 비틀기를 연장하여 이점을 얻을 수 있으나, 많은 작업을 필요로 한다.
8. 참고: 손으로 큰 근육그룹을 들어 올리고 비틀기 위해서는 상당한 압력이 필요하다. 신체부위를 가로지르는 표면경찰법은 적용하지 않도록 한다. 이는 근육자체에 **역학적인 효과**를 미치지 않는다.

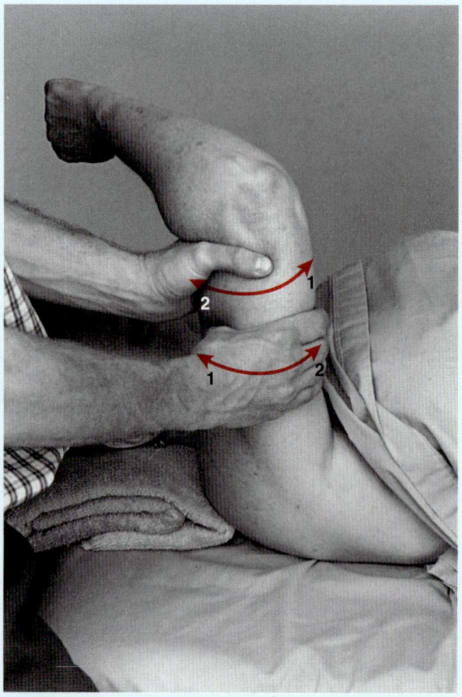

그림 9-16 상완부와 같은 작은 신체부위는 비틀기를 할 때 엄지를 벌린 상태로 할 수 있다. 이 자세에서 고객의 팔은 완전히 이완되어야 한다.

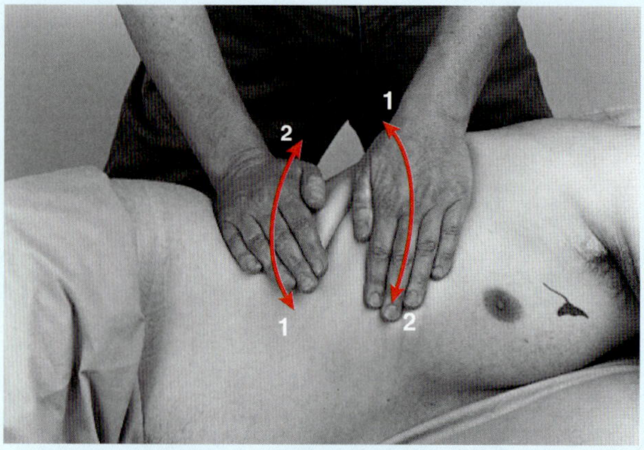

그림 9-17 엎드려있는 자세, 누워있는 자세 또는 옆으로 누워있는 자세에서 하부늑골 쪽을 비틀어주는 것은 횡격막을 간접적으로 이완시키는 방법이다.

치료사의 자세와 움직임: 유날법 2, 비틀기

허리나 허벅지와 같은 큰 신체부위에 적용하는 경우, 손으로 큰 덩어리를 압박하고, 들어 올리고 전단하기 위한 충분한 힘을 생성하기 위해 올바른 하체의 움직임으로 테크닉

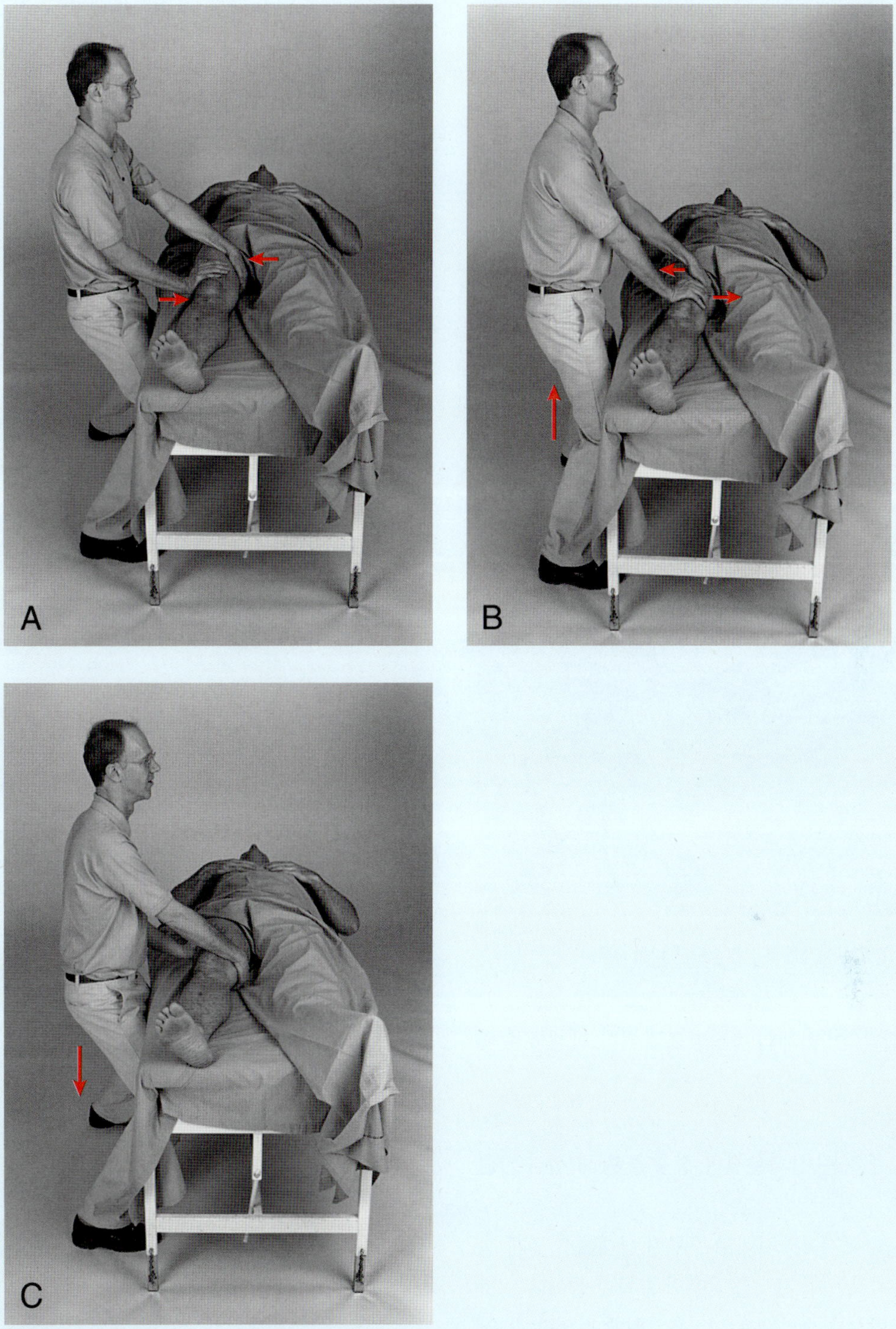

그림 9-18 **A.** 몸통과 대퇴사두근 등과 같은 큰 신체부위에 효과적인 비틀기테크닉을 수행하려면 치료사가 몸을 활용한 힘을 사용해야 한다. 테크닉을 시작할 때 손은 정반대 방향으로 위치한다. 그런 다음 함께 압력을 가하기 시작한다. 치료사의 자세는 무릎을 구부리고 발은 넓게 벌린다("기마자세"라고도 함). **B.** 치료사는 다리를 피면서 손에 의해 발생되는 전단력과 들어 올리는 힘을 더한다. **C.** 이완단계: 손이 서로 지나가면서 조직을 이완시키고 시작위치의 반대쪽으로 이동하면서 동시에 다음 스트로크를 위해 다시 무릎을 구부린다.

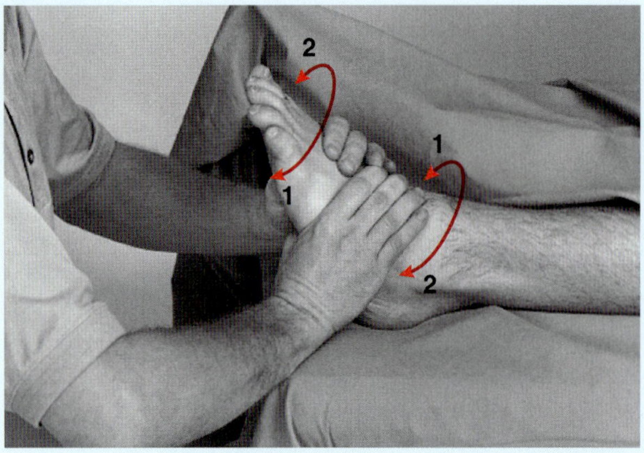

그림 9-19 발 또는 손 전체를 비틀어주는 것은 각 스트로크에 따라 많은 구조에 적용할 수 있으며, 시간이 제한적인 경우 좋은 선택적 테크닉이 될 수 있다.

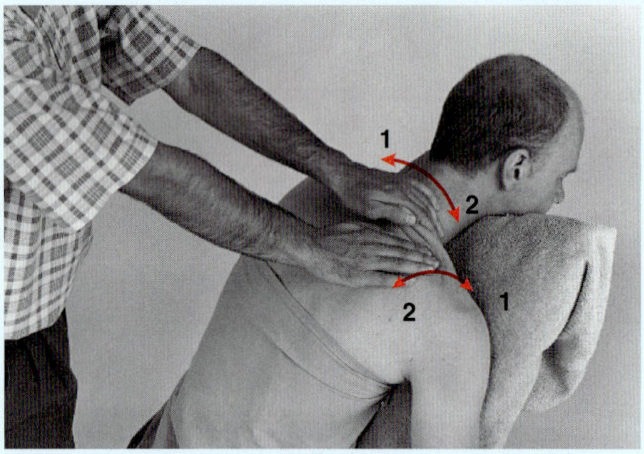

그림 9-20 앉아있는 상태에서 상부승모근 비틀어주기

을 수행해야 한다. 이 하체의 움직임으로 다음 단계를 수행할 수 있다:

1. 비틀어 주려는 신체분절의 장축을 향해 선다(그림 9-18A).
2. 무릎을 30°에서 45° 사이로 구부린 상태에서 넓게 선 자세로 시작한다. 자세를 낮추면 손목이 늘어나는 것을 줄이면서도 손바닥으로 적용부위에 접촉할 수 있다(그림 9-18A).
3. **강한 스트로크**를 하는 동안 손이 서로를 향해 밀리면서 무릎을 과도하게 신전시키지 않도록 하면서 다리를 펴야한다(그림 9-18B). **복귀 스트로크** 동안 손을 미끄러뜨리면서 다시 무릎을 구부린다(그림 9-18C). 이렇게 하면 각 스트로크 마다 무릎을 구부리고 피면서 테크닉을 적용할 때 대부분의 힘을 무릎의 펴짐으로부터 생성할 수 있다.
4. 다리와 팔의 움직임을 조율하는 것은 연습이 필요하다. 이를 통해 안전하고 매끄러우며 매우 깊고 효과적인 테크닉을 적용할 수 있다.
5. 처음에는 다리가 피로하거나 통증을 느낄 수 있다. 이는 다리근육의 힘과 지구력이 증가함에 따라 사라질 것이다.

작은 신체 부위에 비틀기를 적용할 때는 6장에서 설명한 다양한 자세를 사용하도록 한다.

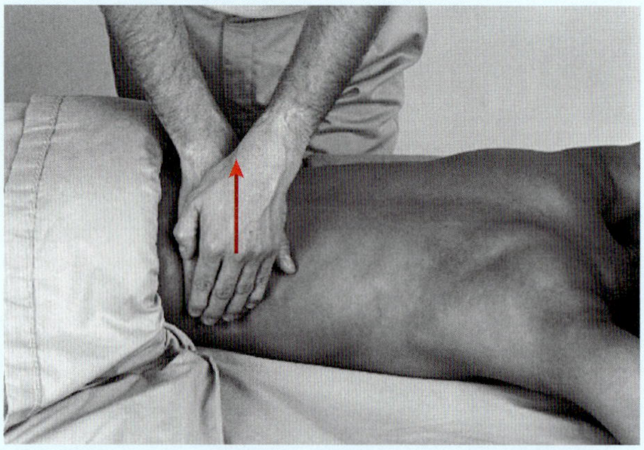

그림 9-21 비틀기의 변형 중 하나는 엎드려있는 상태나 누워있는 상태에서 상체를 한 손이나 양손으로 들어올리는 것이다. 중력이 반대 힘을 제공한다.

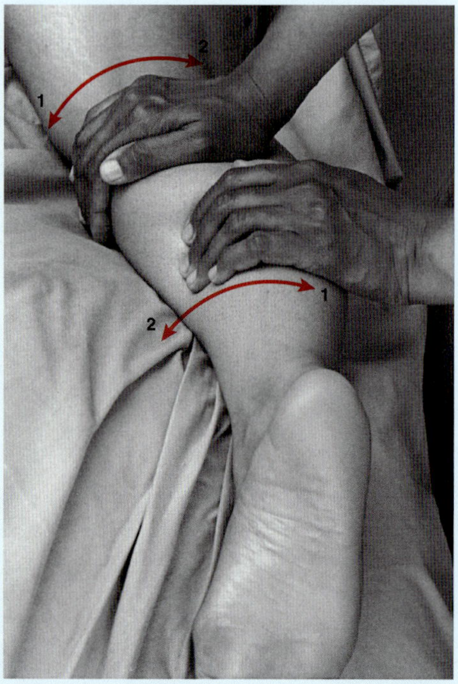

그림 9-22 종아리 비틀기.

도수테크닉: 유날법 3, 집어올리기 ("C-주무르기)

그림 9-23에서 9-28은 신체의 다양한 부위에 "집어올리기" 테크닉을 적용하는 모습을 보여준다. 그림의 순서는 머리부터 발끝까지의 엎드려있는 상태와 누워 있는 상태이다. 각 그림은 이 섹션에서 도수테크닉의 대부분 지침을 설명하고 있다.

A. 상완, 전완, 종아리와 같은 작은 신체분절에 대한 한 손 테크닉(그림 9-23에서 9-24C):

1. 엄지를 벌려 손이 "C" 모양이 되도록 하고, 네 손가락을 한데 모아 붙인다.
2. 손의 **중심**방향으로 미끄러지면서 잡고 쥐어준다. 대부분의 손은 엄지손가락, 검지손가락 및 사이공간에 초점을 맞추고 고객의 신체에 접촉한 상태를 유지한다. 조직을 손가락사이 공간으로 쥐면서 강한 스트로크를 하고 스트로크가 끝날 때까지 엄지손가락으로 계속해서 압박해서 끌어올린다("스트로크를 쥐어짜낸다).
3. 강한 스트로크로 뼈에서부터 부착되어있는 조직을 들어 올릴 수 있도록 노력한다(그림 9-24A-C).
4. 손을 다시 원래 위치로 최소한의 압력으로 되돌릴 때 "C" 모양으로 다시 벌려서 돌아간다(복귀스트로크).
5. 한 저자는 다음과 같은 4초 카운트를 제안한다: 1초에 압축, 2초에 쥐기와 들어올리기, 3초에 해제, 4초에 움직이기/글라이딩하기.

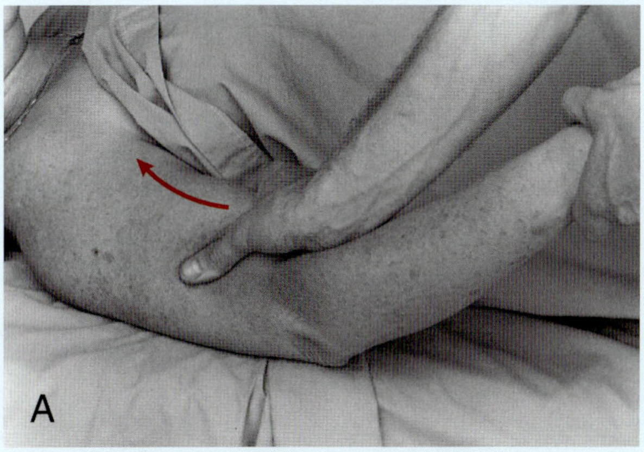

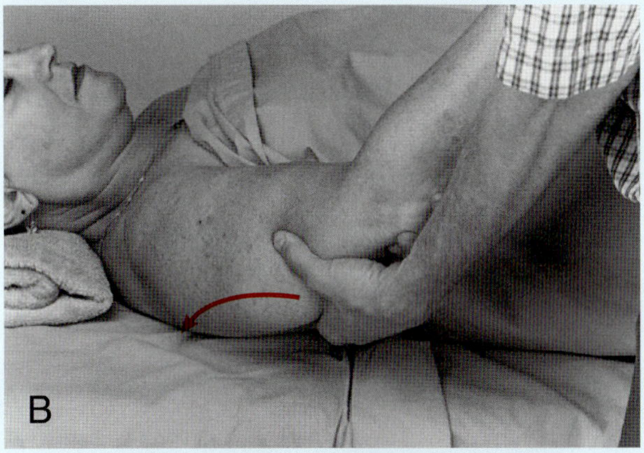

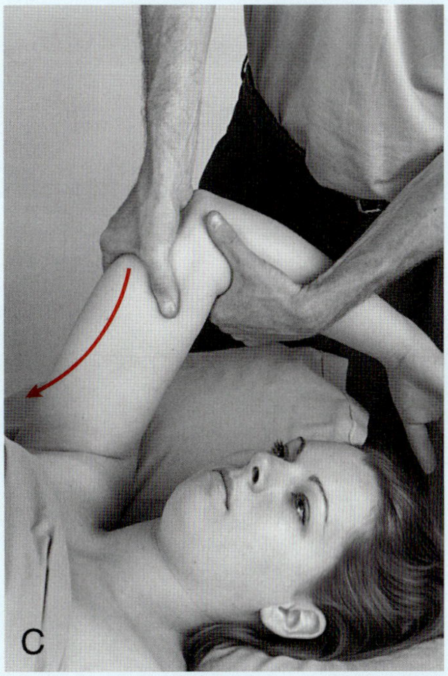

그림 9-24 상완부는 한 손으로 집어올리기(Picking-Up)에 이상적인 크기이다. **A.** 이두근. **B.** 삼두근(어깨관절이 느슨한 상태로). **C.** 어깨와 팔꿈치를 굴곡시킨 후 삼두근을 근위부로 압력을 가하고 밑에 있는 뼈로부터 조직을 들어 올린다.

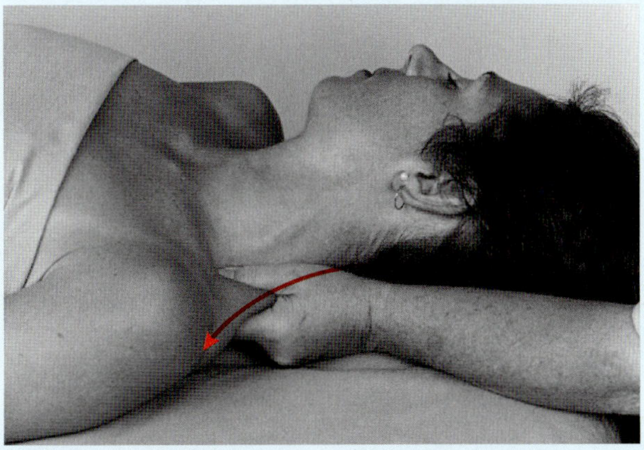

그림 9-23 엎드려있는 상태에서 상부승모근의 "집어올리기" 테크닉.

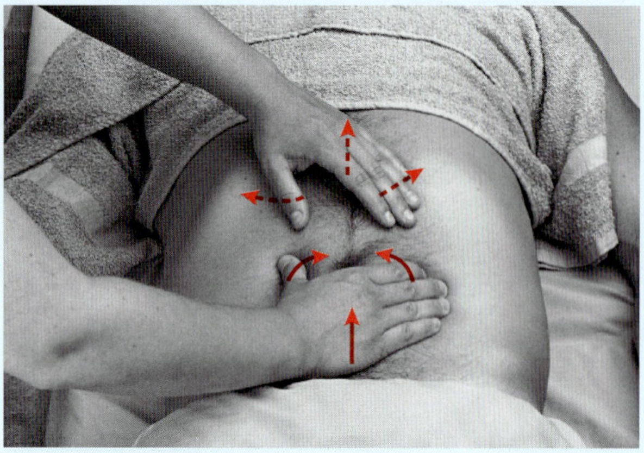

그림 9-25 복직근에 적용하는 두 손 집어 올리기테크닉. 점선으로 표시된 화살표는 돌아오는 스트로크를 나타낸다. 복부나 등과 같은 평면표면에서 양손으로 집어올리기테크닉을 적용할 때 좋은 접촉을 할 수 있도록 연습이 필요하다.

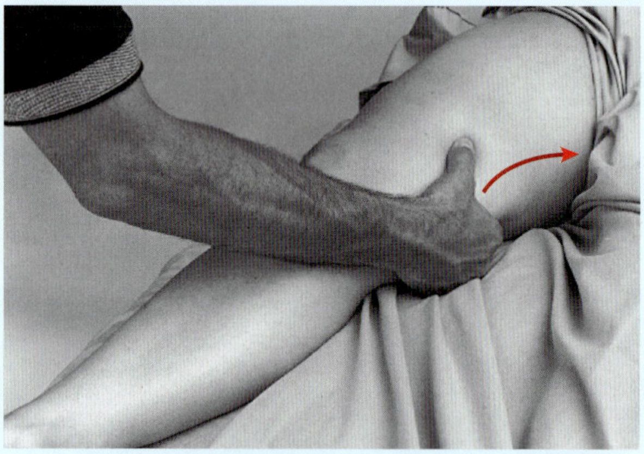

그림 9-26 고관절 내전근을 한 손으로 들어 올리는 집어올리기테크닉을 보여주고 있다.

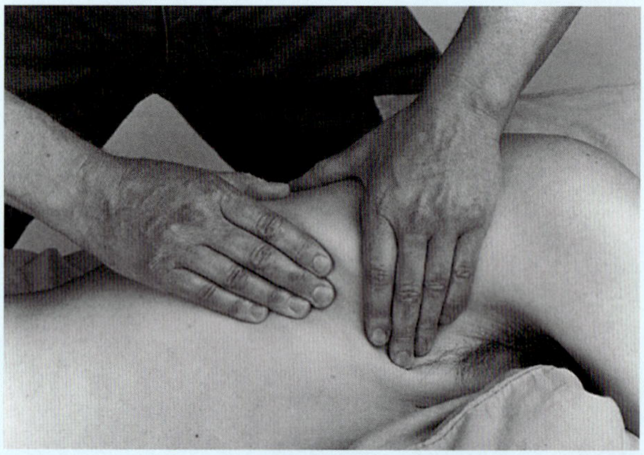

그림 9-27 두 손으로 집어올리기테크닉은 광배근의 측면가장자리에 적용하기에 좋은 방법이다. 장골능선까지 적용할 수 있다. 고객의 팔을 머리 위로 올리면 복사근과 요방형근에 더 쉽게 접근할 수 있다.

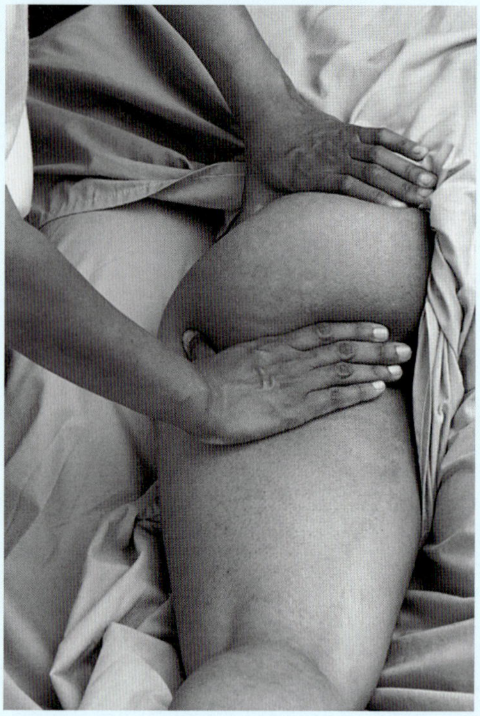

그림 9-28 엉덩이를 양손으로 집어올리기를 시작할 때의 손위치를 보여주고 있다.

B. 허벅지와 등과 같은 큰 근육이나 평평한 신체부위에 대한 양손테크닉(그림 9-26~ 9-28):

1. A4 단계(그림 9-28)에서 설명한 대로 두 손을 열린 "C" 모양으로 적용한다.
2. 각 손의 개별 동작은 단계 A에서 설명한 한 손 테크닉과 유사하다. 차이점은 손이 반대방향으로 작동한다는 것이다. 한 손은 짧은 장력스트로크를 수행하고, 다른 손은 짧은 복귀스트로크를 수행한다. 장력스트로크를 반대 손 쪽으로 전달하고, 복귀스트로크를 반대 손에서 멀어지는 방향으로 이동한다.
3. 이 테크닉을 적용하는 동안 손 사이에 일정한 압박을 유지해야 한다. 이로 인해 손 사이의 조직이 지속적으로 들어 올려진다.
4. 팔이나 다리에서는 스트로크 순서를 근위부에서 시작하고, 점차 스트로크의 초점을 원위부방향으로 이동한다.[83]
5. 양손의 협응은 연습이 필요하다. 한 번 익히면 대상자에게 매우 만족스런 테크닉이 된다.
6. 2분 이상의 시간동안 집어올리기(한손 또는 양손)를

계속 적용하는 것은 치료사의 손과 팔에 부하를 줄 수 있으므로 권장되지 않는다.

치료사의 자세와 움직임: 유날법 3, 집어올리기("C-주무르기)

1. 6장에서 서있는 자세, **무릎을 구부리고 넓게 선자세**, 그리고 몸통 회전과 함께 하는 넓은 발 범위의 무릎구부림과 관련된 기본자세를 참고한다.
2. 한 손으로 테크닉을 적용하는 동안 더 많은 힘을 발생시키려면 스트로크의 압박 및 집어올리는 동안 고객의 몸 쪽으로 기대거나 경사지게 한다. 그리고 이완 및 움직임 부분에서는 다시 뒤로 기울이거나 뒤로 움직인다.
3. 양손으로 테크닉을 적용하는 경우, 무릎을 구부리고 넓게 선자세에서 비틀기를 적용하는 것처럼 고객의 신체분절의 장축을 향해 선다. 이 자세에서 무릎을 구부리면 고객의 위치에 더 가까워져 손목의 과신전을 줄일 수 있다(그림 9-27).
4. 양손테크닉을 더 강하게 발휘하기 위해 어깨를 회전하여 각각의 힘스트로크에 약간 기울인다(몸통회전을 동반한 무릎을 구부리고 넓게 선자세). 이렇게 하면 테크닉의 힘과 효과를 증가시키고 손과 팔의 피로를 줄이며 매끄러운 상체리듬이 형성된다.
5. 테크닉을 적용할 때 어깨가 올라가지 않도록 주의한다.

도수테크닉: 유날법 4, 넓은접촉 주무르기와 심부경찰법

그림 9-29에서 9-36은 치료사들이 다양한 몸의 부위에 광범위 접촉주무르기를 적용하는 모습을 보여준다. 그림의 순서는 머리부터 발끝까지의 바로누운자세부터 엎드려있는 자세에서 적용하는 도수테크닉을 설명하고 있다. 각 그림은 이 섹션에서 수동테크닉의 지침을 설명해주고 있다.

1. 비틀기, 집어올리기와 마찬가지로 압력스트로크와 복귀스트로크가 있다. 압력스트로크와 복귀스트로크를 결합하여 서로 다른 근육층의 섬유를 따라 또는 가로로 횡단하는 원형이나 타원형의 형태로 적용한다(그림 9-30A와 9-30B, 그리고 9-33). 스트로크의 장축은 특히 강한압박이 필요할 때 테크닉을 적용하는 신체분절 또는 근육의 장축과 평행하게 진행되는 경우가 많다.(그림 9-30A와 9-33). 타원의 형태를 길게 하면 압력이 중심방향으로 가해져 **심부경찰법**이 적용되게 된다(그림 9-33와 9-34).
2. 손목을 중립상태로 유지한다(요측 및 척측전위가 없는 상태). 광범위접촉 주무르기와 심부경찰법 적용 시 관절에 가해지는 부하를 줄이기 위해 중요하다(그림 9-29, 9-30A와 9-30B, 9-33, 9-35, 그리고 9-36).

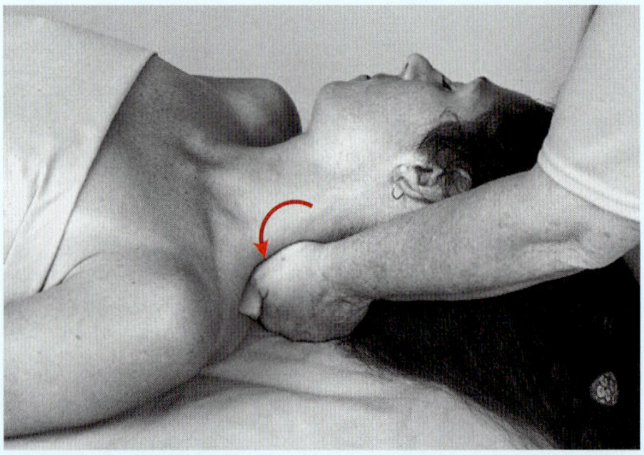

그림 9-29 목의 후면삼각부위를 손꿈치 부위로 주무르기를 시행한다.

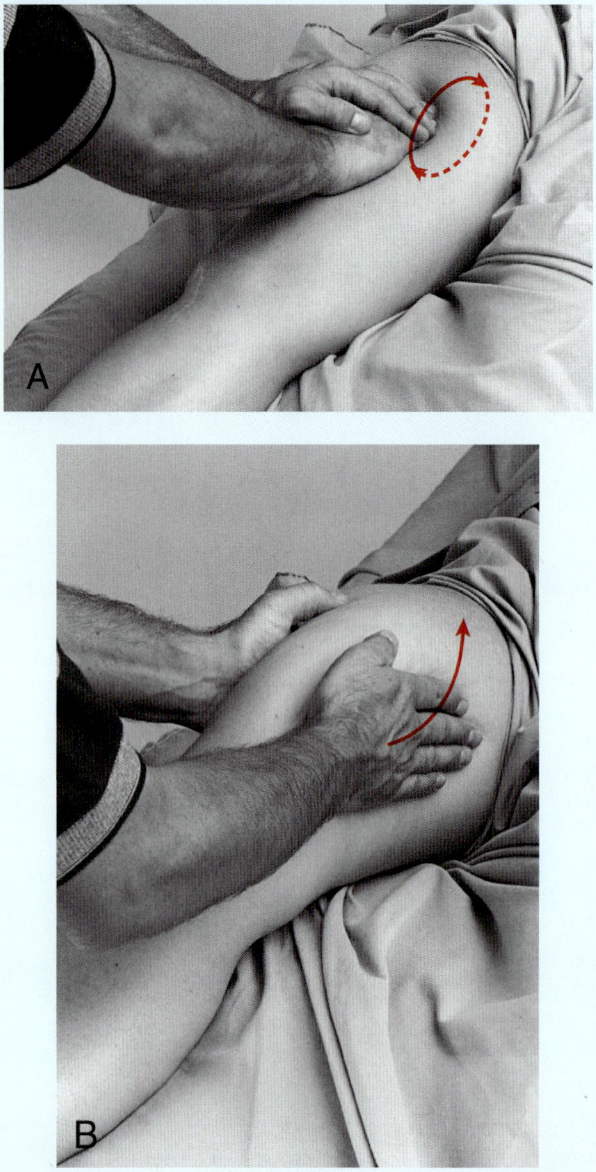

그림 9-30 A. 허벅지 앞쪽 부위를 손바닥으로 강하게 주무르기. 복귀스트로크는 점선으로 나타난다. B. 박스형 주무르기의 방식. 손은 대립하여 작동할 수 있으며, 조직을 들어 올리거나 근위부 방향으로 밀어낼 수 있다.

3. 다른 손으로 손등이나 손목 위를 보강할 수 있다(그림 9-30A와 9-33). 또는 양손을 모아 함께 보강하게 할 수 있다(그림 9-35).

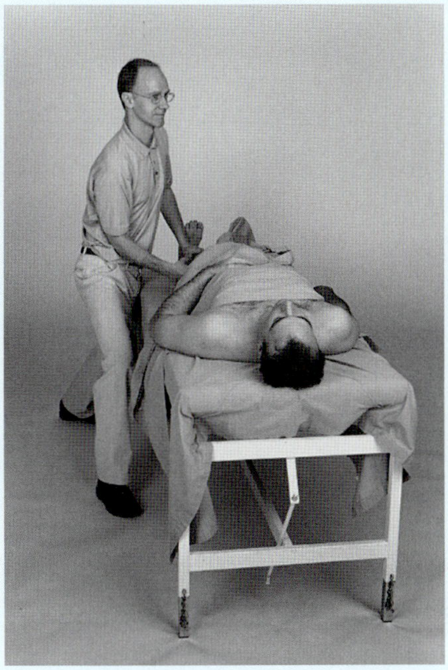

그림 9-31 효과적인 주무르기는 치료사의 체중을 올바르게 적용하는 것이 중요하다. 이것은 치밀결합조직으로 이루어진 장경인대에 주무르기를 적용하는 경우 더욱 중요하다. 치료사는 팔꿈치를 고객의 장골능에 지지하고 천천히 체중을 고객 쪽으로 옮기면서 안정화한다.

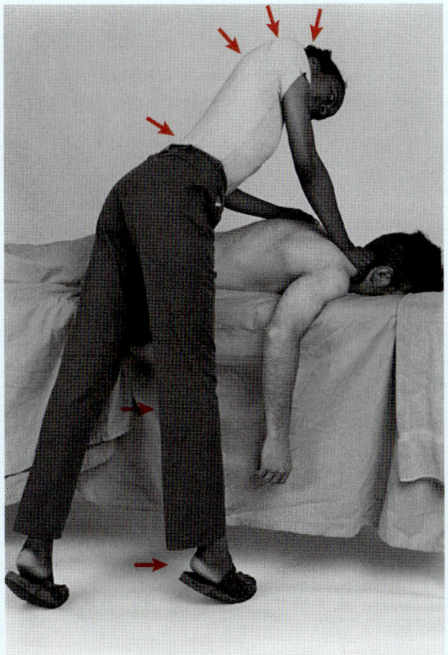

그림 9-32 이 치료사는 승모근에 강하게 주무르기를 적용하려고 할 때 신체역학적으로 대략 5가지 정도 오류를 범하고 있다. 일반적인 신체역학적 오류에 대한 자세한 내용은 6장에 설명되어 있다.

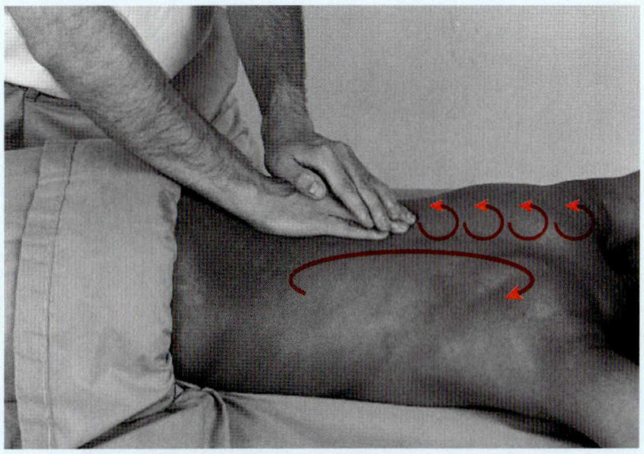

그림 9-33 약간의 아치형 손으로 척주기립근에 적용하는 강화된 손바닥주무르기. 스트로크는 작은 원 형태로 진행할 수도 있고, 척주기립근을 한 번에 덮는 긴 타원형의 형태로 진행할 수도 있다("심부스트로크" 또는 "심부경찰법").

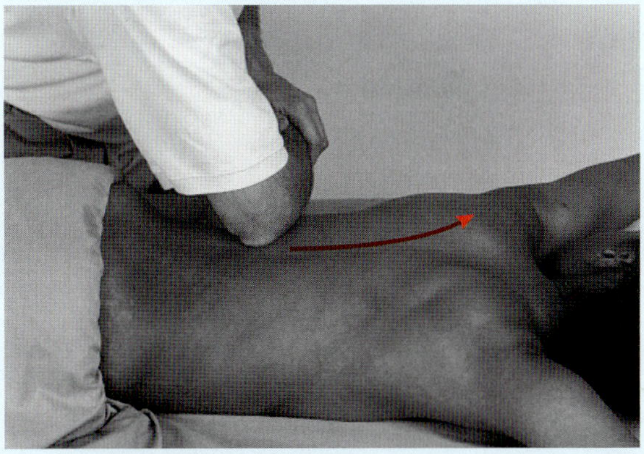

그림 9-34 척주기립근을 따라 전완부를 사용한다. 치료사는 척추극돌기를 압박하지 않도록 주의해야 한다. 복귀스트로크는 종종 생략된다.

4. 보다 구체적인 접촉은 손을 약간 구부리거나 다리를 놓음으로써 얻을 수 있다(중수지절 및 지간관절을 구부림). 이렇게 하면 손꿈치부위에서는 넓은 접촉면이 생기고, 손끝에서는 더 구체적인 접촉면이 생긴다(그림 9-33).
5. 모든 유형의 유날법을 적용하는 경우와 마찬가지로, 림프순환을 극대화하기 위해 **구심성(centripetal)**압력을 유지한 채로 근위부에서 시작하여 원위부 방향으로 진행한다.
6. 변형: 어떤 저자들은 피부 위에서 미끄러지지 않고 원을 그리며 **주무르는** 형태의 테크닉을 설명하기도 한다.[8] 이 테크닉도 피부 위에서 미끄러지면서 진행하는 주무르기 테크닉과 같은 효과를 낼 것으로 생각된다.

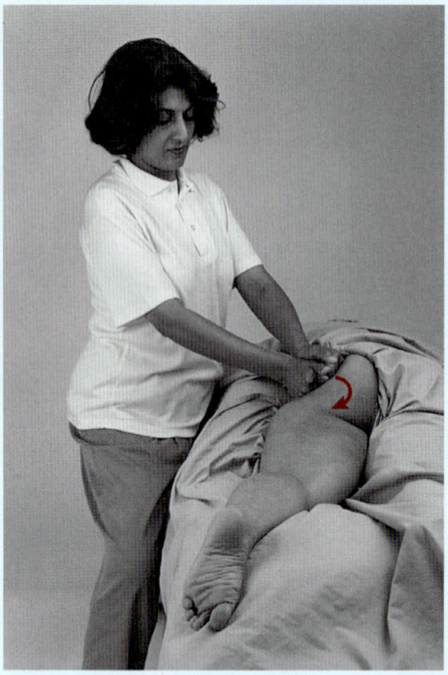

그림 9-35 상부둔부에 적용되는 강한주먹주무르기는 천골이나 장골능으로부터 조직을 밀어낼 때 가장 효과적이다.

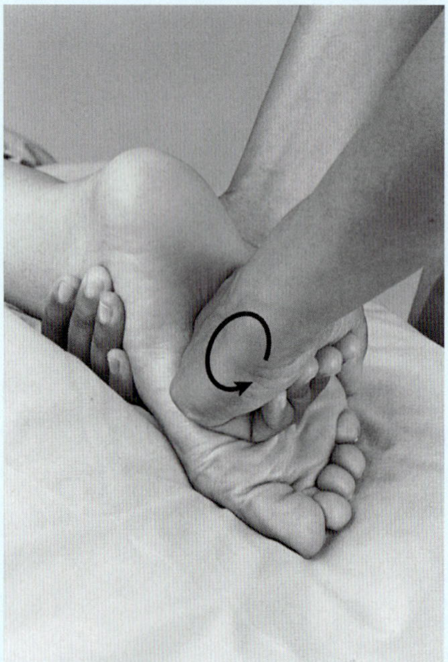

그림 9-36 발바닥에 적용되는 주먹주무르기는 스트로크 중에 주먹을 회전시키면서 더 쉽게 조절할 수 있다. 발을 수동적으로 배측굴곡한다면 더 깊게 적용할 수 있지만 불편한 테크닉이다.

7. 기타 변형: 일부 저자들은 두 손으로 주무르기를 하는 방식을 설명하는 데, 이는 **풀링(fulling)** 또는 **넓히기**라고 하며, 두 손이 서로 아래로 눌러 근복부를 벌리거나 넓힌 후 복귀하는 스트로크 때 근육을 위로 들어 올리는 것을 말한다.[4,5,7]
8. 기타 변형: 어떤 저자들은 두 손으로 주무르는 형태를 **박스형 주무르기(box kneading)**라고 하는 데, 이것은 두 손을 고객의 팔이나 다리에 맞대어 적용하는 것이다. 그 다음 양손으로 압박하고 마지막으로 근위부로 이동시킨다. 이 스트로크는 체액의 흐름을 증가시키기 위해 권장되는 테크닉이다(그림 9-30B).[8]

치료사의 자세와 움직임: 유날법 4, 넓은접촉 주무르기와 심부경찰법

1. 제6장에 설명한 **런지자세**, 런지자세에서 뻗기, 런지자세에서 기대기, **조절된 기대어서기**의 부분에서 설명된 자세를 기본으로 한다. 이 자세에서 몸통은 접촉지점을 향하도록 한다(그림 9-31 및 9-35). 발 또한 접촉지점을 향하도록 해야 한다. 뒷발이 측방으로 회전하게 되면 외측심부 고관절회전근들과 이상근이 긴장/단축될 수 있다.
2. 스트로크의 힘을 전달하기 위해 팔꿈치를 부분적으로 뻗은 상태로 유지하고, 런지자세에서 다리의 앞쪽으로 체중을 이동하거나 접촉지점을 향해 몸을 기울인다(그림 9-31 및 9-35).
3. 어깨와 팔을 이용해 올바른 하체 움직임으로 힘을 전달하는 것이지, 상체 힘으로만 하는 것이 아니다. 런지-기울이기(lunge-and-lean)자세를 올바르게 사용하면 주무르기테크닉에 더 큰 힘을 전달 할 수 있다.
4. 압박력을 더 많이 전달하려고 할 때 특히 발생하는 일반적인 오류는 다음과 같다:
   a. 팔꿈치의 과도한 신전 ("팔을 수직화")
   b. 어깨의 과도한 들어올림 및/또는 전인
   c. 갸우뚱한 고개
   d. 허리를 과도하게 앞으로 기울임 (그림 9-32)

이러한 모든 오류는 테이블이 너무 높은 경우 더 자주 발생한다.

도수테크닉: 유날법 5, 특정 주무르기 (엄지손가락, 손가락 패드, 손가락 끝)

그림 9-37 ~ 9-44는 다양한 부위에 특정주무르기테크닉을 적용하는 모습을 보여준다. 그림은 머리부터 발끝까지 순서로 설명되어 있으며, 바로누운자세로 시작하여 엎드린자세로 전환된다. 각 그림은 이 장에서 설명한 수동테크닉의 주요원칙과 지침을 효과적으로 보여준다.

A. 손가락 끝과 손바닥패드테크닉 (그림 9-37, 9-39, 9-42 및 9-43):

1. 만약 주무르기를 적용할 표면이 상대적으로 작지 않다면 (그림 9-37), 손과 손가락을 함께 맞잡는다(그림 9-42 및 9-43). 손바닥 부분은 안정성을 제공하기 위해 고객의 몸과 접촉상태를 유지할 수 있다(그림

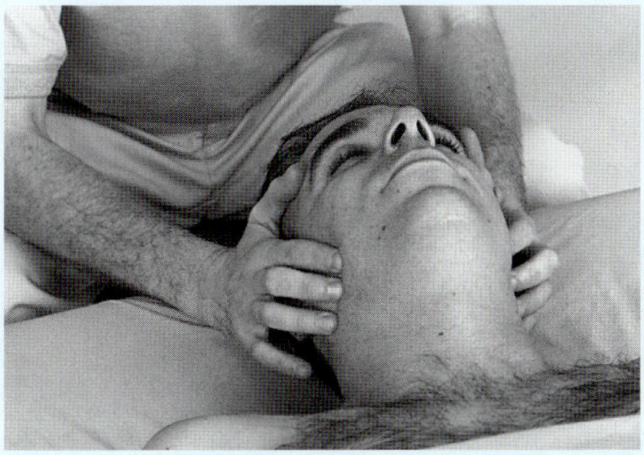

그림 9-37 손가락 끝과 손가락패드의 사용은 윤활제를 도포하지 않고 하는 얼굴의 유날법 적용에 이상적이다. 교근에 주무르기를 적용할 때는 손가락패드를 사용한다.

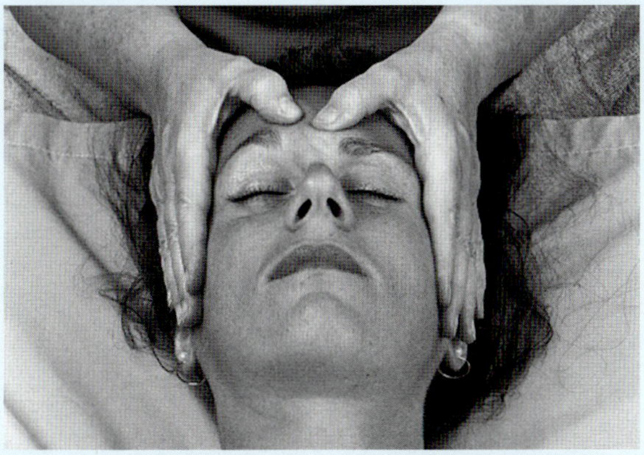

그림 9-38 이마부위 근복부에 엄지손가락주무르기를 보여준다.

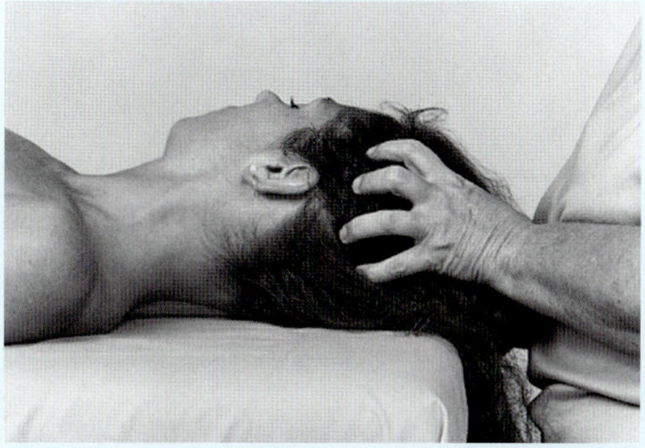

그림 9-39 두피의 손가락끝주무르기 적용은 피부와 모발을 통해 가볍게, 혹은 압박감을 더하거나, 글라이딩 하지 않고 가볍게 할 수 있다.

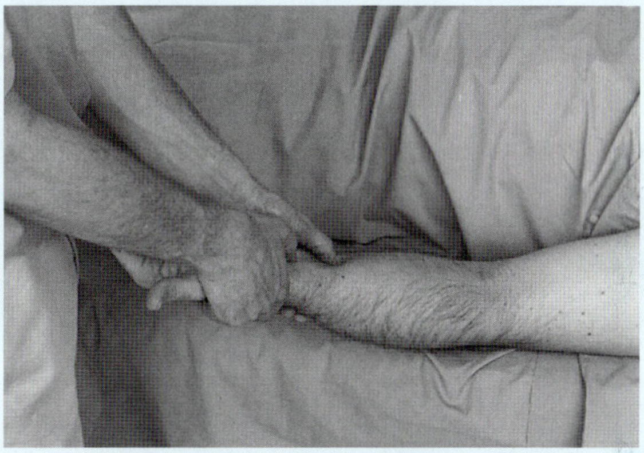

그림 9-40 엄지손가락을 번갈아가며 하는 주무르기테크닉은 전완부에 적용하기 좋다. 근위부에서 시작하여 원위부로 진행한 후 다시 구심성 스트로크를 통해 시작위치로 되돌아간다. 종아리의 비복근에 되돌아오기 스트로크를 적용할 때는 근육갈래를 "쪼개어"주며 되돌아온다.

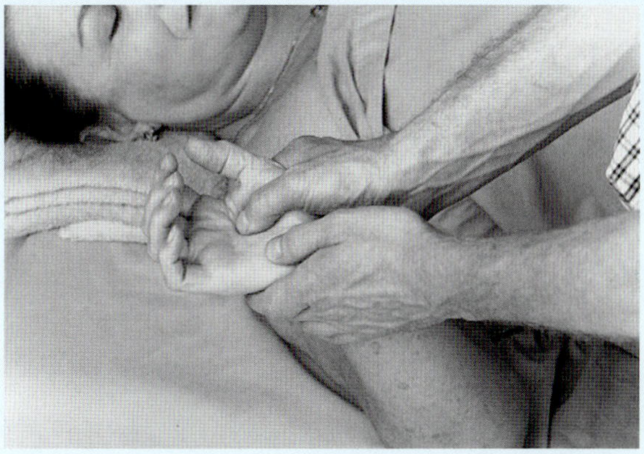

그림 9-41 엄지두덩근과 새끼두덩근에 느리고 율동적인 엄지손가락으로 주무르기는 매우 편안할 수 있다. 손(또는 발)에 있는 구조물의 수가 많기 때문에, 완전한 유날법 적용은 30분 이상 걸릴 수 있다.

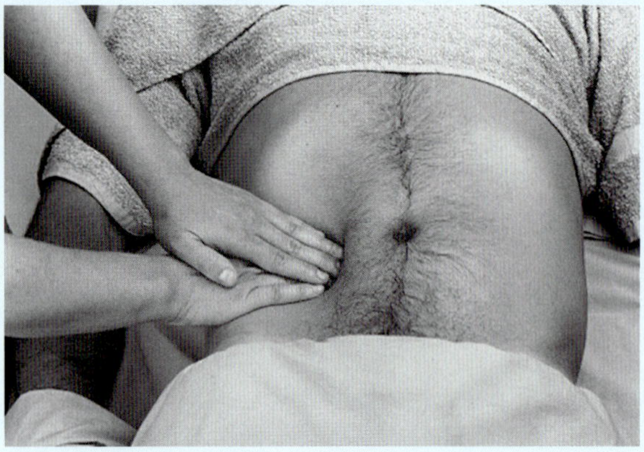

그림 9-42 손가락패드를 사용하여 복직근의 측면 경계부위에 적용하는 주무르기테크닉

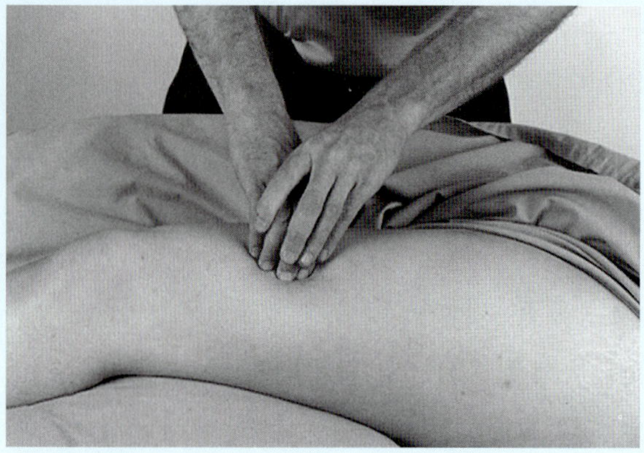

그림 9-43 대퇴사두근에 손가락 끝으로 강하게 적용하는 주무르기테크닉

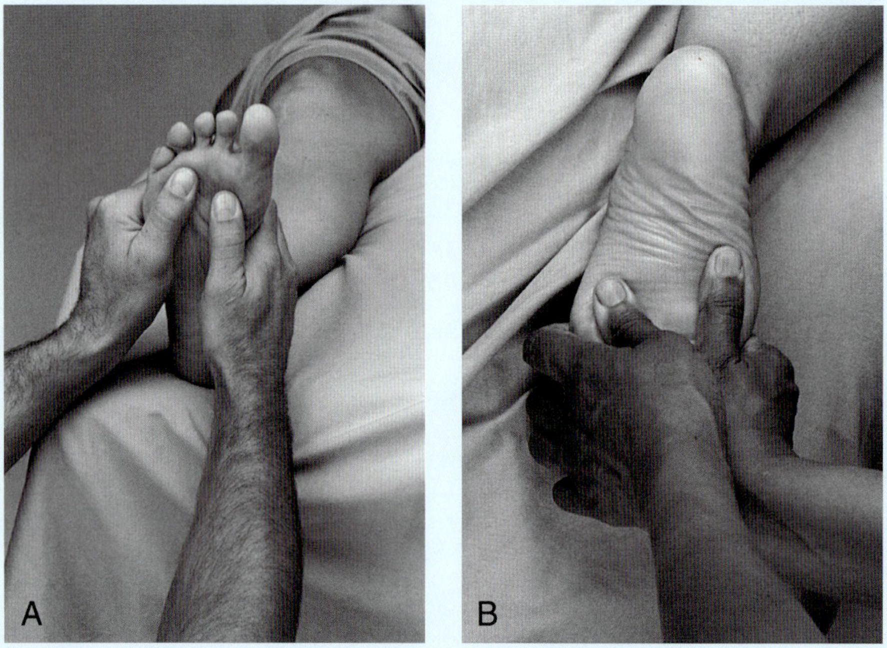

그림 9-44 A. 치료사는 무릎을 꿇고 앉아 바로 누워 있는 고객의 발바닥에 엄지손가락으로 교차하면서 주무르기테크닉 수행한다. B. 같은 테크닉으로 엎드린자세에서도 진행한다.

9-42). 얼굴주무르기 할 때와 같이 가벼운 압력이 필요한 경우, 이 안정화를 생략할 수 있다.

2. 몸에서 밀어내는 스트로크로 압력을 가하는 동안 동일한 동작을 반복하여 원을 그려본다. 이를 통해 체중을 이용한다면 힘을 더 가할 수 있다.
3. 손목을 안정시키고 테크닉의 힘을 강하게 하기 위해 다른 한손을 사용하여 적용 중인 손의 수근골과 중수골 위에 보조할 수 있다(그림 9-43).

B. 엄지손가락테크닉 (그림 9-38, 9-40, 9-41, 및 9-44A와 9-44B):

1. 손가락을 평행하게 하여 고객의 몸표면에 손가락을 가까이 또는 평평하게 놓는다(그림 9-38). 손가락 끝은 느슨하게 고객의 몸에 접촉되어 있다. 주무르기를 적용할 영역의 모양에 따라 손바닥 뒤꿈치도 부분적으로 닿아 있을 수 있다(그림 9-40).
2. 작은 타원을 그리면서 압력을 전달하기 위해 엄지손끝의 복측표면을 사용한다. 이 원의 장축은 엄지손가락의 장축과 평행하다. 이 동작 중에 엄지손가락을 크

게 벌리지 말아야 한다(그림 9-41 및 9-44A).

3. 엄지손가락의 장축을 따라 압력을 가하도록 한다.
4. 일반적으로, 두 엄지손가락을 번갈아 사용하는 방식으로, 한 엄지손가락은 압박스트로크를 하고, 다른 엄지손가락은 복귀스트로크를 적용한다(그림 9-38, 9-41, 9-44a 및 9-44b).
5. 1단계부터 3단계까지 설명된 테크닉은 처음에는 어색해 보일 수 있지만, 엄지손가락의 관절에 대한 스트레스를 최소화할 수 있다.
6. 짧은 시간동안 특정 주무르기테크닉을 적용하고, 손의 관절에 다른 힘을 주는 테크닉들과 자주 번갈아 사용하여 손가락관절에 스트레스를 최소화한다.

치료사의 자세와 움직임: 유날법 5, 특정 주무르기 (엄지손가락, 손가락패드, 손가락 끝)

1. 6장에서 설명한 선자세, 앉은자세, 무릎꿇은자세와 같은 **정렬된** 자세를 기본자세로 사용한다. 시술할 신체부위를 마주본다.
2. 엄지손가락주무르기 동안, 엄지손가락의 움직임은 엄지테크닉에서 설명한 대로 매우 제한적이다. 손목-손가락, 손목, 팔꿈치관절에서의 작은 움직임이 테크닉의 힘을 만들며, 전완부와 상완부의 무게를 실어준다.
3. 손끝주무르기 동안, 강한 스트로크시에 약간 몸을 기울이면 힘을 더욱 증가시킬 수 있다.

촉진: 모든 형태의 유날법

고객의 피부와 조직을 다음과 같이 촉진한다:

1. 연부조직의 일반적인 저항과 탄력
2. 근육과 근육층 사이의 가동성
3. 각 스트로크의 주행이 끝날 때까지 늘어나는 저항
4. 보다 구체적인 테크닉을 필요로 하는 국소적인 단단한 부분
5. **통증유발점** 활동을 나타낼 수 있는 근육의 **긴장된 띠**.(이 장의 다른 섹션을 참조)
6. **만성염증**을 나타낼 수 있는 **섬유화**, **유착**, 근육층 사이의 **경결**
7. 테크닉을 계속 적용함에 따라 국소적인 유체**점도**의 감소함
8. 근육조직의 느껴지는 연화, 이는 종종 몇 분 동안 유날법을 적용할 때 나타난다. 이것은 피부조직의 온도 상승에 의해 표면조직의 점도감소, 결합조직매트릭스의 수분화 증가, 통증유발점 활동의 감소로 인한 긴장된 띠의 연화 및 골격근의 휴지기 긴장도의 전신적인 감소를 반영할 수 있다.

또한, 심부층에서 작업할 때는 표면조직이 각 스트로크에 따라 옆으로 움직일 수 있도록 유날법의 속도를 감소시킨다.

관찰: 모든 형태의 유날법

유날법을 수행하는 동안 고객의 **휴지기 근긴장도**와 **부종**의 정도에 변화를 관찰한다. 다음은 이러한 신호 중 일부이다:

1. 조직윤곽이 부드러워지거나 신체부위가 넓어지거나 편평해지는 것으로 전체적인 근긴장 상태의 감소를 관찰한다.
2. 전체적인 긴장상태의 정도와 휴식수준. 움직임에 따라 조직이 얼마나 유동적으로 보이는가?
3. 이완상태의 근육에서 긴장된, 눈에 띄는 밴드를 확인한다. 이완상태에서도 눈에 잘 띄는 해부학적인 형태를 가진 근육은 아마 과긴장일 수 있다.
4. 충혈. 이 테크닉의 적용에 **반응성충혈**이 동반될 수 있다.
5. 부종(부종의 근접한) 또는 섬유화부종(발현부위)을 치료하기 위해 유날법을 사용하는 경우 부종조직에서 유체가 흡수되는 다음과 같은 징후에 유의하라. 표면윤곽의 변화, 부종의 크기 또는 경도의 감소, 피하조직의 점도 및 관성저항성의 변화.
6. 스트로크의 침투깊이. 고객의 근육이 이완되고 조직의 유체점도가 감소함에 따라, 같은 힘이 고객의 조직에 더 깊은 효과를 발생시킬 것이다. 결과적으로, 더 큰 효과적인 침투를 달성하기 위해 항상 더 큰 힘을 필요로 하는 것은 아니다. 대신 더 긴 시간동안 테크닉의 적절한 적용이 필요하다.

고객과의 의사소통: 모든 형태의 유날법

테크닉을 적용하는 동안 고객의 편안함을 보장하기 위해 소통해야 한다. 다음은 사용할 수 있는 몇 가지 설명 예시이다.

1. "이 압력은 괜찮습니까?" "더 깊게 해드릴까요?" "압박을 줄여드릴까요?" "이것(깊이조절)과 이것 중 어느 것이 더 기분이 좋나요?" 테크닉의 깊이가 고객에게 편안한지 확인한다.
2. "여기에 압통이 오나요?" "제가 여기를 누를 때 이런 느낌을 느끼시나요, 아니면 다른 곳에서도 다른 느낌을 느끼시나요?" 검사결과 휴지기 근육긴장이 증가한 것으로 나타난 경우, 통증/감각의 **연관(referral)**이나 압통 여부에 대해 문의하면서 테크닉 적용 깊이를 천천히 늘리도록 한다.

주의 및 금기사항: 모든 형태의 유날법

치료사들은 유날법의 적절한 적용을 숙달하기 위해 임상훈련과 감독하에 실습을 받아야 한다. 병리학적 조건을 다룰 때는 고급교육이 권장될 수 있다. 마사지 테크닉에 대해 언급된 모든 일반적인 금기사항과 국소적인 금기사항이 유날법에도 적용된다(5장 참조). 또한 유날법 적용에는 혈우병이 있는 고객, 급성염증 및 감염의 국소부위, 혈전이 확인되거나 의심되는 고객,[116] 혈전정맥염 및 잠재적 전이성악성종양 등 몇 가지 특정한 금기사항이 있다. 치료사들은 골다공증이 확인되거나 의심되는 고객, 치유초기에 상처가 있거나 항응고제를 복용하는 고객들을 위해 세심한 검사를 실시하고 유날법을 적용하는 압력을 완화해야 한다. 또한, 치료사는 **경련**, **저긴장** 및 **활동성 통증유발점** 부위를 치료할 때 주의를 기울여야 한다. 과도한 압력을 사용하면 섬세한 말단림프관에 손상을 줄 수 있지만, 이러한 손상은 부종의 배액을 용이하게 할 수 있다.[153] 마지막으로, 심각한 학습장애가 있거나 치매가 있는 고객에게 마사지 테크닉을 적용하는 데 어려움이 있을 수 있다.[154,155]

유날법을 위한 실습 순서

먼저, 도수테크닉과 움직임의 기본에 자신감이 생길 때까지 각 테크닉을 개별적으로 시도해야한다. 그 이후 다음의 기본순서를 적용할 수 있으며 처음에는 모든 부위에 대해 15~20분을 적용한다. 모든 부위에 대해 약간의 변형을 가하여 동일한 순서를 적용할 수 있다.

1. 표면윤활제를 사용하여 대상자의 신체에 소량의 윤활제를 도포한다.
2. 유날법(**비틀기**) 적용 해당 부위의 근위부로 이동한 다음 다시 원위부로 이동한다.
3. 해당부위의 가장 먼 부분에 도달하면 위로 올라가는 도중에 쥐어짜내거나 표면을 미끄러뜨리며 돌아온다.
4. 근위부에서 시작하여 원위부로 진행되는 유사한 패턴을 사용하여 다음을 차례로 진행한다.
   근육 쥐어짜기 후
   집게쥐기로 주무르기
   넓게쥐기로 주무르기
   특정주무르기

가능하면 **구심성의** 압력을 최대화한다. 마지막에, 비틀기로 마무리하고 표면적인 미끄러짐으로 마무리한다.

국소 부위 실습

- 등: 등의 양쪽 끝에 있는 근위부와 원위부를 정할 수 있다.
- 복부: 가능한 경우, 예를 들어 미끄러짐과 주무르기를 할 때, 일반적으로 시계방향 순서로 테크닉을 적용한다.
- 얼굴: 윤활유를 사용하지 않고 가벼운 압력을 사용한다. 약간의 조정을 통해 설명한 대로 대부분의 테크닉을 적용할 수 있다. 조직을 들어올릴 수 있는 "작은" 버전의 쥐기, 집기, 쥐어짜내기에는 두 손가락 또는 손가락과 엄지손가락만 사용한다. 손끝주무르기는 가장 유용한 테크닉이다.
- 손과 발: 많은 작은근육, 힘줄의 끝, 그리고 근막에 개별적으로 적용하여 뛰어난 결과를 얻을 수 있다. 얼굴과 마찬가지로 테크닉의 적용넓이가 더 작다. 그러나 이들 부위의 결합조직의 밀도 때문에 상당한 양의 압력을 사용할 수 있다.

치료 시 유날법의 용도

심리사회적 스트레스

심리사회적 **스트레스**의 영향을 다루기 위해 유날법을 단독으로 사용하거나 일반적인 마사지의 다른 테크닉들과 함께 사용할 수 있다. 유날법을 천천히 리드미컬하게 적용하여 점차적으로 짧은 시간동안 더 높은 압력을 가하고, 더 적은 압력을 가하는 기간을 번갈아 가며 적용하면 이완에 효과적이다. 스트레스로 인해 휴지기 근긴장도의 상승을 보이는 상황에는 습열 및 **횡경막 호흡** 또는 **점진적 이완**을 유날법에 보조적으로 사용할 수 있다.

정형외과적 부상

유날법의 국소적 적용은 아급성 및 만성상태의 정형외과적 손상을 치료하는 데 유용하다. 부상의 심각성과 단계에 따라 **표면유동**테크닉, 기타 신경근테크닉, **결합조직**테크닉 및 **수동적운동테**크닉으로 이 테크닉을 보완할 수 있다. 게다가, 유날법은 수동적인 스트레칭, **고유수용성신경근촉진기법**, **관절가동**테크닉의 준비단계에서 훌륭히 적용될 수 있다.

중재 후 자가관리지침

1. 광범위한 깊은유날법은 때때로 치료 후 24시간에서 48시간의 기간 동안 가벼운 국소통증을 유발할 수 있다. 따뜻한 목욕, 따뜻한 소금목욕 또는 습한열을 가하면 통증이 감소할 수 있다.
2. 심각성이 증가하는 통증, 중재 후 통증 또는 치료 중 또는 치료 후 인접부위에 발생하는 통증은 **잠복성** 또는 **위성통증유발점**(이 장의 다른 섹션 참조)의 활성화 또는 길항근그룹의 일반화된 반응성위축을 나타낼 수 있다. 마사지중재로 인해 경미하고 일시적인 통증이 발생할 경우 항상 고객에게 연락하도록 지시해야 한다.
3. 임상상황에 따라 치료적 운동, **자가가동성**테크닉, 횡경막 호흡 또는 점진적 이완운동을 사용한다.
4. 고객에게 스스로 적용할 수 있는 셀프마사지를 교육할 수 있다.

마지막으로 구성원들은 홈프로그램에서 기본적인 유날법과 이것을 적용하는 데 관련된 주의사항들을 수행하도록 배울 수 있다.[86]

스트리핑: 근거

정의

스트리핑(Stripping): 근막통증유발점(MTrP)의 활동을 감소시킬 목적으로 근육의 한 부착부에서 다른 부착부로 적용하는 매우 느리고 구체적인 글라이딩테크닉이다. 통증유발점은 긴장된 띠에서 만져질 수 있는 민감한 결절이며 이에 관련된 골격근의 과도하게 자극되는 부위다. 해당부위는 압박 시 통증이 있으며 통증 및 압통과 같은 연관감각, 운동기능장애, 자율신경계현상 등을 포함한 다양한 증상을 유발할 수 있다.[1-9,156]

이름과 유래

다른 문헌 및 마사지 관련계통에서는 우리가 스트리핑/박리라고 부르는 테크닉을 "스트리핑마사지"(SM), "심부스트로킹", "심부스트로킹마사지", "근육스트리핑" 이라고 말한다.[156] 트라벨 앤 시몬스[157]는 스트리핑테크닉이란 용어를 처음으로 만들었다. 테크닉적으로 이것은 근육섬유의 압박과 이완을 포함하기 때문에 특정유날법(이 장의 관련 섹션 참조)과 적용하는 활공속도가 느리기 때문에 직접근막테크닉(10장 참조)과 관련이 있다. 이 본문에서는 스트리핑테크닉의 명확한 방법과 통증유발점 활동에 탁월한 효과가 있기 때문에 별도로 고려한다.

Chaitow가 정의한 대로[158], "신경근치료" 또는 "신경근테크닉"은 다른 섹션에서 정의한 다른 테크닉 중에서 스트리핑과 유사한 손가락 및 엄지스트로크를 포함하는 복잡한 테크닉체계이다.

"튕기기" 또는 "교차섬유스트리핑"은 근섬유를 따라[159] 또는 반복하여 가로지르는[156,159] 직접적으로 적용하는 테크닉의 한 형태이다. 이는 때때로 스트리핑과 유사할 수 있으며 통증유발점 활성화에 영향을 미칠 수 있다.

용도

스트리핑에는 이 장에 요약된 다양한 응용프로그램이 있다.[125,156-180] 스트리핑을 사용하여 통증유발점의 활동, 통증 및 기타 증상을 줄이고 영향을 받은 근육의 길이와 강도를 회복하는 데 도움을 줄 수 있다.[156]

결과 및 근거

스트리핑

스트리핑은 다양한 생리적, 심리적 영향을 미친다.[125,156-180] 스트리핑을 사용하여 통증유발점의 활동, 통증 및 기타 증상을 줄이고 영향을 받은 근육의 길이와 강도를 회복하는 데 도움을 줄 수 있다.[156] 통증유발점이 근육중심 근처에 위치할 때 선호되는 도수테크닉이 될 수 있다. 스트리핑은 유날법과 동일한 조직층에 유사한 힘을 가하기 때문에 유날법을 체계적으로 특정부위에 적용할 때 많은 효과를 가질 수 있다(이 장의 페트리사지 섹션 참조). 또한 스트리핑은 직접 근막테크닉과 일부 효과를 공유할 수도 있다(10장 참조). 표 9-3에는 스트리핑의 주요결과가 요약되어 있다.

근막통증유발점

MTrP(근막통증유발점)는 긴장된 띠에 위치한 과민하고 촉진 가능한 결절과 관련된 골격근의 과민성 영역이다. 해당 부위는 압박을 받으면 통증이 발생하며 연관통, 연관압통, 운동장애, 자율신경계 현상 등 다양한 증상이 나타날 수 있다.[156] 통증유발점은 촉진에 대한 특징적인 반응을 가지고 있다. 즉, 긴장된 근육섬유의 국소연축반응과 해당 근육에 대한 특정패턴에 연관된 감각(통증, 압통 등)이 발생하며, 이는 통증유발점을 직접 압박할 때 발생하거나 증가한다.[156,159] 통증유발점을 분류할 때 대답해야 할 두 가지 질문이 있다. (1) 통증유발점은 활동성인가, 아니면 잠복성인가? (2)핵심(키) 통증유발점인가 아니면 위성통증유발점인가? 근육의 활성 통증유발점은 근육이 작동 중이든 휴식 중이든 감각(통증, 압통 등)을 나타내며, 근육을 약화시키고 완전히 신장되는 것을 방해할 수 있다. 대조적으로, 잠재성 통증유발점은 그것을 촉진할 때만 감각을 일으킨다. 잠재성 통증유발점에 압박이완을 적용하면 해당 통증유발점에 대한 특징적인 연관패턴이 나타난다. 잠재성 통증유발점을 포함하는 근육도 짧아지고 약해질 수 있다. 핵심통증유발점은 외상, 급성 및 만성과부하(**건병증 및 반복적인 염좌**), **자세불균형**, 피로 및 정서적 스트레스에 반응하여 발생한다. 이러한 통증유발점은 다양한 요인에 의해 악화된다.[156,159] 위성통증유발점은 변화된 생체역학에 반응하여 일차 통증유발점의 근원지, 또는 일차 통증유발점을 포함하는 근육의 협동근 및 길항근그룹에서 발생할 수 있다.[156] 마지막으로 핵심통증유발점은 위성통증유발점을 활성화하는 역할을 한다. 결과적으로 핵심통증유발점을 비활성화하면 관련 위성통증유발점이 비활성화된다.[156] 통증유발점은 근막, 인대, 골막과 같은 결합조직에서도 발생할 수 있으며 다양한 증상을 유발할 수 있다[156,159]. 근육에 위치한 통증유발점은 긴장성두통, 턱관절 문제, 척추통증, 만성요통, 디스크탈출, 만성골반통증, 흉곽통증증후군, 비관절통 및 기타 근막통증증후군과 같은 일반적인 근골격계 질환의 원인 또는 결과인 경우가 많다.[156,158,159,161-176] 또한 근육의 통증유발점은 신경포착을 유발할 수 있으며[156,161,173,175] 또한 신경포착, 신경근병증 및 내장기관의 병리적인 문제를 나타낼 수도 있다.[156,161,172]

스트리핑테크닉이 작동하는 방식

스트리핑이 치료효과를 달성하는 방법에 대해 다양한 메커니즘이 제안되었다.[125,156-180] 통증유발점의 병인에 대해 통합된 가설은 운동종판의 기능장애가 시냅스후막의 지속적인 탈분극, 근형질세망에서 칼슘의 지속적인 방출, 통증유발점부위 근절의 지속적인 단축을 유발한다는 것을 시사한다.[125,156,173-177] 또한 국소적으로 감소된 혈류량과 저산소증은 수용체를 민감하게 하여 특징적인 통증양상을 생성한다.[156] 또한 두 연구에서 **섬유소성결절**(통증유발점)에 반복적인 깊은마사지가 미오글로빈을 방출한다는 것을 보여주었다.[125,177] 사이몬스(Simons)와 트라벨(Travell)은 통증유발점" 수축매듭"의 단축된 근절이 스트리핑과 같은 테크닉의 압력에 의해 파열되기 더 쉬울 수 있다고 제안함으로써 이 이론을 뒷받침한다. 그들은 치료사의 마사지적용이 세포파열을 초래한다고 제안한다. 이러한 파열 후 세포는 미오글로빈을 유출하는 데, 이는 아마도 기능적 구조로서 관련된 신경근접합부를 파괴하여 구축과 같은 에너지위기를 효과적으로 종료시킨다. 이 테크닉이 결절 내의 수축매듭을 점점 더 많이 제거함에 따라 증상이 점점 완화되는 것을 경험하게 될 것이다.[156] 마지막으로, 근육의 길이를 따라 스트리핑을 적용하는 것에 근절, 긴장된 띠, 그리고 전체적으로 근육의 정상적인 길이를 회복시키는 신장장력을 적용할 수 있다.[156]

근거조사

스트리핑에 대한 임상실험이나 "심부스트로킹" 또는 "심부조직마사지"와 같은 비슷한 테크닉에 대한 임상실험이 연구된 문헌은 거의 없다. 무작위대조실험에서 우측상부승모근의 MTrP(근막통증유발점)에 대한 연부조직마사지(SM)와 도구를 이용한 연부조직 가동술(IASTM)의 영향을 비교 조사하였다. 우측 상부승모근의 목통증이 있는 40명의 피험자들은 스트레칭 외에도 IASTM 또는 SM을 주 2회씩 4주 동안 받는 그룹에 무작위로 배정되었다. 치료 전 및 치료 후 결과측정에는 VAS, 압력측각계, 목장애지수(Arabic version)가 포함되었다. 결과를 살펴보면, 집단 내 분석은 두 집단 모두에서 결과측정치에 유의한 차이를 보인 반면, 집단 간 분석은 유의한 차이를 보이지 않았다. 연구자들은 IASTM과 SM 모두 상부 승목근의 통증유발점을 가진 피험자들의 통증과 기능을 개선했다고 결론 지었다. 그들은 SM이 시술자가 쉽게 제약을 느낄 수 있도록 도울 수 있고, 근막의 제한을 허물고 경련성근육으로의 순환을 개선함으로써 유연성을 증가시킬 수 있다고 논의하였다.

El-Hafez HM, Hamdy HA, Takla MK, Ahmed SEB, Genedy AF, Abd El-Azeim ASS. Instrument-assisted soft tissue mobilisation versus stripping massage for upper trapezius myofascial trigger points. J Taibah Univ Med Sci. 2020;15(2):87-93. doi:10.1016/j.jtumed.2020.01.006

스트리핑: 실습

스트리핑의 구성요소

스트리핑에는 다음의 구성요소가 있다.

접촉: 견고한 손가락 및/또는 엄지손가락, 근위지절관절(너클), 주두돌기

압력: 가볍게 시작해서 무겁게. 압력은 근육층과 그 층의 민감도에 따라 달라진다. 압력의 범위는 (a) 표면근육에서 활성통증유발점을 가진 긴장된 띠를 제거할 때 손의 무게보다 거의 더 적을 수 없으며, (b) 햄스트링의 심부섬유에 적용하기 위해 다리로부터의 압력을 통해 강화된 상체의 무게를 조절하여 전달할 수 있다.

결합된 조직: 근육 및 관련 근막

적용 방향: 섬유방향을 따라서 또는 평행하게

진폭: 근육의 길이

속도: 아주 느리게. 트라벨과 시몬스[156,157,173-176]는 속도를 0.8 cm/s로 제공하거나 이완을 촉지할 수 있을 만큼 충분히 느리게 적용하는 것을 권한다.[156]

지속시간: 10초~몇 분

상호적 테크닉: 특정유날법 및 직접근막테크닉

맥락: 30초 동안 수동적인 스트레칭으로 통증유발점을 비활성화한 후 능동적인 범위의 움직임으로 관련 근육의 등장성수축을 생성한다. 심각하거나 오래 지속된 통증유발점 또는 더 깊은 근육의 경우 스트리핑적용 전후에 국소적 **유날법**을 적용하는 것이 유리하다.

촉진실습

다음 근육들은 종종 **활동적이거나 잠재적인 통증유발점들**을 갖는다: 상부승모근, 흉쇄유돌근, 척주기립근, 소흉근, 총지신근, 무지대립근, 중둔근, 슬괵근, 전경골근.

1. 이 근육들의 부착물과 섬유방향을 검토해야 한다.
2. 통증유발점 영역의 일부를 촉진한다. 손가락 끝 접점을 사용하여 가볍게 시작하고 섬유를 가로질러 천천히 작업한다. **긴장된 띠**를 찾을 수 있는가? 긴장된 띠는 근섬유방향과 평행하게 형성되고, 종종 눈에 띄며, 종종 선명하게 촉진된다. 그 부위는 "단단하다", "높

은 긴장감", "뻣뻣함", "철사 같은" 또는 "반줄같은 로피"처럼 느껴질 것이다. **경련반응**이 있는가?

3. 발견한 긴장된 띠를 확인하도록 한다.

도수테크닉

그림 9-45에서[9-52]는 신체의 다양한 부위에 스트리핑/박리테크닉을 적용하는 것을 보여준다. 그림의 순서는 머리부터 발까지 바로누운자세부터 엎드린자세 순서이다. 각 그림은 본 장에 설명된 도수테크닉에 대한 대부분의 지침을 보여준다. 제시된 수동테크닉은 대부분 사이몬스 등(Simons et al.)[156,157,173-176]을 따른다.

1. 적용대상 근육들이 완전히 신장되어지도록 편안한 자세로 배치한다. 적용대상 근육들은 느슨해지거나 팽팽하게 늘어나지 않아야 한다.
2. 윤활제가 아직 없는 경우 손이나 고객의 피부에 소량(한 두 방울) 도포한다.
3. 가능할 때마다 손을 모으거나(그림 9-46, 9-48, 9-50), 손가락을 개별적으로 사용하는 것이 아닌 모아서 사용하여 손가락이나 엄지를 **보강**한다(그림 9-47, 9-52). 밀기 스트로크는 손의 근육에 스트레스를 덜 주고, 당기는 스트로크보다 컨트롤하기 쉬우며, 필요

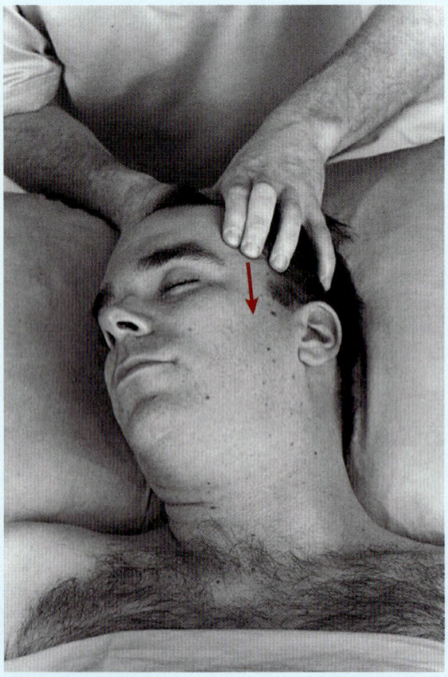

그림 9-45 편두통의 일반적인 원인요소인 측두근에 손가락끝스트리핑을 적용.

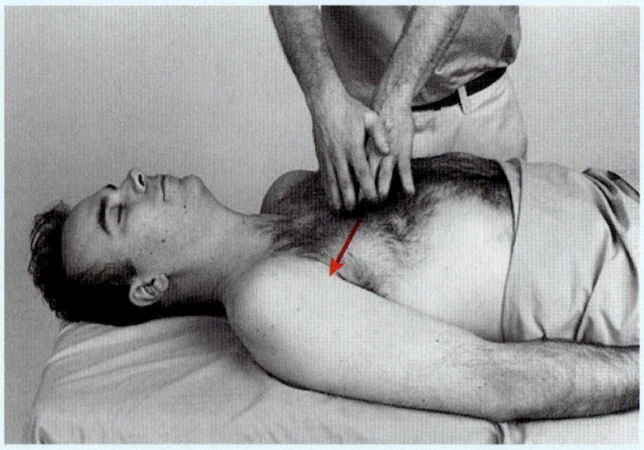

그림 9-46 고객의 옆에서서 반대쪽 대흉근의 흉골두 부위를 손가락 끝으로 가로지르며 스트리핑을 적용. 고객의 체모가 당기는 것을 불편하게 느낄 경우, 치료사는 더 많은 윤활제를 추가하거나 긴 동작을 짧은 일련의 동작으로 나눌 수 있으며, 이러한 동작들은 동일한 경로를 따라 비슷한 속도로 수행되어야 한다. 또한 손가락을 구부리는 것을 피해야 한다. 손가락을 구부리면 근육을 횡단하기 어려워질 수 있다.

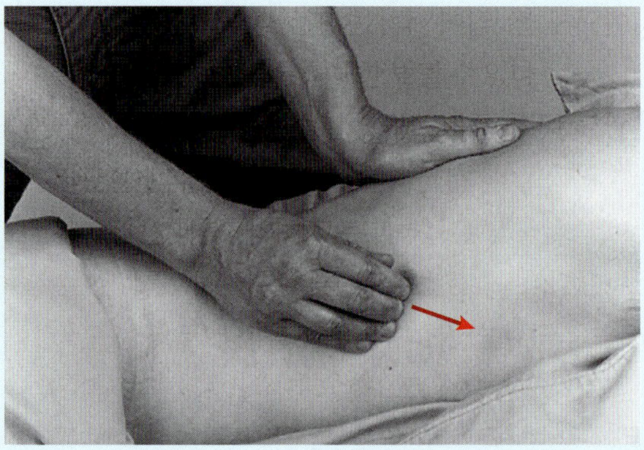

그림 9-47 이 스트로크 동작은 스트리핑과 매우 유사하지만, 늑간근섬유에 대한 방향이 다르다. 늑간근 공간을 따라 진행되며 흉벽의 가동성을 향상시킬 수 있다.

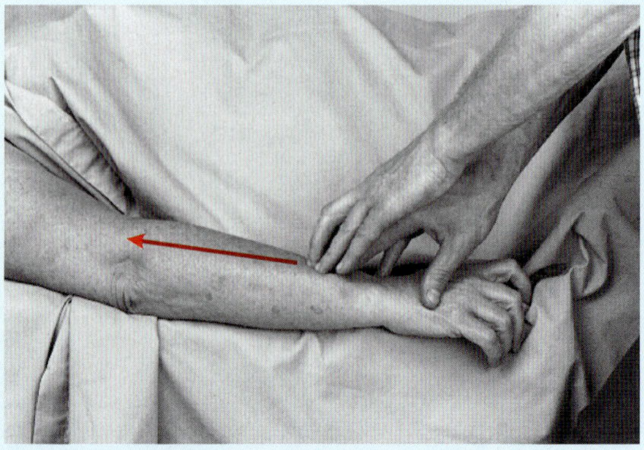

그림 9-48 견고한 손가락 끝으로 총지신근에 스트리핑을 적용한다.

할 때 더 많은 힘을 사용할 수 있기때문에 가능하면 언제든지 사용한다(그림 9-45~9-52). 더 크거나 더 깊은 근육에 적용할 때 팔꿈치를 접촉면으로 사용하면 체중을 이용해 압력을 높일 수 있다(그림 9-49 및 9-51). 선택한 손과 몸의 위치가 안정적이어야 한다.

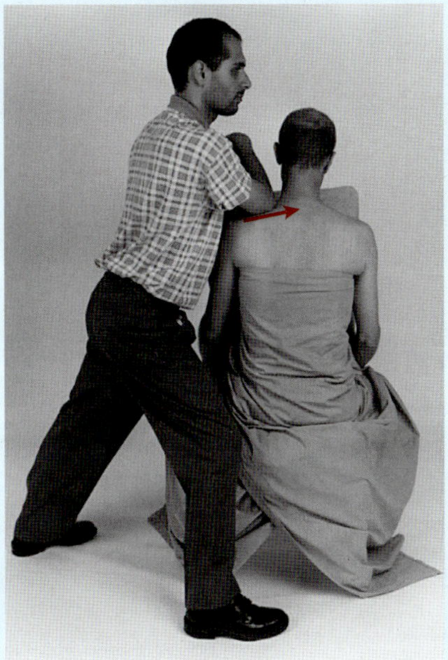

그림 9-49 관자놀이에서 느껴지는 근막통증의 가장 흔한 원인인 상부승모근은 고객이 앉은 상태에서 가장 적용하기 쉽다. 고객은 똑바로 앉은자세를 유지하고 체중지지를 위해 발로 바닥을 밀어낸다.

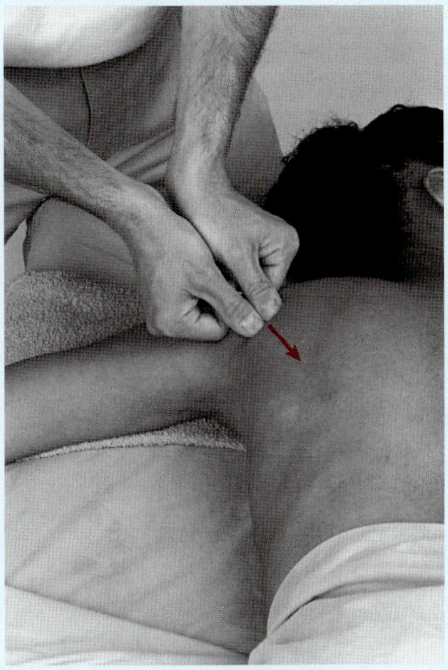

그림 9-50 극하근에 스트리핑 적용. 이 접촉을 통해 양쪽 엄지손가락과 그리고 구부러진 집게손가락으로 더욱 강하게 적용할 수 있다.

4. 통증유발점의 한쪽부터 시작하여 긴장된 띠가 맞물릴 만큼 충분한 압력을 가한다. 그 다음 한 번의 연속동작으로 띠를 따라, 통증유발점을 가로질러, 근육이 부착된 곳까지 천천히 동일한 압력으로 미끄러지듯 움직인다.[156,157,173-176] 다음 스트로크는 반대방향, 통증유발점을 가로질러, 반대부착지점을 향한다. 긴장된 띠가 부드러워지고 압통과 통증유발이 감소하면 동일한 압력으로 이 순서를 다시 반복할 수 있다. 또는

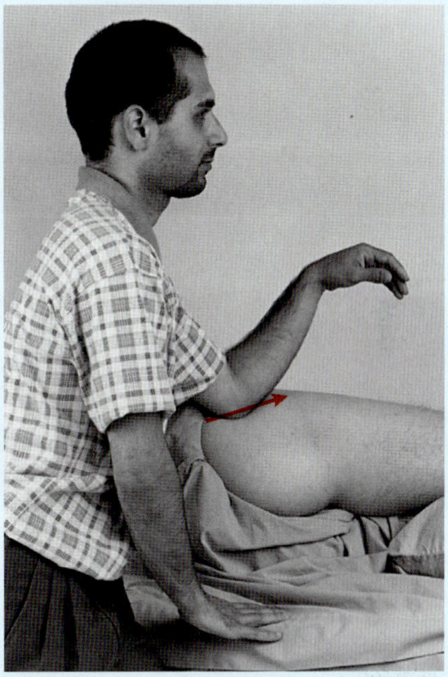

그림 9-51 팔꿈치로(측와위 자세에서), 중둔근 또는 소둔근을 스트리핑 할 때 상당한 압력이 필요할 수 있다. 통증유발점이 장골부착부근에 위치한 경우(대부분의 중둔근의 통증유발점과 마찬가지로), 상방에서 하방으로의 적용 경로는 장골능의 표면조직을 꼬집혀지지 않도록 한다.

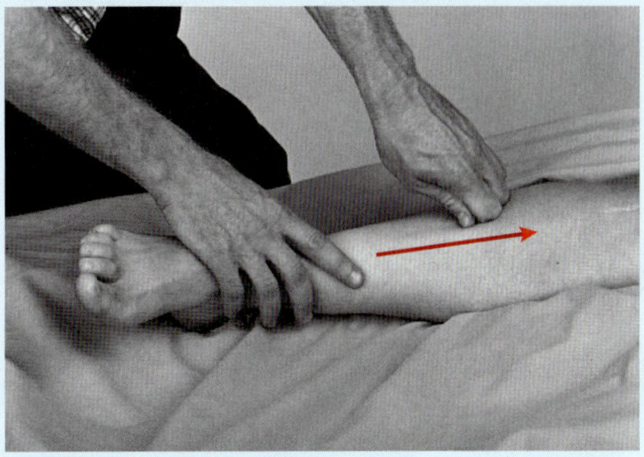

그림 9-52 너클그립을 사용하여 전경골근에 스트리핑 적용. 이 스트리핑은 통증유발점 활동에 대한 효과 외에도, 하퇴전방구획의 근막벽을 이완시킬 가능성이 있다.

테크닉을 적용할 때마다 압력을 점진적으로 높이면서 진행한다.

5. 문헌에서 제안된 활공속도는 8mm/s[156,157,173-176] 또는 긴장된 띠의 결절이 전진하는 손가락 아래에서 눈에 띄게 풀리거나 부드러워질 수 있을 만큼 충분하게 천천히 이루어지도록 한다.[156] 두 경우 모두 활공속도는 표준유날법 속도보다 훨씬 느리다.
6. 이 테크닉의 깊이와 압력을 완벽하게 조절해야 한다. 긴장된 띠를 따라 처음 통과하는 동안 고객이 견딜 수 있는 압력수준을 유지할 수 있도록 접촉면이 통증유발점 위로 지나갈 때 빠르고 부드럽게 압력을 줄이는 것이 필요하다는 것을 알게 될 것이다.
7. 2~3회 적용 후에도 긴장된 띠와 원인이 변화되지 않은 경우에는 이 테크닉을 계속 적용하지 마라. 치료에 대한 반응이 없다는 것은 통증유발점이 다른 테크닉에 더 잘 반응하거나 **위성통증유발점**일수 있으므로 **핵심통증유발점**을 치료해야 한다는 것을 의미한다.
8. 압박 시 통증 관련 언급이 없음을 통해 알 수 있듯이 통증유발점을 성공적으로 비활성화한 후 30초 이상 조심스럽게 수동스트레칭을 수행한다. 그 다음 가능한 한 빨리 고객에게 치료한 근육의 등장성수축을 생성하기 위해 전체가동범위에서 조심스럽게 활동적인 움직임을 수행하도록 요청한다.[156] 고객이 치료테이블에 있는 동안 능동적인 움직임을 수행하도록 하는 것이 불가능하다면 중재가 끝날 때마다 수동스트레칭을 수행해야 하며 마지막으로 몇 분 동안 습열을 적용하도록 한다.
9. 한 부위에서 여러 통증유발점을 치료할 때, 유날법과 표면경찰법으로 스트리핑 적용 전, 후에 도움이 될 수 있다. 특히 이러한 통증유발점이 만성적이거나 증상이 심한 경우 여러 통증유발점이 있는 **근고유감각단위**에 대해 국소적 접근방식을 사용할 수 있다.

치료사의 자세와 움직임

1. 특히 활성통증유발점을 제거할 때는 자세가 매우 안정적이어야 한다. 왜냐하면 부주의한 압력차이로 인해 유발점에서 통증이 전달되는 것이 크게 증가할 수 있기 때문이다. 그림 9-49 및 9-51은 치료사가 자신의 체중을 고객에게 조절된 방식으로 전달할 수 있도록 하는 서있는 상태에서 **조절된 기대기**의 두 가지 유형을 보여준다. 어떤 자세를 취하든 항상 압력, 특히 강한 압력을 완벽하게 조절해야 한다.[179]
2. 압력방향이 약간 바뀌면 통증유발점에 접근할 수 있는지 여부가 결정적으로 달라질 수 있다. 예를 들어, 장늑근의 통증유발점을 제거하면 전방방향으로 압력을 가할 때 연관통(또는 치료효과)이 증가하지 않을 수 있다. 반면에, 전내측 방향으로 동일한 긴장된 띠를 따라 동일한 양의 압력을 가할 때 연관통이 크게 증가할 수 있다(그림 9-61 참조).

촉진

이 테크닉을 수행하면서 고객의 조직을 촉진하여 다음사항을 평가하라.

1. 긴장된 띠. 근육섬유의 방향과 연관통패턴을 통해 관련된 근육을 식별할 수 있다. 긴장된 띠는 길이를 따라 거의 균일한 장력수준을 나타내는 경우가 많다. 그러므로 치료사는 촉진 중에 동일한 긴장의 층을 식별하는 능력을 개발해야 한다.
2. 국소적 경도. 통증유발점 자체는 긴장된 띠에서 국소적 경도(촉진 가능한 결절)의 매우 작은 영역으로 존재할 수 있다.
3. 경련반응. 촉진하면서 표면근육의 경련반응을 감지할 수 있는지 주목하라.
4. 점프사인. 당신이 유발점을 자극할 때, 고객은 큰 무의식적인 수축과 다른 심한 감정적인 고통의 징후를 나타낼 수 있다.
5. 일반화된 경도. 예를 들어 견갑골 사이에 흔히 발생하는 것처럼 중첩된 층에 인접한 통증유발점이 있는 경우 일반화된 경도 이외의 것을 촉진하기 어려울 수 있다.
6. 조직의 연화. 긴장된 띠와 국소적 경도의 연화는 이 테크닉을 지속적으로 적용함으로 발생되어야 한다.

유날법과 마찬가지로 다음 사항에 대해서도 촉진한다;

1. 조직의 저항성. 연부조직의 일반적인 저항성 또는 탄력성
2. 조직의 이동성. 근육과 근육층 사이 경계면의 이동성
3. 염증의 징후. 만성염증과 관련된 근육층 내부 및 근육층 사이의 섬유화, 유착, 경결

관찰

이 테크닉을 수행하면서 고객의 통증유발점 활동 징후를 관찰하라. 다음 징후는 통증유발점 활동 또는 치료에 대한 긍정적인 반응을 나타낼 수 있다.

1. 표면근육의 긴장된 띠는 흔히 쉽게 눈에 띈다.
2. 경련반응은 일시적인 것(1/4초)으로, 느껴지기보다 눈에 더 쉽게 띄는 경우가 많다. 때때로 인접한 근육으로 흘러들어가는 "울렁거림"으로 나타날 수도 있다.
3. 테크닉을 지속적으로 적용하면 긴장된 띠의 윤곽이 부드러워진다. 때로는 전체 근육의 윤곽이 부드러워지고, 드물지만 한 통증유발점의 활동이 감소하면서 전체 부위의 근육이 이완되기도 한다.

유날법과 마찬가지로 다음 사항도 관찰할 수 있다:

1. 조직윤곽이 부드러워지거나 신체부위가 넓어지고 편평해지는 것으로 입증되는 근육긴장의 전체적인 감소
2. 긴장도의 전반적인 일관성과 안정상태
3. 국소충혈. 반응성충혈(물질P의 방출로 인해 발생함)[180]이 본 테크닉의 적용에 수반될 수 있음

고객과의 의사소통

테크닉을 적용하는 동안 고객의 편안함을 보장하기 위해 의사소통한다. 다음은 사용할 수 있는 문의 몇 가지 예이다.

1. "제 손이 통증유발점을 지나갈 때, 당신의 ....에 대한 감각이 더욱 예민해지는 것을 느낄 수 있을 겁니다." 통증유발점이 무엇인지, 연관통이 무엇을 의미하는지, 통증유발점을 지나갈 때 증상이 일시적으로 재현되거나 예민해질 수 있다는 점을 고객에게 설명하라. 고객이 테크닉의 불편한 느낌이 치료목적을 가지고 있다는 것을 이해하는 것이 매우 중요하다.
2. "압력이 다소 불편할 수 있지만, 그다지 고통스럽지는 않을 겁니다. 참을 수 있는 정도여야 합니다. 불편함이 너무 크다면 언제든지 말해주세요." 고객에게 가해지는 압력이 견딜 수 있는지 확인한다. 고객이 불편함은 받아들일 수 있지만, 참을 수 없는 고통은 역효과를 낳는다. 압력이 증가할 때마다 고객의 내성을 다시 점검하라. 명백한 통증반응행동은 압박감을 줄여야 함을 나타낸다. 또한 10점 통증척도의 사용법을 설명하고 고객에게 압력의 통증이 4점을 넘지 않도록 요청할 수 있다. 활성통증유발점의 휴지기통증이 이미 4점을 초과하는 경우, 이 테크닉의 적용은 통증을 1점 이상 증가시키지 않아야 하며, 고객이 뚜렷한 통증반응행동을 보이지 않고 치료에 분명히 동의하는 경우에만 적용해야 한다.
3. "이것이 당신이 …에서 느꼈던 고통의 패턴을 정확히 되살리나요?" 통증유발점을 찾으면 잠시 멈춰서 고객이 통증유발점의 연관통 패턴과 현재 나타나는 증상을 비교할 수 있도록 하라.

스트리핑을 위한 실습순서

1인당 최소 30분 이상 소요된다.

많은 사람들이 상부 및 중간승모근과 능형근섬유에 잠재된 통증유발점을 가지고 있다. 당신의 실습대상자에게서 이러한 증상이 없더라도 이 근육들에 스트리핑을 연습할 수 있다.

시작하기 전에 견갑골과 상완의 움직임의 범위와 용이성을 평가하라.

엎드린자세

1. 표면경찰법을 사용하여 고객의 등에 소량의 오일을 바른다.
2. 유날법 실습순서섹션에서 설명된 것과 유사한 순서를 사용하여 등 상부 및 후방어깨거들의 모든 근육에 국소유날법을 수행한다. 넓은 부위를 포괄하는 광범위접촉테크닉으로 시작하여 점차적으로 손가락 끝으로 압박을 주는 것과 같은 보다 국소적인 테크닉으로 진행된다. 점차적으로 더 깊어진다.
3. 앞의 절차 동안 단단하고 긴장된 띠가 형성된 것처럼 보이는 근육, 경련반응 그리고 압통 또는 연관감각을 일으키는 지점을 면밀히 관찰하라.
4. 통증유발점을 찾았다고 생각되면 촉진을 통해 이를 확인하라.
5. 섬유방향에 주의하면서 승모근의 모든 섬유를 점진적으로 벗겨나간다. 이 과정을 진행하는 동안 근육은 약간 늘어나야 하지만 긴장되어서는 안 된다. 엎드린자세에서 상부승모근을 효과적으로 박리하려면 테이블의 머리부분에 앉아 섬유가 수직인 경추부분에 꼬리뼈 방향으로 상당히 강화된 압력을 가해야 할 수도 있다. 상부승모근을 완료하기 위해 어깨의 상부를 가로질러 내측에서 외측으로 벗겨나간다.

(계속)

스트리핑을 위한 실습순서 (이어서 계속)

6. 손바닥 주무르기나 집어올리기와 같이 더 넓은 스트로크로 스트리핑을 주기적으로 넓게 적용시킨다.
7. 활성 또는 잠재성 통증유발점에서 고객의 민감도 수준이 감소할 때까지 긴장된 띠를 번갈아 가며 벗겨낸다.
8. 능형근에 초점을 맞춰 5단계와 6단계를 반복한다. 이를 위해서는 약간 더 많은 압력을 가해야 한다. 섬유방향과 통증이 나타나는 패턴은 현재 어느 층에 있는지 식별하는 데 도움이 된다.
9. 국소유날법 적용 후 표면경찰법으로 마무리한다.
10. 고객이 어떻게 느끼는지에 대한 피드백을 얻도록 한다. 일시적인 두통을 경험하기 시작했다면 상부승모근에 잠재된 통증유발점이 활성화되었을 가능성이 높다. 이 경우에는 5단계로 돌아가라. 고객이 안와상부 두통을 경험하기 시작했다면 흉쇄유돌근이 관련되어 있으므로 더 많은 치료가 필요하다.
11. 견갑골 움직임의 범위와 움직임의 용이성을 재평가한다.

많은 사람들이 흉근전방표면에 잠재성 통증유발점을 갖고 있다. 이러한 문제를 해결하기 위해 이 순서를 어떻게 조정할 것인가?

주의 및 금기사항

치료사들은 스트리핑의 적절한 적용을 익히기 위해 임상훈련과 감독된 실습이 필요하다. 병리학적 상태를 다룰 때는 고급교육이 권장된다. 마사지 테크닉에 대해 언급된 모든 일반적이고 국소적인 금기사항은 스트리핑 사용에도 적용된다(5장 참조).[1,2] 스트리핑 사용에 대한 구체적인 금기사항에는 혈우병고객, 급성염증 및 감염의 국소부위, 확인되었거나 의심되는 혈전,[116] 혈전성정맥염 및 잠재적인 전이성악성종양이 있다. 골다공증이 확인되었거나 의심되는 고객, 치유초기단계의 상처가 있는 고객, 항응고제를 사용하는 고객을 치료하게 될 때 냉찜질과 스트래칭을 결합하는 것과 같이 통증유발점을 비활성화하는 비압박수기 방법을 선택할 수 있다.[156] 또한 경련이나 급성염증 부위에 인접한 근육들을 치료할 때 주의를 기울여야 한다.

Travell와 Simons[156,157,173-176]에 따르면 치료사들은 촉진을 통해 통증유발점을 찾아야 한다고 명시한다. 반대로 촉진을 사용하여 잠재적인 통증유발점을 확실하게 찾을 수 없을 수도 있다고 제안되는 연구도 있다.[181] 따라서 치료사는 정확한 지점을 찾기 위해 모든 노력을 기울여야 한다. 게다가 통증유발점은 포착[156,157,173-176]이나 포착 같은 증상의 원인이 될 수 있고, 신경근병증, 내장기병리[156,161,170]를 유발할 수 있기에 치료사는 감별검사에 특별한 주의를 기울여야 하며 더 심각한 임상상태가 의심되는 고객의 경우 즉시 담당의사에게 의뢰해야 한다.

활성통증유발점은 극심한 통증을 유발할 수 있으며 접촉에 극도로 민감할 수 있다. 이러한 경우 치료사가 고객의 통증내성을 절대적으로 존중하면서 스트리핑을 적용하는 것이 특히 중요하다. 오래 지속되거나 재발하는 통증유발점이 있는 경우 치료사는 주동근, 길항근 및 협응근육그룹을 치료할 때 주의해야 한다. 치료사는 위성통증유발점을 찾는 것 외에도 연관영역을 다루고 싶어 할 수도 있다. 또한 구조적 비대칭 및 반복적인 인체공학적 부하와 같이 통증유발점을 영구화할 수 있는 다른 요인도 다루어야 한다.[156-158,161,173-176,182] 치료테크닉을 올바르게 적용한 후에도 활성통증유발점이 남아 있다면 이는 통증유발점이 실제로 위성일 수 있고 핵심통증유발점을 먼저 치료해야 함을 나타낼 수 있다. 관절주위의 한 근육 또는 근육그룹에 마사지 테크닉을 광범위하게 적용하는 것은 중재하는 동안 또는 직후에 길항근이나 협응근그룹 또는 반대쪽에 **반응성조임**(반응성경련)을 유발할 수 있다.[156] 고객에게 나타나는 증상과 현저하게 다른 중재 후 통증 또는 압통은 종종 잠재성 또는 위성통증유발점의 활성화의 결과이며 연관영역과 협응근 및 길항근그룹을 보다 포괄적으로 치료해야 할 필요성을 나타낼 수 있다.

치료 시 스트리핑의 용도

통증유발점

통증유발점 활동을 줄이기 위해 보완적으로 사용할 수 있는 몇 가지 양식이 있다. 급성외상을 치료할 때 통증유발점에 영향을 주지 않는 냉찜질을 하여 급성염증의 해소를 돕는다.[156,157,173-175]

임상적으로 급성기가 지나면 다음과 같은 마사지 테크닉도 유용할 수 있다.

1. 유날법
2. 특정압박: 통증유발점 압박 이완[156,157,173-176]

3. 피부롤링과 같은 결합조직테크닉,[156] 근막이완,[156,161] 및 직접근막테크닉

치료사는 또한 통증유발점을 효과적으로 치료하기 위해 다음과 같은 관련 테크닉을 사용할 수 있다. 사용할 수 있는 범위 내에 있는 테크닉을 사용해야 한다.[156,157,173-176]

1. 지속적이고 부드러운 수동적스트레칭(통증유발점비활성화 후 필요)
2. 영향을 받은 근육의 등장성수축을 생성하기 위한 활성운동범위(통증유발점비활성화 후 필요)
3. 등척성수축 후 이완
4. 수축-이완, 유지-이완 및 관련 근에너지테크닉
5. 습열 적용
6. 얼음(또는 증기냉각제 스프레이)과 함께 수동스트레치. 필요한 포괄적인 지침은 근막통증 및 기능장애(Myofascial Pain and Dysfunction)[156,157]를 참조하라.
7. 치료용 초음파
8. 고전압갈바닉자극
9. 경피적전기신경자극. 이는 통증유발점에 대한 특정한 중재는 아니지만 일시적인 통증완화를 제공할 수 있다.

근막통증증후군과 통증유발점 치료에는 적절한 의학적 관리를 포함하는 여러 전문분야에 걸친 치료접근방식이 가장 효과적이다.[17,156,157,173-176] 치료사는 가정용으로 앞서 언급한 다양한 보완양식을 고객에게 교육할 수 있다. 특히 중요한 것은 다음과 같다.

1. 올바른 자가 스트레칭과 등척성수축 후 이완
2. 치료받은 근육의 등장성수축을 생성하기 위해 전체 운동범위를 통한 부드러운 능동가동범위운동
3. 통증유발점(연관부위 아님)에 습열 가하기
4. 접근 가능한 부위에 적절하게 스트리핑을 적용하는 방법(해당하는 경우)
5. 자세 또는 반복활동과 관련된 인체공학적 교육

특정압박: 근거

정의

특정압박: 치료사가 근육, 힘줄 또는 결합조직에 특정 접촉면으로 적용하는 미끄러뜨리지 않는 테크닉이다. 치료사는 대상조직에 수직인 방향으로 압박과 이완을 적용하며 종종 압박을 유지한다.

이름과 유래

다른 문헌 및 마사지 관련체계에서 우리가 특정압박 및 통증유발점압박이완 이라고 부르는 테크닉을 "초점압박", "손가락압박", "손가락누르기", "지속적손가락누르기", "직접압박", "직접억제압박", "정적압박", "정적마찰", "깊은접촉" 등으로 표현한다.[1-5,7-9,14,156,157,159] 정적접촉과 함께 특정압박은 아마도 모든 마사지 테크닉 중에서 가장 널리 퍼져 있는 테크닉일 것이다. 이는 단독으로 사용되거나 **자세이완**,[183] **근육치료**,[184,185] **통증유발점압박이완**,[156] **신경근**테크닉,[158] **시아추요법(Shiatsu)**,[186,187] **지압**,[188,189] 그리고 **반사요법**.[1-5,8,14] 등을 포함하여 보다 정교한 방법 및 시스템의 구성요소로 사용된다. 특정압박 및 통증유발점 압박 이완에는 당혹스러울 정도로 다양한 이유와 이름이 적용되었다.

용도

치료사는 이 장에서 설명된 다양한 적용을 위해 특정압박을 사용한다.[4,5,7,8,14,182-201] 특정압박은 **근막통증유발점(MTrP)**의 활동과 증상을 줄이기 위한 효과적인 도수테크닉이며, 여기서 통증유발점 압박이완으로 사용된다. 또한 운동을 촉진하고, 급성 및 만성통증완화를 제공하며, 근육경직 및 수축진폭을 개선하는 데 사용되는 것으로 보고되었다. 이는 또한 경직과 같은 상태에서 짧은 시간동안 관련 근육의 긴장도를 억제하는 수단이 될 수도 있으며, 치료사가 천천히 지속적으로 적용할 경우 근육, 힘줄, 근막의 유착과 섬유화를 완화시키는 데 효과적일 수 있다. 마지막으로, 발**반사요**

법[190,191] 그리고 **동양의 영향을 받은 마사지체계**[186-189]에 의하면 특정압박을 사용하여 테크닉적용부위에서 멀리 떨어진 부위의 통증과 생리적 기능에 영향을 줄 수도 있다. 표 9-3에는 특정압축의 주요결과가 요약되어 있다.

결과 및 근거

근골격계 효과

특정압박은 다양한 생리적, 심리적 효과가 있다.[4,5,7,8,14,182-201] 특정압박은 근막통증유발점(MTrP)의 활동과 증상을 줄이는 효과적인 도수테크닉이 될 수 있으며 특히 뼈 위에 겹쳐있는 얇은 근육의 경우 더욱 효과적이다.[156,157,161,173-176] 통증유발점에 관한 자세한 정의 및 설명은 스트리핑섹션 또는 표 9-1을 참조하라. "통증유발점 수기압박이완"[156,157,173-176] 중에 치료사는 통증유발점 자체(연관된 부위가 아닌)에 통증유발점압박이완을 적용하고 수동적스트레칭과 능동적인 움직임으로 이를 따른다. 통증유발점 압박이완은 외상을 포함하는 다양한 상태의 영향들, 예를 들어, 건병증 및 반복적인 변형손상들과 같은 급성 및 만성과부하, 자세불균형, 피로, 정서적스트레스, 긴장성두통, 턱관절장애, 척추통증, 만성요통, 디스크탈출, 만성골반통증, 늑골통증증후군 및 비관절통증과 같은 일반적인 근골격계 증상들; 그리고 기타 근막성통증증후군 등[156,157,161,172,173,178,181-191,194,195] 다양한 증상에 통증유발점의 활성을 감소시키기 위해 광범위하게 적용할 수 있다. 임상관찰 결과, 특정압박은 천천히 지속적으로 적용할 때 근육, 힘줄 및 근막의 유착 및 섬유화를 완화하는 데도 효과적일 수 있음을 시사한다.

신경계 효과

특정압박은 고유수용성자극테크닉으로도 사용될 수 있다.[196-200] 또한, 짧은 시간동안 관련 근육의 긴장을 억제하는 수단으로 힘줄에 단단하고 중간 정도의 특정압박(억제성압력)을 가할 수도 있다.[196] 더욱이, 근육이 아닌 힘줄에 특정압박을 간헐적으로 또는 지속적으로 적용하면 운동뉴런흥분성(H-반사)이 감소하지만 이는 자극이 적용되는 동안에만 발생한다.[197-200] 근육수축을 억제할 목적으로 특정압박을 적용하는 것은 **경직**과 같은 비정상적인 신경근긴장과 관련된 상태에서 움직임을 촉진하려는 많은 치료테크닉에 통합되었다.

표 9-1 통증유발점의 유형

유형	설명
활동성	휴식시에서 특징적 통증패턴이 발생
잠복성	촉진시에 만 특징적 통증패턴이 발생
일차성	외상 또는 급성 및 만성과부하에 의해 발생
핵심	위성의 활성화(및 비활성화)를 유발
위성	핵심유발점에 의해 활성화되거나 연관 영역이 있거나 길항근 또는 협응근에 의해 활성화됨
중심부	근섬유의 중심부근에 위치함
첨부	근육의 힘줄이나 건막에 위치함

기타 효과

마지막으로, 발반사요법[1-5,7,8,14,190,191,201] 및 동양의 영향을 받은 마사지시스템[186-188]은 특정압박을 광범위하게 사용하여 테크닉적용부위에서 멀리 떨어져 있는 부위의 통증과 생리적 기능에 영향을 준다. 이러한 시스템들은 치료의 효과가 복잡한 체세포반사를 통해 발생한다고 가정하는 것을 시사한다. 표 9-3은 특정압축에 대한 주요결과를 요약한 것이다.

특정압박의 작동방식

특정압박이 어떻게 치료효과를 달성하는지에 대해 다양한 메커니즘이 제안되었다.[4,5,7,8,14,182-201] 통증유발점압박이완은 스트리핑과 동일한 메커니즘을 통해 통증유발점의 활동을 감소시킬 수 있다(이 장의 스트리핑에 대한 설명 참조). 이는 통증유발점의 단축된 근절을 파열시키고 기능장애가 있는 신경근접합부를 파괴하여 통증유발점과 그 증상을 없애는 것을 포함한다.[156] 근절의 정상적인 길이, 긴장된 띠, 근육전체의 회복을 위해서는 관련 근육을 완전히 수동적으로 신장하면서 통증유발점에 대한 구체적인 압박을 따르는 것이 중요하다.[156] 특정압박 및 통증유발점압박이완이 적용부위에 멀리 떨어진 부위에서의 효과 및 반사효과를 생성할 수 있는 메커니즘은 덜 명확하며 키포인트 9-1 및 9-2에서 상세히 설명한다.

Key Points 9-1

특정압박의 반사효과: 발반사요법

발반사요법은 발(및 손)의 특정지점이 다른 신체부위 또는 신체기관과 반사적으로 관련되어 있다는 것을 전제로 한다(그림 9-53).[3-5,8,14,190,191] 반사요법에서는 발 특정부위의 통증, 압통 또는 연부조직경화가 관련 신체부위 또는 장기의 급성 또는 만성기능장애를 반영하는 것으로 생각된다. 이를 바탕으로 발의 반사점에 특정압박을 가해 '상실된 균형회복' 또는 '에너지의 움직임 활성화'를 통해 해당 신체부위나 장기의 기능을 정상화한다.[3]

반사요법의 효과에 대한 메커니즘은 알려지지 않았다. 그 주제에 대한 연구 및 리뷰는 흔하지 않으며 종종 번역되지 않은 유럽저널에 개재된다.[202-220] 반사요법의 방법과 효과에 대한 결과와 의견이 항상 긍정적인 것은 아니지만,[212-218] 일부 연구에서는 장기기능에 대한 특정영향의 가능성을 뒷받침한다.[204,206,210,219,220] 영아복통[221]과 다발성경화증[201], 그리고 메스꺼움과 구토[222]에 대한 구체적인 긍정적인 결과가 기록되었다.

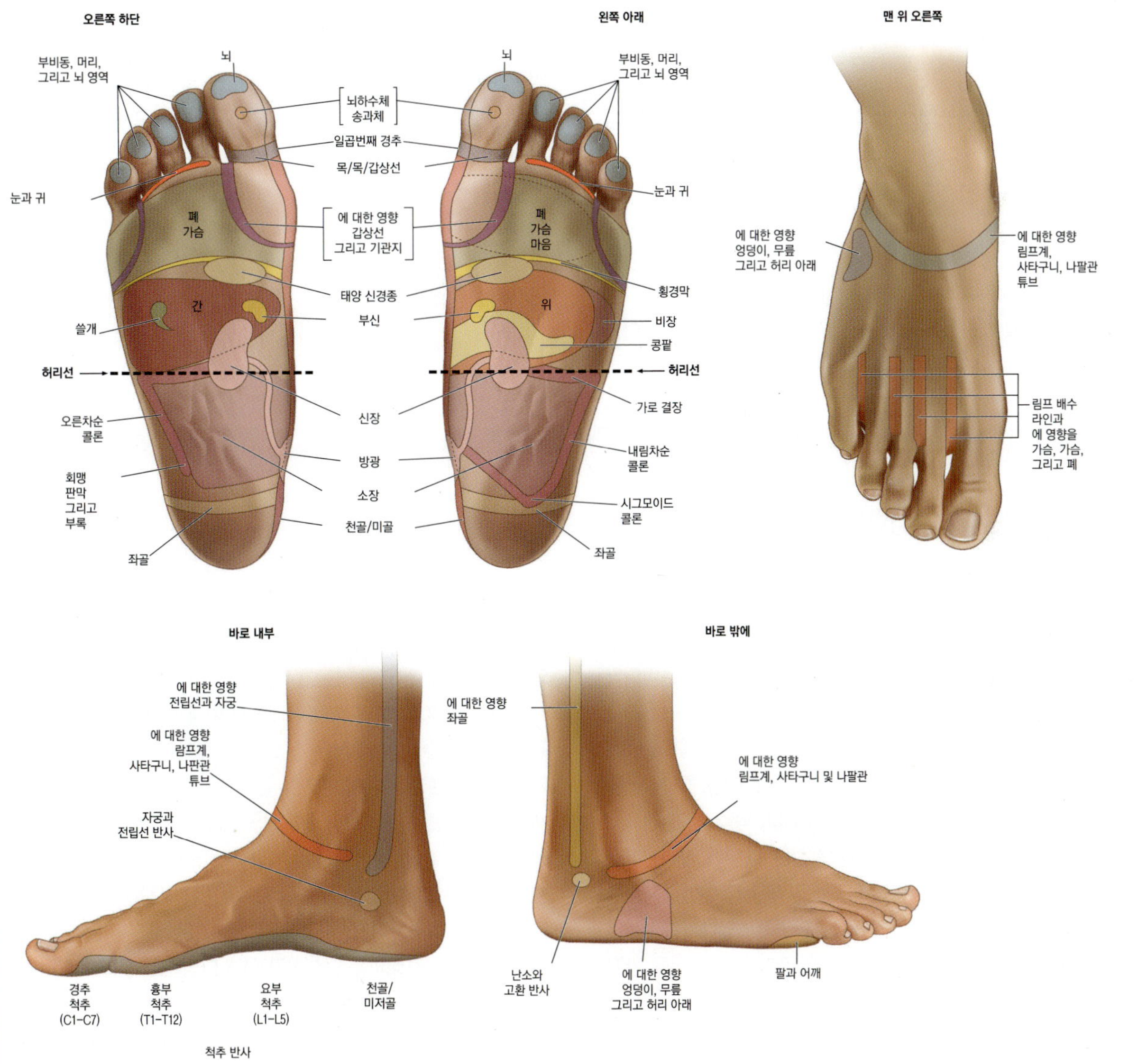

그림 9-53 원거리 신체분절 또는 장기에 해당하는 발의 바닥**(A)**, 상단**(B)** 및 측면**(C, D)** 반사영역을 나타낸 지도. Williams A. Spa Bodywork. Lippincott Williams & Wilkins; 2007:159–160. Lippincott Williams & Wilkins 출판사의 허가로 재인쇄.

(계속)

Key Points 9-1 (이어서 계속)

발반사요법의 적용으로 인해 발생할 수 있는 보다 일반적인 결과에는 불안감소, 이완증가, 기분, 에너지 및 삶의 질 향상이 포함된다.[3-5,14,202,223-225]

발반사요법은 수행하기가 간단하며 오일이나 수건이 필요하지 않으며 대상자의 옷을 크게 벗길 필요도 없다. 반사요법적용에 대한 금기사항과 주의사항은 상대적으로 적다. 대부분 통풍, 말초혈관질환, 전염성 또는 전염성 발질환과 같은 국소적인 금기사항이다.[4,5] 또한 치료사는 허약하고 회복력이 떨어지거나 노인대상자에 대한 중재시간을 단축해야 할 수도 있다. 발반사요법만을 적용하는 전체 중재시간은 30~60분이 소요될 수 있다. 대안으로, 치료사는 신체의 다른 부위를 다루는 마사지순서 전후에 5~10분 동안 발반사요법을 사용할 수 있다. 일반적인 중재는 검사 후에 다음과 같은 방식으로 진행될 수 있다. 간단한 족욕 후에 고객을 바로누운자세, 앉은자세 또는 누워있는 자세로 편안하게 위치시킨다. 치료사는 짜기, 압박과 같은 일반적이고 광범위한 신경근테크닉을 적용하고 발목, 중족골 및 발가락의 수동적인 관절운동을 몇 분간 지속한다.[3,14] 발가락부터 시작하여 근위부로 진행하며,[14] 느리고 안정적인 리듬을 사용하여 발의 모든 표면에 체계적이고 철저하게 특정압박을 적용한다. 치료사들은 보통 발의 발바닥표면에는 엄지손가락이나 손마디를 사용하여 족저면을, 손가락을 이용하여 등쪽표면을 치료한다.[3-5] 각 지점에서 몇 초 동안 압력을 유지하고 만약 한 지점이 압통이 있거나 딱딱하다면 15초에서 30초 더 연장할 수 있다. 압력은 일반적으로 깊지만, 모든 마사지 테크닉과 마찬가지로 통증이 아닌 쾌적함을 느끼거나 경미한 불편함만 유발하도록 적용하는 압력의 양을 조절해야 한다.[4,5] 스트리핑이나 직접근막테크닉과 유사한 짧은 글라이딩스트로크를 사용할 수도 있다.[3-5,14] 발반사요법테크닉에 대한 더 자세한 설명은 이 주제를 독점적으로 다루는 책에서 제공된다.[190,191]

임상적 의의

적어도 반사요법을 통해서 발마사지를 수행함으로써 전반적인 이점을 제공한다는 것이다.[34,202] 발, 손 또는 귀에 특정압박신장을 수행하는 치료사는 발생 가능한 효과를 염두에 둬야 한다. 이러한 유형의 마사지 테크닉을 대상자의 발, 손 또는 귀에 적용하면 치료 중인 발, 손 또는 귀 부위보다 훨씬 더 큰 전신효과가 나타날 수 있다. 이는 발과 손의 긴장과 압통패턴을 변경하는 것이 신체의 다른 곳에서 생리적 과정에 영향을 미칠 수 있기 때문에 발생한다.

Key Points 9-2

특정압박의 반사효과: 경혈이론 및 경혈점

전통적인 중국의학은 **침술**의 진통효과에 대한 증거들로 인해 최근 수십 년간 서양의 주목을 받은 고대의, 방대하고 정교한 철학 이자 임상이론, 그리고 실기의 체계적 학문이다.[1-5,8,14,226,227] 중국의학의 체계의 기본은 서양의학에서 유사한 개념이 없는 몇 가지 상호연관성의 개념들이다. 중국의학에서는 에너지(기, qi, chi)는 경선이라고 불리는 도관이나 통로를 통해 명확한 주기로 몸 전체를 순환한다.[3,228] 12개의 양측 쌍 경선과 2개의 중앙시상경선이 있다.[1-3,226] 각 경선은 이름이 붙여진 "장기"와 연관되어 있으며, 서양의학에서 정의한 장기기능과 정확하게 일치하지 않는 생리학적 기능과 연관되어 있다. 각 경선은 음 또는 양으로 특징지어지는 기본적인 에너지의 특성을 가지고 있다.[1-3,228] 은유적으로 '여성'과 '음성'으로 묘사되는 음에너지는 상승하며 위장과 같은 속이 빈 장기와 관련이 있다. 은유적으로 '남성'과 '양성'으로 특징지어지는 양에너지는 하강하며 간과 같은 단단한 장기와 관련이 있다.[1-3,228] 건강이란 다양한 경선을 통해 정확한 일주패턴으로 흐르는 음양에너지 간의 역동적인 균형으로 개념 지어진다.[3,228] 경선의 경로는 어떤 물질적인 해부학적 구조와도 일관되게 일치하지 않지만, 때때로 근육간의 함몰과 주요 신경의 경로를 따른다.[3,8]

각 경선을 따라 표면 바로 아래에서 최대 1인치(2.5cm)까지의 깊이에 걸쳐 수십 개의 작은 점 또는 **경혈점**이 있으며, 이는 전기저항이 낮고 피부위의 온도가 높으며 불균형이나 질병상태에서 민감도가 변화된다(그림 9-54).[3,228] 대부분의 경혈점의 위치는 신경, 통증유발점, 운동점의 위치와 일치하지만,[3,8] 이러한 다양한 개체가 서로 어떻게 대응될 수 있는지에 대한 논쟁이 있다.[183,229,230] 경혈점은 경선, 그와 연관된 기관 및 관련된 생리적 과정에 대한 원격효과를 달성하기 위해 다양하고 정밀한 접근법에 의해 활성화될 수 있다.[3,228] 각 경선에는 활성점, 진정점, 안정점을 포함하여 몇 가지 특이한 임상적으로 매우 중요한 여러 지점이 있다.[3,183,228] 활성점과 진정점은 각각 경선과 관련된 기관 및 기능을 자극하고 진정시킨다. 안정점은 한 경선의 기능을 다른 경선의 기능과 연결한다. 마지막으로, 다른 다양한 점들은 연관

(계속)

Key Points 9-1 (이어서 계속)

된 경선에 기능장애가 있을 때 민감함이나 압통을 나타낸다.

경혈점을 자극하는 방법에는 침술, 마사지, 전류, 레이저, 뜸 등이 있다.[8] 지압 및 **시아추요법**(Shiatsu) 같은 경혈을 자극하는 수기법 체계는 경혈점 자체에 대한 깊고 지속적인 특정압박에 광범위하게 의존하며 작은 비글라이딩 원형 움직임, 두드리기 및 스트레칭이 포함될 수 있다.[186-189] 최근연구는 압력을 가하여 경혈점을 자극하는 경우 다양한 임상효과가 있음을 제시하고 있다. 대부분의 근거에 따르면 개별 경혈점(손목복측의 주름 중앙에 위치한 심낭-6점)에 대한 지속적인 특정압박은 수술, 화학요법, 임신 또는 멀미와 관련된 메스꺼움, 구역질, 구토에 효과적인 중재라는 것을 시사한다.[231-252](몇몇 반대의견이 있음[253]). 지압은 또한 불안,[254-257] 다양한 종류의 통증(수술 후 통증은 아닐 가능성이 있음),[259-264] 수면장애,[254] 변비,[265-268] COPD,[269,270] 그리고 여성의 생식장애[271,272] 및 통증경감치료 등에 유용할 수 있다.[273-275] 불균형이나 질병이 있을 때 조화로운 에너지의 흐름을 회복하기 위한 중재는 종종 여러가지 지혈의 자극과 다른 중재의 복잡한 진단 절차를 수반한다. 침술, 지압 그리고 그와 관련된 양식은 정교하고 복잡하며 서구 의학에서 사용되는 것들과는 근본적으로 다른 개념적 신체과정**모델**에 의존한다.

경혈점을 자극하는 방법에 대한 이론적 근거를 이해하려면 이러한 개념 모델에 대한 광범위한 연구가 필요하며 이 책의 범위를 벗어난다. 관심 있는 독자는 포괄적인 텍스트를 참조할 수 있다.[276]

임상적 의의(Clinical Significance)

통증유발점을 치료하기 위해 통증유발점 압박이완을 광범위하게 사용하는 치료사는 다음 문제를 알고 있어야 한다. 특정압박으로 인한 원격진통효과는 통증유발점에서 제시하는 패턴과 항상 일치하지 않는 패턴으로 나타날 수 있다. 이는 치료사가 통증유발점보다는 경혈점을 치료하기 때문에 발생할 수 있다. 또한, 근육계의 통증과 긴장의 패턴, 특히 반복적인 경우 먼 생리적 및 병리학적과정을 반영할 수 있다. 항상 고객의 통증허용범위 내에서 특정압박을 적용하고 테크닉적용에 대한 뚜렷한 조직반응이 빠르게 발생할 것으로 예상해야한다. 치료사는 고객의 조직이 극도로 민감한 경우 이 테크닉을 적용하지 않아야 하며 빠르게 만져질 수 있는 조직변화를 생성하지 못하는 경우 적용을 지속해서는 안 된다. 특정압박을 적용하여 증상이 짧은 기간 동안 완화된 후 증상이 재발하는 경우 치료사는 테크닉을 다시 적용하기 전에 증상의 근본적인 원인을 파악해야 한다.

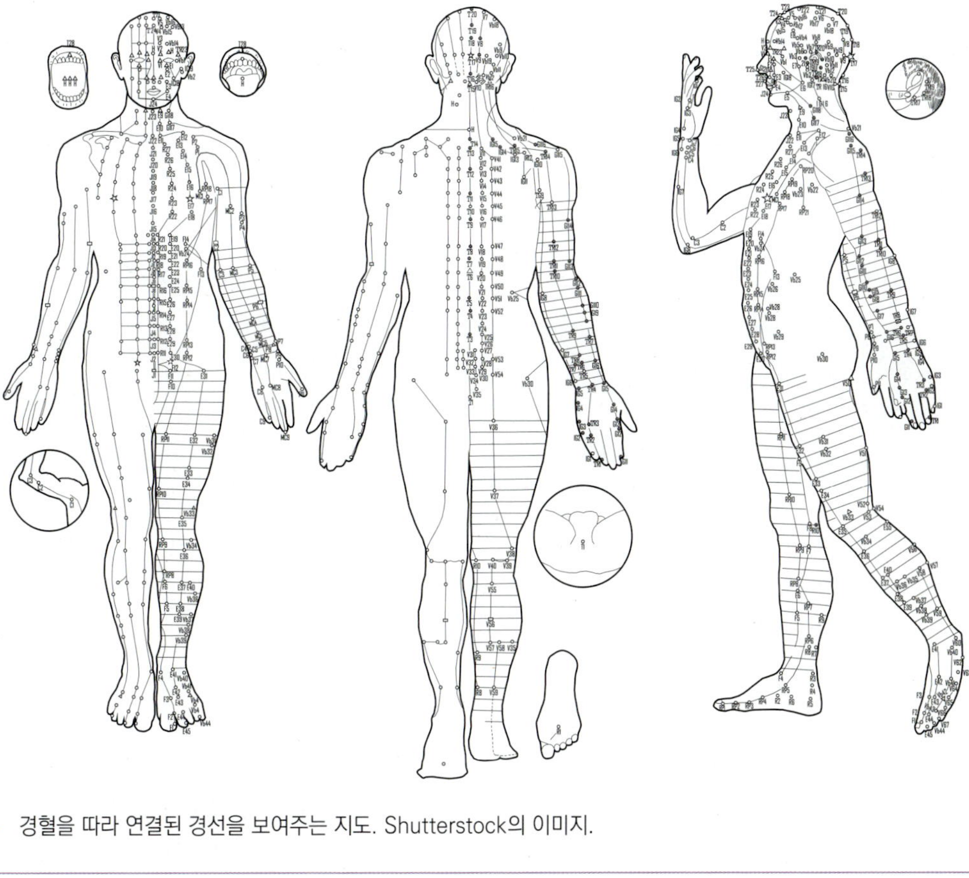

그림 9-54 경혈을 따라 연결된 경선을 보여주는 지도. Shutterstock의 이미지.

근거조사

대조군과 위약 또는 **가짜**치료법을 사용한 **무작위임상실험**에서는 긴장형두통 고객의 압력통증역치(PPT)에 대한 단일 및 다중마사지치료의 효과를 조사했다.[201] 62명의 피험자는 6주 동안 일주일에 두 번씩 45분간 마사지 또는 가짜초음파치료(시간)을 받거나 조용히 휴식을 취하는 대조군으로 분류되었다. 연구진이 선택한 초음파는 신체중심위약치료의 중요한 매개변수를 충족하는 것으로 보인다. 마사지는 양측 상부승모근과 후두하근에서 근막통증유발점의 통증유발점이완에 초점을 맞추었으며, 압력통각역치(PPT)는 압력통각계로 측정했다. 마사지를 받은 모든 근육그룹에서 즉각적(첫 번째 치료 후), 누적적(12번째 치료 후), 지속적(각 치료전 측정) 압력통각역치가 유의미하게 증가했지만, 가짜초음파 또는 대기자그룹은 그렇지 않았다. 이러한 결과가 시사하는 점은 PPT증가가 이전 치료에서 지속 가능하며 여러 번의 마사지치료 후에도 MTrP 압통의 변화정도에 도달할 수 있다는 점을 강조한다.

Moraska AF, Schmiege SJ, Mann JD, Butryn N, Krutsch JP. Responsiveness of myofascial trigger points to single and multiple trigger point release massages: a randomized, placebo controlled trial. Am J Phys Med Rehabil. 2017;96(9):639-645. doi:10.1097/PHM.0000000000000728

특정압박: 실습

특정압박의 구성요소

특정압박에는 다음과 같은 구성요소가 있다.

접촉: 강화된 손가락 또는 엄지손가락, 강화된 근위지간관절, 주두돌기

압력: 가볍게에서 무겁게까지

연관조직: 근육 및/또는 결합조직

방향: 대상 조직층에 수직. 항상 그렇지는 않지만 신체표면에 수직인 경우가 많다. 방향을 약간 바꾸면 각각의 통증유발점에 쉽게 접근할 수 있다.

진폭/길이: 해당없음

속도: 1회 압박당 5~30초 이상

지속시간: 근복부 또는 근육부위에 일련의 압박을 적용하는 경우 5분 이상

상호적 테크닉: 광범위한 접촉압박, 특정유날법, 스트리핑

맥락: 30초 동안 수동적인 스트레칭으로 통증유발점을 비활성화한 다음, 해당 근육의 등장성수축을 생성하기 위해 능동가동범위운동을 적용한다. 이 테크닉을 작은 부위나 깊은 근육에 반복적으로 적용하는 경우, 적용하기 전과 후에 국소적유날법을 적용해야 한다. 또한 비정상적인 신경근긴장을 억제하기 위해 사용하는 특정압박을 원하는 움직임이나 기능적 활동에 따라 수행해야 한다.

키포인트 9-1과 9-2는 각각 **반사요법**과 **지압**의 맥락을 설명한다.

촉진실습

1. 먼저 일반적인 통증유발점의 위치를 검토하는 것으로 시작한다.
2. 강사의 도움을 받아 하나 이상의 긴장된 띠를 찾는다.
3. 손가락이나 엄지손가락으로 긴장된 띠를 따라 매우 천천히 박리해나간다. 경련반응 및/또는 점프징후가 있는지 확인한다.
4. 통증유발점을 정확하게 찾는다. 통증유발점 자체가 항상 뚜렷하게 만져지는 것은 아니다. 국소적인 압통, 경련반응 또는 점프징후, 연관감각의 발생을 통해 긴장된 띠를 식별할 수 있다. 명확한 연관패턴을 이끌어 낼 수 있는가? 그렇지 않다면 조심스럽게 압력을 높이고 다시 시도하라. 통증유발점을 찾으면 대상자에게 가능한 한 명확하게 설명하도록 요청하라. 근막통증과 기능장애[156,157] 또는 신경근치료 매뉴얼[175]과 같은 전문서적에 표시된 유발점과 설명을 일치시켜라.
5. 또는 엄지손가락과 다른 손가락으로 긴장된 띠를 꽉 쥐는 방법("집게촉진")을 사용해 볼 수도 있다. 이 방

법은 흉쇄유돌근과 같이 쉽게 잡을 수 있는 근육에 효과적이다. 상부승모근을 집게로 잡으려면 상당한 손가락 힘이 필요하다.

6. 통증유발점을 찾은 근육을 30초 동안 수동적으로 늘린다.

도수테크닉

그림 9-55~9-62는 치료사가 신체의 다양한 부위에 특정압박 또는 통증유발점 압박이완을 적용하는 방법을 보여준다. 그림의 순서는 바로누운상태에서 머리부터 발까지, 그다음은 엎드린상태이다. 각 그림은 이 장에 설명된 대부분의 도수테크닉에 대한 지침을 보여준다.

모든 특정압박 적용의 경우:

1. 선택하는 접촉면은 치료사와 고객의 상대적인 크기, 치료할 부위 및 조직의 경도에 따라 달라진다. 신체의 국소 "해부학"적으로 쉽게 맞는 접촉면을 선택하는 것이 중요하다. 엄지와 손가락은 회전근개, 목, 종아리 등의 작은근육을 치료하는 데 더 적합하며 필요에 따라 보강해야 한다(그림 9-55A 및 9-55B, 9-56, 9-57, 9-60). 팔꿈치는 조직이 매우 단단한 등, 다리, 골반 등의 큰 근육에 닿을 때 좋은 접촉이다. 이 접촉법을 사용하면 상체체중을 더 많이 사용하여 압력을 유지할 수 있으므로 치료사의 피로를 최소화할 수 있다(그림 9-58 및 9-59). 손으로 잡는 나무 또는 플라스틱도구(T-바)를 사용할 수도 있다. 그림 9-63은 이러한 도구 중 두 가지를 보여준다.
2. 선택한 접촉은 안정적이어야 하며, 압력을 가하는 방향과 깊이를 정교하게 조절해야 한다. 따라서 대상자의 피부에 과도한 윤활제가 없어야 손의 미끄러짐을 줄일 수 있다.
3. 천천히 압력을 가하여 원하는 깊이까지 서서히 늘려가며 골고루 압박을 유지한 다음 서서히 풀어준다. 압박시간은 응용방법에 따라 몇 초에서 1분 이상까지 달라질 수 있다.
4. 통증유발점을 치료하기 위해 통증유발점 압박이완의 형태로 특정압박을 사용하는 경우, 적용하는 압력은 대상자가 견딜 수 있는 수준에서 통증유발점에서 언급된 연관감각을 재현하거나 약간 증가시킬 수 있을 정도로 충분해야 한다. 이 압력의 양은 표재성근육의 활동성이 높은 통증유발점의 경우 가벼운 압력부터 이상근과 같은 심부근육의 활동성이 낮은 통증유발점의 경우에는 무거운 압력까지 다양하게 적용할 수 있다.
5. 대상자와 상의하여 견딜 수 있는 초기깊이/압력을 설정한 후에는 통증유발점의 특정압박을 시작하고 진행하는 두 가지 접근방법이 있다:
   - *언어적 피드백을 이용한 진행*: 이 접근법은 대상자의 피드백을 자주 받아야 하므로 초보치료사에게 권장한다. 연관통증이 가라앉을 때까지 초기적용깊이로 압박을 유지한다. 예를 들어, "더 이상 통증이나 압통이 느껴지지 않을 때 말씀하세요, 지금은 단지 저의 엄지손가락으로만 압박하고 있습니다." 라고 말한다. 그런 다음 견딜 수 있는 수준의 통증을 재현하는 새로운 수준으로 압박의 적용깊이를 높인다. 통증이 가라앉을 때까지 해당 깊이에서 압박압력을 유지한 다음 필요에 따라 이 테크닉을 반복한다. 대상자가 증상이 사라졌다고 보고할 때까지 각 단계의 적용깊이를 점진적으로 늘린다.

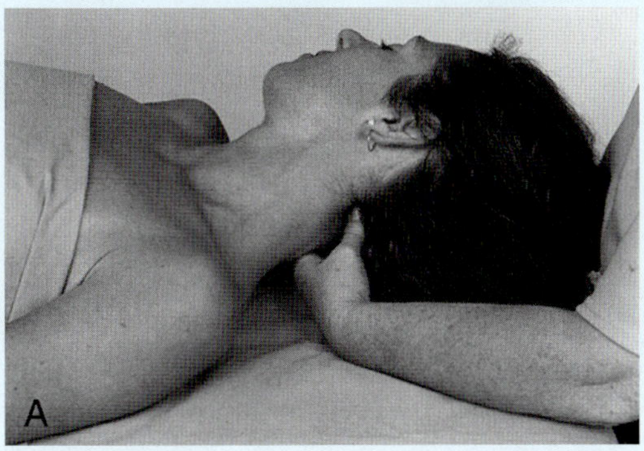

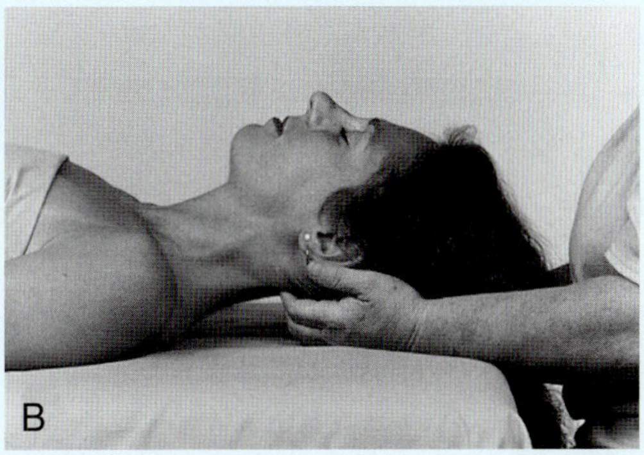

그림 9-55 후두부 부착물의 손가락압박은 긴장성두통과 목의 긴장에 효과적인 일반적인 테크닉이다. **(A)** 목을 회전시킨 상태에서 엄지손가락을 사용하거나 **(B)** 목을 중립에 둔 상태에서 손가락 끝을 일렬로 세운 채 적용할 수 있다.

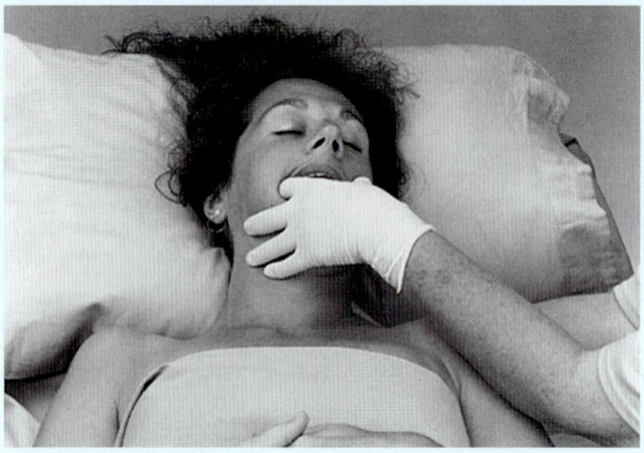

그림 9-56 외측익돌근은 턱관절 기능장애와 관련이 있을 수 있다. 이 근육의 구강내 특이적 압박은 뛰어난 의사소통과 민감한 수행력이 필요하다. 표시된 사진의 대안은 손톱이 볼을 향하지 않도록 서 있을 때 몸의 같은 면에서 작업하는 것이다.

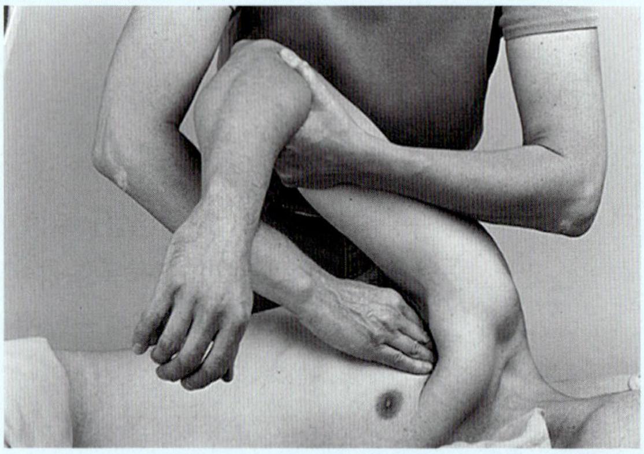

그림 9-57 소흉근의 통증유발점에 효과적인 직접적용: 대흉근 아래, 갈비뼈를 가로질러 극상돌기 또는 갈비뼈 부착부위 쪽으로 미끄러지듯 밀어 넣는다. 압통 때문에 매우 천천히 접근해야 하는 경우가 많다. 다른 손은 팔(과 견갑골)을 옆으로 안정시킨다. 고객이 누운상태에서도 이 테크닉을 수행할 수도 있다.

- *촉진에 의한 피드백을 이용한 진행:* 기본적으로 적용압력을 일정한 수준으로 유지하고 장벽이완 현상만으로 적용깊이를 지속적으로 증가시킬 수 있다. 통증유발점이 완화되고 조직이 부드러워지면 대상자가 연관감각이 사라졌다고 보고할 때까지 침투깊이를 점차 증가시킨다. 이 접근법을 사용하려면 압박에 대한 조직장벽의 존재를 정확하게 느낀 다음 장벽이 이완되는 것을 감지하고 따라가야 한다. 이 접근법은 첫 번째 방법보다 더 정교한 촉진테크닉이 필요하며 완벽할 가치가 있다.[156]

- 언어적 피드백이나 촉진적 피드백 방식의 진행에서는 연관감각이 완전히 사라지기를 기다리는 것보다 대상자 스스로 상당히 감소했다고 보고할 때까지 기다리는 것이 더 실용적일 수 있다. 이 두 방법을 올바르게 적용하면 두 방법 모두 대상자가 가정에서 사용할 수 있는 정확하고 편안한 적용압력의 시연을 제공할 수 있다.

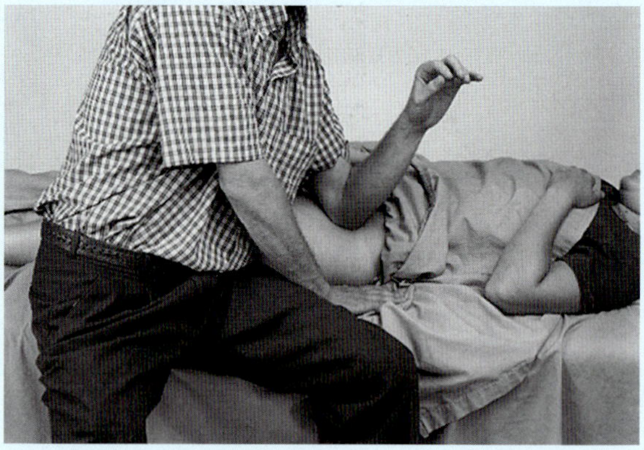

그림 9-58 앉은자세에서 팔꿈치를 사용하여 대퇴근막장근의 특정압박 적용.

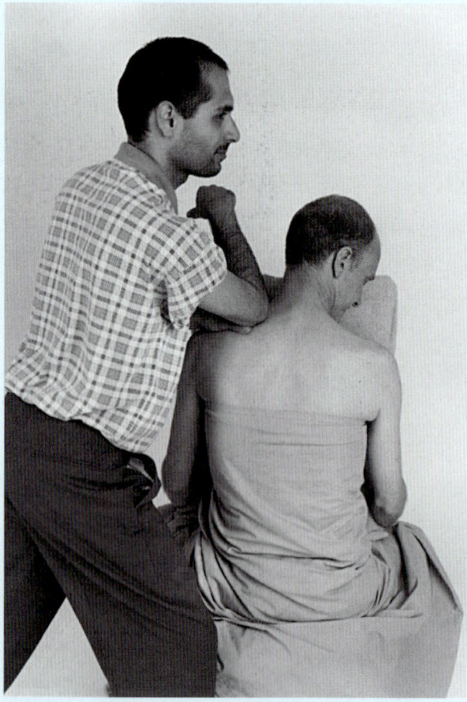

그림 9-59 팔꿈치로 상부승모근에 특정압박을 가하는 동안, 대상자에게 머리 위치를 조정하여 가장 강한 연관통증을 유발하도록 요청한다. 왼손을 사용하여 접촉지점을 안정시키고 긴장된 띠를 부드럽게 하기 위해 촉진한다.

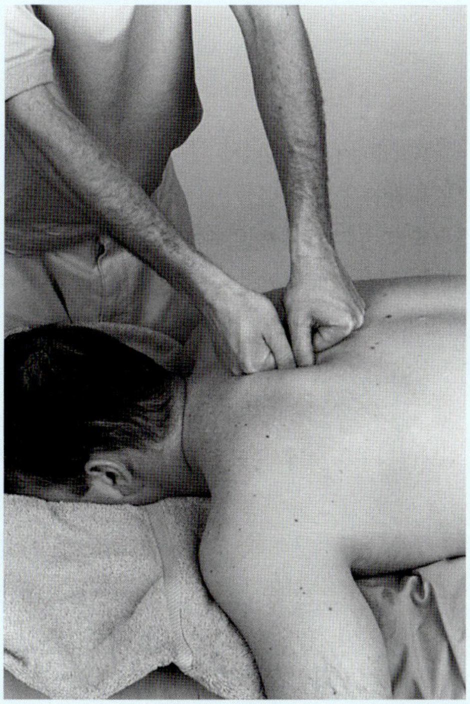

그림 9-60 보강된 양쪽엄지손가락의 접촉으로 능형근/중부승모근에 특정압박 적용.

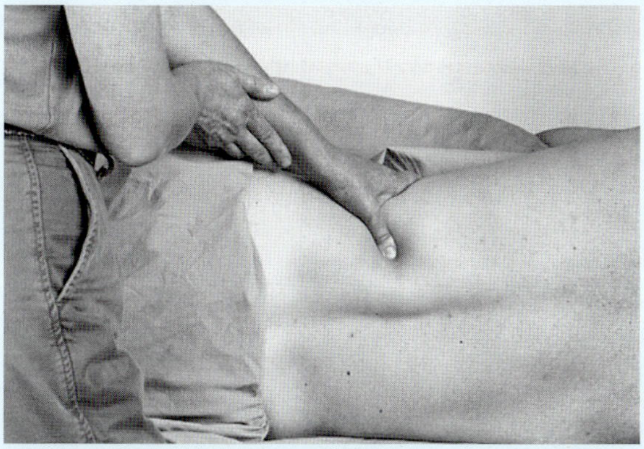

그림 9-61 통증유발점에 특정압박을 적용할 때 접촉각도가 중요한 경우가 많다. 요장늑근 전내측방향으로 압력을 적용하는 모습. 엄지손가락 하나 정도의 가벼운 압력은 활성통증유발점의 연관통증을 발현하는 데 충분할 수 있다; 잠재성 통증유발점에서 연관통을 유도하기 위해 엄지손가락이나 팔꿈치를 강화하고 체중을 약간 실을 수 있다.

6. 통증유발점의 특정압박을 얼마나 오래 지속해야 하는지에 대해서는 10초에서 1분 이상까지 다양한 의견이 있다.[156,161,183-185] 경험이 적은 치료사와, 그리고 특히 만성적이거나 통증이 심한 통증유발점을 치료할 때는 유날법, 스트리핑, 수동스트레칭 및 기타 수

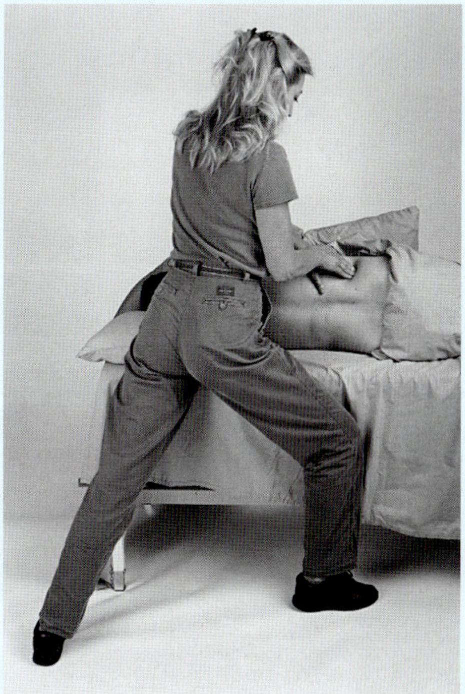

그림 9-62 요방형근의 측면가장자리는 올바른 자세를 취해야만 옆으로 누웠을 때 특정압박을 적용할 수 있다. 대상자의 동측팔은 완전히 벌림상태이며, 동측다리는 수동적으로 아래쪽으로 뻗어 허리에 공간을 확보한다. 양쪽엄지손가락, 강화된 손가락 또는 팔꿈치끝을 사용할 수도 있다. 11번째, 12번째 늑골(부유 늑골)을 피하도록 주의하라.

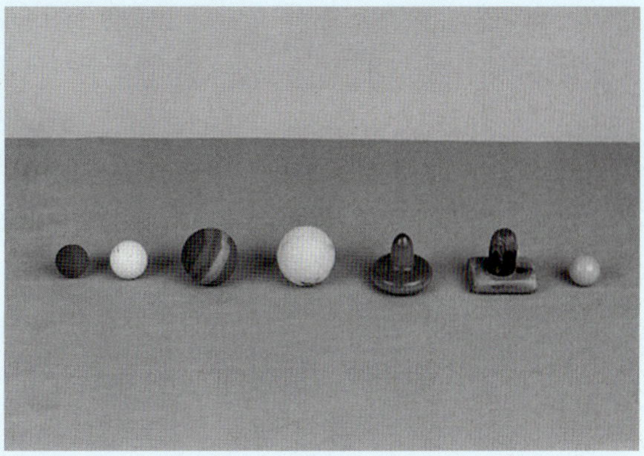

그림 9-63 자가관리로서 통증유발점의 특정압박을 적용하는 데 도움을 줄 수 있는 장치로는 다양한 크기와 밀도의 볼과 나무 또는 플라스틱 마사지도구가 있다.

기법등과 함께 15초에서 30초까지 지속되고 간격이 있는 짧고 빈번한 압박을 권장한다. 이렇게 하면 과도하게 치료하거나, 협응근과 길항근육 그룹에 잠재된 위성을 활성화하거나, 생체역학적불균형을 초래할 가능성이 최소화된다.

7. 윤활유를 바르지 않더라도 연관통증을 재현하는 정확한 지점에 압박을 유지하는 것이 항상 쉬운 것은 아니다. 따라서 통증이 감소했다는 고객의 피드백이 통증유발점 활동의 감소를 반영하는 것인지, 아니면 통증유발점에서 벗어난 접촉을 반영하는 것인지를 판단해야 한다. "미끄러운" 통증유발점의 치료에는 집게잡기 또는 스트레칭테크닉이 더 나은 수기접근법일 수 있다. 예를 들어, 상부 또는 중부승모근의 경우 집게잡기를 유지하는 것이 훨씬 더 쉽다.
8. 통증유발점의 비활성화 후, 해당근육에 30초 동안 수동스트레칭을 실시한다. 수동스트레칭 후 가능한 한 빨리, 움직임 가능범위에서 능동적 운동을 조심스럽게 수행하여 영향을 받는 근육의 등장성수축을 유도한다. 몇 분 동안 습열을 가한다.
9. 한 부위에서 여러 개의 통증유발점을 치료할 때, 특정 압박을 적용 전후에 유날법과 표면경찰법을 적용하는 것이 유용할 수 있다. 특히 만성적이거나 증상이 심한 경우, 통증유발점이 여러 개 있는 근고유감각 단위에는 국소적 접근법을 사용한다.

치료사의 자세 및 움직임

1. 선택한 자세는 안정적이고 편안하며 지속 가능한 자세여야 한다.
2. 기본자세는 6장의 런지자세에서 기대기(그림 9-62), 선자세에서 **조절된 기대기**(그림 9-59), 앉은자세에서 조절된 기대기(그림 9-58) 섹션에 설명되어 있다. 이러한 자세를 통해 상체의 체중을 조절하고 지속적으로 사용하여 압력을 높일 수 있다. 이러한 조절된 기댄자세를 사용할 때는 대상자의 몸을 지지대로 사용해서는 안 된다. 그 대신, 몸을 대상자 쪽으로 기울여 불안정하거나 불균형하지 않게 원하는 만큼의 상체의 체중을 접촉면에 정확하게 가한다.
3. 팔꿈치를 접촉부위로 사용할 때(그림 9-58 및 9-59), 상체체중에 따라 대상자의 압박된 조직이 어떻게 변형되는지 측정하여 이완의 정도를 평가한다.

촉진

이 테크닉을 수행하면서 다음의 과정을 따라 대상자의 조직을 촉진한다:

1. 긴장된 띠. 섬유방향과 통증연관패턴을 통해 관련 근육을 식별할 수 있다.
2. 국소적 경도. 통증유발점 자체는 긴장된 띠에서 매우 작은 국소경도의 영역(만져지는 결절)으로 나타날 수 있다. 추가적인 압박을 위한 장벽에 도달할 때까지 이 결절에 천천히 압력을 가한다.
3. 경련반응. 표면근육의 경련반응을 촉진할 수 있다.
4. 점프징후. 통증유발점을 너무 세게 촉진하면 큰 불수의적 수축 및 기타 심한 통증징후를 나타낼 수 있다.
5. 일반화된 경도. 예를 들어 견갑골 사이에 자주 발생하는 것과 같이 인접한 통증유발점이 겹치는 층에 있는 경우, 일반화된 경도 이외의 다른 것을 촉진하기 어려울 수 있다.
6. 조직장벽에 적용압력을 계속해서 가하면 통증유발점과 관련된 만져지는 결절 또는 수축 매듭이 부드러워지거나 이완된다. 적용압력을 높이지 않고도 조직 내로 이 이완을 따라갈 수 있다.
7. 염증징후. 섬유화, 유착 및 근육층과 근육층 사이의 경결은 만성염증과 관련이 있다.

관찰

테크닉을 수행할 때 통증유발점활동의 징후가 있는지 관찰한다. 다음 징후는 통증유발점활동 또는 치료에 대한 긍정적인 반응을 나타낼 수 있다.

1. 표면근육의 긴장된 띠는 종종 쉽게 볼 수 있다.
2. 경련반응은 일시적인 현상(1/4초)으로, 느껴지는 것보다 더 쉽게 볼 수 있는 경우가 많다. 때때로 인접한 근육으로 밀려드는 "울렁거림"으로 나타날 수 있다.
3. 이 테크닉을 계속 적용하면 긴장된 띠의 윤곽이 부드러워진다. 때로는 전체 근육의 윤곽이 부드러워지기도 하고, 드물게는 핵심통증유발점과 그 위성통증유발점의 활동이 감소함에 따라 전체적인 근육이완이 발생할 수 있다.

유날법과 마찬가지로 다음사항도 관찰될 수 있다:

1. 조직윤곽이 부드러워지거나 신체부위가 넓어지고 평평해짐에 따라 근육긴장이 전신적으로 감소한다.
2. 근육의 일반적인 경도와 긴장의 이완
3. 국소충혈. 이 테크닉을 적용하면 반응성충혈이 동반될 수 있다.

고객과의 의사소통

테크닉을 적용하는 동안 대상자의 편안함을 보장하기 위해 의사소통을 한다. 다음은 사용할 수 있는 몇 가지 예시들이다.

1. "통증유발점을 누르면, 당신은 그것이 당신의 ...에 느끼고 있던 것이 더욱 강해지는 것을 느낄 수 있을 것이다." 통증유발점이 무엇인지, 통증유발점 연관감각이 무엇을 의미하는지, 통증유발점을 지나면서 증상이 일시적으로 재현되거나 강화될 수 있다는 점을 설명해야 한다. 대상자에게 테크닉적용의 불편함이 치료목적을 가지고 있다는 것을 이해시키는 것은 매우 중요하다.
2. "압력이 다소 불편하게 느껴질 수도 있지만 고통스럽지는 않아야 합니다. 견딜 수 있을 정도여야 합니다. 언제든지 불편함이 고통으로 변해 긴장을 풀 수 없다면 말해주세요." 대상자에게 적용하는 압력을 견딜 수 있는지 확인하여야 한다. 약간의 불편함은 받아들일 수 있지만, 명백한 고통은 역효과를 낳는다. 압력이 증가할 때마다 대상자의 인내심을 다시 확인하라. 명백한 통증행동은 압력을 줄여야 함을 나타낸다. 또한 10점 **통증척도**의 사용법을 설명하고 대상자에게 적용압력의 느낌이 4단계를 초과하지 않도록 안내해야 한다. 활동성 통증유발점의 휴지기통증이 이미 4단계를 초과했다면, 이 테크닉을 적용해도 통증점수가 1점 이상 증가되지 않아야 하며 명백한 통증행동을 보이지 않고 절차에 분명히 동의하는 경우에만 적용해야 한다.
3. "이것은 당신이 …에서 느꼈던 감각의 패턴을 정확히 되살려 주나요?" 통증유발점을 찾으면 잠시 멈추고 통증유발점의 연관패턴과 현재 나타나는 증상을 비교할 수 있게 할 수 있다.
4. "번지는 감각이 사라지고 저의 엄지손가락의 압력만 느껴지면 알려주세요." 연관감각이 사라지고 압박감만 느낄 때 보고 하도록 대상자에게 안내한다.

주의 및 금기사항

통증유발점 압박이완과 특정압박을 올바르게 적용하기 위해서는 임상교육과 감독된 실습이 필요하다. 병리적인 상태를 다룰 때는 고급교육이 권장될 수 있다. 다른 압박신경근테크닉과 마찬가지로 마사지 테크닉의 모든 금기사항이 적용된다. (금기사항에 대한 자세한 설명은 5장을 참조하라.) 특정압박 사용에 대한 구체적 금기사항에는 혈우병고객, 급성염증 및 감염의 국소부위, 그리고 혈전, 혈전성정맥염, 그리고 악성종양이 확인되거나 또는 의심되는 고객이 포함된다. 특정압박은 외상의 아급성 단계에서 적용될 때 매우 유용할 수 있다. 단, 이때에는 부종이 해소된 상태여야 한다. 이런 경우, 적용하는 힘을 줄이고, 고객에게 고통을 유발하지 않으며 통증에 대한 방어반응을 일으키지 않도록 해야 한다. 또한 요골신경 또는 경골신경과 같은 표재성신경에 직접적으로 특정압박을 지속적으로 가하면 압박성 **생리적신경차단**이 발생할 수 있기때문에 그렇게 해서는 안 된다.[156,175] 특정압박 적용에 대한 추가적인 주의사항으로는 골다공증, 초기단계의 상처, 항응고치료 중, 그리고 경련 및 근긴장저하가 포함된다.[277]

표 9-2에서는 특정압박을 사용하여 통증유발점을 치료할 때 흔한 실수들을 나열하고 있다. 통증유발점을 치료할 때 고객의 통증에 대한 내성을 절대적으로 고려하고, 신중한 의사소통을 동반하여 통증유발점 압박이완을 적용해야 한다. 만일 장기간 또는 반복적으로 발생하는 통증유발점의 경우, 주동근, 길항근 및 협력 근육군을 치료하고 구조적 불균형 및 반복적인 인체공학적 부하와 같은 유발요인들을 다루어 통증유발점의 재발가능성을 최소화할 수 있다.[1-3,8,14] 치료 이후에 나타나는 통증 중에서 고객이 처음에 제시한 증상과 크게 다른 통증은 주로 잠복 또는 위성통증유발점의 활성화로 인한 것이며, 이는 협응근과 길항근을 추가적으로 다룰 필요가 있음을 나타낸다.[156,157,159,161,173,175,176] 치료사는 특정압박이 치료하는 부위의 크기와 적용하는 힘에 비례하지 않는 원격반사효과를 낼 수 있음을 알고 있어야 한다.[156]

표 9-2 특정압박테크닉으로 통증유발점을 치료할 때 흔히 발생하는 오류

오류	결과
압박이 너무 빨리 가해짐	고객이 테크닉을 끝내고 싶어함 자율신경계/교감신경 반응
압력이 고객의 통증역치를 초과함	고객이 테크닉을 끝내고 싶어함 자율신경계/교감신경 반응
압력이 통증유발점까지 전달되지 않음(sliding off)	증상에 변화가 없음
압박깊이가 부족	증상에 변화가 없음
압박의 반복횟수가 너무 적음	증상에 변화가 없음
정확하고 지속적인 압박에도 불구하고 연관통증의 감소가 없다고 느낄 때	다른 통증유발점에 시도하게 된다
수동적스트레칭을 생략함	동일한 통증유발점의 증상이 재발함
영구적 요인을 해결하지 못함	동일한 통증유발점의 증상이 재발함
위성 및 이차통증유발점을 해결하지 못함	새로운 증상이 발현됨

치료 시 특정압박의 용도

통증유발점

통증유발점 활동을 줄이기 위해 상호보완적으로 사용할 수 있는 몇 가지 양식이 있다. 급성외상을 치료할 때는 통증유발점에 미치는 영향에 관계없이 냉찜질을 하여 급성염증의 회복을 돕는다.[8,158] 임상적으로 **급성기**가 지나면 다음과 같은 마사지 테크닉도 유용할 수 있다.

1. 유날법
2. 스트리핑[156]
3. 피부롤링,[156,159] 근막이완테크닉[156] 및 직접근막테크닉과 같은 결합조직테크닉

치료사는 자신의 치료범위 내에서 다음과 같은 관련 테크닉을 사용하여 통증유발점을 효과적으로 치료할 수도 있다[156,159]

1. 지속적인 부드러운 수동스트레칭(통증유발점 비활성화 후 필요)
2. 등장성수축을 생성하기 위한 능동가동범위운동(통증유발점비활성화 후 필요)
3. 등척성수축 후 이완 테크닉
4. 수축 후 이완, 유지 후 이완 및 관련 근육에너지테크닉
5. 습열 적용
6. 얼음(또는 냉각스프레이) 및 수동스트레칭을 동시에 실시한다. 자세한 지침은 근막통증 및 기능장애(Myofascial Pain and Dysfunction)[156,157]를 참조.

통증유발점의 특정압박을 위한 실습순서(통증유발점압박이완[156,157,173-176])

30~40분 정도 허용된다.

다음 실습순서는 스트리핑을 위한 순서와 같이 시작하지만 통증유발점이 처리될 때 순서에서 스트리핑을 위한 특정압박으로 대체한다.

이 순서는 햄스트링(잠재성 통증유발점을 찾는 꽤 일반적인 부위)을 위한 것으로, 대상자의 자세를 한 번만 변경하여 수행하는 것을 목표로 한다. 시작하기 전에 고객의 햄스트링 길이와 강도를 평가하고 최소한의 자세변경으로 수행할 수 있는 방법을 고려해야 한다.

1. "표면"에서 시작하여 "심부층"으로 진행되는 경찰법을 적용한다.
2. 허벅지뒤쪽에 깊고 전문적인 국소적 유날법을 적용한다.
3. 촉진을 사용하여 통증유발점을 찾아서 확인한다.
4. 대상근육을 가볍게 스트레칭하고 10~30초 동안 통증유발점 압박이완을 적용한다.
5. 근육을 30초 동안 수동스트레칭 한다.
6. 연관통이 감소하거나 사라지고 근육의 전체 길이가 회복될 때까지 4단계와 5단계를 반복한다.
7. 길항근 및 협응근그룹을 포함하는 국소적 유날법을 적용한다.
8. 다른 통증유발점에도 3~7단계를 반복한다. 허리, 둔부, 종아리에 몇 분간 광범위 접촉유날법을 하지 않는 한 3~4회 이상 반복하지 마세요. 왜 이렇게 해야 하는가?
9. 유날법과 표면경찰법으로 마무리한다.
10. 다른 쪽 다리도 같은 시간동안 치료해야 한다. 왜 그럴까?

다시 테스트한다. 어떻게 느끼는지 피드백을 받는다.

7. 치료용 초음파
8. 고전압 갈바닉 자극
9. 경피적전기신경자극. 이는 통증유발점에 대한 특정 개입은 아니지만 일시적인 통증완화에 도움이 될 수 있다. 적절한 의학적 관리를 포함하는 다학제적 치료 접근법이 근막통증증후군 및 유발점치료에 가장 효과적일 수 있다.[156] 치료사는 가정용으로 앞서 언급한 여러 가지 보완적 치료법을 대상자에게 교육할 수 있다.

통증유발점관리에서 특히 중요한 것은 다음과 같다:

1. 올바른 자가스트레칭테크닉 및 등척성수축 후 이완 테크닉
2. 영향을 받은 근육의 등장성수축을 위해 전체 가동범위를 통한 부드러운 능동가동범위운동.
3. 통증유발점에 습열적용(연관통부위가 아님).
4. 특정압박의 자가적용. 다양한 크기와 경도의 공 또는 휴대용 마사지도구를 사용한다(그림 9-63). 자가관리 프로그램을 수행하기 전에 기본적인 통증유발점 개념을 이해해야 한다. 압박적용을 2~3회 이상 반복하지 않도록 조언하고, 압박을 적용하기 전에 표면스트로킹 등 근육을 어느 정도 준비시키고, 압박을 가한 후에는 근육의 등장성수축과 적절한 스트레칭운동을 하도록 한다. 무엇보다도, 기분이 좋고 일시적인 증상완화에 도움이 될지라도 한 번에 몇 분씩 같은 통증유발점을 압박하지 않도록 조언한다.
5. 만성근막성 목통증을 가진 성인에서 통증유발점의 민감도 및 인지된 통증수준의 현저히 감소와 자가관리빈도의 증가를 초래한 단일통증유발점에 대한 보수적이고 효과적인 자가관리프로그램의 예는 다음과 같다.[156,157,159,173-176,182] 이 프로그램은 하루에 한 번씩 수행하는 다섯 가지 주요 구성요소로 이루어져 있다. 첫 번째는 통증유발점이 발생하는 근육에 2~3분 동안 부드럽게 표면쓰다듬기를 적용 하는 것이다. 두 번째는 휴대용 마사지도구로 통증유발점에 15~60초 동안 압박을 가하는 것이다. 세 번째는 영향을 받은 근육을 5회 반복하는 부드러운 등장성수축이다. 네 번째는 30초씩 두 번 반복하여 해당근육을 스트레칭하는 것이다. 다섯 번째는 2 ~ 3분 동안 영향을 받은 근육에 부드럽게 표면쓰다듬기를 적용하고 주무르는 것이다. 또한 자가관리프로그램의 보조도구로 통증유발점부위에 습열을 적용할 수 있다.
6. 자세 또는 반복적인 활동과 관련된 인체공학적 교육

운동제어

고유수용성자극기법으로 특정압박을 사용할 때 신경근 긴장도를 억제 또는 자극하고 운동반응을 촉진하기 위한 몇 가지 보완적인 테크닉이 있다.

1. 신경근의 긴장도를 억제하고 운동반응을 촉진하기 위해 국소적으로 또는 후방일차분지(posterior primary rami) 위에 냉찜질, 적절한 온찜질, 느린 **표면쓰다듬기**를 적용할 수 있다(7장 참조).[278]
2. **미세한 진동**, 관절접근 및 견인, 가벼운 솔질, **정적접촉**("유지된 접촉")을 적용하여 신경근의 긴장도를 높이고 운동반응을 촉진할 수 있다(7장 참조).[196]

결론

신경근테크닉은 다양한 용도, 치료효과 및 효과를 가지고 있다. 표 9-3은 신체구조 및 기능과 관련된 신경근테크닉에 대한 효과를 요약한 것이다.

표 9-3 신경근테크닉 효과 요약

효과	테크닉			
	광범위 접촉압박	유날법	스트리핑	특정압박
이완증가 및 스트레스호르몬수치 감소	P	✓	P	✓
불안과 스트레스호르몬수치 감소	P	✓	P	✓
면역기능자극	P	✓	P	P
전신진정효과	P	✓	P	✓
감각각성	P	✓	?	?
진통	P	✓	✓	✓
동맥공급 증가 (직접효과)	P	P	?	?
정맥복귀율 증가 (직접효과)	P	P	?	?
림프복귀율 증가 (직접효과)	P	P	?	?
부종감소 (직접효과)	P	P	?	?
휴지기근긴장 및 신경근육긴장도의 정상화	?	P	✓	✓
근육경련감소	?	P	P	P
근육신장성 증가	?	✓	✓	✓
근육성능향상 (2차적 효과)	?	✓	✓	✓
주동근/길항근 기능의 균형유지	?	P	P	P
운동반응 개선	?	P	P	P
통증유발점활동감소	?	✓	✓	✓
조직가동성 증가	?	✓	✓	✓
관절가동성 증가	?	✓	✓	✓
근막의 분리 및 연장	?	P	P	?
정상화된 자세정렬	?	P	P	P
호흡곤란 감소	P	P	P	P
흉곽가동성 증가	P	P	P	P
기도확보/분비물가동성 증가	✓	?	?	?
연동운동자극	P	P	P	P

✓,효과는 이 장에서 요약된 연구에 의해 뒷받침 된다; P,가능한 효과; ?,논쟁의 여지가 있는 효과(연구결과가 없거나 일관성이 없음).

복습

핵심요점

1. 신경근테크닉은 근육을 촉진하고 근육의 휴지기긴장도에 영향을 미치며 추가적인 정신-신경-면역효과를 가지는 마사지 테크닉이다.
2. 광범위 접촉압박은 임상의가 손바닥이나 느슨한 주먹과 같은 넓은 접촉표면으로 전달하는 미끄러뜨리지 않는 테크닉이다. 이 테크닉은 고객의 근육을 결합시키고 스트로크의 압박과 이완이 신체표면에 수직으로 적용된다.
3. 광범위 접촉압박을 사용하여 큰 골격근의 일반적인 특성과 휴지기 근긴장 수준을 평가하고 정맥 및 림프복귀를 증가시키며 고객의 호흡을 도울 수 있다.
4. 유날법은 다양한 양의 끌기, 들어올리기 및 글라이딩으로 연부조직(주로 근육)을 반복적으로 압박, 전단 및 이완하는 테크닉 그룹이다.
5. 유날법은 고전적인 마사지 테크닉의 핵심이다. 이완을 촉진하고 골격근의 휴지기 근긴장을 줄이며 결합조직의 신장성을 개선하는 데 사용할 수 있다. 또한 근골격계 통증의 여러 원인을 치료하는 데 사용할 수 있다.
6. 스트리핑은 근막통증유발점의 활동을 줄이기 위해 근육의 한 부착물에서 다른 부착물로 적용하는 매우 느리고 구체적인 글라이딩테크닉이다.
7. 스트리핑을 사용하여 통증유발점의 활동, 통증 및 기타 증상을 줄이고 적용받은 근육의 길이와 힘을 회복하는 데 도움을 준다.
8. 특정압박은 근육, 힘줄 또는 결합조직에 특정 접촉면을 사용하여 적용하는 미끄러뜨리지 않는 테크닉이다.
9. 특정압박은 MTrP의 활동과 증상을 감소시키는 효과적인 도수테크닉이며 통증유발점압박이완으로 적용할 수 있다. 또한 경련과 같은 상태에 짧은 시간동안 관련 근육의 긴장을 억제하는 수단이 될 수도 있다.
10. 이전 장들에서 표면적인 테크닉에 대해 더 논의되었던 피부반사, 생체리듬에 대한 조율 및 혈관판막내 유체의 전방이동 등의 메커니즘은 신경근테크닉에도 적용된다. 또한 통증유발점의 이완메커니즘은 특정압박, 유날법 및 스트리핑과 공통된다.

임상사례: 신경근테크닉

고객정보

고객은 신체상태가 양호한 22세의 여성이다. 그녀는 방금 세 번째 마라톤을 마쳤으며, 경기 후 마사지를 제공하고 있다. 그녀는 전반적인 근육피로와 다리에 경련을 호소한다.

임상소견

주관적 소견

- 피로
- 다리경련
- 발의 통증
- 하지의 경직

객관적 소견 :

- 자세: 특이사항 없음
- 보행: 약간 불안정함
- 관절운동범위: 고관절 굴곡 및 신전 운동범위는 정상범위, 햄스트링 및 발바닥 굴곡근신전성 감소
- 부종: 양측발목에 경미한 1+ 움푹패인부종
- 촉진: 비복근과 발의 내재근에 날카로운 압통과 함께 발바닥, 종아리, 슬괵근과 대퇴사두근에 중간 정도에 촉진에 압통을 보임

치료적 접근

주요 초기효과는 다음과 같다:

1. 조직 내 림프흐름 개선
2. 지연성 근육통증 감소
3. 근육치유 가속화 및 염증감소
4. 움직임범위 증가
5. 달리기 후 최소 30분 이상 마사지를 미루고 간단한 대화를 통해 고객이 주의력과 방향감각을 유지하고 충분한 수분을 섭취했는지 확인하여 달리기 후 고통의 징후가 없는지 확인한다. 염증과 회복시간이 늘어날 위험을 줄이기 위해 마사지는 짧고 가볍게 진행하라.

- 2~3개의 베개에 다리를 올리고 누운자세로 치료를 시작하고 고객에게 횡격막호흡을 지도한다. 목의 측면과 가슴 위쪽을 따라 1~2회 표면경찰법으로 시작한 다음, 림프배액을 촉진하기 위해 같은 부위에 광범위 접촉압박(초당 1~2회의 빠른 템포)을 가한다. 팔 아래쪽은 2~3회 표면경찰법을 적용한 후 가볍게 유날법을 하고, 손을 넓게 압박하여 팔에 대한 작업을 마무리한다. 다리로 넘어가기 전에 몸통에 짜기유날법을 적용한다. 다리로 이동하면서 허벅지에 1~2회의 가벼운 스트로크를 적용 후 허벅지를 C자 주무르기로 유날법을 적용한 다음 허벅지와 전경골근에 광범위압박을 적용하고 발에 짜기유날법으로 마무리한다.
  엎드린자세로 전환하여 어깨에 광범위압박을 적용하고 몸통에 짜기유날법을 적용한다. 2~3회 가볍게 스트로크로 이완 후, 둔근과 허벅지 아래쪽을 광범위 압박으로 시작하여 발바닥까지 마무리한다.
- 화자에게 지속적인 수분공급과 영양섭취의 중요성을 교육하고, 시술 후 조직치유를 위해 최소 1주일 동안 심부조직 마사지를 피하도록 한다.

비판적 사고의 질문

1. 신경근테크닉은 어떤 조직층에 관여하는가?
2. 신경근테크닉의 주요 효과는 무엇인가?
3. 광범위 접촉압박의 세 가지 잠재적 용도를 열거하고 이러한 용도가 적절한 임상상태를 식별한다.
4. 유날법의 잠재적인 사용목적 세 가지를 열거하고, 이러한 사용목적의 적절한 임상상태를 식별한다.
5. 특정압박의 잠재적 사용목적 세 가지를 열거하고, 이러한 사용목적의 적절한 임상상태를 식별한다.
6. 표면정맥 및 림프순환, 심부정맥 및 림프순환, 동맥공급을 증가시키기 위해 이 책에서 여기까지 설명한 마사지 테크닉을 어떻게 적용하고 순서를 정할 것인가?
7. 통증유발점의 특징에 대해 설명한다. 트라벨과 사이몬스가 개발한 근막통증치료테크닉은 고전적인 유날법 및 광범위 접촉압박테크닉과 어떻게 다른지 설명한다.
8. 반사요법과 지압에서 특정압박을 사용하는 방법의 유사점과 차이점은 무엇인가?
9. 특정압박(통증유발점 압박이완테크닉)을 적용할 때, 통증유발점을 성공적으로 이완하기 위해 기억해야 할 중요한 사항은 무엇인가?
10. 근막통증유발점와 섬유근육통의 압통점 사이에는 어떤 관계가 있는가?

9장 참고문헌은 533페이지부터 시작

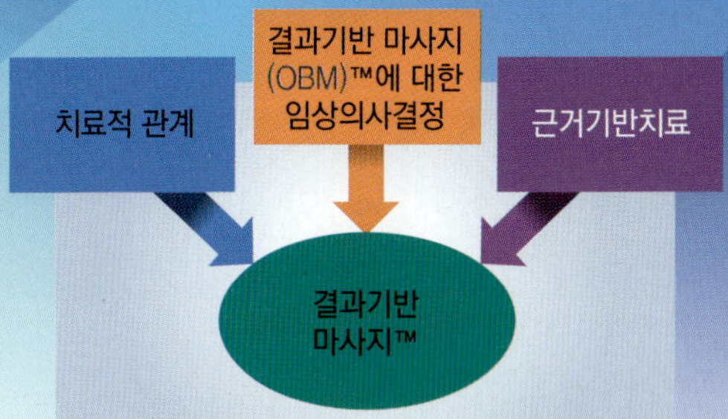

Chapter 10 결합조직테크닉

목적

이 장을 학습한 후에 다음 작업을 수행하는 데 필요한 사항을 숙지한다.

1. 이 장의 마사지 테크닉이 다양한 유형의 조직에 어떠한 영향을 미치는지 설명할 수 있다.
2. 각 마사지 테크닉의 접촉면, 압력, 맞닿는 조직, 진폭, 방향 및 속도측면을 설명할 수 있다.
3. 각 마사지 테크닉의 수행하는 방법과 실습순서에 따라 적용하는 방법을 시연할 수 있다.
4. 마사지 테크닉으로 효과를 얻을 수 있는 메커니즘에 대해 추측해 볼 수 있다.
5. 각 마사지 테크닉과 관련된 치료결과, 적응증, 금기사항 및 일반적인 용도를 설명할 수 있다.

결합조직테크닉(Connective tissue techniques)은 결합조직을 촉진하고, 늘리고, 재형성(remodeling)을 촉진하는 마사지 테크닉이다. 이 테크닉에는 피부롤링(skin rolling), 근막이완(myofascial release), 직접근막테크닉(direct fascial technique), 마찰법(friction) 등이 포함된다. 이 장에서는 이 테크닉을 어떻게 실행하는지, 어떻게 사용하는지 연습순서에 따라 적용하는 방법을 설명하고 있다. 또한, 관련 결과와 근거, 주의사항과 금기사항, 치료 시 해당 테크닉을 사용하는 방법에 대한 것도 설명하였다. 표 10-1 에는 신체 구조 및 기능과 관련된 결합조직테크닉에 대한 효과가 요약되어 있다. 치료사에게 권장되는 사항을 잘 참조하여 이러한 테크닉에 대한 주의사항이나 금기사항을 확실히 검토하고 자신의 치료범위와 기술수준이 허용되는 범위 내에서 해당 테크닉을 사용해야 한다. 마지막으로, 치료사는 고객을 입히고(drape), 노출하고(undrape), 접촉하는 방법을 결정할 때 자신의 직업과 관련된 실무지침, 규정 및 법률을 참조하고 준수하도록 권고한다(예시는 6장을 참조). 그림 옆에 "경고(warning)" 아이콘이 있는 경우 현재 일부 전문가의 규제지침에 따라 치료사가 고객의 서면동의를 얻지 않고 의학적으로 꼭 필요하지 않은 한 치료 적용부위를 덮을(be covered) 것을 권고한다.

피부롤링: 근거(Skin Rolling: Evidence)

정의

피부롤링(skin rolling): 치료사가 심부근막의 얕은층(investing layer) 표면의 조직을 잡고 파동과 같은 동작으로 기저 조직위로 지속해서 들어 올리고 굴리는 글라이딩 스트로크테크닉이다.[1-3]

이름 및 출처

다른 의학적 문헌이나 관련된 마사지 테크닉 체계에서, "피부롤링(skin rolling)" 테크닉은 종종 "굴리기(rolling)"나 "조직 굴리기(tissue rolling)"와 같은 다른 용어로 불리기도 한다.[1-3] 혹은 해부학적으로 봤을 때, 이러한 테크닉은 "피하조직 굴리기(subcutaneous tissue rolling)"라는 더 정확한 명칭으로 명명될 수 있지만, 문헌에서는 주로 "피부롤링"이라는 용어를 사용하여 이 테크닉을 설명하고 있다.[1,4-6]

치료사들은 종종 이 특이한 테크닉을 유날법의 한 형태로 분류한다(9장 참조). 그러나 피부롤링은 근육이 아니라 표피 아래에 있는 더 표면적인 피하조직에 적용되는 점에서 기본적으로 유날법과 다르다.[1-12] 이 테크닉을 적용하는 동안 치료사가 느끼는 긴장도는 피부와 표피조직의 단단함으로 인한 것이다. 이 단단함은 다시 말해, 피하조직과 근육 내부의 긴장에서 비롯될 수 있다. 치료사가 피부롤링을 천천히 적용할 때, 이로 인해 표피조직의 **점탄성(viscoelastic)** 신장이 발생하며, 이는 임상효과와 본 장에서 설명한 다른 결합조직테크닉의 촉감과 유사하다(키포인트 10-1 참조).

용도

치료사들은 이 장에서 개요로 설명된 다양한 용도로 피부롤링을 활용한다.[1-8,21-29] 치료사들은 피부와 **표면근막(superficial fascia)**의 가동성을 평가하고 치료하기 위해 피부롤링을 사용한다. 이러한 표피조직의 제약은 정형외과적 손상[3-5], 화상, 상처, 수술, 만성적인 근긴장 증가, **분절성 척추 기능장애(segmental vertebral dysfunction)**, 혹은 유기적 병변[4,6,7]등의 결과물일 수 있다.

Key Points 10-1

결합조직이 신장력에 어떻게 반응하는가

결합조직의 밀도가 높은 조직이 신장력에 어떻게 반응하는지에 대한 폭넓은 연구가 있다.[13-20] 여기에 몇 가지 관련 개념이 있다:

- **긴장/인장력(Tension/tensile force)**: 어떠한 힘이 구조물을 늘리는 방향으로 작용하는 모든 힘을 의미한다.
- **탄성(Elastic)**: 스프링처럼 작용한다. 탄성 신장은 장력을 해제하면 길이가 원래대로 돌아온다.
- **점성/가소성(Viscous/plastic)**: 결합조직이 퍼티(putty)처럼 작용한다. 신장 가소성은 장력을 해제해도 일부 길이가 유지된다.
- **점탄성(Viscoelastic)**: 결합조직은 점성/가소성 및 탄성의 특성을 모두 나타낸다. 점탄성 신장은 장력을 해제해도 조직이 신장 중에 얻는 길이 중 일부가 유지된다.
- **"크리프(Creep)" (점탄성 "크립")**: 지속적인 장력에 따라서 결합조직이 서서히 늘어나는 현상으로, 이것은 결합조직이 장력 상태에서의 점성 또는 가소성의 특성을 반영한다. 치료사들은 결합조직을 지속적인 장력을 통한 조작 중에 **"크리프(Creep)"**을 느낄 수 있다.

결합조직의 탄성 및 가소성 반응은 적용되는 힘의 속도와 지속시간에 따라 다를 수 있다. 결합조직 구조물을 영구적으로 늘리고 동시에 그 구조적 특성을 해치지 않는 가장 효과적인 방법은 낮은 강도의 힘을 천천히 점진적으로 적용하는 것이다.

결과 및 근거

피부롤링은 검진과 치료 모두에 유용한 테크닉이다. 이 테크닉은 이 장에서 설명된 다양한 생리적 및 심리적 효과를 가지고 있다.[1-8,21-29] 피부롤링을 사용하여 고객의 피부와 표피조직의 가동성의 제약을 평가할 수 있으며, 이는 화상, 상처, 수술 및 정형외과적 손상의 만성적 결과일 수 있다(키포인트 10-2를 참조).[3-5] 고객이 피부롤링 중에 통증 및 조직 저항성을 느끼면, 이는 만성적인 **휴식기 근긴장(resting muscle tension)** 증가, 척추분절 기능장애, 또는 유기적 병

Key Points 10-2

결합조직이 가동성 저하에 어떻게 반응하는가

결합조직의 가동성 저하는 정형외과적 손상 후에 일반적으로 발생하며, 연속적인 중요한 생화학적 변화를 유발한다.[22-26] 이러한 변화에는 다음과 같은 것들이 포함된다.

- **기질(matrix)**에서 **히알루론산(hyaluronic acid)** 농도 감소
- 기질의 수분결합 능력감소
- 기질의 수분함량 감소
- 콜라겐 섬유의 압축
- 콜라겐 교차결합(cross-link)의 증가

이러한 변화들은 다시 다음과 같은 임상적 장애에 기여 할 수 있다:

- 조직 **강직(stiffness)** 증가
- 조직 가동성과 신장성 감소
- 관절낭과 인대의 제한(restriction)
- 관절가동성 저하
- 통증

손상조직이 치료과정 중에 조심스럽게 가해진 스트레스를 받으면, 바탕질의 수분공급이 향상되고 콜라겐이 더 정돈되게 침전된다. 이러한 과정을 통해 흉터조직은 보다 강하고 유연성이 향상되며 기능적으로 뛰어난 상태로 형성된다.

변의 가능성을 시사한다.[4]

치료테크닉으로, 피부롤링을 반복적으로 적용하여 피부 및 근막층 연결 조직의 가동성을 향상시키고 관절운동범위를 증가시킬 수 있다.[1-5] 피부롤링을 천천히 더 큰 힘으로 적용하는 경우, 근막층 사이의 해부학적 연속성으로 인해 이 테크닉의 기계적 연장 효과가 더 깊은 근막층까지 침투될 수 있다. 마지막으로, 피부롤링의 일반적인(부작용) 효과 중 하나는 피부 주변의 혈액 흐름이 크게 증가하는 현상이 일어나는 것이다.[21]

피부롤링의 작용 원리

피부롤링이 어떻게 작용하는지에 대해 다양한 메커니즘이 제안되었다.[1-8,21-29] 피부롤링의 역학적효과는 표면근막의 결합조직에 적용되는 **장력(tension)**의 결과다. 장력이 지속되는 경우, 적용속도를 느리게 할 때와 마찬가지로 **콜라겐(collagen)** 분자와 **콜라겐 교차결합(collagen cross-link)**의 조절되어진(작은)파열을 통해 근막은 연장될 수 있다.[8] 표면근막과 **심층근막(deep fascia)**은 연속적으로 연결되기 때문에[3-5,8], 피부롤링에 더 크거나 더 지속적인 힘을 적용하면 근막의 더 깊은 층으로 장력을 전달할 수 있고, 더 작은 연장효과를 발생시킬 수 있다.

비록 힐튼의 법칙(Hilton's law)[27,28]과 Kellogg[29]의 연구는 고려할 가치가 있지만, 일부 치료사들이 이 테크닉에 대해 가정하는 **체성내장(somatovisceral)**반사효과[1,4]의 메커니즘은 명확하지 않다.

근거조사

다기관 무작위임상실험[30]은 제왕절개 수술 후 6개월 이상 경과한 복부 또는 흉터조직의 통증이 있는 피험자들에게서 통증과 흉터조직의 가동성을 위한 피부롤링 테크닉의 효과를 조사했다. 대상자 28명 중 17명에게 허리에 7분간의 경찰법 및 유날법 적용 후, 제왕절개흉터 부위에 13분간의 피부롤링, 그리고 다음 7분 동안 허리에 마사지 적용을 포함한 "표면 연부조직 마사지"를 4회 적용하였다. 나머지 11명에게는 골반 및 복부에 근막이완, 깊은 흉터가동테크닉, 피부롤링, 그리고 허리에 표면 마사지를 적용하였다. 세 개의 연구기관에서 각각 한 명의 물리치료사가 중재를 수행하였으며, 결과측정은 관련 없는 물리치료사 혹은 물리치료학과 학생들이 수행하였다. 연구자들은 압력통각계(pressure algometers)와 숫자통증척도(numeric pain rating scale, NPRS)를 사용하여 압통역치를 평가하고, 유착측정계(adheremeter 흉터측정도구)를 사용하여 흉터 가동성을 평가하였다. 두 치료 그룹 모두 흉터 통증의 유의한 감소와 흉터 가동성 증가를 임상적으로 유의하게 나타내었으며, 두 중재법 모두 거의 동등한 긍정적인 결과를 나타내었다. 이 연구는 표본 크기가 작고 치료 후 8~10주의 짧은 추적 기간, 그리고 대조군의 부재가 제한적이지만, 피부롤링이 만성 제왕절개흉터통증과 긴장을 가진 고객을 치료하는 데 유용한 도구로 사용될 수 있음을 시사한다.

Wasserman JB, Abraham K, Massery M, Chu J, Farrow A, Marcoux BC. Soft tissue mobilization techniques are effective in treating chronic pain following Cesarean section: a multi-center randomized clinical trial. J Womens Health Phys Therap. 2018;42(3):111-119.

피부롤링: 실습

피부롤링의 구성요소

피부롤링(skin rolling)은 다음과 같이 구성되어있다:

접촉: 손가락의 끝마디 또는 엄지손가락, 엄지두덩(thenar eminence), 또는 손꿈치(heel of your hand)
압력: 피부의 표면조직을 들어 올릴 수 있을 정도로 충분한 압력
연관 조직: 피부, 표면근막, 지방; 간접적으로 심부근막층에 관여
진폭/길이: 치료사의 재량에 따라 다양함
속도: 느림, 초당 1~4 cm 미만
지속시간: 30초 이상
상호적 테크닉: 직접근막테크닉과 유날법
맥락: **흉터(scar)** 같은 표면결합조직제한의 가동성 제공을 위해 독립적으로 적용. 직접근막테크닉이나 근막이완 전후에 조직 가동성을 평가하기 위해 적용.

촉진실습

1. 신체의 여러 부위에 대해 손끝과 매우 가벼운 압력을 사용하여 피부를 다양한 방향으로 **끌어낸다(drag)**. 피부를 느슨하게 하고 **글라이딩(gliding)**을 적용하기 전보다 피부가 얼마나 더 움직이는가? 왜 어떤 부위에서는 다른 부위보다 더 많은 피부 움직임이 있는가? 가능하다면 숙련자와 함께 같은 연습을 반복한다.
2. 몸의 모든 부위에 대해 손끝 촉진을 사용하여 피부, 표면근막 및 피하지방으로 이루어진 **심부근막 얕은층(investing layer of deep fascia)** 표면조직의 두께(thickness)를 추측하고 기록한다. 다양한 부위 및 다양한 모델에서 두께(thickness)를 비교한다.
3. 엄지손가락과 다른 손가락으로 심부근막 얕은층의 표면조직을 잡아 들어올린다. 조금 더 편하게 들기 위해 손가락과 엄지 사이에 약 1~2인치의 간격을 두도록 한다. 조직이 얼마나 쉽게 들어 올려 지는가? 조직을 들어 올린 상태에서 접거나 돌돌 말아 올린 후 여러 방향으로 부드럽게 잡아당겨본다. 어디까지 당겨지는가? 어느 방향에서 느껴지는 이동이 다른 방향보다 더 쉬운가? 모든 부위를 비교하고 여러 모델을 비교해본다. 예를 들어, 손등 표면과 손바닥 표면의 조직 가동성의 일관된 차이를 설명할 수 있는 이유는 무엇일까?

도수테크닉

그림 10-1부터 10-6까지는 신체의 다양한 부위에 피부롤링을 적용하는 모습을 보여준다. 그림 순서는 바로누운자세에서 머리부터 발끝까지, 그 다음에는 엎드린자세에서 발끝부터 머리로 이어진다. 각 그림은 다음에 설명하는 도수테크닉 지침 대부분을 보여 준다:

1. 오일은 필요하지 않다. 고객의 피부에 이전에 사용한 오일을 모두 제거하라. 직접적인 피부접촉을 통해 효과적으로 적용할 수 있다.
2. 엄지손가락과 손끝으로 고객의 피부, 표면근막 및 관련된 지방조직을 잡는다. 다만 신체의 작은 부분(그림 10-1 참조)을 제외하고는 최대한 넓은 접촉면을 사용하여 고객이 꼬집는 느낌을 받을 가능성을 줄이도록 한다. 접촉면은 피부가 느슨하거나 지방이 더 많은 부위(그림 10-5 참조)에 대해 손가락 원위부부터 손 뒤꿈치까지 전체 부분을 사용할 수 있다.
3. 잡아 올린 조직을 피부표면과 수직 방향으로 들어올린다.
4. 피부조직의 스트레칭을 유지한 채로 표면조직을 천

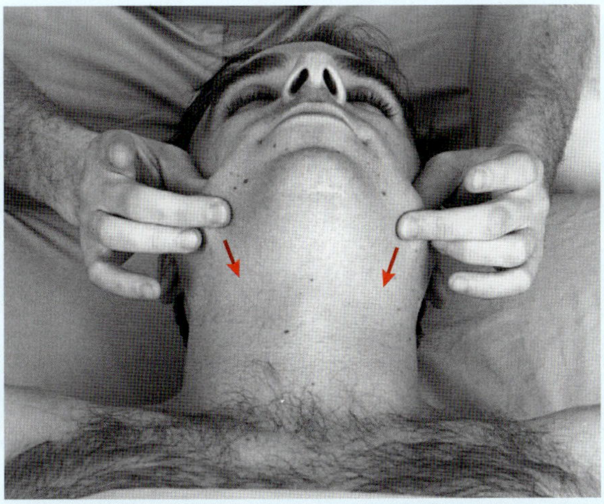

그림 10-1 부드러운 손끝 피부롤링은 시작과 마무리가 완전한 얼굴 마사지를 적용하는 흥미로운 방법이다.

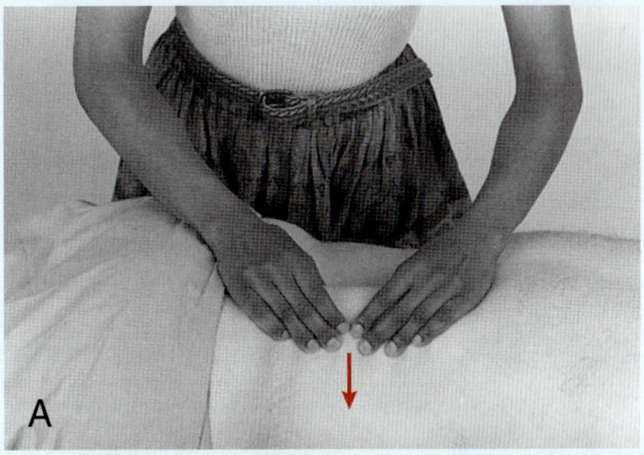

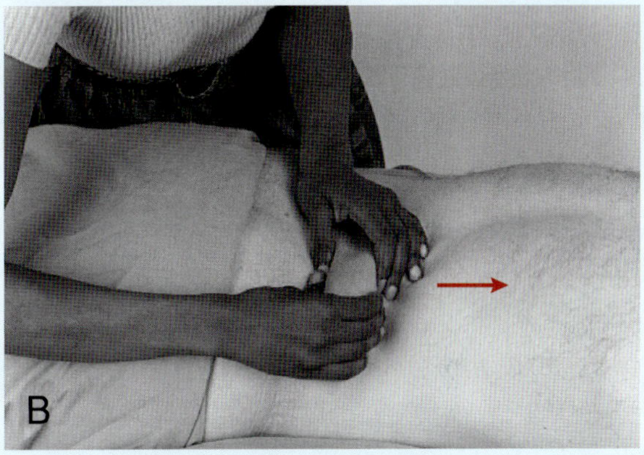

그림 10-3 A 및 B. 허리부위의 조직반응은 주로 요추근막 기저부에 의해 영향을 받으며 보통 스트로크의 방향에 따라 달라진다.

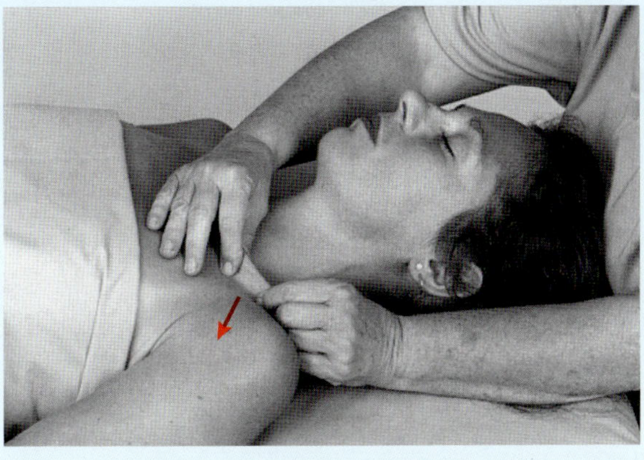

그림 10-2 쇄골과 전방 목 부위에서의 피부롤링은 그 안에 포함된 표면근막과 광경근(넓은 목근, platysma)을 결합한다.

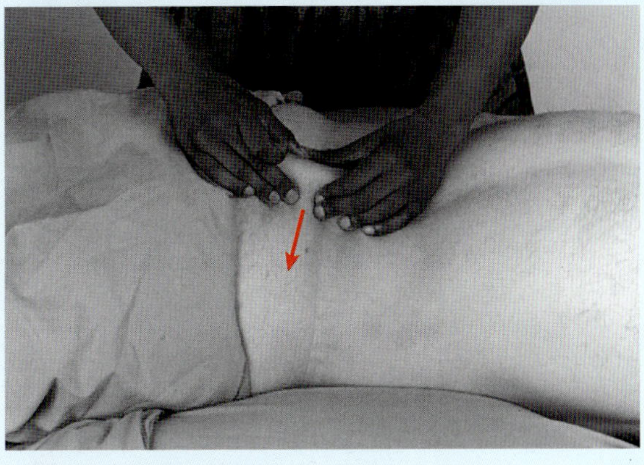

그림 10-4 천골부분의 피부와 표면근막은 치밀한 근막조직 위에 있어 들어올리기가 더 어렵다.

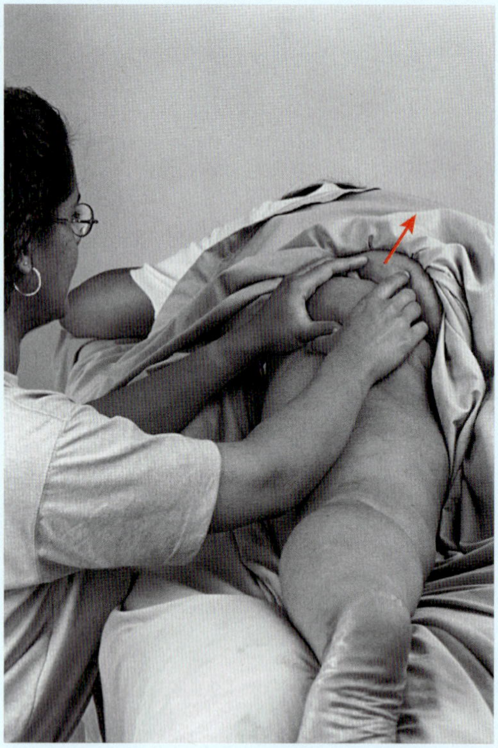

그림 10-5 엉덩이 근육과 같이 지방이 풍부한 부위에서 손꿈치와 손가락의 접촉이 더 많은 조직을 잡을 수 있다.

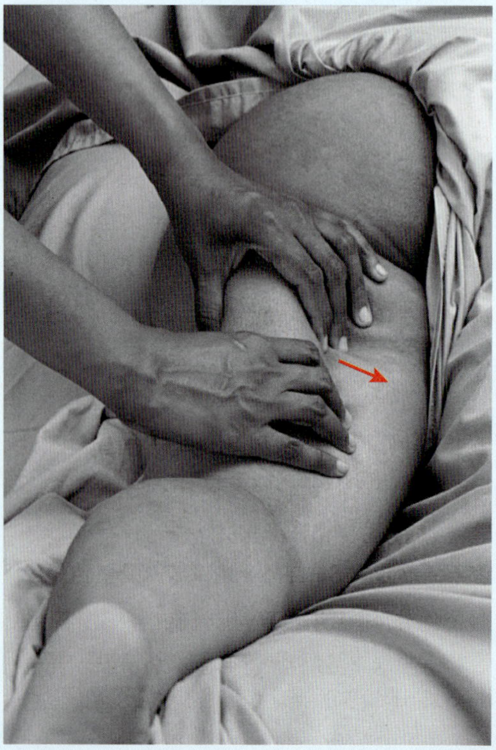

그림 10-6 일반적으로 사지에는 피부롤링으로 둘러싸서 적용하는 것이 더 쉽다.

천히 물결처럼 굴린다. 이 과정에서 두 가지 스트레칭 장력이 동시에 발생한다: 하나는 피부에 수직적이고 다른 하나는 피부에 평행적이다. 잡아들어 올리는 것을 유지한 채로 고객의 조직을 모았다 놓아주면 글라이딩 움직임이 발생한다. 글라이딩과 굴리기를 당기기도 하고 밀기도 하면서 적용한다. 스트로크가 끝날 때까지 잡은 조직을 놓지 않는다.

5. 양손 또는 한 손으로 피부롤링을 적용할 수 있다. 양손을 나란히 놓고 함께 적용하는 것이 더 쉽다.
6. 다양한 방향으로 피부롤링을 수행할 수 있다. 피부가 몸의 다양한 부위에서 표면근막에 다르게 부착되므로 특정부위에서 특정 방향으로 피부롤링을 수행하는 것이 더 용이할 수 있다(그림 10-3, 10-4 및 10-6 참조).
7. 시술 시 전체 부위에 피부롤링을 한 번 수행한 후 부착력이 높거나 민감한 부위로 돌아가서 피하조직이 쉽게 들려지고 민감도가 감소하는 것이 느껴질 때까지 다시 다양한 방향으로 추가하여 적용하도록 한다.
8. 느린 속도(1 cm/s 미만)와 적당한 들어 올리는 힘으로 피부롤링을 적용하면 표면근막 **크리프(creep)** 효과가 발생할 수 있다. - 심부근막의 얕은층에 영향을 미칠 수 있는 근본적인 효과.

   ※크리프(creep): 느린 속도로 결합조직이 서서히 늘어나는 현상
9. 피부롤링 적용 시 압력에 매우 민감한 고객에게는 피부를 가로지르는 **표면근막이완테크닉(superficial myofascial release)** 또는 가볍게 압력을 가하고 넓은 면적을 사용하는 **직접근막테크닉(direct fascial technique)**을 적용하여 비슷한 결과를 얻을 수 있다.

치료사의 자세 및 움직임

1. 6장의 부문에서 설명된 **정렬(aligned)** 되어진 서 있거나 앉은자세를 기본자세로 한다.
2. 손으로 피부롤링의 전체 힘을 발생시키기 때문에 편안하게 정렬된 서 있는 자세 또는 앉아 있는 자세 중 어떤 것을 사용해도 괜찮다.
3. 앉아 있는 자세를 사용하면 손가락과 손바닥 사이에서 조직을 잡을 때 손목의 과도한 신전을 줄일 수 있다(그림 10-5 참조).

촉진

테크닉을 수행하는 동안 고객의 피부와 조직을 촉진하며 다음을 확인한다:

1. 피부의 온도와 질감
2. 표면지방의 질감과 두께. **지방종(lipoma)**과 **섬유화된 침착물(fibrostic deposite)**은 조직층과 함께 쉽게 움직이는 분리되어진 밀도가 높은 조직영역이다. 이러한 현상은 등과 골반대 주변에서 흔히 볼 수 있지만, 사지에서도 발견될 수 있다.
3. 표면근막의 팽팽함. 조직을 피부표면에 수직으로 늘리려고 할 때, 피부표면과 평행하게 조직을 늘리려고 할 때, 또는 조직을 굴리는 과정에서 저항을 느끼는 것으로 나타날 수 있다.
4. 조직의 **점탄성(viscoelastic)** 신장. 피부롤링을 천천히 수행할 때, 표면조직에서 천천히 발생하는 점탄성 신장 또는 "크리프(creep)"을 느낄 수 있을 수 있다.
   ※크리프(creep): 느린 속도로 결합조직이 서서히 늘어나는 현상

관찰

테크닉을 수행하는 동안 다음과 같은 징후를 관찰한다.

1. 피부의 전반적인 상태. 특히 혈액순환이나 **영양변화(trophic changes)**
2. 근육에서의 만성적 긴장의 시각적인 특징. 표면근막의 긴장과 관련이 있을 수 있다.
3. 반응성 충혈. 피부롤링은 종종 충혈이 빠르게 발생될 수 있으며 이것은 몇 분 동안 지속될 수 있다.

고객과의 의사소통

편안함의 정도와 테크닉 효과의 우려에 대한 피드백을 얻는다. 다음은 사용할 수 있는 몇 가지 문장의 예시이다.

1. "피부를 굴리는 중에 타오르는 느낌이 들면 바로 알려주세요." 처음에는, 피부를 굴리는 것은 고객의 팽팽한 표면근막을 늘리면서 불쾌한 "타오르는" 느낌이 들 수 있다. 이 느낌을 완전히 제거할 수 없으므로 고객의 피드백에 따라 압력정도를 적절히 조절하거나 더 넓은 결합조직테크닉로 전환할 수 있다.

피부롤링의 실습순서

실습시간: 1인당 30분

엎드린자세

어깨에서 엉덩이 주름까지 고객의 몸통 절반을 벗긴다. 이때 극돌기에 접근할 수 있도록 한다.

1. 어깨에서 시작: 고객의 피부와 피하지방을 최대한 들어올리고, 조직을 등 아래로, 가능하다면 엉덩이까지 한 번의 중단 없이 연속 동작으로 굴리기를 한다.
2. 어깨로 돌아가기: 노출된 부위를 모두 치료할 때까지 측면 또는 내측으로 이동하고 같은 방향으로 연속적으로 진행한다. 이때 적용하는 동안 조직제한이 발생하는 위치를 기억하도록 한다.
3. 같은 부위에 긴 평행 "스트로크"와 유사하게 위쪽 방향으로 적용한다. 다시 한 번 조직제한이 나타나는 위치를 주의 깊게 확인한다.
4. 같은 부위를 이번에는 내측에서 외측으로 그리고 외측에서 내측으로 짧은 평행 "스트로크"를 적용한다. 조직반응의 차이를 기억한다.
5. 더 큰 제한을 보였던 부위로 돌아가서, 다양한 방향으로 반복적으로 테크닉을 적용한다.
6. 조직제한의 상태를 재평가한다. 신체의 양쪽을 비교하기 전에 고객이 일어나서 적극적으로 움직이도록 하는 것이 좋다.

고객의 나머지 몸 반대편에도 유사한 순서로 진행한다. 마지막에 피부롤링을 머리, 손, 발 및 관절 주변 등 신체의 다른 부위에 어떻게 적용할 수 있는지 연구하도록 한다.

홈 스터디: 다른 부위에 대한 유사한 루틴을 적용하는 방법을 고안해 보도록 한다.

2. 피부롤링으로 인해 스트레치 자국이 일으키지 않으며 건강한 피부를 일시적이든 영구적이든 늘어나보이게 하지 않는다는 점을 고객에게 안심 시켜야 한다.

주의 및 금기사항

피부롤링을 배울 때는 임상교육과 감독 관리된 실습이 중요하다. 병리학적 상태를 다룰 때는 고급교육이 권장될 수 있다. 역학적 테크닉에 대해 언급된 모든 일반적 및 국소적 금기사항은 피부롤링에 마찬가지로 적용된다(5장 참조).[5,8,10]

모든 결합조직테크닉의 경우, 치료사는 급성염증 부위, 과운동성 관절 주변, 또는 노화나 약물 사용으로 인해 고객

의 피부가 손상된 쉬운 경우 피부롤링을 사용해서는 안 된다.[5] 염증의 아급성(**섬유소성 fibroplastic**) 단계에 부종이 진정되어 고객이 치료를 견딜 수 있는 경우에 치료사는 강도를 줄여 피부롤링을 적용할 수 있다. 그리고 고객에게 **결합조직질환(conective tissue diseases)**이 있는 경우에는 이 테크닉을 주의해서 사용해야 한다. 또한, **정골의학적(osteopathic)** 관점에서 특정 척추분절 위에 지속적으로 또는 반복적으로 움직이지 않는 피부의 존재는 그 분절에 의해 연결되는 내장기의 근본적인 불균형, 즉 병리를 나타낸다고 볼 수 있다.[4,21] 근막결합부위에서 피부롤링은 상당히 고통스러울 수 있다. 따라서 치료사는 이 테크닉을 적용할 때 고객의 고통에 대한 내성을 고려해야 한다.

치료 시 피부롤링의 용도

만성기 흉터 가동화

피부롤링은 결합조직테크닉 중 가장 표면적인 것이다. 이 때문에 치료사들은 피부의 **만성기(chronic stage)**의 **흉터(scars)**조직과 피하근막을 가동하는 첫 번째 기술로 사용하고 있다. 또한 근막이완테크닉과 직접근막테크닉을 약한 힘으로 적용하여 이러한 조직의 흉터를 가동시킬 수 있다. 오래된 흉터조직에 대해서는, 초기단계의 흉터조직보다 더 강한 압력과 더 활발한 작업을 할 수 있지만, 이때도 고객의 의견을 주의 깊게 듣고 그에 맞게 조절해야 한다. 여러 자료들에서 임상적으로 만성 단계의 흉터조직이 부상 후 2~3주부터 시작되어[31-33] 1년 정도 동안 **고정(consolidation)** 및 **성숙(maturation)** 단계를 거친다고 말하고 있다.[31] 흉터조직의 임상단계를 결정하기 위해서는 철저한 검사가 필요하다.[31,32] 표면층 깊은 흉터는 근막이완 테크닉, 직접근막테크닉, 마찰법 등이 동원된다. 상황에 따라, 손상된 조직에는 다른 마사지 테크닉을 치유과정의 초기에 국소적으로 적용한다면, 부종과 통증을 줄이고, 이상하게 생긴 흉터조직이 형성되는 것을 방지할 수 있다. 고객에게는 근막의 제약을 완화 할 수 있게 집에서 스스로 할 수 있는 피부롤링과 30초 이상의 스트레칭 방법을 교육하도록 한다.

근막이완: 근거

정의

근막이완(myofascial release): 근막이완은 근육과 관련된 근막에 지속적이고 중간 정도의 긴장을 유발하는 글라이딩을 하지 않는 근막 견인과 함께 다양한 정형외과적 스트레칭을 결합하여 근육 및 그와 관련된 근막에 중등도의 지속적인 장력을 발생시키고, 이로 인해 촉진되는 점탄성 신장 또는 "크리프(creep)"을 유도하는 테크닉이다.[1-3]

이름 및 출처

일부 문헌이나 마사지와 관련된 체계에서 근막이완이라고 부르는 기술을 "근막 스트레칭"으로 칭하기도 한다.[34] 또한, 다른 문헌에서는 "근막이완"이라는 용어를 **직접근막테크닉(direct fascial technique)**이라고 부르는 기술과 동의어로 사용하는 경우도 있다. 이 기술에는 글라이딩 테크닉을 포함하고 있다(이 장의 다른 부분의 설명을 참조).

일부 치료사들은 근막이완을 더 넓은 치료 체계의 일부로 사용하기도 하는 데 이는 다양한 두개천골요법, 정골의학 및 기타 연부조직 기술을 통합할 수 있는 이름이다.[34,35] 일부 저자들은[7,34] 근막이완의 "직접"적용과 "간접"적용에 대해 설명한다. 이러한 의미에서 "직접적용"은 치료사가 테크닉을 적용할 때 힘을 일차적으로 조직제한을 향해 직접 적용한 다음 이를 통과해 적용하는 것을 의미한다. 다시 말해서, 제한이 있는 근막장벽을 지나 그 너머로 움직임을 적용한다. 이것은 치료사가 근막장벽이나 움직임의 제한으로부터 벗어나 힘을 가하거나 고객을 이동시키는 "간접적인" 기술과 대조적이다.[7,36] 이 책에서는 근막이완의 간접적용에 대해서는 다루지 않는다.

근막이완은 지난 50여 년 동안 치료사들이 마사지를 사용하여 기능이 아닌 구조에 영향을 주기 위해 개발한 여러 접근법 중 하나이다. 이것은 **아이다 롤프(Ida Rolf)**에게 큰 의미적인 빚을 지고 있으며, 정골의학과 전통적인 스트레칭 기술의 영향을 보이고 있다.

용도

치료사들은 근막이완을 여러 용도로 사용한다.[7,34-51] 근막이완은 근막층을 연장하고 근막의 가동성을 회복시키며, 흉터와 **유착(adhesions)**이 운동시스템에 미치는 영향을 감소시키는 데 사용된다. 또한 자세적인 조건이나 외상의 만성후유증을 치료하는 데 유용하게 쓰인다.

결과 및 근거

근막이완은 이 장에서 요약되는 다양한 생리적, 심리적 효과를 갖는다.[7,34-51] 치료사들은 근막이완을 사용하여 근막층을 연장하고 근막층 간의 가동성을 회복시키며 운동시스템에서의 유착의 좋지 않은 영향을 감소시킬 수 있다. 따라서 근막이완은 만성적으로 근막 단축이 제한된 관절 범위 및 이동의 용이함에 불편을 초래하는 다양한 조건들, 예를 들어 좋지 않은 자세의 상태(척추후만, 척추전만, 척추측만증, 어깨 상승, 전방머리 자세), 외상으로 인한 만성후유증, 만성근막구획증후군 및 흉곽 출구 증후군과 같은 신경학적 또는 순환압박 증후군에 적합하다.[35-44] 이러한 상황에서 근막이완은 정렬상태를 개선시키고[45], 근육의 기능을 균형지게 하고, 움직임의 질과 양을 향상시키며, 그리고 기저 기능의 직접적인 치료를 통해 통증감소에 기여한다.[7,34,35]

또한 근막이완을 다른 다양한 치료양식과 결합하여 진통 효과를 얻을 수 있다.[46-49] 또한 통증유발점증후군(trigger point syndrome)을 해결하고,[50] 스트레스의 영향을 방지하고,[51] 운동 수행능력을 촉진하는 데 도움이 될 수 있다.

근막이완테크닉의 작용원리

근막이완이 치료효과를 달성하는 방법에 대해 제안된 여러 메커니즘이 있다.[3,7,34-51] 근막이완의 기계적인 효과는 이 테크닉이 표면 및 심부근육과 관련된 근막에 가하는 지속적인 장력(tension)의 결과이다. 이러한 장력은 아마도 **콜라겐** 성분과 **콜라겐 교차결합(collagen cross-links)**[3]에 경미한 파열을 만들어 근막을 길게 만든다. 또한 **기저물질(ground substance)**의 **수화(hydration)**의 부피와 함유량의 변화를 초래할 수 있다.[3,34,35] **근막 네트워크(myofascial network)**에서 긴장도의 재조정은 근막이완 후, 자세의 변화와 고객의 인식 및 신체 이미지와 관련된 변화를 일으킬 수 있다.[34,35] 또한 길이가 변화된 조직에서의 고유수용성 변화는 고객의 새로운 근육 사용 패턴을 촉진 할 수 있다.

아직까지 이러한 도수테크닉 적용이 어떻게 자율 신경계의 기능을 변화시키고 이완을 촉진하는지에 대한 명확한 설명은 없다.

근거조사

40명의 피험자를 대상으로 한 이중맹검 무작위대조실험(double-blinded RCT)[43] 연구에서 연관통이 있는 역학적 목통증에 근막이완이 미치는 영향을 기존의 치료법과 비교하였다. 대조군은 습식 핫팩, 경피적전기신경자극(TENS) 치료와 목의 후인운동, 스트레칭, 가동성 운동, 등척성 운동으로 이루어진 가정용 운동프로그램에 대한 지도를 받았다. 치료군은 15분 동안 습식 핫팩 치료를 받은 후 목 및 상지 근육들에 대한 근막이완을 처치 받았다.

10분에서 15분 동안의 치료는 경추후방 근육조직에(그림 10-8과 유사한) 지속적인 견인 스트레칭 적용과 증상이 있는 상지에 대한 끌어당김으로 구성되었다. 특히, 상지 끌어당김에는 외전 및 회외 시 지속적인 견인력을 적용하는 것뿐만 아니라 최대 회외에 도달할 수 없는 경우 상지의 원위 부를 스트레칭 하는 것을 포함하였다. 이 후, 치료군은 20분 동안 TENS 치료를 받았다. 양 그룹 모두 6일 동안 매일 한 번의 치료 세션을 받았다. 연구자들은 두 그룹 모두에서 움직임 가동범위, 장애 평가 및 통증 평가에서 개선 사항을 발견했다. 그러나 근막이완 그룹은 모든 영역에서 대조군보다 더 큰 이점을 보여주었다. 또한 대조군은 경추 굴곡근의 근력이 증가하지 않았지만 치료군은 증가함을 보였다. 이 연구는 샘플 크기가 작고, 단일센터 조사, 그리고 데이터 수집의 단기적인 특성 등의 제한점이 있다. 그러나 연구 결과는 근막이완을 역학적 경부통증 치료에 통합 했을 때의 잠재적인 이점들을 보여준다.

Gauns SV, Gurudut PV. A randomized controlled trial to study the effect of gross myofascial release on mechanical neck pain referred to upper limb. Int J Health Sci (Qassim). 2018;12(5):51-59.

근막이완: 실습

근막이완의 구성요소

근막이완에는 다음과 같은 구성요소가 있다:

접촉: 양손이나 팔을 전체 또는 일부 사용한다.

압력: 약한 강도에서 중간 정도의 압력을 가한다.

결합된 조직: 근막. 근막 반응은 촉진의 주요 대상이지만 이 테크닉은 연합 근육도 관여시킨다.

방향: 일반적으로 힘은 근육과 근육섬유의 장축에 평행한 방향으로 작용한다. 그 결과 발생하는 신장력은 동일한 방향으로 발생한다.

진폭/길이: 긴 근막 단위에서의 지속적인 신장을 위한 길이 증가는 최대 3 cm에 이를 수 있다.

속도: "크리프(creep)"의 속도는 매우 느리며, 스트레치되는 조직의 부위, 양 및 건강상태도 속도에 영향을 미친다.

지속시간: 90초에서 5분 이상

상호적 테크닉: 정적접촉, 직접근막테크닉 및 일반적인 근골격계 스트레칭과 결합할 수 있다.

결합: 통증유발점을 치료하기 위한 특정압박테크닉과 조합할 수 있다.

맥락: 일반적으로 별도로 적용되거나 직접적인 근막테크닉과 번갈아 가며 적용된다. 광범위한 근막이완은 특정 신경근 또는 결합조직테크닉에 앞서 또는 이후에 시행할 수 있다.

촉진실습

1. 필요하다면 주요 골격근육의 해부학을 검토한다. 촉진 부위의 테두리, 부착물 및 섬유를 촉진하고 이를 파트너의 몸에 마커로 표시한다.
2. 대퇴근, 슬괵근과 같은 하지의 주요 근육이나 근육그룹을 선택한다. 해당 근육의 길이를 평가하고 기록하며, 파트너가 서 있는 상태에서 외관을 관찰한다. 파트너가 횡경막 호흡을 연습하는 동안 한쪽 근육에 2~3분간 기본적인 스트레칭테크닉을 적용한다. 근육이 이완됨에 따라 스트레칭 강도를 늘려야 한다. 파트너에게 피드백을 요청한다. 양쪽에서 어떤 차이를 보고 느낄 수 있나요? 반대쪽에도 스트레칭을 시행하고 평가를 반복한다.
3. 파트너의 건강한 관절을 선택 한다(단일 중수지절 관절 또는 손목 복합체가 이 연습에 적합하다). 한 손은 관절의 근위부에, 다른 한 손은 원위부에 단단히 고정한다. 관절주머니가 느슨해지도록 충분한 힘으로 관절을 **견인(distract)**시킨다. 눈을 감고 촉진하는 동안 최대 1분 동안 동일한 견인력을 유지한다. 일반적으로 관절주머니의 결합조직이 **크리프(creep)**를 시작하면 본인(및 파트너)은 관절이 약간 더 "움직이는" 것을 느낄 수 있다(키포인트 10-1 참조).

도수테크닉

그림 10-7~10-14는 치료사가 신체의 다양한 부위에 근막 이완을 적용하는 모습을 보여준다.[34,35] 그림의 순서는 누운자세에서 머리부터 발끝까지 그리고 엎드린자세이다.[35] 각 그림은 설명된 도수테크닉에 대한 대부분의 지침을 보여준다. 화살표는 적용된 힘의 방향을 나타낸다. 치료사의 손과 고객의 피부 사이에 미끄러짐이 발생하지 않게 한다.

1. 치료할 조직(예: 근육이나 사지 전체)을 팽팽해지기 직전의 지점이나 팽팽해진 지점까지 신장되도록 자세를 취한다.
2. 스트레칭할 대상조직의 반대쪽 끝에 선택한 부위의 접촉면을 놓는다(그림 10-7, 10-9 및 10-14). 일반적으로 접촉면은 전체 손바닥 표면, 손꿈치 또는 전완부이다.
3. 심부근막의 근막층(또는 더 깊은 곳)이 맞물릴 만큼 조직을 압박한 다음 서로 반대 방향으로 가볍거나 중간 정도의 수평 방향의 항력 또는 견인력을 적용한다. 이 동작은 근육섬유선과 평행한 방향으로 양손 사이의 조직을 늘릴 수 있다. 접촉면이 피부 위에서 미끄러지면 안 된다.
4. 고객의 조직이 천천히 늘어나기 시작하면 수평 끌기(drag) 또는 스트레칭 장력을 일정한 수준으로 유지하도록 한다.
5. 조직이 늘어나게 되면서 느슨해진 부분을 잡아준다. 예를 들어, 손을 근육의 반대쪽 끝에 놓으면 피부 위로 미끄러지지 않고 매우 천천히 벌어지게 된다(그림 10-7, 10-9, 10-10, 10-13A, 10-13B 및 10-14). 고객의 체중을 이용하여 스트레칭의 한쪽 끝을 고정하게 되면 치료사의 두 손은 고객의 중력에 대한 안정되는 지점에서 멀어지게 된다(그림 10-8, 10-11, 10-12).

   한 저자는 근막이완에 최소 90초가 필요하다고 제안하고 치료사들에게 일련의 근막장벽의 연장이 진행될 수 있도록 초기 이완을 3~5분 동안 유지하라고 조언한다.[35]
6. 90초 후에도 눈에 띄게 늘어나는 것이 느껴지지 않으

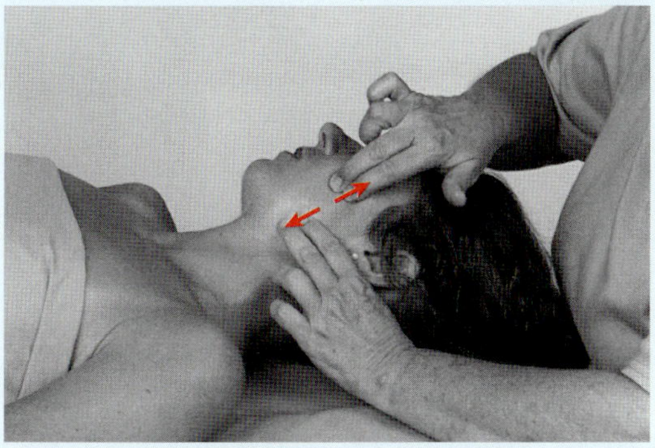

그림 10-7 손가락 끝 접촉은 교근(masseter)과 같은 작은 근육을 스트레칭하는 데 사용된다.

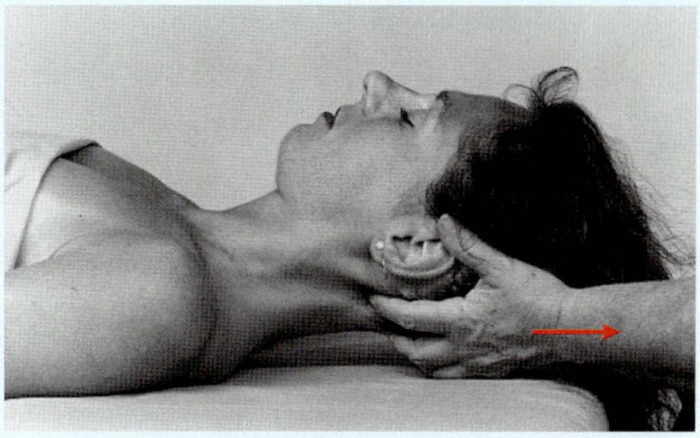

그림 10-8 바로누운자세에서 후방 경추 근막 그룹의 스트레칭. 주의: C1-C2에 손가락을 대거나 고리뼈(atlas)에 압력을 가하지 않도록 한다.

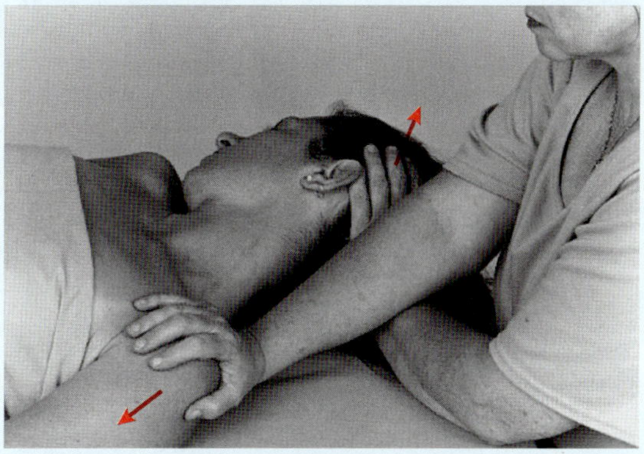

그림 10-9 손을 교차하여 상부위치에서 상부승모근 스트레칭을 한다.

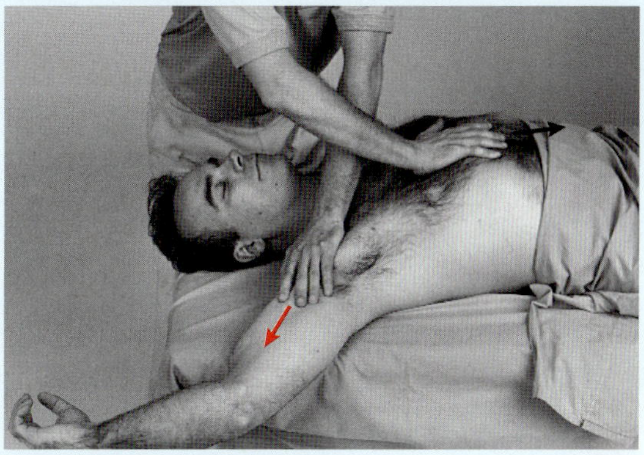

그림 10-10 대흉근(pectoralis major) 하부섬유는 양손을 교차하여 스트레칭을 한다.

면 고객에게 스트레칭 되는 부위에 의식적으로 "숨을 쉬게" 하거나 기침을 하도록 요청한다.[34,35] 스트레칭 각도를 약간 조정하거나, 압력을 낮추거나, 대상조직을 전체적으로 변경하여 효과적으로 이완시켜준다.

7. 손을 교차시킨 자세는 지렛대 효과를 얻을 수 있으며 특히 근육이 클 때 더욱 효과를 얻게 된다(그림10-9, 10-10, 10-13A 및 10-13B). 그러나 장시간 사용하면 치료사의 손목에 스트레스를 줄 수 있다.
8. 연장견인(lengthening traction)을 시작하기 전에 고객의 조직에 다양한 양의 압력을 가할 수 있지만 가볍게 시작하는 것이 좋다. 처음에는 표면조직 층에만 적용되어지는 것처럼 보이는 접촉이 근막이완을 시작하면 더 깊은 근막층에 영향을 미칠 수 있기 때문에 이는 필수적이다. 이는 결합조직이 늘어나는 결과를 가져오는 것은 주로 가해지는 힘의 양이 아니라 적용되

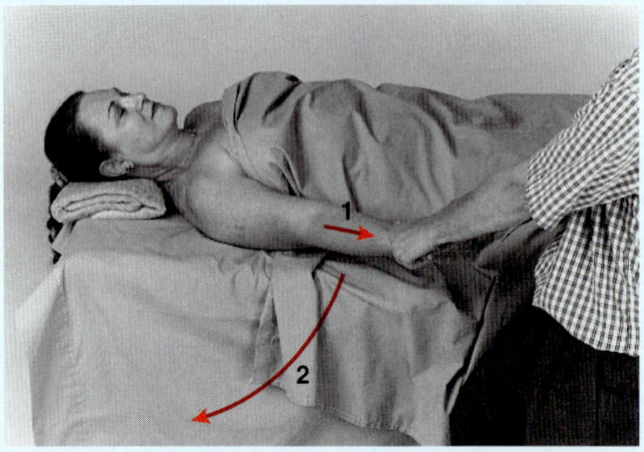

그림 10-11 거의 모든 위치에서 고객의 팔(또는 다리)에 지속적인 견인을 수행할 수 있다. 치료사는 견인력을 유지하면서 고객의 몸을 움직인다. 팔을 천천히 점진적으로 완전히 외전(벌림) 상태로 만든다. 이 동작은 다양한 각도의 내회전(안쪽돌림) 또는 외회전(바깥돌림)으로 수행할 수 있다.

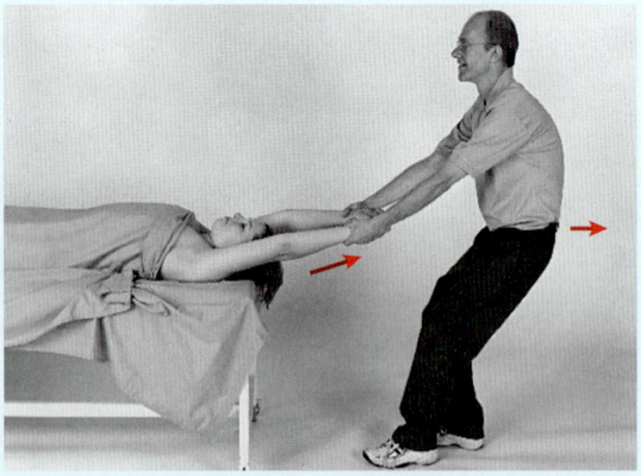

그림 10-12 양팔 견인은 고객이 엎드린자세나 누운자세에서 수행될 수 있다. 기본적인 자세에서 시작하여 치료사는 자세를 약간씩 이동하여 상체의 거의 모든 긴 근육집단에 힘을 전달할 수 있다. 두 번째로 치료사는 동시에 두 다리로 체중이동을 통해 견인의 치료효과를 더 효율적으로 사용할 수 있다.

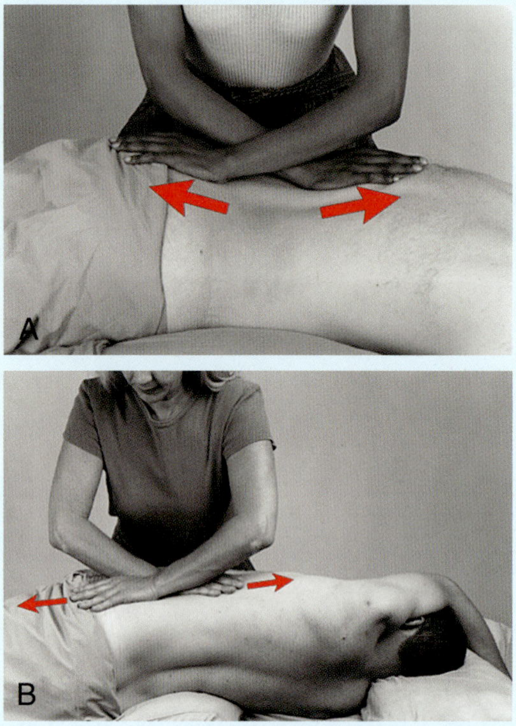

그림 10-13 A. 엎드린자세에서 허리부위를 한쪽으로 손을 교차해서 스트레칭을 한다. 조밀하고 여러 층으로 이루어진 요천추(허리엉치, lumbosacral) 근막내의 장벽을 해결하려면 이 테크닉을 광범위하고 부드럽게 적용해야 할 수 있다. 손은 중앙에 위치할 수도 있고 몸 전체를 가로지르는 방향으로 배치할 수도 있다. 고객의 척추양쪽에 있는 척추주위 근육조직에 접촉하여 스트레칭을 적용한다. B. 옆으로 누운자세에서 허리부위의 한쪽에 손을 교차해 스트레칭을 적용한다. 요방형근(허리네모근, Quadratus lumborum)의 스트레칭을 용이하게 하려면 고객의 팔을 머리 위에 놓고 고객의 반대편 아래에 베개를 놓으면 된다.

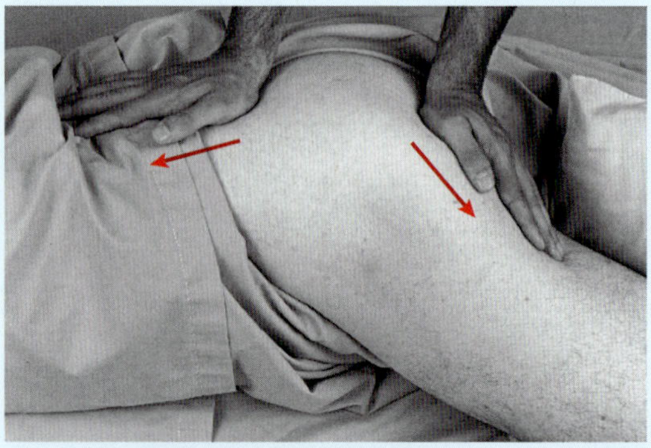

그림 10-14 대둔근(큰엉덩근, Gluteus maximus)의 근막이완. 참고: 대둔근 섬유는 비스듬한 방향으로 되어있다. 스트로크가 근육섬유의 방향대로 잘 따라가는지 확인하라.

어지는 힘의 지속시간임을 말한다(키포인트 10-1 참조). 게다가, 더 큰 힘을 사용하면 고객이 고통과 경계심, 불안감을 느낄 가능성이 더 커진다. 그러므로 적당한 힘 이상으로 적용하지 않도록 한다.

9. 고객의 조직이 일련의 근막장벽을 통해 이완되는 3~5분 또는 그 이상 스트레칭의 힘을 유지할 수 있다. 또는 더 짧은 기간 동안 스트레칭을 유지한 다음 고객의 신체부위를 더 큰 스트레칭 위치로 재배치하여 조직이 적절하게 늘어날 때까지 반복할 수 있다. 후자의 방법으로 근육과 근막의 다양한 층과 섬유를 결합하기 위해 연속적인 스트레칭에 대한 힘을 변경할 수 있다.
10. 압력을 점진적으로 가했다가 이완한다.

치료사의 자세와 움직임

1. 6장에서 설명한 기본자세인 정렬되어진 서있는 자세, 앉은자세 등, 기타 자세를 취할 수 있다.
2. 몇 분 동안 이상 유지해야 할 수도 있기 때문에 효율적이면서도 편안한 자세를 선택한다. 손과 전완부 접촉을 사용하면 신체역학을 향상시키고 장시간동안 손목에 가해지는 스트레스를 피할 수 있다.
3. 이완이 진행됨에 따라 발의 위치와 무게중심의 작은 이동을 통해 신체에 가해지는 **인체공학적(ergonomic)** 부하를 변경할 수 있다.
4. 두 번째(또는 세 번째) 치료사의 도움을 받아 사지 전체 및 몸 전체를 이완시킬 수 있다.[34]
5. 상대적으로 몸의 움직임이 적은 자세를 장시간 유지해야 하는 경우에는 횡경막 호흡을 하도록 한다.

촉진하기

이 테크닉을 수행하면서 다음 사항에 대해 고객의 조직을 촉진하도록 한다.

1. 조직의 점탄성 신장 또는 크리프(creep). 이는 근막이완이 올바르게 수행되는 동안 접촉면이 고객의 피부 위로 움직이지 않기 때문에 비교적 쉽게 촉진할 수 있다. 신장시킬 위치를 설정하고 조직의 초기 **탄성(elastic)** 스트레치를 끝 지점까지 적용한 후 접촉을 점진적으로 분리하면 크리프가 반사적으로 발생한다. 크리프는 느리고 부드러운 "유압적인(hydraulic)" 느낌(젤리나 고무찰흙을 늘리는 것처럼)을 갖고 있는데, 이는 압력에 의해 유체가 세포외 기질 밖으로 액체가 제한적으로 이동하기 때문일 수 있다.
2. 근막층의 위치. 양손으로 같은 근막층에 동시에 접근하여 손끼리 "소통"하도록 노력해야 한다. 이를 통해 마치 서로 연결된 시트의 양쪽 끝을 끌고 있는 것처럼 각각 다른 손이 가하는 힘의 양과 방향의 작은 변화를 감지할 수 있게 된다. 근막의 층을 분리하고 촉진하는 능력을 개발하는 것은 연습이 필요한 기술이다.
3. 스트레치의 리듬과 움직임. 근막이완의 성공적인 적용은 각 스트레치가 진행되는 동안 고유의 리듬과 움직임을 집중하는 것에 달려 있다. 눈을 감으면 손과 촉진 결과에 주의를 집중하는 데 도움이 된다. 이는 기술을 배울 때 특히 유용하다.
4. **두개골 리듬**(Cranial rhythm). 스트레칭 힘의 방향에서 느껴지는 작고 뚜렷한 변화가 스스로 일어나는 것처럼 보이는 것은, 고객의 두개골 리듬이나 비대칭적으로 단축된 근막의 풀림을 반영할 수 있다. 치료사는 두개골 리듬을 참조하지 않고도 근막이완을 가장 간단한 형태로 수행할 수 있다. 근막이완 동안 두개골 리듬에 주의를 기울이는 기술을 개선하고자 한다면 Upledger와 Vredevoogd의 방법을 추천한다.[52] 그러나 학습 초기에는 이완이 진행되는 동안 나타나는 작은 3차원적인 움직임을 촉진할 준비가 더욱 중요하다.

관찰하기

이 테크닉을 진행하면서 고객의 근육긴장과 조직길이의 변화를 관찰한다. 다음과 같은 징후가 나타날 수 있다.

1. 국소적 길이 증가. 이완하는 동안 스트레칭 되는 부위의 크기에 따라 소량(몇 밀리미터에서 1~2 cm정도)의 국소조직이 늘어나는 것을 볼 수 있다.
2. 근육긴장도의 감소. 스트레칭의 힘을 풀어준 후에는 근육긴장도가 낮아지면서 국소조직의 윤곽이 부드러워지고 편평해질 수 있다.
3. **요변성**(Thixotropic) 복원. 조직의 기저물질의 요변성 복원은 스트레칭의 힘을 풀어준 후 국소조직 윤곽을 더욱 부드럽게 만드는 데 기여할 수 있다.
4. 다른 신체부위의 변화. 근막이완을 적용하는 동안 근위부, 원위부 또는 인접부위에서 길이연장 및 위치변

화가 나타날 수 있다. 치료사는 테이블 위나 밖에서 고객의 변화와 함께 인접한 신체부위를 지속적으로 평가하는 습관을 길러야 한다.

5. 구조적 정렬. 치료사는 세션 도중과 세션종료 시 정적기립자세의 정렬상태와 보행검사를 통하여 신체분절의 구조적 관계의 변화를 가장 잘 평가할 수 있어야 한다.
6. 호흡수 감소, 소화기관의 소리(peristaltic noises), 목소리의 톤 변화 등 이완되면서 자율신경 기능 변화의 징후들이 나타날 수 있다.

고객과의 의사소통

일반적인 이완과 조직이 신장되는 것에 대한 인식을 장려하도록 한다. 다음은 사용할 수 있는 몇 가지 문장의 예시이다:

1. "어떤 식으로든 최대한 편안하게 호흡을 깊게 하세요." 의식적인 깊은 횡경막 호흡은 이완을 돕는 반면, 호흡이 부족하면 이완을 방해하기도 한다. 때때로 기침을 통해 이완을 촉진할 수 있다.
2. "눈을 감고 생각을 이완되고 있는 .....에 집중해보세요." 고객에게 조직이 늘어나는 느낌에 더 잘 집중하기 위해 눈을 감도록 요청한다.
3. "불편해지기 시작하면 알려주세요." 압박감과 늘어나는 느낌 모두 일반적으로 기분 좋고, 언제나 견딜 만해야 한다.
4. 고객에게 치료한 부위와 치료하지 않은 부위를 비교하도록 요청한다. 예를 들어, 왼쪽과 오른쪽을 비교하도록 한다. 앉거나 걸을 때 변화가 더 뚜렷이 나타날 수 있다. 고객에게 이 테크닉의 지속적인 효과를 스스로 관찰하고 표현할 수 있는 충분한 시간을 주는 것은 특히 습관적으로 자세가 좋지 않은 고객들에게 유용한 교육 도구가 될 수 있다.
5. "뭔가 어긋난 느낌이 있나요?" "좌우가 일치합니까?" 몸의 좌우가 어떻게 다른지 설명해줄 수 있나요?" 세션이 끝날 때 고객이 양쪽의 균형감을 느끼는지 확인한다.
6. "치료 후 하루 정도는 약간 어지러움을 느끼는 경우가 있는데 다행히 정상입니다." 고객들은 상당한 이완을 경험한 후 하루나 이틀 정도는 변화된 **고유수용성감각(proprioception)**과 생체 역학의 변화를 인지하는 경우가 많다. 이러한 변화가 고통스럽지는 않지만 고객은 불편함을 느낄 수도 있다. 따라서 이러한 불편함이 발생할 수 있으며 걷기와 같은 간단한 일상활동으로 불편함을 줄일 수 있음을 조언하도록 한다.
7. "치료 후 특이사항이 있으면, 특히 지속적인 통증이 있는 경우 알려주세요." **주동근-길항근 균형(agonist-antagonist balance)**에 큰 변화가 생기면 치료를 받은 부위 이외의 부위에 일시적인 근육통을 경험할 수 있다. 이는 길항근, 협력근 또는 **운동사슬**(kinetic chain)의 다른 근육들의 부하가 증가하기 때문에 발생한다. 그러므로 치료 후 통증이 경미 하거나 2일 이상 지속되는 경우 이를 보고하도록 고객에게 조언해야 한다.

근막이완을 위한 실습순서

실습시간: 1인당 40분

각 스트레칭이 1분 이상 진행되도록 허용하고 조직의 느슨함을 해소하기 위해 더 자주 잠시 멈춤으로 보다 표면적인 허리 및 골반근육에 대해 다음 순서를 연결할 수 있다. 균형 잡힌 중재가 이루어질 수 있도록 각 스트레칭에 대해 비슷한 시간(90초 이상)을 할당하는 것이 좋다. 실습 전에 치료할 근막 단위의 섬유방향을 검토하고 정적정렬상태 및 보행을 검토하도록 한다.

치료를 시작하기 전에 고객의 정적정렬상태와 보행을 분석한다. 특히, 요추와 골반사이의 관계를 주의 깊게 살펴본다.

1. 고객의 복부에 베개를 놓고 엎드린자세로 시작한다. 광배근(넓은등근, Latissimus dorsi)의 요추 부분에 손을 교차시켜 스트레칭을 여러 번 적용한다. 고객을 옆으로 누운자세로 변경한다. 같은 쪽 다리를 펴선 12번 갈비뼈와 장골능(복사근의 외측 근막 부분) 사이의 공간을 확보한다. 고객의 다리를 같은 위치에 놓고 중둔근(중간볼기근, Gluteus medius)과 소둔근(작은볼기근, Gluteus minimus)의 기시점과 정지점 사이에 근막이완을 적용한다. 고객에게 다리를 반태아 자세로 구부리도록 한다. 이 자세에서 척주기립근의 아래쪽 부분을 늘린 다음 대둔근을 늘린다. 고객을 다시 반대쪽으로 돌리고 2~4단계를 반복한다. 다시 바로누운자세로 변경한다. 양쪽의 대퇴근막장근(Tensor facia lata)과 대퇴직근(Rectus femoris)에 근막이완을 적용한다. 필요한 경우 다리를 테이블 측면에 걸어 두어도 된다. 일반적인 요근(Psoas) 스트레칭을 양쪽에 적용한다.
2. 마무리를 위해 각 다리에 부드럽고 지속적인 견인력을 적용한 다음 목부터 천골부위까지 부드럽게 지속적인 척추견인을 적용한다.

주의 및 금기사항

근막이완의 효과적인 적용을 익히기 위해 임상 훈련과 감독된 실습이 필요하다. 병리학적 상태를 다룰 때는 전문 교육을 받는 것이 좋다. 역학적 테크닉에 대해 언급된 모든 일반 및 국소 금기사항은 근막이완 사용에도 적용된다(5장 참조).[5,8,10] 결합조직테크닉의 경우와 마찬가지로 근막이완 사용에도 몇 가지 주의사항과 금기사항이 있다. 여기에는 악성종양[53], 봉와직염, 발열, 전신 또는 국소감염, 급성 순환기 질환, 골수염, 동맥류, 폐쇄성 부종, 급성 류마티스관절염, 열린상처, 봉합선, 혈종, 치유중인 골절, 골다공증, 항응고제 치료, 진행 중인 당뇨병 및 피부 과민증[35] 등이 포함된다. 또한, 치료사는 이완성 마비, 느슨하거나 불안정한 관절, 또는 **"근막**(fascial)**" "부목고정**(splinting)"으로 지지되는 질병이 있는 관절 부위에서 근막이완을 시행할 때 극도의 주의를 기울여야 한다. 마지막으로, 치료사는 결합조직 질환의 비 급성 단계에서만 근막이완을 주의해서 사용해야 한다.

치료사들은 근막이완이 고객의 생체 전반에 미치는 광범위한 영향을 평가할 필요가 있다. 근막이완을 적용하는 힘이 특별히 크지 않더라도 근막균형에 중요한 변화가 빠르게 발생할 수 있다. 고객의 서로 얽힌 근막 네트워크가 "전체 시스템(whole system)" 행동을 보여주기 때문에[3,34,35,54-60], 근막이완의 역학적 효과는 꼭 국소적으로만 나타나지 않을뿐더러 거의 대부분이 국소적이지도 않다. 마이어스Myers의 저서 "근막경선해부학(anatomy train)[56,61]"에 설명된 근막 해부학에 대한 내용이 치료사가 한 부위에 적용한 근막작업이 어떻게 "전이(travel)"되어 다른 부위에까지 영향을 미칠 수 있는지 이해하는 데 도움이 될 수 있다. 게다가, 이 테크닉은 강한 자율신경 반응효과, 반사효과, 그리고 **신체감정적 이완(somatoemotional release)**을 유발하며 특히 장기간 적용할 때 더욱 그렇다.[34,62] 이를 위해서는 테크닉을 적용하는 동안 보수적인 접근, 주의 깊은 관찰, 고객과의 지속적인 의사소통이 필요하다. 근막이완의 효과를 고려하여 치료사는 중재를 위해 근막이완을 적용하기 전에 기본적인 시각적 자세분석을 정확하게 수행할 수 있어야 한다.[54,55,59,60] 더욱이, 근막이완을 수행하는 방법을 배우는 치료사는 처음에는 주어진 세션에서 이 테크닉의 사용을 10분 미만으로 제한해야 하며 주기적으로 최소한 고객에 대한 시각적 재평가를 수행해야 한다. 또한, 특히 다리, 허벅지 또는 골반주위의 편측에만 작업을 수행한 경우, 고객이 세션이 끝날 때 "균형 잡힌(balanced)" 상태로 느낄 수 있도록 해야 한다. 마지막으로, 주동근, 길항근, 협응근 그룹의 균형 잡힌 기능을 유지하고 가능한 치료효과에 대해 엄격한 분석을 하도록 노력해야 한다. 근막이완과 같은 근막테크닉을 광범위하게 사용하기 위한 구체적인 전략은 이 책 이외에 다른 여러 전문 서적들을 참고하도록 한다.[56,57]

치료시 근막이완의 용도

근막신장성을 증진시키기 위해

두개천골리듬(craniosacral rhythm)을 참고하여 근막이완을 적용하고 두개천골테크닉과 직접근막테크닉을 통합하여 사용할 수 있다.[1,34,35] 결합조직의 신장성을 증가시키는 다른 마사지 테크닉로는 피부롤링, **마찰법**(friction), 그리고 30초 이상 유지되는 스트레칭이며 높은 장력으로 천천히 적용하는 유날법을 포함할 수 있다. 자가 스트레칭은 고객의 홈 케어에 특히 유용할 수 있다. 또한 **근에너지기법(MET, muscle energy techniques)**, **관절가동테크닉(joint mobilization)** 및 **관절도수교정(joint manipulation)**, 머리 또는 골반에서 수행되는 **척추 견인(spinal traction)** 등이 도움이 된다.[35]

통제된 실험실 조건에서 조직의 정확한 가열은 큰 구조적 손상 없이 조밀한 결합조직의 신장을 촉진할 수 있다.[17,20,63] 그러나 임상실습에서 점진적인 부하 이전에 결합조직을 가열하면 콜라겐이 대규모로 파열될 위험이 높아 질 수 있다. 결과적으로, 결합조직테크닉을 수행하기 전에 치료의 목적이 콜라겐을 파열하거나 변성시키는 것이 아니라면 열이나 냉찜질을 피해야 한다.[63] 근막이완을 사용한 후 열을 가하면 근막조직의 유연성이 일시적으로 증가할 수 있다.

자세조건을 위해

이 장에서 설명된 모든 테크닉은 체형의 단축된 부위를 늘리려고 할 때 유용할 수 있다. 자세 변화가 발생한 후에는 자세인식 훈련, 신경근 재교육, 움직임 인식 훈련이 도움이 될 수 있다.[12] 또한 **알렉산더 테크닉(Alexander technique)**[64]과 같은 포괄적인 자세인식 및 움직임 훈련 시스템을 사용할 수 있다. 고객의 작업환경과 관련된 인체공학적 재교육이 필요할 수 있다. **자세가 약한**(postural weakness) 부위에 근력훈련과 지구력 훈련을 적용할 수 있다. 이는 바이오피드백 및 전기 근육 자극과 같은 전기치료 방식으로 도움을 받을 수 있다.[12] 만성질환일 경우 골격의 비대칭에 대한 교정이 필요할 수 있다.

직접근막테크닉: 근거(Direct Fascial Technique: Evidence)

정의

직접근막테크닉: 표면근막이나 심부근막 및 연관된 근육에 적당하고 지속적인 장력을 가하는 천천히 글라이딩(gliding, 활주법)을 적용하는 테크닉이다. 이로 인해 눈에 띄는 점탄성 연장(크리프, creep)이 발생한다.[1,3-9,35,57,65]

이름 및 출처

다른 문헌 및 마사지 관련 계통에서는 우리가 직접근막테크닉이라고 부르는 기술을 "근막테크닉," "결합조직테크닉," "결합조직 마사지(CTM)," "근막 마사지," "심부 조직 마사지," "심부 스트로킹," "근막 도수조정," "연부조직 가동테크닉," 또는 "직접근막이완 테크닉"이라고 부르기도 한다.[1,3-9,12,35,57,65] 근막테크닉과 관련하여 사용되는 "직접(direct)"은 테크닉 적용의 힘을 조직 제한점에 직접적으로 접촉하여 그 제한점을 넘어 힘을 전달하는 것을 의미한다. 즉, 제한적인 근막장벽을 통과하고 그 너머로 테크닉을 적용한다. 이는 근막장벽이나 움직임의 제한점으로부터 떨어져 있는 부분에 압력을 가하거나 대상자를 움직이는 역긴장(counterstrain)테크닉이나 자세이완 테크닉(positional release)같은 "간접(indirect)"테크닉과는 대조적이다.[7,36] 이 책에서는 간접테크닉에 대해 다루지 않는다.

언뜻 보기에, 직접근막테크닉은 때때로 근육에 지속적인 단방향 끌기(drag)를 적용하여 근육 결합을 생성하는 스트리핑(stripping)과 같은 현대의 신경근테크닉과 비슷해 보일 수 있다. 근복부(muscle belly)에 직접근막테크닉을 적용하면 신경근테크닉의 일부 효과를 얻을 수 있다. 그러나 이 테크닉은 촉진의 초점, 적용 위치, 목적 및 결합조직에 미치는 영향 측면에서 신경근테크닉과 크게 다르다.

직접근막테크닉(direct fascial technique)은 금세기의 가장 영향력 있는 마사지 혁신 중 하나로, 두 명백히 다른 목적을 위해 이 테크닉을 개발하고 정교하게 발전시킨 미국의 아이다 **롤프**(Ida **Rolf**)와 독일의 엘리자베스 **디케**(Elizabeth **Dicke**)의 연구를 통해 처음으로 알려지게 되었다.[55,66-68] 신체를 종합적으로 재조정하고자 하는 다양한 **구조적 통합(Structural Integration)** 또는 구조적 바디웍(Bodywork) 학파의 치료사들은 10세션 시리즈의 틀 안에서 표면과 심부근막층 그리고 근육 전체에 직접근막테크닉을 적용한다. 이 학파에는 헬러워크(Hellerwork)(스트레스에 도움이 되는 마사지), 소마(SOMA)(몸과 마음을 의미하는 그리스어 단어), 신경근육 통합과 구조적 정렬, 그리고 구조적 통합과 자세적 통합과 같은 **롤핑(Rolfing)**[69-72]과 그의 다양한 제자들이 포함된다.[5,9,55,73] 디케의 Bindegewebsmassage (Dicke's Bindegewebsmassage)(CTM)에서는 특정한 생리적 반사효과를 이끌어내기 위해 피부와 표면근막층에 정확한 순서로 직접근막테크닉을 적용한다.[1,66,67,74] 또한 CTM 시스템은 글라이딩(gliding)을 사용하지는 않지만 근막에 특정한 피하 견인력을 발휘하는 피부롤링(skin rolling)와 짧은 스트로크를 사용한다.[1] 이 시스템은 북미보다 유럽에서 훨씬 더 많은 추종자를 보유하고 있다.

용도

이 장에 설명된 다양한 적용을 위해 직접근막테크닉을 사용한다.[1,5,35,51,55,66-106] 근막이완의 경우와 마찬가지로 직접근막테크닉을 사용하여 근막층을 늘리고 근막 가동성을 회복하며 운동체계에 대한 흉터(scar) 및 유착의 영향을 줄일 수 있다. 치료사들은 자세조건(postural conditions)과 외상의 만성 후유증을 치료하는 데 특히 유용하다고 여긴다. 또한, 때때로 진통효과와 자율 기능의 균형을 유지하기 위해 유럽에서는 **체성내장기(somatovisceral)**효과를 위해 사용한다.

결과 및 근거

직접근막테크닉은 이 장에서 설명하는 다양한 생리적, 심리적 효과를 갖는다.[1,5,35,51,55,66-106] 이는 근막층 사이의 가동성을 증가시키고 회복시키는 것을 포함하여 근막이완과 유사한 일반적인 임상효과를 보인다. 또한 구조적 통합 또는 CTM과 같은 포괄적인 치료 시스템 내에서 직접근막테크닉을 사용하여 다양한 결과를 해결할 수 있다. 근막이완과 마찬가지로 만성 근막단축이 관절운동범위와 움직임의 제한으로 귀결되는 상태를 치료하기 위해 직접근막테크닉을 사용할 수 있다.

이러한 상태는 자세 조건(척추후만증, 척추전만증, 척추측만증, 어깨상승자세, 전방머리자세), 외상으로 인하 만성 후유증, 만성근막구획 증후군, 반복적인 근육염좌, 흉곽충돌 증후군과 같은 신경학적 또는 순환압박 증후군, 만성요통장애, 가벼운 경직 등이 포함된다.[35,55,66-78] 이러한 상황에서 직접근막테크닉은 구조적 정렬의 정상화, 주동근-길항근 기능의 균형, 신체분절 간 움직임의 질과 양의 개선, 에너지 소비 개선에 기여한다.[55,73,77-81] 이러한 효과는 근육 유연성 증가에 따른 향상된 근육성능과 결합되어 이 기술을 운동성능에 유용하게 만들 수 있다. 또한, 직접근막테크닉은 엔도르핀 매개 진통물질을 통한 통증에 대한 복합적인 직간접효과, 운동성 회복 및 불안감 감소 효과가 있다.[75,79-92] 마지막으로, 이 테크닉은 종종 국소반응성 충혈을 일으키고 간접적으로 국소순환에 영향을 미칠 수도 있다.[1,66,67]

구조적 통합(Structural Integration) 중재의 맥락 안에서 직접근막테크닉은 다른 임상적 효과를 갖는다. 첫째, 부교감신경 활동이 증가하는 것으로 보이며[75], 일련의 세션 중에 적용하면 불안 상태가 점진적으로 감소할 수 있다.[81-83] 그러나 CTM 중재에서 직접근막테크닉의 사용에 대한 연구는 일관성이 낮은 자율신경계 효과를 보고했지만 CTM에 대한 문헌은 자율신경계의 불균형을 치료하는 데 유용하다고 시사한다.[1,66,67,84,93,94]

직접근막테크닉(또는 기타 마사지 테크닉)이 자율신경계 활동에 영향을 미치는 경우, 이는 일반화된 간접적인 내장기관의 효과를 생성할 수 있다. 그러나 CTM은 이 개념을 더 발전시켜 치료사들이 체성 결합조직의 팽팽함(tightness)을 감지하고 제거함으로써 **체성내장반사(somatovisceral reflexes)**를 통해 내장기 기능에 대한 직접적인 조절효과를 얻을 수 있다고 제안했다.[74,94-101] 비록 일부 사람들은 내장기에 단순히 더 많은 공간을 주는 것이 운동성의 회복을 용이하게 할 것이라고 믿지만, 이 이론에 대한 과학적인 근거는 불확실하다. 문헌에 따르면 피부는 예측 가능한 과민성 영역(머리영역)(Head's zone)을 발달시킬 수 있으며 근육과 관련 근막은 특정내장 병리에 반응하여 예측 가능한 긴장도 증가 영역(맥켄지영역, MacKenzie zone)을 나타낼 수 있다.[68,94] 불행하게도 장기 기능에 대한 직접적인 체세포의 영향 경로의 존재를 지지하는 영문연구가 부족하다. 이것은 저널 초록임에도 불구하고 잠재적으로 실질적인 독일과 러시아 문헌의 영문번역 부족의 결과다.[102-105] 영문저널의 리뷰 논문에서는 체성내장 반사의 개념에 대한 경험적 증거가 없다고 제안한다.[106] 결과적으로, CTM의 옹호자들은 최근 체성내장 반사에 대한 과학적 근거에 대한 설명과 연구가 필요하다는 점을 인정했다.[94,105] 앞서 언급한 바와 같이 힐튼의 법칙은[27-29]과 켈로그의[29] 연구는 이와 관련하여 고려해 볼 가치가 있다. 또한, 아마도, 치료사들은 미래에 정신, 신체 및 내장 간의 기본개념에 대한 더 많은 명확성을 기대할 수 있을 것이다.

직접근막테크닉의 작용원리

직접근막테크닉이 어떻게 치료효과를 달성하는지에 대해 제안된 다양한 메커니즘이 있다.[1,5,35,51,55,66-106] 직접근막테크닉의 역학적 효과는 이 기술이 표면 및 심부근육과 관련된 근막에 가하는 지속적인 장력의 결과다. 이 긴장은 아마도 콜라겐 분자의 미세한 파열과 콜라겐 교차결합(cross-link)을 생성하여 근막을 연장시킬 것이다.[3] 또한, 이는 기저물질의 부피와 수분 량의 수준에 변화를 가져올 수 있다.[3,34,35,57] 또한 근막 내에 위치한 수축성 세포의 활동에도 영향을 미칠 수 있다.[93] 근막이완 후 뒤따를 수 있는 신체의 연결된 **근막 네트워크(myofascial network)** 전체 긴장도의 균형회복은 자세 변화와 이에 관련된 고객의 인식 및 신체 이미지 변화를 초래할 수 있다.[35,57] 더욱이, 길이가 변한 조직의 고유수용성감각의 변화는 결국 고객의 새로운 근육사용 패턴을 촉진할 수 있다.

직접근막테크닉이 어떻게 자율신경계의 기능을 변화시키고 이완을 증가시킬 수 있는지에 대한 명확한 설명은 없다. 예를 들어, 다음 질문에 대한 답은 무엇인가? 후두부의 미주신경 근처에 적용하거나 천골의 부교감신경 유출 부위에 적용하면 부교감성 신경계의 활동이 어떻게 증가하는가?

또한 몇몇 치료사들이 이 테크닉의 기전으로 여기는 **체성내장반사(somatovisceral reflex)** 효과에 대해 제안된 메커니즘은 아직까지 밝혀지지 않았다.

근거조사

무작위임상실험[90]은 뇌성마비아동의 만성 변비에 대한 결합조직마사지와 키네시오테이핑의 효과를 비교하였다. 연구자들은 소아뇌성마비 고객의 변비 유병률이 높고, 그에 따른 삶의 질에 미치는 영향을 설명하며, 효과적인 치료법을 결정하는 것의 중요성을 강조한다. 이 연구는 여러 재활 센터에서 45명의 어린이를 모집했으며, 참가자들은 블라인드 처리된 연구자에 의해 무작위로 결합조직마사지 그룹, 키네시오테이핑 그룹 또는 대조그룹에 할당되었다. 숙련된 치료사가 등허리의 모든 결합조직 부위에 결합조직 마사지를 실시했으며, 진행은 치료에 대한 각 참가자의 혈관 반응에 따라 다르게 적용하였다. 치료는 15~20분 동안 진행되었으며, 4주 동안 주 3일씩 진행되었다. 키네시오테이프 그룹은 허리와 복부에 표준화된 테이핑방법을 적용하였다. 모든 그룹은 섬유질과 수분섭취에 대한 생활 방식에 대해 교육을 받았다. 연구자들은 CTM(connective tissue massage, 결합조직마사지 테크닉)와 키네시오 테이프 모두 변비측정과 삶의 질 점수를 상당히 향상시키는 것을 발견했다. 이 연구는 단기적인 효과만을 평가하는 데 한계가 있지만 방법에 대한 설명은 이례적으로 철저했다. 연구자는 도수조절 된 조직뿐만 아니라 스트로크의 방향과 길이에 대한 자세한 다이어그램을 포함하여 이 기술을 고객에게 적용하려는 치료사가 쉽게 적용할 수 있게 한다.

Orhan C, Kaya Kara O, Kaya S, Akbayrak T, Kerem Gunel M, Baltaci G. The effects of connective tissue manipulation and Kinesio Taping on chronic constipation in children with cer-ebral palsy: a randomized controlled trial. Disabil Rehabil. 2016;40(1):10-20.

직접근막테크닉: 실습

직접근막테크닉의 구성요소

직접근막테크닉에는 다음과 같은 구성요소가 있다.

접촉: 손가락(모아서 강하게 사용할 수 있음), 너클 그립, 주먹, 팔꿈치 및 전완의 척골조면

압력: 가볍게 그리고 무겁게

결합된 조직: 근막. 이 테크닉은 적용 근육에도 관여하지만 근막 반응이 촉진의 주요 대상이다.

방향: 다양하다. 힘의 적용방향은 종종 근막 단위의 장축과 평행한 방향으로 향하지만 반드시 그렇지는 않다.

진폭/길이: 5~50 cm 미만

비율: 느린; 5~15 cm/s 미만

지속: 5초 이상

상호적 테크닉: 스트리핑(stripping), 마찰법(friction) 및 근막이완테크닉

결합하여 사용할 수 있는: 대상자가 능동적인 움직임을 동시에 천천히 수행하게 함으로써 이 기술의 길이 연장 효과를 극적으로 향상시킬 수 있으며, 이는 치료된 조직을 더욱 연장시킬 수 있다.

맥락: 일반적으로 단독으로 적용하거나 숙련된 치료사가 근막이완테크닉과 교대로 적용한다. 경험이 적은 치료사는 직접근막테크닉을 적용하기 전후에 유날법을 적용하는 것을 추천한다.

촉진실습

1. 파트너의 신체부위에서 모상건막(머리덮개널힘줄, galea aponeurotica), 요천추근막(lumbosacral fascia), 손목과 발목의 지지띠(retinacula), 상완과 허벅지의 근간중격(intermuscular septa), 장경인대(iliotibial band), 정강이 앞쪽부분(anterior compartment) 그리고 발바닥과 족저건막(plantar aponeuroses) 같은 주요 표면근막 구조를 촉진한다. 이 조직들의 질감과 밀도는 어떠한가?
2. 근육이 개입되지 않은 상태의 피부 밑에 있는 뼈를 촉진한다. 뼈를 덮고 있는 조직의 두께는 얼마나 되는가? 뼈 위에 인접한 근육이 있는 근막층을 따라갈 수 있는 영역은 어디인가?
3. 근육조직 표면과 지방층의 표면사이 **심부근막의 얕은층**을 찾으려 노력하라. 심부근막의 얕은층과 그 아래에 있는 근육섬유 사이의 구별을 얼마나 잘 할 수 있는가?

도수테크닉

그림 10-15부터 10-23은 치료사가 신체의 다양한 부위에 직접근막테크닉을 적용하는 모습을 보여준다. 그림의 순서는 바로누운자세에서 머리부터 발끝까지, 그 다음에는 엎드린자세이다. 각 그림은 이 장에서 소개한 도수테크닉의 대부분의 지침을 잘 나타낸다.

1. 근막은 노출된 부위에서 치료를 위해 가장 쉽게 접근할 수 있으며 관절, 지지 띠, 그리고 천골과 후두부 융기과 같은 뼈 주위의 돌출 부위와 같이 근육 연접이 가장 적은 부위에 적용한다(그림 10-15 ~ 10-18, 10-22, 10-23). 이러한 부위들은 근육 부피가 거의 없기 때문에 **고전적인 마사지(classical massage)**를 적용하는 동안 주목을 덜 받는 경우가 많지만, 직접근막테크닉을 사용할 때는 매우 중요하다. 직접근막테크닉을 적용하는 대부분의 시스템은 CTM(connective tissue massage,결합조직마사지 테크닉)에서와 같이 세션을 시작하거나 **구조적 통합(structural integration)**에서와 같이 세션의 마지막에 조밀한 요천추근막(허리엉치근막, lumbosacral fascia)에 대한 치료의 중요성을 강조한다[66-68,75](그림 10-21, 아래쪽 화살표).
2. 오일은 필요 없다. 사전에 바른 오일을 제거하여라. 접촉면과 치료면의 결합(binding)을 방지하기 위해서 크림이나 로션을 손이나 전완부의 치료 면에 한두 방울 발라서 할 수 있지만, 아주 적은 양이어야 한다. 미

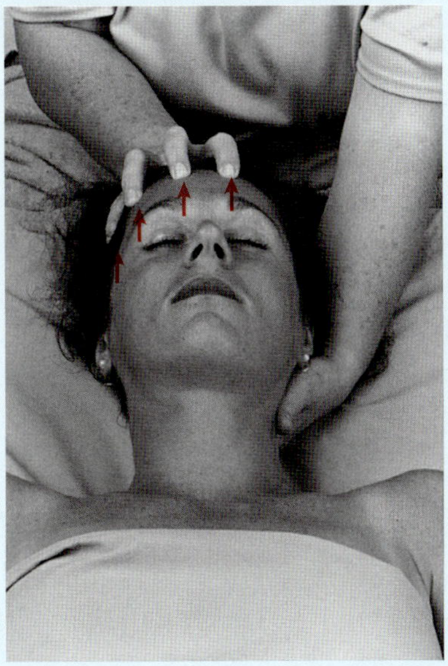

그림 10-15 두피건막을 손가락 끝으로 끌어 올린다. 스트로크를 눈썹에서 시작하여 이마를 거쳐 헤어라인까지 천천히 진행한다. 두피에서는 스트로크 적용을 짧게 연결하여 모발이 당기는 현상을 줄일 수 있다. 모든 손가락에 동일한 양의 힘을 가해서 진행하도록 한다.

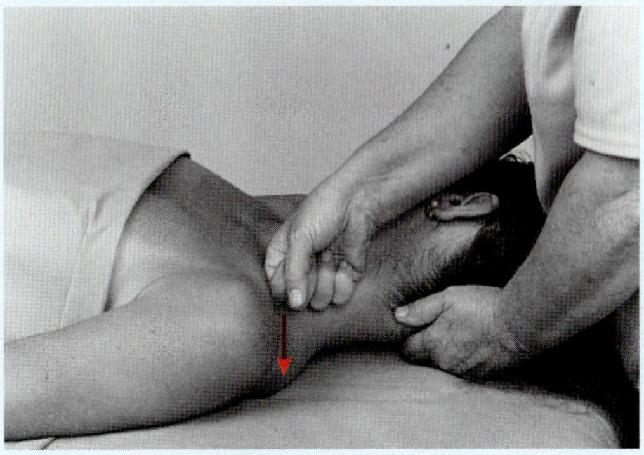

그림 10-16 주먹을 사용한 접촉은 일반적으로 쇄골 위 공간에 잘 들어맞는다. 쇄골을 따라가는 후외측 방향의 스트로크는 사각근(scalenes)을 이완시킬 수 있다.

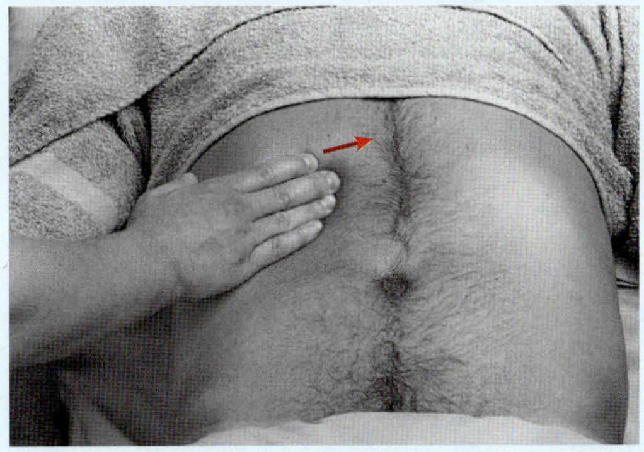

그림 10-17 전방늑골 가장자리의 전체는 위와 아래의 근막을 고정하는 닻 역할을 한다. 몸통앞쪽을 이완시킬 때 이 흉곽아치(costal margin; costal arch) 앞부분을 치료해야 한다. 검상돌기(xiphoid process)는 피해서 적용한다.

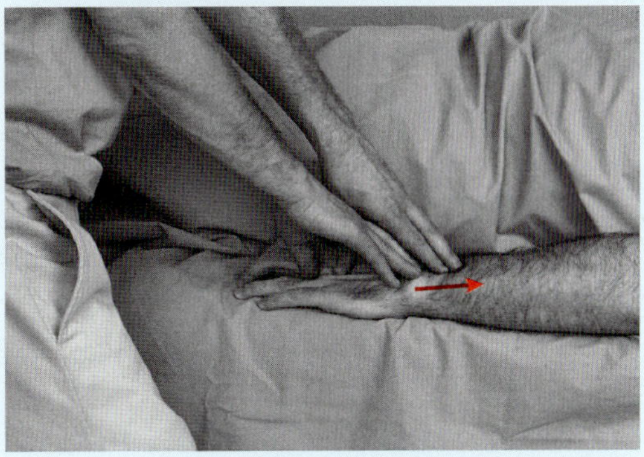

그림 10-18 손목(또는 발목)의 지지 띠에 적용되는 직접근막테크닉은 관련된 띠 전체에 걸쳐서 연장 효과를 가질 수 있다. 치료사가 원하는 관절의 중립 위치를 주목한다.

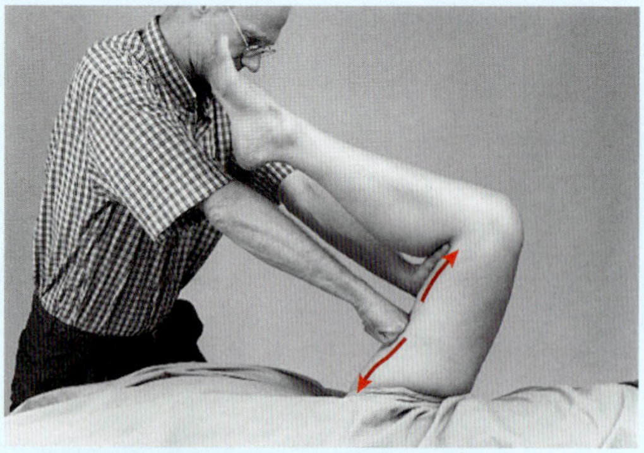

그림 10-19 슬괵근(hamstrings) 윗부분과 사이사이의 근막피복을 연장하는 것은 바로누운자세(supine)나 엎드린자세(prone)로 할 수 있다. 너클그립으로 근육 사이의 근막 격벽에 적용할 수 있다. 무거운 고객의 경우 치료사의 팔꿈치를 사용하여 위의 테크닉을 사용할 수도 있다.

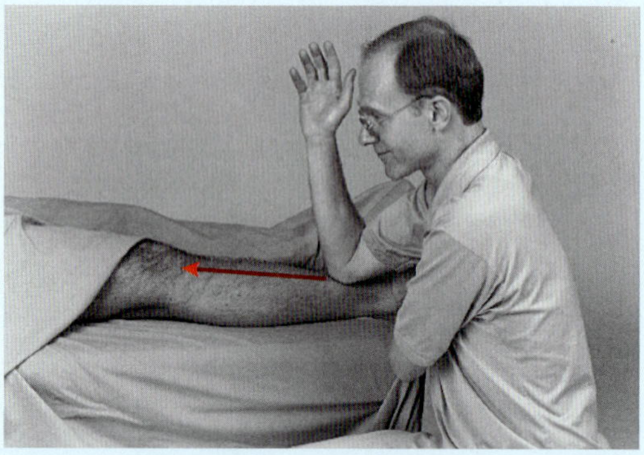

그림 10-20 정강이 앞쪽부분은 놀랍게도 밀도가 높아 체중을 사용해야 한다. 치료사의 체중은 조절된 무릎자세로부터 전달된다.

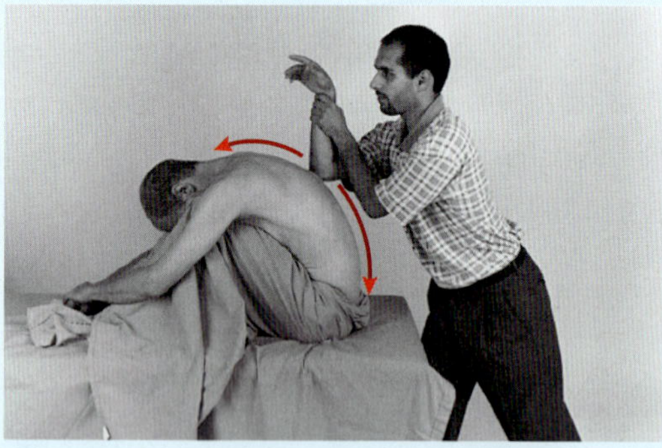

그림 10-21 척주기립근(erector spinae)과 관련된 근막은 엎드린자세, 앉은자세 또는 옆으로 누운자세에서 고객의 등을 완전히 굽힘으로써 다양한 자세에서 치료할 수 있다. 여기에서 치료사는 극돌기를 피하도록 주의하면서 척추패임을 따라 최장근(가장긴근, longissimus)의 내측 표면을 미끄러지며 적용한다.

끄러짐을 용이하게 하는 모든 것은 근막에 장력을 전달하는 능력을 감소시켜 테크닉의 효율성을 감소시킨다. 일부 부위는 손바닥에 매우 적게 물을 바르면 근막에 장력을 가하는 데 도움이 된다.

3. 힘을 발휘하는 데에는 두 가지 기본 단계가 있다. 먼저, 조직을 압박하여 가장 표면적인 제한된 층과 결합한다. 그리고 동일한 압축력을 유지하면서 천천히 수평으로 미끄러져 결합된 근막층에 견인력을 전달한다. 미끄러짐(gliding)의 속도는 약 5~15 cm/s이다.
4. 관절 선을 자유롭게 교차하면서 연속적으로 근막층을 따라가며 적당한 진폭의 스트로크를 적용할 수 있다(그림 10-18). 털이 많은 부위에서는 짧은 스트로크

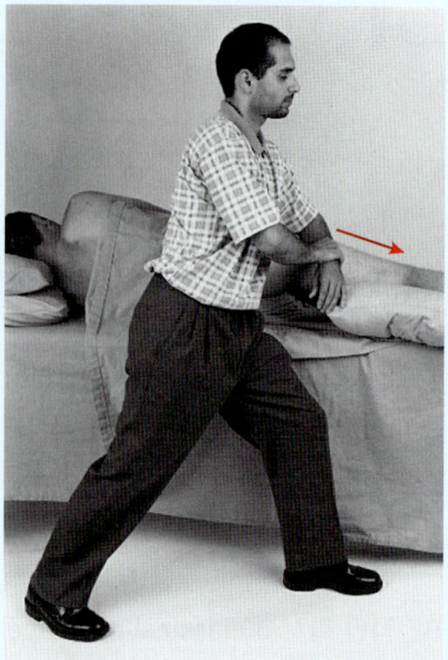

그림 10-22 조밀한 장경인대(iliotibial band)에는 전완부나 팔꿈치를 사용하여 신중하게 체중을 이용하여 적용한다. 장골 윗부분까지 적용한다.

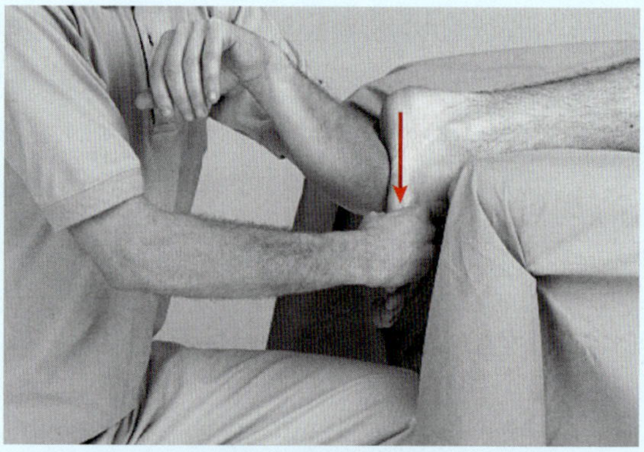

그림 10-23 주두(팔꿈치머리, olecranon)와 주먹그립은 족저근막(plantar fascia)에 직접근막테크닉을 적용하기 위해 쉽게 허용되는 접촉면이다. 고객의 발은 최소한 중립 상태로 배측굴곡(발등굽힘, dorsiflexion) 되어야 하며, 배측굴곡이 더욱 증가하면 근막이 더 많은 압력을 받을 수 있다.

가 더 나을 수 있다. 스트로크가 끝나면 접촉을 끊고 몇 초 동안 멈춘다. 복귀 스트로크는 하지 않는다.

5. 근육섬유와 관련된 어떤 방향(평행 또는 교차)으로든 수평장력을 전달할 수 있다. 각 위치별로 다양한 방향을 가지고 실험을 하고, 각 스트로크의 결과를 전체적인 조직 길이 및 유연성의 증가를 목표로 한다는 것을 염두에 두고 검사와 촉진을 통해 연속적으로 평가한다.
6. 가능한 한 선택한 층의 접촉을 유지한다. 이 층은 항상 쉽게 만져질 수 있는 것은 아니기 때문에 주어진 스트로크 전반에 걸쳐 동일한 압박력을 유지하는 것을 목표로 할 수 있으며 경도, 밀도 또는 저항이 동일하게 느껴지는 조직 층에 머무를 수 있다.
7. 조직 중 덜 움직이는 부위에 초점을 맞춰 스트로크를 다시 반복하거나 다른 방향에서 원래 부위를 덮어 나간다. 근막의 표면층을 상대적으로 쉽게 모든 방향의 수평으로 끌기(drag)를 할 수 있다면 스트로크를 반복하기 전에 더 깊은 층에 도달하기 위해 압박을 높일 수 있다.
8. 치료가 진행되는 순서가 중요하다. 처음에는 넓은표면에 일반적인 접근방식으로 적용한 후 더 깊은 층에 적용해 나간다. 직접근막테크닉의 이점은 표면에서 심부까지 순차적으로 근막층을 제거할 때 점차적으로 효과가 누적된다.[68] 따라서, 근막의 표면층들이 적어도 움직일 수 있는지 확인하기 전에 더 깊은 근막층들을 이동시키기 위해 많은 압력을 사용하는 것은 올바르지 않다.
9. 2~3번의 스트로크 후에는 조직반응이 만져지거나 눈에 보이는지 여부에 상관없이 적용부위를 변경한다. 단축된 조직이 반응하지 않는 것처럼 보일 경우 몇 가지 조치를 취할 수 있다. 스트로크 방향을 변경하거나, 근위부, 원위부 또는 중간선을 가로질러 같은 층에서 적용하거나, 반응하지 않는 조직의 영역으로 돌아가기 전에 길항근 및 협력근과 같은 다른 부위에 적용한다. 근막 시스템이 상호연결 되어 있기 때문에 국소적 문제라고 인식하는 것이 더 일반적인 문제가 될 수 있다.
10. 손을 접촉면으로 사용할 때는 손가락 관절이 과도하게 신전되지 않도록 접촉한다(그림 10-17 및 10-18). 손가락을 사용해야 하는 스트로크를 적용할 때는 중수지절관절(손허리손가락관절, metacarpophalangeal) 및 지간관절(손가락뼈사이관절, interphalangeal)이 약간 굴곡 된 아치형 손 자세가 적합하다.

치료사의 자세와 움직임

1. 6장에서 설명하는 기본자세를 사용한다. 느린 스트로크를 하는 동안에는 몸의 움직임이 거의 없기 때문에 효율적이고 안정적이며 편안한 자세라면 어느 것이든 적절하다. 근막층에 깊게 접촉 할 수 있도록 체중을 조절하여 사용할 수 있기 때문에 체중을 조절할 수 있는 서있는 자세, 앉은자세 및 무릎 꿇기자세가 모두 유용하다. 그림 10-19, 10-20, 10-22, 10-23의 자세 중 일부에서 좋은 신체역학을 보여준다.
2. 특히 테크닉의 힘을 높이기 위해 체중을 사용할 때는 천천히 조절된 움직임을 사용해야 한다. 또한 체중을 사용하면 근막 외피에서 미세한 길이가 늘어나는 것을 촉진할 수 있다.
3. 연부조직의 만성적인 제한을 치료하기 위해서는 상당량의 체중을 사용해야 할 수도 있지만, 항상 긴장을 풀고, 자세를 잘 취하고, 과로의 징후에 주의해야 한다. 신체적, 정신적으로 과도한 움직임을 보이는 일반적인 징후로는 어깨 상승, 손과 전완의 과도한 긴장, 그리고 조절되지 않는 기댄 자세 등이 있다. 그림 10-21에 있는 치료사의 자세는 조절되지 않은 기댄 자세의 시작을 보여준다.

촉진

이 테크닉을 수행하면서 다음 사항에 대해 고객의 조직을 촉진하라.

1. 근막구조. 장경인대(iliotibial tract), 지지띠(retinacula), 후두전두건막(occipitofrontal aponeurosis), 쇄골흉근근막(빗장가슴근막, clavipectoral fascia), 큰근간격막(large intermuscular septae)과 같은 주요 근막구조를 촉진은 비교적 용이할 수 있다.[54,66,67] 그와 대조적으로, 근육 량이 큰 부위에서는 작은 근막초(minor fascial sheathes)를 촉진하는 것은 사실상 불가능할 수 있다.
2. 근막 질감. 수술로 인한 흉터조직이나 중대한 외상으로 인한 **고착화된 부종(consolidated edema)**으로 인한 근막의 비후는 뚜렷하게 느껴질 수 있지만, 결합조직에서 덜 뚜렷한 제한을 감지하려면 연습이 필요하다. 직접근막테크닉을 적용하면 분리된 결합조직 구조가 눈에 띄게 부드러워지고 단단해지며, 섬유질

부위가 더 풍성해지고, 부드러워지고, 수분이 많아지고, 섬유질이 적어지는 느낌을 받을 수 있다.

3. 근막 "층". 때로는 접촉부위에서 전체 근막피복의 움직임을 명확하게 촉진할 수 있을지 모르지만 "층"이라는 용어를 너무 엄밀하게 받아들이지 않도록 한다. 여러 면에서 "층"은 유용한 촉진 대상에 주의를 집중하는 데 도움이 되는 비유다. 근막이완과 마찬가지로, 지속적인 수평견인과 접촉표면이 글라이딩(gliding)하는 동안 결합조직의 전체 층의 변화를 촉진할 수 있는 능력을 개발해야 한다(매우 정교한 기술). 또한, 손 바로 밑에 있는 조직의 특성에 주의를 집중하는 고전적(스웨디시) 마사지를 이전에 많이 사용한 경우 비국소적 촉진으로 전환하는 것이 어려울 수 있다.
4. 지속적인 신장에 대한 저항. 지속적인 신장력에 대한 저항은 견인 중인 근막층의 어느 위치에서나 발생할 수 있다. 연습을 통해 접촉부위에서 멀리 떨어진 지점에서 발생하는 연장에 대한 저항을 식별할 수 있다.
5. 점탄성 스트레치 또는 크리프(creep). 크리프는 직접근막테크닉 중에 발생하지만 접촉표면의 미끄러짐은 견인 중인 조직의 크리프와 동시에 발생하기 때문에 근막이완 중에 발생할 때보다 식별하기가 더 어렵다.
6. 유착 또는 통증유발점(**TrPs**). 치료 중에 유착부위나 통증유발점 위로 미끄러질 수 있으며, 국소적 직접근막테크닉을 계속 적용하면 부드러워질 수 있다. 이것이 발생하지 않으면 특정압박법(compression)이나 마찰법(friction)과 같은 보다 구체적인 기술로 변경하도록 선택할 수 있다.

관찰

이 테크닉을 수행하면서 고객의 조직 길이와 질감이 변화하는지 관찰하시오. 다음의 징후들은 변화의 신호이다.

1. 충혈. 이 기술을 적용하면 반응성 충혈이 동반될 수 있다.
2. 국소조직 윤곽. 눌려지거나, 편평해지거나, 올라오거나, 위축되거나, 비대해진 부위를 관찰하시오.[66,67] 직접근막테크닉을 적용하면 조직 윤곽이 바뀔 수 있다.
3. 요변성 재수화(Thixotropic rehydration). 기저물질의 요변성 재수화는 기술의 힘을 해제한 후에 국소 조직 윤곽을 더 부드럽게 만드는 데 기여할 수 있다.
4. 다른 신체부위의 변화. 근막이완을 적용하는 동안 근위부, 원위부 또는 인접 분절에 길이 연장 및 자세 변화가 나타날 수 있다. 치료사는 고객이 테이블 위 또는 밖에서의 변화를 찾기 위해 인접한 신체부위를 지속적으로 평가하는 습관을 길러야 한다.
5. 구조적 정렬. 세션도중과 세션종료 시 서 있는 정적정렬상태와 보행검사를 통해 신체부분의 구조적 관계에 대한 변화를 가장 잘 평가할 수 있다.

고객과의 의사소통

일반적인 이완과 조직 신장의 인식을 촉구한다. 다음은 사용할 수 있는 몇 가지 진술의 예시이다:

1. "불편한 느낌이 들기 시작하면 알려주세요." 일반적으로 직접근막테크닉 초기의 불편함을 극복하고 나면 기분이 좋아져야 한다. 고객에게 발생할 수 있는 다양한 종류의 감각에 대해 미리 알려야 한다. 고객들은 표면근막이 처음으로 스트레칭 될 때 작열감을 종종 느끼기도 한다. 손가락 등 특정 접촉면을 사용할 때 따끔거리거나 긁는 듯한 느낌이 발생할 수 있으며[66,67], 이는 손톱으로 인한 것이 아니다. 고객은 상당한 국소적 근막제한이 있을 때 국소적 불편함을 경험할 수 있다. 일반적으로, 사용되는 압력의 정도는 견딜 수 있어야 하며 치료사가 아니라 고객이 통제할 수 있다는 점을 고객이 이해하는지 확인해야한다.
2. "당신의 몸에서 무슨 일이 일어나고 있는지 집중해보세요. 제 손이 닿는 위치와 어느 정도 떨어진 곳에서 감각을 경험하는 것은 이상한 일이 아닙니다." 고객들은 종종 치료사의 손에서 어느 정도 떨어진 곳에서 발생하는 감각을 보고하며 이것이 정상이라는 확신이 필요할 수도 있다. 이러한 감각들은 일반적으로 두 가지 유형으로 나누어진다: 숨겨진 통증유발점으로부터의 일시적인 간섭 또는 현재 견인 중인 근막층의 먼 부분의 직접적인 역학적 당김일 수 있다.
3. "어떤 식으로든 호흡을 힘을 주지 말고 깊게 하세요." "숨을 들이쉬면서 호흡이 몸속으로 흘러 들어가는 것을 상상해 보십시오." 의식적인 횡격막 호흡은 근막이완을 촉진하고, 호흡이 부족하면 이완을 방해한다. 고객이 치료 중인 부위에 호흡이 들어오고 나가는 것을 상상해 보는 것이 도움이 될 수 있다.

4. "신체의 왼쪽과 오른쪽의 차이점을 설명할 수 있나요?" 당신이 치료한 부위와 치료하지 않은 부위를 비교하도록 고객에게 요청하여라. 예를 들어, 왼쪽과 오른쪽의 차이를 비교해 달라고 요청하라. 앉거나 걸을 때 변화가 더 뚜렷이 나타날 수 있다. 고객에게 이 테크닉의 지속적인 효과를 관찰하고 보고할 수 있는 충분한 시간을 주는 것은 특히 자세의 습관이 좋지 않은 경우에 유용한 교육도구가 된다.
5. "뭔가 어색한 느낌이 드나요?" "왼쪽과 오른쪽이 일치합니까?" "다음 세션까지 이것을 견디실 수 있나요?" 세션이 끝날 때 균형감을 느끼는지 확인하여라.
6. "치료 후 하루 정도는 약간 어지러움을 느끼는 것이 일반적입니다." 고객은 상당한 이완을 겪은 후 하루나 이틀 동안 고유수용성감각과 생체역학의 변화를 인식하는 경우가 많다. 이러한 변화가 고통스럽지는 않지만 불편함을 느낄 수도 있다. 결과적으로 이러한 불편함이 발생할 수 있으며 걷기와 같은 간단한 일상 활동으로 불편함을 줄일 수 있음을 고객에게 조언해야 한다. 결합조직테크닉을 적용하여 조직이 이차적인 변화를 겪은 후 신체를 사용할 때 신체가 변화를 통합할 수 있다는 것이 그 이유다. 게다가 걷기는 이러한 통합을 달성하는 가장 쉬운 방법 중 하나이다.
7. "치료 후 특이한 점, 특히 지속적인 통증이 있는 경우 알려주세요." 주동근과 길항근 균형의 중요한 변화가 발생할 때, 고객은 치료되지 않은 부위에서 일시적인 근육통을 경험할 수 있다. 이는 운동사슬의 길항근, 협력근 또는 기타 근육의 부하가 증가하기 때문에 발생한다. 중재 후 통증이 경미하거나 2일 이상 지속되는 경우 보고하도록 고객에게 조언해야 한다.
8. 과거 신체적 또는 정서적 외상의 병력을 나타낼 때, 드물기는 하지만 체성감성(somatoemotional) 이완을 동반하는 자발적인 자율신경계 재균형(rebalancing)이 가능하다. 체성감성 이완을 촉진하려면 민감성과 감정적, 육체적 참여가 필요하다. 자세한 내용은 2장을 참조하시오.

주의 및 금기사항

직접근막테크닉의 적절한 적용을 익히기 위해 임상 훈련과 감독된 실습이 필요하다.

직접근막테크닉을 위한 실습순서

실습시간: 1인당 45분

상지에 초점을 맞춘 어깨 거들은 직접근막테크닉을 배우기에 좋은 부위이다. 개개인의 상지와 손이 긴장되는 경우가 많기 때문에 길이 변화를 쉽게 관찰할 수 있다. 게다가, 이러한 변화는 체중을 지지하는 하지 운동사슬의 역학에 영향을 미치지는 않는다.

연습과정 전반에 걸쳐 명심해야 할 몇 가지 요소는 다음과 같다.

- 최소한의 윤활유를 사용한다.
- 결합조직에 접촉하고 조직 층에 수평방향으로 견인력을 가한다.
- 느린 속도로 글라이딩(gliding)하고, 스트로크 사이에 잠시 멈추고, 고객으로부터 자주 피드백을 얻도록 한다. 촉진을 사용하는 것 외에도 조직이 늘어나는지를 관찰하여야 한다.
- 고객의 상체구조를 시각적으로 검사한다.

바로누운자세

1. 손끝으로 여러 방향의 짧은 스트로크를 적용한다: 손목의 지지 띠 위, 손바닥 근막과 무지구와 소지구 위를 반복해서, 그리고 손가락의 관절과 뼈 주위에 반복적으로. 이것이 어깨 거들 전체에 미치는 영향을 관찰한다. 전완부의 복측 및 등측 표면모두에 전완부, 손바닥 또는 주먹과 같은 더 넓은 접촉표면을 사용하도록 한다. 좀 더 구체적인 손가락 또는 엄지손가락 접촉을 적용하여 근육 사이 공간에 진입하여 근육 간 근막층을 치료하고 다시 한 번 결과를 관찰한다.
2. 전완부 치료에서와 마찬가지로 상완부를 치료하려면 광범위하고 더 구체적인 접촉을 사용하여야 한다. 삼각근 위의 근막과 측면 및 내측 근육간 격막을 포함하여 적용한다.

재평가

고객의 다른 쪽 상지도 동등하게 치료한다. 마무리하려면 다음 스트로크를 각각 여러 번 적용한다.

- 바로누운자세. 고객의 중부흉추까지 손을 뻗어, 구부린 손가락 끝을 중부흉추에서 후두부까지 척추 양쪽에 있는 척주기립근을 위쪽으로 끌어 올린다.
- 고개를 옆으로 돌린다. 손꿈치와 같은 넓은 표면을 사용하여 목의 사각근에 앞쪽에서 뒤쪽으로 가로질러 적용한다. 한 번에 한 쪽씩 치료한다.
- 몸통을 구부리고 앉힌다. 척주기립근을 따라 손목 또는 전완으로 긴 스트로크를 하방으로 적용한다.

시각적으로 재평가 한다.

병리학적 상태를 다룰 때는 전문교육이 권장될 수 있다. 역학적 테크닉에 대해 언급된 모든 일반적이고 국소적인 금기사항은 직접근막테크닉의 사용에도 적용된다(5장 참조).[5,8,10] 모든 결합조직테크닉과 마찬가지로 직접근막테크닉 사용에는 몇 가지 주의사항과 금기사항이 있다. 이러한 것들은 악성종양, 봉와직염, 발열, 전신 또는 국소 감염, 급성 순환장애, 골수염, 동맥류, 폐쇄성 부종, 급성 류마티스관절염, 열린 상처, 봉합부위, 혈종, 회복중 골절, 골다공증, 항응고제 치료, 진행성 당뇨병 및 과민성 피부를 포함한다.[35] 또한 치료사는 이완성 마비, 느슨하거나 불안정한 관절, "부목"에 의해 지지되는 질병이 있는 관절 부위에 직접근막테크닉을 수행할 때 극도의 주의를 기울여야 한다. 마지막으로, 치료사는 전신 결합조직 장애의 급성기가 아닌 상태에 주의해서 직접근막테크닉을 사용해야 한다.

치료사들은 직접근막테크닉이 고객의 전체 체계에 미치는 광범위한 영향을 이해해야 한다. 직접근막테크닉을 수행하는 힘이 특별히 강하지 않지만, **근막 균형(myofascial balance)**에 큰 변화가 빠르게 발생할 수 있다. 서로 엮인 근막 네트워크는 "전체-시스템(whole-system)" 행동을[3,34,35,54-61] 나타내므로 직접근막테크닉의 역학적 효과는 항상 국소적으로만 발생하지 않을 수 있다. Myers의 저서 근막경선해부학(*Anatomy Trains*)[56,61]에 설명된바와 같이 치료사가 한 부위에서 수행한 근막작업이 어떻게 "전이(travel)"하여 다른 위치에 영향을 미칠 수 있는지 이해하는 데 도움이 될 수 있다. 더욱이, 이 테크닉은 강한 자율신경계 효과, 반사효과, 그리고 특히 치료사들이 장기간 적용할 때, 체성감정 이완을 발생시킬 수 있다.[34,62] 이를 위해서는 테크닉을 적용하는 동안 보수적인 접근, 주의 깊은 관찰, 고객과의 지속적인 의사소통이 필요하다.

직접근막테크닉의 효과를 고려할 때, 치료사들은 중재하는 동안 직접근막테크닉을 적용하기 전에 기본적인 시각적 자세분석을 정확하게 수행할 수 있는지 확인해야 한다.[54,55,59,60] 그리고 직접근막테크닉을 배우는 치료사는 처음에는 특정 세션에서 이 기술의 사용을 10분 이내로 제한해야 하며 최소한 주기적으로 고객의 시각적 재평가를 수행해야 한다. 또한, 치료사는 특히 고객의 다리나 골반 주위에 일방적인 작업을 수행한 경우 세션이 끝날 때 고객이 "균형잡힌" 모습과 느낌을 갖도록 해야 한다. 마지막으로, 치료사는 고객의 주동근, 길항근, 시너지 근육그룹의 균형 잡힌 기능을 유지하고 가능한 치료효과에 대한 엄격한 분석을 사용하도록 노력해야 한다. 직접근막테크닉과 같은 근막테크닉의 광범위한 활용에 대한 구체적인 전략은 이 책의 범위를 벗어나며, 최근 여러 전문서적들의 주제이다.[56,57]

치료 시 직접근막테크닉의 용도

근막신장성을 증가시키기 위해

치료사들은 직접근막테크닉을 두개천골테크닉 및 근막이완과 통합할 수 있다.[1,34,35] 기타 조직의 신장성을 높이기 위해 사용할 수 있는 마사지 테크닉로는 피부롤링(skin rolling), 마찰법(friction) 및 끌기(drag)의 구성요소가 높게 적용된 유날법과 또한 30초 이상 유지되는 일반적인 스트레칭이 포함된다. 홈 케어를 위한 자가 스트레칭은 특히 유용하게 적용된다. 또한 신경근 혹은 근에너지 테크닉(MET), 관절가동술 및 도수교정, 그리고 머리 또는 골반에서 수행되는 척추 견인도 유용할 수 있다.[35]

통제된 실험실 조건에서 조직을 정확하게 가열하면 심각한 구조적 손상을 초래하지 않으면서 콜라겐 구조의 신장이 촉진된다.[17,20,63] 그러나 임상실습에서는 결합조직에 지속적인 부하를 가하기 전에 열을 가하면 대규모 콜라겐 파열의 위험이 증가할 수 있다. 결과적으로, 치료사는 결합조직테크닉을 수행하기 전에 특별히 콜라겐을 파열하거나 변성시키는 것이 목적이 아닌 이상 열이나 냉찜질을 피해야 한다.[63] 직접근막테크닉을 사용한 후 열을 가하면 근막조직의 유연성이 일시적으로 증가한다.

자세조건을 위해

이 장에서 설명한 모든 테크닉은 자세의 단축 부분을 연장하려고 시도할 때 유용할 수 있다. 고객의 자세의 변화가 좋지 않을 때, 자세인식 교육, 신경근 교육 및 움직임인식 교육이 도움이 될 수 있다.[12] 이러한 상황에서는 **알렉산더 테크닉(Alexander technique)**[64]과 같은 포괄적인 자세인식 및 움직임 교육 시스템을 사용할 수 있다. 고객의 직업환경과 관련된 재교육이 필요할 수 있다. 자세적 약점이 있는 부위에 대한 근력훈련 및/또는 인내력 훈련이 필요할 수 있으며, 이를 바이오피드백 및 전기 근육 자극[12]과 같은 전기치료 방법으로 지원할 수 있다. 만성적인 상태의 경우 골격의 비대칭을 수정해야 할 수 있다.

마찰법: 근거

정의

마찰법: 손가락 끝이나 엄지손가락과 같이 특정접촉을 사용하여 조밀한 결합조직에 침투시켜 섬유 사이에 작은 움직임을 생성하는 반복적이고 미끄러뜨리지 않는 기술이다.

이름 및 출처

다른 마사지 문헌에서는 우리가 마찰이라고 부르는 기술을 "횡방향 마찰", "심부 마찰", "심부횡단 마찰", "교차섬유 마찰", "시리악스 마찰" 및 "원형마찰"이라고도 한다.

이 결합조직테크닉의 다양한 형태는 적용되는 힘의 방향과 크기가 다르다. 그럼에도 불구하고, 치료기준으로는 힘의 방향이 힘줄이나 인대와 같이 잘 정의된 구조 또는 유착 및 섬유증과 같이 잘 정의되지 못한 치밀한 결합조직의 섬유방향에 대해 횡방향 또는 평행 방향으로 향하는지 여부에 관계없이 치료목표, 임상효과, 촉진, 초점 및 도수테크닉의 여러 측면에서는 유사하다.

역사적으로 "마찰"이라는 용어는 두 표면 사이의 거의 모든 마찰방식을 포괄하는 광범위하면서 모호하게 사용되어 왔다. 일부 저자는 신체표면이 빠르게 마찰되는 "표면 마찰"을 설명한다.[8,9] 다른 저자들은 근육의 한 층을 다른 층 위로 반복적으로 움직이는 미끄러지지 않는 기술을 지칭하기 위해 "마찰"이라는 용어를 사용했는데, 이는 전단력과 임상효과 측면에서 유날법과 유사하다(9장 참조). 이 텍스트에서 "마찰"이라는 용어는 이 장에서 설명하는 특정 결합조직테크닉을 말한다.

치료사는 유착형성을 예방하는 수단으로 아급성 정형외과적 부상을 입은 고객에게 이 장에 설명된 훨씬 덜 강한 기술을 적용할 수 있다.

용도

치료사는 이 장에 설명된 다양한 응용 분야에 마찰을 사용한다.[2,107-119,122-128] 치료사는 마찰을 사용하여 구성 콜라겐 섬유의 재정렬 및 재형성을 촉진함으로써 결합조직의 신장성을 증가시킨다.[107] 이는 만성 단계에서 정형외과적 손상, 흉터, 반복되는 파열손상과 관련된 유착을 치료할 때 종종 필요하다.

결과 및 근거

마찰에는 이 장에 설명된 다양한 생리적 효과가 있다.[2,107-119,122-128] 마찰은 구성 콜라겐섬유의 재정렬과 재형성을 촉진하여 결합조직의 신장성을 유지하거나 증가시킨다.[107] 결과적으로 치료사는 결합조직 치유의 강화 및 성숙단계에서 발생한 불규칙한 조직재형성으로 인해 가동성이 손상될 수 있는 모든 상태를 치료하기 위해 마찰을 사용할 수 있다. **만성기(chronic-stage)** 염좌를 포함한 정형외과 질환(반대 의견 1개 포함[109]), 좌상(strain), 골절 및 유착성관절낭염을 가지는 거의 모든 사람의 재활을 위해 마찰을 사용한다.[107,109-117] 이러한 경우에서는 마찰을 이용하여 관절운동범위, 관절낭 가동성 및 부속관절운동이 유지되거나 증가될 수 있다.[107,109,114,117-119] 그러나 비대성 반흔 조직의 신장성을 증가시키는 마찰의 효과에 대해서는 의견이 다르다.[120,121] 미세외상, 경미한 염증 및 조직재형성이 진행 중인 경우, 즉 힘줄염좌, 건초염, 활액낭염, 족저근막염과 같은 **반복적인 염좌부상(repetitive strain injuries)** 질환의 치료를 위해 교차섬유마찰이 종종 적용되었다. 그에 비해 최근의 보고에 따르면[127,128] 건염치료에 있어 마찰의 사용을 뒷받침하는 근거가 부족한 실정이다. 마지막으로, 다른 많은 마사지 테크닉과 마찬가지로 마찰을 가하면 진통효과와 일시적인 중재 후 충혈이 발생할 수 있다.[2,107,112]

마찰이 작용하는 방식

마찰이 치료효과를 얻는 방법에 대해 제안된 다양한 메커니즘이 있다.[2,107-119,122-128] 마찰은 인접한 콜라겐 분자와 인접한 섬유유착 및 섬유증을 결합하는 일부 교차결합을 깨뜨려 섬유 사이의 상대적인 움직임을 더 많이 만들어 낼 수 있다.[2,107] 결과적으로 이러한 섬유는 더 많은 공간을 만들고 매트릭스는 더 많은 물(수화)을 보유하게 된다. 더욱이 조직은 더 유연해져서 움직임으로 인한 부하를 더 잘 흡수하고 전달할 수 있다.[107] 이는 결과적으로 섬유아세포가 새로운 스트레스 선에 정렬됨에 따라 장기적으로 콜라겐 섬유의 보다 정돈된 형성을 촉진한다.[33] 마지막으로 마찰은 섬유아세포 활동을 자극하여 조직기관에 장기적인 영향을 미칠 수도 있다.[113]

근거조사

무작위대조실험에서는 외측상과염에 대한 여러 프로토콜의 효과를 비교했다.[117] 연구자들은 34명의 피험자를 무작위로 부목 고정, 코르티손 주사, 심부 마찰 마사지 등 3개 그룹으로 나누었다. 세 그룹 모두 상지 스트레칭과 가동범위운동 치료 프로토콜을 처방받았다. 부목을 댄 그룹은 6주 동안 전일제로 부목을 착용하고 2주간의 휴식 후 치료운동을 시작하도록 지시받았다. 코르티손군은 가장 압통이 심한 부위에 주사를 맞은 후 3~5일 동안 부목을 착용하고 주사 통증이 사라지면 운동을 시작하도록 지시했다. 심부 마찰 그룹은 가장 압통이 있는 부위에 리도카인 주사를 실시한 후 마사지를 실시했다. 저자는 신근 뭉치, 힘줄 및 가장 압통이 심한 부위에 5분 동안 강한 압력을 가하는 "깊은 원형 동작"을 포함하는 프로토콜을 설명한다. 마찰 그룹에는 코르티손 그룹과 동일한 부목 및 실무지침이 제공되었다. 치료 후 통증, 장애 및 악력에 대한 결과측정은 치료시작을 기준으로 치료 후 6~12주, 치료 후 6개월 간격으로 측정했다. 세 그룹 모두 초기 후속조치에서 모든 측정에서 개선을 보였지만, 심부마찰 그룹만이 6개월 후속조치에서 개선을 보였다. 이 연구의 결과는 더 큰 표본크기와 더 긴 추적조사에 대한 더 긴 연구를 통해 강화될 것이다. 리도카인 주사는 대부분의 치료사들에게 일반화 가능성을 크게 감소시키지만, 설명된 심부 마찰 마사지는 여전히 외측상과염 치료에 유용한 도구가 될 수 있다.

Yi R, Bratchenko WW, Tan V. 외측상과염 치료에서 스테로이드 주사와 깊은 마찰 마사지. Hand. 2018;13(1):56-59.
Yi R, Bratchenko WW, Tan V. Deep friction massage versus steroid injection in the treatment of lateral epicondylitis. HAND. 2018;13(1):56-59.

마찰법: 실습

마찰법의 구성요소

마찰에는 다음과 같은 구성요소가 있다.

접촉: 견고한 손가락, 엄지손가락, 너클 및 척골돌기

압력: 병변의 위치에 따라 가볍고 무거움

관여 조직: 치밀 결합조직(인대, 힘줄, 근막, 외부 심부 결합조직, 흉터조직 또는 근육섬유증)

방향: 스트로크는 신체표면과 평행한 평면에 있다. 현재 치료사는 인대와 힘줄의 섬유 전반에 걸쳐 마찰을 가장 일반적으로 사용한다. 그럼에도 불구하고 원형마찰이 유용할 수 있으며 과거에는 평행 마찰이 일반적이었다.

진폭/길이: 짧음. 1~2 cm

비율: 느린 1 Hz가 권장되며, 최대 2 Hz

지속: 30초, 30초, 최대 15분까지 더 짧은 세그먼트로 제공

상호적 테크닉: 유날법, 특정압박 및 직접근막테크닉

문맥: 단독으로 시행될 수 있다. 또 다른 옵션은 마찰에 앞서 국소 유날법, 근막이완 또는 직접근막테크닉을 사용하는 것이다. 표면적 압박과 수동적 또는 능동적 스트레칭으로 마찰을 따라갈 수 있다. 과잉치료가 발생한 경우에는 이후에 냉찜질을 하시오.

촉진실습

시간이 허락하는 한

1. 인대(외측 발목 인대 3개, 내측발목 인대 1개, 무릎 및 팔꿈치의 측부 인대)를 찾아 끝에서 끝까지 철저하게 촉진한다. 파트너에게 이러한 인대를 삐어본 적이 있는지 물어보아라. 가능하다면 손상된 인대와 손상되지 않은 인대의 질감과 민감도를 양측에서 비교하시오.
2. 1단계에 나열된 각 인대를 완전히 늘린다. 이 늘어난 위치에서 인대를 다시 촉진한다.

3. 다음 힘줄을 찾아 끝에서 끝까지 철저하게 촉진한다: 아킬레스건, 대퇴이두근 및 대퇴사두근의 힘줄, 회전근개를 구성하는 4개의 힘줄, 상완이두근의 2개의 힘줄, 팔꿈치에 있는 2개의 "공통(common)" 힘줄 , 손목의 "스너프박스(snuffbox)" 힘줄. 파트너에게 이러한 장소에서 건염을 앓은 적이 있는지 물어보아라. 그렇다면 손상된 힘줄과 손상되지 않은 힘줄의 질감과 민감도를 비교하시오(가능한 경우 양측).
4. 3단계에 나열된 각 힘줄을 완전히 늘린다. 이 늘어난 위치에서 힘줄을 다시 촉진한다.
5. 3단계에 나열된 각 힘줄에 연결된 근육의 중간 범위 등척성 수축 저항을 가한다.

도수테크닉

그림 10-24부터 10-31은 치료사가 신체의 다양한 부위에 마찰을 가하는 모습을 보여준다.[107,109-112] 그림의 순서는 바로 누운자세에서 머리부터 발끝까지, 그 다음에는 엎드린자세이다. 각 그림은 여기에 설명된 도수테크닉에 대한 대부분의 지침을 보여준다.

1. 마찰을 하기 전에 손톱을 아주 짧게(손끝보다 최소 2 mm 정도 짧게) 깎거나 줄로 다듬는다.
2. 오일이 필요하지 않다. 오일이 있는 경우 알코올이나 위치하젤(witch hazel)로 제거하여 미끄러짐을 방지하시오.
3. 주변 정상조직에 영향을 주지 않고 마찰력이 분리될 수 있도록 대상조직에 충분한 장력이 가해지도록 치료할 신체부위를 배치한다.[100,107,109,111,112] 대상조직은 인대나 힘줄의 정확한 부분으로 매우 조밀한 부분이며, 대상조직이 느슨하면 접촉면이 미끄러지는 경향이 있고, 마찰력이 인접한 건강한 조직에 잘못 적용되면 염증을 유발할 수 있으며, 반면 대상조직이 과도하게 늘어나면 압력의 접근이 어려워진다. 유용한 엄지 사용법은 적용할 조직이 더 표면에 위치할수록 신체부위에 더 많은 스트레칭이 가해져야 한다는 것이다. 예를 들어, 병변이 윤활막에 있는 경우 관련 힘줄을 최대한 견딜 수 있는 위치에 배치한다. 인대의 경우 원하는 정도에 따라 중립과 최대신장 사이의 위치를 사용한다(그림 10-26). 힘줄의 경우 부분 스트레칭과 전체 스트레칭 사이의 위치를 사용한다. 병변이 근

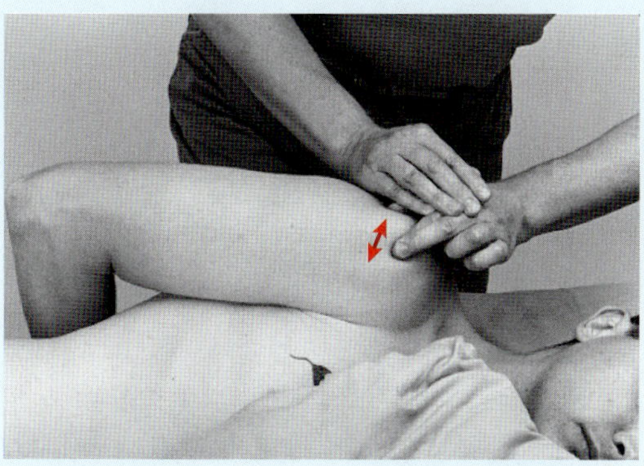

그림 10-24 극상근 힘줄 마찰을 노출시키기 위해 고객의 팔을 펴고, 내전하고, 내회전시킨다. 회전근개 근육의 힘줄 닿는 점은 두껍고 거친 섬유질의 삼각근 아래에 있다. 회전근개 근육의 병변은 깊은 촉진에 대한 고객의 반응을 관찰하며 위치를 찾는다.

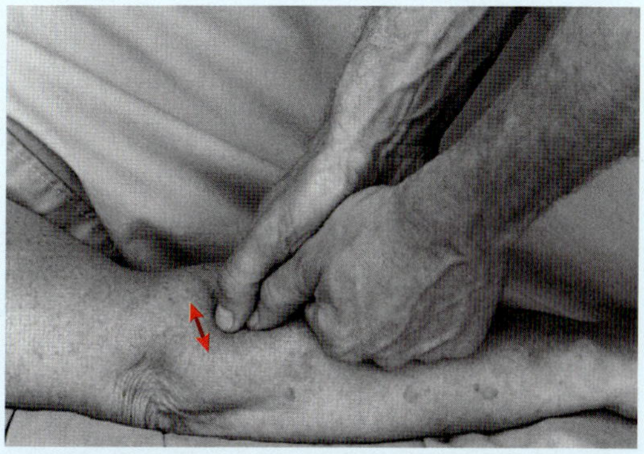

그림 10-25 총신전근힘줄(common extensor tendon)의 병변("테니스 엘보우")은 건골막 접합부와 근건 접합부 사이 어느 곳에서나 발생할 수 있다. 치료사는 국소 통증유발점을 사전 치료하고 마찰로 인해 요골 신경이 손상되는 것을 방지해야 한다.

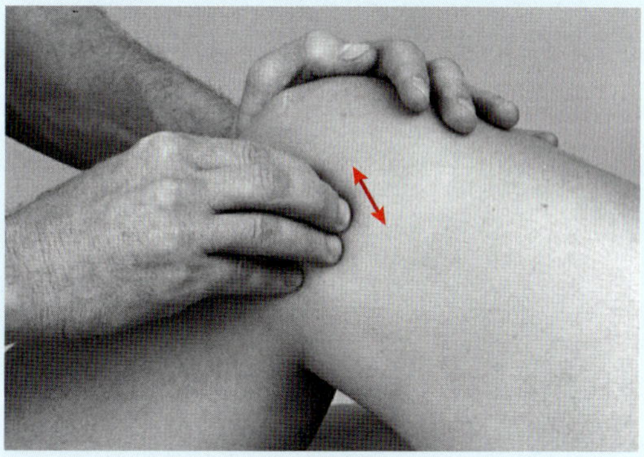

그림 10-26 무릎 내측측부인대의 마찰.
무릎은 인대에 적당한 스트레칭이 가해진 위치에 있다. 염좌에 대한 마찰은 허용 가능한 최대 굴곡 및 신전 범위 내에서 이루어져야 한다.

육 깊숙한 곳에 있는 경우 표면조직을 느슨하게 하여 병변에 접근할 수 있도록 한다. 마지막으로, 가장 효과적인 스트레칭 정도는 대상조직의 경도에 따라 달라질 수도 있다(그림 10-24, 10-27 및 10-30).

4. 집중적으로 뚜렷한 접촉을 사용하라. 일반적으로 여기에는 세 손가락의 조합을 단단히 잡고 강화하는 것이 포함된다. 중지로 검지 위쪽을 강화하거나, 엄지와 세 번째 손가락 사이의 검지를 강화할 수 있다(그림 10-26 및 10-27). 병변이 깊거나 큰 경우 접근하려면 체중을 사용해야 하며 손가락 대신 주두돌기를 사용한다(그림 10-30). 대상조직이 매우 조밀하고 단단한 경우, 나무 또는 플라스틱 T-바가 필요할 수 있다(그림 9-63 참조). 사용하는 접촉표면에 관계없이 접촉표면을 자주 변경하면 반복적인 변형 가능성이 줄어든다.

5. 피부 위를 글라이딩(glide)하지 마라. 대상조직의 표면적인 조직은 손과 함께 움직이기 때문에 표면조직에 대해 손은 움직이지 않는다. 마찰의 목적은 조밀하고 움직이지 않는 결합조직을 관통하는 것이다. 손가

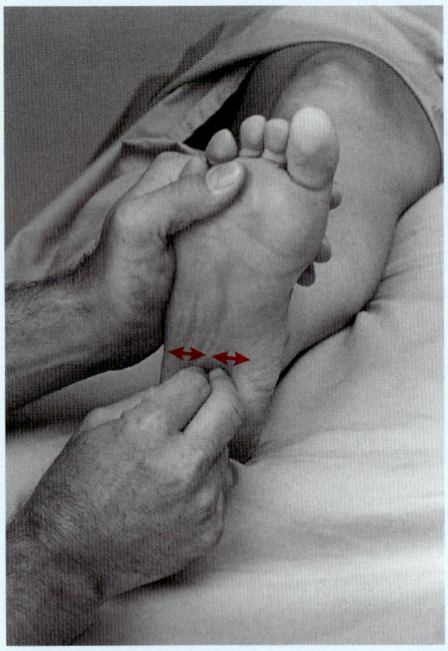

그림 10-27 특히 족저근막염을 치료할 때는 밀집된 족저근막에 마찰을 가할 시 발을 배측 굴곡시켜야 한다. 고객이 손가락 접촉을 견디기 어려운 경우 마찰을 사용하기 전에 주무름과 같은 보다 일반적인 스트로크를 사용한다.

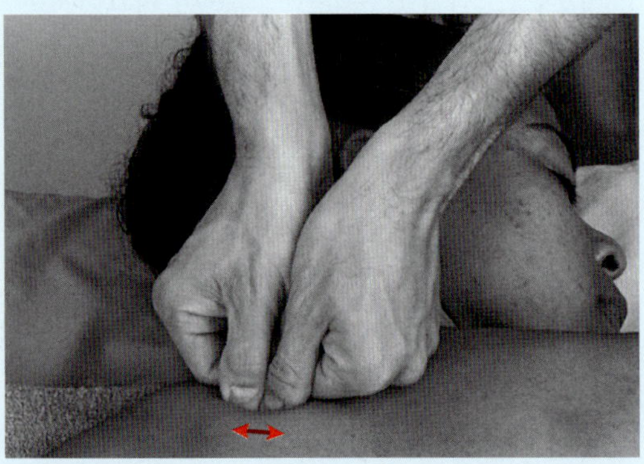

그림 10-28 치료사는 마찰로 치료하기 전에 견갑거근의 하부 부착부에서 흔히 발견되는 섬유증과 통증유발점을 식별해야 한다.

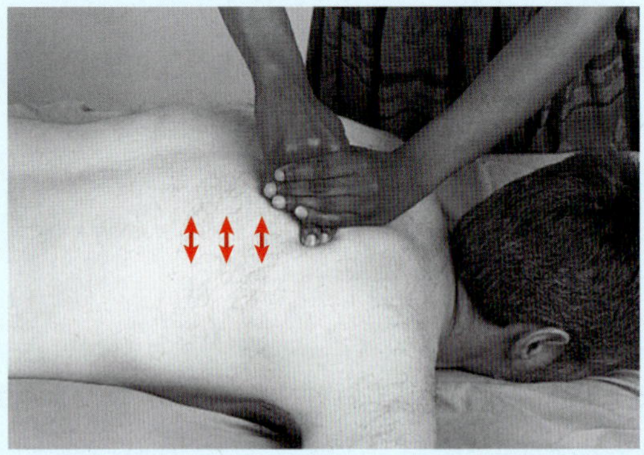

그림 10-29 흉장늑근(iliocostalis thoracis)의 힘줄 미끄러짐은 만성 염증으로 인해 "끈끈(ropy)"해지거나 "끈적(stringy)"하게 되기 쉽다. 특히 후만증이 심한 경우 더욱 그렇다. 이러한 국소적인 조직탄력성 부족은 마찰을 통해 개선될 수 있다.

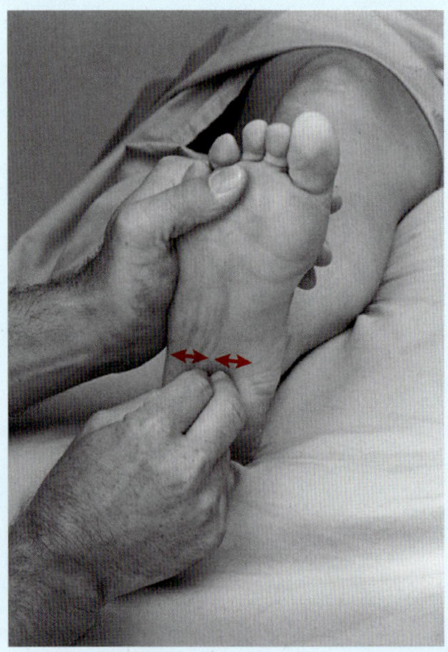

그림 10-30 좌골결절에 부착된 바로 원위에 있는 슬괵근(뒤넓다리근, hamstring)의 마찰은 치료사의 체중과 팔꿈치를 사용하여 힘줄에 대한 깊은 특정압박으로 시작된다. 그 다음 접촉표면과 대상조직 사이의 교차섬유 움직임을 조절하기 위해 고객의 아래쪽 다리를 사용하여 대퇴골을 내회전 및 외회전시킨다.

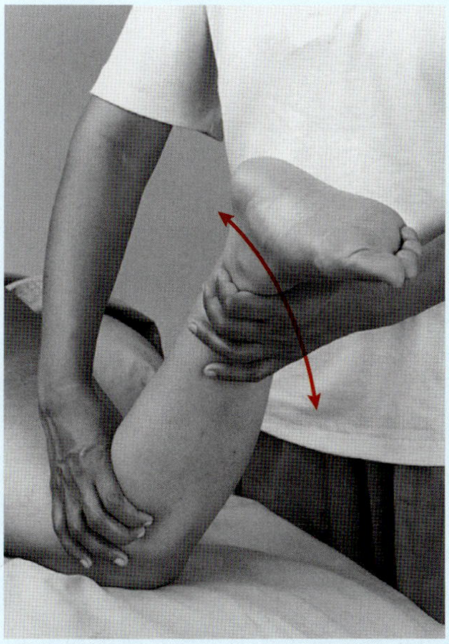

그림 10-31 치료사의 오른손의 처음 두 손가락이 거위발힘줄(pes anserinus)에 닿는 모습을 보여준다. 윤활낭이나 힘줄 기시점 위의 접촉면의 움직임을 제어하는 것은 고객의 무릎을 구부리고 펴는 것으로 쉽게 이루어질 수 있다.

락 끝을 사용하여 대상조직의 한 부분을 다른 부분에 대해 움직이는 작은 동작을 만든다. 이는 손가락 끝을 사용하여 촘촘하게 감긴 끈의 섬유질을 떼어내는 것과 같다. 이를 위해서는 좋은 촉진테크닉과 매우 섬세한 압력조절이 필요하다.

6. 재구성이 필요한 결합조직의 가장 표면층부터 작업을 시작한다. 문제가 표면적인 경우 큰 압박이 필요하지 않을 수도 있다. 그러나 병변이 근육층 아래에 있는 경우에는 먼저 사이에 있는 조직을 연화시킨 후에도 약간의 체중을 사용해야 할 수도 있다(그림 10-29 및 10-30).
7. 대상조직의 표면적인 부분을 더 깊은 부분에서 앞뒤로 이동하려면 짧은 스트로크(<2 cm)를 사용한다. 인접한 건강한 조직에 손상을 줄 수 있으므로 대상조직에서 미끄러지거나 부딪치지 마시오.

   Cyriax는[111,112] "충분한 스윕(sufficient sweep; 충분히 빠르고 강하게)"으로 마찰을 가하는 것을 제안하지만 짧은 스트로크를 사용하는 것이 조절능력을 향상시킬 것이다. 대상조직의 폭이 2 cm 미만인 경우 한 번의 스트로크로 덮을 수 있다(그림 10-24 ~ 10-26). 가로가 2 cm를 초과하는 경우 두 개 이상의 스트로크를 나란히 사용해야 한다.
8. 인대, 힘줄 또는 근육을 치료할 때 스트로크의 방향은 일반적으로 섬유를 가로질러 이루어진다. 콜라겐의 조직이 덜 규칙적인 근막이나 흉터조직을 치료할 때는 방향을 바꾸거나 원형 스트로크를 사용할 수 있다.
9. 일반적으로 초당 1~2주기의 속도로 마찰을 가한다.[107] 표면 병변을 치료하는 숙련된 치료사의 경우 초당 2회 주기가 최대속도다. 초당 한 번의 주기로 진행하는 것이 효과적이고 접촉을 촉진하며 과잉치료의 가능성을 줄일 수 있다.
10. 마찰을 수행하는 동안 해당 조직이 눈에 띄게 부드러워질 때까지 또는 2분 동안(둘 중 먼저 도래하는 시점) 동일한 조직 층과의 접촉을 유지한다.
11. 접촉면을 바꾸려면 몇 초간 자주 휴식을 취해야 한다. 치료를 다시 시작한 후에는 병변의 위치를 정확하게 파악하고 비슷한 마찰깊이를 설정하도록 주의하여야 한다.
12. 고객이 긍정적인 피드백을 제공하는 경우(고객과의 의사소통 섹션 참조), 목표 조직의 더 깊은 층에 맞물리도록 압력을 높이거나 인접한 영역으로 아주 약간 이동한 다음 또 다른 마찰주기를 수행할 수 있다.
13. 병변이 사지(limb)에 위치하는 경우, 한 손으로는 대상조직에 특정한 정적 압박을 유지하는 것이 더 용이할 수 있으며, 다른 한 손으로는 고객의 사지를 움직여 대상조직과 손 사이에서 필요한 동작을 수행할 수 있다(그림 10-30 및 10-31). 이 테크닉은 고객이 더 쉽게 견딜 수 있는 경우가 많다.
14. 편안함의 수준에 대한 고객의 피드백에 따라 첫 번째 치료에서 최대 6분 동안 한 영역에 마찰을 가할 수 있다.[107] 세션 당 2~3분씩 시간을 늘릴 수 있으며[107], 상한선은(드물게 요구됨) 최대 15~20분까지 증가시킬 수 있다.[107,109]

치료사의 자세와 움직임

1. 6장에 설명된 기본자세를 사용하라.
2. 효과적인 마찰을 위해서는 치료사의 체중을 주의 깊게 사용해야 한다. 작고 표면적인 병변을 치료할 때를 제외하고는 손과 팔의 힘에만 의존하지 말아야 한다. 서 있거나 앉은자세로 조절된 기울어진 자세에서 손과 팔을 안정적으로 잡고 몸을 약간 흔들어 충분한 힘

을 생성하고 접촉표면에 필요한 움직임을 생성할 수 있다.

3. 서 있거나 앉아 있을 때 팔꿈치를 사용하는 것은 **고유수용성 촉진(proprioceptive palpation)**을 이용하는 숙련된 자세를 요구한다(그림 10-30).

촉진

이 테크닉을 수행하면서 다음 사항에 대해 고객의 피부와 조직을 촉진하시오.

1. 윤곽: 만성적인 정형외과적 부상은 종종 "부었다"거나 부풀어 오르는 것처럼 보인다. 그러나 마찰법을 가한다고 해서 부드러운(액체로 채워진) 부종이 나타나지는 않는다.
2. 대상조직의 밀도 또는 경도: 대상조직을 인접하거나 반대쪽에 있는 건강한 조직과 비교하여 해당 조직의 정상적인 부피와 질감에 대해 예상할 수 있다.
3. 섬유 방향: 치료 전에 힘줄이나 인대와 같은 개별구조의 섬유방향을 기억하시오.
4. 대상조직의 위치: 마찰을 가하는 동안 원하는 목표조직을 정확하게 찾아야 한다.
5. 조직의 연화: 팽팽한 띠나 굳어진 조직면은 기저물질의 재수화 또는 콜라겐 섬유의 파열로 인해 부드러워질 수 있다. 압통이 감소하고 고객의 주요 증상이 개선되면서 이러한 뚜렷한 부드러워짐이 동반되어야 한다.
6. 비대 감소: 단일 세션의 마찰로 비대해진 구조를 줄일 수 있다.
7. 스트레칭에 대한 저항력: 수축성 조직과 비수축성 조직 모두를 늘리는 저항력은 치료가 진행됨에 따라 감소해야 한다.

관찰하다

테크닉을 수행하면서 대상조직의 상태와 고객이 편안함을 느끼는 징후가 있는지 관찰하시오. 다음 징후는 이러한 상황을 나타낼 수 있다.

1. 표면의 윤곽은 표적 조직의 부피, 긴장도 및 경도를 반영한다.
2. 반응성 충혈: 고객의 피부가 빠르게 붉어지는 것은 너무 긴 손톱으로 인해 찰과상이 발생했음을 나타낼 수 있다.
3. 고객의 얼굴 표정은 이완과 편안함을 반영해야 한다.

고객과의 의사소통

마찰은 매우 작은 영역에 반복적인 힘을 국소적으로 적용하는 것을 뜻한다. 결과적으로, 모든 마사지 테크닉 중 국소 조직 손상을 일으킬 위험이 가장 높음을 나타낸다. 조심스럽게 치료한다면 과한 치료와 염증증가를 피할 수 있다. 일시적인 충혈을 생성하는 것 외에 마찰의 중요한 점은 이미 손상된 조직의 염증을 증가시키지 않는 것이다. 그러나 이는 지나치게 열성적이거나 미숙련된 적용으로 인해 발생할 수 있지만 조직을 평가하고 수시로 피드백을 얻기 위해 Kessler와 Hertling[107]이 각색한 다음 프로토콜을 사용할 수 있다. 따라서 과잉치료의 위험을 줄일 수 있다:

1. 마찰을 가하기 직전에 대상조직의 민감도를 두 가지 방법 중 하나로 테스트한다. **수축성 조직(contractile tissues)**이 저항을 통한 등척성 움직임을 수행하는 동안 조직을 촉진하고, **비수축성 조직(inert tissues)**에서는 수동적인 스트레치를 적용하면서 조직을 촉진한다. 또한 고객에게 현재 통증을 10점 척도**(10-point scale)**로 평가함으로써 병변이 기계적 스트레스에 얼마나 민감한지에 대한 보다 객관적인 측정값을 얻을 수 있다. 이러한 **주요반응(key sign)**은 세션 중에 적용되는 마찰의 양을 평가하고 진행률을 측정하는 데 필수적인 기준선을 제공한다.
2. "어디를 만졌을 때 가장 예민하게 느껴지나요?" 마찰이 필요한 부위를 결정하기 위해서는 정형외과적 검사를 이용해야 하지만, 촉진에 대한 반응으로 고객의 피드백을 이용하여 해당 구조 내에서 병변의 정확한 위치를 확인할 수 있다.
3. 10점 척도에서 4점 이하로 평가된 불편함과 함께, 고객이 참을 만하다고 생각하는 수준에서 마찰을 적용하기 시작한다. 고객은 호흡 참기, 얼굴 찡그리기, 또는 더 미묘한 교감신경자극 징후와 같은 고통의 징후를 보이지 않아야 한다. 마찰이 진행됨에 따라 초기 불편감이 감소한다는 것을 고객에게 약속하고, 마찰 중 불편감이 증가하면 즉시 표현하도록 지시한다.
4. 마찰은 20초에서 2분까지 적용할 수 있다. 적용 중에

마찰을 위한 실습 순서

실습시간:1인당 30분

이 테크닉에 대한 느낌을 얻으려면 결합조직에 쉽게 접근할 수 있는 큰 관절 주위에서부터 연습해야 한다. 발목은 염좌가 흔히 발생하는 위치이고 잔여 섬유증이 있는 부위이기 때문에 좋은 선택이 될 수 있다. 연습을 위해 선택한 관절은 불안정한 징후를 보여서는 안 된다. 결합조직은 매우 단단하며 안정적이고 건강한 관절은 부정적인 영향의 징후 없이 적절하게 적용된 마찰을 최대 5분까지 견딜 수 있다. 대상자의 통증 내성을 존중하여야 한다. 주어진 부위에 1분 이상 마찰을 가하지 말고, 주요 신경(팔꿈치의 방사상 신경)의 위치와 같은 **위험부위(endangerment sites)**를 피하도록 한다.

손톱은 매우 짧아야 한다!

1. 관절을 가로지르는 주요 근육에 5분간의 유날법을 가하는 것으로 시작한다(9장 참조). 이는 수축성 조직의 병변을 치료할 때 특히 유용하다.

잔여 윤활유를 완전히 제거한다.

수동 및/또는 능동수축 테스트를 사용하여 주요 징후를 평가(가설) 하고 관절 주위를 철저히 촉진하여 압통이 있는지 확인한다.

표면에서 시작하여, 대상자의 관절 주위의 5~6개의 다른 부위, 즉 힘줄(힘줄 주위에서도), 인대 및 지지 띠에 1분간 마찰을 적용한다. 일반적으로 1분의 마찰은 촉지 되는 변화를 감지할 수 있을 정도로 충분히 길며, 마찰을 가한 조직은 약간 스펀지처럼 느껴질 것이다. 조직변화가 확실하지 않은 경우 양측 비교를 수행한다. 감지할 수 있는 변화가 없으면 압력을 약간 높이고 1분간 다른 위치에서 시도해 보도록 한다.

주요 징후를 다시 테스트한다.

대상자에게 치료부위를 스트레칭 하게 한다.

표면경찰법 또는 표면림프배액테크닉으로 국소 림프절 쪽으로 밀어낸다.

2. 비록 이 간략한 치료에서는 발생할 가능성이 낮지만 과한 치료의 징후가 보이지 않도록 해야 한다.

홈스터디(Home study): 둔근의 상부 정지점은 섬유화의 흔한 부위이다. 마찰을 적용하기 위해 너클 또는 팔꿈치 접촉을 사용하는 부위에 대해 유사한 적용방법을 고안한다. 이 순서를 양측에 적용하도록 한다.

는 대상조직의 민감도가 감소하는 것을 고객은 치료사에게 표현해야 한다. 적용 후에는 그 증상이 개선되어야 한다. 만약 그렇다면, 동일한 (또는 인접한) 영역에 다른 동등한 마찰주기를 적용할 수 있다. 압력과 총 지속시간은 다음 세션에서 증가할 수 있다.

5. 조직이 더 민감해지거나 반응성이 높아지면 마찰사용을 중단하고 표면경찰법으로 해당 부위를 이완시킨다. 조직이 매우 아프면 냉찜질을 사용하는 것을 고려한다. 다음 세션에서는 압력을 덜 가해 테크닉을 적용하기 시작한다.

주의 및 금기사항

마찰법의 적절한 적용을 숙련시키기 위해 임상 훈련과 감독된 실습이 필요하다. 병리학적 상태를 다룰 때는 전문교육을 받는 것이 좋다. 역학적 테크닉에 대해 언급된 모든 일반적 및 국소적 금기사항은 마찰법 사용에도 적용된다(5장 참조).[5] 모든 결합조직테크닉에는 마찰법 사용에 대한 몇 가지 주의 및 금기사항이 있다. 여기에는 혈우병, 혈전, 악성종양, 혈관기능부전, 봉와직염, 정맥염, 발열, 전신 또는 국소감염, 급성순환질환, 골수염, 동맥류, 폐쇄성 부종, 급성류마티스관절염, 열린상처, 봉합선, 혈종, 치유 중 골절, 골다공증, 진행성당뇨병, 항염증 또는 항응고제 사용 및 고객의 국소 또는 전신성 진통제, 항염증 또는 항응고제 사용이 포함된다(5장 참조).[5,8,10,35] 마찰을 사용하기 전에 경련, 휴지기 통증, 열, 발적, 치유되지 않은 부종 등 급성염증의 모든 징후가 없어야 한다.[107] 치료사는 혈종, 석회화, 말초 신경, 연약한 피부 부위에 마찰을 가해서는 안 된다.[109] 반복적인 염좌나 탈구와 같은 과운동성 또는 불안정한 관절 주위, 전신 결합조직 장애가 있는 고객 및 골다공증 고객에게 마찰을 적용할 때 극도의 주의를 기울여야 한다. 마지막으로 치료사는 저혈압 부위 또는 활동성 통증유발점 근처에서 마찰을 가할 때 주의를 기울여야 한다.

치료 시 마찰법의 용도

유착 및 섬유증을 감소시키고 결합조직 신장성을 증가시키기 위해

결합조직의 신장성을 높이기 위한 마사지 테크닉으로는 피부롤링, 근막이완, 직접근막테크닉, 마찰, 30초 이상 유지하는 일반적인 스트레칭 등이 있다. 유날법은 천천히 적용하고 높은 항력(high component of drag)으로 적용할 때 적합할 수 있다. 자가 스트레칭은 홈 케어에 특히 유용하다. 상황에 따라 신경근 또는 근에너지테크닉, 관절가동술 및 도수교정, 머리나 골반에서 수행되는 척추 견인이 유용할 수 있다.[35]

통제된 실험실 조건에서 조직을 정확하게 가열하면 심각한 구조적 손상을 초래하지 않으면서 콜라겐 구조의 신장이 촉진된다.[17,20,63] 그러나 임상실습에서는 결합조직에 지속적인 부하를 가하기 전에 열을 가하면 대규모 콜라겐 파열의 위험이 증가할 수 있다. 따라서 결합조직테크닉을 수행하기 전에 치료의 목적이 콜라겐을 파열하거나 변성시키는 것이 아니라면 열이나 냉찜질을 피해야 한다.[63] 크고 치밀한 유착을 치료하기 위해 마찰을 사용하는 경우가 이에 해당할 수 있다. 마찰을 사용한 후 열을 가하면 근막조직의 유연성이 일시적으로 증가할 수 있다.

마찰을 가한 후 고객이 압통이 증가했다고 보고하면 혈관수축(분지)이 나타날 때까지 즉시 냉찜질을 하도록 한다. 다음 24시간동안 간격을 두고 10~14분 동안 해당 부위에 냉찜질을 하도록 고객에게 교육한다.

수축성 병변을 치료하기 위해

근육이나 힘줄과 관련된 반복적인 긴장성 부상과 만성단계 염좌의 경우, 마찰을 적용하기 전에 근막이완 또는 직접근막테크닉을 국소적으로 적용하면 마찰을 광범위하게 또는 장기간 마찰을 사용할 필요성을 줄일 수 있다. 초음파의 사전 적용도 권장되고 있다.[109] 30초 동안 대상조직을 통증없이 수동적으로 스트레칭하고 통증 없는 운동 범위에서 능동적인 움직임을 취하는 것이 마찰 후 도움이 될 수 있다.[109] 고객에게 중재를 적용하는 중에 하루에 여러 번 이러한 작업을 수행하도록 교육한다. 반복적인 좌상을 입은 고객에게 회복과정이 끝날 때까지 악화되는 활동, 저항운동, 집중적인 스트레칭을 피하도록 지도한다. 회복과정이 끝나는 시점에서 보다 적극적인 스트레칭 및 강화운동을 할 수 있으며, 반복적인 긴장을 줄이거나 사고의 재발을 방지하기 위해 부목, 테이핑, 인체공학적 또는 신경근재교육 등이 유용할 수 있다.[12]

마찰을 가한 후 고객이 압통이 증가했다고 보고하면 혈관 수축(창백해짐)이 나타날 때까지 즉시 냉찜질을 적용한다. 다음 24시간동안 간격을 두고 10~14분 동안 해당 부위에 냉찜질을 하도록 교육한다.

결론

결합조직테크닉은 다양한 용도, 치료효과 및 결과를 가지고 있으며, 신체구조 및 기능과 관련된 결합조직테크닉에 대한 이러한 결과를 요약하면 표 10-1과 같다.

표 10-1 결합조직테크닉의 효과 요약

결과	테크닉			
	피부롤링	근막이완	직접근막테크닉	마찰법
휴지기 근긴장 또는 신경근 긴장도 감소	P	P	P	?
근막 분리/연장	P	✓	P	P
치밀결합조직 재형성 촉진	P	P	P	P
근육신장성 증가	?	✓	P	P
관절운동범위 증가	P	✓	✓	✓
전신 진정 / 불안 감소	?	P	✓	?
흉곽가동성 증가	?	P	P	?
통증유발점 활동감소	P	✓	P	P
통증감소	P	✓	✓	✓
구조적 정렬의 정상화	?	✓	✓	?
주동근-길항근 기능의 균형	P	P	✓	?
움직임의 질과 양의 향상	?	P	✓	P
향상된 근육성능	P	P	✓	?

✓, 결과는 본 장에서 요약한 연구에 의해 뒷받침 된다. P, 결과는 가능하다. ?, 결과가 논쟁의 여지가 있음(연구 결과가 없거나 일관성이 없음)

복습

핵심요점

1. 결합조직테크닉은 결합조직을 촉진하고, 늘리고, 재구조화를 촉진하는 마사지 테크닉이다.
2. 피부롤링은 치료사가 심부근막 표면의 조직을 잡고 밑에 있는 조직위로 지속적으로 들어 올려 물결 모양의 움직임으로 굴리는 미끄러짐 스트로크 테크닉이다.
3. 치료사는 피부롤링을 사용하여 고객의 피부와 표면근막의 이동성 제한을 평가하고 치료한다.
4. 근막이완은 미끄러지지 않는 근막 견인과 다양한 양의 정형외과적 스트레칭을 결합하여 근육 및 관련 근막에 적당하고 지속적인 장력을 생성하여 촉각적인 점탄성 길이 확장 또는 "크리프(creep)"를 발생시키는 기술이다.
5. 근막이완을 사용하여 근막층을 늘리고 근막의 가동성을 회복하며 운동계에 대한 반흔 및 유착의 영향을 줄인다. 그들은 또한 자세상태와 외상으로 인한 만성 후유증을 치료하는 데에도 유용하다는 사실을 발견했다.
6. 직접근막테크닉은 표면근막이나 심부근막 및 관련 부위에 적당하고 지속적인 장력을 가하는 느리고 미끄러지는 테크닉이다. 이로 인해 촉각적인 점탄성 길이 확장(크립)이 발생한다.
7. 근막층을 늘리고 근막의 가동성을 회복하며 운동계에 대한 흉터와 유착의 영향을 줄이기 위해 직접근막테크닉을 사용한다. 그들은 또한 자세 상태와 외상으로 인한 만성 후유증을 치료하는 데 특히 유용하다는 사실을 발견했다.
8. 마찰은 손가락 끝이나 엄지와 같은 특정 접촉을 사용하여 조밀한 결합조직에 침투하여 섬유 사이에 작은 움직임을 생성하는 반복적이고 미끄러뜨리지 않는 테크닉이다.
9. 마찰을 사용하여 구성 콜라겐섬유의 재배치 및 재구조화를 촉진함으로써 결합조직의 신장성을 증가시킨다.
10. 결합조직테크닉의 역학적 효과는 이 테크닉이 표면근막의 결합조직 또는 표면 및 심부근육과 관련된 근막에 적용되는 장력의 결과이다. 지속적인 긴장상태에서는 콜라겐 분자와 콜라겐 교차결합의 제어된(소량의) 파열을 통해 이 근막이 길어지는 것으로 생각된다. 또한, 마찰은 인접한 콜라겐 분자와 인접한 섬유(유착 및 섬유화)를 결합하는 일부 교차결합을 깨뜨려 섬유 사이의 상대적인 움직임을 더 많이 허용할 수 있다.

임상사례 10-1: 결합조직테크닉

고객 프로필

고객은 2년 전 왼쪽 아래 경골이 골절(부츠탑 골절)된 30세의 열정적이고 숙련된 레크리에이션 활강 스키 선수다. 골절은 정형외과 의사가 만족할 만큼 치유되었다. 캐스트 제거 후 고객은 근력운동을 강조하는 몇 달간의 물리치료를 마쳤다. 그는 다음 시즌에 스키를 다시 시작했다.

임상결과

주관적 발견:

- 2시간 이상 스키를 탄 후 왼쪽 하퇴부에 경미한 통증, 피로감, 뻣뻣함.
- 부상 이후 다리가 "100%로 느껴지지 않는다"고 호소하였다.

객관적 발견:

- 자세: 서 있는 자세는 정상범위를 보였다. 왼쪽 다리가 오른쪽보다 약간 더 크게 보인다.
- 둘레: 골절부위 수준에서 비교했을 때 왼쪽 다리가 오른쪽 다리보다 둘레가 2 cm 더 크다.
- 걸음걸이: 보행은 정상범위의 모습을 보였다.

- 촉진: 골절부위의 부종은 액체나 물처럼 느껴지지 않았다. 왼쪽 다리 전체에 깊은 촉진에 압통이 있었다.
- 움직임 가동범위: 왼쪽발목의 능동적, 수동적 움직임이 경미하게 감소(10%)하고, 범위 끝에 강직이 있다.
- 힘: 하지 전체에서 5등급의 근력을 보여주었다.

치료 접근법

부상 이후 시간이 지났음에도 불구하고 이 고객은 만성염증의 징후를 보이고 있다. 심각한 외상을 입은 고객은 결합조직의 잘못된 재구성과 관련된 잔여 손상이 나타날 수 있다. 이 경우 초기치료 의 목표는 **결합조직제한(응고된 부종)**을 줄이는 것이다. 이는 2년 전 염증과정의 결과일 가능성이 높다.

- 이 장에서 설명한 네 가지 결합조직테크닉을 모두 사용하여 이 치료목표를 달성할 수 있다. 이렇게 하면 표면에서 심층까지 적용하고 고객의 환부에 집중할 수 있다. 또한 종창부위와 경골골절 부위에 걸쳐 특정하고 깊은 직접근막테크닉과 마찰법을 적용하는 것이 도움이 될 수 있다. 또한 깊은 유날법, 스트리핑(stripping), 특정압박을 사용하여 밀집 부위에 적용할 수 있으며 병변 부위에 있는 모든 통증유발점 대해 압박을 줄일 수 있다.
- 만약 당신이 이러한 기술들에 대해 치료적 깊이를 달성할 수 있다면, 당신은 고객의 환부에 완전한 가동성을 회복하는 데 단지 1시간에서 2시간 정도가 필요할 수 있다. 마지막으로, 비슷한 수준의 긴장완화, 근막균형 및 대칭을 유지하기 위해 각 세션의 일정 부분을 다른 쪽 다리와 등에 할애해야 한다.
- 고객의 가정치료에는 하체 근육의 스트레칭, 몇 주 동안 사전 근력운동프로그램 재개, 스키 활동을 조심스럽게 점진적으로 증가시키는 것이 포함된다.

임상사례 10-2: 결합조직테크닉

고객 프로필

고객은 4개월간 발목 뒤쪽 통증을 앓고 있는 50세 여성 레크리에이션 달리기 선수이자 컴퓨터 프로그래머다. 그녀는 주치의로부터 아킬레스건병증 진단을 받았다. 그녀는 달리기 거리를 늘리고 싶어 하며 현재 통증으로 인해 2마일로 제한되어 있다.

임상결과

주관적 발견:

- 아침 및 1시간 이상 앉아있는 상태에서 왼쪽 발목통증 및 경직
- 달리는 도중과 달리기 후 통증

객관적인 발견:

- 자세: 서 있는 자세는 정상적인 제한범위의 모습을 보였다.
- 보행: 보행은 정상범위 내에 있으며 조기 발뒤꿈치 들림과 말기 입각기시 고관절의 신전 감소를 제외하고 정상적이다.
- 촉진: 같은 부위에 중등도의 비후와 결절이 있는 왼쪽 아킬레스건의 중간 부위까지 촉진되는 통증; 아킬레스 기시점에 따른 압통; 장딴지근과 가자미근을 따라 발생하는 압통 및 운동성 저하.
- 운동범위: 왼쪽 발목 배측굴곡근 감소, 무릎을 완전히 펴면 더 제한됨; 고관절 신전수동 운동범위 및 뒤넙다리근 유연성 감소.
- 관절가동성: 왼쪽 발목관절 및 거골하 관절, 관절가동성 감소.
- 강도: 왼쪽 배측굴곡근과 고관절 외전근, 외회전근, 신전근의 근 감소.

치료 접근법

점진적 강화 프로그램으로 힘줄부하에 대한 내성을 증가시켜 힘줄의 재형성을 용이하게 하는 것이 치료의 주된 목표가 될 것이다. 또한 발목 운동범위를 개선하고 하지의 경직을 줄이는 것이 보행 중 하지의 근막균형을 최적화하게 될 것이다.

- 근막대칭을 유지하기 위해 길항근 그룹, 허리 및 반대쪽 하지를 다루는 데 시간을 할당하고 싶지만 대부분의 세션시간을 왼쪽 하지 후방 근막사슬 및 고관절 굴곡근을 다루는 데 할당하라. 세션을 시작하기 위해 보다 표면적이고 일반적인 근막테크닉을 활용하면 근육긴장을 줄이는 것이 용이하고 직접근막테크닉을 사용하여 특정 압통 및 제한이 있는 부위를 효과적으로 치료할 수 있다. 아킬레스건에 마찰을 가하면 콜라겐 섬유의 재형성이 촉진될 수 있다.

- 고객 교육 중 가장 중요한 것은 고객의 증상에 따라 배측굴곡근을 점진적으로 강화하는 프로그램이 포함되어야 한다. 또한 고관절 외전근, 외회전근, 신전근을 강화하고 배측굴곡근, 햄스트링, 고관절 굴곡근의 스트레칭도 다루어야 한다.

참고: 아킬레스건병증 치료를 위한 직접근막테크닉의 한 형태로 도구를 이용한 연부조직 가동술(instrument assisted soft tissue mobilization, ASTM)을 뒷받침하는 몇 가지 근거가 있다. IASTM은 이 본문의 범위에 속하지 않지만 일반적인 근막테크닉에 활용되므로 언급할 가치가 있다.

비판적 사고의 질문

1. 결합조직테크닉은 어떤 조직 층에 연관되어 있는가?
2. 결합조직테크닉의 주요효과는 무엇인가?
3. 근막이완의 세 가지 잠재적 용도를 나열하고 이러한 용도가 적합한 임상상태를 확인하시오.
4. 피부롤링의 세 가지 잠재적 용도를 나열하고 이러한 용도가 적합한 임상상태를 확인하시오.
5. 직접근막테크닉의 세 가지 잠재적인 용도를 나열하고 이러한 용도가 적합한 임상상태를 확인하시오.
6. 마찰법의 세 가지 잠재적 용도를 나열하고 이러한 용도가 적절한 임상상태를 확인하시오.
7. 피부롤링의 어떤 특성과 효과로 인해 치료사들은 이를 유날법의 한 형태로 분류하기도 하는가?
8. 결합조직테크닉 중에 발생하는 결합조직 "크리프(creep)"의 메커니즘은 무엇인가? 그리고 답변에 가능한 역학적, 신경학적 메커니즘을 고려하시오.
9. 요추근막에 적용된 직접근막테크닉은 내장에 인접한 깊은 근막층의 장력을 어떻게 변화시키는가?
10. 마찰과 근막이완은 결합조직에 대한 고정화의 부정적인 영향을 어떻게 감소시키는가?

10장 참고문헌은 538페이지부터 시작

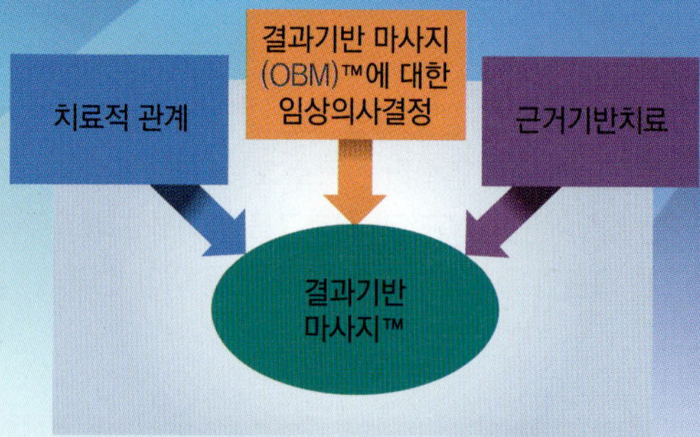

Chapter 11 수동적움직임테크닉

목적

이 장을 학습하고 아래와 같은 필요한 정보를 얻게 된다.

1. 이러한 유형의 마사지 테크닉이 다양한 부위의 조직에 어떤 영향을 미치는지 설명 할 수 있다.
2. 각 마사지 테크닉에 있어 접촉면, 압력, 서로 맞닿는 조직, 진폭, 방향, 속도 등에 대하여 설명 할 수 있다.
3. 각 마사지 테크닉을 수행하는 방법과 연습 과정의 상황에서 이를 적용하는 방법을 보여준다.
4. 마사지 테크닉이 효과를 가져다주는 원리에 대해 추측해 본다.
5. 치료결과, 적응증, 금기증 및 각 마사지 테크닉과 관련된 일반적인 방법을 설명할 수 있다.

수동적움직임테크닉은 물질이나 질감을 만져보는 것과는 대조적으로 주로 조직과 구조의 움직임을 촉진하는 마사지 테크닉이다. 이러한 흔들기(shaking), 리듬적 가동술, 그리고 흔들기(rocking)와 같은 수동적인 운동방법은 조직과 구조의 제한을 치료하는 데에도 사용된다. 이 장에서는 이 테크닉의 시행방법 및 연습순서에 따라 적용하는 방법에 대해 설명하였다. 또한 관련 결과 및 근거, 주의사항 및 금기사항 그리고 치료에 적용하는 테크닉의 사용방법에 대해 설명하였다. 또한 표11-1은 신체구조 및 기능과 관련된 수동적움직임테크닉에 대한 결과를 요약한 표다. 치료사는 이러한 테크닉에 대한 주의사항과 금기 사항을 검토하고 실습범위와 테크닉 수준이 허용하는 대로 이를 사용하도록 권장한다. 마지막으로, 치료사는 고객에게 천을 덮고, 벗기고, 접촉하는 방법을 결정할 때 실무지침, 직업과 관련된 규정 및 법률을 참조하고 준수하도록 권고 받는다(6장 참조). 그림 옆에 "경고" 아이콘이 있으면 일부 전문직의 규제지침에서는 치료사가 고객으로부터 서면동의를 얻지 않고 치료가 의학적으로 지시되지 않는 한 치료 중에 이 영역을 다루도록 요구하고 있음을 나타낸다.

흔들기: 근거

정의

흔들기(shaking): 관절움직임을 최소화하고 뼈 위에서 주된 근육의 연부조직을 앞뒤로 반복하여 움직이는 기술이다.

이름 및 출처

다른 문헌이나 마사지 관련 시스템에서는 우리가 흔들기라고 부르는 테크닉을 "근육 흔들기", "거친 진동", "구르는 마찰" 또는 "밀기"라고도 한다.[1-8]

두 기술 모두 골격근에 힘을 집중시키기 때문에 흔들기는 때때로 마사지 유날법의 한 형태로 분류된다.[6,7]

이 책에서는 9장에서 논의한 것과 방법, 효과, 용도가 다르기 때문에 흔들기를 마사지의 유날법과 별도의 장으로 나누어 소개하고 있다. 흔들기를 그 자체의 테크닉으로 제시하는 확립된 전통도 있다.[8]

이 책에서는 앞에서 정의한 대로 아래에 있는 뼈 위의 조직이 흔들리는 것과 흉곽(가슴우리, rib cage), 팔다리, 골반과 같은 전체 구조가 흔들리는 것을 식별하고 있다. 후자의 테크닉은 관절의 움직임을 포함하므로 보다 엄격한 관절의 율동적 가동성과 상호작용을 한다(이 장 뒷부분의 리듬적 가동술 및 흔들기 참조). 이러한 다른 테크닉들의 수동적인 테크닉 효과 및 사용법은 서로 다르기 때문에 구분을 정당화할 만큼 충분하다.

사용법

치료사들은 이 섹션에서 설명한 대로 다양한 용도로 흔들기를 사용한다.[1-14] 치료사들은 Mense 등이 언급한 것과 같이 "유지(holding)"를 줄이기 위해 흔들기를 사용한다. 그리고 불필요한 근육의 긴장도 가져온다. 불필요한 근육긴장은 자발적으로 조절할 수 없는 의도하지 않은 근육 수축, 때로는 상황적 스트레스로 인해 발생한다.[9] 또한 골격근(뼈대근육, skeletal muscles)의 휴식 중에 근육긴장을 줄이기 위해 흔들기를 사용한다.[1,2] 뿐만 아니라, 스포츠 마사지에서도 근육긴장을 완화하면서 각성을 촉진할 수 있기 때문에 흔들기를 자주 사용한다.[3]

결과 및 근거

흔들기는 이 섹션에서 설명하는 다양한 생리학적 및 심리학적 효과를 가지고 있다.[1-14] 치료사들은 흔들기가 복잡한 고유수용성 반사 신경의 자극을 통해 휴식 중인 근육의 긴장을 변화시킨다고 보고 하였다.[1-5] 또한, 치료사들은 흔들기가 골격근에 이완효과가 있다고 생각하며.[1-5] 다만 활발한 흔들기는 신장 반사를 통해 약간의 근육긴장을 일시적으로 증가시킬 수 있다.[8] 최근 치료사들은 흔들기와 같은 수동적 테크닉이 근긴장도를 크게 변화시킬 수 있는지에 대해 의문을 제기했으며 이와 관련하여 능동적 테크닉이 더 효과적이라고 제안 하였다.[11]

흔들기는 다양한 임상적 적용이 가능하다. 첫째로, 흔들기는 "holding" 또는 불필요한 근육긴장을 감소시키는 효과적인 방법이 될 수 있다.[1-2] 이 경우에는 'holding'을 줄이는 것이 주요 목표일 수 있다. 한편, 치료사는 고급 관절가동술과 같은 테크닉의 실행을 방해할 수 있는 불필요한 근육긴장을 줄이기 위한 준비 테크닉으로 사용할 수 있다. 고객들은 흔들리는 것을 즐거운 경험으로 여기는 경우가 많다. 결과적으로, 치료사들이 골격근을 보다 이완되게 만들고자 할 때 사용하는 유용한 테크닉이다. 또한, 흔들기는 흔히 경기 전 및 경기 중 스포츠 마사지에 사용되어 전신 각성을 달성하고 근육에 대한 인식을 향상시키며, 휴식 중인 근육긴장에 일시적인 효과를 줄 수 있다.[3,12-14] 마지막으로, 흔들기는 결합조직에 미세한 역학적 효과를 가질 수 있다.[2] 결합조직 재형성의 섬유형성 단계에서 부드럽게 적용하면 결합조직의 체계적인 재형성을 촉진할 수 있다. 표 11-1에는 흔들기의 주요결과가 요약되어 있다.

흔들기가 작동하는 원리

이 테크닉이 치료효과를 달성하는 데에 제안된 다양한 매커니즘이 있다.[1-14] 흔들기는 상황적 스트레스에 반응하여 근육을 긴장시키는 고객들에게, 근육 위치를 빠르게 변화시킴으로써 이 수축이 불필요하다는 것을 깨닫게 도와줄 수 있다.[1-5] 또한, 흔들리는 동안 발생하는 근육의 전단과 확산은 고유수용성감각 입력을 유발하여 안정 시 긴장을 감소시킬 수 있다.[2,3,5] 유날법에서도 유사한 메커니즘이 발생한다.

근거조사

흔들기의 효과를 독립적인 테크닉으로 평가한 연구를 찾기가 어렵다. 또한, 여러 테크닉을 통합한 마사지 임상연구에는 흔들기가 포함되지 않는 경우가 많다. 소규모 실용적 임상실험15(n = 15)에서 연구자들은 근육을 흔들어 주는 스웨디시 마사지가 다발성 경화증 고객의 자기 효능감에 미치는 영향을 조사하였다. 실험 그룹은 8주 동안 매주 한 번 1시간 마사지를 받았으며, 그에 반해 통제 그룹은 사후 연구 기간까지 치료를 받지 않았다. 마사지는 임상실습 중인 2학년 학생들이 치료사의 감독하에 시행하였다. 연구진은 치료 그룹 참가자들의 자기 효능감이 다음과 같은 시점에 증가했음을 확인하였다. 치료 중간, 치료 후, 4주 추적관찰에서 자기 효능감이 증가하였다. 그러나 통계적 유의성은 8주 추적 관찰에서는 확인되지 않았다. 저자들은 결과가 지속적인 마사지치료의 중요성을 보여주지만, 개선은 이전에 생각보다 더 빨리 일어난다고 언급하고 있다. 이를 통해 자기 효능감 증가를 유지하기 위해 계속해서 마사지치료를 받는 것의 중요성을 확인할 수 있었다. 이 연구의 실용적인 설계는 마사지치료의 현실을 반영하는 강점인 동시에 구체적인 프로토콜이 조사되지 않았다는 점에서 한계가 있다. 이 연구는 제한사항이 있음에도 불구하고, 고객집단의 지속적인 마사지치료가 자기 효능감을 증가시킨다는 이전 연구결과를 재확인하였다.

Finch P, Bessonnette S. A pragmatic investigation into the effects of massage therapy on the self efficacy of multiple sclerosis clients. J Bodyw Mov Ther. 2014;18(1):11-16.

흔들기: 실습

흔들기의 구성요소

흔들기에는 다음과 같은 구성요소가 있다:

접촉: 흔들려는 근육을 단단히 잡되 표면적으로만 잡는다. 흔들려는 근육의 깊이와 원하는 자극 정도에 따라 손가락 끝의 접촉수준을 다양하게 조절한다.

압력: 가볍거나 중간 정도 압력. 지속적으로 무거운 수동 압력은 조직을 통해 생성되는 움직임의 힘을 약화시키므로 피해야 한다.

결합된 조직: 손은 표면근육층의 깊이까지 조직에 관여한다. 일어나는 움직임은 흔들리는 근육 군 내의 모든 조직(근육, 근막, 힘줄, 인대, 골막 등)을 동시에 관여한다.

방향: 힘을 근육 또는 근육군의 긴 축 둘레를 중심으로 힘을 가한다. 결과적으로, 이 동작에 의해 생성되는 움직임은 이 긴 축을 따라 파도처럼 전달된다.

진폭: 위치에 따라 다르다.

속도: 초당 2에서 5회의 주기로 진행한다.

지속시간: 5초 이상 시행한다.

호환 가능: 미세진동

결합: 흔들면서 동시에 광범위하고 구체적인 압박을 가할 수 있다. 이 단계에서 압박과(비활주) 움직임의 조합으로 인해 기술적으로는 동일하지는 않지만, 압박과 활주 움직임을 결합한 유날법과 유사한 테크닉이 된다.

맥락: 움직임에만 초점을 맞춘 중재에서는 이 장에 제시된 다른 테크닉과 번갈아 사용할 수 있다. 이 테크닉을 9장에서 설명한 신경근육 테크닉을 대체하여 사용할 수도 있다.

촉진실습

1. 시간이 허락하는 대로 파트너의 주요 골격근을 그려서 부위별 근육학을 검토한다. 모든 표면 근육의 섬유 방향, 경계 및 힘줄을 촉진한다.
2. 촉진으로 안정 시 근육긴장을 평가한다. 압력에 대한 저항의 질을 자세히 설명한다(4장 참조). 근육이 휴식 중일 때, 근육, 근막, 지방, 체액이 각 근육의 탄력에 기여 하는 것은 무엇일까? 4장의 논의를 참고하여 도

움을 받으시오.

3. 파트너의 다리와 팔의 긴 근육군을 잡고, 그것들을 관련된 뼈 주위로 굴리려고 시도한다.
어느 정도까지 움직이나? 각 근육군의 움직임 한계에 도달하면 팔이나 다리를 놓고, 조직이 원래 위치로 돌아가는 과정에서 발생하는 움직임을 관찰한다.

매뉴얼 테크닉

그림 11-1~11-8 치료사가 신체의 다양한 부위에 흔들기를 적용하는 모습을 보여준다. 그림의 순서는 누운 상태에서 머리부터 발까지, 그 다음은 엎드린자세이다. 각 그림은 아래에 설명된 수동 테크닉에 대한 대부분의 지침을 설명한다.

1. 치료사가 테크닉을 수행할 때 근육을 뼈 위에서 흔들면 사용하는 접촉 및 적용속도에 따라 심리적으로 진정 또는 자극효과를 줄 수 있다.

A. 진정을 위해: 손바닥을 고르고 편안하게 손바닥 전체를 접촉하고 속도를 늦춘다. 손의 접촉은 고객의 몸의 표면에 평평하게 접촉한다(그림 11-1 및 11-4). 이 경우 조직 압박을 최소화하는 편안한 손 접촉이 가장 큰 조직 이완을 만들어낸다. 고객 신체의 굴곡진 표면에 대해 손을 약간 구부린다. 이렇게 하면 고객의 조직이 손바닥 안으로 들어 올려 질 것이다(그림 11-3 및 11-5). 고객은 압력이 전체 접촉표면에 고르게 분포되어 있다고 인식해야 한다. 각 스트로크마다 고객의 조직을 들어 올린 다음 자신의 무게로 떨어뜨리도록 한다. 스트로크가 연결되도록 손 접촉을 유지하도록 한다. 이 테크닉을 오랜 기간 동안 적용할 수 있는 완전하고

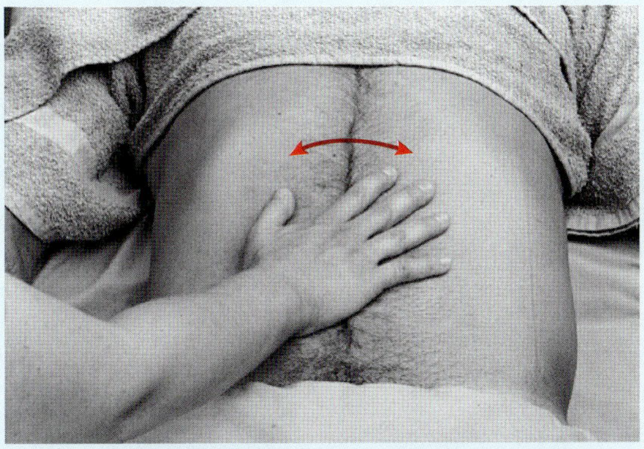

그림 11-1 복부의 표면적 흔들기는 골반이나 척추의 움직임을 유발하지 않는다(그림 11-12와 비교). 모든 유형의 복부 흔들기는 변비에 유용할 수 있다.

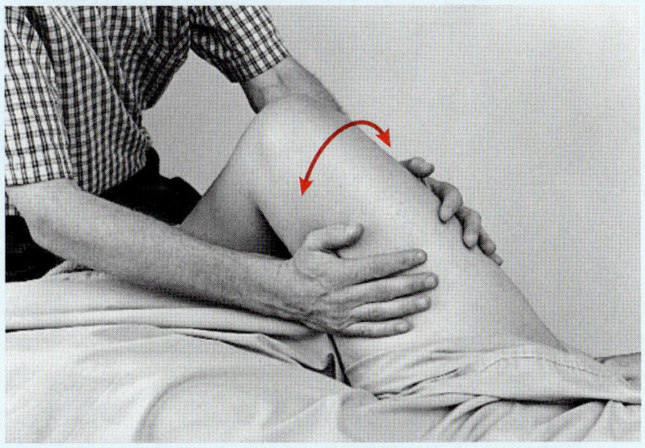

그림 11-2 무릎을 구부린 상태에서 허벅지 전체를 양손으로 흔드는 동작. 양손을 함께 움직이며 뼈 주위로 조직을 굴리면서 처음에는 한 방향으로, 그다음에는 휴식 자세로 돌아가거나 넘어간다. 더 강력하고 자극적인 스트로크를 만들기 위해 압박의 양을 다양하게 추가할 수 있다.

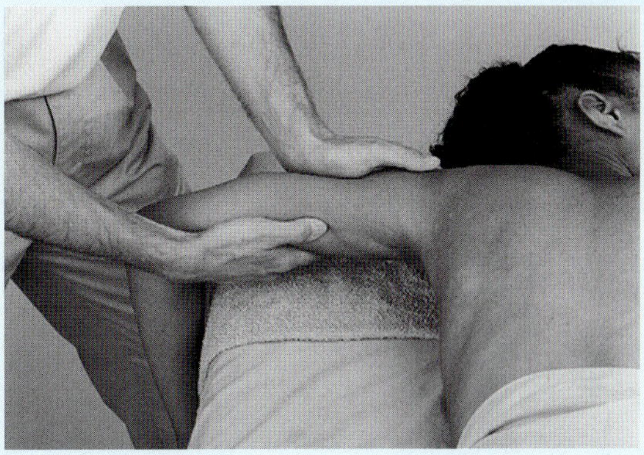

그림 11-3 삼각근을 흔들 때는 먼저 팔을 테이블에서 들어 올려 고객의 조직이 자유롭게 움직일 수 있도록 한다. 고객이 무의식적으로 팔을 긴장하는 경우, 긴장을 인식하도록 유도하고 어깨가 이완될 때까지 기다린 후 흔들기를 시작한다.

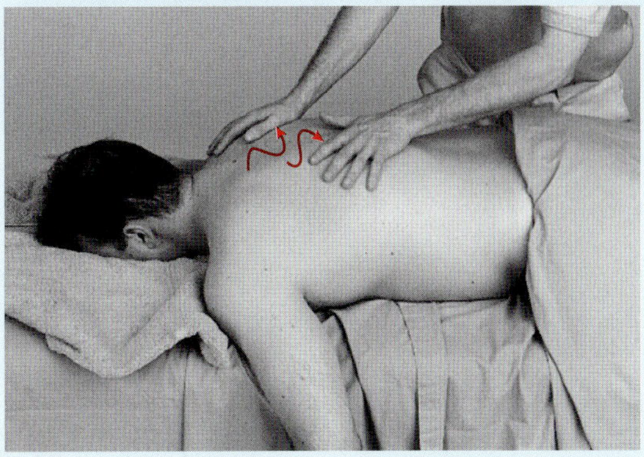

그림 11-4 등의 표면조직과 근육을 흔드는 동안 두 손은 같은 방향 또는 반대 방향으로 움직일 수 있다.

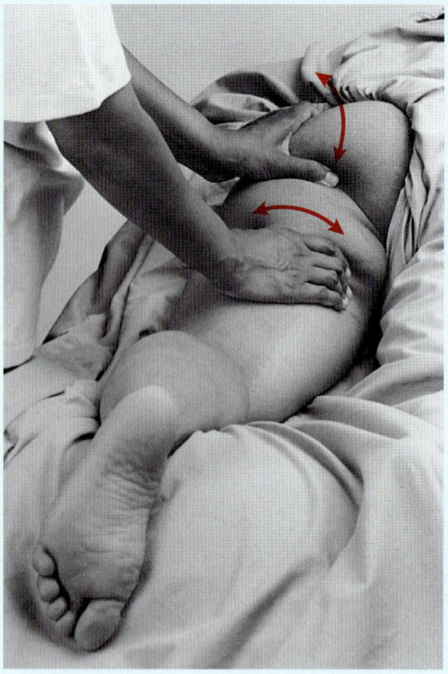

그림 11-5 둔근 흔들기는 한손 또는 양손으로 할 수 있으며 근위(몸쪽,proximal) 햄스트링(hamstring)을 동시에 포함할 수 있다. 각 손은 교차로 흔들어야 한다.

편안한 접촉으로 수행하려면 연습이 필요하다.

B. 자극을 위해: 엄지손가락과 손끝에 더 집중하여 접촉한다 (그림 11-6을 참고). 더 많은 압력으로 고객의 조직을 잡고 강도를 높인다. 또한 중력이나 조직의 탄성 반동에 의해 돌아오는 스트로크를 수행하기보다는 조직을 앞뒤로 움직이도록 지속적으로 노력한다.

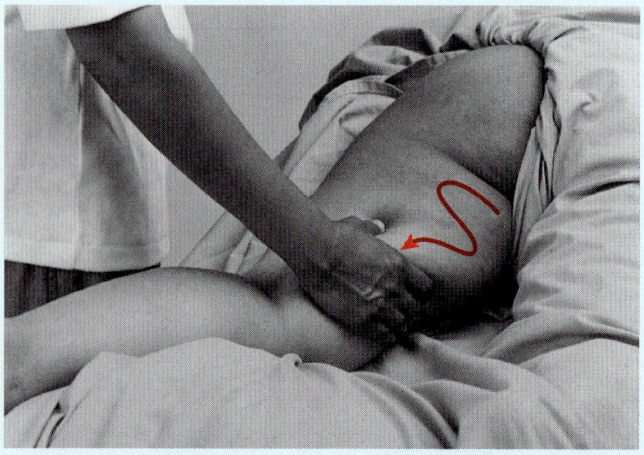

그림 11-6 엎드린 상태에서 허벅지 내전근(모음근,adductor)을 한 손으로 흔들기. 손을 뗐다가 다시 잡거나, 느슨하게 잡은 채로 고객의 팔다리를 흔들면서 무릎까지 미끄러지듯 움직일 수 있다(화살표).

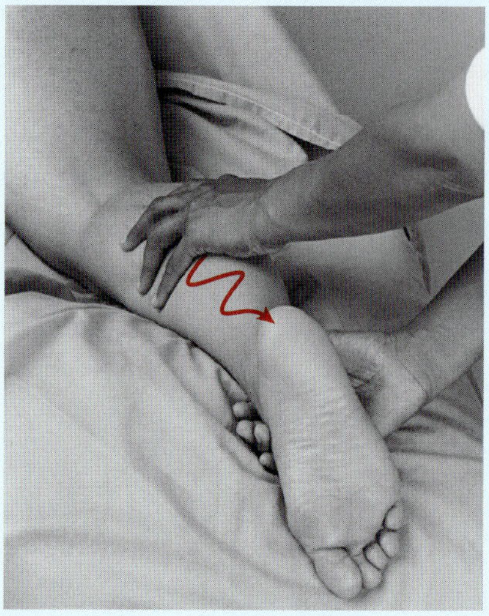

그림 11-7 종아리근 흔들기.

2. 손을 리듬에 맞춰 앞뒤로 움직일 때 손목을 편안하게 유지한다. 고객의 팔다리에 있을 때 팔다리의 장축에 수직으로 손을 움직여 팔다리의 장축을 따라 또는 장축과 평행하게 이동하는 조직 움직임의 파동을 생성한다.
3. 한 영역 전체를 움직이기 위해 가벼운 접촉을 사용하고, 흔들기를 수행하는 동안 손을 해당 영역을 따라

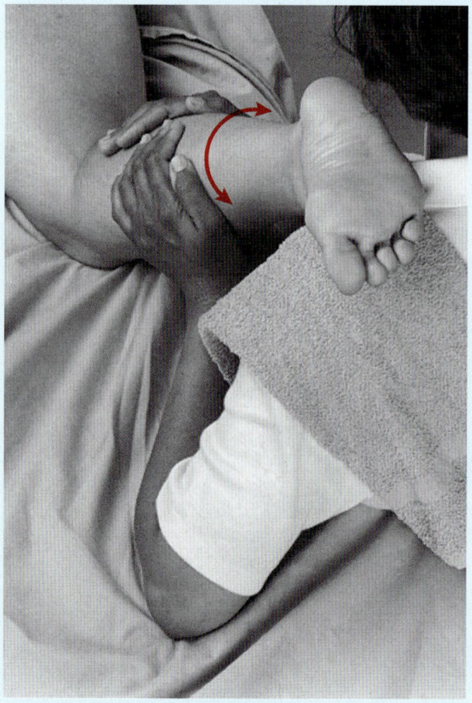

그림 11-8 종아리에 대한 이 두 손 "롤링" 테크닉은 누운자세(**그림 11-2**와 같은 자세)에서도 가능하다.

미끄러진다 (그림 11-6과 11-7 참고). 또는 손 접촉을 수 초 마다 떼고, 손을 해당 영역에서 새로운 위치로 옮기고 새로운 손 접촉을 형성할 수도 있다. 몇 초마다 손위치를 변경하는 것은 손의 피로를 줄일 수 있다. 이 전략은 고객이 더 쾌적하고 "기계적"이지 않은 스트로크로 인식할 수도 있다.

4. 두 손으로 흔들기를 할 때 손의 움직임을 조정하는 다른 접근방식을 사용하면 다른 결과를 얻을 수 있다는 점에 유의하여야 한다(그림 11-2, 11-5, and 11-8).
5. "롤링" 또는 "롤링 마찰"[4]은 고객의 팔다리에 수행할 수 있는 유용한 양손 버전의 흔들기이다. 먼저 고객의 팔다리 반대편에 손을 얹고 시작한다. 두 손을 함께 사용하여 롤링핀의 원통을 중심부 주위로 굴릴 때와 같은 동작으로 팔다리의 장축 둘레를 중심으로 고객의 조직을 굴린다. 그런 다음 손의 움직임 방향을 반대로 하여 조직을 원래 위치로 다시 굴렸다가 지나간다. 이러한 두 가지 동작을 리듬감 있게 반복한다(그림 11-2 and 11-8).
6. 흔들기 동작을 시작하기 전에 고객의 조직을 압박하거나 조직을 쥐고 들어 올림으로써 흔들림과 신경근 테크닉을 결합할 수 있다.

치료사의 위치와 움직임

1. 6장에 설명된 기본자세와 서 있는 자세를 사용한다. 손목, 팔꿈치, 어깨를 편안하게 유지하면 끊어지고 자극적인 스트로크를 피할 수 있다.
2. 30초 이상 흔들기를 할 때는 주기적으로 뒤로 물러나서 팔과 손을 짧게 흔들어주면 편안한 자세를 유지할 수 있다.

촉진

테크닉을 수행하는 동안 고객의 피부와 조직을 촉진하여 다음 사항을 확인한다:

1. 국소 피부 온도와 촉감
2. 고객의 표면 근육과 조직의 긴장 상태를 주목한다. 흔들기 동작을 긴장되거나 과도하게 긴장된 조직에 집중한다.
3. 흔들기를 하는 조직의 움직임 범위를 파악한다. 테크닉을 적용하는 동안 조직이 얼마나 멀리 그리고 얼마나 쉽게 움직이는지에 대한 인식을 형성한다. 특히 손 아래 조직이 얼마나 느슨한지, 조밀한지, 팽팽한지, 그리고 이것이 조직의 움직임과 어떤 관련이 있는지 파악한다. 매우 조밀하거나 단단한 조직은 처음에 더 섬세한 흔들기 동작이 필요할 수 있다. 느슨한 조직은 탄력 저하가 아닌 탄력 강화 스트로크를 제한할 수 있다.
4. 조직 이동에 대한 저항: 스트로크를 시작할 때 과도한 저항이 있는지 확인한다. 또한 움직임에 대한 저항을 스트로크의 움직임을 생성하는 데 관여하는 특정조직이나 구조와 연관시킬 수 있는지 확인한다. 예를 들어, 근위부 햄스트링의 유착은 흔들리는 동안 전체 햄스트링 근육의 움직임에 눈에 보이고 만져질 수 있는 영향을 줄 수 있다.
5. 스트로크 중 고객 조직의 리듬 반응 또는 케이던스: 고객이 가장 기분 좋다고 느끼는 흔들림의 속도와 진폭이 있다. 사람, 신체구조, 근육긴장도, 부위 및 사용하는 흔들기 유형에 따라 다르다. 특히 진정효과를 원하는 경우, 이 최적의 케이던스를 촉진하고 고객과 소통하여 고객의 필요에 따라 스트로크의 속도와 진폭을 조정하는 것이 중요하다.
6. 스트로크 효과가 침투하는 깊이: 고객의 근육이 이완되고 조직의 색조와 점도가 감소함에 따라 동일한 힘으로도 고객의 조직 깊숙이, 그리고 더 멀리까지 효과를 낼 수 있다. 따라서 마사지의 유날법과 마찬가지로 더 큰 효과를 얻기 위해 더 큰 힘을 가할 필요가 없으며, 더 오랜 시간동안 기술을 적용하기만 하면 된다.

관찰

테크닉을 수행하는 동안 고객의 근육 움직임 정도를 평가하고, 드레이핑이 개인 정보 보호를 유지하는지 확인하기 위해 고객을 관찰한다. 다음의 징후들이 이를 나타낼 수 있다.

1. 근육의 움직임 정도. 결합조직이 굳거나 안정 시 근육 긴장이 높아지는 부위에서는 고객의 근육 움직임이 눈에 띄게 줄어든다. 정상 조직에서도 움직임은 체형, 체지방 비율, 조절 수준에 따라 달라진다.
2. 부적절한 드레이핑. 장시간 흔들면 드레이핑이 느슨

해질 수 있으므로 느슨해진 드레이핑을 조정하거나 다시 집어넣어 고객의 신체를 눈에 띄지 않게 가려야 한다.

고객과의 커뮤니케이션

흔들기를 적용하는 동안 고객이 편안함을 느낄 수 있도록 소통한다. 다음은 사용할 수 있는 몇 가지 문장의 예다.

1. "이 압력이 편안합니까?" 또는 고객에게 "이것과 이것 중 어떤 것이 더 편안할까요?"라고 선택권을 제공한다. 이렇게 하면 손의 접촉이 고객에게 편안한지 확인할 수 있다.
2. "이렇게 속도를 조금 늦추면 좀 더 편안하게 느껴질까요?" 속도와 리듬이 고객에게 편안한지 결정하도록 한다.
3. " 괜찮나요?" "이상한 느낌은 없나요?" 2분 이상 지속적으로 흔들기를 적용하는 경우, 고객이 자극이나 메스꺼움과 같은 교감신경계 반응의 불쾌한 증상을 경험하고 있는지 확인한다.
4. "어디가 아프지 않나요?" 고객에게 이 질문을 주기적으로 사용하여 치료가 통증을 유발한다고 인식하는지 확인한다. 고객에게 경련이나 염증이 있는 경우, 경련이나 염증 부위에서 멀리 떨어진 부위를 흔들면 경련이나 염증 부위에서 작은 움직임이 발생하여 통증을 유발할 수 있다.

흔들기 실습순서

실습시간: 1인당 15~30분 이상

다리의 앞쪽과 뒤쪽을 위한 이 순서는 오일을 사용하지 않는다. 헐렁한 옷이나 가려주는 것을 통해 쉽게 수행할 수 있지만 맨살에 적용하는 것이 다소 용이하다.

동작 순서에 접근하는 기본적인 방법에는 두 가지가 있다. 하나는 순서대로 각 테크닉을 한 번씩 더 오랜 시간동안 수행하는 방법이다. 치료사의 피로와 긴장을 줄일 수 있는 대안은 모든 동작을 빠르게 도입한 다음 한 동작에서 다음 동작으로 자주 번갈아 가며 시간이 허락하는 대로 순서를 반복하는 것이다. 다양한 동작 사이에 휴식시간 없이 매끄러운 연속 동작을 위해 노력한다. 각 동작과 가능한 다양한 변화를 연구한다.

바로누운자세(Supine)

1. 한 손으로 대퇴사두근(넙다리네갈래근, quadriceps)을 대퇴골(넙다리뼈, femur) 위에서 흔든다. 피로를 줄이기 위해 손을 교대로 사용하고 대퇴사두근의 내측 또는 외측 부분에 테크닉을 더 집중한다. 근육그룹의 전체 길이를 따라 접촉 지점을 이동하거나 밀어준다.
2. 안쪽(테이블 쪽) 손으로 내전근의 중간 지점부터 원위까지 흔들어 준다.
3. 고객의 무릎을 90° 구부리고 발 위에 앉은 다음(하단 시트로 감싸서) 두 손으로 허벅지의 안쪽과 옆면을 접촉시킨다. 대퇴골 주위에서 허벅지 조직을 앞뒤로 반복적으로 흔든다.
4. 다리를 같은 자세로 유지하면서 한 손으로 종아리를 잡고 손을 아래쪽으로 미끄러지면서 흔든다. 전체 손바닥과 손끝을 사용하여 접촉한다. 반복한다.
5. 다리를 같은 위치에 놓고 손 전체로 종아리의 안쪽과 바깥쪽 표면에 접촉 한다. 종아리의 조직을 경골(정강뼈, tibia)과 비골(종아리뼈, fibula)주위를 반복해서 앞뒤로 흔든다.

   이 순서를 두 번 이상 반복한다.

   고객을 엎드린 상태로 만든다.

엎드린자세(Prone)

1. 한 손으로 골반 위 둔근(볼기근, gluteals)을 흔들면서 손의 위치를 바꾸어 전체 근육을 덮을 수 있도록 한다. 두 손으로 둔근을 흔들면서 양손을 서로를 향해 움직였다가 반대 동작으로 멀어지게 이동한다.
2. 고객의 무릎 아래에 발목에 베개를 하나 또는 두 개를 놓고 무릎을 구부린다. 한 손으로 햄스트링을 길게 따라 흔들어 보고, 두 손으로도 햄스트링을 흔들어 본다. 그리고 손을 반대 방향으로 움직인다.
3. 안쪽(테이블 쪽) 손을 사용하여 내전근의 중간점과 끝부분을 흔든다.
4. 고객의 발목을 수건으로 말아놓은 어깨 위에 올려놓고, 손바닥 사이로 뒤쪽 부위의 근육을 굴려준다.
5. 무릎을 90°로 굽힌 후 발뒤꿈치와 발목을 잡고 발 전체를 흔든다.

   이 순서를 두 번 이상 반복한다.

가정학습(Home study): 팔에 대해 비슷한 누운자세와 엎드린자세를 생각해보세요.

주의 및 금기사항

치료사들은 흔들기를 올바르게 적용하기 위한 전문적인 교육 및 실습이 필요하다. 병적인 상태를 다룰 때는 고급교육 이수를 권장한다. 마사지 테크닉에 대한 일반적 및 국소적인 금기 사항은 흔들기에도 적용된다(5장 참조). 특히 치료사는 손의 위치가 부상 부위에서 멀리 떨어져 있더라도 급성 손상을 입은 뼈나 관절을 가로지르는 근육을 흔들어서는 안 된다. 만약 고객에게 통증을 유발하지 않으면서 수행할 수 있다면, 치료사는 후기 단계에는 덜 격렬한 흔들기를 적용할 수 있다. 또한, 고객이 경련, 과민반사 그리고 경직을 보일 때 치료사는 흔들기를 금기 사항으로 고려해야 한다.

치료 시 흔들기 사용

불필요한 근육의 긴장감소

먼저, 불필요한 근육긴장이 있는 부위에 고객의 주의를 집중시킨다. 그리고 심호흡, 이완 그리고 "놓아주는" 느낌을 유도한다. 고객들은 "녹는다"와 같은 간단한 시각적 이미지나 더 복잡한 안내 상상력 스크립트를 유용하게 사용할 수 있다.[16] 신체의 움직임을 동반하는 리듬적 가동술, 락킹, 관절 운동 및 수동적인 이완 운동과 같은 테크닉들은 고객이 불필요한 근육긴장 패턴을 인식하고 이완하는 데 도움이 될 수 있다. 고객이 긴장을 푼 경우 긍정적인 피드백을 제공한다. 고객은 이를 인식하지 못할 수 있기 때문이다.

홈케어의 경우, 고객에게 팔과 다리와 같은 접근 가능한 부위에 대해 스스로 흔들기를 시도하고 근육 이완과 움직임의 용이성을 돕기 위해 능동적인 흔들기 동작을 수행하도록 안내할 수 있다.[17] 이에 추가로, 고객이 익숙하고 효과적인 호흡 및 이완 방법을 사용하도록 제안할 수 있다.[16]

각성(깨어남) 강화

손가락 끝으로 빠르게 표면을 쓰다듬기, 미세한 진동, 타악기 등과 같은 고객을 빠르게 각성시키는 다른 마사지 테크닉과 함께 흔들기를 사용할 수 있다. 시중에서 판매되는 기계로 이 두 가지 기법을 구현할 수 있다. 짧은 냉찜질, 대조수치료, 거친 천, 강모 브러시 또는 소금으로 피부를 문지르는 것도 각성 효과를 높일 수 있다.[18]

경기 전 및 경기 중 스포츠 마사지

치료사는 이러한 유형의 마사지를 경기 당일, 가능하다면 경기 직전에 사용하며 스포츠와 운동선수에 따라 사용 방법을 다양하게 적용할 수 있다. 일반적으로 경기 시간에 가까워질수록 더 깊은 기술을 사용하는 것을 피한다.[3] 넓은 접촉압박, 가벼운 유날법, 두드리기, 스트레칭, 수동적 동작 범위로 흔들기와 리듬적 가동술을 번갈아 가며 사용할 수 있다. 세션을 짧게 유지하고(모든 포함된 부위에 대해 10~20분), 빠른 속도(70~90 Hz)를 유지하며, 고객이 활동에서 사용할 가장 중요한 근육그룹에 초점을 맞춘다.

리듬적 가동술: 근거

정의

리듬적 가동술: 전체 구조를 반복적으로 움직여 뼈 위의 연부조직을 움직이고 관련 관절과 내부 장기를 움직이게 하는 테크닉이다.

이름 및 출처

일부 문헌이나 마사지 관련 시스템에서는 우리가 리듬적 가동술이라고 부르는 테크닉을 '흔들기'라고도 한다. 이러한 리듬적 가동술은 보다 구체적이지 않으며, 접촉은 치료되는 특정조직이 아니라 움직임의 편안함에 따라 결정된다.

이는 치료사가 해당 조직에 직접 접촉하여 수동으로 흔들어 주는 흔들기와는 대조적이다. 수동적 움직임에 대한 유사하고 편안한 접근방식은 미국 의사 Milton Trager(정신물리학적 통합의 Trager 방법)[19,20]와 영국의 정골사 Eyal Lederman(조화 기법)의 작업에서 두드러지게 나타난다.[21]

리듬적 가동술은 일반적으로 팔, 다리 일부 또는 다리를 포함하는 전체 구조의 반복적인 수동 운동을 의미한다. 이는 치료대상인 신체부위를 포함한 모든 조직을 대상으로 한다. 리듬적 기동술은 때때로 수동적이고 이완된 움직임이나 관절 조작 또는 관절 가동법과 유사할 수 있으며, 이에 대해 다른 교재에서도 상세히 다루고 있다. 그러나 리듬적 가동술의 테크닉은 관절가동술이나 수동적이고 이완된 움직임보다는 구체적이지 않다. 예를 들어, 치료사가 리듬적 가동술로 관절 활액막 주변 부위를 치료할 때 해부학적 평면, 관절낭(관절주머니, joint capsule) 또는 단일 관절에 대한 움직임을 따로 구분하지 않는다. 치료사가 한 번의 움직임으로 인해 운동 사슬에 있는 여러 관절이 동시에 움직일 수 있다. 또한, 치료 중 해당 관절의 전체 골운동형상학 범위보다는 중간 범위에서 동작을 수행할 수도 있다.

사용법

치료사는 이 섹션에 설명된 다양한 적용을 위해 리듬적 가동술을 사용한다.[1-11,19-31]치료사들은 리듬적 기동술을 사용하여 고객이 불필요한 근육긴장을 자발적으로 풀 수 있도록 도와주고, 안정 근육긴장을 감소시키며, 고객의 관절가동성 또는 수동관절운동테크닉에 대비시키고, 선수들에게 경기 전 마사지를 제공하는 데 사용한다. 이 테크닉은 경직된 관절을 움직이고, 관절 치유를 촉진시켜 고객의 관절 인식을 향상 시키고, 기관지 분비물을 배출하는 데 도움이 될 수 있는 수동적 관절 운동을 유발할 수도 있다.[22-28] 치료사가 리듬적 가동술을 능숙하게 적용하면 안정 및 진정효과를 얻을 수 있다.[21]

결과 및 근거

리듬적 가동술은 이 섹션에 설명된 다양한 생리적, 심리적 효과를 갖는다.[1-11,19-31] 리듬적 가동술에 대한 일부 임상징후와 결과는 이 장의 앞부분에서 설명한 흔들기와 유사하다. 흔들기와 마찬가지로, 치료사는 리듬적 가동술을 사용하여 고객의 지속적인 근육긴장을 감소시키고 관절 운동이나 수동적인 움직임 테크닉을 대비하며, 선수들의 경기 전 준비에도 사용할 수 있다. 리듬적 가동술은 수동적인 관절움직임을 가져오기 때문에 경직된 관절의 가동, 관절 치유 자극, 신경근 재교육과 같은 보다 엄격한 수동적 범위 운동의 일부 효과를 가져올 수 있다.[22-27] 이 테크닉을 적용하는 동안 발생하는 관절 표면의 반복적인 접근과 주의 집중은 고객의 관절 인식을 향상시키는 데 사용될 수 있다.[28] Trager 정신물리학적 통합의 맥락에서 사용되는 경우 리듬적 가동술은 두통[29], 만성 통증[30,31], 및 뇌성마비, 근위축증 및 다발성 경화증과 같은 운동 패턴을 변화시키는 신경학적 상태의 치료에도 사용될 수 있다.[31] 흉부의 리듬적 가동술("흔들기")은 빠른 반복 압박, 두드리기["컵핑" 또는 "클래핑(clapping)"], 체액 배출과 교대로 사용되며, 이것은 심폐계물리치료에서 기관지 분비물을 배출하기 위한 표준적인 치료 중 하나이다(12장 참조). 마지막으로 리듬적 가동술은 전정 반사를 자극하여 전체적인 자세 긴장도의 전반적인 감소, 각성 감소, 진정효과를 가져 올 수 있다.[11,28] 표 11-1은 리듬적 가동술의 주요결과를 요약한 것이다.

리듬적 가동술이 작동하는 원리

이 테크닉이 치료효과를 달성하는 방법에 대해 다양한 메커니즘이 제안되었다.[1-11,19-31] 리듬적 가동술에 따른 연부조직의 압박과 이완은 판막으로 혈관을 압박하여 림프 및 정맥환류를 경미하게 증가시킬 수 있다. 관절낭의 리듬적 가동술은 관절낭을 통해 활액을 이동시키고 관절의 영양과 치유를 촉진한다.[1-5] 관절 구심성[11] 자극은 관절 인식을 향상시킨다. 또한, 치료사가 흉곽을 움직이면 물리적으로 흉곽을 흔들어 고객이 기침할 수 있을 정도로 점액을 배출할 수 있다.[8] 움직임의 진정효과[5]는 특정 종류의 리듬 감각 자극으로 발생할 수 있다. 이는 특정 종류의 리듬 감각 자극으로 인해 발생할 수 있는 부교감 기능을 향한 자율 신경계의 변화다(7장의 논의 및 참고문헌 참조). 마지막으로, 리듬적 가동술에 의해 자극되는 전정 반사는 전반적인 자세 톤의 감소를 유발할 수 있다.[2,5]

근거조사

리듬적 가동술은 정골요법의 수기치료에 핵심 테크닉이다. 전향적, 비교, 비무작위 임상실험에서는 이러한 치료가 무릎관절 전치환술 고객의 수술 후 통증과 마약성 진통제 사용에 미치는 영향을 조사하였다.[40] 데이터 수집은 2013년부터 2015년까지 진행되었으며, 70명의 고객이 치료군과 대조군으로 나뉘어 참여하였다. 수술 3주 전, 치료 그룹은 모든 관절을 리듬감 있게 움직이는 장시간 일반적인 정골요법 치료를 받았다. 수술 일주일 전, 치료군은 골반과 다리에 대한 근막이완 테크닉을 실시하였다. 모든 정골요법 치료는 동일한 정골요법사에 의해 수행되었다. 대조군 참가자들은 전통적인 수술 전 관리를 받았지만, 이 연구에서는 자세히 설명하지 않았다. 수술 방법과 절차는 모든 고객에게 일관되게 적용되었다. 연구진은 시각적 아날로그 척도를 사용하여 고객이 보고한 일지를 통해 두 그룹 모두에서 수술 후 통증과 마약성 진통제 사용량을 측정하였다. 수술 후 첫 달에는 치료군에서 무릎통증이 유의하게 감소하였다. 또한 치료군 피험자는 수술 후 첫 주에 대조군에 비해 마약성 진통제를 더 적게 복용하였다. 이는 현재의 마약성 진통제 복용 유행을 고려하면 중요한 결과이다. 이 연구에는 근막 이완이 포함되어 있기 때문에 리듬적 가동술을 독립형 치료법으로 결론 내릴 수는 없다. 그러나 기대되는 결과는 추가 조사로 이어지기를 바라고 있다.

Barral P, Klouche S, Barral N, Lemoulec Y-P, Thés A, Bauer T. Preoperative osteopathic manipulative therapy improves postoperative pain and reduces opioid consumption after total knee arthroplasty: A prospective comparative study. J AM Osteopath Assoc. 2020;120(7):436.

리듬적 가동술: 실습

리듬적 가동술의 구성요소

리듬적 가동술은 다음과 같은 구성요소로 이루어져 있다:

접촉: 손을 가능한 한 편안하게 유지한 채 한 손 또는 두 손의 전체 손바닥 표면을 접촉한다.

압력: 보통. 신체부위를 안정적으로 들어 올리거나 이동하기에 충분하도록 한다.

조직 관여: 손이 표면 근육 층의 깊이까지 조직을 관여시킨다. 스트로크에 의해 생성된 동작은 사용자가 움직이고 있는 부위의 모든 관절 조직과 연부 조직에 동시에 관여한다.

방향: 치료하는 부위에 따라 다르다. 흔히 신체부위를 반복적으로 들어 올리거나 움직여 중력의 힘에 의해 떨어지거나 가라앉게 한다.

진폭: 위치에 따라 다름

속도: 주기당 0.5~2초

지속시간: 5초 이상

호환 가능: 흔들기, 수동적 운동 범위, 관절가동술 및 수동 견인

결합: 광범위한 접촉 압축 및 근육 압박과 함께 사용 가능

맥락: 움직임에만 초점을 맞춘 중재에서는 이 장에 제시된 다른 테크닉과 번갈아 사용할 수 있다. 이 테크닉은 흔히 9장에서 설명한 것과 같은 신경근육 테크닉에 선행하거나 이후에 시행한다.

촉진실습

1. 파트너의 각 팔다리 관절에 대해 수동적 운동 범위(관절의 골 운동성 또는 각도 운동)를 수행하고 측정한다. 운동 범위의 끝에서 느끼는 추가 움직임에 대한 저항의 질을 살펴본다.
2. 수동적 가동범위를 수행하는 동안 파트너에게 경고 없이 다른 근육그룹을 번갈아 가며 약간 긴장시켰다가 이완시킨다. 골격근의 "holding"을 감지할 수 있는지 확인한다. 이 운동은 눈을 가린 상태에서 하면 더 효과적이다.
3. 무릎과 팔꿈치가 잘 작동하도록 팔다리 관절에 매달린 동작을 시도한다. 한 방향으로 한 번 힘을 가한 다

음 파트너의 신체부위가 해당 주파수로 진동하도록 한다. 팔다리가 진동하는 빈도를 결정하고 동작이 멈추는 데 걸리는 시간을 측정한다. 서로 다른 관절의 손상 빈도와 속도를 비교한다. 서로 다른 파트너의 동일한 관절의 손상 빈도와 속도를 비교한다. 파트너의 체형이 이러한 매개변수에 어떤 영향을 미치나요?

매뉴얼 테크닉

그림 11-9부터 11-17은 치료사가 신체의 다양한 부위에 리듬적 가동술을 적용하는 모습을 보여준다. 그림의 순서는 누운자세에서 머리부터 발끝까지, 그 다음에는 엎드린자세이다. 각 그림은 여기에 설명된 수동 테크닉에 대한 대부분의 지침을 보여준다.

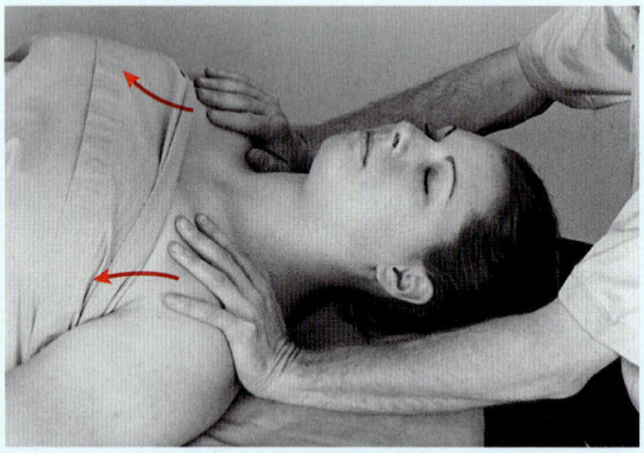

그림 11-9 어깨의 리드미컬한 세팅. 고객의 어깨 복합체 부분을 누른 다음 손의 접촉을 유지하면서 어깨가 수동적으로 반동하도록 한다. 양손이 동시에 어깨를 누르면 어깨가 위아래로 튀어 오른다. 양손이 번갈아 가며 어깨를 누르면 어깨가 옆으로 흔들린다.

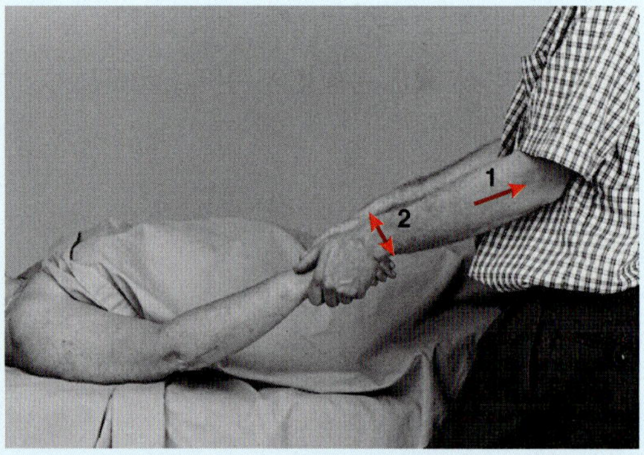

그림 11-10 치료사가 뒤로 몸을 기울여 부드럽게 견인한 후 팔을 세로로 흔든다. 길이에 따라 로프를 흔드는것과 같은 방식으로 이 테크닉을 수행한다. 견인력을 풀고 다시 적용하기 전에 한 두 동작 이상 유지하지 말고 부드럽게 수행한다. 다리에도 비슷한 테크닉을 적용할 수 있다.

1. 자신과 고객 모두에게 편안한 손 접촉을 사용한다. 이 접촉이 편안한지 확인하고 가능한 한 손을 많이 사용한다(그림 11-9~11-17). 최적의 수동 접촉을 위한 손의 위치는 치료하는 부위, 고객의 체격, 자신의 체격에 따라 달라진다.
2. 자세와 테크닉을 전환할 때에도 리듬감 있는 움직임의 흐름을 유지하도록 노력한다.
3. 리듬적 가동술은 역학적효과가 광범위하게 분산되어 있기 때문에 고객에게 너무 자극적일 수 있다. 따라서 반사 진정을 일으킬 수 있는 편안한 템포로 이 테크닉

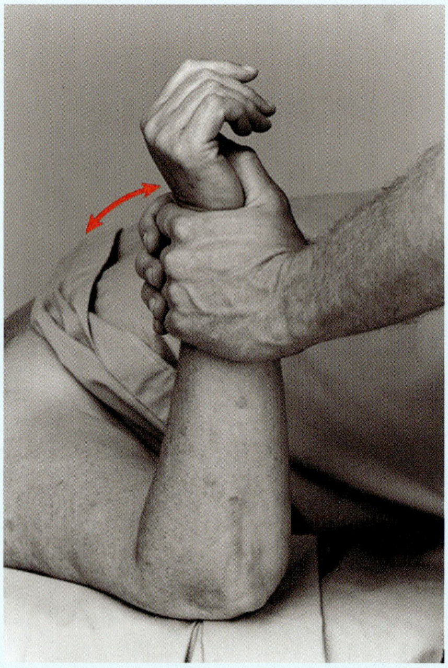

그림 11-11 손 전체를 강하게 흔들 수 있다. 그림으로 표시된 접촉을 통해 치료사는 고객의 손목에서 굴곡/신전 움직임을 제어할 수 있다.

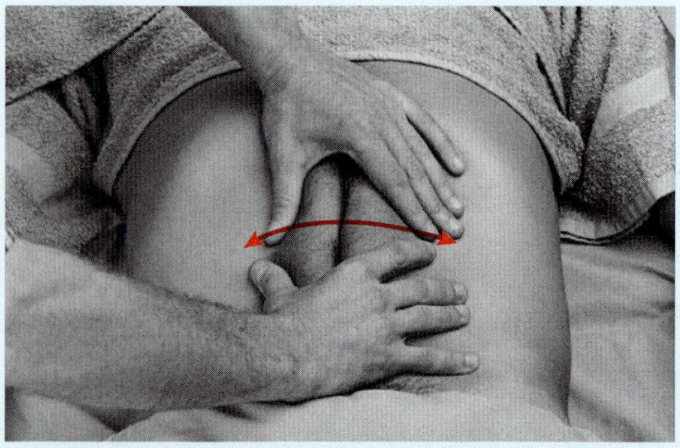

그림 11-12 여기서는 복직근(배곧은근, rectus abdominis) 을 부드럽게 모으고 부드럽게 넓은 접촉으로 깊은 근육을 들어 올린다. 손은 이 접촉을 유지하면서 고객의 복부를 앞뒤로 천천히 흔들어 준다.

을 수행하는 것을 목표로 해야 한다. 이를 위해서는 동작 내내 접촉을 유지해야 하고, 치료하려는 신체부위의 움직임이 가장 자유롭게 움직일 수 있도록 해야 한다.

4. 가능한 리드미컬한 움직임의 다양성은 당신의 상상력에 의해서만 제한된다. 다음은 이러한 변형의 몇 가지 예다.

   A. 고객이 엎드린자세 또는 누운자세에서 팔다리의 끝부분부터 전체 팔다리를 움직이게 한다: 고객의 손목이나 발목을 양손으로 편안하게 잡는다. 동시에 고객의 팔다리에 장축 방향으로 부드럽게 견인력을 가하고 테이블에서 떨어지도록 들어 올린다. 그런 다음 바로 로프를 따라 수직 웨이브를 시작

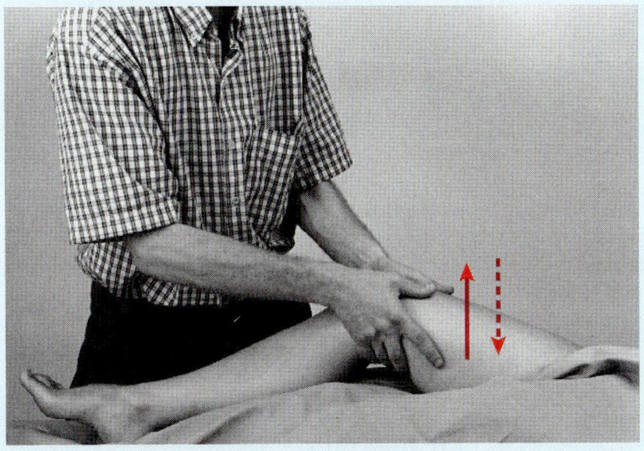

그림 11-13 허벅지를 들어 올린 다음 리드미컬하게 떨어지도록 한다(점선). 손을 멀리 미끄러뜨려 아래쪽 다리에도 들어 올리는 힘을 전달할 수 있다.

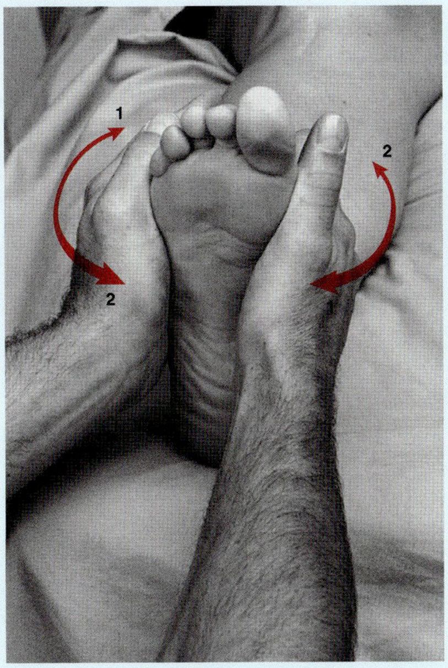

그림 11-14 목과 손은 느슨한 상태를 유지하면서 고객의 발 전체를 양손 사이로 빠르게 굴린다(초당 2~3회). 이 기분 좋은 스트로크는 잠든 고객을 깨우는 데 부드럽고 효과적인 방법이다.

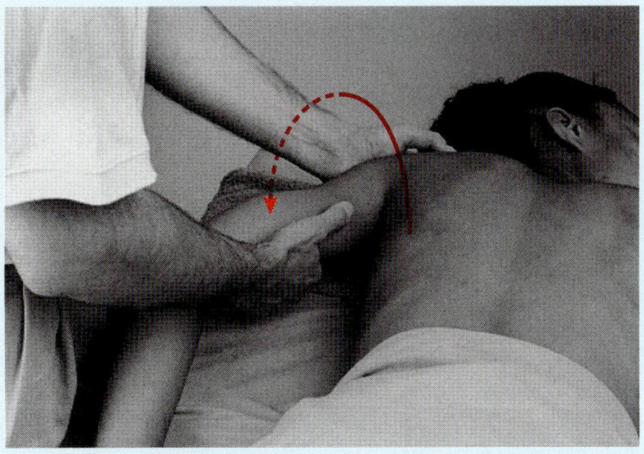

그림 11-15 어깨를 리드미컬하고 반복적으로 "던지기". 고객의 어깨가 자신의 체중(점선)에 의해 테이블로 떨어질 수 있도록 접촉을 유지한다. 어깨를 들어 올릴 때 어깨의 주의를 분산시키기 위해 부드러운 힘을 사용할 수 있다.

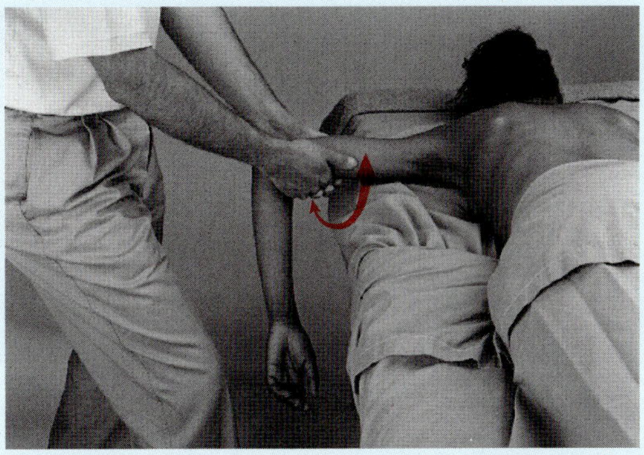

그림 11-16 엎드린 상태에서 보조 팔 돌리기: 외전 중간 범위에서 리드미컬한 수동 내회전 및 외회전이 수행된다.

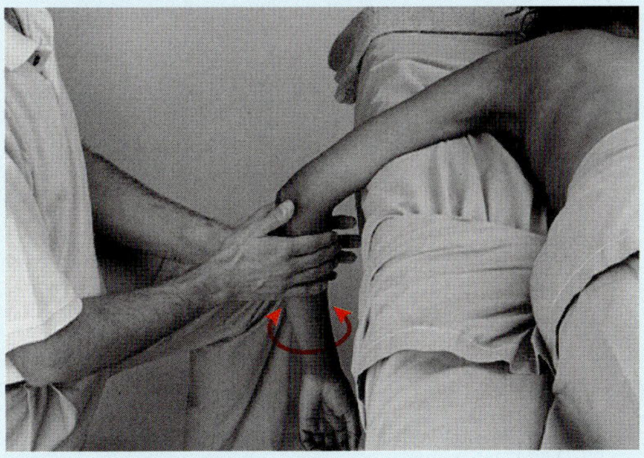

그림 11-17 양손 사이로 매달린 팔뚝을 굴리기. 팔뚝의 근위와 원위에서 손 접촉을 미끄러뜨려 다른 부위에 동작을 집중시킨다.

할 때와 같은 동작을 사용하여 한두 번 부드럽게 휘젓는 동작을 수행한다. 견인력을 너무 많이 또는 너무 적게 사용하지 않는다면 이 동작을 하는 동안 고객의 팔다리는 무게가 실린 로프처럼 보이고 느껴질 것이다(그림 11-10). 이 테크닉을 반복하는 사이에 팔다리의 견인력을 풀어놓는다.

B. 고객이 엎드린자세 또는 누운자세에서 어깨 전체 또는 허벅지와 같은 근위 팔다리 부위의 경우, 고객이 누운자세에서 실시한다: 고객의 팔다리와 테이블 사이에 손을 위치시킨다. 고객의 팔다리 부분을 들어올렸다가 떨어뜨린다(그림 11-13 및 11-15). 필요에 따라 이동작을 반복한다.

C. 고객이 엎드린 상태에서 위팔을 굴리거나 누운 상태에서 허벅지를 굴린다: 고객의 팔다리를 테이블 위에서 앞뒤로 굴린다. 또한 고객의 근위 팔의 팔꿈치를 들어 올려 흔들거나(그림 11-16), 고객의 팔뚝을 두 손 사이로 굴릴 수도 있다(그림 11-17).

D. 고객이 바로 누운 상태에서 팔을 흔드는 방법: 고객의 손목과 손을 잡고 팔꿈치를 구부린 다음 위쪽 팔이 테이블에서 떨어질 때까지 들어 올리고 손목에서 팔 전체를 흔든다. 이 위치에서 테이블 위의 근위 팔다리 부위를 튕길 수도 있다.

E. 고객이 엎드린 상태에서 다리를 흔든다: 고객의 발과 발목을 잡고 무릎을 구부린 다음 허벅지가 테이블에서 떨어질 때까지 들어 올리고 발목에서 다리 전체를 흔든다. 이 자세에서 테이블 위에 있는 근위 팔다리 부분을 튕길 수도 있다.

F. 고객의 손이나 발 전체를 흔들거나 굴린다: 두 손으로 고객의 손이나 발을 잡고 힘차게 흔들거나 굴린다(그림 11-11 및 11-14). 이 테크닉을 사용하여 개별적으로 손(발)가락을 흔들거나 굴릴 수 있다. 고객의 손이나 발을 흔드는 것은 잠자는 고객을 깨우는 데 유용한 테크닉이다.

치료사의 위치 및 움직임

1. 6장에서 설명된 모든 기본자세를 사용할 수 있어야 한다.

촉진

이 테크닉을 수행할 때 고객의 피부와 조직을 촉진하여 다음 목록에 표시된 특성이 있는지 확인한다. 이때, 테크닉을 통해 만들어내는 동작의 특성, 그리고 이 동작에 대한 고객 조직의 저항에 집중한다. 자신이 만들어내는 움직임에 영향을 미치는 다양한 조직과 구조를 멀리서 동시에 만져보도록 노력한다. 움직임에 대한 조직 저항에 대한 인식을 개선하려면 부지런한 연습이 필요하다.

1. 고객 피부의 국소 피부 온도 및 촉감
2. 고객의 표면 근육과 조직의 상태
3. 흔들고 있는 관절의 움직임: 팔다리 또는 신체부위 전체와 그 구성 관절의 움직임의 질에 대한 이미지를 떠올려 본다. 또한 유도된 동작의 사용 가능한 범위에서 움직임에 대한 저항이 어떻게 변하는지에 주목한다.
4. 조직 또는 관절움직임에 대한 저항: 움직임에 대한 저항을 스트로크의 동작을 생성하는 데 관여하는 특정 조직 또는 구조와 연관시킬 수 있는지 여부를 결정한다. 예를 들어, 대흉근(큰가슴근, pectoralis major) 또는 어깨의 다른 안쪽 회전근의 안정 시 긴장이 증가하면 팔의 상방 움직임이 시각적으로 보이고 만져질 수 있는 효과가 있다(그림 11-16 참조).
5. 스트로크 중 고객 조직에 나타나는 리듬적인 반응 또는 케이던스: 흔들기보다 고객은 주어진 리듬 동작에 대해 가장 기분 좋다고 생각하는 속도와 진폭을 갖게 된다.[33]이는 개인, 신체구조, 근육의 긴장도, 부위, 사용하는 리듬 운동의 유형에 따라 다르다. 따라서 이 최적의 케이던스를 촉진하고, 고객과 소통하며, 고객의 필요에 따라 스트로크의 속도와 진폭을 조정하여 고객의 안정 상태를 보장하고 교감신경 반응으로 인한 불쾌한 영향을 피하는 것이 매우 중요하다.
6. 스트로크 효과의 침투 깊이: 고객의 근육이 이완됨에 따라 동일한 힘이 고객의 조직 깊숙이 그리고 더 멀리까지 효과를 전달한다. 따라서 유날법과 마찬가지로 더 깊은 침투를 위해 더 큰 힘을 가할 필요가 없다. 단지 더 오랜 시간동안 적용하기만 하면 된다.

관찰

테크닉을 수행하는 동안 고객을 관찰한다:

1. 관절움직임의 정도와 스트로크가 접촉 지점에서 고객의 신체 인접부위로 어떻게 이동하는지를 관찰한다. 이러한 관찰을 통해 치료 중인 조직과 관절의 기능수준에 대한 정보를 얻을 수 있다. 예를 들어, 고객의 다리 전체를 견인하여 움직일 때 요추(허리뼈,lumbar)와 흉추(등뼈,thoracic)가 어떻게 반응하는지 관찰한다.
2. 근육 움직임의 정도: 결합조직이 굳어지고 안정 시 근육긴장이 높은 부위에서는 고객 근육의 움직임이 눈에 띄게 줄어든다. 정상적인 조직에서도 체형과 체지방 비율에 따라 움직임은 크게 달라진다.
3. 부적절하게 가리는 것: 리듬적 가동술은 가리는 것을 느슨하게 할 수 있으므로, 고객의 몸을 적절하게 가리기 위해 느슨하게 가려진 것을 조정하거나 다시 잡아야 할 수도 있다.

고객과의 커뮤니케이션

리듬적 가동술을 적용 중 고객의 편안함을 보장하기 위해 의사소통을 한다. 다음은 사용할 수 있는 몇 가지 문장 예시이다.

1. "이 손 자세가 편한가요?" 또는 고객에게 선택권을 제공한다: "이것과 이것 중 어느 쪽이 더 편할까요?" 손의 접촉이 고객에게 편안한지 확인한다.
2. "이렇게 속도를 조금 늦추면 좀 더 편안할까요?" "이 동작이 편안한가요, 아니면 움직임이 너무 과한가요?" 동작의 속도와 진폭이 고객에게 편안한지 여부를 결정한다.
3. " 괜찮나요?" "이상한 느낌은 없나요?" 2분 이상 지속적으로 리듬적 가동술을 적용할 때는 고객이 자극이나 메스꺼움과 같은 교감신경 흥분으로 인한 불쾌한 증상을 경험하고 있는지 확인한다.
4. "이 치료가 어디를 아프게 하나요?" 이 질문을 간격을 두고 사용하여 고객이 치료가 통증을 유발한다고 인지하는지 확인할 수 있다. 고객이 경련이나 염증이 있는 경우, 먼 부위에 리드적 가동술을 적용하면 접촉 지점에서 멀리 떨어진 곳에서 통증을 유발하는 작은 움직임이 생길 수 있다.

리듬적 가동술을 위한 실습순서

실습시간(Practice time): 1인당 15~30분 이상

이 순서에서는 다리의 앞쪽과 뒤쪽에는 오일을 사용하지 않는다. 이 테크닉은 맨살에 적용하기가 다소 쉽지만 헐렁한 옷이나 가리는 것을 통해 쉽게 수행 할 수 있다.

동작 시퀀스에 접근하는 기본적인 방법에는 두 가지가 있다. 하나는 시퀀스의 각 테크닉을 오랜 시간동안 한 번씩 수행하는 것이다. 이 방법은 보다 효과적으로 치료사의 피로와 긴장을 줄여준다. 다양한 동작 사이에 끊김없이 부드럽고 연속적인 동작을 위해 노력한다. 각 동작과 가능한 다양한 변형을 살펴본다.

바로누운자세(Supine)

1. 고객의 허벅지를 살짝 들어 올렸다가 떨어뜨리는 동작을 반복하면서 다리를 발뒤꿈치까지 내려간다. 무릎이 과도하게 펴지지 않도록 주의한다.
2. 무릎을 중간 범위에서 규칙적으로 구부렸다 폈다 한다. 엉덩이도 구부렸다 폈다 한다. 무릎이 과도하게 펴지지 않도록 주의한다. 고관절(엉덩관절, hip joint)을 안쪽과 바깥쪽으로 서서히 회전하면서 굴곡(굽힘, flexion)과 신전(폄, extension)을 수행한다.
3. 발목의 바로 위에 손바닥을 대고, 다리를 탁상 위에 놓은 상태에서 전체 발을 흔들어 본다.
4. 발목을 부드럽게 감싸준다.
5. 발과 발목을 단단히 잡고 다리를 들어 올린 다음 다리를 장축으로 부드럽게 견인한다. 그런 다음 다리 전체를 로프처럼 시상면에서 짧게 부드럽게 휘두른다. 반복한다.
6. 종골(뒤꿈치뼈, calcaneus) 위의 뒤쪽 발목을 잡는다. 테이블에서 다리를 살짝 들어 올린다. 그리고 고관절과 다리 전체를 리듬감 있게 안쪽과 바깥쪽으로 회전시킨다. 고관절을 천천히 외전(벌림, abducting) 및 내전(모음, adducting)시키면서 이 동작을 계속 시행 한다.
   누운자세를 두 번 이상 반복한다.
   고객을 엎드린 상태로 전환한다.

엎드린자세(Prone)

1. 두 손으로 고객의 발목을 잡는다. 무릎을 90°로 구부리고 허벅지를 테이블에서 들어 올린 다음 다리 전체를 좌우로 흔든다.
2. 무릎을 90°로 구부리고 허벅지를 테이블에 올려놓은 상태에서 뒤꿈치를 잡고 발 전체를 흔든다.

(계속)

(이어서 계속)

리듬적 가동술을 위한 실습순서

3. 발과 발목을 잡는다. 다리를 들어 올리고 다리 전체에 장축으로 부드럽게 견인한 다음 로프처럼 시상면으로 부드럽게 휘둘러 준다.
4. 발을 잡고 무릎을 45°로 구부린다. 수동적으로 발목 관절을 저측굴곡(발바닥굽힘, plantarflex) 및 배측굴곡(발등굽힘, dorsiflex) 한다.
5, 발을 잡고 무릎을 45°로 구부린다. 뒤꿈치로 공중에서 다양한 크기의 시계 방향 및 시계 반대 방향으로 원을 만든다.
이 엎드린자세를 두 번 이상 반복한다.

가정학습: 팔에 대해 비슷한 누운자세와 엎드린자세를 생각해보세요.

주의 및 금기사항

치료사는 리듬적 가동술의 적절한 적용을 습득하기 위해 임상교육과 지도하에 실습을 받아야한다. 병리 상태를 치료할 때는 고급교육을 받는 것을 권장한다. 마사지 테크닉에 대해 언급된 모든 일반적 및 국소적 금기 사항은 리듬 동원의 사용에도 적용된다(5장 참조). 현재 리듬적 가동술에 대한 금기 사항 목록에는 전이성 암, 급성 신경 손상 또는 디스크 파열, 중증 경동맥 질환, 항응고 치료제 사용, 고위험 임신이 포함된다.[19] 치료사는 기관지 분비물을 배출하기 위해 흉곽에 이 테크닉을 적용할 때 흉곽의 동요, 골절 또는 부러진 갈비뼈, 그리고 최근 흉부 또는 척추 수술은 금기 사항으로 고려해야 한다.[8] 급성 정형외과적 부상 부위 또는 그 인접 부위에서 리듬적 가동술을 실시하지 않도록 한다.[19] 치료사는 고객에게 통증을 유발하지 않고 이 테크닉을 수행할 수 있다면 회복의 후반 단계에 이 테크닉을 사용할 수 있다. 고객이 경련, 과반사 또는 경직 증상을 보일 경우에는 힘을 줄이고 섬세하게 리듬적 가동술을 적용한다. 일반적으로 치료사는 고객의 손과 발을 매우 격렬하게 움직일 수 있다. 그러나 특정 상황에서는 리듬에 맞춰 움직여야 하는 데, 이는 빠르게 움직이면 고객에게 너무 자극적일 수 있기 때문이다. 치료사는 고객이 현기증이나 메스꺼움을 겪을 때 리듬적 가동술을 사용해서는 안된다.[19]

치료 시 리듬적 가동술 사용

불필요한 근육긴장을 줄이기

먼저, 불필요한 근육긴장이 있는 특정부위에 고객의 주의를 집중시킨다. 심호흡과 이완, 그리고 "(긴장을) 내려놓는 느낌"을 갖도록 유도한다.

고객은 "녹는" 것과 같은 간단한 시각적 이미지나 보다 복잡한 안내 이미지 스크립트도 유용하게 사용할 수 있다.[16] 흔들기, 락킹, 관절 가동, 수동적인 이완 동작 등 공간에서 고객의 신체를 움직이는 다른 도수테크닉은 고객이 불필요한 근육긴장 패턴을 인식하고 이완하는 데 도움이 될 수 있다. 고객이 긴장이 풀렸다는 사실을 즉시 인식하지 못할 수 있으므로 고객이 긴장을 풀었을 때 긍정적인 피드백을 제공한다. 또한, 견인, 관절가동술 또는 수동적 이완 운동 테크닉의 전 단계로 리듬적 가동술을 사용하여 불필요한 근육긴장을 줄인다.

집에서 치료할 때는 근육을 이완하고 쉽게 움직일 수 있도록 고객에게 적극적인 리듬적 가동술 동작을 수행하도록 지시할 수 있다. 능동적 가동술이 불필요한 근육긴장을 증가시키지 않도록 고객에게 올바른 지침을 제공해야 한다.[17] 고객이 알고 있는 효과적인 호흡 및 이완 방법을 사용하도록 권장한다.[16]

각성(깨어남) 강화하기

빠른 템포로 리드미컬하게 움직여 고객을 각성시킨다. 고객을 신속하게 각성시키는 다른 마사지 테크닉으로는 손가락 끝으로 빠르게 표면을 쓰다듬기, 미세한 진동, 두드리기 등이 있다(연습 범위, 테크닉 수준, 기계 사용에 익숙하다면 시중에서 판매되는 기계를 사용하여 이 두 가지 테크닉을 사용할 수 있다). 또한 짧은 냉찜질, 대조 수치료, 거친 천, 강모 브러시 또는 소금으로 피부를 문지르는 것도 각성을 촉진한다.[18]

경기 전 및 경기 중 스포츠 마사지

치료사는 경기 당일과 경기 직전에 이러한 유형의 마사지를 사용한다. 이 테크닉의 적용은 스포츠와 선수에 따라 달라진다. 일반적으로 경기가 가까워질수록 더 깊은 테크닉은 피하고[3] 흔들기와 리듬적 가동술을 번갈아 가며 사용한다.

넓은 접촉압박, 가벼운 유날법, 두드리기, 스트레칭 또는 수동적인 동작 범위를 번갈아 가며 사용한다. 마지막으로 짧은 시간(모든 부위에 대해 15~20분), 빠른 템포(70~90 Hz)의 세션을 통해 선수가 활동에서 사용할 가장 중요한 근육그룹에 집중한다.

기도확보 향상

기관지 분비물을 배출하기 위해 흉곽을 리듬적 가동술 사용할 때는 두드리기(부항요법 선호), 자세배액, 증기 흡입, 강제 호기, 기침 테크닉을 상호보완적으로 사용한다. 마지막 네 가지 방법을 가정에서 사용할 수 있도록 고객에게 교육할 수도 있다.

흔들기: 근거(Rocking: Evidence)

정의

락킹: 치료사가 골반이나 몸통을 중앙 기준 위치에서 옆으로 밀었다가 다시 안정된 자세로 돌아오게 함으로써 골반, 몸통 또는 팔다리를 부드럽게 반복적으로 진동시키는 동작이다. 이 반복적인 움직임은 신체를 따라 움직이는 웨이브를 만들어낸다.

이름 및 출처

일부 문헌이나 마사지 관련 시스템에서는 락킹이라고 부르는 테크닉을 "골반 락킹" 또는 "락킹 진동"이라고도 한다.[1-8,34] 이러한 형태의 리듬적 가동술은 신체, 특히 골반, 요추 및 흉부의 측면 움직임을 유발한다. 손을 사용한 락킹 테크닉의 독특한 요소와 그 기술의 반사효과는 독립적으로 설명할 가치가 있다. 옛날부터 모든 엄마와 아이는 반복적인 움직임의 효과를 알고 있었지만[32,35,36], 20세기 후반 이전에는 락킹 테크닉을 문서화한 사람이 거의 없었다. 이러한 편안한 움직임은 미국의 Milton Trager(Trager 정신물리학적 통합)[19,20]와 영국의 정골의사 Eyal Lederman(조화 테크닉)의 연구에서 두드러지게 나타났다.[21]

사용법

치료사는 이 섹션에 설명된 다양한 용도로 흔들기를 사용한다.[1-12,19-22,30-38] 락킹은 스트레스 관련 자율신경 기능장애, 골격근 긴장도의 전반적인 상승, 불필요한 근육긴장, 불면증, 피로 치료에 탁월한 진정효과가 있다. 치료사는 또한 락킹의 진정효과를 사용하여 간접적으로 고객의 통증에 대한 인식을 줄일 수 있다.

결과 및 근거

락킹은 이 섹션에 설명된 다양한 생리적 및 심리적 영향을 미친다.[1-12,19-22,30-38] 전정 반사의 자극으로 인해 자세의 긴장감과 각성이 전반적으로 감소할 수 있다.[28] 치료사가 흔들기를 능숙하게 수행하면 상당한 진정효과가 있다. 이러한 이유만으로도 이 테크닉은 습득할 가치가 있다.[21] 진정효과로 인해 치료사들은 락킹이 스트레스와 관련된 자율 기능장애, 골격근 긴장도의 전반적인 상승, "holding" 또는 불필요한 근육긴장, 불면증, 정신적, 육체적 또는 정서적 피로를 치료하는 데 유용하다고 말한다. 또한, 사람들은 아기들을 진정시키기 위해 락킹 동작을 본능적으로 사용하므로 치료사들은 이를 아기 마사지에 포함시킨다.[32,35,36] 또한 고객이 이 테크닉의 동작을 견딜 수 있을 경우, 근육긴장이 있는 다양한 만성 근골격계 질환을 치료하는 데 유용할 수 있다.[19,29,30] 결론적으로, 치료사는 락킹의 진정효과를 사용하여 고객의 통증에 대한 인식을 간접적으로 줄일 수 있다.[29,30]

표 11-1에는 락킹의 주요결과가 요약되어 있다.

흔들기가 작동하는 원리

락킹이 치료효과를 얻는 방법에 대해 제안된 다양한 메커니즘이 있다.[1-12,19-22,30-38] 락킹 효과의 메커니즘은 리듬적 가동술의 메커니즘과 유사하다. 연부조직의 압박과 이완, 그리고 그에 따른 수동적 움직임은 판막으로 혈관을 압박하고 늘림으로써 림프 및 정맥환류를 소폭 증가시킬 수 있다. 관절낭의 미세한 리듬 변화는 관절낭을 통해 활액을 촉진하는 데 도움이 될 수 있다.[2,5] 또한, 관절 구심성 자극은 관절 인식을 향상시킨다.[1,12] 진정효과는 리듬에 대한 몰입의 결과일 수 있다(7장의 논의 및 참고 자료 참조). 마지막으로 전정반사(안뜰반사, vestibular reflexes)는 자세의 긴장도를 전반적으로 감소시킬 수 있다.[2,5,21]

근거조사

임상 연구에서 골반 락킹이 임산부의 허리통증과 관련된 장애에 미치는 영향을 조사하였다.[41] 연구 참여자(n = 100)는 첫 임신 3개월째로 의학적 또는 정형외과적 문제가 없고 통증으로 약물을 복용하지 않는 임산부였다. 연구진은 참가자를 무작위로 실험군과 대조군으로 나눈 후 각 군을 세 번씩 만났다. 실험군의 경우, 첫 번째 만남은 골반 락킹 운동에 대한 설명과 유인물로 진행되었다. 이후 참가자는 운동을 수행하고 연구자는 평가지를 통해 정확도를 평가하였다. 대조군은 아무런 중재를 받지 않았다. 연구진은 실험군에서 매 평가마다 장애 수준이 감소하는 것을 발견하였다. 긍정적인 결과에도 불구하고 연구자들은 특정 운동, 교육 프레젠테이션 또는 운동 정확도를 평가하는 데 사용되는 평가 도구에 대한 정보를 포함하지 않았다. 또한 이 연구에는 일부 문장의 의미를 모호하게 하는 몇 가지 번역 오류가 있다.

향후 연구에서는 보다 정확한 보고를 통해 치료사가 민감한 대상을 더 잘 도울 수 있기를 바란다.

Elkheshen SA, Mohamed HS, Abdelgawad HA. The effect of practicing pelvic rocking exercise on lowering disability level through decreasing pregnancy related lower back pain. J Am Sci. 2016;12(5):98-103.

흔들기: 실습(Rocking: Practice)

흔들기의 구성요소

접촉: 손바닥 표면 전체

압력: 약함에서 보통 정도

조직 관여: 손은 표면근육층의 깊이까지 조직을 관여시킨다. 스트로크에 의해 생성된 동작은 락킹하는 신체부위 전체의 모든 조직에 동시에 영향을 미친다. 여기에는 근육, 근막, 힘줄, 인대 및 골막이 포함될 수 있다.

방향: 골반 및 척추가 중앙 기준 위치에서 측면으로 벗어나도록 힘을 가한다. 생성된 힘은 고객의 몸을 따라 전달된다.

진폭 및 길이: 테크닉 적용 기간과 고객의 신체 크기 및 체형에 따라 정중선에서 10 cm 이상 차이가 날 수 있다.

속도: 주기당 1~2초

지속시간: 60초~15분 이상

호환 가능: 수동적 운동 범위 및 관절 가동 테크닉

결합: 압박과 결합

맥락: 안정을 시키는 목적으로 단독 사용할 수 있다. 치료사는 일반적으로 다른 테크닉이 포함된 장시간에 일어나는 연속된 동작의 시작이나 마지막에 사용한다.

촉진실습

1. 검지와 중지 손가락의 패드를 사용하여 파트너의 척추에 인접한 극돌기(가시돌기, spinous processes)를 표시한다. 파트너에게 요추를 좌우로 적극적으로 구부리도록 하고 인접한 척추뼈 사이의 움직임을 촉진한다. C2에서 S1까지 척추를 따라 내려간다.
2. 다음 운동은 자연스러운 진동 리듬이 사람마다 어떻게 다른지 보여주고 흔들기를 각 개인의 신체에 맞게 동기화하는 방법을 제안한다. 엎드린 상태에서 파트너의 골반을 중앙선에서 5~15 cm(2~6인치) 옆으로 움직인 다음 손을 떼고 결과를 관찰한다. 신체가 중앙 기준 위치를 지나 얼마나 멀리 반동하는지, 동작이 한두 사이클 동안 얼마나 오래 지속되는지 기록한다. 갈비뼈, 허리, 장골능, 대전자(큰돌기, greater trochanter)

등 여러 부위를 옆으로 밀면서 이전과 같은 방식으로 동작을 관찰한다. 다양한 체형을 가진 여러 사람에게 이 촉진 운동을 반복한다.

체형에서 외배엽형, 중배엽형, 내배엽형에 대한 자연스러운 락킹의 속도와 진폭은 어떻게 비교되나요? 누운 상태에서 여러 파트너와 함께 전체 운동을 다시 반복한다.

3. 눈가리개를 착용한다. 파트너에게 위의 2단계를 반복하는 동안 의식적으로 긴장시킬 신체부위를 선택하게 한다. 누가 말해주지 않아도 긴장된 부위를 식별할 수 있나요?

매뉴얼 테크닉

그림 11-18 ~ 11-24는 치료사가 신체의 다양한 부위에 흔들기를 적용하는 치료사의 모습을 보여준다. 그림의 순서는 누운 상태에서 머리부터 발까지, 그다음은 엎드린 상태다. 각 그림은 여기에 설명된 수동 테크닉에 대한 대부분의 지침을 보여준다.

1. 허리뼈 지지대 없이 엎드린자세를 견딜 수 있는 경우, 복부 베개가 있으면 락킹으로 인한 움직임이 현저하게 약해지므로 복부 베개를 제거한다. 엎드린자세에서 복부 베개가 필요한 허리통증이 있는 고객도 락킹이 계속되는 경우에는 요추 전만(앞굽음, lordosis) 증가를 견딜 수 있다. 흔들기를 적용한 후에는 복부 베개를 교체해야 할 수도 있다. 누운 상태에서 고객의 무릎 아래에 베개를 사용하는 경우에도 마찬가지다.
2. 손가락을 벌린 상태에서 손 전체를 편안하게 접촉하여 손의 접촉면에 압력이 고르게 분산되도록 한다(그림 11-18, 11-19, 11-22~11-23B).

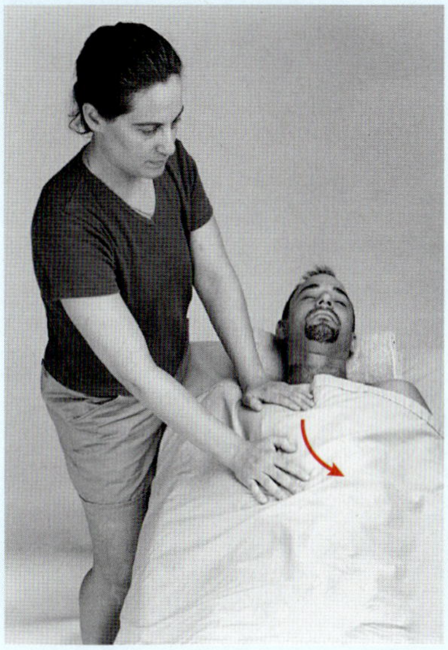

그림 11-19 손이 골반에서 멀어질수록 락킹동작이 자연스럽게 약해진다. 이 상황에서는 상부 및 하부 갈비뼈 손 접촉을 사용하여 락킹 동작을 유지할 수 있다.

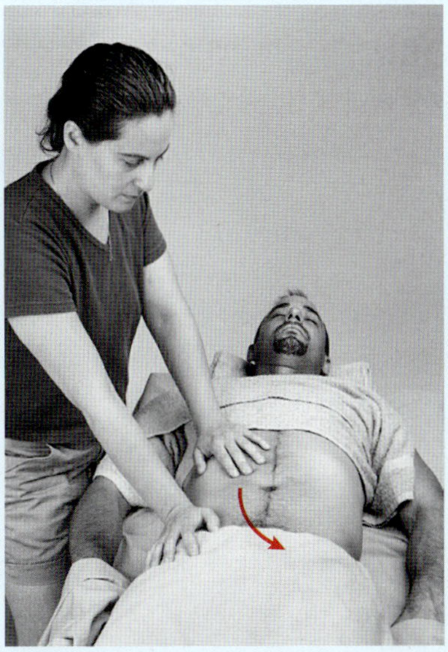

그림 11-18 누운 상태에서 손으로 아래쪽 갈비뼈와 전상장골극(위앞엉덩뼈가시, anterior superior iliac spine)에 손을 대고 누운 상태에서 락킹

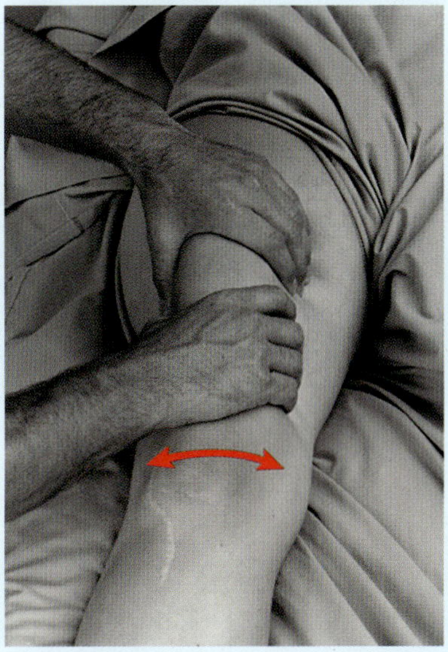

그림 11-20 대퇴사두근, 햄스트링 또는 둔근과 같은 큰 근육 부위를 부드럽게 들어올린 후 흔들기를 시작할 수도 있다. 흔들기를 수행할 수 있는 케이던스는 골반의 수동적인 반응에 따라 결정된다.

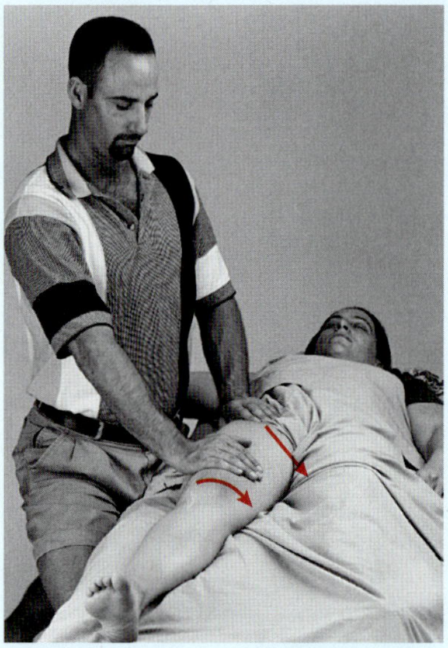

그림 11-21 허벅지는 내회전으로 굴릴 수 있으며, 락킹동작은 전상장골극에서 유지된다.

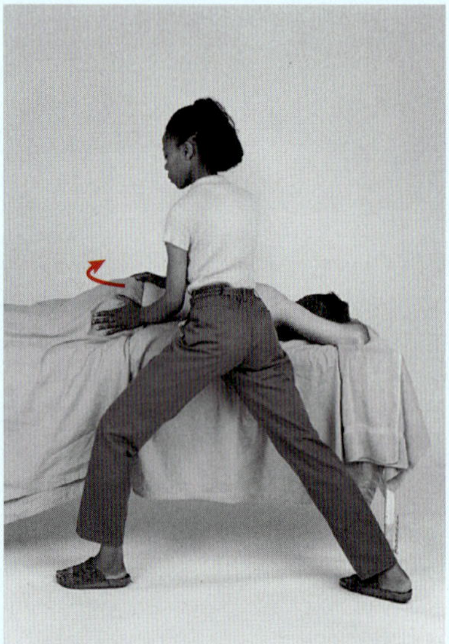

그림 11-22 허리를 락킹 위한 기본 손 접촉. 양손은 천골(엉치뼈, sacrum)과 대전자에 위치한다. 치료사는 허라뼈 견인력을 생성하기 위해 동작의 힘을 고객의 반대쪽 무릎을 향해 원위 방향으로 유도한다. 각 스트로크마다 치료사는 고객의 골반을 측면으로 전위시킨 다음 손의 접촉을 끊지 않고 골반이 중앙 기준 위치를 지나 아래로 떨어지도록 한다. 목표는 매끄럽게 상호 연결된 연속적인 스트로크를 만드는 것이다.

3. 누운자세(그림 11-18, 11-19) 또는 엎드린자세(그림 11-22, 11-23)에서 고객의 골반 또는 몸통을 중앙 기준 위치에서 옆으로 부드럽게 밀어주면 고객의 몸의 무게 중심이 올라간다. 그런 다음 고객의 몸이 수동적으로

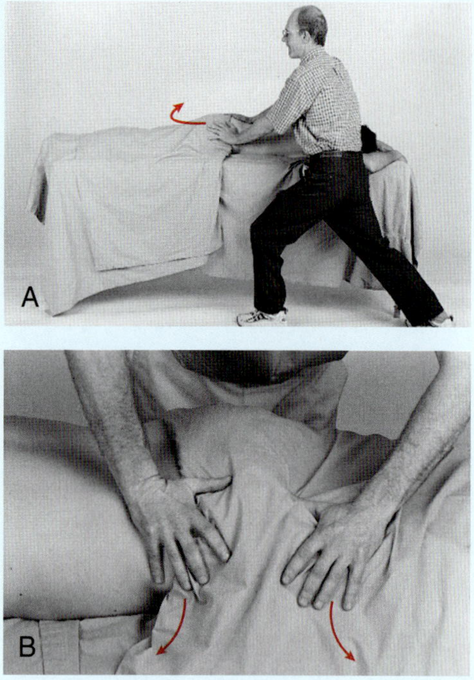

그림 11-23 A. 락킹 동작을 유지하면서 손의 접촉 위치를 여러 가지로 변경할 수 있다. 치료사의 왼손으로 둔근을 장골 상부 부착부로부터 원위쪽으로 부드럽게 늘린다. B. 이때 양손으로 둔근을 천골에서 밀어낸다.

중앙 기준 위치를 향해 뒤로 떨어지도록 하면 운동력이 고객의 몸을 중앙 기준 위치 너머로 끌어당긴다. 골반이나 몸통의 움직임이 끝날 때 정확히 같은 압력을 반복하여 고객의 골반이나 몸통을 다시 한 번 중앙 기준 위치에서를 벗어나게 밀어준다. 이상적으로 락킹은 고객의 신체를 지속적으로 진동시키는 일련의 밀고 놓기('떨어짐')를 원활하게 상호 연결하여 구성한다. 동작의 최대 진폭은 고객의 장골능 주변에서 발생해야 한다.

4. 수동 리턴 스트로크 중에는 접촉을 유지하는 것이 바람직하지만, 몸이 안정을 취하는 자세를 위해 자연스럽게 "떨어지는" 동작을 방해하지 않아야 한다.
5. 락킹 동작이 부드러워서 고객이 손의 압력과 그 동작을 가하는 지점을 거의 인식하지 못하도록 각 밀기의 시작 시간을 조절한다.
6. 기계적인 느낌이 들지 않도록 5~10초마다 손의 위치를 변경한다. 규칙적인 리듬을 방해하지 않고 한 접촉 위치에서 다른 접촉 위치로 손을 쉽게 움직여 고객의 신체에서 접촉 지점을 위아래로 움직인다.

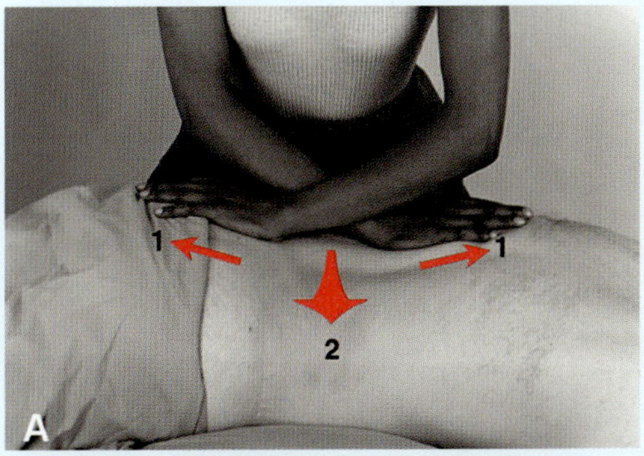

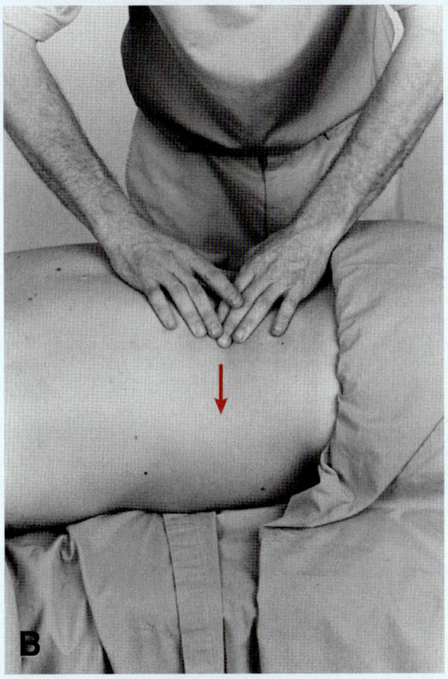

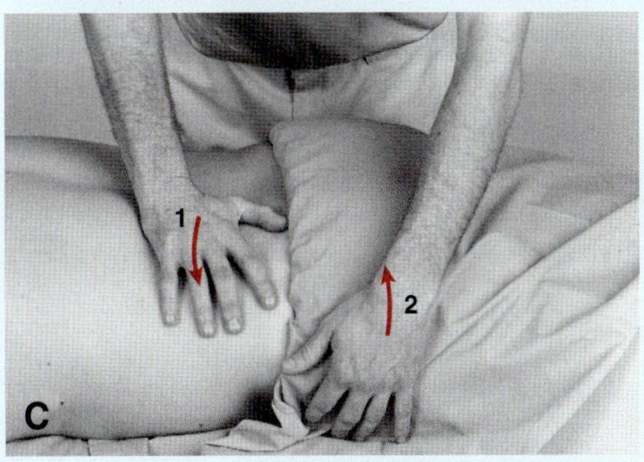

그림 11-24 A. 척주기립근(척추세움근, erector spinae)을 위한 테크닉. 교차 손 접촉은 척주기립근을 부드럽게 견인하면서(1), 동시에 락킹 동작을 수행할 수 있다(2). 골반이 중앙 기준 위치를 지나 뒤로 떨어지도록 허용하면서 손 접촉을 유지한다. B. 척추 기립 기법. 두 손으로 척주기립근을 모으는 동시에 락킹 동작을 한다. C. 번갈아 가며 한 손으로 반대쪽 극돌기 뼈를 치료사 쪽으로 당긴 다음 다른 손으로 척주기립근을 극돌기에서 부드럽게 밀어낸다.

7. 흔들기를 적용하고 고객이 이완함에 따라 락킹동작의 진폭이 증가하고 속도가 감소하는 것을 흔히 볼 수 있으며, 적용하는 힘의 양은 거의 증가하지 않는다.
8. 고객의 몸 반대편에 손을 위치시키고 번갈아 밀고 당겨 락킹동작을 생성할 수도 있다(그림 11-24C). 이 접근방식은 고객의 몸이 수동적으로 안정된 자세로 돌아가는 것을 방지한다. 따라서 신체의 자연스러운 리듬과 조화를 이루지 못하고 효과가 떨어지거나 고객이 불쾌하다고 인식하는 스트로크를 생성할 가능성이 더 높다.
9. 고객의 다리를 장축으로 부드럽게 잡아당기면서 간간히 흔들기를 시행하면 효과적이고, 흔들기를 오래 할 때 발생할 수 있는 척추의 점진적인 길이 증가를 개선할 수도 있다.

치료사의 위치 및 움직임

1. Chapter 6에서 설명된 기본자세 일직선 서기, 런지 및 기울어진 자세를 사용한다.
2. 작은 움직임의 진폭이나 흔들기를 적용하기 시작할 때 일직선 서기 자세를 사용한다.
3. 일직선 런지 및 기울어진 자세를 사용하여, 앞다리에서 뒷다리로 천천히 몸무게를 뒤로 미는 움직임을 만들어 본다. 그런 다음 이 움직임을 팔을 통해 고객에 전달한다. 이것은 팔과 어깨 근육만으로 생성되는 락킹보다 고객에게 훨씬 좋은 느낌을 줄 수 있다(그림 11-19, 11-22 및 11-23A). 다른 마사지 테크닉과 마찬가지로 팔만 사용하는 대신 하체와 골반을 사용하여 동작을 생성하면, 스트로크에 더욱 확실하고 고르게 전달될 수 있다.
4. 리듬에 맞춰 런지 기울어짐 동작을 하는 동안 어깨에 힘을 빼고 팔꿈치를 펴지 않고 팔을 쭉 뻗는다("팔을 곧게 펴기")(그림 11-22 및 11-23A).
5. 몸의 움직임이 리드미컬하고 편안할수록 더 효과적이다.

촉진

테크닉을 수행할 때 고객의 피부와 조직을 촉진하여 다음 목록에 명시된 특성을 확인한다. 이 과정에서 테크닉을 통해 만들어내는 고객의 동작의 특성과 움직임에 대한 조직 저항에 주의 한다.

1. 국소 피부 온도와 촉감
2. 고객의 표면 근육과 조직의 상태
3. 락킹하면서 움직일 때 고객의 몸무게
4. 조직 또는 관절움직임에 대한 저항. 중앙 기준 위치에서 움직임에 대한 초기 저항은 고객의 체중에서 비롯된다. 고객의 몸을 중앙 기준 위치에서 더 멀리 밀어내면, 다양한 조직이 수동적으로 길어지면서 추가적인 저항이 발생하며 여러 조직이 수동적으로 길어진다. 락킹의 목표는 최대한의 수동적 스트레칭을 달성하는 것이 아니라 사용 가능한 동작 범위의 안쪽과 중간 범위 내에서 반복적이고 유연한 움직임을 유도하는 것이다.
5. 고객의 신체에 고유한 락킹의 리듬이 있다. 모든 고객의 신체는 락킹 같은 방식으로 반응하지 않는다. 체형, 체지방량, 근육긴장도, 근막 구조 등 여러 가지 요인이 고객의 신체 고유의 리듬에 영향을 미칠 수 있다. 특히 허리의 근육긴장은 고객이 견딜 수 있는 움직임의 양을 줄일 수도 있다. 모든 고객에게 동일한 동작을 강요하는 것이 아니라 치료 시 각 고객의 신체의 고유한 리듬을 파악해야 한다.
6. 테크닉 적용의 용이성 변화. 락킹 적용이 진행되고 고객이 이완함에 따라, 적용하는 힘의 양은 거의 증가하지 않으면서 락킹 동작의 진폭은 증가하고 속도는 감소하는 것을 알 수 있다.

관찰

이 테크닉을 수행할 때 고객의 움직임 정도와 이완 또는 진정 징후가 있는지 관찰한다.

다음 징후가 나타날 수 있다.

움직임 달성

1. 락킹하는 동안 몸 전체의 움직임을 관찰한다. 주의 깊게 관찰하면 고객의 몸을 포함하여 근육긴장의 패턴, 몸의 부위들의 관계, 과거 외상으로 인한 결합조직의 긴장 등에 대한 정보를 얻을 수 있다. 예를 들어, 골반을 락킹할 때, 다양한 척추 분절의 상대적인 움직임 정도를 관찰하도록 한다.
2. 고객의 척추 만곡, 특히 요추전만증의 감소로 나타나는 척추의 길이가 늘어난다.

이완 또는 진정

1. 호흡 속도와 깊이의 감소
2. 더 깊어진 음성 톤
3. 홍조와 같은 피부색 변화. 창백한 피부색은 부적절한 교감신경 반응을 나타낼 수 있다.
4. 조직 윤곽이 부드러워지거나 신체부위가 넓어지고 평평해지는 등의 전신적인 근긴장도 감소
5. 근육경련 및 경직
6. 연동음 증가
7. 목, 손목, 발에서 볼 수 있는 고객의 맥박 변화로 입증되는 심박수 감소
8. 부적절한 교감 반응을 나타낼 수 있는 불안 또는 발한

고객과의 커뮤니케이션

흔들기를 적용하는 동안 고객이 편안함을 느낄 수 있도록 소통하도록 한다. 다음은 사용할 수 있는 몇 가지 문장의 예다.

1. "이 동작으로 인해 통증이 발생했나요?" 이렇게 물어보는 것은 치료를 통해 개선이 일어나고 있는지 여부를 판단하는 유용한 척도이다. 락킹은 고객의 증상을 유발하지 않는 것이 바람직하다.
2. "이 테크닉은 매우 편안하고 심지어 졸린 느낌까지 들게 해야 한다. 갑작스럽게 느껴지지 않아야 한다." 고객의 신체 고유의 리듬과 일치하는 동작을 설정한 후에는 그 동작이 어떤 식으로든 강요되거나 과도하지 않고 편안하게 느껴지는지 확인 하도록 한다.
3. "집으로 운전할 수 있을 만큼 충분히 의식이 회복되었나요?" 치료 중 또는 치료가 끝날 때 장시간 흔들기를 사용하는 경우, 고객의 기능수준을 관찰하고 일상활동을 안전하게 재개할 수 있을 만큼 충분히 각성되었는지 확인 하도록 한다.
4. 락킹 동작은 이완, 관능적 쾌감, 흔들림으로 인해 때때로 고객의 성적 흥분을 유발할 수 있으므로 주의해야 한다. 성숙한 태도로 고객과 언어적, 신체적 경계

를 명확히 유지할 준비가 되어 있어야 한다.

주의 및 금기사항

치료사는 적절한 락킹 적용법을 익히기 위해 임상교육과 지도를 받아야 한다. 병리학적인 상태를 다룰 때는 고급 훈련을 받는 것이 바람직하다. 마사지 테크닉과 리듬적 가동술에 대해 앞서 언급한 모든 일반적 및 국소적 금기 사항은 락킹사용에도 적용된다(5장 참조). 락킹는 몸 전체를 움직인다. 따라서 락킹이 통증을 증가시킬 수 있는 모든 상태에서는 금기하거나 진폭을 줄여서 사용해야 한다. 락킹의 효과는 기술을 수행하는 방식과 사용 시간에 따라 달라진다. 치료사가 갑자기 또는 너무 빨리 흔들기를 실시하면 메스꺼움과 같은 불쾌한 증상이 빠르게 나타날 수 있다. 따라서 고객이 현기증이나 메스꺼움을 느낄 때는 흔들기를 사용해서는 안 된다.[19]

흔들기를 위한 실습 순서

실습시간: 개인당 30분 정도 허용

고객이 엎드린자세에서 시작한다. 연속적이고 기계처럼 느낌이 들지 않는 안정적인 락킹 리듬을 설정한다. 가볍고 부드럽게 손바닥 전체를 접촉시킨다. 압력을 가할 때마다("스트로크") 손을 떼면 진정효과가 떨어지므로 손을 떼지 않도록 한다. 가벼운 접촉을 유지하면서 손을 한 위치에서 다른 위치로 움직인다.

시도해 볼 수 있는 손위치는 다음과 같다:

- 전자(대퇴골) 및 천골
- 전자(대퇴골) 및 상부 둔근 정지부
- 손을 교차한 요추 견인 자세
- 양쪽 장골능
- 양쪽 허리
- 골반 및 척주기립근
- 골반 및 흉곽
- 양쪽 흉곽

접촉, 속도, 리듬이 편안한지 확인해본다. 기본적인 락킹 동작을 유지하면서 손의 접촉면을 몸의 위아래로 최대한 다양하게 움직인다. 시간이 지남에 따라 고객의 신체가 어떻게 다르게 반응하는지 확인 한다: 고객의 몸이 이완되기 시작할 때는 초기 락킹의 진폭이 작아진다. 허리근육이 이완되기 시작하면서 고객의 허리가 늘어나도록 고객의 다리를 부드럽게 잡아당기면서 주기적으로 흔들기를 시행 한다. 많은 사람이 이 과정에서 졸리거나 심지어 잠이 들기도 한다. 15분 동안 계속하고 고객에게 현재로 돌아올 수 있는 5분의 시간을 준 후 상황을 종료한다.

가정 학습:

- 대퇴골, 앞쪽 허벅지, 장골능, 전상장골극, 허리, 아래 갈비뼈를 접촉 지점으로 사용하여 누운 상태에서 락킹에 대한 유사한 순서를 고안하여 연습한다. 누운 상태에서 락킹 시퀀스가 앞서 설명한 엎드린자세와 유사한 효과가 있는지 확인한다.
- 기본 시퀀스를 완료한 후 허리 디스크가 있는 고객을 위한 누운자세의 시퀀스를 고안한다.

치료사가 치료 중 10분 이상 흔들기를 사용하면 고객에게 심한 이완과 가벼운 방향 감각 상실을 유발하여 일시적으로 운전과 같은 신체적 작업 수행능력이 떨어질 수 있다. 이러한 상황에서는 퇴원을 허용하기 전에 고객이 기능을 수행할 수 있는지 확인해야 한다. 고객의 능력이 의심스러운 경우 고객을 치료 공간으로 다시 돌려보내야 한다. 발바닥에 전문적인 유날법을 적용하고, 10~20분 동안 휴식을 취한 후 정신기능수준을 재평가한다.

치료 시 락킹 사용

이완 또는 진정을 위해

이완 또는 진정을 촉진하기 위해 락킹과 함께 보완적으로 사용할 수 있는 몇 가지 방법이 있다.

1. 락킹 전 또는 동시에 횡격막(가로막, diaphragmatic) 호흡[16]을 실시하면 진정효과를 높일 수 있다.
2. 습식 핫팩은 고객의 상태에 따라 열이 적당할 경우 진정 및 진통 효과를 높일 수 있다.[18]
3. 일부 두개천골 테크닉은 고객에게 진정효과를 줄 수 있다.[39]
4. 이완 마사지 테크닉에는 표면쓰다듬기와 리드미컬한 마사지인 유날법이 포함된다. 고객의 손, 발, 얼굴, 후두부(뒤통수, occiput), 천골에 적용하면 더 큰 효과를 얻을 수 있다.

락킹으로 인해 진정효과가 있는 경우 10분에서 30분 정도 휴식을 취하고 천천히 활동을 시작하도록 안내한다.

홈케어의 경우, 고객이 휴식을 취할 수 있는 셀프 흔들기를 지도할 수 있다. 쿠션이 있는 바닥이나 단단한 침대에 누운 상태에서 무릎을 가슴 쪽으로 끌어올려 손으로 받쳐준다.

무릎 뒤쪽을 부드럽게 당겨서 시상면에서 락킹 동작을 만든다. 치료사가 수행하는 실제 락킹과는 다르지만 이 동작을 하는 동안 허벅지, 골반, 허리가 수동적으로 구부러지고 펴진다.

불필요한 근육의 긴장감소

먼저, 불필요한 근육긴장이 있는 특정부위에 고객의 주의를 집중시킨다. 심호흡과 이완, 그리고 "(긴장을) 풀어주는 느낌"을 유도한다. 고객은 "'녹는다"와 같은 간단한 시각적 이미지나 더 복잡한 안내 이미지 스크립트[16]가 유용할 수 있다. 리듬적 가동술, 흔들기, 관절가동술, 수동적 이완 움직임 등 공간에서 고객의 신체를 움직이는 다른 도수테크닉은 고객이 불필요한 근육긴장 패턴을 인식하고 이완하는 데 도움이 될 수 있다.

고객이 긴장을 완화하면 긍정적인 피드백을 제공해야 한다. 고객이 이런 현상이 발생했다는 사실을 즉시 깨닫지 못할 수도 있기 때문이다.

홈케어의 경우, 팔과 다리 등 접근하기 쉬운 신체부위를 스스로 흔들기를해 주고 근육 이완을 달성하여 쉽게 움직일 수 있도록 적극적인 흔들기 동작을 지시할 수 있다.[17] 또한 고객이 스스로 몸을 흔들도록 지도할 수 있다.[16]

결론적으로

수동적움직임테크닉은 다양한 용도, 치료효과 및 결과를 가져온다. 표 11-1에는 신체구조 및 기능과 관련된 수동적움직임테크닉의 결과가 요약되어 있다.

표 11-1 수동적움직임테크닉에 대한 결과 요약

	테크닉		
결과	흔들기	리듬적 가동술	락킹
전신 진정작용	P	P	P
인지된 불안감 감소	P	P	P
각성 증가	P	P	?
진통제	P	✓	✓
국소 안정 시 근육긴장도 또는 신경근 긴장도 증가	P	?	?
안정 시 근육긴장감소	P	P	P
관절가동성 향상	?	P	P
보조 관절움직임 증가	?	P	P
흉곽가동성 향상	?	P	P
기도 확보/분비물 배출 증가	?	✓	?
호흡 곤란 감소	?	P	P
연동 운동 자극	P	P	P
움직임 반응 변화	?	✓	✓
이동 작업 수행능력 향상	?	✓	✓

✓, 이 장에 요약된 연구를 통해 그 결과를 뒷받침한다; P, 결과는 가능함; ?, 결과는 논쟁의 여지가 있음(연구 결과가 없거나 일관성이 없음).

복습

핵심요점

1. 수동적움직임테크닉은 주로 조직과 구조의 움직임을 촉진하는 마사지 테크닉으로, 조직이나 구조의 재질이나 질감을 촉진하는 것과는 반대로 조직과 구조의 움직임을 촉진한다.
2. 흔들기는 관절의 움직임을 최소화하면서 연부조직을 기저 뼈 위에서 반복적으로 앞뒤로 움직이는 테크닉이다.
3. 임상에서는 '유지(holding)' 또는 불필요한 근육긴장을 줄이고 골격근의 안정 시 근육긴장을 줄이기 위해 흔들기를 사용한다.
4. 흔들기는 상황적 스트레스에 반응하여 근육을 긴장 상태로 유지하고 있는 고객이 근육 위치에 급격한 변화를 일으킴으로써 이러한 수축이 불필요하다는 것을 깨닫는 데 도움이 될 수 있다. 또한 흔들기 동안 발생하는 근육의 확산과 전단은 고유 수용성 입력을 유발하여 안정 시 긴장을 감소시킬 수 있다.
5. 리듬적 가동술은 전체 구조를 반복적으로 움직여 뼈 위의 연부조직을 움직이고 관련 관절과 내부장기를 움직이는 테크닉이다.
6. 임상가들은 리듬적 가동술을 사용하여 고객이 자발적으로 불필요한 근육긴장을 풀고, 안정 시 근육긴장을 줄이고, 관절가동술 또는 수동적 가동범위를 준비하도록 도우며 운동선수에게 경기 전 마사지를 제공하는 데 사용된다. 이 테크닉은 또한 경직된 관절을 움직이고, 관절 치유를 촉진하며, 고객의 관절 인식을 향상시키고, 기관지 분비물을 배출하는 데 도움이 될 수 있는 수동적 관절 운동을 유발할 수 있다.
7. 리듬적 가동술의 효과에는 여러 가지 메커니즘이 있다. 리듬적 가동술에 수반되는 연부 조직의 압박과 이완은 판막으로 혈관을 자극하여 림프 및 정맥 순환을 다소 증가시킬 수 있다. 관절 관절낭의 리듬적 변형은 관절낭을 통해 활액을 이동시키고 관절의 영양과 치유를 촉진한다.[1-5] 관절 구심성 자극은 관절 인식을 향상시킨다.
8. 락킹은 골반, 몸통 또는 팔다리를 부드럽고 반복적으로 진동시키는 것으로, 임상의는 골반이나 몸통을 중앙 기준 위치에서 측면 편위 자세로 밀었다가 다시 기준 위치로 돌아오게 하는 방식으로 수행한다.
9. 락킹 효과의 메커니즘은 리듬적 가동술의 메커니즘과 유사하다.
10. 임상가는 손의 위치가 부상 부위에서 멀리 떨어져 있더라도 급성 손상이 있거나 급성 손상을 받은 뼈 또는 관절을 가로지르는 근육에 수동적인 움직임 테크닉을 사용하지 않아야 한다.

임상사례: 수동적움직임테크닉

고객 프로필

본 고객은 19세 트랜스젠더 남학생으로, 1년 6개월 동안 시중에서 판매하는 의류를 이용하여 가슴을 바인딩 후 호흡곤란과 통증을 경험하고 있다. 그는 현재 적절하게 맞는 바인딩 의류를 사용하고 있으며 흉곽의 이동성과 호흡을 개선하기 위해 귀하에게 의뢰되었다. 도수치료 경험이 있으며 관련 학교에 다니는 친구가 치료를 받으라고 권유했다.

임상조사결과

주관적 소견

- 중간 허리통증
- 목의 긴장
- 바인딩을 착용할 때 가끔 양팔이 마비되는 경우
- 가끔씩 가슴 통증을 동반한 호흡 곤란
- 유산소 운동에 대한 내성감소

(계속)

- 학교의 요구사항으로 인한 스트레스 증가

객관적 소견

- 자세: 고개를 앞으로 내밀고, 양측 어깨가 올라가고, 중등도의 척추후만증(뒤굽음증, kyphosis).
- 호흡: 최소한의 전방 복벽 이동과 흡입 시 측면 또는 후방 복벽 이동이 없는 얕은 흉부 호흡패턴, 최소한의 흉곽 움직임, 두드러진 흉쇄유돌근(목빗근, sternocleidomastoid) 및 사각근(목갈비근, scalene muscle) 근육 구조.
- 가동범위: 어깨, 경추(목뼈, cervical) 및 요추 가동범위는 정상범위 안에 있으며 흉부 신전, 측면 굽힘 및 회전이 현저히 감소하였다.
- 촉진: 상부승모근[위등세모근, upper trapezius, 견갑거근(어깨올림근, levator scapul)], 사각근, 흉쇄유돌근, 흉추주위근 및 늑간근(갈비사이근, inter costal muscles)의 압통.
- 관절가동성: 흉벽 및 갈비뼈 가동성이 크게 감소.

치료적 접근법

중요한 초기 결과는 다음과 같다:

1. 목, 흉추 및 흉곽 전체의 안정 시 근육긴장 및 통증유발점 활동감소
2. 흉곽의 운동성 증가
3. 머리, 어깨, 척추의 자세와 호흡 중 흉곽의 움직임에 대한 인식을 향상시킴
4. 정보에 입각한 동의와 고객의 옷을 벗는 수준에 대한 선택을 통해 고객의 편안함과 안전감을 보장
   - 엎드린 상태에서 몸통, 흉곽("갈비뼈 스프링"), 골반을 따라 흔들기를 적용하고 등의 조직을 따라 흔들기를 시행하여 전반적인 이완을 촉진하고 근육긴장을 줄이면서 치료를 시작한다. 누운 상태에서 어깨, 팔, 다리, 흉곽, 복직근을 리듬적으로 움직여 근막 이완을 시작하기 전에 긴장을 줄이고 목과 몸통에 직접근막테크닉을 사용한다. 치료과정에서 횡격막 호흡을 유도하고 하부 흉곽과 복벽을 따라 촉각 신호를 활용하여 호흡과 신체인식을 통한 움직임을 촉진한다.
   - 고객의 중재가 진행됨에 따라 가슴 근육, 늑골 각도 및 늑간근의 이완에 중점을 두고 엎드린자세, 옆으로 누운자세 및 누운자세에서 신경근 및 결합조직 테크닉의 깊이를 증가시킨다.
   - 고객의 홈케어 프로그램에는 횡격막 호흡과 함께 흉곽 측면 및 후벽의 확장, 가슴 및 흉부 스트레칭이 포함되어야 한다.

비판적 사고의 질문

1. 수동적움직임테크닉에 의해 어떤 조직 층이 영향을 받나요?
2. 수동적움직임테크닉의 주요 효과는 무엇인가요?
3. 흔들기이 안정 시 근육긴장에 영향을 미치는 생리적 메커니즘은 무엇인가요?
4. 손상 후 보상 패턴이 있는 고객에게 흔들기 스트로크가 어떻게 그리고 왜 도움이 될 수 있는지 토론하세요.
5. 동일한 테크닉을 사용하여 고객의 근육긴장을 줄이고 각성도를 높일 수 있다는 것은 역설적으로 보인다. 흔들기를 통해 이 두 가지 효과를 모두 얻을 수 있는 메커니즘은 무엇인가요?
6. 임상추론을 사용하여 요추의 비특이적 골관절염 고객과 2도 발목염좌의 아급성기 고객에 대한 리듬적 가동술 테크닉 적용을 포함한 프로토콜을 수립하십시오.
7. 처음 몇 번의 치료 동안 고객이 흔들기를 견디지 못했다. 락킹과 같은 움직임에 대한 내성의 개선을 평가하기 위해 매번 흔들기를 시행했다. 네 번째 세션에서는 흔들어도 통증이 발생하지 않았다. 락킹에 대한 고객의 내성이 증가한 이유 중 몇 가지에 대해 토론하십시오.
8. 특정한 심부 조직에 영향을 주기 위해 흔들기와 같은 수동적인 테크닉을 어떻게 사용할 수 있는지 설명하십시오. 예를 들어, 어떤 상황에서 중간광근(중간넓은근, vastus intermedius) 또는 흉최장근(등가장긴근, longissimus thoracis)에 영향을 주기 위해 shaking을 선택할 수 있습니까? 이 테크닉을 어떻게 적용하시겠습니까?
9. 락킹, 흔들기 또는 리듬적 가동술을 이용한 자가관리를 권장하시겠습니까? 고객이 스스로 이러한 테크닉을 사용하도록 지시하는 방법을 어떻게 지시할 것인지 설명하세요.
10. 기계적으로 느껴지는 움직임을 피하기 위해 락킹할 때 5~10초마다 손의 위치를 바꾸는 것이 바람직한 이유를 설명하시오. 기계화된 움직임에 대한 일반적인 인식 외에도, 락킹 테크닉을 사용할 때 같은 위치에서 지속적이고 반복적인 락킹이 의도된 결과에 어떤 부정적인 영향을 미칠 수 있습니까? 혹시 이것이 주변 조직에 의도하지 않은 영향을 미칠 수 있을까?

11장 참고문헌은 540페이지부터 시작

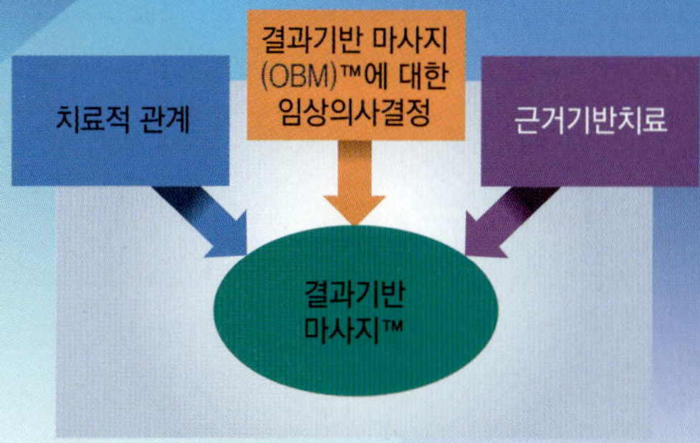

Chapter 12 타법테크닉

목적

이 장을 공부하면 다음 작업을 수행해야 하는 정보를 얻을 수 있다:

1. 이 범주의 마사지 테크닉이 다양한 유형의 조직에 어떤 영향을 미치는지 설명한다.
2. 각각의 마사지 방법을 접촉면, 압력, 결합된 조직, 진폭, 방향 및 속도로 설명한다.
3. 각각의 마사지 테크닉을 어떻게 수행하고 어떻게 적용할 것인지 실습순서에 따라 설명한다.
4. 마사지 테크닉이 그 효과를 얻는 메커니즘에 대해 추측해 본다.
5. 각 마사지 테크닉과 관련된 관리 결과, 적응증, 금기 사항 및 일반적인 사용법을 설명한다.

타법테크닉은 신체의 제어된 타격을 사용하여 조직을 빠르게 변형시키고 풀어주는 마사지 테크닉이다. 이 테크닉은 기도확보(airway clearance)를 강화하고, 신경근 긴장도를 감소 또는 증가시키며, 주의력을 증가시킨다. 이 장에서는 다양한 타법테크닉과 이를 수행하는 방법, 연습 시퀀스에 적용하는 방법을 설명한다. 또한 관련 결과 및 근거, 주의사항 및 금기사항 그리고 치료에 적용하는 테크닉의 사용방법에 대해 설명한다. 또한 표 12-1에는 신체 구조 및 기능과 관련된 타법의 결과가 요약되어 있다.

치료사는 이러한 테크닉에 대한 주의사항과 금기 사항을 검토하고 실습범위와 테크닉 수준이 허용하는 대로 이를 사용하는 것이 좋다.

마지막으로, 치료사는 고객을 감싸고, 벗기고, 접촉하는 방법을 결정할 때 자신의 직업과 관련된 실무지침, 규정 및 법률을 참조하고 준수하도록 권고받는다(예: 6장 참조). 그림 옆에 "경고" 아이콘이 있으면 일부 전문직의 규제지침에서는 치료사가 고객으로부터 서면동의를 얻지 않고 치료가 의학적으로 지시되지 않는 한 치료 중에 이 영역을 다루도록 요구하고 있음을 나타낸다.

타법: 근거

정의

타법: 반복적인 리듬의 가벼운 타격.[1-11]

이름 및 출처

다른 글들은 종종 타법을 **두드림(tapotement)**이라고 부른다.

타법과 고타법라는 용어는 만장일치로 사용되고 있지만, 타법의 일부 형태에는 다른 명칭이 적용되는 경우가 많다. 예를 들어, 클랩은 때때로 "cupping"이라고 알려져 있다.[3,8,10] 이 장의 앞부분에 있는 수동 테크닉에 대한 섹션은 타법의 형태에 대한 대체 명칭을 제공한다.

사용

치료사는 본 절에 설명된 다양한 용도에 타법을 사용한다.[1-46] 치료사들은 다양한 형태의 타법을 **고유수용성 자극테크닉(proprioceptive stimulation techniques)**으로 사용하여 **기도의 청결(airway clearance)**을 개선하고 **각성수준(levels of arousal)**을 증가시키며 **통증(pain)**완화를 위해 사용해 왔다. 그들은 또한 신경근육의 긴장도를 촉진하거나 억제하는 데 사용될 수 있다. 다른 뇌졸중이 불편하거나 간지러울 때 통증과 긴장의 부위를 평가하기 위해 부드러운 타법을 사용할 수도 있다. 두드림(tapping)은 표면 신경 위에 적용될 때 잠재적인 신경 기능장애(tinel sign)를 평가하고 얼굴에 적용될 때 축농증을 평가하는 데 사용된다.

척추 부분에 가해지는 가벼운 타진은 헤르니아나 다른 부상을 드러낼 수 있다. 반사 반응을 검사하기 위해 부드러운 타법이 자주 사용된다. 기도 청결을 위한 자세배액을 동반한 타법의 사용은 전문적인 테크닉로서 모든 치료사가 수행하기에 적절치 않다.

결과 및 근거

타법의 다양한 형태는 생리학적, 심리학적으로 다른 영향을 미친다.[1-46] 치료사들은 고유의 수용성 자극 테크닉으로서 기도 청결 치료, 각성수준 증가 및 통증완화를 위해 사용할 수 있다.

치료사들은 폐의 분비물을 기계적으로 느슨하게 하고 기도를 쉽게 하기 위해 타법, 특히 클랩을 사용한다. 그들은 그것을 풍부한 또는 점성의 점액 생성과 관련된 임상적 조건에서 자주 사용한다.[1,3,12] 전통적인 심폐물리치료에서, 타법은 체위배액법와 결합되고, 흉곽의 진동 또는 흉곽의 급속한 압축 및 해제(리브 "스프링" 또는 "흔들림"으로 불림)에 따라 또는 교대로 이루어진다.[1,3,12] 체위배액은 고유한 적응증, 금기 및 결과를 가지고 있다.[1] 연구에 따르면 체위배액 및 타법(PDP)의 전체 절차는 기관지 트리를 통해 두팔 방향으로 점액의 이동을 촉진하고 가래의 클리어런스를 증가시킨다[13-17]는 것을 시사한다.[18] 이러한 효과는 가래의 부피가 큰 조건에서 더욱 두드러질 수 있다.[19,20] PDP의 사용은 기계적 운동과 환기를 사용하는 많은 최근 개발된 기도 제거 테크닉의 출현으로 감소할 수 있다.[14,15,21-30]

타법과 체위배액 연구에 사용된 척도가 관련성이 있는지와 관련된 쟁점이 많다. 예를 들어, 최근 리뷰는 가래제거가 고객의 편안함 증가와 관련이 있지만 기관지 상태에 대한 연구에서[21,31,32] 고객이 제거한 가래의 부피를 유효한 결과측정으로 사용하는 것에 의문을 제기한다.[14] 다른 저자들은 혈액산소화를 폐기능의 더 적절한 측정으로 간주한다.[12,16,31,33] 그러나 개선된 산소화와 가래의 제거 사이의 관계는 불분명하다.[12,21,34] 또한 PDP가 폐기능검사에 미치는 영향에 대한 연구 결과[35]는 몇 가지 임상적 조건에 대해 모호하다.[12,22,36] 수술 후, 무혈전이 있는 위중한 고객, 기계적으로 인공호흡을 하는 어린이[37], 만성 기관지염 및 기관지확장증.[21] 타진은 낭포성섬유증[14,15,38,39] 및 일부 희귀 폐 질환의 치료[40]에 가치가 있지만, 다른 방법은 가래를 제거하는 데 동일하게 효과적일 수 있다.[41]

몇몇 마사지 문서는 타법이 근육이나 힘줄에 적용될 때 근육의 수축과 단축을 촉진하는 신장반사를 자극하는 테크닉이다.[5,8,10,42] 또한, 보바스(Bobath)와 루드(Rood)의 테크닉과 같은 전통적인 물리치료법은 근육이나 힘줄에 다양한 형태의 타법, 특히 두드림(tapping)을 적용하여 신경근육긴장도를 증가시키고, 경련과 같은 신경학적 상태를 가진 고객의 정상화된 움직임 패턴을 용이하게 하였다.[43] 그러나 다른 자료들은 힘줄이나 근육을 두드리는 것이 피부수용체를 자극함으로써 국소적으로 그리고 상승작용을 하는 근육군 모두에서 수축을 억제할 수 있다고 제안한다.[44,45] 치료사들은 타법이 사용되는 위치, 활력도, 지속시간에 따라 달라질 가능성이 가장 높은 일반적인 자극효과를 갖는다고 생각한다.[3-6,8-10] 이는 **경기전 스포츠마사지** 시 또는 진정마사지 종료 시 타법을 적용하여 고객의 각성도를 높이는 근거가 되었다.[4] 이와 대조적으로, Grawnfelter[1]은 단조로운 리듬과 긴 시간 동안 클랩을 치는 적용의 속도가 이완효과를 가질 수 있다고 한다. 타법의 응용은 또한 다양한 사소한 영향을 가질 수 있다. 그것은 국소적인 과혈증을 일으킬 수 있다.[5,10] 타법은 다른 마사지 테크닉과 마찬가지로 일시적인 과자극 진통을 일으켜 신경통이나 절단 시 통증완화에 적합할 수 있다. 마지막으로, 기계적 타법은 단기간의 격렬한 근육활동으로부터 회복을 촉진하지 못한다.[46] 표 12-1은 타법에 대한 주요결과를 요약한 것이다.

타법의 작동 원리

타법이 어떻게 그 치료효과를 달성하는지에 대한 다양한 메커니즘이 제안되어 있다.[1-46]

가슴 타법에 사용되는 손의 부푼 모양은 갈비뼈 케이지에 공기를 가두고 흉벽과 폐조직을 통해 이동하는 진동을 설정한다. 이 진동은 기관지 가지에 붙어있는 점액을 제거한다.[3,8,11]

신경근 촉진을 위해 사용되는 타법은 근육 내의 스트레치 수용체(spindle)를 반복적으로 자극함으로써 효과를 얻을 수 있다.[3,8,11,42] 타법의 강한 자극은 경계심을 증가시키는 일반화된 교감적 반응을 시작할 수 있다.[8,11] 마지막으로 척추측만을 통한 통증완화가 일어날 수 있다.[3,11]

근거조사

이 단일 중심 무작위실험은 입원한 성인에게 진동조끼를 통해 전달된 고주파 흉벽압박과 흉부 타법을 비교하였다.[41] 모든 참가자들은 낭포성섬유증과 무전증을 포함한 분비물의 동원이 필요한 폐 질환을 가지고 있었다. 총 280명의 고객 중 절반은 기존의 흉부 물리치료를 받았고 절반은 진동 조끼를 통해 초팽창을 받았다. 타법군의 경우 호흡치료사들이 타법과 함께 자세배액을 하루 최대 4회까지 실시하였으며, 고객진단에 따라 자세에 약간의 차이가 있었다. 15분에서 20분 정도의 타진이 있을 때마다 고객들은 숨을 깊이 들이쉬고 기침을 하여 가래를 내보낸다. 초인플레이션 그룹은 기침에 이어 하루 최대 4차례의 발작을 일으키기도 했다. 본 연구는 고객진단의 이질성을 고려할 때 인상적인 중재테크닉을 포함하고 있어 이러한 테크닉을 실무에 접목하고자 하는 치료사들에게 도움이 된다. 연구자들은 두 중재 간 효과의 차이를 발견하지 못하였으며, 집단 간 입원기간, ICU 체류기간, 기계적 환기 지속시간에 유의한 차이가 없었다. 그러나 인플레이션 조끼는 더 큰 고객의 편안함과 관련이 있었다. 몇몇 고객들이 초인플레이션 조끼에 맞지 않거나 흉부타법에 대한 의사의 선호로 인해 연구에서 철수하였다는 것에 주목해야 한다. 본 연구는 이례적으로 큰 표본크기와 명확한 결과측정을 포함하지만, 저자들은 일반화 가능성이 제한적이고 편안한 점수를 획득하는 조사자의 블라인드 검사가 부족하다는 것을 인정한다.

Clinkscale D, Spihlman K, Watts P, Rosenbluth D, Kollef MH. 삽관 및 비삽관 성인을 대상으로 한 종래의 흉부물리치료에 대한 고주파 흉벽 진동의 무작위실험. Respir Care. 2012:57(2):221-228.

타법: 실기

타법의 구성요소

타법에는 다음과 같은 구성요소가 있다:

접촉: 손가락, 손끝, 척골의 경계, 손바닥, 발뒤꿈치, 뇌간 관절의 등면, 다양한 조합으로 접촉

압력: 가볍고 무거운 결합: 피하조직(light to heavy aggements)에서 근육의 깊이까지 표면적인 조직(light forms)과 폐와 같은 내장을 포함함(heavy forms)

방향: 접촉 및 해제 스트로크는 고객의 신체표면에 수직(쿵쾅 제외)

진폭/길이: 해당 없음

속도: 양손을 사용하여 초당 2~10회(Hz) 이상 주기

지속시간: 치료사가 폐의 여러 부위를 치료할 때 30초에서 최대 20분 사이

다양한 형태의 타법은 서로 교배하지만, 이 중 어떤 것도 다른 마사지 테크닉과 교배하지 않는다.

다음과 결합: 이러한 형태의 타법은 다른 마사지 테크닉과 결합하거나 동시에 사용되지 않았다.

문맥: 타법은 일반적으로 여러 가지 방법으로 사용된다.

그것은 자극적인 효과를 위해 국소 또는 전신마사지의 마지막에 짧게 사용된다.

운동수행을 용이하게 하기 위해 치료운동 직전에 사용한다.

마지막으로, 진동, 갈비 스프링(급속 압축) 및 흉곽의 리듬이동과 교대로 이루어지며, 고객은 완전한 체위배액 위치 또는 변형된 체위배액 위치에 위치된다.

촉진 연습

1. 신체의 모든 부위에 대해 손끝 촉진과 경사압력을 사용하여 피하 지방층과 표면적이고 더 깊은 근육층의 두께를 추정한다.
2. 잘 설명된 해부학 문서를 참조로 사용하여 그림 12-14에 표시된 엎드린자세, 누운자세, 옆으로 누운자세, 또는 **체위배액(postural drainage)** 위치에 위치한 파트너에게 폐와 폐엽의 위치를 그린다.

수동 테크닉: 타법 형태의 수동 접촉면

우리는 이 절에서 설명한 타법의 형태를 적은 힘에서 더 큰 힘으로 응용하기 위해 필요한 힘의 양으로 구성한다.

타법의 각 형태에서 발생하는 자극의 양은 적용되는 힘, 치료되는 신체의 면적, 적용되는 비율에 따라 달라질 것이다.

그림 12-1 내지 그림 12-13은 신체의 다양한 부위에 타법을 적용하는 치료자 및 타법의 다양한 형태에 대한 손위치 및 접촉면을 보여준다.

핀치(그림 12-1, 12-2)[2]

엄지, 검지, 중지 끝을 이용하여 고객의 조직을 부드럽고 가볍게 꼬집고 들어 올리거나 뽑는다.

이것은 조직이 표면에서 들어 올려지는 유일한 타법이다; 조직은 모든 다른 형태의 타법에서 압축된다. 때때로 얼굴에 핀치(꼬집기)를 사용한다.

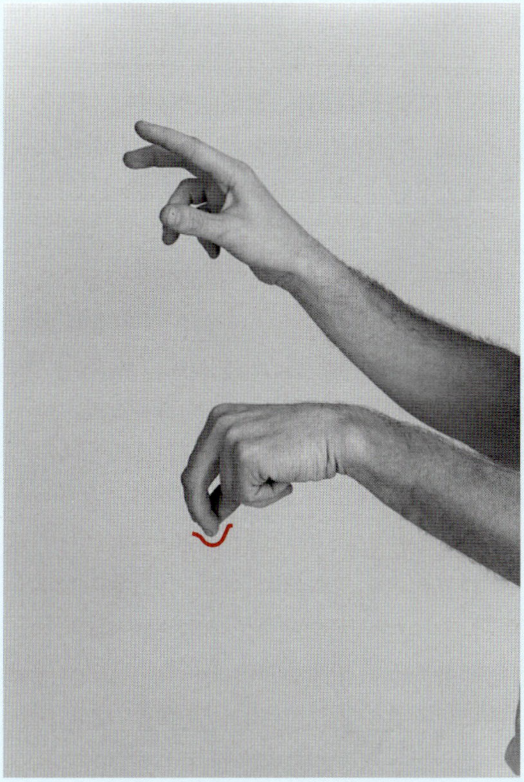

그림 12-1 손위치와 접촉면을 이용하여 천공한다.시술자는 조직을 위로 들어 올리거나 뽑는다.

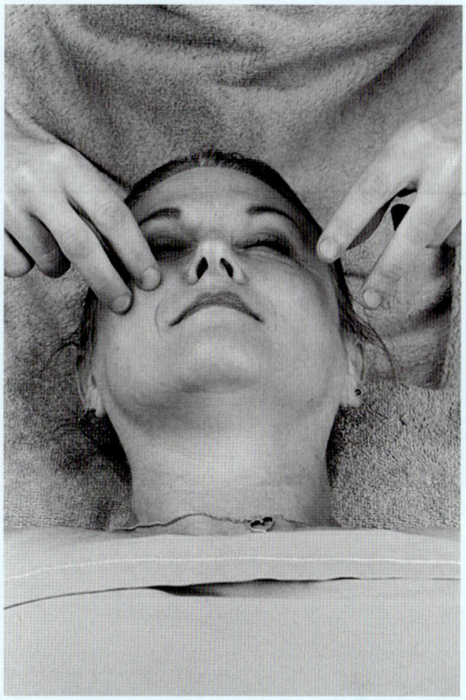

그림 12-2 얼굴에 핀치를 실시한 경우

태핑(두드리기)(그림 12-3, 12-4)[4,6,8-11]

손목과 팔뚝을 움직이지 않게 하고 키보드를 치는 동작과 동일한 동작을 사용하여 개별 손가락 끝 또는 손가락 패드로 고객의 조직을 부드럽게 친다.

"포인트 해킹"에서는 손가락 끝을 함께 사용하여 손목동작을 약간 동반한 그룹으로 고객의 조직을 타격한다.[3]

탭핑과 포인트 해킹 또한 얼굴에 사용하기에 적합하며, 신경근육 촉진에 일반적으로 사용된다.

해킹(그림 12-5, 그림 12-6)

손가락, 손목, 손바닥을 느슨하게 잡고 상대적으로 가까운 반대쪽을 향한다.

다섯 번째 손가락과 손의 척골 경계를 이용하여 접촉한다: 한 저자는 세 개의 가운데 손가락의 뒤쪽 표면에 접촉을 제안했다.[6]

손을 번갈아 사용하여 가볍고 빠른 스트로크를 적용한다.[3]

해킹은 가벼운 자극효과를 위해 머리를 제외한 신체 대부분의 부위에 적용될 수 있다.

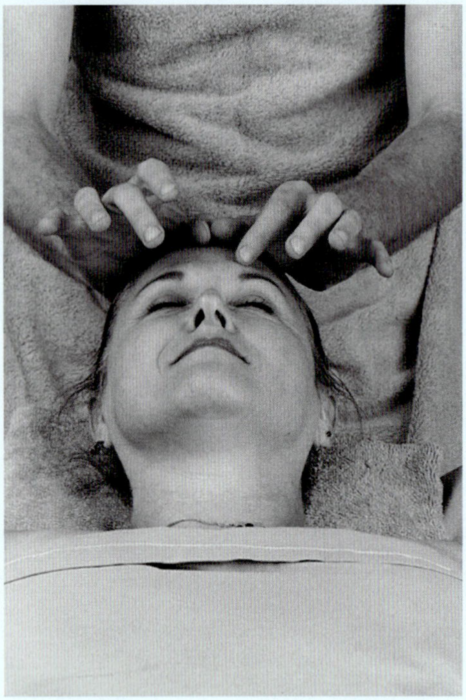

그림 12-3 얼굴에 손가락을 한 번에 한 번씩 두드린다.

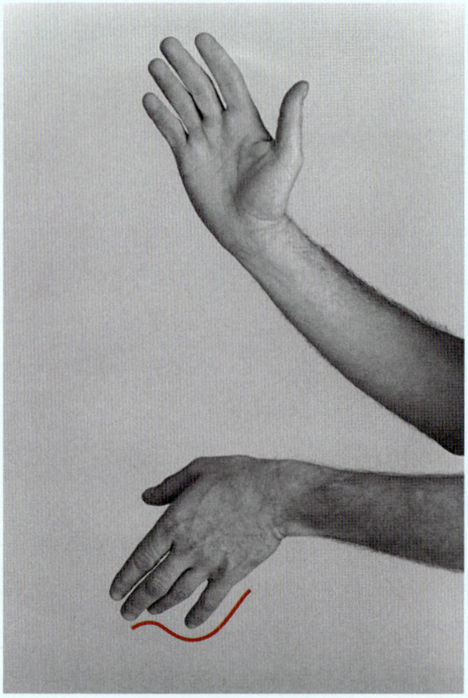

그림 12-5 해킹을 위한 손위치 및 접촉면

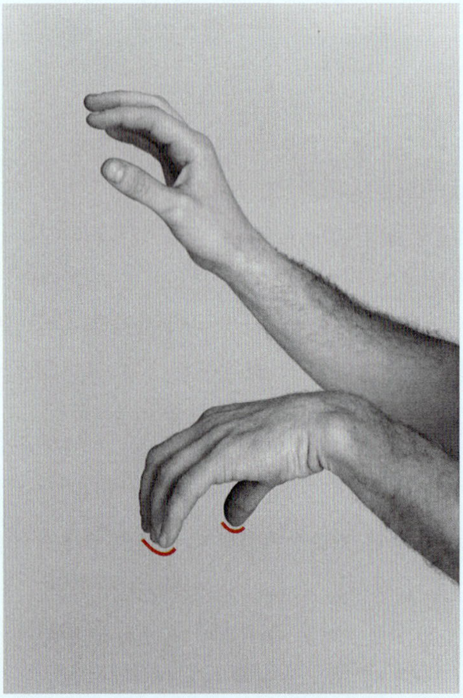

그림 12-4 포인트 해킹을 위한 손위치 및 접촉면

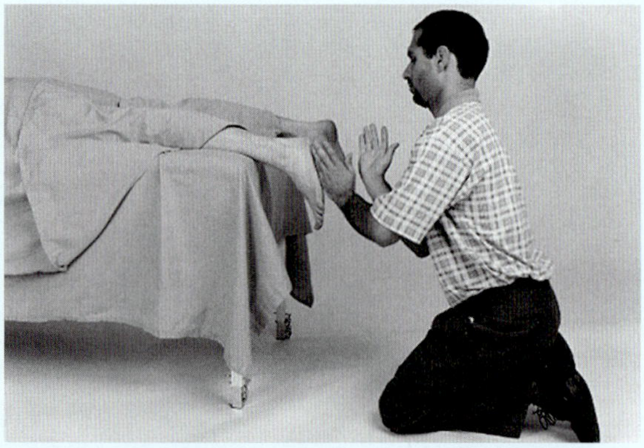

그림 12-6 발바닥에 가해지는 해킹은 잠자는 고객을 부드럽게 깨운다.

슬랩 또는 "스플랫"(그림 12-7 및 12-8)[4,8,11]

손과 손가락을 느슨하게 잡은 상태에서 열린 손바닥 표면전체에 접촉한다.

이 테크닉은 더 자극적인 효과를 원하는 경우 등이나 허벅지와 같은 넓은 평평한 부위에 적합하다.

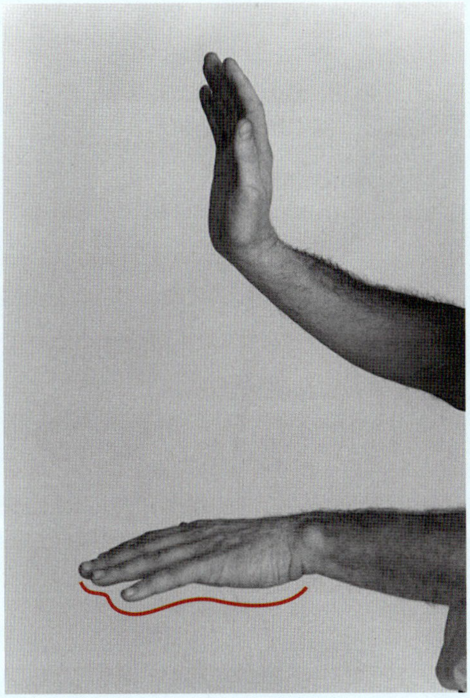

그림 12-7 슬랩을 위한 손위치 및 접촉면

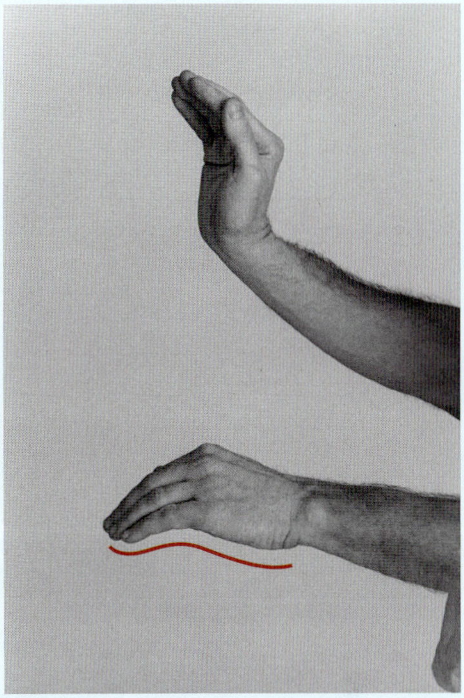

그림 12-9 클랩을 위한 손위치와 접촉면. 접촉은 손의 테두리 주변에서만 발생한다.

클랩(그림 12-9 및 12-10)[3,5,6,8-10]

"cupping"과 packping을 식별하는 출처는 거의 없기 때문에, 이 글에서는 이 용어들이 동등하다고 본다. 손을 위치시켜 공기를 가두고 충격에 변형되지 않는 속이 빈 "컵" 표면을 형성한다.[1,3]손을 감싸기 위해서는 중족지절 관절을 약 45°로 구부리고, 손가락과 엄지손가락을 펴서 손가락 사이의 관절을 중립 연장으로 잡는다. 손을 오므리는 정도는 치료하는 신체부위에 따라 달라진다. 예를 들어, 손은 가슴 뒤쪽과 같은 평평한 표면 위에서 평평해야 하며 갈비뼈 케이지의 측면과 같은 곡선영역에 맞게 더 오므려야 한다.[1] 손목을 최대한 느슨하게 유지하고 팔이 과도하게 움직이는 것을 피하면 급격한 피로를 초래할 수 있으므로 주의해야 한다. 클랩은 기도의 간극을 증가시키기 위해 자세배액을 수행할 때 선택하는 테크닉이며, 이를 위해 효과적이기 위해 특별히 강제적이거나 신속할 필요는 없다.[1] 대규모 근육그룹과 같이 흉곽 이외의 부분에서도 클랩을 사용할 수 있다.

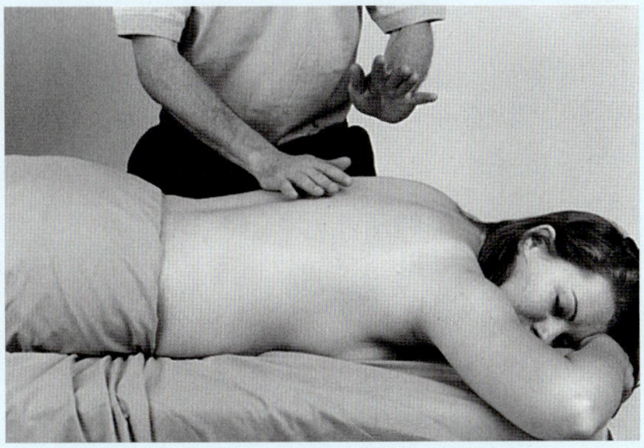

그림 12-8 슬랩은 맨 피부에 적용했을 때 자극이 매우 크다. 등과 같이 넓고 평평한 부위에 적합하다.

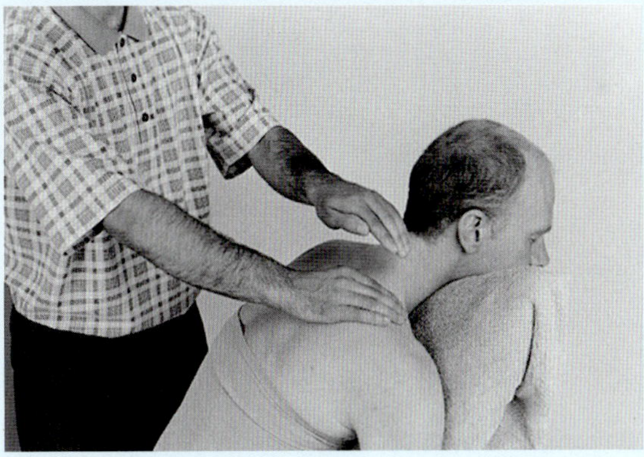

그림 12-10 우측 폐의 뒤곽대기구역(posterior apical segment, 후방폐첨)에 적용한 클랩

비트 또는 "래핑"(그림 12-11 및 12-12)[3,4,8]

손을 풀어진 주먹에 대고 손 뒤꿈치와 늑간관절의 등 표면을 이용하여 더 큰 근육이나 심지어 천골을 두드린다. 클랩은 근육이 많이 쌓이지 않는 갈비뼈 케이지 위에서 치기 때문에 클랩보다 더 많은 힘을 사용할 수 있다.[3]

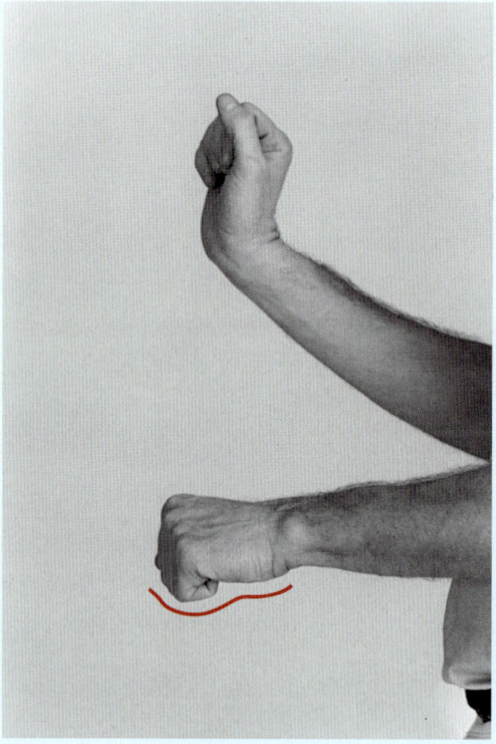

그림 12-11 비트를 위한 손위치 및 접촉면.

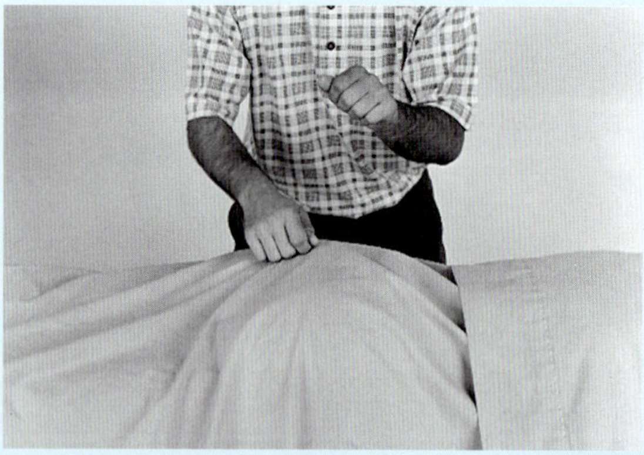

그림 12-12 격렬한 비트는 결절과 같은 큰 근육에 적합하다.

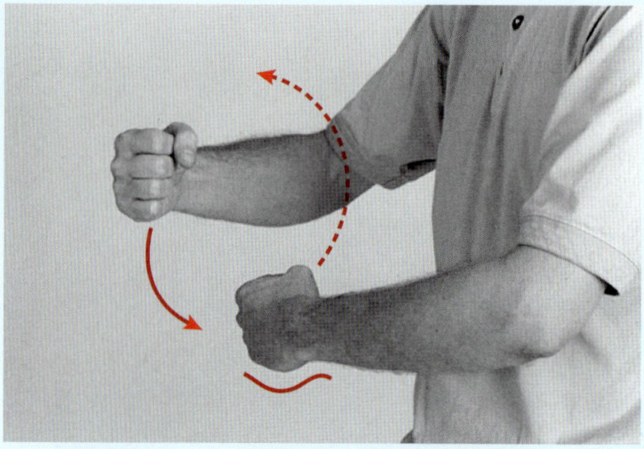

그림 12-13 손의 위치, 이동방향, 접촉면을 이용하여 쿵쿵 찧는다.

폰딩(두드리기)(그림 12-13)[3,4,8,10]

손을 풀어진 주먹에 대고 척골면을 접촉면으로 사용한다.[3] 팔꿈치를 꺾어 손을 가운데 선 부근에 대고 시상면에서 움직이는 획을 가슴에서 벗어나 복부 쪽으로 원을 그리며 고객을 가격한다. 이 테크닉은 엉덩이와 뒤넙적다리와 같은 크고 두꺼운 근육그룹에 적합하다.

참고: 일부 저자들은 PDP 중에 사용되는 압축진동과 흔들림을 타법의 한 형태로 간주한다. 5,6,9장과 11장에서는 거친진동과 흔들림에 대해 설명한다.

모든 형태의 타법에 대한 수동 테크닉

1. 모든 형태의 타법의 경우, 선택한 접촉면의 위치를 유지하면서 손목과 손을 가능한 한 편안하게 유지해야 한다. 가벼운 형태의 타법은 손가락이나 손목의 작은 움직임만을 필요로 한다. 무거운 형태의 경우 손목과 팔뚝의 움직임과 팔꿈치의 굴곡 및 신장을 통해 힘을 발생시킨다.
2. 접촉 및 해제 스트로크를 빠르고 균등하게 한다. 빠르고 안정적인 리듬으로 스트로크를 하면서 양손과 왼손을 번갈아 사용한다. 이 리듬은 달성하기 위해 상당한 연습이 필요할 수 있다. 속도를 높이는 것보다 균등하게 적용하는 것이 더 중요하다는 것을 명심하세요. 따라서 공평성을 먼저 달성하기 위해 노력하고, 그 후에야 적용의 속도를 높일 수 있다.
   두 손으로 테크닉을 수행할 때 3~8 Hz의 속도가 허용된다.

3. 타법의 형태와 타법이 가해지는 힘은 대상 조직의 두께와 종류, 민감도에 따라 조절되어야 한다. 얼굴과 보호되지 않은 뼈 부위에 매우 가벼운 힘을 가한다. 팔뚝이나 근막이 밀집한 곳과 같이 얇은 근육군에 적당한 힘을 사용한다. 마지막으로, 엉덩이와 같은 큰 근육에 가장 무거운 힘을 가한다. 타법의 적용력도 고객의 크기, 나이, 일반적인 건강에 맞춰 조절해야 한다.
4. 가능하면 같은 부위에 몇 초 이상 타법을 사용하지 않는다. 고객에게 짜증이 날 수 있다. 대신, 원이나 평행선과 같은 일관된 패턴으로 초점 영역을 통과하여 손을 움직인다.[1,3]
5. 자극을 줄이기 위해 가운, 시트 또는 수건을 통해 타법을 적용한다.
6. 쇄골과 같은 뼈가 많은 돌출물은 피하고 유방조직은 피한다. 만약 고객이 큰 유방을 가지고 있다면, 그녀에게 유방조직을 접촉 부위에서 멀리 잡기 위해 그녀의 손을 사용해 달라고 요청한다. 또 다른 방법은 테이블 위에 그녀의 위치를 조정하여 그녀의 유방이 접촉 부위로부터 멀어지도록 하는 것이다. 예를 들어, 옆으로 눕는 것이다.

치료사의 위치와 움직임

1. 팔다리와 몸통을 치료할 때는 치료하고자 하는 조직의 장축과 직각으로 서서 6장(그림 12-8, 12-12)과 같은 기립자세 또는 넓은 자세의 무릎굴곡을 사용한다. 두근거림과 같은 더 무거운 형태의 타법을 적용할 때 또는 더 빠른 적용속도를 내기 위해 대상 조직을 기울이거나 또는 위로 기울인다(그림 12-6).
2. 팔꿈치를 부분적으로 구부린 상태로 유지한다. 구부리는 양은 타법의 형태, 부위, 고객의 크기, 작업 자세에 따라 달라질 것이다 (그림 12-6, 12-8, 12-12, 12-13). 무거운 형태의 타법을 연주하는 힘은 팔의 위쪽이 정지한 상태에서 수행되는 동작의 조합에서 나온다.
   이 스트로크의 1차 동작은 손목을 구부리고 펴는 동작이고, 2차 동작은 팔꿈치를 약간 구부리고 펴는 동작이다.
3. 어깨, 팔꿈치 및 손목을 모든 타법테크닉을 적용하는 동안 느슨하게 유지한다.[1,3]
4. 여러 폐 세그먼트를 다루고 폐 세그먼트의 체위배액을 포함하는 타법(클랩)을 더 길게 적용하는 동안(최대 30분), 물리적으로 힘든 치료를 수행하는 데 따르는 기계적 부담을 최소화하기 위해 위치를 자주 변경한다(그림 12-14).

촉진

당신의 손은 한 번에 수분의 일초 동안 고객의 조직에 닿기 때문에, 상세한 촉진은 불가능하다. 그러나, 접촉되는 조직의 탄력성(springness)에 대한 일반적인 인상을 형성할 수 있다. 이러한 복원력은 해당 부위에 존재하는 피하 지방의 양, 휴지 근육긴장도 및 지지 뼈 구조에 따라 달라질 것이다.

관찰

테크닉을 수행하는 동안 고객을 관찰하고 다음과 같은 테크닉 적용 징후를 보고 듣는다:

1. 타법의 각각의 형태는 충격에 대한 특징적인 소리를 낸다. 예를 들어, 건강한 조직에서 부항은 부항된 손과 흉벽 사이에 갇힌 공기가 공명하면서 중공의 공명음을 만든다. 충격에 손이 납작해지면 이런 소리가 나지 않으며, 더 중요한 것은 테크닉의 효과가 필요한 만큼 폐 조직에 깊숙이 침투하지 않을 수 있다는 점이다. 충격에 대한 코핑음(무뎌짐, 공명음 또는 고공진음)은 고객의 기저 조직의 건강을 평가하는 신뢰할 수 있는 방법이 아닐 수 있음을 명심해야 한다.[47]
2. PDP를 적용하는 동안 고객의 호흡, 기침, 기대 등을 듣고 관찰한다.[1]
3. PDP를 적용하는 동안 주기적으로 고객의 얼굴을 확인하여 편안함 수준을 관찰한다.[1] 반사 자극을 위해 타법을 적용할 때는 고객이 깨어 있거나 각성 또는 자극의 징후가 있는지 관찰한다.

고객과의 커뮤니케이션

의사소통을 통해 내담자가 치료를 받을 수 있도록 준비시키고, 테크닉이 진행되는 동안 내담자의 편안함 수준에 대한 피드백을 구한다. 다음은 당신이 사용할 수 있는 진술의 몇 가지 예들이다.

기관지 배출

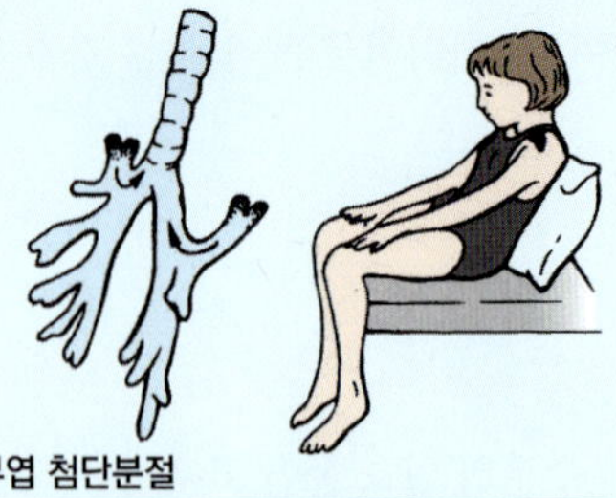

상부엽 첨단분절

침대 또는 배액탁자를 평평하게 한다.
고객은 치료사에 대해 30° 각도로 베개에 기댄다.
치료사는 양쪽의 쇄골과 견갑골 꼭대기 사이의 부위를 손을 컵모양으로 하여 두드린다.

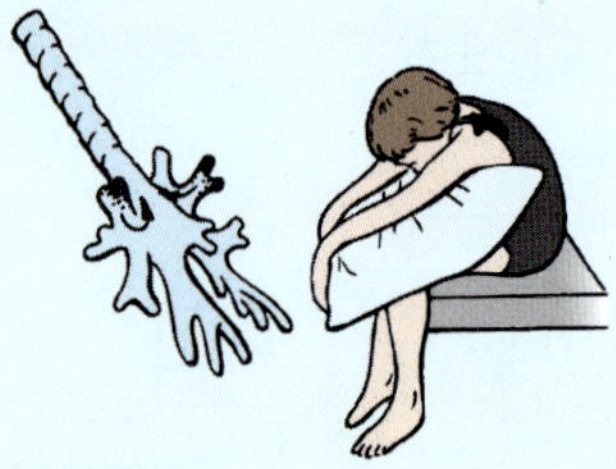

상부엽 뒤쪽분절

침대 또는 배액탁자를 평평하게 한다.
고객은 30° 각도로 접어 베개 위에 기댄다.
치료사는 뒤에 서서 양쪽의 등 위쪽을 두드린다.

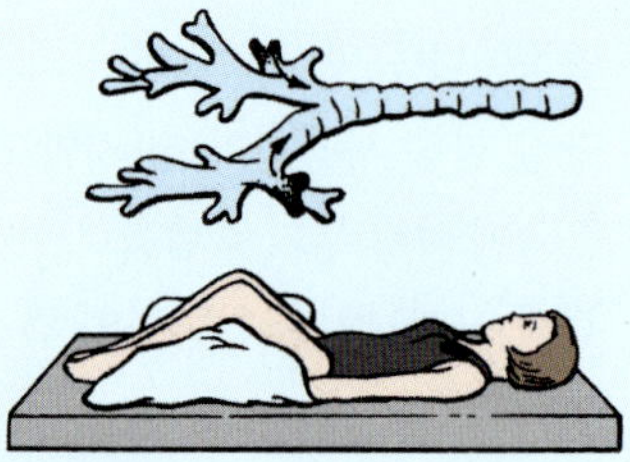

상부엽 앞쪽분절

침대 또는 배액탁자를 평평하게 한다.
고객은 무릎 아래 베개를 대고 누워있다.
치료사들은 양쪽의 쇄골과 유두 사이를 두드린다.

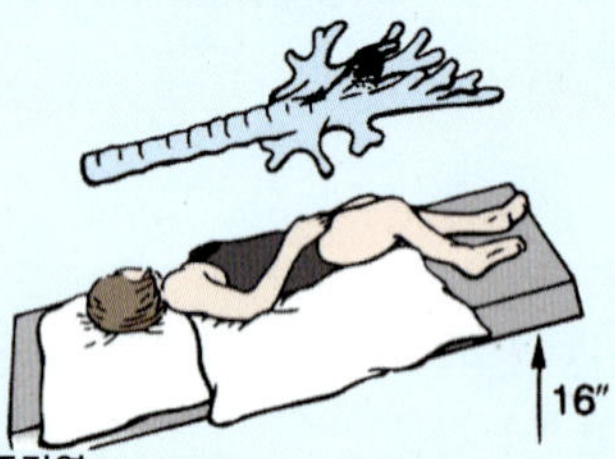

우측 중간엽

발쪽 탁자를 16인치 올린다.
고객은 왼쪽으로 머리를 아래로 하여 누워 뒤로 1/4 회전한다. 베개는 어깨에서 엉덩이까지 뒤에 놓는다. 무릎은 굽힌다.
치료사는 오른쪽 유두 부위를 두드린다. 유방이 발달하거나 압통이 있는 여성의 경우 겨드랑이 아래에 손을 대고 유방 아래로 손가락을 앞으로 뻗어 컵모양으로 감싼다.

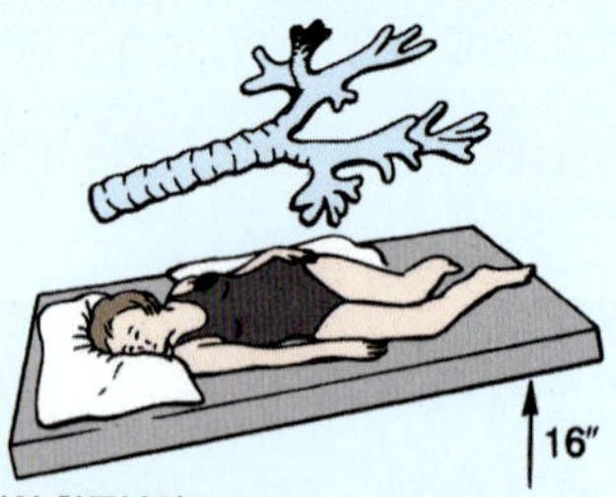

좌상엽 한쪽분절

발쪽 탁자를 16인치 올린다.
고객은 오른쪽으로 머리를 아래로 하여 누워 뒤로 1/4 회전한다. 베개는 어깨에서 엉덩이까지 뒤에 놓는다. 무릎은 굽힌다.
치료사는 왼쪽 유두 부위 위에 컵모양의 손으로 두드린다. 유방이 발달하거나 압통이 있는 여성의 경우 겨드랑이 아래에 손을 대고 유방 아래로 손가락을 앞으로 뻗어 컵모양으로 감싼다.

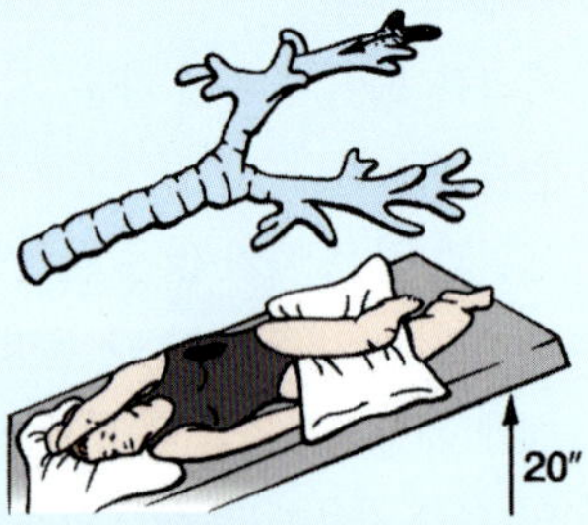

하부엽 앞쪽 기저부분절

발쪽 탁자를 20인치 올린다. 고객은 옆으로 누워 고개를 숙이고 무릎 아래 베개를 한다.
치료사는 약한 컵모양으로 손으로 아래 갈비뼈 위로 두드린다.
(보여지는 자세는 좌측 전방 기저 분절의 배액을 위한 자세이다. 우측 전방 기저 분절의 배액을 위해 고객은 동일한 자세로 좌측으로 눕혀야 한다)

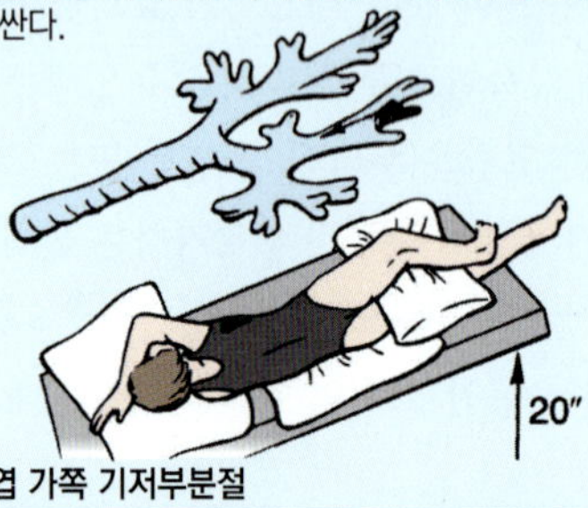

하부엽 가쪽 기저부분절

발쪽 탁자를 20인치 올린다.
고객은 배쪽으로 누워 머리를 아래로 하고 위쪽으로 1/4회전한다. 위쪽 다리는 베개를 바치고 위에 구부린다.
치료사는 아래 갈비뼈의 최상부에 걸쳐 두드린다(보여지는 자세는는 오른쪽 측면 기저 분절의 배액을 위한 것이다. 왼쪽 측면 기저 분절의 배액을 위해서는 오른쪽 측면에 동일한 자세로 한다.).

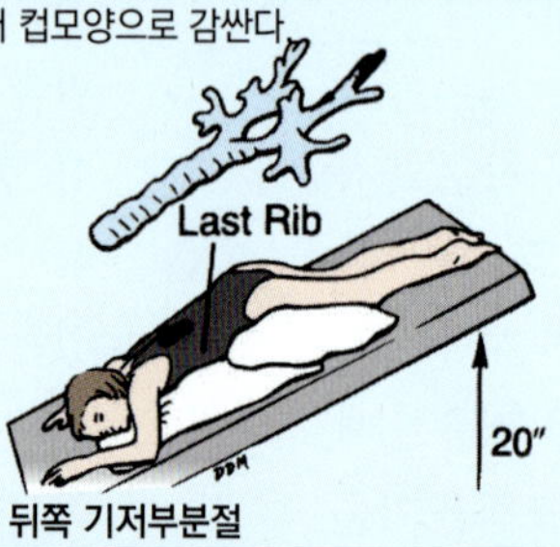

하부엽 뒤쪽 기저부분절

발쪽 탁자를 20인치 올린다.
고객은 엉덩이 아래에 베게를 대고 배쪽으로 누워 머리를 아래로 한다.
치료사는 양쪽 척추에 가까운 아래 갈비뼈 위를 두드린다.

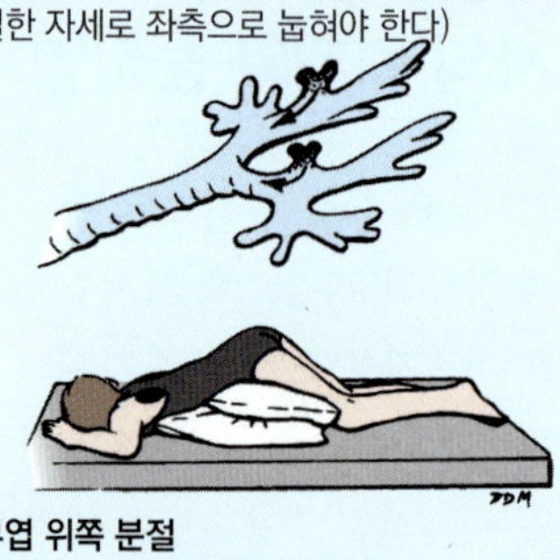

하부엽 위쪽 분절

침대 또는 탁자를 평행하게 한다.
고객은 두 개의 베개를 엉덩이 밑에 두고 배쪽으로 눕는다.
치료사는 척추 양쪽 견갑골 끝에서 등 한가운데 쪽을 두드린다.

그림 12-14 성인을 위한 체위배액 위치. Rothstein J, Roy S, Wolf S. 재활 전문가 핸드북에서 재인쇄. 제3판. FA Davis; FA Davis의 허락, 2004년.

일반

1. "지금부터 타법을 시작하겠다." 타법테크닉은 부드럽게 적용될 때에도 종종 다른 마사지 테크닉과 다른 감각의 급격한 변화를 나타내므로 고객에게 언제 타법을 시작할 것인지 말해야 한다. 코핑이나 슬랩을 선택할 때는 고객이 해당 테크닉의 불편함에 대비할 수 있도록 준비해야 한다.
2. "마음이 편하십니까?" "휴식이 필요하십니까?" 타법을 사용하는 것은 매우 자극적일 수 있으므로, 특히 더 긴 적용 동안에 고객이 치료로 인해 짜증을 느끼지 않도록 해야 한다.
3. "이로 인해 어디가 아프거나 불편하신가요?" 타법의 적용은 적용되는 목적에 관계없이 고객에게 고통이나 불편을 주지 않아야 한다.[1]

체위배액와 함께 클랩을 사용하여 기도 청결을 개선하는 경우

1. 고객들은 클랩을 치는 동안 자발적으로 기침을 시작할 수 있다. 기침, 강제적인 호기심, 그리고 기대감을 북돋우며, 또한, 고객의 가래에 적합한 용기를 제공하고 체액 처리에 적절한 표준 주의사항을 사용해야 한다.
2. PDP의 긴 시퀀스(최대 40분)는 치료사뿐만 아니라 고객에게도 격렬한 중재가 될 수 있다.

타법 실습순서

연습시간: 1인당 20분을 허용한다.

수행하기 힘든 테크닉이기 때문에, 이 순서 내내 타법을 연속적으로 적용할 수는 없을 것이다. 손과 팔이 쉴 수 있도록 타법의 여러 형태 사이에 넓은 접촉 압축과 거친 진동을 사용한다.

실제로는 치료사가 치료를 하지 않을 때 긴 치료시간이 자세배액 기간을 포함할 수도 있다.

엎드린자세

등과 공액은 좋은 검사 부위이다. 한쪽 면을 벗기고, 다른 쪽 면을 벗긴 채로 둔다. 고객의 뇌졸중 경험에 대한 드*레이프의(옷을 입은)* 영향을 파악하기 위해 양쪽 모두를 치료하게 된다. 먼저, 1분 동안 전체 영역에 일련의 광범위한 접촉 손바닥 압박 스트로크를 가한다. 1분간 상처를 입히고 1분간 압박 상태로 돌아간다.

차례대로 적용해 보면.

- 두드리기
- 포인트 해킹
- 해킹
- 슬랩
- 코핑
- 비팅(글루탈에만 적용)
- 두드리기(글루탈에만 적용)

대체 손바닥 압박과 점진적으로 더 강력한 형태의 타법. 압축으로 마무리한다. 타법의 각 형태가 어떻게 느껴졌는지, 타법의 적용이 겹친 면과 겹치지 않은 면 사이에 어떻게 다른지에 대해 고객에게 의견을 구한다.

추가적인 연구를 위해: 얼굴과 손과 같은 더 조밀하게 내측으로 파고든 부위에 가벼운 형태의 타법을 사용하는 방법을 탐구한다. 얼마나 많은 타법 힘을 견딜 수 있는가?

성인의 PDP를 위한 실습순서

연습시간: 1인당 30분을 허용한다.

다양한 자세의 배수위치에 필요한 고도를 달성하려면 관절식 경사 처리 테이블 또는 베드가 필요하다. 만약 이것을 사용할 수 없다면, 8개 이상의 표준베개를 사용하여 위치를 대략적으로 계산할 수 있다.[1,48] 고객의 이력에서 타법의 힘을 줄여야 하는 요소를 검토한다(이 장 뒷부분의 주의 및 금지 섹션 참조). 머리를 숙인 채 기울어진 자세로 폐배액을 위치시키는 것은 고혈압 고객에게 주의를 주는 혈압을 상승시킨다는 점을 유의한다.[1,3]

견갑골, 쇄골 및 유방조직을 피하는 것을 기억한다. 만약 고객이 큰 유방을 가지고 있다면, 유방조직을 접촉 부위에서 멀리 잡기 위해 그녀의 손을 사용해 달라고 부탁한다. 떠다니는 갈비뼈 주변에 주의를 기울인다. 그림 12-14에 표시된 세그먼트 중 시간이 허락하는 한 많은 부분에 다음과 같은 테크닉을 적용한다. 임상상황에서는 한 자세를 5분 또는 10분 또는 그 이상 유지해야 한다. 이후 작은 부위에 3~5분간 지속적인 클랩을 가한 후 진동 및 치료적 호흡운동을 할 수 있다.

실습 시퀀스의 경우, 다음과 같은 시간을 단축하여 보다

폭넓은 위치 선택을 포함할 수 있다:

1. 자세를 취한 배수위치를 가정한다(그림 12-14 참조).
2. 1분 또는 2분 동안 폐의 표시된 부분 위에서 안정적인 리듬으로 클랩을 연속적으로 가한다.
   가능한 한 큰 손 치료사에게 항상 가능한 것은 아니지만, 오므린 손위치를 사용하여 특유의 공명음을 얻는다. 작은부위에서는 한 쪽 손만 사용하거나 두드리거나 해킹을 한다.
3. 각 깊은 흡기의 정점에서 압축 및 거친 진동을 시작하고 다음과 같은 방식으로 만료기간 동안 계속한다. 고객이 숨을 내쉬기 시작하면 분절 위에 흉곽을 압박한다. 이 압축을 유지하면서 날숨 전체에 거친 진동을 가한다. 흡입이 가능하도록 압축을 해제한다. 또한 고객에게 강제로 숨을 내쉬거나 "Ahhh"를 발성하도록 지시한다.[8] 필요에 따라 기대 호흡을 하도록 지시한다.
4. 또는 각 압축 스트로크(rib spring) 사이에 급격한 부분 해제와 함께 반복적인 급속압축을 가한다.[1]
   고객에게 "Ahhh"를 강제로 내쉬거나 발성하도록 지시하고 필요에 따라 기대하도록 한다.
5. 늑골 접촉을 이용한 흔들기, 혹은 늑골 케이지의 리드미컬한 이동을 통해 고객과 치료사 모두에게 더 강력한 테크닉로부터 벗어날 수 있도록 한다. 폐의 여러 부분을 치료할 때까지 위치를 변경한다. 이 순서가 끝나면 고객을 엎드린자세로 배치하고 5분간 진정 마사지로 마무리한다.
   고객에게 자리에 앉으라고 지시하는 것으로 마무리한다. 그런 다음 적절한 사후 관리를 위한 지침을 제공하는 연습을 한다.

몇 분마다 고객의 편안함과 피로도를 평가한다. 치료사들은 실습범위와 숙련도 허락으로 PDP를 수행하도록 권고 받는다.

3. 점액은 PDP.1을 적용한 후 최대 1시간동안 계속 이동할 수 있다. 시술 후 필요에 따라 기침을 하고 기대를 하도록 고객을 독려한다.

주의 및 금기사항

치료사들은 타법테크닉의 적절한 적용을 숙달하기 위해 임상 훈련과 감독된 실습이 필요하다.

병리학적 상태를 다룰 때는 고도의 훈련이 필수적이며, 이러한 테크닉에 대한 주의와 금기에 대한 상세한 논의를 위해 치료사는 병리학적 상태에 대한 타법의 사용에 대한 텍스트를 참조한다.

마사지 테크닉에 대해 언급된 모든 일반적 및 국소적 금지사항은 타법의 사용에 적용된다(제5장 참조). 타법테크닉을 적용하면 고객에게 고통이나 불편함을 주지 않아야 한다. 타법만 사용해도 심클랩와 혈압이 증가할 수 있다.[3,33] 이러한 주의에도 불구하고 PDP는 급성 질환 고객이 사용할 수 있으며 저산소증에 대한 중증 고객 모니터링 및 산소 투여 증가와 같은 엄격한 지침을 충족할 수 있는 숙련된 치료사에 의해 시술이 시행된다면 허용될 수 있다.[17] 이 절차는 가래의 양 증가와 관련된 폐 질환이 있는 고객에게만 적용되어야 한다.[17] 마지막으로 52명은 식후에 이러한 방법으로 고객을 치료하는 것을 피하고 있으나, 자세배액과 타법 모두 위식도역류를 악화시키지 않는다.[1]

흉곽 이외의 부위에 타법을 가하는 경우에는 별도의 금기사항과 주의사항이 있다. 첫째, 치료사들은 가벼운 타법조차도 중등도 또는 중증의 급성 및 아급성 손상에서 국소적인 금기로 간주한다.[3]

또한 치료사들은 경련이 있는 근육과 운동 후 경련을 일으키지 않도록 하는 것이 좋다. 활성 통증유발점(active trigger point) 또는 잠재성 통증유발점(latent trigger point)의 경우, 몇몇 저자들이 통증유발점에 대해 타진을 수행한다고 보고하였다.

또한 쇄골과 척추 회전 과정과 같은 뼈가 있는 돌출 부위에 타진을 가할 때 주의해야 한다. 마지막으로 근육 톤과 부피가 정상보다 작은 부위, 신장 위 또는 떠다니는 갈비뼈와 아래 갈비뼈 주변에서 타법의 적용력을 줄이거나 이 테크닉을 사용하는 것을 피한다. 신장 결석 병력이 있는 고객의 경우 신장 위에 타진을 완전히 피해야 한다. 신체적 또는 기타 학대 경험이 있는 고객과 작업할 때, 과민성이 있는 곳에서는 타진을 피해야 한다.[1,3,4,8,10]

치료에 타법 사용

PDP용

타법을 사용할 때는 기도 청결을 용이하게 하기 위해 다음을 고려해야 한다:

1. 가래의 솎아내기 및 제거를 용이하게 하는 몇 가지 방

법이 있다.

가능하면 시술 30~60분 전에 고객에게 물을 마시도록 권장한다.[1] 증기 흡입(가습)은 점액의 점도를 감소시키고 기관지를 확장시킬 수 있다. 초음파 분무기를 이용한 에어로졸 치료는 점액의 액화 및 동원에 도움을 줄 수 있다.[1] 따뜻한 습열을 고객의 전방 또는 후방 흉곽에 적용하기 전에 고객의 임상상태에 적합한 경우 기관지 구멍의 확장을 촉진할 수 있다.[56]

2. PDP 중에는 체위배액을 위한 위치 순서대로 *고객*을 배치한다(그림 12-14). 덜 엄격하고 변형된 체위배액 위치는 전통적인 체위배액 위치만큼 효과적일 수 있다.[1,36]
3. 광범위한 접촉 압축과 흉곽의 동시 진동으로 클랩을 중간에 친다.
4. 진동을 고객에 의한 강제적인 호기, 기침 또는 청각적인 허핑과 동기화시킨다.[1,3,8]
5. 흡입의 사용, 양의 호기 압력과 같은 기계적 인공호흡기 공기 흐름을 수정하는 21가지 방법[15,23,39] 및 순환 팽창된 공압 벨트와 같은 기타 기계적 장치[23]는 치료사의 실습범위 및 훈련이 허용되는 경우 무전증이 있거나 위독한 고객과 함께 사용할 수 있다.

PDP 수행 후

타법을 사용할 때는 기도의 청소를 용이하게 하기 위해 다음을 고려해야 한다:

1. 이후 1시간동안 가래를 제거하고 필요에 따라 휴식을 취한다.[2,24,24,57]
2. 고객에게 기침 자극과 효과적인 기침을 위한 테크닉을 가르친다.[21]
3. 고객은 적절한 훈련을 받은 치료사로부터 흉벽운동, 호흡을 위한 근육훈련, 신경근육이완 및 자세훈련을 학습함으로써 혜택을 받을 수 있다.[3,15,57,58]
4. 고객에게 자가 배액방법을 안내한다.[23]
5. 고객들은 자가 투여된 가슴 클랩이 도움이 된다고 생각할 수 있지만, 연구에 따르면 가래제거율이나 산소포화도를 향상시킨다고 지속적으로 보여주지는 않는다.[59]

신경근 긴장의 촉진 및 억제를 위해

타법을 사용하여 신경근육 음을 촉진하거나 억제하는 치료사는 다음 사항을 고려해야 한다:

1. 관절견인 및 압축, 빠른신축, 저항, 미세한 진동, 가벼운 접촉 및 반복적인 칫솔질을 사용하여 신경근육 톤을 증가시키고 신경 질환이 있는 고객의 움직임을 용이하게 한다.[43,60]
2. 신경질환을 가진 고객에서 신경근육긴장을 억제하고 움직임을 촉진하기 위해 사용될 수 있는 테크닉은 특정압박(억제 압력), 느린 표면쓰다듬기, 정적접촉("유지된 접촉"), 장시간 추위 및 중간 온기이다.[43,60]

각성도를 높이려면

일반적으로 치료사들은 각성도를 높이기 위해 수동 타법을 사용하지만, 일반적으로 사용할 수 있도록 타법을 제작하는 기계들은 일부 고객들에 의해 이용되고 즐겨 사용된다. 이러한 것들은 매우 강력한 타법을 발생시키므로 사용 전에 금기사항과 주의사항(예: 활성 또는 잠재적 유발점의 존재)을 주의 깊게 검토해야 한다.

결론적으로

타법테크닉은 다양한 용도, 치료적 효과 및 결과를 가지고 있다. 신체구조 및 기능과 관련된 타법테크닉에 대한 결과를 정리하면 표 12-1과 같다.

표 12-1 타법테크닉에 대한 결과 요약

	테크닉.		
결과	손뼉치기	두드리기	타법의 다른 형태
분비물의 기도 통과/이동성 증가	✓	?	?
호흡 증가/가스교환	✓	?	?
기도 간극 증가로 인한 호흡곤란 감소	✓	?	?
과자극 진통제 PPP를 통한 통증감소	P	P	P
전신적이고 감각적인 각성과 강화된 경계성	P	P	P
일부 CNS 장애가 있는 고객들의 신경근육긴장이 정상화되었는가?	?	P	P
일부 CNS 장애가 있는 고객의 운동 반응의 변화?	?	P	P
일부 CNS 장애 고객에서 작용제/길항제 기능의 균형	?	P	P

결과는 이 장에 요약된 연구에 의해 뒷받침된다; P, 결과는 가능하다; ?, 결과는 논쟁의 여지가 있다 (연구 결과가 없거나 일관성이 없다);
CNS, central nervous system.

복습

핵심요점

1. 타법테크닉은 조직을 빠르게 변형시키고 방출하기 위해 신체를 조절된 타격을 사용한다.
2. 타법테크닉은 폐의 분비물을 기계적으로 느슨하게 하고 기도를 쉽게 하는 자세배액술과 함께 사용될 수 있으며, 신경근육긴장을 줄이거나 증가시키고, 경계심을 증가시키고, 통증을 감소시키는 데 사용될 수 있다.
3. 핀치는 고객의 조직을 부드럽게 가볍게 꼬집고 들어 올리거나 뽑기 위해 사용된다.
4. 포인트 해킹(point hacking)은 조직을 부드럽게 타격하는 데 사용되며, 종종 신경근육 촉진을 위해 사용된다.
5. 해킹은 손의 척골 경계에 접촉하는 가볍고 빠른 뇌졸중을 수반한다.
6. 넓은 평지에 적합한 슬랩은 자극 효과를 촉진한다.
7. 클랩(capping)은 부푼 손과 처리된 표면 사이에 공기를 가둬 놓으며, 기도의 간극을 증가시키기 위해 체위배액와 함께 자주 사용된다. 가슴타법에 사용되는 손의 부푼 모양은 갈비뼈 케이지에 공기를 가두고, 흉벽과 폐조직을 통해 이동하는 진동을 일으켜 기관지 가지에 박혀 있는 점액을 제거한다.
8. 비트는 클랩을 치는 것보다 더 큰 힘으로 큰 근육그룹에 적용된다.
9. 풀린 주먹의 척골표면으로 두드리는 것은 크고 두꺼운 근육군에 적절하다.
10. 신경근 촉진을 위해 사용되는 타법은 근육 내의 스트레치 수용체(spindle)를 반복적으로 자극함으로써 효과를 얻을 수 있다. 또한 타법의 강렬한 자극은 경계심을 높이는 일반화된 **교감신경반응(sympathetic response)**을 일으킬 수 있다.

임상사례 1-1: 타법테크닉

고객 개요

오후 늦게 중요한 사업설명을 하기 전에 점심시간에 마사지를 정기적으로 받는 고객. 일반적으로 요구되는 것은 높은 휴식 근육긴장 및 등 및 목근육의 관련된 쇼트를 해결하기 위한 깊은 신경근육 및 결합조직 테크닉 및 깊은 습열에 대한 것이다.

임상소견

주관적 소견:

- 이 고객은 임상의가 일상적인 문제와 영역을 다루기를 원한다.
- 고객은 오후 늦게 좋은 수행을 해야 하기 때문에 마사지 후에 나른함을 느끼기를 원하지 않는다.

목표 결과:

- 운동범위: 휴식근긴장도 상승과 관련된 약간 제한된 경부 운동범위(<10%).

치료 접근법

- 현저한 진정작용을 일으키는 테크닉에 의존하지 않고, 증가된 휴식 근육긴장 및 범위의 제한을 효과적으로 해결할 수 있다.
  예를 들어, 열, 깊은 압력, 지속적인 특정 압축, 직접근막테크닉, 흔들기, 천골주위에서 작업하는 것을 피한다.
- 당신의 테크닉 목록에는 스킨롤링, 전체 범위가 포함될 수 있다 신경근육테크닉과 떨림이 있다.
  깊이를 더 표면적인 조직 층으로 제한하고, 일반적으로 사용하는 것보다 약간 더 빠른 속도를 사용하며, 초당 1에서 2 스트로크 사이의 스트로크 속도를 사용한다.
- 홀드 릴랙스(hold-relax)와 같은 적극적인 스트레칭테크닉을 사용하여 고객을 참여시킨다.
- 타법을 몇 분 동안 그리고 표면적인 손끝을 쓰다듬으면서 각 부위를 마무리한다.

비판적 사고의 질문

1. 타법은 종종 자극적인 마사지의 한 부분으로 포함된다. 어떤 일반적인 상황에서 고객들이 강화된 경계심의 혜택을 받을 수 있는가?
2. 신경 질환이 있는 고객과 함께 운동을 준비하기 위해 타법을 사용하는 이유는 무엇인가?
3. 만성 긴장성두통을 보이는 고객에 비해 운동 경기를 준비하는 고객에게 다소 유익할 수 있는 타진 테크닉의 가능한 이유를 논의한다.
4. 왜 임상의는 활동적이거나 잠재적인 유발점에 대해 타법을 사용하는 것을 피해야 하는가?
5. 왜 타법이 간지러운 부분에 대해 경찰법보다 더 나은 테크닉이 될 수 있는지에 대해 토론한다.
6. 타법테크닉이 어떻게 근육이나 힘줄의 증가를 초래할 수 있는지 설명하시오. 인대를 치료할 때는 왜 같은 테크닉을 사용하지 않는 것일까요?
7. Pinchment(조직을 꼬집고 들어 올리거나 뽑는 것)를 사용하여 개선될 수 있는 징후나 증상을 설명하고 이 방법이 치료된 조직을 어떻게 변화시킬 수 있는지 설명한다.
8. 타진 테크닉을 다른 마사지 스트로크와 함께 사용하는 것이 적용되는 순서에 따라 결과가 어떻게 달라질 수 있는지 설명한다. 예를 들어, 어떤 상황에서 타법으로 끝내는 것이 출혈로 끝내는 것보다 더 나을까?
9. 진행성 항진증과 흉추의 부동성을 보이는 감기의 마지막 단계에서 비만성 호흡곤란을 호소하는 고령의 여성고객의 치료를 계획할 때 어떤 주의나 금기사항을 고려해야 하는가?
10. 타법테크닉이 수술이나 다친 무릎조직에서 회복하는 고객에게 어떤 도움을 줄 수 있는지 설명하십시오. 치유의 점진적인 단계들을 고려하고 타법이 더 큰 발전을 촉진할 수 있는지 그리고 어떻게 설명하라. 다치지 않은 무릎에도 같은 테크닉이 사용될 것인가? 왜 혹은 왜 그렇지 않은가?

12장 참고문헌은 541페이지부터 시작

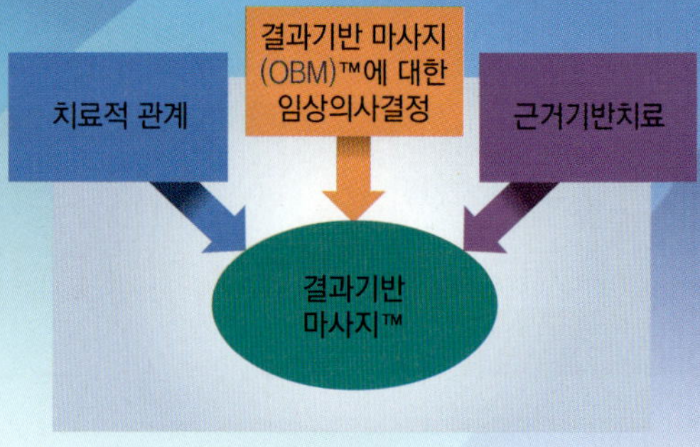

Chapter 13

결과기반 마사지™를 위한 연속된 마사지 테크닉

목적

이 장을 공부한 후에는 다음을 수행하는 데 필요한 정보를 얻게 된다.

1. 치료에 사용할 마사지 테크닉을 선택하는 방법에 대해 토론 한다.
2. 부위별 마사지 순서를 계획하는 단계를 나열할 수 있다.
3. 의료마사지 또는 웰니스를 위한 광범위한 전신마사지 순서를 계획하는 단계를 나열할 수 있다.
4. 일관성의 개념과 마사지 중재(interventions)를 달성하는 방법을 설명할 수 있다.
5. 실습순서의 과정에서 마사지 테크닉을 적용하는 방법을 시연할 수 있다.

이 장에서는 결과기반 마사지™(OBM)의 임상의사결정 모델과 마사지 테크닉의 기본절차를 만드는 방법을 이전 장을 기반으로 설명한다. 이를 통해 특정한 임상결과를 달성하기 위한 마사지 테크닉을 선택하고 적용하는 원칙을 설명한다.

다양한 의료전문가들은 이러한 순서에 추가적으로 비마사지 테크닉을 포함하여 자신의 치료범위에 맞는 중재 및 치료계획을 만든다.

마지막으로, 치료사는 고객에게 옷을 입게하거나, 벗게 하거나, 접촉하는 방법을 결정할 때 자신의 직업과 관련된 실무지침, 규정 및 법률을 참조하고 준수하도록 권장한다(예는 6장 참조).

근거

마사지 테크닉의 순서 단계

순차적 마사지 테크닉은 **중재** 또는 중재의 일부를 구성하는 구조화된 결과기반의 마사지 테크닉이다. 우리는 "루틴"이라는 용어 대신 "순서"라는 용어를 사용한다. 이는 후자가 고객의 요구사항을 평가하지 않고 마사지 테크닉을 사용한다는 것을 의미하기 때문이다. 마사지 테크닉의 순서는 규칙적이거나 비규칙적인 것이 아닌 고도로 구조화되어야 한다. 이러한 순서의 구조는 사용하는 테크닉의 목적과 고객의 요구사항을 치료사가 이해하고 있어야 한다.

또한 치료사가 마사지 테크닉을 특정한 순서로 결합하는 이유를 **설명하는 원칙**과도 일치해야 한다. 중재가 어떻게 시작되고, 진행되고, 종료되는지, 시간과 장소의 제한이 치료과정에 어떻게 영향을 미치는지.

이 장에서는 치료사가 치료에 통합할 수 있는 몇 가지 설계원칙을 제안한다. 실제로 치료방법은 상당히 다양할 수 있다.

동일한 상황이 주어졌을 때, 경험이 풍부한 치료사 10명이 뚜렷한 차이점과 뚜렷한 유사점을 지닌 10가지 마사지 테크닉 순서를 설계한다.

마사지 테크닉 설계의 5단계는 다음과 같다.

1. **임상소견** 및 **결과**를 요약한다.
2. 치료테크닉을 선택한다.
3. 마사지 테크닉 순서의 범위와 기간을 정한다.
4. **일반적인 마사지 테크닉의 구성**을 선택한다.
5. 원칙에 따라 선택한 마사지 테크닉을 순서대로 적용한다.

학생이나 숙련되지 않은 치료사는 처음에 숙련된 치료사의 지도를 받으면서 소그룹으로 나누고 마사지 테크닉의 순서를 설계하고 이 설계 과정을 기록하는 것이 좋다. 비록 이 과정은 느린 방법이지만 설계하는 과정을 통해 필수적인 부분인 비판적 사고를 반복함으로써 숙련된 치료사가 된다.

그 시기가 되면 학생들은 OBM(outcome-based massage, 결과기반 마사지™)의 임상의사결정 과정 중에 평가 및 치료계획단계 과정에서 마사지 테크닉 순서설계의 대부분을 머리로 수행할 수 있게 된다.

이 장의 실습 부분에서는 몇 가지 예를 제공하고 초기지침으로 국소적이기 보다 광범위한 마사지 테크닉 순서를 제공한다.

임상소견 및 결과 요약

마사지 테크닉 설계의 시작은 고객검사에서 얻은 임상소견 요약과 원하는 결과의 간결한 설명이다(5장 참조). 고객과 상담하여 결과에 대한 우선순위를 정하고 어떤 **신체구조**와 **신체기능**을 치료할 수 있는지 결정해야 한다.

치료테크닉 선택

치료사는 각 테크닉에서 달성할 수 있는 결과에 따라 치료테크닉을 선택한다.

따라서 다양한 마사지 테크닉의 결과를 잘 이해해야 한다(7~12장 및 표 13-1 참조). 모든 마사지 테크닉이 모든 임상증상에 유용하거나 적합한 것은 아니다. 또한 단순히 테크닉과 결과를 일치시키는 것 뿐만 아니라 고객의 치료상황과 관련된 더 많은 질문을 고려한다. 이러한 질문에는 다음이 포함될 수 있다. "내 고객이 웰니스에 관심을 보이고 있는지?

"그들의 전반적인 에너지 수준은 어떤지?" "특정한 조직과 구조의 기능에 문제가 있는지?" "통증(pain)이 있다면 직접치료해야 하는지? 아니면 근본적인 **손상**을 해결하여 치료할 수 있는지?" "일부 마사지 테크닉을 사용할 수 없도록 위치나 옷을 입는 데 제한이 있는지?" "고객의 주요 치료목표는 무엇인지?"

실습을 거치면 평가단계 과정에서 이러한 광범위한 질문에 대한 답변을 얻을 수 있기 때문에 고객의 요구를 해결하는 데 도움이 되는 마사지 테크닉 목록을 확인할 수 있다. 또한 고객의 임상상태, 장애 및 **기능적 제한(functional limitations)**에 적합한 다른 치료테크닉도 확인한다. 그런 다음 **치료계획단계**에서 마사지 및 기타치료테크닉 목록을 구체화한다(5장 참조).

표 13-1 마사지 테크닉 결과요약

	테크닉 카테고리(장)					
효과/용도	7	8	9	10	11	12
관절낭 제한감소	?	?	P	P	P	?
관절가동성 증가	?	P	✓	✓	P	?
관절의 질 향상	?	?	P	P	P	?
근육 확장성 증가	?	?	✓	✓	P	?
통증감소						
진통제	✓	P	P	P	P	P
진정제	✓	✓	✓	P	P	?
기능장애 치료(직접 또는 간접)	P	✓	✓	✓	P	P
정맥순환 증가(직접)	P	?	P	?	?	?
림프순환 증가(직접)	?	✓	P	?	?	?
관절삼출액 감소	?	✓	P	?	?	?
근막분리/신장	?	?	P	✓	P	?
치밀결합조직 재형성 촉진(만성기)	?	?	P	P	?	?
결합조직 가동성 증가	?	?	P	P	?	?
근육경련 감소	P	P	P	?	?	?
골격근 안정시 긴장도 감소	P	P	P	P	P	P
통증유발점 활동성 감소	?	?	✓	P	?	P
자세인지 증가	?	?	P	P	P	?
정상적인 구조적 정렬	?	?	P	P	?	?
정상적인 감각/ 신경압박 감소	?	?	P	P	?	?
근기능 향상(2차 효과)	?	?	✓	✓	P	?
균형 잡힌 주동근-길항근 기능	?	?	✓	✓	P	P
흉곽가동성 증가	?	?	P	P	P	?
호흡/ 기체교환 증가	?	?	?	?	?	✓
분비물의 기도 통과/이동성 증가	?	?	?	?	✓	✓
호흡곤란 감소	?	?	P	P	✓	✓
이완 증가	✓	✓	✓	✓	P	P
코티솔 수치 감소	✓	P	✓	P	P	?
전신 진정	✓	✓	✓	P	P	?
표준화된 신경근 긴장도	✓	✓	P	?	P	?
운동반응의 감소	✓	✓	✓	✓	✓	P
연동운동 활성화	P	✓	P	P	P	✓
면역기능 활성화	P	P	✓	P	P	?
감각 또는 전신적 각성 주의력 향상	P	P	✓	P	P	P
체중 증가/발달 촉진	✓	?	✓	?	P	?

✓: 이 책에 요약된 연구 결과에 의해 뒷받침 된다. P: 가능하다. ?: 논쟁의 여지가 있다(연구 결과가 없거나 일관성이 없다). 이 차트는 마사지 테크닉에 대한 7장부터 12장까지 논의된 테크닉들의 효과와 결과를 보여준다.

여러 치료 방식 중 하나로 마사지를 사용하는 의료전문가는 중재 범위, 훈련 및 임상환경에 따라 치료 중에 마사지 테크닉을 얼마나 강조할지 결정해야 한다. 이러한 상황에서는 고객의 다른 문제들이 치료를 방해할 수 있는 연부조직 기능장애를 감별하는 데 도움이 될 수 있다. 예를 들어, 근육 약화로 인해 팔을 들어 올리는 능력이 저하된 고객의 경우를 생각해 봐라.

고객을 검사하는 동안 치료사는 고객에게 근육 약화 외에 비정상적인 **견갑상완리듬**과 견갑골 부위의 연부조직 제한이 있다고 생각한다.

이러한 상황에서는 물리치료사와 마사지치료사 모두 고객의 견갑골 부위의 연부조직 제한을 줄이기 위해 마사지 테크닉을 사용하여 시작하는 것이 더 효과적이라고 생각할 수 있다. 그럼에도 불구하고, 각각의 중재 범위에 따라 어떻게 진행되는지 차이가 있다. 두 치료사는 **부속관절운동**을 증가시키기 위해 어떠한 형태의 **관절놀이(joint play)/가동테크닉(mobilization techniques)**을 사용할 수 있다.

마사지치료사는 사용할 수 있는 마사지 테크닉의 비중이 많고 임상환경 내에서 마사지에 집중할 수 있는 더 큰 기회를 가질 수 있다. 이러한 방식으로 그들은 근수행능력(muscular performance)과 관절가동성을 증진시키는 데 사용되는 운동에 비하여 고객의 연부조직 기능장애와 감소 된 관절움직임을 다룰 것이다. 반면에 물리치료사는 자신의 중재 범위 내에서 더 많은 비중의 전기치료와 고급신경근재교육을 적용할 수 있다. 그럼에도 불구하고 마사지치료사와 물리치료사 모두 중재의 반복 가능한 방법으로 적절한 자기관리에 대한 교육을 포함한다.

마사지 테크닉 순서의 부위와 기간지정

마사지 테크닉 순서의 범위는 일반적으로 국소부위 또는 전신이라는 두 가지 범주 중 하나에 속한다.

치료할 부위를 확인할 때 주요 뼈와 근육의 랜드마크로 정의된 기존의 해부학적 부위를 함께 치료한다.

실제로 고객신체의 전신을 국소부위 순서의 초점이 될 수 있다.

또한 고객의 손, 발, 얼굴과 머리는 해당 부위의 특이성으로 인해 별도의 부위로 치료할 수도 있다. 마지막으로 국소부위를 결합하여 전신을 치료할 수 있다.

요점(TAKEAWAYS) 13-1에는 치료사가 종종 마사지 테크닉을 통해 함께 치료하는 신체부위가 나열되어 있다.

Key Points 13-1

일반적으로 함께 치료하는 부위

- 얼굴과 머리
- 얼굴, 머리, 목(모든 표면)
- 머리와 목(모든 표면)
- 어깨 뒤쪽과 목
- 팔과 손
- 손
- 복부
- 복부 및 흉곽 앞쪽
- 흉곽 앞쪽
- 흉곽 앞쪽, 어깨, 목
- 허벅지 앞쪽, 다리, 발
- 허벅지 앞쪽과 다리
- 측면 복부 및 흉곽(옆으로 누운자세)
- 등과 목 뒤쪽
- 등
- 허리 및 둔부부위
- 둔부, 다리, 발을 포함한 허벅지 뒤쪽
- 뒤쪽 허벅지, 다리, 발
- 뒤쪽 다리 및 발
- 허벅지 안쪽, 다리, 발(옆으로 누운자세)
- 측면 허벅지, 다리, 발(옆으로 누운자세)
- 발

마사지 테크닉의 범위를 국소부위로 할 것인지, 더 넓은 부위로 할 것인지는 고객의 상태, 선택한 테크닉 및 중재에 사용할 수 있는 시간에 의해 정해진다. 첫째, **건병증, 근막염, 관절낭 제한**과 같은 국소적인 임상 증상에는 국소부위로 적용하는 것이 필요하다.

또한 정형외과적 병변이 심한 경우(급성 또는 만성 단계) 염증에 대해 보다 국소부위 치료를 적용해야 한다.

그럼에도 불구하고, 주동근-길항근 균형 부분에서 논의한 것처럼, 신경근테크닉과 같은 특정한 마사지 테크닉을 사용하려면 중재기간에 관계없이 마사지 테크닉의 국소부위에서 넓은 부위로 적용하는 경우가 있다.

임상현장에서 짧은 치료시간이 표준인 경우, 일반적인 마사지 테크닉을 사용하는 것 외에는 중재시 몸 전체를 다루는 것이 어렵다. 20분 이하의 짧은 전신절차는 국소치료에 많은 시간을 할애할 수 없다. 결과적으로 이는 **진정**이나 감각자극과 관련된 일반적인 결과를 얻으려는 경우에 바람직하다.

치료에 할애할 수 있는 시간이 짧고 결과가 일반적인 경우에도 고객은 흉곽과 허리 뒷 쪽과 같은 선택적 국소부위에 집중하는 것을 선호할 수 있다. 마지막으로, 치료시간이 길어지면 수행 중인 전신 순서에 국소부위 치료를 통합할 수 있는 경우가 많다.

국소부위 또는 전신에 적용하는 시간을 정하고 준수하는 것이 중요하다.

일부 치료사들은 "시간확인"이 치료 중재시 집중력을 방해한다는 이유로 이러한 접근방법에 반대하는 사람들도 있다. 실제로는 그 반대가 사실이다. 시간확인은 고객에 대한 존중의 의미를 반영하고 고객과 치료사 관계에 필요한 그 외 부분에 대해서도 신뢰감을 증가시킨다. 더욱이, 치료에 사용할 수 있는 시간은 중재의 기본적인 틀이 변하지 않더라도 사용된 테크닉의 수, 유형 및 순서에 대한 모든 결정에 영향을 미친다. 즉, 적용할 수 있는 시간이 얼마나 되는지 모르면 마사지 테크닉을 적절한 순서로 설계하는 것이 더 어려워진다.

마사지 테크닉의 순서에 대한 몇 가지 일반적인 지침이 있다. 국소부위 순서를 적용하는 데는 5~45분 이상이 소요될 수 있고, 전신은 15~90분 이상이 소요될 수 있다.

일관되고(coherent) 효과적이기 위해서는 국소부위 순서의 마사지 테크닉으로 빠르게 결과를 만들어야 한다. 또한, 더 짧은 시간 내 치료로 기대할 수 있는 결과는 치료사의 경험 수준, 치료하는 임상현장 및 사용하는 마사지 테크닉에 따라 달라진다. 표 13-2는 숙련된 치료사가 마사지 테크닉의 부위별 순서 내에서 각각의 치료를 할 수 있는 최소 권장시간을 보여준다. 전기치료나 치료적 운동과 같은 다른 치료테크닉과 관련하여 마사지 테크닉을 사용하는 데 소요시간은 고객의 기능수준 및 기타요인에 대한 연부조직 기능장애, 치료사의 치료범위 및 임상현장의 영향과도 밀접하게 연관이 되어 있다. 또한, 다른 모든 요인이 동일하다면 연부조직 기능장애가 고객의 기능수준에 심각한 영향을 줄 경우 마사지 테크닉 사용을 더 강조할 수 있다.

일반적인 효과

일반적이고 **특정한 개념**은 다소 부정확하더라도 마사지 테크닉을 정의하는 몇 가지 구성요소를 요약하는 개념으로 유용하다. 일반적인 마사지 테크닉[1]은 신체의 넓은 부위나 광범위한 조직 그룹에 대한 정보를 제공한다. 이러한 테크닉은 진폭이 크고, 넓은 접촉표면을 사용하며(때때로 연속된 부위에 걸쳐 반복적으로), 본질적으로 국소부위에 국한되지

표 13-2 일반적으로 결과를 달성하기 위한 마사지 테크닉 순서에 대한 권장 시간

영역	결과	최소시간(분)[a]
등	전신 진정, 불안 감소	10~20
등	전신 또는 감각자극, 향상된 인식	5~15
흉곽	기도 확보 증가	15~45
흉곽	흉곽가동성 증가	10~30
사지	림프순환 증가	20~60
사지	경직 감소	10~30
관절	증가된 범위(관절 1개)	5~20
어디든	역자극성 진통제	15~45
어디든	통증유발점 활동감소	3~20
어디든	긴장도 감소	5~30
어디든	국소 근막 신장	3~15
어디든	힘줄 재형성 진행	2~15
전신	전신 진정(심부)	30~60

[a] 첫 번째 수치는 최소시간을 나타낸다(이보다 짧은 시간은 꾸준한 결과를 얻기 어렵게 만든다). 두 번째 숫자는 편안한 시간을 나타낸다. 더 많은 시간을 활용하면 좋은 효과를 얻을 수 있는 경우가 많다. 이 수치는 숙련된 치료사의 최소 치료시간을 가정한 것이다.

않는다. 일반적인 마사지 테크닉의 몇 가지 예로는 표면경찰법, 넓은 접촉으로 수행되는 직접근막테크닉 반복적으로 수행되는 손바닥 압박(compression) 및 흔들기 등이 있다. 대조적으로, 국소마사지 테크닉은 진폭이 더 작고, 작은 접촉면을 사용하며, 국소부위에 국한된다.

국소부위 압박(compression) 및 섬유 간 마찰은 특수한 테크닉의 예다. 마사지 테크닉이 일반적인지 특정한지 그룹화해보는 것은 가치 있는 실습이다. 다음 목록은 치료 장에서 설명한 선택된 마사지 테크닉의 순서를 상대적으로 더 일반적인(위) 것부터 특정한(아래) 것까지 보여준다.

- 흔들기(Rocking)
- 스트리핑(Stripping)
- 표면경찰법
- 심부경찰법
- 넓은접촉 직접근막테크닉(Broad-contact direct fascial technique)
- 넓은접촉 근막이완법(Broad-contact myofascial release)
- 흔들기(Shaking)
- 짜기(Wringing)
- 들어올리기(Picking-up)
- 표면림프배액테크닉(Superficial lymph drainage technique)
- 정적접촉(Static contact)
- 광범위한 압박(Compression)
- 쥐어짜기(Squeezing)
- 손가락 끝과 엄지손가락 주무르기(Fingertip and thumb kneading)
- 피부롤링(Skin rolling)
- 마찰법(Friction)
- 특정압박(Specific compression)

마사지 테크닉의 순서는 일반적 마사지 테크닉과 특정한 마사지 테크닉의 혼합으로 구성되는 경우가 많지만 두 가지 테크닉 중 하나만 사용할 수도 있다. 서양 마사지 시스템에서 일반적인 마사지 테크닉을 생략하는 것은 드문 일이다. 반면에 **지압**과 같은 **동양적 접근방식**은 특정한 압박만으로 구성될 수 있다.

그들의 마사지에 대한 이론적 근거는 서양 마사지에 이론과 매우 다르다(9장의 자오선 이론에 대한 논의 참조). 마사지 테크닉이 진행되는 동안 간격을 두고 반복하는 하나의 일반적인 마사지 테크닉을 선택하면 장점이 있다. 이 테크닉은 촉진의 방식으로 사용하는 다른 테크닉과 연결하는 역할을 한다. 일반적인 마사지 테크닉을 반복적으로 사용하면 마사지 테크닉의 감각을 증가시킬 수 있다. Fritz1이 적절하게 표현했듯이 이 테크닉은 다른 테크닉보다 "떠있는" "액체" 역할을 할 수 있다.

또한 주어진 순서에 따라 여러 개의 **일반적인 마사지 테크닉**을 선택할 수 있지만, 이 테크닉을 사용하면 마사지 테크닉의 **일관성**이 떨어질 수 있다.

따라서 중재의 전반적인 결과를 염두에 두고 일반적인 마사지 테크닉을 선택해야 한다. 표 13-3에는 일반적인 마사지 테크닉 사용을 선택하기 전에 고려해야 할 몇 가지 특징이 나열되어 있다.

원칙에 따라 선택한 마사지 테크닉의 순서를 정한다.

효과적인 마사지 테크닉을 설계하는 다음 단계는 명확하게 정의된 원칙에 따라 마사지 테크닉을 구성하는 것이다. 다음은 테크닉에 관한 장(7~12장) 전반에 걸쳐 도수테크닉이라는 제목의 섹션과 구성요소의 설명에서 함축적으로 소

표 13-3 일반적인 마사지 테크닉의 특징

테크닉	오일	수건	장점 / 단점
반복적인 광범위한 압박	No	Yes	시간이 더 걸리지만 심부조직에 대한 정보 제공
근막이완	No	±	몇 분 정도 소요
흔들기	No	±	진정효과가 있지만 움직이면 통증 증가
스트리핑	No	Yes	반사효과만 생성
표면유날법	Yes	No	시간이 거의 걸리지 않음

±, 조직을 통해 테크닉을 적용할 수 있으나 효과가 감소할 수 있다.

개한 원리 순서에 대한 대표적인 원칙이다.

특정한 마사지 테크닉을 적용하기 전에 일반적인 마사지 테크닉을 적용한다.[3,4]

두 가지 이유로 특정한 마사지 테크닉 전에 일반적인 마사지 테크닉을 적용해야 한다. 첫째, 이 방식을 사용하면 국소병변보다 광범위한 증상을 평가할 수 있다. 둘째, 일반적인 마사지 테크닉을 사용하여 고객의 각성상태에 영향을 줄 수 있다.

보다 특정한 테크닉을 수행하기 전에 일반적인 마사지 테크닉을 적용하면 중재의 목적이 되는 국소부위에 기계적으로 연관된 조직전체를 촉진할 수 있다. 이를 통해 평가시 놓쳤을 수 있는 국소병변에 인접한 조직의 불균형을 확인할 수 있다. 예를 들어, 국소병변은 길항근 및 협력근 그룹뿐만 아니라 근위 및 원위조직에도 영향을 미칠 수 있다. 이는 병변과 연관된 패턴으로 자주 발생한다. 광범위한 부위에 대한 일반적인 치료를 통해 보다 명확한 국소병변부위를 치료하기 전 광범위한 증상을 평가하고 해결할 수 있다.

다음은 원리에 대한 예시다. 일반적인 신전근 기시점(테니스 엘보)의 만성**건염**을 치료하는 경우 일반적인 마사지 테크닉에서 특정한 마사지 테크닉의 순서로 적용할 수 있다.

먼저 주동근, 길항근, 협력근의 긴장도를 낮추기 위해 특정한 표면경찰법과 광범위한 신경근테크닉을 포함하는 일반적인 마사지 테크닉을 고객의 팔에 적용한다. 그런 다음 손상을 받은 힘줄에 교차섬유 마찰법을 적용하기 전에 스트리핑(stripping)과 같은 특정한 신경근테크닉을 주동근에 적용한다. 정해진 절차가 끝나면 마사지 테크닉의 순서를 다시 특정한 테크닉에서 일반 테크닉으로 돌아온다. 마찰법으로 이어지는 순서는 5분 정도 소요될 수 있지만 효과적일 수 있다.

일반적인 마사지 테크닉은 각성수준과 관련된 결과를 얻는 데 이상적이다. 예를 들어, **이완** 또는 **진정**이 원하는 결과 중 하나인 경우, 길게 흐르듯이 적용하는 표면경찰법 또는 간격을 두고 리드미컬하게 흔들기를 통해 돌아가면 진정 효과가 향상된다. 다른 방법은 좀 더 특정한 마사지 테크닉을 사용하여 중재할 때 국소적인 제한을 해결할 수 있다. 특정한 마사지 테크닉으로 치료를 너무 급하게 하거나 시간이 오래 걸린다면 고객은 효과적인 휴식을 취하고 유지하는 것이 더 어려울 수 있다.

일반적이거나 특정한 마사지 테크닉을 사용하여 적용하는 상대적인 시간은 원하는 결과, 중재시 허용된 시간 및 특정한 마사지 테크닉의 적용 깊이에 따라 달라진다(이 장의 표면 마사지 테크닉에서 심부마사지 테크닉으로의 전환 부분을 참조한다). 예를 들어, 이완을 위한 20분간의 전신중재는 일반적인 마사지 테크닉으로만 구성될 수 있다. 반면, 치밀 결합조직의 재형성을 촉진하는 것을 목표로 하는 만성 정형외과 병변에 대한 20분간의 국소중재에는 15분 동안 매우 특정한 마사지 테크닉이 포함될 수 있다.

심부마사지 적용 전에 표면 마사지 테크닉을 적용한다.[1-7]

표면 마사지 테크닉은 고객신체표면구조에 영향을 미치는 반면, 심부마사지 테크닉은 표면조직 깊숙한 곳에 있는 조직층에 영향을 미친다. 적용하는 마사지 테크닉의 적절한 깊이는 고객의 임상환경에 따라 달라진다. 심부마사지 테크닉이 반드시 더 좋은 것은 아니다. 또한 광범위하거나 지속적인 효과를 내기 위해 표면 아래에 있는 구조물을 기계적으로 움직일 필요가 없다.

표면 마사지 테크닉을 적용하여 시작하는 몇 가지 이유가 있다. 표면 마사지 테크닉을 통해 고객은 촉진에 적응할 수 있다. 또한 가장 편안하고 민감한 위치를 손으로 촉진할 수 있다. 마지막으로, 일부 임상적 환경은 고객의 조직을 적절하게 촉진하고 치료하는 데 방해될 수 있다. 예를 들어, 급성염증과 관련된 **부종**과 만성질환과 관련된 **섬유증**이 표면에서 발생하면 더 심부 구조를 정확하게 촉진하는 제한이 생길 수 있다. 이러한 상황에서는 비정상이라고 느낄 수 있는 첫 번째 조직층에 적용한 다음 조직이 정상이라고 느껴질 때까지 해당 층을 치료한다. 어느 시점이 되면 더 심부 구조물에 적용하는 압력이 커질 수 있다. 이 치료 방법과 비슷한 예로는 양파 껍질을 벗기는 것이 있다.

제한이 근육 또는 결합조직의 여러 층에 있는 경우 중재를 시작할 때 제한된 위치를 정확하게 찾지 못할 수도 있다. 그럼에도 불구하고 기본 절차는 동일하게 적용한다. 즉, 표면층을 통해 첫 번째 정확하게 제한된 위치까지 점진적으로 적용하고, 이 제한된 위치를 정상화한 다음 점진적으로 조직 제한된 위치와 더 심부층을 치료한다. 사용하는 마사지 테크닉에 관계없이 점진적으로 압력을 줄이고 부위별 순서가 끝날 때 이전에 적용했던 각 층별로 중재를 다시 적용한다. 이를 통해 심부마사지 테크닉을 사용했을 때 표면조직에 미칠 수 있는 추가적인 효과를 재평가할 수 있다.

표면 마사지 테크닉에서 심부마사지 테크닉으로 진행 절차는 다음과 같다. 외상성 부종이 있는 경우, 부종이 해결될 때까지 국소부종 밑에 있는 구조물에 마사지 테크닉을 적용하지 않는다. 일반적으로 치료 시작 후 하루 이내에 외상 부위에 표면반사테크닉을 수행한 다음 고객이 허용하는 범위 내에서 붓기가 있는 근위부 가장자리에 표면 순환 테크닉을 수행할 수 있다.

그런 다음 표면반사테크닉으로 돌아간다. 이후 중재시 부종이 해결됨에 따라 병변 부위의 표면에서 심부로 그다음 표면으로 치료하는 동일한 기본 패턴을 사용한다. 각 중재를 통해 점진적으로 심부조직 층으로 적용한다.

고객의 피하조직은 정상이지만 근육 표면에 제한이 있는 경우, 1~2분 이내에 마사지 테크닉을 깊게 적용하여 이 층을 연결하는 **신경근테크닉**을 포함할 수 있다. 문제가 더 심부근육 층에 있다면 앞의 예에서 설명한 데로 시작하고 제한이 있는 층을 적용하기 전에 점진적으로 심부 근육층으로 적용한다.

정적접촉, 스트리핑(stripping), 미세진동과 같은 **표면반사테크닉**은 치료 중에 언제든지 거의 모든 시간동안 사용할 수 있다. 치료사는 종종 전신 또는 국소부위 순서의 시작과 끝에 이러한 테크닉을 사용한다. 근육과 결합조직이 치료의 초점인 경우 표면반사테크닉의 사용을 완전히 생략할 수 있다.

일반적인 것에서 특정한 것, 그리고 표면에서 심부로 적용하고 반복한다.

실제로는 일반적인 것에서 특정한 것으로의 전환과 표면에서 심부로 전환을 동시에 적용한다. 마사지 테크닉은 넓은 부위에 걸쳐 표면조직에 적용하는 일반적인 테크닉으로 시작한 다음 연속적으로 좁은 부위에서 심부조직에 적용하는 특정한 테크닉으로 진행한다. 좁은 부위의 치료 중에 더 일반적이고 표면 테크닉을 적용한다. 시간이 허락한다면, 마사지 테크닉의 부위 마다 이러한 깊이와 특정한 테크닉의 적용을 여러 번 시행한다.

이 전략을 통해 치료 중 전체 부위의 다양한 깊이에서 조직의 반응을 반복적으로 평가할 수 있다. 이 지침을 사용하면 근육과 결합조직의 만성 제한을 치료하는 데 필요한 깊고 특정한 마사지 테크닉을 적용하여 발생할 수 있는 길항작용의 불균형 발생을 줄일 수 있다(이 장의 다른 섹션 참조).

체액환류 강화와 관련된 원리 사용

다음 원칙은 특히 림프 또는 정맥환류를 향상시키려는 경우에 적합하다. 이러한 원칙은 경찰법 및 유날법을 강조하는 전형적인 순서에서 일반적이지만 체액환류를 향상시키려는 목적이 아닌 경우 제외한다. 정맥환류는 더 이상 마사지 테크닉[8]의 실질적인 효과로 간주되지 않는다. 따라서 근위-원위-근위 접근법은 이 상황에서 더 유연하게 적용된다.

가능한 구심력과 중력의 도움을 사용

왕복 스트로크(stroke)의 압력을 최소화한 **구심성** 압력의 사용은 체액의 기계적 흐름이 정상적인 왕복방향으로 최대한의 도움을 받을 수 있다.[1,3-6,8,9]

근위부 시작, 원위부 진행, 근위부 복귀 및 반복[2-4,6,8,9]

치료의 목표가 해당 부위의 림프환류를 증가시키는 것이라면 시간이 허용하는 한 근위부(심장에 가까운)에서 마사지 스트로크(stroke)를 시작하고 해당 부위에 접근할 때까지 점진적으로 원위 방향으로 이동한다. 각 스트로크의 압력 방향이 항상 구심성 방향인지 확인한다. 사지의 경우 적어도 겨드랑이 또는 서혜부 림프절 만큼은 근위부에서 시작해야 한다. 중재에 사용할 수 있는 시간이 허용하는 한 근위부에서 원위부까지 마사지 테크닉을 적용하는 이 순서를 반복한다. 근위부에서 치료를 시작하는 이러한 접근법은 원위부에 위치한 체액을 유도할 근위 저장소를 생성한다.[9]

고객의 근위부에 있는 림프관이 손상되지 않은 경우, 원위부에서 체액을 보낼 저장소로 인접한 근위 신체부위를 정한다. 예를 들어, 이 영역은 고객의 몸통 반대쪽 또는 가슴의 동측일 수 있다.

근위부 근육그룹의 이완을 극대화

Mennell[10]은 그의 고전적인 연구에서 심부정맥과 림프관이 골격근에 내장되어 있다고 했다. 결과적으로, 과도한 근육긴장은 심부정맥과 림프관의 내강을 압박하고 정맥과 림프관의 흐름을 감소시킬 수 있다. 이는 심장과 환류하는 신체부위의 모든 근육의 유연성을 최대한 확보할 때 깨지기 쉬운 혈관에 걸리는 외압을 줄이고 수동적으로 정맥 및 림프환류에 도움이 되는 이유를 설명한다. 시간이 허락한다면 신경근 및 결합조직테크닉을 사용하여 흉부근육의 전반적인 가동성과 근육이완을 증가시킨다. **흉곽출구증후군**에 의한 손부종과 같은 경우에는 흉부의 가동성과 근육이완을 해결하는 것이 최우선 사항이 될 수 있다. 현실적으로는 시간 제약으로 인해 고객의 영향을 받은 사지에 즉각적으로 초점을 옮기고 싶을 수도 있다. 근위부 문제를 해결하는 것이 더 효과적일 수 있기에 신중하게 결정해야 한다.

표면반사, 결합조직, 특정한 신경근 및 수동적움직임테크닉을 적용하는 경우 마사지 테크닉의 순서가 더 유연해질 수 있다. 순환 문제가 치료의 목적이 아닌 경우 원심력을 사용할 수 있으며(무기력한 정맥 또는 일부 저자가 제안한 바와 같이 모든 정맥에 대한 심부원심력 제외[1,2]) 원위부위를 먼저 치료할 수 있다.

모든 변화 조직화

치료사는 치료하려는 인접한 신체부위의 조직이 서로 다른 깊이에 위치한 상황을 자주 직면한다. 예를 들어, 외상 후 손목의 부종이 있는 경우, 부상의 성격과 정도에 따라 부상의 직접적인 마사지 테크닉을 적용하는 것은 금기이거나 미미하거나 경미할 수 있다. 이 경우, 고객의 팔 근위부의 표면조직 층에 대한 특정한 마사지 테크닉을 시작하여 표재성 림프환류를 증가 시킨다. 그런 다음 붓기의 근위 가장자리를 향해 원위 방향으로 손을 점진적으로 움직인다. 상완의 심부조직 층에 대한 심부마사지 테크닉을 사용하여 고객의 근육을 이완시키고 근위 팔의 심부림프환류를 증가시킨다. 그 다음 심부마사지 테크닉의 근위부 적용과 표면 마사지 테크닉의 원위부 적용을 번갈아 가며 신체 한 부분에서 다른 부분으로 이동할 때 스트로크(stroke) 깊이를 조절한다. 중재를 완료하려면 치료하는 고객의 사지 전체 부분에 표면 마사지 테크닉을 적용한다.

치료할 부위의 주변부에서 중심부를 향해 마사지 테크닉을 적용[4]

국소 병리학의 제한된 영역이 중재의 목적인 경우 해당 영역에 대한 일반적인 마사지 테크닉 절차로 시작한다. 그런 다음 국소 병리부위의 주변에 마사지 테크닉을 점차적으로 적용한다. 이 중재를 사용하면 치료하는 부위에서 멀리 떨어진 부위에서 발생할 수 있는 관련된 조직변화를 촉진할 수 있다. 또한, 접촉에 대한 압통 및 기타 변화된 반응을 나타낼 수 있는 부위에 마사지 테크닉을 점진적으로 적용할 수 있다.

국소적으로 부어오른 부위를 치료할 때 마사지 테크닉을 주변부에서 중심부까지 적용하는 것과 동일한 원리를 사용한다. 이런 경우에는 부어오른 주변에 원심방향으로 마사지 테크닉을 적용하고 말초의 체액이 흡수되면서 부어오른 부위의 중심을 향해 마사지한다.

주동근, 길항근 및 협동근 그룹

신경근과 결합조직의 테크닉을 사용하는 경우 고객의 근막 시스템에 불균형이 발생하지 않도록 주의해야 한다. 이는 이러한 마사지 테크닉을 좁은부위에 더 강한 힘으로 또는 장시간 적용하는 경우 특히 중요하다. 예를 들어, Simons 등[11]은 통증유발점을 해제하면 관련 근육에서 **반응성 긴장** 또는 경련이 생겨 다른 통증유발점을 활성화할 수 있다고 지적했다. 결합조직테크닉을 사용하는 치료사는 마사지 테크닉의 국소적용에 따라 관련된 신체부위의 위치 변화를 통상적으로 기록한다.

일반적인 마사지 테크닉을 포함하지 않고 국소적으로 심부 특정한 마사지 테크닉을 적용할 경우 고객은 일반적으로 중재 후 30분에서 3일 이내에 치료에 대한 원하지 않는 반응을 경험하게 된다. 이러한 반응에는 (a) 치료한 부위의 바로 근위부 또는 원위부에서 반응성 긴장 및 통증이 포함될 수 있다. (b) 인접한 관절의 같은 쪽에 위치한 길항근 또는 협력근 그룹에서 또는 (c) 관절 전체에 존재하는 길항근 또는 협력근 그룹. 반응성 통증과 제한은 고객의 임상상태에 바람직하지 않을 수 있다. 또한, 치료로 인한 불균형이 해소되거나 치료될 때까지 증상이 악화될 수 있다. 이러한 상황을 피하기 위해서는 중재에 국소적이고 심부 특정한 마사지 테크닉을 적용할 때 반응성 긴장이 발생할 수 있는 관련 부위도 치료해야 한다. 경험이 부족한 치료사는 이러한 목적을 위해 광범위한 압박(compression)이나 유날법 같은 일반적인 신경근테크닉을 적용할 수 있다. 매우 숙련된 치료사는 자세평가를 사용하여 적절한 근막 균형을 유지하기 위해 길이를 늘려야 하는 상대적으로 짧아진 부위를 확인할 수 있다. 전문지식 수준에 관계없이, 고객에게 치료에 의한 부작용 가능성에 대해 주의하게 하고, 중재 후 통증이나 증상에 문제가 있는 변화가 발생한 경우에는 알려주는 것이 중요하다는 것을 고객이 이해하도록 한다. 반응성 긴장을 최소화하기 위해 고객에게 적절한 스트레칭운동을 가르칠 수도 있다.

일반적으로 길항근과 협력근 그룹의 균형을 맞추기 위한 마사지 테크닉의 적용 강도와 반복시간은 치료부위에 적용하는 마사지 테크닉 순서의 특이성, 깊이 및 지속시간에 정비례한다. 중재 부분에는 지정된 치료시간의 10~50%가 필요할 수 있다. 어떤 길항근과 협력근 그룹이 반응성 긴장에 가장 취약한지 파단하고 이 문제를 해결하는 데 걸리는 시간을 결정하는 능력은 경험과 함께 향상되고 고객의 통증을 최소화할 것으로 생각된다.

반대측 치료

한쪽 병변을 해결하는 중재에서 고객의 반대측 또는 사지를 치료해야 할 수도 있다. 예를 들어 편측성 **이상근증후군**이 있는 고객을 치료하는 경우 환측 이상근의 길이를 늘리기 위한 주요 마사지 테크닉으로 유날법, 스트로크(stroke) 및 특정압박(specific compression)을 포함하는 것이 효율적이다. 그럼에도 불구하고 골반근육 전체에 장력의 균형 잡힌 양측분포를 달성하기 위해서는 고객의 영향을 받지 않은 둔근과 외측 회전근도 치료해야 한다. 고객의 병변을 치료하기 전에 반대측 사지에 마사지 테크닉을 적용할지 여부는 치료사에 따라 다르다. 환측사지를 치료한 후 고객의 반대측 사지와의 균형을 유지하는 데 필요한 치료의 깊이와 강도를 판단하는 것이 더 쉬울 수 있다. 급성기의 정형외과적 병변을 치료하는 경우, 근육의 사용패턴의 변화로 인해 발생할 수 있는 보상작용을 해결하는 수단으로 고객의 반대측도 치료할 수 있다.

관련된 골격 축의 치료

고객의 사지 중 하나(원위 사지)에 특정한 심부 신경근 또는 결합조직테크닉을 적용하는 경우, 단시간이라도 골격축과 관련된 부분도 일반적인 테크닉으로 치료한다. 하지의 경우에는 허리근육에 일반적인 유날법을 양측에 적용하고, 상지의 경우는 목근육에 일반적인 유날법을 적용한다. 예를 들어, **디퀘르뱅건초염(De Quervain)**이 있는 고객을 치료하는 경우 고객의 팔 전체에 표면경찰법, 상완과 전완에 광범위한 접촉 유날법을 적용하고, 추가적으로 특정한 신경근 테크닉을 전완에 적용하며 힘줄에 마찰을 적용한다. 해부학적 코담배상자 부분과 팔 전체에 광범위하게 유날법과 표면경찰법을 적용한다. 또한, 마사지 테크닉 전후에 고객의 반대쪽 팔과 목근육 조직에 광범위하게 접촉하거나 일반적인 유날법을 단시간에 적용한다(치료시간의 약 25%).

마사지 테크닉과 그 외 적합한 치료테크닉을 결합한 절차

고객의 임상상태와 관련된 다른 치료테크닉과 함께 마사지 테크닉을 사용하는 경우가 많다. 이 섹션에는 물리적 수단과 치료적 운동을 사용하여 마사지 테크닉을 순서대로 적용하는 방법을 보여주는 몇 가지 예가 포함되어 있다.

마사지 테크닉으로 온찜질과 냉찜질을 병행할 때 마사지 테크닉의 순서를 바꾸지 않는다. 대신, 선택한 물리적 중재를 마사지 테크닉 전이나 후에 적용한다. 어느 정도의 힘을 사용하는 마사지 테크닉을 적용하기 전에 얼음이나 냉찜질과 같은 냉동 요법을 일상적으로 적용하지 않는다. 이 결합한 절차는 치료 중인 부위에 대해 고객의 감각이 감소할 수 있다. 감각감소는 마사지 테크닉이 진행되는 동안 관련 조직에서 발생하는 압통이나 통증에 대해 고객이 정확한 피드백을 제공하는 능력을 감소시킨다. 이러한 마사지 테크닉 이후에 고객과 관련된 냉동요법의 적응증 및 금기사항에 대한 문헌을 참고하여 고객의 증상 및 과잉치료의 결과를 떨어뜨리기 위해 냉동 요법을 사용할 수 있다.[12] 또한 동시에 다른 신체부위에 냉찜질을 적용할 수도 있다. 이것은 발목염좌와 같은 급성 정형외과적 손상을 치료하고 부종을 감소시키기 위해 근위부에 마사지 테크닉을 적용하는 동안 병변 부위(거상 부위)에 냉찜질을 사용하는 경우에 해당한다.

건강한 조직이나 만성병변을 치료하는 경우 특정한 마사지 테크닉 전후에 열을 가할 수 있다. 근육을 치료하는 경우 마사지 테크닉 전에 열을 가하여 근육을 이완시켜 조직의 점도를 낮추고 심부조직에 쉽게 접근할 수 있다.[12] 그러나 마사지 테크닉을 사용하여 조밀한 결합조직을 더 늘리거나 하는 경우 힘을 가할 때 마사지 테크닉 직전에 열을 가하는 것은 적절하지 않다. 그 이유는 열을 가하면 조절할 수 없는 콜라겐 파열의 위험을 높일 수 있다.[13] 치료적 운동을 하기 전에 일련의 마사지 테크닉을 적용하는 경우가 많다. 이 경우, 마사지 테크닉은 조직의 탄력성을 높이고, 주동근과 길항근 기능의 균형을 개선하고, 고객의 각성수준을 향상시켜 고객의 조직을 능동 또는 저항운동을 할 수 있게 준비한다. 또한 스트레칭 및 수동적 운동범위 운동과 같은 수동적 운동을 적용하기 전에 마사지 테크닉을 사용하여 해당 테크닉의 효과를 높일 수도 있다. 숙련된 치료사는 마사지 테크닉과 수동적 운동을 번갈아 가며 중재 전반에 걸쳐 원활하게 융합할 수 있다. 마지막으로, 고객에게 비정상적인 신경근 긴장도가 있는 경우, 치료적 운동 및 기능적 활동을 준비하기 위해 신경근 긴장도와 고객의 움직임 반응을 정상화하기 위한 고유감각 자극으로 마사지 테크닉을 사용할 수 있다.[14]

마사지 테크닉의 부위별 순서설계

특정한 부위에 대한 마사지 테크닉을 설계하는 데 필요한 절차는 다음과 같다.

1. 고객 평가결과를 요약한다.
2. 적절한 기능적 결과를 감별한다.

3. 결과를 요약하고 우선순위를 정한다.
4. 장애를 해결하기 위해 효율적인 마사지 테크닉을 선택한다.
5. 부위별 순서에 대한 시간을 정한다.
6. 나열된 요소들을 조합한다.
7. 마사지 테크닉을 차례로 실시한다. 다음 사항에 주의한다.
   - 포함된 경우 표면반사테크닉 적용
   - 일반에서 특정한, 일반으로
   - 표면에서 심부, 표면으로
   - 근위부에서 원위부, 체액환류를 강화하는 경우
   - 주변에서 중심, 제한된 국소병변을 다루는 경우
   - 주동근/길항근/협력근 균형(국소 제한을 해제하기 위해 신경근 또는 결합조직테크닉을 포함하는 경우)
   - 다른 부위를 포함해야 하는지 여부: 포함된 경우 이러한 순서를 설계하고 중재(interventions)를 위한 시간분배를 수정한다.

이러한 접근을 통해 다양한 결과를 다루는 다양한 마사지 테크닉 순서를 만들 수 있다.

학생과 초보치료사는 훈련의 일 부분을 서두르지 않아야 한다. 왜냐하면 마사지 테크닉의 다양한 순서를 적용하다 보면 치료에 대한 유연하고 적용 가능한 접근방식에 자신감이 생긴다.

겉보기에 단단한 국소부위별 순서설계에도 치료사는 상당한 고민과 계획이 필요하다. 중재시간이 짧은(10~20분) 환경에서 적용하는 치료사는 계획에서 실수를 해결할 추가 시간이 없는 경우가 많기에 특히 마사지 설계의 원칙을 숙지해야 한다.

광범위한 마사지 테크닉의 순서설계

상대적으로 광범위한 마사지 테크닉 순서의 가장 일반적인 예는 "전신마사지" 순서다. 가장 간단한 형태의 전신마사지 테크닉은 선택된 순서에 따라 적용되고 전신에 적용된다. 이러한 광범위한 순서는 이 장에 설명된 지침을 사용하여 설계되었으며 유사한 테크닉을 사용하고 특성도 유사하다. 다음 목록은 이러한 부위의 순서를 보다 광범위한 순서에 적용할 수 있도록 부위별 순서를 설계하는 데 필요한 단계를 확장한 것이다.

1. 고객 평가결과를 요약한다.
2. 적절한 기능적 결과를 감별한다.
3. 결과를 요약하고 우선순위를 정한다.
4. 장애를 해결하기 위해 효율적인 마사지 테크닉을 선택한다.
5. 광범위한 중재에 대한 시간을 정한다.
6. 포함하거나 제외할 부위를 선택한다.
7. 부위별 순서에 대한 시간을 정한다.
8. 나열된 요소들을 조합한다.
9. 부위별 마사지 테크닉 순서를 정한다. 다음 사항에 주의한다.
   - 포함된 경우 표면반사테크닉 적용
   - 일반에서 특정한, 일반으로
   - 표면에서 심부, 표면으로
   - 근위부에서 원위부, 체액환류를 강화하는 경우
   - 주변에서 중심, 제한된 국소병변을 다루는 경우
   - 주동근/길항근/협력근 균형(국소 제한을 해제하기 위해 신경근 또는 결합조직테크닉을 포함하는 경우)
10. 특별한 경우 해결하기 위해 부위별 순서를 포함하는 경우 초기 시간분배를 해야 하는지?

이러한 절차를 적용할 때 한 부위에 다른 테크닉 접근방식이 필요한 특별한 상황일 경우 해당 순서는 기존 순서와 다르므로 더 많은 시간을 할애해야 한다. 각 부위 절차에 대한 순서와 시간을 정하면 적용하는 시간 내에 치료를 완료할 수 없는 문제를 해결하는 데 도움이 될 수 있다. 게다가, 목표를 달성할 수 있는 것보다 더 많은 문제가 있는 경우가 많기때문에 주어진 중재 결과의 우선순위를 정해야 한다. 명확한 우선순위와 정확한 타이밍은 집중력을 잃거나 다른 방향으로 갈 가능성을 최소화한다.

고객의 신체의 모든 부위를 중재에 포함하는 테크닉은 "웰니스 마사지"(일반적인 전신이완 마사지)에서 일반적이다.[1,2,5] 중재에서 제외하는 부위는 사회적 규범에 따라 다르다. 교육 및 고객의 선호도 대부분의 경우 45~60분 이내에 고객신체의 각 부위에 최소한 짧은 시간 내에 해결할 수 있다. 많은 임상 증상은 광범위한 부위에 초점을 필요로 하기 때문에 많은 임상현장에서는 시간제약으로 인해 일부 부위를 생략하거나 일반적인 마사지 테크닉으로 단시간 내에 치료해야 하는 경우가 많다. 따라서 초기 인터뷰에서 고객이 긴 마사지 테크닉에 모든 부위가 포함될 것으로 기대하는지 여부를 결정하는 것이 중요하다.

더 긴 중재(30~60분)가 가능한 환경에서 연습하는 경우 국소부위 증상에 대한 특정한 치료를 전신 보다 폭넓은 순서와 함께 통합하는 것이 좋다. 이 상황에서는 특정한 부위에 초점을 맞추지 않은 전신 순서보다 국소부위 영역에 더 많은 시간을 제공하게 된다. 치료시간을 할당하는 데는 두 가지 옵션이 있다. 나머지 부위를 모두 포함하고 비례하여 치료시간을 단축하거나 일부 부위를 빼고 최종 순서가 전신(예: 상체만)보다 국소부위를 다루도록 한다. 웰니스를 위한 전신 마사지 테크닉 순서를 실행한 적이 있다면 마사지 테크닉의 순서를 설계하는 이 테크닉은 효율적이게 보일 수 있다. 특정한 기능장애를 해결하는 결과기반 중재는 약간의 변경으로 웰니스를 유지하기 위한 전신 순서로 개념화해서는 안 된다. 대부분의 경우 기본 전신 순서를 너무 많이 변경하여 결과가 이완을 위해 수행하는 일반적인 순서와 유사성하지 않은 경우가 있다.

마사지 테크닉의 전신 순서 중 고객의 신체의 각 부위를 치료해야 하는 단일 순서는 없다.[1-3] 고객의 머리나 발과 같은 특정한 부위에서 시작한 다음 다른 부위로 진행할 수 있다. 엎드려 있거나, 바로누운자세이거나, 옆으로 누워 있는 상태로 고객의 신체 가장자리를 움직인다. 그런 다음 고객의 자세를 변경하고 해당 부위의 치료 순서를 반복하거나 반대로 한다. 테크닉을 명확하게 강조하는 경우 표 13-4와 같이 부위에 따른 순서에 일부 제한이 있을 수 있다.

웰니스를 위한 마사지 테크닉의 전신 순서

웰니스를 위한 전신마사지에 대한 접근방식

마사지 테크닉에 대한 7~12장의 연습순서를 실행한 적이 있다면 특정한 결과를 얻기 위해 전신마사지 테크닉의 전신순서에 대해 다양한 접근방식을 이미 수행한 것이다. 이러한 "하나의 테크닉" 순서의 적용범위는 제한되어 있다. 그러나 이것들은 고객과 치료사 모두에게 효과적이고 보람을 느낄 수 있다. 실제로 전신마사지에 대한 접근방식에는 일반적으로 치료사가 고객에게 일관되고 체계적이며 감각적인 경험을 제공하기 위해 일관된 속도와 리듬으로 적용하는 다양한 마사지 테크닉이 포함된다.

오늘날 일반적으로 적용되는 **클래식** 또는 **스웨덴식 마사지**는 주로 표면 순환과 신경근테크닉을 사용하며 넓은 접촉면과 적당한 구심성 압력으로 리드미컬하게 적용된다.[2,5] (북미에서 실습한 치료사들의 경우 적용속도가 상당히 느리고, 유럽에서 실습한 치료사들의 경우 적용속도가 더 빠르다.) 이러한 방식으로 적용하면 클래식 마사지는 림프환류를 증가시키고 휴식 시 근긴장을 낮추고 불안을 완화하며 고객의 인식을 향상시킨다. 전신마사지 테크닉에 대한 효과적인 접근방식은 북미 지역에서 웰니스 마사지의 전형으로 계속되고 있다.

다른 문화의 마사지 형태와 현대 서양 혁신가들의 연구에 대한 접근성이 증가함에 따라 최근 마사지 적용에 대한 기술적인 르네상스에 빠르게 도달하고 있다. 이러한 전통과 접근법의 대다수는 제한된 범위의 마사지 테크닉을 사용하여 관련된 고객의 검사 및 촉진 테크닉을 높은 수준으로 정

표 13-4 특정한 마사지 테크닉에 중점을 둘 때 부위별 적용에 대한 제안

강조된 테크닉	부위별 적용에 대한 제안
결합조직	광범위한 결합조직에 적용하는 경우 천골 및 장골능선 주변에 적용하여 시작 또는 끝낸다.
결합조직, 수동적 움직임	골격 축(목, 흉곽, 골반 및 천골)을 포함한다. 허리/골반 부위 주변에 깊고 명확하거나 범위를 넓게 적용할 경우, 최소한 다리와 발을 간단하게 포함한다.
신경근	사지에 깊고 명확하거나 범위를 넓게 적용할 경우 관련 골격 축. 목 또는 허리부위로 끝낸다.
진동 테크닉	몸 전체적으로 강조되는 경우는 거의 없다. 장기간 흉부에 집중하는 경우 진정반사테크닉으로 끝낸다.
표면순환	상부 흉곽에서 시작하여 특정한 부위의 말단으로 적용한다. 다음 주요 림프절 다발에서 원위부에서 적용한다.
표면반사	천골, 후두부, 얼굴, 손 또는 발로 시작하고 끝낸다.

참고(Notes): 개별 테크닉에 관련된 장(7~12장)에서는 이러한 제안에 대한 기초적인 부분을 설명한다.

교하게 만든다. 표 13-5에는 이러한 접근방식 중 일부를 요약한 것이다. 이러한 접근방식 사이에 존재하는 철학적 차이를 왜곡하지 않고 고객에게 특정한 효과와 다양한 감각 경험을 제공하는 전문 마사지 테크닉의 정교한 응용프로그램으로 차별화할 수 있다. 임상에 적합하고 경험이 많은 경우 이러한 접근법은 모두 효과적인 결과를 얻을 수 있다.

참고(Notes): 이완의 정의와 치료에서 이완을 조절하기 위한 적용범위는 다르다. 결과기반 마사지™에서 이완은 심리적 또는 인지적 측면보다는 **전신의 진정** 또는 **이완**을 의미한다.

웰니스 마사지로 극대화하는 이완

몸과 마음의 회복과 재생은 신경계가 부교감 상태에 있을 때보다 효과적으로 일어난다. **웰니스 마사지**의 전제는 대부분의 상황에서 전신의 진정 또는 이완이 바람직한 결과라는 것이다. 또 다른 중요한 전제는 일반적으로 골격근의 휴식 시 장력을 감소시키는 것이 바람직하다는 것이다. 이러한 사실은 마사지 테크닉을 임상적 증상에 적용할 때도 마찬가지이지만, 치료사와 고객 모두에게 기능장애를 나타내는 것과 관련된 다른 목표가 우선순위일 수 있다.

실습에서 중요한 원칙은 고객을 이완하려면 치료사도 이완되어야 한다. 결과적으로 동일하게 진실이다. 치료사가 긴장하면 고객은 긴장을 풀지 않을 것이다. 마치 이완이나 긴장된 상태가 사람에게서 사람으로 전달되는 것과 같다. 이 원리는 기억할 가치가 있지만 정신없이 실습을 하면서 잊어버리기 쉽다. 치료사가 매우 조용한 곳에서 일을 하는 것은 주의력, 창의력과 같은 것들이 부족하다는 것을 나타내거나 비판적 사고 능력이 없다는 것을 의미하지는 않는다. 훌륭한 치료사는 치료목표에 초점을 맞추고 정확한 테크닉을 사용하면서 편안하고 섬세한 상태를 달성하는 데 숙달되어 있다. 6장에서 설명한 대로, 업무 시간동안, 특히 마사지 테크닉 전 몇 분 동안 부드러운 스트레칭, 의식적인 호흡, 마음을 진정시키는 의식을 연습하는 것이 좋다.

의식적으로 횡경막 호흡과 올바른 신체역학을 통해 억제된 반복적 움직임을 사용하면 마사지를 할 때 더 효과적으로 이완을 할 수 있다.

학생과 초보치료사는 비교적 압력을 가하지 않은 상태에서 이완을 목적으로 하는 일반적인 전신마사지 테크닉을 적용하는 방법을 배우는 경우가 많다. 고객의 검사를 완료하고, 복잡한 임상실습(clinical practice)을 하고 제한된 시간을 관리해야 하는 스트레스를 받게 되면 마사지 테크닉을 수행할 때 긴장을 풀지 못한다. 결과적으로 마사지 테크닉이 기술적으로 뛰어날 수 있지만 치료사와 고객 모두에게 효과적인 이완이라는 중요한 요소가 부족하기에 비효율적이라고 느낄 수 있다. 또는 효과가 없다고 느낄 수 있다.

키포인트 13-2에서는 고객에게 효과적인 이완을 달성하고 유지하는 데 도움이 되는 몇 가지 힌트가 요약되어 있다. 다양한 테크닉이 고객마다 그리고 매일매일 효과적인 이완을 일으킨다는 관찰을 통해 제안을 한다. 이를 감안해서 이완을 일으키는 중재의 효과를 판단하려면 항상 고객의 미묘한 신체반응을 모니터링하고 치료에 대한 고객의 반응을 물

표 13-5 대중적인 마사지 관련 접근법의 특정한 마사지 테크닉[1-3,5-8,11,17,20]

접근방식, 시스템 또는 학교	특징적인 마사지 테크닉
로미 로미(Lomi lomi)	빠르고, 표면 또는 심부경찰법과 빠르고 광범위한 신경근테크닉
수기 림프환류	표면경찰법과 표면림프 테크닉
근막이완	근막이완, 두개천골테크닉
신경근테크닉	주무르기, 쓸어주기, 명확한 직적 근막테크닉
극성	정적접촉 및 압박
롤핑, 결합조직 마사지	직접근막테크닉
지압	압박, 명확한(허혈성)압박, 스트레칭
치료적 접촉, 레이키(Reiki)	정적접촉
트래거(Trager)	흔들기, 율동적 이완가동술

어봐야 한다.

이완과 스트레스의 영향에 관한 연구

자율신경계와 골격근 사이에는 직접적인 연관은 없지만, 연구에 따르면 안정시 근육긴장의 전반적인 상승은 스트레스와 교감신경계 활성화의 영향 중 한 요소에 해당한다.[18,19] 안정시 근육의 긴장을 감소시키는 테크닉은 스트레스의 단기 및 장기적인 영향을 치료하는 데 효과적이다. 신경근테크닉, 결합조직테크닉 및 운동은 모두 골격근의 안정시 긴장수준에 영향을 미칠 수 있으므로 일정 기간 스트레스를 받은 후 고객의 신체를 항상성 상태로 되돌릴 수 있는 효율적인 방법이다.

안정시 근육긴장의 수준을 변화시켜 스트레스 효과를 해결하는 것은 마사지 테크닉을 사용하여 해결할 수 있지만 이완을 일으키는 것과는 다르다. 건강한 사람의 스트레스를 치료하고 싶다면(적어도) 다음 세 가지 결과를 달성하도록 노력해야 한다. 마사지 테크닉을 통해 고객에게 긴장을 완화하고, 골격근의 안정시 긴장수준을 낮추고, 골격근의 질과 긴장도를 개선시킨다. 운동은 종종 스트레스와 관련된 근육의 긴장에 의해 제한되는 경우가 많다. 당신이 중재를 통해서만 이완을 달성한다면 고객은 마사지 적용 전과 아무런 차이도 느끼지 못할 것이다. 그러나 고객의 안정시 근육긴장 수준과 골격근의 움직임 패턴도 개선하면 진정 효과가 더 오래 지속된다. 훌륭한 치료사는 중재를 목적으로 다른 부위의 이완을 적용하는 동안 이러한 모든 부위를 교대로 또는 동시에 다루는 마사지 테크닉을 원활하게 통합할 수 있다. 스트레스 치료에 대한 자세한 내용은 14장을 참조한다.

일관성 방식

OBM(outcome-based massage, 결과기반 마사지™) 맥락에서 **일관성**은 중재의 일관된 순서 또는 구조다. 일관성은 치료사의 명확하고 일관된 의도의 결과다. 일관성을 유지하는 것은 마사지 테크닉의 모든 순서와 관련이 있다. 그러나 15분 이상 반복되고 다양한 마사지 테크닉을 사용하여 여러 부위의 이완을 다루는 순서에서 특히 중요하다. 일관된 순서는 고객에게 마사지 테크닉 전반에 걸쳐서나 중재 후에도 전체적으로 조화와 균형이 유지된다는 느낌을 고객에게 줄 수 있다. 일관성 없는 전신순서를 상상하기 쉽다. 한쪽 다리는 격렬하고 빠르게 흔들고, 반대쪽 다리는 부드럽고 천천히 표면경찰법 하며, 팔에는 효율적이지 못한 마사지 테크닉, 허리는 근막이완, 얼굴에는 가벼운 경타법을 가한다. 일관성이 부족한 전략의 또 다른 예는 키포인트 13-3에서 설명한다.

이 장에서는 일관된 마사지 중재를 적용하는 데 도움이 될 수 있는 몇 가지 전략을 설명한다. 그 중 가장 중요한 것은 치료테이블 주변에서 흔들리지 않는 이완을 취하는 것이다. 중재의 테크닉적 내용에 상관없이 순서 전체에 걸쳐 항상 이완을 취함으로써 고객에게 일관된 태도와 접근방식을 전달한다. 중재를 일관되게 하기 위한 또 다른 전략은 치료 전반에 걸쳐 고객의 일반적인 신경을 자극하고 유지하는 것

Key Points 13-2

마사지 테크닉 중 고객의 이완을 극대화하는 방법

접촉하기 전

고객
- 휴식이 필요하고 원한다.
- 기대와 선호도를 표현한다.
- 편안해 한다.
- 횡격막을 사용하여 무리하지 않고 충분히 호흡하고 있는지 확인한다.

치료사
- 횡경막을 사용하여 충분히 호흡하는지 확인한다.
- 중재를 위한 명확한 계획을 세운다.
- 혼잣말을 하지 않고 차분한 마음을 가진다.
- 편안하고 스트레스나 통증이 없다.
- 가능한 한 환경이 조용하고 최대한 독립적인 환경을 확인한다.

적용하는 동안
- 스트로크의 속도와 리듬이 일정하게 한다.
- 각 스트로크 내의 압력 전환이 원활하게 한다.
- 한 유형의 스트로크에서 다른 유형의 스트로크로 전환이 원활하게 한다.
- 접촉은 부드럽고 조심스럽게 이루어진다.
- 의사소통은 최소화 한다.
- 고객은 자세를 바꿀 때마다 편안함을 느낀다.

절대 서두르거나 급하지 않도록 주의한다. 접촉 후 10~60분간 휴식시간을 가진다.

이다. 일반적으로 기대하는 반응은 이완이다. 마사지 테크닉의 일관성을 높이는 세 번째 방법은 동일한 형태의 **일반적인 테크닉**(촉진 스트로크 및 반복적인 스트로크)를 사용하여 중재 중에 고객신체의 모든 부위를 터치하는 것이다. 중재하는 동안 일정한 간격을 두고 동일한 테크닉을 다시 사용하면 순서에 감각적인 규칙성을 적용하여 고객을 이완하게 할 수 있다. 일반적인 스트로크로 짧은 시간이라도 고객의 신체의 모든 부위를 터치할 때 고객의 요구를 단순히 질병이나 장애의 관점이 아닌 사람 중심으로 고려하고 있다는 감각이 극대화 된다. 이것은 고객이 장기간에 걸쳐 통증과 신체적 장애를 경험했을 때 결정적으로 중요한 경우가 많다. 그럼에도 불구하고 중요한 것은 고객의 신체의 어느 부분을 터치하는가가 아니라 어떻게 터치하는지이다. 마사지 테크닉을 너무 많이 사용하면 마사지의 속도, 압력 및 촉각의 초점이 크게 바뀌어서 무의식적으로 일관성이 떨어질 수 있다. 다음 목록은 마사지 테크닉의 전신 순서의 일관성을 높이는 전략이 요약되어 있다.

마사지 테크닉이 진행되는 동안 철저하고 반복적으로 이완한다.

- 소수의 결과를 선택하고 이를 고수한다.
- 고객의 일반적인 신경질적인 반응을 목표로 한다(즉, 진정 또는 각성).
- 모든 부위에서 동일한 구성의 일반 테크닉을 사용한다.

Key Points 13-3

불쾌한 실험: 일관성 없는 마사지 테크닉의 순서

시간: 약 20분 정도 소요된다. 엎드린자세 또는 누운자세로 준비한다.

- 상반되는 의도를 가진 마사지 테크닉을 선택한다.
- 속도, 리듬, 압력을 무작위로 빠르게 변화시킨다.
- 부위별 전환을 임의로 한다.
- 자세 무시하기: 조절할 수 없을 정도로 구부정하게 구부리거나 기울어지게 한다.
- 마음속에 떠오르는 것이 무엇이든 고객에게 이야기한다.

테이블 위에 있는 사람에게 잊을 수 없는 기억을 전달하는 데는 일반적으로 5분도 채 걸리지 않는다. 고객이 움직임을 멈추면 진정 효과가 있는 마사지 테크닉을 사용하여 항상성을 되찾게 해준다.

- 모든 부위에서 일관된 리듬을 유지한다.
- 가능한 한 모든 마사지 테크닉에서 비슷한 리듬을 유지한다.
- 모든 부위에서 유사한(동일할 필요는 없음) 마사지 테크닉을 사용한다.
- 다양한 감각이 포함된 순서에 과부하가 걸리지 않도록 주의한다.

마사지 종사자는 표 13-5에 나열된 다양한 마사지 관련 접근방식에 대한 유능한 치료사가 적용하는 법을 경험하거나 관찰하는 것이 현명하다.

그들의 마사지 적용방법은 일관성을 높이기 위해 여러 가지 전략을 능숙하게 보인다.

마사지 테크닉의 전신 순서에 대한 학생 실습

마사지 초보자는 일반적 원칙에 따라 다양한 마사지 테크닉 (주로 신경근)을 통합하는 잘 구성되고 일관되며 일반적인 루틴을 가르치는 것은 매우 일반적이다. 이 접근법에는 좋은 점과 나쁜 점이 모두 있다.

루틴을 배우는 동안 학생들은 무의식적으로 바른 원칙을 흡수한다. 이와 반대로, 학생들은 종종 테크닉을 배울 때 경직되고 이후의 임상실습(clinical practice)에서 안 좋은 영향을 미칠 수 있고 재훈련하기가 매우 어렵다.

일반적으로 초보자에게는 다양한 결과를 다루고 15분, 30분, 45분, 60분 세션과 같은 다양하지만 일관된 전신 순서를 설계하고 연습하는 것이 좋다. 이 방법은 유연한 사고를 길러주고 좋은 치료의 특징인 전인적 치료에 중점을 두지 않으면서 시간이 많이 소요되는 임상문제를 처리할 수 있도록 준비시켜 준다.

철저한 교육을 통해 학생들은 각 순서의 특징과 적용시간을 엄격하게 준수하면서 다양한 마사지 테크닉 순서를 적용할 수 있다. 우리는 학생들에게 특정한 "스타일"을 조기에 개발하지 않도록 경고한다. 이것은 종종 테크닉적 한계를 느껴 포기하거나 개인 취향이 들어가기 때문이다. 다양한 마사지 스타일을 익히고 선택한 결과가 특정한 OBM(outcome-based massage, 결과기반 마사지™) 중재를 어떻게 해결하는지 이해하는 것이 더 중요하다.

결론

마사지 테크닉을 설계하고 적용하는 원리와 원칙을 숙지하는 것은 치료사의 마사지 교육에 있어 중요한 요소다.

순서가 국소적이든 전신적이든 치료사는 구조화되고 결과를 기반으로 순서를 설계해야 하며, 사용하는 테크닉의 목적과 고객의 요구사항에 대한 이해를 반영해야 한다. 순서는 치료사가 특정한 순서에서 마사지 테크닉을 결합하는 이유를 설명하는 **설계원칙**과도 일치해야 한다. 중재가 어떻게 시작되고, 진행되고, 종료되는지, 시간과 장소의 제약이 치료과정에 어떻게 영향을 미치는지. 또한, 마사지를 적용하는 동안 치료사는 일관성을 극대화하고 고객의 마사지 경험의 질을 향상시키는 전략을 통합해야 한다.

실습

참고: 이 섹션에는 마사지 테크닉 순서의 예와 이 장에서 소개하는 마사지 테크닉 순서 중 일부를 사용하는 방법을 보여주는 지침이 포함되어 있다. 치료사는 이러한 원칙을 사용하여 고객의 요구를 충족시키는 순서를 설계할 수 있다. 고객을 감싸고, 옷을 벗기고, 접촉하는 방법을 결정할 때 자신의 직업과 관련된 실무지침, 규정 및 법률을 참조하고 준수하는 것이 좋다(예는 6장 참조).

마사지 테크닉의 부위별 순서설계

다음 순서는 마사지 테크닉 순서를 설계하는 적용에 대한 학생과 초보치료사를 안내하기 위한 질문과 지침이 포함된 몇 가지 간단한 예가 포함되어 있다. 이 예시들은 생각했을 때 유일한 순서가 아니다. 이 단원에서는 이 장에서 설명하는 지침을 어떻게 적용할 수 있는지를 보여준다.

등에 대한 국소부위 순서의 예[2,5]

목적

허리 관절가동화 테크닉 및 안정화 운동을 위한 준비; 고객은 옷을 벗을 필요는 없다.

결과

등 근육 전체의 안정시 긴장도 감소 및 근육신장성 증가

시간

10분

일반적인 테크닉의 구성

광범위한 압박

마사지 테크닉 및 적용순서

1. 엎드린자세를 취하고 손바닥을 사용하여 광범위한 압박을 체계적으로 가한다. 고객의 등 위쪽부터 둔부까지 양측에 적용한다.
2. 30초 동안 또는 조직이 부드러워지는 느낌이 들 때까지 계속 압박을 유지한다.
3. 고객에게 깊이 호흡을 하도록 시킨다.
4. 극돌기에 직접적인 압력이 가해지지 않도록 아래팔로 고객의 허리부위를 한 쪽씩 압박한다.
5. 두 주먹으로 중둔근을 압박한다.
6. 양쪽 엄지손가락으로 특정한 압박을 적용한다. 척주기립근과 중둔근의 가장 팽팽한 부분에 적용 한다. 시간이 허용하는 한 이것을 유지한다.
7. 고객의 등부터 둔근까지 손바닥 압박을 가하여 마무리 한다.

하지에 대한 국소부위 순서의 예[2,5,9]

목적

관절놀이/가동테크닉(joint play/mobilization techniques), 무릎 근육조직의 강한 스트레칭 및 가동범위운동을 위한 수술 후(예: 무릎관절 전치환술 및 인대 재건술) 치료준비. 고객이 옷을 벗을 필요는 없다.

결과

정맥환류량 증가, 부종감소, 근육신장성 증가, 안정시 근긴장도 감소 및 통증 감소.

시간

10분

일반적인 테크닉의 구성

광범위한 압박

마사지 테크닉 및 적용순서

1. 고객의 허벅지를 최소 30° 올리고 무릎을 관절이 열린자세로 바로누운자세를 취한다.
2. 횡경막 호흡을 시킨다.
3. 고객의 날숨과 동시에 상부 흉부에 손바닥 압박을 여러 번 적용한다.
4. 그림 9-8에 설명된 것과 유사한 순서에 따라 서혜부에서 시작하여 고객의 허용범위에 맞춰 적당한 압력으로 광범위한 압박을 가한다.
5. 고객 무릎 근처의 압력을 줄인다. 부종이 있거나 고객이 통증이 증가하는 경우에는 이 테크닉을 적용하지 않는다.
6. 시간이 허용하는 한 위 순서를 반복한다. 허벅지 중앙에서 외측 허벅지로, 특히 내측 허벅지에 초점을 맞춘다.
7. 붓기가 고객의 무릎 뒤쪽이 아닌 전방 표면에만 있는 경우, 근위부에서 원위부, 근위부까지 동일한 패턴을 반복적으로 종아리 근위부에서 원위부로 부드럽게 근육을 쥐어짠다. (정맥환류 및 근위-원위-근위 순서에 대한 이전 참고사항을 참조)
8. 고객의 다리 전체를 가볍게 쓰다듬는 것으로 마무리한다.

목에 대한 국소부위 순서의 예[2,5]

목적

목통증이 있고 가동범위가 감소 된 고객을 위한 관절가동 테크닉, 안정화 및 자세인지 운동을 상호보완한다. 고객은 옷을 벗을 필요는 없지만, 옷을 입고 있는 경우엔 목에 적용 시 제한이 될 수 있다. 이러한 제한을 인지하고 상부 승모근에만 초점을 맞춰 치료하는 것을 피한다.

결과

과자극성 진통, 유발점 활동의 감소 및 골격근의 안정 시 장력 감소

시간

10분

일반적인 테크닉의 구성

표면경찰법

마사지 테크닉 및 적용순서

1. 고객은 바로누운상태에서 고객의 목 부위를 최대한 노출 시킨다.
2. 소량의 색소가 없는 로션을 사용하여 양측으로 표면 경찰법을 실시한 후 고객의 목 뒤쪽과 외측 한 방향으로 적용한다. 고객의 근육을 반복적으로 적용하기 위해 스트리핑(stripping)을 반복할 때 마다 깊이를 시킨다.
3. 목의 측면과 후면에 광범위한 접촉 직접근막테크닉을 여러 번 실시한다.

참고: 근막테크닉은 오일/로션없이 하는 것이 가장 좋다. 이 단계가 포함된 경우, 로션을 제거하여 효율적인 방법으로 먼저 실시한다.

4. 흉쇄유돌근은 한 번에 한 쪽씩 집어 올린다.
5. 고객의 목을 중립 및 회전시킨 상태에서 손가락 끝과 엄지손가락으로 목의 앞쪽 근육과 뒤쪽 근육을 주무른다.
6. 통증유발점을 치료하기 위해 시간이 허락하는 한 무찰법이나 허혈성 압박을 사용하고 적절한 스트레칭을 수행한다.
7. 표면유날법으로 마무리한다. 고객의 상태와 경험이 많은 치료사일 경우 고객의 후두부를 양손으로 잡고 목을 가장 부드럽게 견인한다.

상지에 대한 국소부위 순서의 예

목적

관절가동 테크닉, 전기치료 모달리티 및 외측 또는 내측

상과염 고객을 위한 운동치료를 보완한다. 고객은 옷을 벗을 필요가 없다.

결과

과자극성 진통, 결합조직 움직임 증가, 골격근의 안정시 장력 감소, 콜라겐 섬유 재형성 증가

시간

10분

일반적인 테크닉의 구성

근막이완

마사지 테크닉 및 적용순서

1. 고객은 바로누운상태에서 근막이완 팔 당기기부터 시작한다.
2. 전면 삼각근, 이두근 및 아래팔의 전체 신전근 그룹에 중점적으로 근막이완을 적용한다.
3. 고객이 견딜 수 있는 최대의 압력으로 팔과 아래팔의 모든 근육에 광범위한 압박과 근육을 쥐어짠다.
4. 소량의 로션을 사용하여 고객의 손목 신전근에 무찰법을 적용한다. 시간이 허용하는 한 손목 굴곡근에도 무찰법을 적용한다.
5. 힘줄의 가장 불편한 압통점에 1~2분간 마찰을 가한다.
6. 양쪽 팔에 근육을 쥐어짜기와 광범위한 압박을 가한다.
7. 양쪽 팔을 당긴 다음 목 견인으로 마무리한다.

복부에 대한 국소부위 순서의 예[2,5,20]

주의

이 순서를 연습할 때, 월경 직전이나 월경 중에는 강하게 복부 압력을 가하는 것이 민감하고 국소 울혈로 인해 치료사의 촉진 감각이 떨어지기 때문에 바람직하지 않다는 점을 기억한다. 월경 중 가벼운 복부 마사지도 월경의 흐름과 기간을 바꿀 수 있다. 금기사항 및 주의사항에 대한 자세한 내용은 5장을 참조한다.

결과

복부근육조직 전반에 걸쳐 자극된 연동 운동, 이완 및 안정 시 장력 감소

시간

20~30분

일반적인 테크닉의 구성

표면경찰법

마사지 테크닉 및 적용순서

1. 배꼽과 후두부에 정적접촉을 한다.
2. 시계 방향으로 원을 그리며 복부를 표면적으로 쓰다듬는다.
3. 시계방향 원을 그리며 표면에서 심부로 진행되는 경찰법을 적용한다.
4. 복부 전체를 쥐고, 들어올리고, 손바닥으로 주무르는 동작을 적용한다.
5. 복부근육에 대한 특정한 주무르기 및 무찰법(힘을 골격근에 국한시키기 위해 강한 수평 요소 – 강한 전단력이 있는 한 적당한 압력을 사용할 수 있음)을 적용한다.
6. 무릎을 구부린 자세로 당겨 복벽을 느슨하게 한다.
7. S상 결장에서 회맹판까지 **역행** 순서로 특정한 심부 압박을 가한다.
8. 손바닥 주무르기를 한다.
9. 짜기를 적용한다.
10. 큰 진폭의 진정작용을 위한 흔들기 적용한다.
11. 앞 뒤로 흔든다.
12. 배꼽과 후두부의 정적접촉을 한다.

속도를 천천히 움직임을 리드미컬하게 만든다.

각 마사지 테크닉을 1~2분 동안 적용한다. 표면에 경찰법을 적용하고 새로운 마사지 테크닉을 추가하기 전에 몇 번 스트로크(stroke)를 하고 표면경찰법으로 돌아온다. 필요에 따라 외측으로 전환한다. 특정한 심부 원위압박의 적용 및 해제는 매우 천천히 적용 하며 치료사는 고객의 편안함을 유지하기 위해 세심한 주의를 기울여야 한다. 문헌에서는 복부 마사지가 연동운동에 반사적 또는 역학적효과를 초래할 수 있음을 시사한다.[15,16] 마사지 테크닉을 광범위하게 사용하는

치료사는 복부 마사지가 결장의 배설을 촉진한다는 일반적인 인식을 가지고 있다. 그럼에도 불구하고, 연동운동 자체의 신경조절은 복잡하기 때문에 이것이 발생하는 메커니즘에 대한 의견은 다양하다. 다음 테크닉은 연동 운동을 촉진할 수 있다.

1. 복벽에 적용되는 표면반사테크닉
2. 복벽의 골격근 긴장도를 감소시키고 체성 내장 반사를 통해 장의 흐름에 영향을 미치는 비특이적 신경근 테크닉
3. 내장을 기계적으로 스트레칭하여 장 평활근의 반사 수축을 일으키는 심부마사지 테크닉
4. 결장의 흐름방향에 따라 기계적으로 움직임을 보조하는 심부특수 마사지 테크닉

이러한 네 가지 가능한 메커니즘에 대해 일반적으로 적용하는 것은 스트리핑(stripping)과 같은 가벼운 마사지 테크닉을 적용하는 것이다. 신경근테크닉과 결합조직테크닉은 치료 하는 근육 섬유의 방향에 따라 또는 스트로크(stroke)가 결장의 흐름을 직접적으로 방해하지 않는 한 복부조직을 효과적으로 늘리는 방법으로 적용할 수 있다. 마지막으로, S상 결장에서 회맹판까지 역행 순서로 연동되는 방향으로 압력을 가해 장 내용물을 결장 위로 이동시키는 심부마사지 테크닉을 적용한다.[1,2,5] 마지막 메커니즘은 다음을 전제로 한다. 복벽을 형성하는 골격근이 충분히 이완되어 있기 때문에 테크닉의 압력이 내장에 물리적으로 작용한다. 일반화된 **부교감신경** 반응을 촉진하는 것은 연동운동을 촉진하는 비특이적 방법이라는 것을 기억하는 것이 중요하다. 이 방법은 어떤 부위에서든 적용할 수 있다.

추가 실습

1. 시트를 사용하는 것과 동일한 목표로 20분 복부 순서를 설계하고 연습한다.
2. 고객이 옆으로 누워 있는 상태에서 한쪽 또는 양쪽에서 수행하는 유사한 복부 순서를 설계하고 연습한다.
3. 고객이 엎드린 상태에서 치료를 어떻게 잘할 수 있었습니까? 예를 들어, 허리 비틀기가 무엇을 얻을 수 있는지 생각해 본다.

다리에 대한 국소부위 순서의 예[2,5,9]

결과

림프계와 이완 상태를 유지하면서 다리에서 **림프환류** 증가

제한

활석, 옥수수 전분 또는 분필을 사용하여 피부에 직접 투여한다.

시간

20~30분

일반적인 테크닉의 구성

표면 or 심부경찰법

마사지 테크닉의 적용순서

1. 고객이 바로누운자세로 다리를 30°~45° 올린다.
2. 고객에게 깊은 횡격막 호흡을 시킨다.
3. 늑골상단에 리드미컬하게 손바닥으로 2~3분간 압박을 가한다.
4. 환측다리 전체에 표면경찰법을 적용한다.
5. 표면림프 테크닉을 대퇴 근위부에서 시작하여 발에 도달할 때까지 새로운 스트로크(stroke)를 점진적으로 원위부에서 반복한다(위의 순서를 반복한다).
6. 심부경찰법을 적용한다.
7. 5단계의 림프 테크닉에 사용된 것과 유사한 패턴으로 구심적으로 움직이는 손바닥 압박을 가한다(즉, 발에 도달할 때까지 원위부에서 시작해서 반복적으로 각각의 새로운 근위부에서 원위부로 적용한다). (위 순서를 반복한다.)
8. 고관절부터 발목까지 진행하면서 모든 관절에 대해 수동적이고 편안한 움직임을 사용한다.
9. 표면경찰법을 적용한다.

이 순서에서는 몇 가지 마사지 테크닉만 사용하지만 이를 반복해야 한다. 체액이 이동할 때 높은 빈도로 반복이 해야 한다. 또한, 반복적인 리듬은 진정에 도움이 된다. 여기에서는 두 가지 일반적인 마사지 테크닉이 사용된다는 점에 유

의해야 한다. 표면경찰법은 표면림프 테크닉과 함께 사용되는 반면, 심부경찰법은 압박과 함께 사용된다. 이 순서를 사용하면 발목**염좌**, 대퇴사두근 **타박상** 또는 햄스트링 **염좌**와 같이 다리의 어느 곳에서나 국소부위의 외상성 부종을 감소할 수 있다. 이를 위해서는 몇 가지 수정이 필요하다. 급성조직 손상부위를 피하고, 이 부위 주변의 압력을 줄이고, 울혈이 있는 부위로 체액을 밀어내는 것을 피하고, 고객의 통증이 유발되지 않는 부분에서만 수동적 움직임을 수행한다.

추가 실습

1. 오일을 윤활제로 사용하는 마사지 테크닉과 동일한 장애를 어떻게 해결할지? 윤활유를 사용하지 않고 어떻게 이것을 할 수 있을지?
2. 흉부의 지정된 부위를 동측 겨드랑이 방향으로 환류하는 유사한 순서를 설계하고 연습한다.
3. 고객의 발목 부위에 기계적 테크닉을 적용하는 것이 금기사항이라면 순서는 어떻게 바뀌는지?
4. 종아리 뒤쪽 부종(예: 급성 종아리 타박상 또는 아킬레스건 파열)을 해결하기 위해 순서가 어떻게 바뀌는지?
5. 다른 근위 부분이나 반대편 다리를 포함하도록 순서를 변경해야 하는지?

목, 머리, 얼굴부위 순서의 예[2,5]

결과

과자극 진통, 통증유발점 감소, 골격근의 안정시 장력 감소, 가동범위 증가, 이완

제한

윤활유 없음

시간

20~30분

일반적인 테크닉의 구성

손바닥 압박

마사지 테크닉 및 적용순서

바로누운자세

1. 손바닥 스트리핑(stripping)
2. 목 위쪽부터 쇄골까지 손바닥 압박을 한쪽에서 실시한 후 머리까지 손바닥 압박(머리를 반대쪽으로 회전시킨 후 반복)
3. 목근육을 쥐어짠다.
4. 척추 양쪽과 후두하 근육을 특정한 압박한 후 적절한 스트레칭을 실시한다.
5. 상부승모근 및 흉쇄유돌근 통증유발점 부위에 대한 특정한 압박(흉쇄유돌근에는 집게 압박 사용)한 후 적절한 스트레칭 한다.
6. 손가락 끝으로 얼굴을 부드럽게 주무르고, 두피는 강하게 손가락 끝으로 주무른다.
7. 두피에 짧은 스트로크(stroke)를 가하는 손가락 근막 테크닉
8. 목 위쪽부터 겨드랑이 방향으로 여러번 손바닥을 부드럽게 압박(compression)한다.
9. 손바닥과 손가락 끝으로 표면 전체를 쓰다듬는다.

각 항목은 2~4분 정도 소요된다. 고객의 머리를 자주 회전시키고, 필요한 경우 작은 베개로 고객의 목을 받쳐 편안하게 해준다. 새로운 마사지 테크닉 사이에 목 위쪽부터 겨드랑이까지 손바닥 압박 적용으로 돌아간다. 약간의 변화된 순서는 근육긴장이나 통증유발점이나 긴장성두통의 많은 경우에 효과적이다.

등에 대한 국소부위 순서의 예[2,5]

결과

등 근육 전체의 안정 시 긴장감소, 근육신장성 증가, 척추관절 및 흉곽의 가동성 증가, 통증 감소 및 이완

시간

20~40분

일반적인 테크닉의 구성

표면 or 심부경찰법

마사지 테크닉 및 적용순서

1. 천골과 후두부에 정적접촉
2. 척추 아래를 따라 손바닥으로 표면을 쓰다듬는다.
3. 표면에서 심부로 진행되는 경찰법
4. 등 전체에 짜기, 집어 올리고, 손바닥으로 주무른다.
5. 전완을 이용한 심부경찰법(effleurage). 손가락과 엄지 손가락을 이용해 척주기립근을 주무른다.
6. 팔꿈치로 척주기립근을 따라 스트리핑(stripping) 적용
7. 척주기립근을 따라 양측에 특정한 압박 – 위치 당 20초씩 10번 적용
8. 손바닥 주무르기
9. 짜기
10. 표면 손바닥 쓰다듬기, 점진적으로 느려지게 적용
11. 천골과 후두부의 정적접촉

천천히 적용하고 움직임을 리드미컬하게 만든다.

각 마사지 테크닉을 1~2분 동안 적용한다. 표면경찰법을 적용한 후 새로운 테크닉을 추가하기 전에 여러 번 스트로크(stroke)로 다시 돌아간다. 몇 분마다 측면으로 전환한다. 전환하기 전에 고객의 등 한쪽에 모든 마사지 테크닉을 수행하면 근육 불균형이 증가 될 수 있다. 단순히 접촉을 중단하고 테이블을 이동해 다시 시작한다. 치료사는 장기간의 침상 안정과 관련된 허리통증이나 압박감이 있는 고객, 만성기 척주기립근의 긴장 및 요추 후관절 장애에 대해 이러한 유형의 절차를 사용할 수 있다.

추가 실습

1. 이 순서를 적용한 후 고관절 신전근을 다루어야 하는 이유는 무엇인지? 이를 포함하도록 순서를 어떻게 변경할지?
2. 비슷한 목적과 테크닉에 대해 이 루틴을 다른 부위에 어떻게 적용 할 것인지? 비슷한 시간 간격으로 여러 가지를 연습한다.
3. 비슷한 결과인 경우 옷을 입은 고객에게 선택한 마사지 테크닉은 어떻게 다른지? 이러한 제한 사항을 염두에 두고 등 부위 순서를 설계하고 연습한다.
4. 중재에 사용할 수 있는 시간이 15분밖에 없다면 이 순서를 어떻게 변경할지? 10분밖에 없다면?

어깨에 대한 국소 부위 순서의 예

결과

골격근의 **안정 시 장력** 감소, 표면근막층의 분리 및 이완, **근육성능** 향상(2차), 관절가동성 증가

제한

최소한의 윤활제 사용

시간

30분 이상(양쪽 어깨 운동)

일반적인 테크닉의 구성

관절놀이/가동테크닉(joint play/mobilization techniques)

마사지 테크닉 및 적용순서

1. 관절놀이/가동테크닉(Joint play/mobilization techniques)
2. 일반적이고 광범위하게 접촉하는 신경근테크닉(압박 및 짜기)
3. 근막이완 팔을 견갑상완 범위 내에 중립에서 완전 외전까지 당긴다.
4. 광범위하게 접촉하고 천천히 능동적으로 팔과 어깨 움직임을 결합한 일반적인 직접근막테크닉
5. 회전근개 근육에 스트리핑(stripping) 후 관련 스트레칭을 실시한다.
6. 관절놀이/가동테크닉(joint play/mobilization techniques)

추가적으로

고객은 누운자세와 엎드린자세로 테크닉을 적용하는 순서로 나누거나 옆으로 누운상태(양쪽)에서 전체 순서를 적용한다.

흉곽 중앙부터 후두부, 팔꿈치 원위부까지 모든 마사지 테크닉을 적용한다. 견갑상완관절과 견갑골 관절로 움직임을 일으키는 모든 근육을 포함한다. 최소한의 윤활유를 사용한다. 그렇지 않으면 결합조직에 적용시 미끄러짐이 잘 발생하지 않는다. 반복적으로 리드미컬한 움직임을 이용해 자극적인지 강도는 적당한지 확인한다. 양쪽 어깨는 부위가 다르지만 동일한 시간이 걸린다. 일반적으로 고객의 우성측 어

깨는 앞쪽으로 더 긴장되어 있고, 비우성측 어깨는 뒤쪽으로 더 긴장되어 있다. 한쪽 측면이 치료되면 고객을 테이블에서 내리고 양쪽 어깨의 움직임 범위와 정도를 비교한다. 양쪽 어깨를 치료한 후 일반적인 스트레칭, 근막이완 및 견인을 사용하여 목을 치료하는 데 최소 5분간 적용한다. 이것은 **관절낭 제한**에 대해 허용 가능한 중재가 된다. 고객에게 **유착성관절낭염**이 있는 경우, 스트리핑(stripping) 후에 통증유발점 치료(특히 견갑하근, 연관된 힘줄에 대한 관절놀이/가동테크닉(joint play/mobilization techniques)를 추가할 수 있다.[1,11]

광범위한 마사지 테크닉 순서설계

이 섹션의 순서는 모든 부위에서 동일한 결과를 만들고 부위마다 동일한 시간을 분배한다.

옷을 벗지 않을 때 스트레스에 대한 전신 순서의 예

결과

이완, 불안(**코티솔** 수치) 감소, 면역기능개선, 골격근의 안정시 긴장감소

제한

고객은 옷을 입고 있다.

부위 순서

엎드린자세, 머리/가슴부터 발까지

시간

모든 부위에서 20, 40, 60분

일반적인 테크닉의 구성

흔들기, 광범위한 압박

마사지 테크닉 및 적용순서

엎드린자세로 시작하고 다음 마사지 테크닉을 적용한다. 각 부위에서 이 순서대로:

1. 정적접촉
2. 흔들기
3. 부위 전체에 걸쳐 광범위한 압박(가슴에 대한 적용을 고객의 호기와 함께 적용 할 수 있음)
4. 근육긴장이 더 높은 부위에서는 광범위한 압박과 특정한 압박을 번갈아 적용한다.
5. 흔들기와 이완으로 압박을 분산시킨다.
6. 흔들기와 정적접촉으로 돌아가서 각 부위를 마무리한다.

압박을 더 많이 사용할수록(특히 국소적인 경우) 고객의 안정 시 근육긴장이 더 많이 감소한다. 포함할 수 있는 특정한 압박의 비중은 제한적이지만 20분이라는 짧은 간격으로 모든 부위를 다루는 방법을 적용하는 것이 가능하고 효율적이다. 이때 절차의 시간보다는 순서의 특성이 일정하게 유지되는지 확인한다. 중재할 시간이 짧을 때 각각의 테크닉에 적용하는 속도를 높이지 않는다. 대신, 반복 횟수를 줄이고 보다 일반적인 테크닉을 사용한다. 이 순서는 시간을 단축하는 데 효과적이다.

스트레스의 영향. 불안과 스트레스가 천식, 발작, 섬유성근육통 또는 만성 편타성 외상과 같은 임상질환의 주요증상을 악화시키는 경우에는 이를 장기적인 중재에 포함 시킬 수 있다.

추가 실습

1. 스트리핑(stripping)과 근육 압박을 이 순서에 어디에 포함 시킬지?
2. 윤활제를 사용하여 동일한 목적을 달성하는 순서를 설계하고 수행한다.
3. 고객이 옆으로 누운자세(즉, 왼쪽으로 누운 다음 오른쪽으로 누운자세)로 이 운동의 자세를 설계하고 적용한다.

가동범위를 늘리기 위한 전신 순서의 예

결과

일반화된 관절가동성 및 이완 증가

제한

윤활제 없음

시간

모든 부위에서 30, 45, 60분

부위 순서

다양한 적용이 가능: 등, 목, 골반 부위를 최소 15분 안에 마무리

일반적인 테크닉의 구성

선택해서 적용

부위별 마사지 테크닉 및 적용순서

1. 넓은 접촉으로 직접근막테크닉을 1~2회 적용한다.
2. 손을 넓게 벌리고 근막 스트레칭을 1회 적용한다.
3. 관련된 관절을 스트레칭 한다(손과 발을 하나의 단위로 스트레칭).

이 순서는 격렬한 신체 활동 후 다음날 전신 경직을 호소하는 건강한 사람에게 이 순서를 사용할 수 있다. 60분이면 한 관절의 가동범위에 뚜렷한 문제가 없는 한 15~20개의 국소부위를 일정하게 치료할 수 있다. 선택한 마사지 테크닉은 고객의 조직에서 점탄성 반응이 일어나기까지 시간이 필요하기 때문에 천천히 적용하고 압력은 적당해야 한다. 이완의 정도와 그 결과로 나타나는 한 부위의 가동범위 증가는 한 부위나 두 부위에 집중하여 치료할 때 얻을 수 있는 결과보다는 효과적이지 못하다. 그럼에도 불구하고 우리는 보상작용이 빠르게 발생할 수 있기 때문에 결합조직테크닉을 한 관절 주위에만 집중하지 말라고 조언한다.

추가 실습

1. 고객이 옆으로 누운자세로 이 운동을 적용한다. 시작하기 전에 포지셔닝과 관련된 어려움을 예측하고 처리한다.

전신 자극 순서의 예

결과

전신 **자극**, 인지능력 증가, 안정시 근육긴장의 감소 및 이완 증가

제한

윤활제 없음

시간

모든 부위에서 20분 또는 40분

부위 순서

똑바로누운자세와 엎드린자세, 머리부터 발까지

일반 테크닉의 구성

강한 진동

부위별 마사지 테크닉 및 적용순서

1. 강한 진동
2. 흔들기
3. 빠르고 리드미컬한 손바닥 압박 및 근육 쥐어짜기(초당 1~2회)
4. 가볍게 치기
5. 손가락 끝으로 스트리핑(마지막 마사지 테크닉에 소요되는 시간을 제한한다. 그렇지 않으면 효과가 고객에게 너무 자극적일 수 있다.)

이 순서는 경기 전 스포츠 마사지 테크닉과 유사한 특성을 가지고 있으며 일시적으로 무기력과 피로를 일시적으로 완화하는 데 사용할 수 있다. 템포가 빠르고 상대적으로 시간이 짧기 때문에 신경근테크닉(3단계)은 근육의 표면 아래까지 깊게 들어갈 수 없다.

추가 실습

1. 시합 전 스포츠 상황에 맞는 마사지 테크닉과 템포 선택에 대한 개요를 설명하고 근거를 제시한다.
2. 동일한 치료결과와 기간에 대해 윤활제를 사용한다면 순서를 어떻게 바꾸겠는지?
3. 반복시간을 짧게 하면서 고객에게 마사지가 **일관성** 있게 느껴지도록 할 수 있는지?

통증을 완화하고 관절 범위를 유지하기 위한 부드러운 전신 순서의 예

결과

관절가동성과 건강한 상태유지, 관절낭 인대제한 예방, 림프순환 증가, 진통, 이완 및 감각자극

제한

없음

시간

전 부위(전신) 30~40분

부위 순서

누운자세에서 엎드린자세, 머리/가슴이 사지를 향함(즉, 근위부에서 원위부로)

일반 테크닉의 구성

각 부위별 표면 피부마사지 테크닉 및 적용순서

1. 중재 초기에 횡격막과 늑골 분절을 모두 사용하여 완전한 호흡을 시킨다.
2. 표면근육층을 적용하기 위해 더 깊게 표면경찰법 적용
3. 부드럽게 짜기 및 비특이적 주무르기
4. 부드러운 리드미컬한 가동성과 흔들기
5. 수동적이고 편안한 움직임(심한 압박 없음)
6. 반복적으로 돌아가고 표면경찰법으로 끝낸다.

이 순서는 비염증 단계의 류마티스관절염 치료에 관습적으로 권장되는 순서와 유사하다.[20] 특히 이 순서는 고객의 피로를 방지하기 위해 상대적으로 짧다.

"목, 머리, 얼굴의 부위별 순서" 섹션에서와 같이 시간 제약으로 인해 마사지 테크닉의 한계가 있다.

추가 실습

1. 가동범위 감소와 손의 경직에 대한 불만을 해결하기 위해 순서를 어떻게 변경할 수 있는지?
2. 핫팩 사용을 이 순서에 어떻게 통합할 수 있는지?
3. 이 과정에서 고객이 잠들면 어떤 마사지 테크닉(부드럽게 적용)을 사용하여 고객을 깨울 수 있는지?

일반적인 이완을 위한 전신 순서의 예

결과

이완 증가, 면역 기능개선, 골격근의 안정 시 장력 감소

시간

모든 부위(전신) 60분

부위 순서

똑바로누운자세, 머리/가슴부터 발까지

일반 테크닉의 구성

광범위한 압박, 흔들기

부위별 마사지 테크닉 및 적용순서

1. 리드미컬한 흔들기
2. 경찰법 같은 표면쓰다듬기
3. 유날법(petrissage)
4. 특정한 압박
5. 부드러운 수동 스트레칭
6. 각 부위를 두드리기(tapping, 부드러운 자극) 또는 흔들기 및 정적접촉(이완)으로 마무리

추가 실습

1. 이완을 위한 마사지를 두드리기(tapping)와 같이 자극적인 스트로크로 끝내는 것의 장점과 단점을 간략하게 설명한다. 이 스트로크를 사용하여 고객의 전반적인 이완이 깨지지 않으려면 어떻게 해야 하는지?
2. 각 부위 마무리를 위한 스트로크 대체 방법을 제안한다.

복습

핵심요점

1. 마사지 테크닉은 중재 또는 중재의 일부를 구성하는 구조화된 결과기반의 마사지 테크닉이다.
2. 마사지 테크닉을 설계하는 데에는 5단계가 있다. 임상소견를 찾고 결과를 요약한다.

치료테크닉 선택; 마사지 테크닉 순서의 범위와 기간을 지정한다.

일반적인 마사지 테크닉 구성을 선택, 그리고 원칙에 따라 선택한 마사지 테크닉의 순서를 정한다.

3. 두 가지 이유로 특정한 마사지 테크닉보다 일반적인 마사지 테크닉을 적용해야 한다. 첫째, 이 접근방식을 통해 국소 문제의 광범위한 징후를 평가할 수 있다. 둘째, 일반적인 마사지 테크닉을 사용하여 고객의 각성수준에 영향을 미칠 수 있다.
4. 심부마사지 전에 표면 마사지 테크닉을 적용한다. 표면 마사지 테크닉은 고객의 신체표면 구조에 영향을 미치는 반면, 심부마사지 테크닉은 표면조직 깊숙이 있는 조직층에 영향을 준다. 적용하는 마사지 테크닉의 적당한 깊이는 고객의 임상상태에 따라 달라진다.
5. 실제로는 일반적인 방법에서 특정한 방법, 일반적인 방법으로, 표면에서 심부, 표면으로의 전환을 동시에 적용한다. 즉, 넓은 부위에 걸쳐 표면조직을 연결하는 일반적인 테크닉으로 마사지 테크닉을 시작한 다음 국소부위에서 더 심부조직을 연결하는 특정한 테크닉으로 적용한다.
6. 림프 또는 정맥환류를 특별히 향상시키려는 경우 다음 원칙을 따른다. 가능하면 구심성 압력과 중력의 도움을 사용한다. 근위부에서 원위부로 진행하고 근위부로 돌아가는 것을 반복한다. 근위부 근육그룹의 이완을 극대화한다.
7. 치료할 부위의 주변부부터 중심부까지 마사지 테크닉을 적용한다. 이 방법을 사용하면 치료하는 부위에서 멀리 떨어진 부위에 발생할 수 있는 관련 조직변화를 촉진할 수 있다.
8. 신경근 또는 결합조직테크닉을 사용할 때 고객의 근막시스템에 불균형이 발생하는 것을 방지하기 위해 주동근, 길항근 및 협력근 그룹을 조절한다.
9. 가장 간단한 형태의 전신마사지 테크닉 절차는 단순히 선택한 순서에 따라 적용되고 몸 전체를 덮는 전신의 절차다.
10. 고객의 모든 부위를 포함시키는 방법은 "웰니스 마사지"(일반적인 전신이완 마사지)에서 일반적이다. 중재시 제외되는 부위는 사회적 규범, 숙련도 및 고객의 선호도에 따라 달라진다.

임상사례: 치료 내에서 여러 장애를 일으킨다.

고객정보

귀하의 고객은 55세 건축가로 가족문제와 건강문제로 인해 시간제 근무를 하고 있다. 그녀가 수년간 진행성 통증을 경험한 후 1년 전 주치의는 그녀에게 섬유근육통이라는 진단을 내렸다. 최근 신경과 전문의도 손목터널증후군으로 진단을 내렸다. 그녀는 **섬유근육통**과 관련된 통증과 피로에 도움이 되는 치료를 원했다.

임상소견

주관적인 발견:

그녀의 주된 불만은 광범위하고 반복적인 근골격계 통증, 경직, 잦은 두통이다.

- 통증: 통증(VAS) 정도는 약 3/10이며, 가끔 6~7까지 상승한다. 통증으로 인해 밤에도 여러 번 수면의 중 깬다.
- 감각 이상: 오른쪽 손목의 따끔거리는 통증은 상대적으로 덜하다. 해당 통증은 오랫동안 컴퓨터 작업을 한 후에야 불편하고 가끔 밤에 잠을 깬다.
- 피로: 일을 하고 가족과 함께 여가활동에 참여하는 능력이 제한된다고 불만을 나타냄
- 수면: 태아 자세로 잔다.

객관적인 발견:

- 자세: 과후만증, 머리전방자세, 상부교차증후군
- 관찰: 상지 어느 곳에도 눈에 띄는 부기가 없다.
- 가동범위: 목 측면 굴곡과 회전은 동일하게 제한되고 신전은 제한된다.
- 신경학적 검사: 목을 움직일 때 손으로 감각 이상이 나타나지 않는다. 양쪽 흉곽출구 검사에서는 손 증상이 나타나지 않고 맥박이 없는 것으로 나타났다. 팔렌 테스트와 같은 손목터널 테스트에서는 15초 후에 오른쪽 손에 따끔거림이 나타났다.
- 촉진: 근육계 전체에 섬유근육통과 관련된 압통점과 일치하는 수많은 통증유발점과 단단하고 경화된 부위가 있다.

치료적 접근

이 고객의 문제점은 스트레스, 불편증, 피로, 체형의 변화, 급성 유해수용성통증, 만성통증, 체력저하, 안정 시 긴장증가, 통증유발점, 적응성 단축 및 신장, 자세 인지능력감소 등이 포함된다.

- 치료계획을 세울 때 이러한 손상과 관련된 마사지 테크닉에 대한 치료시 고려 사항 및 지침을 검토한다. 예를 들어, 만성 피로에는 부드럽고 가벼운 자극의 접근방식이 필요하다.
- 처음에는 치료시간을 30분으로 제한하고 약하거나 중간 정도의 압력으로 마사지 테크닉을 적용하는 것이 효율적일 수 있다. 치료에 어떻게 반응하는지 알게 되면 치료기간과 깊이를 모두 늘릴 수 있을 것이다. 치료범위 안에서 모든 신경근 및 결합조직 테크닉을 포함한 전 범위의 마사지 테크닉을 시도할 수 있다.
- 우선순위가 높은 부위는 머리, 목의 앞쪽과 뒤쪽, 가슴 앞쪽, 팔, 등이 포함된다. 각 세션에서 이 모든 것을 자세히 다룰 수는 없다. 결과적으로, 처음 5~10회 세션 동안 특정한 부위를 예약해야 하며, 동시에 각 세션마다 치료 당일 발생한 예상치 못한 부위를 해결하기 위한 시간을 확보해야 한다. 가능하다면 매 세션마다 짧게라도 전신을 포함한다. 흔들기 및 기타 일반적인 테크닉을 능숙하게 사용하면 해당 부분은 잘 마무리할 수 있다.
- 만성통증 증후군에 걸렸을 가능성이 있는 경우, 국소부위 섬유근통증 협회 및 기타 의료전문가와 같은 서비스 기관과 상담하도록 권한다.
- 초기 가정간호를 위해 특히 목과 상체의 스트레칭, 횡경막 호흡과 같은 이완 테크닉, 허용범위 내에서의 걷기 등을 가르친다. 야간에는 손목 부목이 도움이 될 수 있다.
- 고객이 견딜 수 있는 정도까지 마사지 테크닉의 압력과 반복시간을 늘려 중재를 적용할 수 있다. 다양한 손상을 해결하기 위해 사용하는 다양한 테크닉을 홈 케어 프로그램으로 발전시킨다.
- 치료결과를 내는 기간이 끝날 때마다(예: 6~8주마다) 고객(및 만성질환이 있는 모든 고객)에 대해 반드시 재검사를 시행한다. 재검사할 때마다 고객에 대한 치료결과와 우선순위를 재검토하고 필요한 경우 새로운 치료계획서를 작성한다(5장 참조). 해당 고객이 목표로 한 치료계획의 모든 결과가 달성되면 퇴원시킨다.

비판적 사고의 질문

1. 동일한 임상상태를 가진 두 고객에 대해 치료를 할 경우 서로 다른 마사지 테크닉 순서를 설계하려는 이유를 설명한다.
2. 고객치료 중 모든 세션에서 동일한 순서의 마사지 테크닉을 사용하는 것에 대한 주장과 반대하는 주장은 무엇인지?
3. "일반적인 테크닉 구성 선택" 섹션에 나열된 테크닉에 대해 일반적인 것부터 특정한 것까지의 반복성을 보여주기 위해 어떻게 순서를 제안할지?
4. 특정한 테크닉과 적용되는 깊이 사이에는 어떤 관계가 있는지?
5. 일관성이 중요한 이유는 무엇인지? 일관성 있는 치료계획을 나열하고 만성통증이 있는 고객을 위한 전신마사지 순서에서 치료계획을 적용하는 방법을 설명한다.
6. 마사지 테크닉을 설계하기 위해서 원칙을 어떻게 적용하여 급성기 발목염좌 고객의 국소 통증과 부종을 줄이기 위한 순서를 만들지? 체액환류를 증가시키기 위해 어떤 원칙이 중요한지?
7. 근육과 결합조직의 국소적인 제한을 치료할 때 왜 다른 부위를 치료하는 것이 왜 필요한지?
8. 마사지 이외에 어떤 치료 방법이 업무범위에 있는지? 마사지 테크닉과 이러한 양식을 결합할 수 있는 방법에는 어떤 것이 있는지?
9. 임상 증상 치료를 위한 전신마사지 순서와 웰니스를 위한 전신마사지 순서 간의 차이점과 유사점을 확인한다.
10. 목, 어깨, 등 위쪽, 허리 등 영향을 받은 여러 부위가 있는 고객에 대해 치료부위의 우선순위를 정하고 여러 부위 순서 또는 국소부위 전신 중에서 선택하는 방법을 설명한다.

13장 참고문헌은 542페이지부터 시작

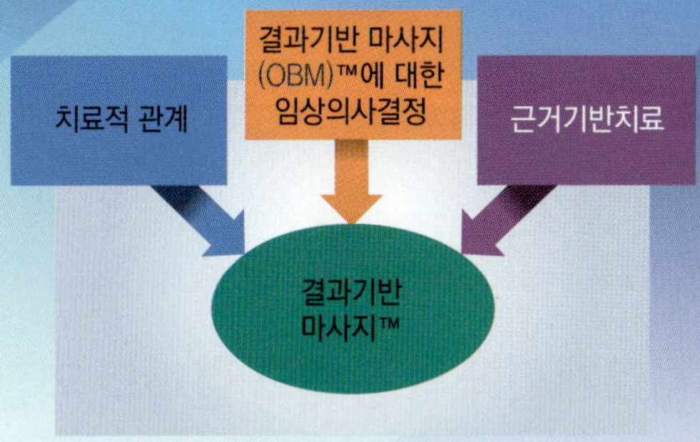

Chapter 14 임상적 상태 및 웰니스에 대한 결과기반 마사지™ 적용

목적

이 장을 공부한후, 다음을 수행하는 데 필요한 정보를 얻게 된다:

1. 결과기반 마사지(OBM)™ 를 계획할 때 신체구조 및 기능장애의 역할, 웰니스 목표(wellness goals) 및 마사지 계획 결과를 간략히 설명한다.
2. 특정 장애 및 웰니스 목표에 대한 치료계획에 OBM원칙을 적용하는 방법을 설명한다.
3. 임상적 상태와 웰니스 목표가 있는 고객을 위한 마사지에서 상호보완 양식을 식별한다.
4. 다양한 장애와 웰니스 목표를 가진 고객을 위한 치료계획을 수립하고 진행한다.
5. 일반적인 임상적 상태 및 웰니스 문제에 관련한 해부학, 장애, 검사 테크닉 및 치료테크닉을 설명하고 이러한 상태의 치료에 OBM 원칙을 적용하는 방법을 간략하게 설명한다.

결과기반 마사지(OBM)™의 기반은 웰니스(wellness)를 위한 마사지의 장점과 점점 더 많은 임상적 상태의 치료를 제안하는 연구가 늘어나고 있는 것이다. OBM에서 치료사는 반복적인 4단계 OBM 임상의사결정 프로세스(평가, 치료계획, 치료 및 퇴원단계)를 사용하여 효과적인 중재를 만들고 마사지 테크닉을 사용하여 각 고객의 개별요구 사항을 해결하며 명확한 임상적 결과를 달성하여야 한다.

이 장의 첫 번째 부분에서는 특정 임상결과 달성을 위한 마사지 테크닉을 사용하는 임상적 상태와 관련된 신체구조 및 기능장애의 치료와 웰니스를 위한 중재를 개발하고 진행하기 위한 실용적인 지침을 제공한다. 다른 부분에서는 다양한 장애와 적절한 결과를 달성하는 중재 및 진행의 예를 간략하게 설명한다.

근거

치료계획에서 장애와 결과의 역할

역사적으로, 의료마사지에서는 임상적 상태를 치료하기 위해 마사지를 사용했고, 치료사는 각 임상적 상태에 대해 지정된 표준치료법을 적용했다.[1-9] 대조적으로, OBM은 치료사들이 고객들의 신체구조와 기능에 관련된 장애(impairments)가 나타나는 임상적 상태가 있음을 인식하고, 치료사들이 평가하고 치료해야 하는것은 이차적인 병태생리학(pathophysiology)이다 라고 제안한다.[10,11] 따라서 OBM의 핵심적인 전제는 임상적 상태에 대해 표준치료법을 적용하는 것이 아니라, OBM설계를 사용하는 치료사는 고객의 신체구조 및 기능장애, 그러한 장애에 따라 달라지는 결과(outcome) 그리고 고객이 명시한 치료목표에 따라 달라지는 고객에 대한 치료법을 설계한다. 인체구조와 기능장애가 없는 고객에게 하는 웰니스마사지(wellness massage)의 경우, 치료사는 고객의 웰니스 목표에 따라 지도 받는다. 또한 치료과정에서, OBM을 사용하는 치료사들은 신체구조와 기능장애 그리고 웰니스 목표에 대한 정보를 사용하여 마사지 테크닉, 치료진행, 치료에 대한 금기사항(contraindications) 및 특별한 치료 시 고려사항에 대한 결정을 안내한다. OBM의 추가적인 장점과 특징은 치료사들이 각 고객의 독특한 임상적 표현과 목표를 해결하기 위해 치료계획(plan of care)내에서 개인의 장애와 웰니스 목표를 치료중재에 결합할 수 있다는 것이다. OBM의 원리를 임상적 상태와 웰니스에 적용하는 방법을 설명하기 위해, 이 장에서는 이 접근방식을 사용하여 개발한 특정장애 및 웰니스 목표에 대한 중재의 예를 제공한다.

다양한 신체구조와 기능을 위한 중재의 결합

단일 장애 또는 웰니스를 목표로 치료를 받는 고객은 거의 없다. 따라서 치료사는 일반적으로 한 번의 중재로 여러가지 장애나 웰니스 목표를 해결해야 한다.[1,11] 그렇게, 그들은 다양한 장애, 웰니스 목표, 그리고 신체구조에 대한 중재를 하나의 치료계획으로 결합해야 한다. 다음 지침은 치료사가 다양한 장애와 신체구조에 대한 중재를 선택하고 조합하는 데 도움을 줄 수 있다. 치료사는 이 지침을 4장과 5장에 기술된 임상의사결정 단계에 통합할 수 있다.

다양한 장애 및 웰니스 목표에 대한 중재결합지침

1. 치료계획 내에서 해결하고자 하는 고객의 모든 장애 및 웰니스 목표를 나열한다.
2. 각각의 장애, 웰니스 목표, 마사지 테크닉에 따른 치료에 대한 금기사항과 주의를 고려한다.[12-17] 중재에서 일부 테크닉을 완전히 배제하거나 금기사항과 주의사항에 따라 국소적으로 적용하는 방법을 수정해야 할 수도 있다. 최종적인 테크닉을 위해 선택하는 각각의 테크닉은 고객의 장애에 대해 *모두 안전(safe for all)해야 한다.* 또한, 당신이 선택하는 각각의 테크닉은 고객의 장애 또는 웰니스 목표 중 *적어도 하나에 효과적(effective for at least)*이어야 한다. 때때로, 선호하는 치료테크닉이 고객의 다른 장애 또는 웰니스 목표중 하나로 인해 금기일 수도 있기 때문에 최종 치료계획이 특정 장애에 대한 가장 효과적인 치료법이 아닐 수도 있다.
3. 장애나 웰니스 목표의 상대적인 우선순위는 테크닉의 선택과 진행을 도와준다. 더 심각하고(등급이 높은) 다른 장애를 유발하는 장애에 우선순위를 부여한다. 또한 고객의 치료 우선순위를 고려해야 한다. 우선순위가 높은 장애 또는 웰니스 목표를 다음과 같이 더욱 강조할 수 있다.
   - 일련의 중재중 우선적으로 치료
   - 각각 중재 시 우선적으로 치료
   - 치료계획에서 문제를 해결하기 위한 대부분의 치료테크닉 선택
   - 각 중재과정에서 문제를 해결하는 데 더 많은 시간 할당
4. 각 중재와 전체적인 치료 에피소드(episode of care as a whole) 내에서 장애나 웰니스 목표를 동일한 우선순위로 지정하는 경우, 동시에 치료할지 또는 순차적으로 치료할지 결정한다.

중재의 진행

임상적 상태에 대한 중재의 진행

고객의 임상적 상태에 대한 치료는 해당상태와 고객의 임상과정(progresses)과 예후(prognosis)를 반영하는 단계를 거쳐 진행된다. 치료사들은 치료진행을 안내하기 위해 여러 출처의 자료를 사용할 수 있다. 이 자료들에는 실무지침(practice guideline), 고객검사결과, 임상적 경험 등이 포함된다.

전문가들은 치료사들에게 중재를 계획하고 진행하기 위한 일반적인 틀을 제공하기 위해 종종 임상적 상태의 치료에 대한 광범위한 실무지침을 수립한다. 이러한 상태별 실무지침과 전문실무지침은 예후에 대한 일반적인 지침, 치료 에피소드당 예상 방문 횟수, 결과측정(outcome measures) 및 다양한 임상적 상태에 대한 중재유형을 설명한다. 우리는 이 장의 예로 미국물리치료협회의 *물리치료사 실무 가이드 (Guide to Physical Therapist)*[10]를 사용한다. 발행 당시 캐나다 마사지치료 규제기관 컨소시엄(Canadian Consortium of Massage Therapy Regulators)이 마사지치료사를 위한 실습역량을 정의했지만 우리는 마사지치료사를 위해 특별히 작성된 광범위한 임상적 상태에 대한 비교 가능하고 체계적이며 국가적인 실무지침을 찾을 수 없었다. 표 14-1에는 특정 근골격계 및 신경학적 장애에 대한 물리치료중재에 대한 실무지침의 발췌내용이 포함되어 있다.[10] 미국 물리치료사협회(The American Physical Therapy Association)는 마사지치료 테크닉을 광범위하게 사용하는 치료사들을 위해 지침을 개발하지 않았다. 그들은 다른 임상적 테크닉의 사용을 주요 양식으로 가정한다. 또한 이러한 지침은 치료사들이 마사지 테크닉을 사용하는 것에 한정된것보다 더 광범위한 장애와 그들의 기능제한을 중재하기 위한 것이다. 결과적으로, 동일한 상태를 치료한다고 가정하면 마사지치료사보다 물리치료사의 마사지기반 중재 횟수가 더 낮을 것이다.

실제로 마사지 테크닉을 사용하는 적절한 중재의 수 또한 다른 요인들에 따라 달라질 것인데, 예를 들어, 고객의 임상적 상태의 원인, 심각성, 예민함 및 복잡성을 포함한다; 상호보완 양식의 사용, 그리고 고객의 전반적인 건강상태와 나이. 이러한 이유로, 치료사는 주어진 임상적 상태를 가진 모든 고객에게 표준진료계획을 사용하지 않도록 노력해야 한다. 대신, 그들은 그들의 행위에 있어 결과기반을 유지하고, 고객의 현재 장애, 기능적 한계 및 웰니스 목표에 맞추어 특정 치료 에피소드(episode of care)내에서 마사지 및 기타 테크닉의 진행을 조정할 필요가 있다. 이는 임상적 상태가 시작된 이후 경과된 시간으로 결정하는 것보다 그들의 장애와 기능적 제한 변화를 평가함으로써 고객의 회복단계에서 다음 단계로 진행을 모니터링하는 것을 포함한다.

치료사는 각 단계에서 치료계획을 수정하여 고객의 현재 장애 및 기능제한과 일치하도록 해야한다. 적절한 임상경험을 통해 중재를 효과적으로 진행하는 치료사는 능력이 향상될 수 있다. 치료에 대한 고객의 반응관찰과 임상적 상태의 전형적인 과정을 치료진행에 대한 의사결정의 기초로 삼을 수 있다. 또한 초보치료사와 학생들은 OBM의 임상의사결정 과정과 원칙을 일관되게 적용할 수 있으며, 가급적이면 숙련된 치료사와 협력하면 중재진행하는 기술을 향상시킬 수 있다.

표 14-1 특정 정형외과 및 신경학적 질환에 대한 물리치료기간 및 예상 방문횟수

상태	물리치료 예상기간	방문횟수
건염(힘줄염, Tendinitis), 활액낭염(주머니염, Bursitis), 근막염(Fasciitis)	8-16주	6-24
자세조건(Postural conditions)	12개월	6-20
염좌(Sprain)/좌상(strain)/탈구(dislocation)	2-14주	3-6
복잡하지 않은 관절성형술(arthroplasty)	6개월	12-60
추간판탈출증(Disk herniation)	1-6개월	8-24
뇌혈관 장애(뇌졸중)(Cerebrovascular accident) (stroke)	최대 독립성을 달성할 때까지	10-60
말초신경손상(Peripheral nerve injury)	4-8개월	12-56

미국 물리치료협회의 자료. *물리치료사 실습을 위한 대화형 가이드*. 미국 물리치료협회; 2003.(Data from American Physical Therapy Association. *Interactive Guide to Physical Therapist Practice.* American Physical Therapy Association; 2003.)

웰니스 중재의 진행

웰니스 관련 결과를 포함하거나 초점을 맞춘 중재의 전재는 임상적 상태에 대해 설명된 것과 유사한 과정을 따른다. 웰니스 중재를 시작하기 전에 치료사들이 신체구조와 기능에 어떠한 장애가 있는지 먼저 확인하는 것이 매우 중요하다. 종종 웰니스 중재를 요청하는 고객은 스트레스, 신체이미지 변화, 자세조건, 휴식기 긴장증가, 잠재성 통증유발점 및 가동범위 감소와 같은 장애를 가지고 있다. 웰니스 중재를 시작하기 전에 치료사는 이 장에서 설명한 지침을 사용하여 해당 장애를 적절한 범위 내에서 논의, 평가 및 치료해야 한다. 치료사가 장애와 웰니스 관련 결과를 구분한 후에는 임상의사결정 프로세스(5장 참조)를 사용하여 웰니스 중재의 전개 및 진행을 안내할 수 있다.

고객을 검사하는 동안, 치료사는 고객에게 지속적으로 중요한 웰니스 목표를 확인한다. 이러한 웰니스 목표는 근육의 강화 및 일반적인 이완, 움직임의 용이성을 최적화하고 최적의 정신적 집중의 달성이 포함될 수 있다. 검사결과를 바탕으로 치료사는 고객과의 신중한 대화를 통해 각 웰니스 목표에 맞는 합리적인 장기적, 단기적 결과를 협상한다. 치료사들은 지속적인 고객의 재검사를 통해 웰니스 중재의 필요성이 나타내는 고객의 신체구조와 기능 또는 기능상태의 변화에 대한 정보를 얻는다.

또한 치료계획이 고객의 현재 상태와 일관되게 유지되고 다음 결과세트(next set of outcomes)를 향해 나갈수 있도록 수정하거나 방향을 바꾼다. 이러한 방식으로 치료사는 반복적인 임상의사결정 프로세스를 사용하여 고객의 웰니스결과를 향한 지속적인 진행을 촉진한다.

임상적 상태의 치료와는 대조적으로, 웰니스 목표를 위한 진료기간과 방문횟수에 대한 실무지침이 부족하다. 또한 필요한 기간(number of sessions)은 확인된 문제의 수와 성격, 고객의 웰니스 결과의 복잡성, 근본적인 또는 관련 장애의 존재 및 치료, 고객의 전반적인 건강상태 및 연령을 포함한 다양한 요인에 따라 달라진다. 더욱이, 웰니스 중재에는 중요한 교육적 요소가 포함되는 경우가 많다(그리고 그래야 함). 결과적으로 생활 습관(lifestyle)의 변화를 학습하고 실행하려는 고객의 의지와 역량은 치료기간에 영향을 미칠 수 있다.

치료사는 웰니스 중재를 제공할 때 4단계 OBM 임상의사결정 과정(평가, 치료계획, 치료, 퇴원)을 생략해서는 안된다. 게다가, 그들은 조정이 가능한 웰니스치료계획(wellness plan of care open ended)을 세워서는 안된다. 임상적 상태에 대한 중재와 마찬가지로 치료과정은 퇴원(discharge)으로 이어져야 한다. 만약 웰니스고객이 정당한 이유로 지속적인 치료를 추구하는 경우, 치료사는 치료가 완료될 때까지 한 가지 치료계획을 따르고 공식적인 고객 재검사와 함께 다른 단계의 치료를 시작할 수 있다. 이를 통해 고객과 치료사는 각각의 치료계획을 통해 달성한 것을 고려할 수 있으며 목적이 잘못 정의된 불특정 다수의 중재를 계획함으로써 고객을 금전적 손해를 입히는 것을 피할 수 있다.

퇴원

치료사가 이 장과 다른 장에 설명된 중재진행원칙을 따른다면 치료단계에서 퇴원단계로의 전환은 점진적이고 눈에 띄지 않게 될 것이다. 2장과 5장에서는 치료사들이 고객들에게 신체적, 심리적으로 퇴원을 준비하기 위해 따라야 할 단계를 간략하게 설명한다. 몇 가지 추가 임상적 문제는 언급할 가치가 있다. 치료사들이 지속적인 재검토를 통해 고객의 장애를 해결하는 방법을 파악함에 따라, 그들의 치료범위(scope of practice)가 허용하는 한 기능훈련과 같이 고객의 기능적 제한을 다루는 테크닉을 사용할 수 있다. 마지막으로, 퇴원이 다가옴에 따라 치료사는 자가관리(self-care) 교육, 장비, 다른 의료전문가 및 서비스 소개, 진료범위 내에 있는 기타 요구사항에 대한 고객의 요구사항을 해결하도록 한다.

Key Points 14-1

4장의 장애에 대한 중재참고

14장에서 장애에 대한 중재의 예는 전통적인 관행 접근 방식과 점점 늘어나는 마사지 테크닉에 대한 근거를 모두 고려한다. 현직 치료사, 교사, 학생들의 평가를 거쳤음에도 불구하고, 이를 실무지침(practice guidelines)으로 간주할 정도로 광범위한 검토를 거치지 않았다. 이 모든 제안된 중재안에 대해, 고객은 치료에 대한 주의와 제약을 가질 수 있는 다른 장애나 임상적 상태를 제시할 수 있음을 명심해야 한다.

치료

참고: 이 부분에는 OBM의 원리를 임상적 상태 및 웰니스에 적용하는 방법을 보여주는 지침이 포함되어 있다. 치료사는 (a)고객의 옷을 입히고, 벗기고 접촉하는 방법(예는 6장 참고)과 (b)심리적 또는 인지적 질환을 가진 고객을 중재하는 방법에 대한 결정을 내릴때 그들의 업무지침, 규정, 그리고 그들의 직업과 관련된 법률을 참고하고 준수할것을 권고 받는다.

정신신경면역질환에 대한 중재

스트레스: 이완능력의 손실, 일반적 적응증후군 - 초기단계

적절한 결과

- 스트레스 또는 정신적 고통 감소(다양한 상황에서)[12,18-29]
- 이완하는 능력 향상
- 스트레스에 대한 적응력 향상[30]
- 향상된 행동[30-36]
- 면역 기능 향상[3,4,37-48]

참고: 치료에 있어서 이완에 대한 정의와 이를 해결하기 위한 치료의 범위는 다양하다. OBM™ 내에서 이완은 심리적 또는 인지적 측면보다는 전신진정, 또는 이완을 의미한다.

임상적 관련성

문헌에 의하면 스트레스(stress)는 임상적 상태의 많은 부분에 기여한다고 한다.[49-51] 게다가, 외상후스트레스와 외상후스트레스 장애(posttraumatic stress disorder)는 종종 외상(trauma) 경험 후에 발생한다.[52-54] 더욱이, 건강하지 않은 많은 고객들은 너무 많은 스트레스나 이완능력이 소실됐다고 불평한다. 스트레스 감소 및 적절한 결과는 면역기능 저하된 고객에게 중요한 고려사항이다.[3,4,38-44,46-48]

치료 시 고려사항

치료를 시작할때, 고객이 제시하는 일반적 적응증후군(general adaptation syndrome)[55-57]의 단계를 결정한다. 이 단계는 탈진(exhaustion)또는 "번아웃(burnout)"에 가까워지는 일반적응증후군의 후기 단계에 있는 고객이 경보(alarm) 또는 저항의 초기단계에 있는 고객보다 치료에 더 많은 주의와 금기를 포함하기 때문에 중요하다. 고객이 임상적 우울증(clinical depression), 불안장애(anxiety disorder)또는 기타 정신과적 상태에 대한 진단을 받았는지 확인한다. 게다가, 고객의 상태, 고객의 현재 상태관리 및 치료에 관련된 의료전문가가 신체적 증상을 철저히 이해했는지 확인한다. 만약 치료와 관련하여 고민되는 사항이 있는 경우 다른 치료 전문가와 상의한다. 또한 고객의 정신과적 상태여부와 관계없이 고객의 스트레스 정도와 신체증상이 치료를 받아도 호전되지 않을경우 의사에게 의뢰하는것을 고려한다. 마지막으로 고객의 습관과 사고과정이 스트레스 대처능력에 지대한 영향을 미칠 것이라는 사실을 의식하고 지지한다.[50]

마사지 테크닉 사용지침

- 먼저 마음의 여유를 충분히 가질수 있도록 준비한다.
- 치료부위가 따뜻하고 조용하며 조명이 은은한지 확인한다.
- 조용한 목소리로 말한다.
- 고객에게 여러 종류의 편안한 음악을 선택할 수 있도록 한다.[58] (당신 또는 그들의 음악) 혹은 말하지 않을 것을 요구한다.
- 고객을 최대한 편안하게 배치한다.
- 진정(sedative) 또는 이완마사지를 위해 표면반사(superficial reflex)[59,60], 표면유체(superficial fluid)[61], 신경근(neuromuscular), 결합조직(connective tissue), 및 수동적움직임 테크닉(passive movement techniques)[62]을 포함하여 거의 모든 마사지 테크닉을 사용할 수 있다.[6] 또한 일부 고객에게는 소량의 타법(percussion)이 적합할 수도 있다. 적절히 수행된 흔들기는 모든 마사지 테크닉 중에서 가장 진정적 효과가 있을 것이다.[63] 현기증의 과거력이 있거나 흔들면 불편함을 유발할 수 있는 다른 증상이 있는 고객의 경우 흔들기를 고려할때 주의한다.
- 진정마사지는 일반적으로 상당히 느리고, 리드미컬 하며 예측 가능하다. 반복적인 유날법을 실행할때는 스트로크 속도를 50~70 cycles/min으로 시행한다.[64]
- 마사지 경험이 있는 고객의 다수는 중간 정도 또는 깊은

마사지를 선호한다.[65] 표면의 자극이 그들의 근육의 긴장도를 해결하지 못하기 때문에 짜증을 낼 수도 있다. 치료의 깊이에 대한 솔직한 피드백을 요청하고 고객의 요구에 따라 작업의 깊이를 고객의 요구에 맞추도록 한다.

- 더 깊은 구조에서 신경근 또는 결합조직테크닉을 적용하는 경우에도 테크닉 적용이 통증을 유발하지 않는지 확인한다[자기 보고통증척도(self-reported pain scale) 최대 약 3/10~5/10].
- 치료를 위한 몇가지 중요한 핵심이 있다. 신경지배도가 높은 손, 발, 머리(얼굴, 귀 포함)는 긴장도가 높은 부위이므로 시간이 부족하지 않는한 치료에 포함시킨다.[32,66-75] 두개골(머리뼈, cranium)과 천골(엉치, sacrum)에는 부교감신경(parasympathetic)이 나오는곳 이므로[76,77], 이 부위를 장시간 붙잡거나 후두부(occiput)에서 천골까지 장시간 반복적으로 손바닥으로 스트로킹하여 수동적으로 영향을 줄 수 있다. 참고: 천골에 교감신경이 나오는지 부교감신경이 나오는지에 대해서는 논쟁이 있다.[76] 특히 천골 및 장골 부착물 주변의 깊은 둔근운동도 매우 효과적일 수 있다. 더욱이, 축성골격(axial skeleton)을 따라 수행하는 모든 테크닉들은 교감신경(sympathetic)활동을 억제하거나[78,79] 부교감신경 활동을 촉진함으로써 자율신경(autonomic)반사효과를 볼 수 있다.[3]
- 치료시간이 30분 이상일 경우 진정효과가 훨씬 더 커질 수 있다.[6] 15분 미만의 치료시간은 덜 효과적일 수 있다.[80]
- 윤활제(carrier lubricant)에 아로마테라피(aromatherapy) 오일을 첨가하면 (캐리어 50 ml당 5~20방울의 비율)[81] 이완효과가 향상될 수 있다.[81-85] 진정오일에는 멜리사(melissa), 발레리안(valerian), 네롤리(neroli), 시계초(passion flower), 오렌지 플라워(orange flower), 페티그레인(petitgrain)과 라벤더(lavender)가 포함된다.[81]
- 다른 장애에 대한 치료에 이 기본적인 이완방법을 통합할 수 있고, 진정효과를 더 높일 수 있다. 예를 들어 이완을 위한 치료 프레임워크(treatment framework) 내에서 근육 및 결합조직의 적응성 단축(adaptive shortening), 통증유발점(trigger points) 및 어깨 근육의 안정시 증가된 긴장도를 치료할 수 있다.

상호보완 양식

이완을 위한 중재를 진행하는 동안 다음과 같은 상호보완 양식을 사용할 수 있다:

- 유도의식명상(guided awareness), 점진적 근육이완(progressive muscle relaxation), 자가 생성훈련, 이미지 및 명상과 같은 횡격막 호흡(가로막 호흡, diaphragmatic breathing)및 이완테크닉은 중재의 훌륭한 시작 또는 끝을 만든다.[66,8] 상황에 따라 마사지 테크닉과 함께 사용할 수도 있다. 이러한 이완테크닉을 고객에게 안내하는 능력에 자신이 없다면 치료실이나 집에서 사용할 수 있도록 녹음된 지침을 줄 수도 있다.[87,88]
- 수동적 운동과 길고 부드럽게 스트레칭하는 것이 적절하다.
- 가능하다면 따뜻한것부터 뜨거운것까지 전신온열(스팀, 사우나, 월풀 또는 목욕)[89] 은 진정효과가 있으며 마사지의 훌륭한 시작이 된다 또한 전신온열을 이후 시원하게 헹구거나 냉탕에 뛰어들 수도 있다. 더욱이 습열(온습, hydrocollator 또는 열치료기, thermophore)의 국소적용은 전신온열에 대한 적절한 대안이다.
- 스트레스관리교육도 도움이 된다.[30]

중재 사이에 고객은 위와 다음에 나열된 상호보완 양식을 사용할 수 있다:

- 걷기 등 적당한 활동적인 운동
- 펠덴크라이스(Feldenkrais), 태극권(tai chi), 하타요가(Hatha yoga)등 휴식과 자각을 강조하는 움직임 시스템

일반적 적응증후군 - 후기단계

적절한 결과

- 자율 항상성(homeostasis) 회복
- 스트레스 또는 정신적 고통 감소[12,18-24]
- 이완하는 능력 향상

임상적 관련성

탈진, 자괴(disintegration), 번아웃 등의 일반적응증후군 3단계에 접근하고 있는 고객은 이 조건을 가진 고객들이다. 그들은 스트레스로 인해 직장을 떠나거나 치료를 받거나 입원해야 하는 심각한 건강위기를 겪고 있을 수 있다.[55]

치료시 고려사항

의사의 지속적인 관리와 다른 관련 의료서비스 제공자에게 의뢰하는 것이 필수적이다.

마사지 테크닉 사용지침

- 모든 테크닉자극 횟수와 수준은 보수적이어야 한다.
- 반사테크닉(reflex techniques), 표면경찰법, 가벼운(최대한 중간 깊이) 신경근테크닉을 포함한 가볍고 부드러운 테크닉으로 구성된 20~30분 길이의 짧은 치료시간을 제공한다.
- 통증을 주지 않는다.
- 치료 중과 치료 후 모두 치료효과를 주의 깊게 관찰한다.
- 고객의 피로(fatigue)가 적고 치료에 대한 내성이 향상됨에 따라 일반적응증후군 초기단계를 가진 고객에게 설명했던 테크닉을 포함하여 중재를 진행한다.

상호보완 양식

- 고객의 허용범위 내에서 걷기 등 단순하고 격렬하지 않은 운동을 제안한다.
- 일반적응증후군의 초기단계에 제안된 전신수치료 절차를 온기[89] 없이 또는 약간의 온기만 사용하는 적당한 기간의 테크닉으로 수정한다. 국소적인 온기는 허용된다.

불면증, 수면감소 또는 장애

적절한 결과

- 수면의 패턴 및 질 개선[4,39,83,87,91-104]
- 수면시간 개선[93,94,97,105-107]

임상적 관련성

수면장애는 스트레스의 흔한 증상이다. 또한 수면장애는 심각한 질병 또는 말기 질병, 수술(surgery)(전후 모두), 입원,[107] 만성통증, 우울증, 중독 등을 동반하는 경우가 많다.[106,108]

치료시 고려사항

치료를 시작하기 전에 고객의 수면장애 원인에 대해 논의한다. 스트레스, 우울증, 중독, 만성통증(chronic pain), 질병 등 모두 치료 시 주의사항이 있다. 이러한 대부분의 기저 질환은 고객의 의사에게 의뢰해야 한다.

마사지 테크닉 사용지침

- 스트레스를 치료하기 위해 설명된 모든 마사지전략은 적절하다.

상호보완 양식

- 스트레스를 치료하기 위해 설명된 모든 상호보완 테크닉은 적절하다.
- 고객은 저녁에 자극을 줄이고, 잠자리 들기 전 사용할 의식을 개발하고, 규칙적인 수면시간을 충실히 유지하고, 낮잠을 피하는 등 좋지 않은 수면습관을 재교육할 필요가 있을 수 있다.
- 고객은 잠자리 들기 직전에 다음 중 하나를 사용할 수 있다:
  - 부드러운 스트레칭(특히 신체의 뒤쪽 표면)
  - 횡격막 호흡 및 이완 운동[86,109]
  - 라벤더(lavender), 캐모마일(chamomile), 사이프러스(cypress), 향나무(juniper), 네롤리(neroli), 마조람(marjoram), 멜리사(melissa) 등의 이완 에센셜 오일(relaxingessential oils)을 첨가하거나 첨가하지 않은 따뜻한, 뜨겁지 않은 목욕[81,85,89,90,110]
  - 복부 냉찜질(A cold abdominal wash)[89-91]
  - 복부 온찜질(An abdominal heating compress)[89-91]

참고: 복부의 온찜질과 냉찜질은 장 기능에 반사효과를 일으킬 수 있다.[89]

피로, 무기력, 최적이 아닌 각성

적절한 결과

- 피로 감소[19,75,111-117]
- 각성(arousal) 증가
- 활동할 준비가 된 상태[118]

임상적 관련성

단순피로는 일반적으로 스트레스나 수면 부족으로 인해 발생한다. 피로는 또한 빈혈(anemia), 갑상선질환(thyroid conditions), 요양(convalescence), 류마티스관절염(rheumatoid arthritis) 및 관련 전신결합조직질환(connective tissue diseases), 암(cancer), 우울한 정신질환(depressive psychiatric conditions)과 같은 임상적 상태의 증상이기도 하다. 임상적 연속체의 반대쪽에서 각성증가는 종종 운동 및 예술수행에서 최적의 수행을 위한 요구사항이다. 이러한 관련된 장애는 모두 신체적 자극을 통해 각성을 높이는 치료접근법을 공유한다.

치료시 고려사항

피로를 호소하는 고객에게 치료를 시작하기 전에 고객이

피로의 원인을 이해했는지 확인한다. 장기간의 피로에 대한 뚜렷한 원인이 없거나 관련된 계통, 또는 정신적 질환에 대한 우려가 있는 경우 고객의 적절한 동의를 받아 고객의 의사와 상담한다. 고객의 피로가 정신질환과 관련이 있는 경우 고객의 담당의사 또는 다른 치료 의료전문가와 상담하고 자기 파괴적인 행동(self-destructive behavior)의 징후가 있는지 모니터링 한다. 치료사는 마사지 테크닉을 사용하여 단순한 피로를 어느 정도 해결할 수 있다. 그럼에도 불구하고, 고객이 취할 수 있는 최선의 조치는 더 많은 수면을 취하는 것이다.

마사지 테크닉 사용지침

- 전통적으로 피로를 해소하는 마사지 테크닉은 빠른 속도, 가벼운 속도, 리드미컬한 속도가 있다.[1,65] 자극적인 마사지(stimulating massage)의 테크닉 속도와 깊이는 일반적으로 경기 전 스포츠 마사지(pre competitive sports massage)테크닉의 속도, 깊이와 유사하다.[119] 그러나 마사지 테크닉 이후 피로도가 감소되었다고 보고한 많은 연구들은 이방법을 사용하지 않는다. 그럼에도 불구하고 활력이 낮은 고객에게 진정테크닉(sedative techniques)을 사용할 때는 주의해야 한다.
- 치료기간을 짧게 한다. 예를 들어 신체전체 또는 신체 대부분에 20분이 소요된다.
- 자극을 위한 유용한 테크닉으로는 표면무찰법(superficial stroking), 경찰법, 넓은접촉압박(broad-contact compression), 유날법, 거친 진동(coarse vibration), 비진정 흔들기(nonsedative shaking), 타법 등이 있다. 근막치료과 같이 속도가 느린 테크닉과 통증유발점 이완과 같이 불편함을 유발할 있는 테크닉은 주의 한다.
- 치료속도가 빨라지기 때문에 침투깊이는 표면적 일 것이다.

상호보완 양식

- 치료 전 또는 후 냉찜질, 교대욕, 마찰법(friction, 연마천이나 브러쉬로 문지르는것)을 이용한 수치료테크닉(hydrotherapy techniques)을 할 수 있다. 테크닉의 강도를 고객의 허용범위에 맞춘다.

  강도가 높은 순서대로 테크닉의 예로는 드라이브러싱(dry brushing; 역자 주; 천연섬유강모로 된 브러시를 특정 패턴으로 신체표면을 문지르는것), 찬물로 씻기(cold wash), 쏠트글로우(salt glow; 역자 주; 피부에 젖은 소금을 바르고 문지르는것), 차가운 벙어리장갑 마찰법(cold mitten friction; 역자 주; 차가운 젖은 천이나 특별히 제작된 장갑을 사용하는 마찰운동으로 신체표면을 문지르는 것), 고-대비 교대온도 타법분사(high-contrast alternating temperature percussion jet, "blitzguss 수치료")[89,90,120]등이 있다. 테크닉을 적용하는 고객의 신체부위를 늘리거나 줄여 테크닉 자극의 강도를 수정할 수 있다. 추가적으로 이러한 테크닉은 면역기능에 유익한 효과를 줄 수 있다.[121]
- 고객에게 중재 사이에 허용범위 내에서 빠른 유산소운동을 하도록 지시한다.

변경된 신체이미지

적절한 결과

- 신체 이미지 개선[106,122-126]

임상적 관련성

변경된 신체이미지(altered body image)는 섭식장애(eating disorders)[122], 우울증(depression)[106], 심각한 또는 생명을 위협하는 질병, 암[125,127,128], 유방절제술(mastectomy)[124], 수술, 절단, 외상이나 화상으로 인한 장애, 뇌졸중(stroke), 노화, 신체적 또는 성적학대 병력[53,126,129,130], 및 외상후스트레스 장애[54,131] 가 있는 고객에게 관련 된 장애 일 수 있다.

치료시 고려사항

단순노화를 제외하고 위에 나열된 각 상태에는 적절한 의학적 및/또는 정신과적 관리가 필요하다. 고객의 상태에 따라 다른 의료전문가에게 의뢰하고 상담한다.[106]

마사지 테크닉 및 상호보완 양식에 대한 사용지침

- 신체 이미지가 변화된 고객을 치료할 때는 사용하는 마사지 테크닉 보다 고객과 그들의 문제에 대한 접근이 더 중요하다.[54] 특히 전폭적인 지지와 이해, 고객과의 명확한 의사소통을 하고 동의에 세심한 주의를 기울인다.
- 마사지 테크닉을 적용할 때, 관련 금기사항 및 주의사항이 허용되는 한 고객의 신체를 최대한 많이 포함 시킨다. 또한 환부와 비환부영역 모두 동일한 치료를 진행한다.
- 이러한 고객들은 장기간, 심지어 수년 동안 통증이 있는 부위 또는 수술부위 만지는 것을 피했을 수 있다. 이러한 부위는 인접한 부위의 정적접촉부터 시작하여 점차적으로 해당 부위로 이동하면서 단계적으로 치료해야 할 수도 있다.

Key Points 14-2

고객이 감정적 이완을 경험한 경우

다음은 고객이 중재 중에 감정적 이완을 경험할 때 초보 치료사가 사용할 몇 가지 지침이다.[52,63,131,132]

해야할 것(Do)

1. 격려하지 말고 감정적 이완을 존중하라. 열린마음으로 관찰한다.
2. 이완을 경험하고 있는 고객에게 해당 현상이 정상임을 알린다. 조직기억(tissue memory)과 접촉-촉발 기억(touch-triggered memory)을 간단하게 설명한다.
3. 고객에게 치료를 중단하거나 손을 떼길 원하는지 물어 본다.
4. 이완이 정상적인 과정을 거치도록 허용하는 동안(종종 10분이내) 긴장을 푼다.
5. 고객에게 무슨 일이 일어났는지 인정하도록 격려한다.
6. 교육과 치료 범위가 허용된다면 고객에게 압력을 가하지 않고 경험에 대해 이야기할 기회를 제공한다.
7. 천골과 발에 진정될 수 있는 일(sedative work)을 했다면 고객을 세운다(ground).
8. 접촉에 의해 유발되는 기억이 무엇인지 설명하는 팜플렛을 준비한다. 적절하다고 생각되면 참고할 준비를 한다.
9. 고객이 떠나기 전에 운전을 하거나 대중교통을 이용할 수 있는지 확인한다.

하지 말아야 할 것(Do Not)

1. 중재의 초점을 이완이 집중될 수 있도록 이동한다.
2. 고객에게 "무슨 일이 일어나고 있는지" 자세히 설명하도록 압력을 가한다.
3. 감정적인 내용을 해석하거나 해석하려고 시도한다.
4. 고객이 준비가 되었다고 표시할 때까지 고객을 내버려 둔다.

- 일반적인 마사지스트로크를 사용하여 전체 부위를 덮고 이완을 촉진한다.
- 자각하도록 안내하고 정적접촉을 사용하여 고객의 문제와 관련된 영역에 주의를 집중하도록 한다.
- 상대적으로 드문 신체감정적 이완(somatoemotional release) 현상은 고객이 외상을 경험했을 때 더 많이 발생할 가능성이 있다.[52] 키포인트 14-2는 중재중에 신체감정적 이완을 경험하는 고객과 협력하기 위한 기본지침을 제시 한다.
- 신뢰와 안전확립, 고객이 감각을 탐구하고, 건강한 종결을 얻을수 있도록 순차적인 목표 세 가지를 구조화해서 중재를 고려한다. 이 과정에 대한 자세한 내용은 2장을 참조한다.

통증과 관련된 장애에 대한 중재

통증을 치료하기 전

평가단계에서 다음과 같은 중요 질문에 대한 답변을 얻는다:

1. *다른 의료전문가에게 의뢰해야 하는 금기사항이나 주의사항이 있습니까?*
   통증이 심각하고, 갑자기 발병하고, 고객에게 익숙하지 않고, 전신적 또는 신경학적 증상과 관련되거나 활동과 관련이 없는 증상은 즉시 진료를 받아야 함을 시사하는 "위험신호"(red flag)이다.
2. *통증이 급성입니까, 만성입니까?*
   급성통각성(nociceptive) 통증은 항상 그런 것은 아니지만 일반적으로 임상적 상태의 급성단계와 관련이 있다.[133] 만성통증(chronic pain) 및 만성통증 증후군(chronic pain syndromes)은 쉽게 나타나는 신체적 징후와 관련이 없을 수 있다. 4장에 요약된 통증의 범주에서 더 식별할 수 있다.
3. *통증의 원인은 무엇입니까?*
   놀랍게도, 치료사들은 종종 이 문제를 간과한다. 통증의 원인이 되는 구조를 식별하기 위해 고객검사테크닉을 사용한다. 마사지 테크닉은 원인을 알 수 없는 통증을 감소시킬 수 있지만 고자극진통(hyperstimulation analgesia)이나 진정제(sedation)를 통해 가능하면 통증원인을 직접 치료하는 것이 바람직하다.

치료계획단계에서 다음 질문에 답해 본다:

1. *통증의 원인이 마사지 테크닉으로 직접 치료할 수 있는 장애인가요?*
   부종(edema), 결합조직의 가동성(mobility) 감소, 안정시 증가된 긴장도, 경련, 통증유발점 등 고객의 통증을 유발하는 장애를 직접 치료하기 위해 적절한 마사지 테크닉을 사용한다.
2. *고자극진통(hyperstimulation analgesia)은 적절합니까?*
   통증을 줄이기 위한 다른 전략은 고자극진통 또는 역자극진통(counterirritant analgesia)에 마사지 테크닉을 사용하는 것이다. 예를 들어, 장기간의 기계적 진동은 적용 부위와 동일한 피부분절의 통증을 감소시킨다.[133] (7장의 기계적 진동에 대한 정보 참조) 또한 이러한 효과를 얻기 위해 온찜질, 냉찜질을 사용하고 활동적인 운동을 할 수 있다.

3. *마사지 테크닉을 사용할 때 진정제가 통증을 줄이는 유일한 전략입니까?*

마사지 테크닉으로 통증을 관리하는 가장 구체적인 접근방법은 고객의 통증 인식을 바꾸기 위해 마사지 테크닉을 사용하여 고객의 긴장을 이완시키거나 진정시키는 것이다. 치료사들이 마사지 테크닉을 사용하여 암통증에 대한 고객의 인식을 수정하는 것이 그 예이다.

통증은 안정시 증가된 긴장도 및 통증유발점 상승과 같은 장애의 *원인(contribute)*이 된다. 적절한 경우 마사지 테크닉으로 관련 장애를 해결한다.

급성통각성통증

적절한 결과

- 통증감소[3,12,19,22,23,26,27,29,37,71,73,80,82,84,92,98,107,118,131,134-191]
- 통각상실증(analgesia)

임상적 관련성

통증의 범주는 급성손상, 외상 및 다양한 전신질환과 관련이 있다.

치료시 고려사항

급성통각성통증을 치료할 때 즉시 의사에게 진료를 받아야 하는 위험신호에 유의해야 한다. 또한 고객이 이야기하는 통증의 유형을 확인해야 한다: 급성통각성통증, 급성통각성통증의 재발된 에피소드, 만성염증단계(chronic stage of inflammation)와 관련된 통각성통증, 다른 원인으로 인한 만성통증(chronic pain), 만성통증증후군(chronic pain syndrome)과 관련된 통증 또는 근막통증(myofascial pain). 고객의 통증유형을 명확하게 하기 위해 필요에 따라 다른 의료전문가와 소통하고 의뢰한다. 또한 고객의 급성통각성통증이 전신질환에 의한 것일 경우 표 5-3에 기재된 관련 금기사항 및 주의사항을 고려한다.

마사지 테크닉 사용지침

최근 정형외과적 손상으로 인해 조직이 급성염증단계에 있는 경우,

- 고객이 적절한 의료관리를 받았는지 확인한다.
- 이 장의 관련 부분에서 설명한 방법을 사용하여 부종, 근육경련 등 고객의 통증을 유발하는 장애를 치료한다.
- 부상의 정도(grade of injury)에 따라 고객은 급성부상부위나 그 근처의 접촉을 용납하지 않을 수도 있다. 고객에게 통증을 유발하거나 증가시키지 않는다.
- 손상 부위에서 멀리 떨어진 곳에서 관련 피부분절(dermatome)이나 근분절(myotome) 또는 반대쪽에 표면반사 또는 신경근테크닉을 적용하여 과자극(hyperstimulation) 또는 역자극 진통효과를 얻을 수 있다.[19,99,147] 최근 메타분석(meta-analysis)에서는 과다자극 진통의 메커니즘(관문조절설, gate control theory)에 대해 이의를 제기하고 통증에 대한 마사지 테크닉의 즉각적인 효과가 중요하지 않다는 결론을 내렸다는 것을 참고한다.[6]
- 또한, 이완을 증진시키는 테크닉은 고객의 통증인식을 감소시킬 수 있다.

암과 관련된 급성통각성통증과 같이 마사지 테크닉으로 고객의 통증원인을 직접적으로 해결할 수 없는 경우,[19,37,38,71,75,82,92,95,114-116,134,136,142,147,164,170,173,174,192-204] 고객이 적절한 의학적 관리를 받고 있는지 확인하고 특정 상태와 관련된 주의사항과 금기사항에 세심한 주의를 기울인다. 이후, 전신적인 이완 및 과자극 진통을 달성하기 위해 허용 가능한 깊이에서 일반적인 마사지 테크닉을 사용한다. 이러한 고객에게는 통증유발점과 같은 통증의 원인이 다를수 있으며 마사지 테크닉으로 직접치료할 수 있다는 점을 명심한다.

상호보완 양식

- 정형외과적 질환의 급성염증에 대해선 고객의 사지를 높이고 냉수치료(cold hydrotherapy)를 사용한다. 참고: 일부 연구에서 온(heat)과 냉(cold)이 급성염증에 도움이 될 수 있다고 제안한다.[91]
- 온, 냉, 교대욕을 사용하여 척추게이트(spinal gating; 역자 주; 관문조절설)을 통해 과자극 진통효과를 얻을 수 있다.
- 진정작용을 하기 위해서는 전신 또는 국소적인 열을 사용한다.
- 과자극 진통효과를 얻기 위해선 손상된 구조나 그 주위에 수동적 운동, 관절견인(joint traction) 및 관절가동술 테크닉을 사용한다. 고객의 허용범위, 관련 금기사항, 진료

범위를 바탕으로 치료를 진행한다.

만성통증, 만성통증증후군

적절한 결과

- 기능적 활동증가[133,205]
- 진통효과[137,206,207]
- 기분이 좋아졌다고 인지됨

치료 시 고려사항

- 만성통증과 만성통증 증후군을 가진 고객들을 치료시 주요결과는 기능적 활동이 향상(*The primary outcome is improved functional activity*)된다는 것이다. 통증감소가 바람직 하지만 항상 발생하는 것은 아니며 결과적으로 통증감소가 항상 성공적인 치료의 척도는 아니다.
- 의사에게 즉시 진료 받아야 하는 위험신호에 유의해야 한다. 또한 고객의 통증유형을 판단하려면 이 장의 지침을 따른다.
- 만성통증은 치료에 대한 학제간 접근(an interdisciplinary 역자 주; 기존 학문의 한 영역에 다른 학문의 방법론을 도입)이 필요한 뚜렷하고 복잡한 임상적 상태이다.[133,208] 특히 만성통증증후군(chronic pain syndrome)의 치료는 부종이나 근육긴장과 같은 다른 장애의 치료에 주로 의존하지 않지만 그러한 치료가 유용할 수 있다.
- 만성통증이 있는 고객은 비정상적인 통증행동패턴을 보일 수 있으며 종종 임상적으로 우울하다.[209] 따라서, 고객이 만성통증진단을 받았거나 의심되는 경우, 적절한 치료를 위해 의사와 대화하거나 의사에게 의뢰한다.
- 중재에 대한 고객의 의존 가능성을 인식한다.[210]
- 마사지 테크닉에 대한 고객의 기대가 치료결과에 영향을 미칠 수 있다는 점을 유의해야 한다.[205]

마사지 테크닉 사용지침

- *치료 가능한 통증 원인을 모두 해결했는지 확인한다.*
- 잠재적으로 유용할 수 있는 모든 마사지 테크닉 사용법을 살펴본다.
- 고객의 허용범위 내에서 표면에서 깊은(superficial to deep) 마사지 테크닉으로 진행한다.

상호보완 양식

- 100 Hz 진동을 발생시키는 기계는 저렴하다. 치료사는 실습(hands-on)시간을 손해보지 않고 손쉽게 마사지중재와 같이 사용할 수 있다. 또한 집에서 쓰기에도 좋다.
- 경피신경전기자극(TENS)은 다양한 종류의 통증을 완화하며[211-217], 고객은 이것으로 자가관리 할 수 있다.
- 고객은 셀프마사지가 유용하다고 생각할 수도 있다.
- 국소 온찜질 및 냉찜질, 월풀, 월풀에 이은 찬물샤워, 타법관수욕(percussion douche)[89,90,218], 및 자율항상성을 촉진하기 위해 고안된 장기간 중재를 포함한 모든 수치료법이 잠재적으로 유용하다.[133,218]
- 건강악화를 예방하거나 줄이기 위해 유산소운동을 장려한다.
- 고객이 통증에 대처할 수 있도록 스트레칭, 횡격막 호흡, 이완훈련 및 구체적인 시각화 방법을 사용한다.
- 자가관리를 위해 가능한 많은 테크닉을 적용한다. 고객의 기능적 활동수준과 독립성을 향상시키는 자가관리를 강조한다.

순환장애에 대한 중재

정맥환류장애, 림프환류장애, 부종, 림프부종

적절한 결과

- 정맥환류의 개선[219,220] 이 결과에 대해선 논쟁이 있음을 참고한다.
- 림프환류의 개선
- 부종이나 림프부종감소[95,195,220-228]

임상적 관련성

이 장에서는 정맥환류장애, 림프환류장애, 부종, 림프부종과 같은 장애에 대해 유사한 치료접근법을 사용하기 때문에 함께 다룬다. 이러한 장애는 의존성 부종, 외상으로 인한 급성염증, 정맥류, 만성정맥부전, 정맥류 또는 정맥궤양, 방사선이나 수술에 따른 림프부종, 심근병증, 울혈성 심부전 등 다양한 임상적 상태와 연관될 수 있다.

치료 시 고려사항

이러한 장애와 관련된 많은 임상적 상태는 고객의 의료 및 약품 관리와 관련된 주의사항 및 금기사항이 있다는 것을 참고한다. 또한 이러한 특정 문제 외에도 다음과 같은 주의사항을 고려해야 한다. 외상성 부종은 단계와 임상양상에 따라 치료한다.[229,230] (이장의 염증에 대한 논의 참조) 영양장애가 있는 피부(dystrophic skin)부위나 그 주변에 부드럽게 사용한다. 정맥류궤양과 정맥류가 바로 근처에 있는 곳은 피한다.[1,8] *체액환류가 증가하면 고객의 심장기능이 손상될 수 있으므로 담당의사와 상의하지 않고는 울혈성심부전고객을 치료하지 않는다.*[231] 마지막으로 치료사는 단백질 결핍으로 인한 림프부종 등 일부 형태의 림프부종을 해결하기 위해서는 마사지 테크닉을 사용할 수 없다.

마사지 테크닉 및 상호보완 양식사용에 대한 지침

- 체액환류 증가의 원리와 임상사례에 대한 자세한 내용은 7장과 13장을 참조한다. 일반적인 치료접근법은 근위부에서 치료를 시작하고 원위부로 접촉을 이동한 후[62], 이 절차를 여러번 반복한다. 치료하는 동안 구심(centripetal)력을 사용한다.
- 체액환류를 증가시키기 위한 중재는 종종 현대적이거나 고전적인 테크닉으로만 구성되며 이것이 바람직 할 수 있다. 두 가지 접근법을 모두 사용한 경험이 없는 한, 주어진 중재 내에서 현대적인 테크닉(표면림프배액테크닉 또는 도수림프배액법(manual lymph drainage)과 고전적인 테크닉(표면경찰법과 유날법)을 결합하지 않는 것이 가장 좋다.
- 현대적인 테크닉과 고전적인 테크닉 모두 익숙한 치료사는 다음 조합의 효과를 평가할 수 있다. 고객에게 깊은 횡격막호흡을 가르치고 중재가 진행되는 동안 이를 독려한다. 도수림프배액법 최종 스트로크(manual lymph drainage terminus stroke)[61] 로 시작하고 고객의 상부흉곽에 광범위 접촉압박을 한다.[232] 부종이 있는 영역에서 표면 테크닉 중 하나 또는 둘 다 사용하여 근위부 및 표면적으로 시작하고 근위부에서 원위부, 근위부의 기본 패턴을 사용하여 적용한다.

  이후 근위부에서 원위부, 근위부의 패턴으로 깊은 경찰법 및 유날법을 천천히 진행한다. 마지막으로 한 가지 또는 두 가지의 표면테크닉을 적용한다. 절차의 전반에 걸쳐, 접촉을 근위부에서 원위부로 반복적으로 앞뒤로 번갈아 반복한 다음 주기적으로 흉곽의 말단부 또는 압박부위로 돌아온다.
- 안정 시 증가된 근육의 긴장과 결합조직의 팽팽함은 혈관에 압력을 가하고 체액환류를 제한할 수 있다. 따라서 치료사는 이러한 장애를 치료하는 것을 고려해 볼 수 있다.

상호보완 양식

- 체액환류를 돕기 위해 자세위치지정(positioning) 및 수동적 운동을 사용한다.[1,220,233]
- 관절견인과 부속(accessory) 관절움직임을 사용하여 삼출된 관절의 영양공급을 촉진한다.[230,233]
- 근수축은 림프환류의 주된 원인이다. 고객의 상태와 활동수준에 따라 다양한 활동적인 운동을 선택한다.[234,235] 림프부종의 경우 운동과 압박붕대[220,235]는 복합 림프부종제거법(complex decongestive therapy)의 이로운 점을 제공할 수 있다.[195,222,236-238]
- 고객은 압축펌프(compression pump)[220] 및 원통형 롤러[239]를 사용하여 스스로 마사지함으로써 림프배액을 촉진할 수 있다.
- 부상이나 염증의 급성단계에서 외상성 부종을 치료하려면 지시에 따라 냉 또는 온수치료법을 사용하고(참고: 이는 논쟁의 여지가 있음), 부상이나 염증의 만성단계에 있는 외상성 부종을 치료하려면 온수치료법을 사용한다. 이러한 상황에서는 목욕, 압축 또는 팩으로 수치료법을 적용한다.[89,90]

동맥혈 공급장애

적절한 결과

- 혈류공급 개선[105,240-243]
- 조직에 산소공급 개선

치료시 고려사항

혈류공급의 국소적 장애가 있는 고객은 특별한 주의와 금기사항이 관련되어 있는 심혈관질환이 있을 수 있다. 또한 사지에 열을 가하는 것은 혈류공급장애가 있는 고객(예:당뇨병 고객)에게 금기되는 경우가 많다. 왜냐하면 국소열은 순환계가 공급할 수 있는것 이상으로 조직의 대사요구량을 증가시켜[120] 결과적으로 조직에 손상을 준다. 이러한 상황에서, 일부 치료사들은 순환마사지(circulatory massage)테크닉이 금기라고 생각하지만[231] 마사지 테크닉이 얼마나 많은 혈류공급을 증가시킬 수 있는지는 확실하지 않다(9장의 유날법에 대한 결과 및 근거 부분 참조). 마지막으로, 열과 마사지 테크닉은 당뇨병성신경병증과 관련된 감각감소로 인해 당뇨병고객에게 금기사항이 될 수 있다.

마사지 테크닉 사용지침

- 마사지 테크닉이 혈류공급을 크게 증가시키는지에 대한 연구는 일관성이 없다.[3,105,241,242,244-249] 표면반사테크닉이 혈류공급을 증가시킬 가능성은 거의 없다. 저자는 치료사의 도수테크닉이 극도로 정확하지 않은 한 광범위 접촉압박 및 유날법과 같은 마사지 테크닉이 이러한 효과를 생성하는 능력이 제한적이라고 생각한다. 예를 들어, 두드림법 이후 충혈(hyperemia following tapotement)은 조직을 통과하는 혈액량의 전반적인 증가가 아니라 관류(perfusion)의 변화만을 나타낼 수 있다.
- 유럽 의료마사지학교의 대표들은 다양한 신경근 및 결합조직테크닉의 정밀하고 연구된 적용을 통해 달성할 수 있는 반사 순환효과를 설명한다.[78,79,251]
- 반복적인 기계적 압박 장치는 혈류공급과 혈액순환을 증가시킬 수 있다.[251]

상호보완 양식

- 운동, 특히 유산소운동은 혈류 공급을 늘리는 가장 효과적인 방법이다.
- 국소적인 열로 인해 혈류공급이 증가한다.[252] 치료사는 건강한 고객에게 이를 사용할 수 있지만, 진행성 순환기 질환이나 당뇨병이 있는 고객에게는 금기일 수 있다.[231]
- 혈액이 공급되는 주변 근위부에 적용되는 짧은 냉찜질 또는 열치료는 해당 부위의 열치료를 금기하는 고객에게 유용할 수 있다.[89,120]

호흡기장애에 대한 중재

기도확보 장애

적절한 결과

- 기도확보 개선[253-256]
- 울혈 감소[256]

임상적 관련성

기도확보(airway clearance)장애는 만성폐쇄성폐질환(chronic obstructive pulmonary disease), 만성기관지염(chronic bronchitis), 폐기종(emphysema), 천식(asthma), 낭포성섬유증(cystic fibrosis), 폐렴(pneumonia), 수술 후 회복 및 감기와 같은 폐질환과 관련이 있다.

치료시 고려사항

감기를 제외한 위에 나열된 모든 질환은 의학적, 약학적 관리가 필요하므로 치료 시 주의사항과 금기사항을 고려하는 것이 중요하다.[257] 감소된 기도확보는 이장의 다른 부분에서 논의된 다른 호흡장애와 함께 발생한다.

흉부타법은 심각한 늑골골절, 치료되지 않은 긴장성기흉, 관상동맥혈전증 또는 폐색전증이 확인되거나 발생 가능성이 있는 경우, 불안정한 심장상태 및 출혈이 발생하기 쉬운 상태인 경우에는 사용할 수 없다. 흉부 또는 척추수술 후, 천식의 급성 발병 중 자세배액(postural drainage)에 필요한 자세변화는 산소요구량 증가, 이산화 탄소방출, 혈압 및 심박출량의 증가를 유발할 수 있다. 따라서 치료사는 특히 고객이 고혈압이거나 머리에 부상을 입은 경우라면 머리를 아래로 숙이는 자세를 주의해야 한다. 타법만 사용해도 심박수와 혈압이 높아질 수 있다.[258]

마사지 테크닉 사용지침

표준적인 치료방법은 자세배액 및 타법이지만, 이 절차의 효율성에 대해서는 종종 논쟁이 있다.[253,255,259] 고객을 적절한 자세배액위치(postural drainage position)에 배치한다. 이후 흉곽(rib cage)의 관련된 부분에 클래핑(clapping), 늑골스프링(rib springing), 리듬적 가동술(rhythmic mobilization) 및 압박과 결합된 거친 진동(coarse vibration combined with compression)을 적용한다(11장 참조). 치료중과 치료후에 고객이 강제로 숨을 내쉬고 기침을 하며 가래를 뱉도록 유도한다. 고객에게 기침하는 법을 가르쳐야 할 수도 있다.[230] 고객의 가래를 수거하고 표준주의사항(standard precautions)에 따라 폐기한다.[260] 전체적인 절차는 50~60분 이상 소요될 수 있다. 한 번의 치료시간에서 고객의 엽(lobe; 역자 주; 인체기관인 폐) 중 일부만 배수하도록 선택할 수 있다.

상호보완 양식

- 자세배액 및 타법 전후에 고객에게 물을 마시도록 한다.
- 자세배액 및 타법 직전에 기관지증기(brochial steam; 역자 주; 기관지에 가습효과를 주는 장치)나 기관지증기에 유칼립투스나 페퍼민트 오일[81] 또는 시중에서 판매하는

제품 5방울을 추가한다.

- 뒤쪽이나 앞쪽(전흉부, precordium는 피함)에 깊은 습열을 가하는 것은 기관지증기의 대안이다.[89]
- 보호자가 타법을 사용하거나 고객이 직접 클래핑(clapping)을 하면서 이 전체 절차를 가정에서 사용할 수 있다.
- 병원에서 사용되는 자세배액 및 두드리기에 대한 효과적인 기계적 대안에는 폐내 타진환기 및 고주파흉벽압박이 포함된다.[253]

호흡근육의 휴식기 긴장증가

적절한 결과

- 호흡근육의 안정시 긴장도 감소
- 근육긴장도 감소

임상적 관련성

다음은 이 장의 다른 부분에서 설명된 안정시 증가된 긴장도에 대한 전문형태이다. 만성폐쇄성 폐질환, 천식, 낭포성섬유증 등 고객의 흡기가 길어지고 고통스러운 것들 등 호흡기질환 치료의 중요한 부분이기 때문에 여기에 포함시킨다. 또한 침대에서 휴식을 취하고 있는 고객과 유산소운동이나 지구력경기 등에서 경쟁하는 운동선수들에게 이 치료법을 사용할 수 있다.

치료시 고려사항

영향을 받는 호흡근육에는 사각근(목갈비근, saclene), 흉쇄유돌근(목빗근, sternocleidomastoid)과 횡격막이 포함된다.

이러한 통증유발점은 흔히 발생하므로 근육에 대한 통증유발점(trigger point)연관통 패턴을 인식하는 방법을 배운다(9장 참조). 주요 장애에 대한 치료와 동시에 통증유발점과 영향을 받은 근육의 스트레스 및 적응성 단축과 같은 기타 공존하는 장애를 치료한다. 비대성(hypertrophic)호흡근육과 관련된 일부 임상적 상태에는 고객의 의료 및 약물 관리와 관련된 자체 주의사항 및 금기사항을 참고한다.

마사지 테크닉 사용지침

사각근, 흉쇄유돌근, 횡격막에 특정 신경근 및 결합조직 테크닉을 사용한다. 필요한 경우, 9장과 10장의 유날법, 쓸어내리기, 특정한 압박, 근막이완, 및 직접근막테크닉(direct fascial technique)의 일반적인 설명과 그림 9-10, 9-20, 9-23, 9-29, 10-2, 10-9와 10-16의 국소적인 테크닉이 있는 기타 문헌들을 검토한다.[261-264]

상호보완 양식

- 관련된 치료적 운동은 사각근, 흉쇄유돌근 스트레칭을 포함한다.
- 횡격막호흡 및 기타 호흡운동에 대한 고객교육이 필수적이다.[230]
- 정상 및 강제 흡기 및 호기동안 횡격막, 사각근, 흉쇄유돌근, 복부근육의 역할에 대해 고객에게 교육한다.
- 치료사는 일부 질환에 점진적인 유산소운동이 유용하다고 판단할 수 있다.

단단한 흉벽

적절한 결과

- 흉벽의 가동성 증가

치료시 고려사항

단단한 흉벽은 스트레스, 척추측만증 및 후만증과 같은 자세불량, 특정 근육의 통증유발점, 폐기종과 같은 호흡기질환, 장기간의 침상안정 또는 활동불능과 같은 호흡의 제한을 초래하는 장애 또는 임상적 상태와 관련이 있다. 치료에는 고객의 흉벽에 압력을 가하는 방법이 포함되므로 기계적 마사지 테크닉이 고객의 상태에 대하여 금기시되는지 여부를 확인한다. 골다공증(osteoporosis), 골연화증(osteomalacia), 가슴의 상처(chest wounds) 또는 흉곽동요(flail chest)가 이에 해당된다. 장기간 지속되는 자세장애 또는 폐기종의 흉부와 같은 장기병리로 인해 흉벽가동성 개선이 제한될 수 있음에 참고한다.

마사지 테크닉 사용지침

- 치료의 첫 번째 단계는 근육과 갈비뼈 표면의 결합조직의 제한을 풀어주는 것이다. 옆으로 누운자세, 바로누운자세, 엎드린자세로 고객과 협력한다. 각 자세에서 치골(두덩뼈, pubis)/천골부터 쇄골(빗장뼈, clavicle)까지 몸통근육에 비틀기(wringing) 및 근막이완 팔 당기기와 같은 일반적인 신경근 및 결합조직테크닉을 적용한다.[179]
- 모든 늑간공간에 특정 신경근테크닉과 결합조직테크닉

을 적용한다. 손가락끝이나 엄지손가락을("쓸어내리기 또는 갈비뼈 긁기"(rib-raking; 역자 주; 늑골 사이에 손가락을 놓고 위쪽으로 당기는 동작을 적용하여 늑골 사이의 조직을 마사지 하는 기법) 늑간공간 안쪽과 쇄골 및 늑골궁(costal arch) 주위로 체계적으로 적용시킨다. 이 특정 작업은 1~2시간이 걸릴수 있으며 여러 중재로 나누어야 할 수도 있다.

- 근육이나 결합조직의 제한을 해제한 후 리듬적 가동술("늑골 스프링"), 갈비뼈 압박, 흉곽흔들기 등을 실시한다.

상호보완 양식

- 흉부에 대한 스트레칭과 촉진된 스트레칭(facilitated stretching)은 흉부의 가동성을 증가시킨다.[230]
- 자가관리를 위해 고객에게 가슴근육과 척추신전근과 같은 흉부의 큰 근육그룹에 대한 조절된 심호흡과 스트레칭운동을 조합하여 가르친다.
- 전신적 또는 국소적 온열 적용은 마사지 테크닉이나 운동보다 먼저 수행할 수 있다.
- 하타요가(Hatha yoga)는 단단한 흉벽을 가진 사람들에게 적합한 가정수련이다.

비정상적이거나 변경된 호흡패턴

적절한 결과

- 호흡패턴이 개선되거나 정상화

임상적 관련성

흡기보조근육을 과도하게 사용하고 횡격막을 적게 사용하는 최적이 아닌 호흡패턴은 일반인에게서 자주 발생한다. 게다가 호흡패턴의 변화는 스트레스, 자세불량, 특정 근육의 통증유발점, 호흡기질환, 흡연, 장기간의 침상생활 또는 비활동 등을 포함하여 호흡을 제한하는 다양한 장애 및 임상적 상태와 관련이 있다.

치료시 고려사항

고객의 호흡패턴에 이상이 있는지 확인하는 것으로 치료를 시작한다. 흡기 중에 복부 직경이 감소하는 "역행성" 호흡패턴("paradoxical" breathing pattern)이 나타나는지 확인한다.[265] 또한 고객의 임상적 상태가 장애나 비정상적인 호흡패턴에 어떻게 영향을 미치는지 파악한다.

마사지 테크닉 사용지침

- 정상적인 호흡에 대한 교육을 시작하기 전 단단한 흉벽, 호흡근육의 안정시 증가된 긴장도 등 고객의 호흡장애를 관련된 마사지 테크닉으로 치료한다.

상호보완 양식

- 교육은 고객의 호흡패턴을 정상화하는 것이 주요 접근방식이다. 첫째, 고객이 현재 호흡패턴을 인식할 수 있도록 도와준다. 지정된 구조(사각근, 흉쇄유돌근, 가슴과 복벽)에 손을 얹어 흡기 및 호기 동안 근육수축이나 위치이동을 모니터링한다. 거울을 보는 것도 고객이 현재 호흡습관에 익숙해지는 데 도움이 될 수 있다. 이러한 개념을 이해한 후, 횡격막 호흡을 수행하는 방법과 이 호흡패턴과 상부흉부호흡 및 측면늑골호흡 간의 차이를 인식하는 방법을 가르쳐 준다.[230]
- 횡격막 강화(무게를 이용한 호흡, "모래주머니호흡, sandbag breathing")[230,266]은 호흡기질환에서 매우 중요할 수 있다.[230]
- 자세인식이 개선되면 호흡패턴을 정상화하는 데 도움이 될 수 있다.

근육과 관련된 장애에 대한 중재

불필요한 근육긴장

적절한 결과

- 불필요한 근육긴장도의 자발적인 이완
- 불필요한 근육긴장도에 대한 인식향상

임상적 관련성

불필요한 근육근장은 상황에 따른 스트레스에 대한 반응으로 안정시 증가된 긴장도는 매우 일반적인 원인 또는 결과이다(이 장의 스트레스 부분 참조).

치료시 고려사항

이 장애와 관련된 금기사항은 없다. 치료전 탐구해야 할 두 가지 문제는 고객의 삶에 기여하는 스트레스적인 상황과 안정시 근육의 긴장도에 영향을 미칠 수 있는 고객의 약물이다.[257]

마사지 테크닉 사용지침

- 이 부분에서 설명한 불필요한 긴장에 대한 고객의 인식을 높이기 위한 상호보완 테크닉으로 시작한다.
- 스트레스 부분에서 설명한 편안한 치료를 위한 일반적인 접근방식을 따른다.
- 고객이 불필요한 긴장을 이완하면, 안정시 긴장도를 줄일수 있는 마사지 테크닉을 적용한다.(안정시 증가된 긴장도 부분 참조) 안정시 긴장도에 현저한 변화가 일어날 때마다, 고객을 집중시켜 고객의 근육이 이완되고 느슨해지는 느낌에 익숙해지도록 한다.
- 불필요한 긴장도를 이완하는 것을 촉진한 이후 고객에게 인상을 남기는 수준으로 안정시 긴장도를 낮추는 것은 오랜시간이 걸린다. 고객은 스트레스가 많은 상황에서 근육을 긴장시키는 신체적, 정신적 습관을 인식하고 바꾸기 위해서는 1시간의 여러 번 치료횟수와 최대 몇 달의 치료가 필요할 수 있다.[50,267] 만약 당신의 고객이 스트레스가 증가하는 시기를 겪는다면, 당신은 이전에 겪은 근육의 긴장도 감소에 대한 인식을 새롭게 하는 데 한 번 혹은 그 이상의 시간을 보내야 할 수도 있다.

상호보완 양식

- 치료 초기에는 고객이 불필요한 근육의 긴장도를 인지하지 못할 수 있다. 때로는 단순히 사지를 들어 올리거나 최대 1분동안 해당 부위에 손을 대는 것만으로도 고객이 불필요하게 근육을 수축하고 있음을 깨닫기에 충분하다. 그래도 효과가 없다면 "당신이 여기서 버티고 있다는 것을 알고 있나요?" "여기 긴장도를 알고 있나요?" "이 긴장도를 풀수 있는 방볍을 찾을 수 있나요?" 와 같은 설명을 통해 불필요한 근육의 긴장도가 있는 부위에 주의를 집중시킨다. 지시명령과 같은 언어사용에 주의해야 하는데, 이는 그 반대이기 때문에 고객의 노력이 필요하다는 것을 의미한다.
- 수동적운동테크닉(11장 참조)은 종종 고객이 불필요한 근육의 긴장도를 이완하는 데 도움이 된다.

휴식기 긴장증가

적절한 결과

- 안정시 긴장도 감소[268]

임상적 관련성

골격근의 안정시 증가된 긴장도는 사람들이 마사지 테크닉을 치료로 찾는 가장 일반적인 이유 중 하나이다. 이러한 장애는 스트레스[267], 운동수행력, 과도한 사용으로 인한 부상, 정형외과적 부상(orthopedic injuries), 잘못된 자세, 통증유발점, 섬유근육통(fibromyalgia), 관절염 및 결합조직질환과 같은 여러 임상적 상태 및 활동과 관련이 있다.

치료시 고려사항

안정시 근육의 긴장도를 줄이기 위한 치료를 시작하기 전에 해당 장애에 대한 설명된 접근방식을 사용하여 고객이 불필요한 근육긴장을 하고 있지 않는지 확인한다. 안정시 긴장도는 수동적(물리적) 구성요소와 능동적(수축성) 구성요소를 포함하는 복잡한 현상이다(4장의 연부 조직검사 부분의 과학적 기초 참조). 결과적으로, 촉진(palpation)과 발달된 도수기술(manual skill)을 사용하여 정상적으로 신경이 분포된 근육에서 안정시 증가된 긴장도의 정도와 질을 평가해야 한다. 게다가, 고객의 임상적 상태에 따른 주의사항과 금기사항을 파악한다.

마사지 테크닉 사용지침

- 근육 및 관련된 근막, 특히 신경근테크닉, 결합조직테크닉 및 수동적운동테크닉을 포함하는(engage) 마사지 테크닉을 사용한다. *유날법과 쓸어내리기와 같은 신경근테크닉을 적용할 때는 안정시 긴장도를 바꾸고 싶은 근육층을 포함해야 한다.*
- 근막이완 및 직접근막이완과 같은 결합조직테크닉은 안정시 긴장도에 국소적인 영향을 미친다. 또한 근막층의 상호 연결된 특성으로 인해 국소적인 효과도 있을 수 있다.
- 일반적인 진정효과를 얻기 위해 흔들기(rocking)와 같은 진정테크닉을 사용하면 안정시 근육의 긴장도에 약간의 전신적인 감소를 얻을 수 있다.

상호보완 양식

- 국소적이든 전신적이든 온열은 일시적으로 안정시 긴장도를 감소시킨다.[89,252]
- 체계적인 스트레칭 또한 안정시 긴장도를 줄여준다.[230]
- 적어도 유산소운동과 근력운동은 일반적으로 안정시 근육의 긴장도를 일시적으로 높인다. 운동 후 스트레칭은 이 효과를 상쇄시킬 수 있다.

통증유발점, 근막통증

적절한 결과

- 통증유발점의 활성화 감소[220,269-271]
- 근막 통증감소[265,272]
- 가동범위 증가[273]

치료시 고려사항

근막통증은 극심한 통증을 유발할 수 있다. 그러므로, 검사와 치료시에는 반드시 고객의 통증을 존중해야 한다. 통증유발점은 심장마비와 같은 내장질환을 흉내낼 수 있으며[272] 활동과 무관해 보이는 비정상적인 통증유발 및 증상을 유발할 수 있다.[274,275] 외상이나 반복적인 손상의 경우, 정확한 손상기전을 찾는 것은 통증유발점이 있는 근육을 찾는 데 도움이 될 수 있다.

단일 통증유발점에 대한 연관통은 여러 문헌에 정의되어 있다.[265,272] 임상적 치료에서 일반적으로 볼 수 있는 참조에는 승모근(등세모근, trapezius), 흉쇄유돌근, 장늑근(엉덩갈비근, iliocostalis), 최장근(가장긴근, longissimus), 사각근, 대흉근(큰가슴근, pectoralis major)과 소흉근(작은가슴근, pectoralis minor), 두판상근(머리널판근, splenius capitis) 및 경판상근(목널판근, splenius cervicis), 견갑하근(어깨밑근, subscapularis), 극하근(가시아래근, infraspinatus), 중둔근(중간볼기근, gluteus medius), 대퇴근막장근(넙다리근막긴장근, tensor fascia lata), 슬괵근(뒤넙다리근, hamstring), 대퇴사두근(넙다리네갈래근, quadriceps), 전경골근(앞정강근, tibialis anterior), 후경골근(뒤정강근, tibialis posterior)이 포함된다. 표 14-2는 일반적인 근막통증증후군에 대해 설명한다. 고객에게 여러 개의 통증유발점이 있는 경우, 연관통은 중복되는 방식으로 결합된다. 결과적으로 고객은 어느 하나의 통증유발점의 연관통맵(Trigger point referral map)과 일치하지 않는 더 넓은 통증의 분포를 인식할 수 있다. 치료를 하면 위성통증유발점(satellite trigger points)을 치료할 필요가 없어지기 때문에 주요 통증유발점을 치료한다.[272] 또한, 가능한 한 지속되는 요인을 파악한다. 참고: 독자들은 통증유발점의 기전과 표현에 대한 보다 자세한 최신연구를 참조해야 한다.

섬유근육통이 있는 사람에게서 가끔 나타나는 압통점(Tender point)과 통증유발점을 식별해야 할수도 있다.[276,296] 섬유근육통의 압통점은 통증유발점이 아니다. 또한 섬유근육통의 진단에는 광범위한 근골격계 통증, 피로 및 수면장애가 포함된다. 그럼에도 불구하고, 섬유근육통이 있는 고객에게는 치료에 긍정적으로 반응할 수 있는 통증유발점이 있을 수도 있다.[117]

마사지 테크닉 사용지침

- 어떤 방법을 사용하던 치료는 통증없는 완전한 가동범위를 회복하는 것을 목표로 한다.
- 쓸어내리기 및 특정한 압박(통증유발점 압박 이완)은 통증유발점을 치료하기 위해 고안된 마사지 테크닉이다(9장 참조). 유날법, 근막이완 또는 광범위 접촉 직접근막이완테크닉을 포함하는 부위별 마사지 테크닉을 사용하여 선행할 수 있다.
- 치료가 위성증상(symptoms in satellites)을 감소시키므로 가능하다면 주요 통증유발점 먼저 확인하고 치료한다. 주동근(agonist), 길항근(abtagibust), 협력근(synergist)을 포함한 기능단위의 모든 통증유발점을 식별하고 치료한다.[272]

상호보완 양식

- 해당 근육의 전체 가동범위를 통한 수동적 운동(과도하게 스트레칭하지 않음), 전체 동작범위를 통한 능동적 동작 및 습열적용으로 통증유발점을 즉시 풀어주는 마사지 테크닉을 따른다.[265,272]
- 치료전 또는 자체적으로 습한 온찜질이 도움이 된다.[277]
- 얼음찜질은 통증유발점의 활동을 증가시키므로 급성 정형외과적 부상을 치료하는 경우가 아니라면 통증유발점 위 또는 주변에 얼음찜질을 사용하지 않는다. 부상의 급성단계가 해결되면 이 장의 다른 부분에 설명한대로 통증유발점을 치료한다. 다른 본문에 설명된 매우 구체적인 "얼음과 스트레칭"("ice-and-stretch") 프로토콜(protocol)의 맥락에서 얼음을 사용한다.[272]
- 부드러운 스트레칭 또는 고유수용성 신경근촉진테크닉(주동근 수축, 유지-이완, 리드믹한 안정화 후 부드러운 스트레칭의 결합 또는 등척성 수축후 이완을 사용한다.[272] 스트레칭을 할때 영향을 받는 근섬유를 따라 스트레칭 방향을 지정하고 관련된 관절에 통증이 발생하지 않도록 한다("스트레칭의 긍정적인 신호").[271]
- 스트레인-카운터스트레인(Strain–counter-strain), 자세이완과 고속저진폭 테크닉은 치료사의 치료 범위 내에서

표 14-2 근막통증증후군(Myofascial Pain Syndromes)[265,277]

증후군	관련된 통증유발점
긴장성두통 (Tension headache)	긴장성두통의 다섯가지 일반적인 원인은 다음과 같은 통증유발점 이다. 상부승모근, 흉쇄유돌근, 두판상근, 경판상근, 후두하근(뒤통수밑근, suboccipitals), 측두근(관자근, temporalis)
측두하악관절기능장애 (Temporomandibular joint dysfunction)	측두하악관절 기능장애는 실제 관절병리를 수반할 수도 있고, 외측익상근(가쪽날개근, lateral pterygoid)의 통증유발점 활성화로 인해 내측익상근(안쪽날개근, medial pterygoid), 교근(깨물근, masseter), 측두근의 2차적 침범으로 인해 발생할수도 있다.
동결견 (Frozen shoulder)	동결견은 상완관절낭의 섬유화(유착성관절낭염, adhesive capsulitis)를 수반할 수 있는 임상 용어이다. 또한 다른 회전근개(돌림근띠, rotator cuff) 근육의 2차적 침범과 함께 견갑하근의 통증유발점 때문일수도 있다.
흉곽출구증후군 (Thoracic outlet syndrome)	흉곽출구증후군은 종종 전사각근, 중사각근 또는 소흉근 아래있는 상완신경총(위팔신경얼기, brachial plexus)의 포착으로 인해 발생한다; 이 근육의 통증유발점도 고객의 통증에 영향을 미칠 수 있다.
방아쇠수지(Trigger finger)	이 증후군은 전완(아래팔, forearm)의 긴손가락굴근에 있는 통증유발점과 관련 될 수 있다.
제초자무지(Weeder thumb)	이 증후군은 무지대립근(엄지맞섬근, opponens pollicis)의 통증유발점과 관련 될 수있다.
Lumbago 또는 허리통증 (Lumbago or back pain)	"Lumbago"는 요통에 대한 고대용어로 원인이 많고 차별적인 평가가 필요하다. 허리통증은 중둔근, 척추신근(spinal extensor), 척주기립근(척주세움근, erector spinae), 다열근(뭇갈래근, multifidus) 또는 요근(허리근, psoas)의 통증유발점에 의해서만 발생할 수 있으며 요방형근(허리네모근, quadratus lumborum)의 추가적인 관여로 인해 발생할 수 있다.
가성 좌골신경통 (Pseudo Sciatica)	Travell과 Simons는 소둔근(작은볼기근, gluteus minimus)의 통증유발점으로 인한 요추 신경근병증(radiculopathy)을 지칭하기 위해 이 용어를 사용한다.
이상근증후군 (Piriformis syndrome)	이상근(궁둥구멍근, piriformis)의 좌골신경포착을 수반할 수 있는 이 복합적인 증후군은 이상근및 기타 외회전근(가쪽돌림근, lateral rotators)의 통증유발점에 의해 유발되거나 지속될 수 있다.
포착증후군 (Entrapment syndromes)	포착증후군(entrapment syndromes)은 말초신경이나 몸통에 지속적인 압력을 가해 신경손상(neurapraxia)을 유발하고 이로인해 신경학적 증상이 나타나는 것 이다; 통증유발점으로 인해 발생하는 포착 증후군의 예는 흉곽출구증후군이다. 본문에 자세하게 설명된 덜 일반적인 예가 많이 있다.[265, 272]

통증유발점은 염좌(sprain), 반복적인 스트레스부상(repetitive strain injury), 골절(fracture) 등 거의 모든 연부조직손상의 통증과 기능장애에 영향을 미친다. 그러나 통증유발점증후군(trigger point syndrome)이나 근막통증증후군으로 단독으로 나타날 수도 있다. 일부 근막통증증후군은 고유한 이름을 가질 만큼 흔하다. 이 표에는 통증유발점이 통증의 유일한 원인이거나 상태의 주요 요인이 나열되어 있다.

가치가 있을 수 있다.[278]

- 자가관리를 위해 고객에서 국소온열, 자가마사지(self-massage), 자가스트리핑(self-stripping), 작고 단단한 공을 이용한 자가압박(self-compression), 스트레칭(또는 유지-이완)을 포함하는 프로토콜을 가르친 후 활동적인 완전한 가동범위를 제공한다.[277]
- 볼을 이용한 자가압박을 가르칠 때, 치료시간을 30초 정도로 제한한 후 적절한 스트레칭과 온찜질을 적용한다. 고객은 기분이 좋기 때문에 자가압박을 과도하게 하는 경향이 있다; 이는 반응성경련(reactive cramping)또는 관절주변의 기능의 불균형을 초래할 수 있다. 고객이 완화된 상태를 유지하기 위해 근육을 자주 압박한다고 하는 경우, 고객을 재검사하여 통증유발점을 지속시키는 요인을 확인한다.

근육의 돌발적경련(Muscle spasm)

적절한 결과

- 근경련 감소[279]

임상적 관련성

근육의 돌발적경련은 연축성 사경(spasmodic torticollis), 외상성 정형외과적 부상(traumatic orthopedic injuries), 디스크병변(disk lesions), 신경이나 신경근을 압박하는 기타 상태, 운동수행능력(athletic performance), 맹장염(appendicitis)과 같은 급성내장질환, 간헐적 파행을 포함한 동맥질환, 임신과 관련이 있다. 이는 또한 리튬(lithium)과 같은 일부 약물의 부작용 일수도 있고 영양결핍의 결과일 수도 있다. 추위, 탈수, 기존의 통증유발점, 자세불균형에 노출되면 근경련이 악화된다.

치료시 고려사항

만약 고객이 급성 근경련을 겪는 경우, 최근의 외상이나 달리기 선수가 겪는 대사 불균형처럼 의사에게 진료를 받아야 할 수 있으므로 경련의 원인을 찾으려고 해야 한다. 또한 고객의 상태에 대한 정확한 평가를 통해 치료에 대한 접근방법을 안내할 수 있다.

마사지 테크닉 사용지침과 상호보완 양식

- 경련이 심한 근육은 스트레칭 하지 않는다.
- 경련 부위에서 멀리 떨어진 곳에서 횡격막 호흡, 이완 또는 진정마사지 테크닉 등 이완을 위한 모든 테크닉을 통합한다.
- 경련 부위에서 *고객의 통증을 증가시키지 않도록* 하면서 다음과 같은 테크닉의 순서대로 진행한다.
  고객의 허용범위 내에서 모든 테크닉을 진행한다.
  1. 길항근을 수축시킨다. 이 활동은 경련이 발생한 근육을 늘어난 위치로 이동시킨다. 다른 테크닉 사이에 이 능동적인 신장을 반복한다.
  2. 근육 부착부위에 특정한 압박 및 교차섬유유날법(cross-fiber petrissage)을 적용한다. 고객의 허용범위 내에서 능동적인 움직임과 결합한다.[279,280]
  3. 엄지손가락을 사용하여 경련이 발생한 근육의 두 부착부를 근복(muscle belly)방향으로 끌어당기도록 특정한 압박을 가한다("근육 근접", muscle approximation).[260]
     근육근접은 특히 엄지손가락 사용이 효과적이지 않을때, 진정효과를 위해, 손 전체와 같은 더 넓은 표면으로 수행될 수 있다.
  4. 부위에 표면무찰법(미세진동 주의) 등 표면반사테크닉을 사용한다.
  5. 부위에 부드러운 유날법 적용한다.
  6. 고객에게 과도한 스트레칭을 피하고 신장반사수축(stretch reflex contraction)을 유발하면서 부드럽고 능동적인 스트레칭을 수행하도록 한다.
  7. 근육을 사용하는 유지-이완(hold-relax)테크닉을 사용한다.
  8. 스트레인-카운터스트레인 또는 자세이완테크닉을 사용한다.[281]
  9. 자가관리를 위해 1, 5, 6, 7 테크닉을 적응시킨다.
- 고객의 임상적 상태와 치료에 대한 반응단계에 따라 온찜질 또는 냉찜질을 한다.
  (참고: 근골격 부상에 대한 온, 냉의 사용에 대해서는 논쟁이 있다.[91])
- 고객의 길항근을 강화하는 것이 적절한 장기적인 목표일 수 있다.

휴식기 긴장도 또는 신경근긴장도 감소와 관련된 근육약화

적절한 결과

- 근력과 파워(power)증가

임상적 관련성

약화(weakness)는 외상, 정형외과적 부상, 수술, 질병, 침상안정 후에 발생할 수 있다. 또한 노년층의 활동부족으로 인해 흔히 나타나는 결과이다. 또한 근육약화는 파킨슨병(Parkinson diseas) 및 편마비(hemiplegia)와 같은 신경학적 상태(neurologic conditions)와 관련될 수 있다.

치료시 고려사항

치료를 시작하기 전 고객의 약화의 원인과 관련된 주의사항 및 금기사항을 파악한다. 약화, 피로감(fatigue), 컨디션 약화(deconditioning)를 식별하는것도 중요하다. 예를 들어 파킨슨병이나 편마비와 같은 신경학적 질환이 있는 일부 허약한 고객은 경직(spasticity) 또는 강직(rigidity)과 같이 움직임에 영향을 미치는 다른 장애로 인한 이차적인 약화를 나타낸다.

마사지 테크닉 사용지침과 상호보완 양식

- 정상적으로 신경이 분포되어 있는 조직의 근력을 증가시킬수 있는 마사지 테크닉은 없다.
- 치료적 운동은 정상적으로 신경이 분포되어 있는 조직의 근력약화를 치료하는 일차적인 치료 테크닉이다.

- 마사지 테크닉을 정기적으로 적용하면 강직, 경직의 정도(tone) 또는 통증을 해결하여 수근관증후군(carpal tunnel syndrome), 척수손상(spinal cord injury), 다발성 경화증(multiple sclerosis)과 같은 신경학적 문제가 있는 고객의 근력을 간접적으로 향상시킬 수 있다.[31,70,74] 물리치료 교재에서는 비정상적으로 신경이 분포된 근육의 수축능력을 단기적으로 증가시킬수 있는 촉진테크닉(상호보완 양식 참조)을 설명한다.[282] 약화된 근육의 수축을 촉진하려면 *운동직전(prior to exercise)*에 이러한 테크닉을 사용한다.
- 치료사는 종종 고객의 근육이 운동을 준비할 수 있도록 부위별 또는 일반적인 마사지 테크닉을 사용한다.[119]

상호보완 양식

- 근수행능력(muscle performance)를 증가시키기 위해 치료적 운동을 사용한다. 다양한 강화방법은 치료적 운동에 관한 수많은 문헌에 설명되어 있다.[230,283,284]
- 빠른 스트레칭(quick stretch), 미세한 진동(fine vibration), 가벼운 터치(light touch), 반복적인 스트로크("쓰다듬기, brushing")을 사용하면 신경근긴장도를 높이고 움직임을 촉진할 수 있다.[282]
- 냉찜질을 짧게 하면 각성을 자극하고 저항운동을 간접적으로 촉진할 수 있다.
- 반대로, 장시간의 온찜질과 냉찜질은 근수축의 활동을 일시적으로 방해한다.[252]

결합조직장애에 대한 중재

결합조직의 가동성 감소

이 범주는 잘못된 조직의 모델링(modeling)으로 인해 유착(adhesions), 흉터(scarring), 피부 및/또는 근막의 가동성 감소, 근막제한(fascial restrictions) 및 구축(contractures)과 같은 정상적인 결합조직 가동성의 장애를 포함한다. 치료사는 이 장애 그룹에 대해 유사한 치료접근법을 사용한다.

적절한 결과

- 유착감소, 흉터조직의 가동성 증가, 피부와 근막의 가동성 증가, 제한감소, 구축감소 등 결합조직의 가동성 증가[285]
- 가동범위 증가[286,287]

임상적 관련성

결합조직의 가동성 감소의 원인은 여러가지가 있다. 첫째, 염증회복의 만성단계에서 흔히 발생하므로 골절 및 염좌와 같은 정형외과적 부상, 다양한 유형의 관절염, 염증성 결합조직 질환, 외상, 수술 및 화상과 관련 있다. 둘째, 감소된 결합조직의 가동성은 질병이나 입원과 관련된 장기간의 활동감소의 결과일 수 있다. 마지막으로 적응성 조직단축의 형태로 자세조건(postural conditions)과 관련이 있다. 미세흉터(microscarring) 및 하중에 대한 적응능력감소는 건염(tendinitis) 및 건증(tendinosis)과 같은 반복적인 스트레스 부상(repetitive strain injuries)과 관련될 수 있다.[229]

치료시 고려사항

결합조직 제한을 치료하기 위해 치료사가 사용하는 테크닉에 대한 주의 및 금기사항에는 악성종양(malignancy), 연부조직염(cellulitis), 발열, 전신 또는 국소감염, 급성순환계 질환(acute circulatory conditions), 골수염(osteomyelitis), 동맥류(aneurysm), 폐쇄성부종(obstructive edema), 급성 류마티스관절염, 개방성상처, 봉합, 혈종(hematomas), 치유중인 골절(healing fructure), 골다공증, 항응고제치료(anticoagulant therapy), 진행성당뇨(advanced diabetes), 피부과민증(hypersensitivity of the skin)등이 있다.[288] 감소된 결합조직의 가동성을 치료하기 전에 *고객에게 급성염증의 징후가 없는지 확인한다.* 반복적인 염좌나 류마티스관절염과 같은 일부 정형외과적 질환에는 관절의 느슨함 또는 불안정이 있을 수 있다. 이미 늘어나거나 약해진 결합조직을 늘리려는 테크닉으로 이러한 관절을 치료하지 않는다. 마지막으로, 결합조직의 어떠한 부위도 단독으로 치료하지 않는다. 국소치료는 자세변화를 촉진시키는 전신적인 효과를 가진다.

마사지 테크닉 사용지침

- 피부롤링, 근막이완, 직접근막테크닉, 마찰법은 감소된 결합조직의 가동성을 치료하는 주된 테크닉이다.[263,264,280,289-292] 자세적 적응성단축 또는 큰 관절 구축과 같이 많은 양의 조직이 영향을 받은 경우 광범위 표면과 더 일반적인 테크닉을 사용한다. 여기에는 손을 넓게 배치한 근막이완과 전완으로 전달되는 직접근막테크닉이 포함된다. 더 작은 양의 조직, 예를 들어, 힘줄(tendon)[293] 또는 낭(capsule)[286] 내의 국소적인 섬유증(fibrosis)을 치료하려면 특정 테크닉으로 손가락이나 엄지손가락을 사

Key Points 14-3

성숙한 흉터에 대한 흉터테크닉

성숙한 흉터(maturescar)를 모델링 하는 데 사용되는 소위 흉터테크닉(scar techniques)은 이전에 10장에서 자세히 설명한 모든 결합조직테크닉의 단순한 예이다. 가벼운 압력으로 시작하여 표면층과 맞닿은 다음 더 깊고 제한된 층으로 맞닿는 절차대로 적용한다. 가동성이 감소된 부분은 종종 눈에 보이는 흉터의 측면과 표면 아래까지 확장되는 경우가 많다는 것을 기억한다.

피부롤링(Skin rolling). 피부와 피하근막을 잡고 파도물결처럼 굴린다. 반복하는 도중 들어 올리는 힘과 스트로크의 방향을 변경한다. 이것을 입문 테크닉(introductory technique)으로 사용하고 치료가 진행됨에 따라 주기적으로 표피 조직의 가동성을 평가한다.[229]

근막이완(Myofascial release). 손가락 끝이나 손바닥 접촉을 이용하여 피부와 피하조직의 느슨함을 제거한다.[229] 그런 다음 크리프(creep)가 발생하는 동안 미끄러지지 않고 이 위치를 90초 이상 유지한다. 더 깊은 조직층에 맞닿도록 연속적으로 적용하여 압력을 높인다. 힘의 방향을 다양하게 바꾼다. 제한이 넓은 영역에 영향을 미치는 경우 양손을 넓게 배치하여 이완한다.

직접근막테크닉(Direct fascial technique). 하나 또는 두 개의 천천히 미끄러지는 손가락을 사용하여 흉터조직을 C 또는 S 모양으로 구부리고[9,229] 스트로크가 J 패턴을 따르도록 한다.[290] 제한이 넓은 영역에 영향을 미치는 경우 손가락을 뭉치(grouped fingers)거나 손바닥 전체를 사용한다.

마찰법(Friction). 아주 조밀하고 딱딱한 부위에 촉감이 부드러워질 때까지 손가락 끝이나 엄지손가락으로 마찰법을 사용한다. 흉터에 스트로크 방향을 가로 또는 평행으로 맞추거나 원을 사용한다.[229] 큰 제한에 적용하려면 손바닥과 같은 광범위 표면을 사용한다

용하는 마찰법을 사용한다. 또한 유날법 및 쓸어내리기를 천천히 충분히 끌면서(drag) 적용하면 효과가 있을 수 있다. 너무 많은 오일을 사용하면 이를 달성할 수 없다.

- 조직의 여러 층이 영향을 받은 경우 표면부터 시작하여 더 깊은 층 제한의 치료를 진행한다.
- 화상의 초기 치료단계는, 흉터조직의 형성을 예방하거나 줄이기 위해 이 본문의 범위를 벗어나는 고도로 전문화된 프로토콜을 필요로 한다.[285,294] 키포인트 14-3에는 *성숙한(mature)*흉터조직에 사용하기 적합할 수 있는 몇 가지 "흉터테크닉, scar techniques"을 설명한다.
- 결합조직 치료 후 적용되는 리듬적 가동술(rhythmic mobilization)은 고객의 움직임 패턴을 향상시킬 수 있다.
- 근막통증유발점은 종종 다양한 결합조직 제한과 공존한다.[265,272,295-297] 이 장의 다른 부분과 제9장의 쓸어내리기와 특정한 압박부분에 제시된 통증유발점치료에 대한 지침을 참조한다.
- 만약 결합조직 제한이 나쁜 자세와 연관되어 있는 경우, 이 장의 다른 부분에 있는 적응성 단축에 대한 부분을 참조한다.
- 자세를 촬영하여(postural scan) 치료 전 후 치료효과를 모니터링 한다.
- 올바른 테크닉을 사용하면 결합조직이 빠르게 늘어난다. 실제로 어떤 조건에서는, 몇분 안에 긍정적인 치료효과를 볼 수 있다. 결과적으로, 작고 복잡하지 않으며 최근의 흉터조직은 단일횟수(single session)에서 반응할 수 있다. 장기간 지속된 상태에서는 지속적인 변화를 위해 여러 번의 국소치료횟수가 필요할 뿐만 아니라 고객의 신체전반에 존재하는 보상을 해결하기 위해 보다 일반적인 치료도 필요하다. 자세적 상태(postral condition)에서 보이는 광범위한 근막제한은 치료에 15시간 이상이 소요될 수 있다.

상호보완 양식

- 완전한 가동범위 내에서 스트레칭운동을 실시한다.[230]
- 관절낭에 유착이 있는 경우 더 높은 등급의 관절가동술(joint mobilization)을 사용한다.[229,230]
- 근육길이가 회복된 후 완전한 가동범위 내에서 활동적인 운동을 한다. 스트레칭과 활동적인 운동 모두 고객의 자가관리 프로그램 내에서도 효과적이다.
- 자세인식운동에 따른 정렬의 변화를 따른다(자세 및 운동감각 인식감소 부분을 참조).
- 가동성을 회복한 후에는 근육의 수행력(근력, 지구력, 힘)을 높이기 위한 치료적 운동을 고려한다.[294]
- 마사지 테크닉이나 스트레칭 전 국소 온찜질은 적합하다(결합조직테크닉을 적용하기 전 몇 분 정도 허용하도록 함). 온찜질을 하기전 급성염증의 징후가 없는지 확인한다.

관절낭 또는 인대의 제한

적절한 결과

- 관절낭 또는 인대의 가동성 증가[298]

임상적 관련성

관절낭 또는 인대의 제한은 관절낭염, 유착성관절낭염, 골관절염, 염증성관절염 상태, 관절침범이 있는 루푸스(lupus)와 같은 전신결합조직질환을 동반한다.

치료시 주의사항

감소된 결합조직 가동성을 치료하기 전에, *고객에게* 급성염증*의 징후가 없는지 확인한다*. 반복적인 염좌나 류마티스관절염과 같은 일부 정형외과적 질환에는 관절의 느슨함이나 불안정성을 동반할 수 있다. 이미 늘어나거나 약해진 결합조직을 늘리려는 테크닉으로 이러한 관절을 치료하지 않는다.

마사지 테크닉 사용지침

- 이는 결합조직가동성 저하의 특별한 경우이다.
- 고객의 관절을 가로지르는 모든 근막층에 일반적인 결합조직테크닉을 적용한다. 가장 유익한 접근법은 영향을 받은 인대 또는 낭에 마찰법과 같은 특정테크닉을 적용하는 것 일 수 있다.[299]

상호보완 양식

- 결합조직의 가동성 감소에 대해 언급된 수치료 및 운동 외에도, 치료 범위가 허용되는 한 관절낭을 움직이기 위해 관절견인 및 관절가동테크닉을 사용한다.[229,230]

관절낭 또는 인대의 과가동성(느슨함)

적절한 결과

- 관절의 완전성 증가
- 관절의 안정성 증가

임상적 관련성

인대 또는 관절낭의 느슨함은 반복적인 관절탈구, 염좌, 외상, 염증성관절염상태, 전신 결합조직장애(systemic connective tissue disorders), 임신, 춤과 체조와 같이 특정 관절에 만성부하를 가하는 직업에 이차적으로 발생될 수 있다.

치료시 고려사항

인대 또는 관절낭의 느슨함을 치료시 통증정도, 약물 등 고객의 임상적 상태에 따른 주의사항 및 금기사항을 고려한다. 관절이 불안정해 보이거나 반복적인 탈구나 염좌의 위험이 있는 경우, 치료 범위가 허용하는 한 테이핑(taping)으로 관절을 고정시키고 적절한 경우 고객을 의사에게 의뢰한다.

마사지 테크닉 사용지침

- 과하게 늘어나거나 약해진 결합조직은 마사지 테크닉으로 팽팽해지지 않는다. 치료적 운동이 일차적인 치료방법이다.
- 마사지 테크닉을 적용하는 동안 불안정한 자세나 관절낭이 늘어나는 자세를 피한다. 늘어난 부위에 결합조직테크닉이나 공격적인 신경근테크닉 사용은 삼가한다. 발목의 반복적인 내번염좌(inversion sprains)와 같이 관절의 한쪽만 느슨한 경우, 관절의 짧아진 쪽에 결합조직테크닉을 주의 깊게 적용하면 기능적 활동을 촉진할 수 있다.
- 관절을 가로지르는 근육의 안정시 긴장도를 낮추려고 하지 않는다. 이는 다른 지지대가 없을 때 관절을 안정시키는 역할을 할 수 있기 때문이다. 기능적 불안정성(functional instability)인 경우, 자세장애 부분에 설명한 바와 같이 일반적인 마사지 테크닉을 사용하면 움직임과 자세에 대한 인식을 촉진 할 수 있다.

상호보완 양식

- 치료적 운동을 통해 근육의 수행력을 향상시키고 능동적인 움직임 시 관절을 안정시킬 수 있다. 치료의 초기에는, 중간범위의 치료적 운동을 선택하고 극단적인 끝범위는 피한다. 치료적 운동에 관한 많은 문헌에는 적절한 안정화 프로토콜이 자세히 설명되어 있다.[229,230]
- 기능적 불안정인 경우 자세인식훈련을 포함한다.

자세장애에 대한 중재

뼈의 기형으로 인한 자세부정렬

적절한 결과

- 자세정렬개선

임상적 관련성

작은 반골반(hemipelvis) 또는 실제 다리길이불일치(leg-length discrepancy)와 같은 뼈 기형은 과후만증(hyperkyphosis), 과전만증 및 척추측만증에서 주를 이룰 수 있다.[265] 슈어만병(scheuermann disease), 척추결핵(tuberculosis of the spine), 골암(bone cancer)과 같은 전신질환도 자세적 질환을 유발하거나 기여할 수 있다.

치료시 고려사항

보조기, 보철물 또는 수술을 통한 뼈의 비대칭 교정을 위해 고객을 적절한 의료전문가에게 소개한다.

마사지 테크닉 사용지침

- 가능하다면 고객의 근본적인 뼈의 부정렬이 교정될 때까지 조직의 구축이나 적응성단축치료를 시도하지 않는다.
- 안정시 증가된 긴장도와 통증유발점 부위의 통증완화를 위해 필요한 경우, 적당한 깊이에서 신경근 또는 결합조직테크닉을 사용한다.[300]
- 뼈의 부정렬을 교정한 후, 이 장의 관련된 부분에 설명된 마사지 테크닉을 사용하여 적응성단축, 적응성신장 및 자세인식저하를 치료한다.

상호보완 양식

- 뼈의 부정렬을 교정한 후, 이 장의 관련 부분에 설명된 적응성단축, 적응성신장 및 자세인식저하를 위한 상호보완 양식을 사용한다.

주동근-길항근기능의 균형장애를 동반한 적응성 단축

적절한 결과

- 근육과 근막의 신장성(extensibility) 증가
- 주동근-길항근 기능의 균형 개선
- 자세정렬 개선[301]

임상적 관련성

연부조직의 적응성 단축은 과후만증, 과전만증(hyperlordosis), 척추측만증(scoliosis), 장경인대구축(iliotibial band contracture), 외반무릎구조(valgus knee structure), 슬개대퇴증후군(patellofemoral syndrome) 및 편평발(pes planus)과 관련 있을 수 있다.[1,2,230]

치료시 고려사항

적응성단축을 위한 중재를 시작하기 전에, 이것이 실제 다리길이불일치[300] 또는 작은 반골반과 같은 비대칭 뼈구조의 결과가 아닌지 확인한다. 그런 경우는 자세기형에 관한 부분을 참조하여 수정된 접근법을 참조한다. 해부학교과서에서 설명하는 근막면과 층 사이 관계를 자세히 공부한다.[302] 단축된 구조를 이완하면 고객의 자세정렬이 매우 빠르게 변경될 수 있다는점을 인지한다. 이러한 변화는 결국 다른 구조물의 기계적 부하를 변경하고 고객의 증상에 변화를 가져올 수 있다.

마사지 테크닉 사용지침

- 자세적 상태에서 고객의 통증은 단축된 근막에 반대되는 길항근의 신장으로 발생되는 경우가 많다. 치료에 대한 한 가지 표준적인 접근법은 *먼저 단축된 구조를 치료하는 것이다.*[230] 고객의 통증이 심한 경우 늘어난 구조를 먼저 치료하거나 적응성단축을 보이는 구조와 동시에 치료할 수 있다.
- 결합조직테크닉은 적응성단축치료를 위해 선택되는 방법이다.[262-264,290] 신경근테크닉은 덜 효과적이지만 유용하다(9장의 유날법의 결과 및 근거 부분 참조 표면반사나 표면유체테크닉은 관련된 근육조직층과 근막층에 관계가 없다. 더욱이, 수동적 운동과 타법테크닉(percussive techniques)은 조직을 충분히 끌기(drag)를 못한다. 근막이완 및 직접근막테크닉은 근막을 늘리기 위해 층을 따라 지속적인 수평견인력이 필요하다는 것을 참고한다(10장 참조). 적응성으로 단축된 구조에는 종종 통증유발점이 포함되어 있으므로 특정한 압박 및 쓸어내리기를 사용한다.[265,272,303] 마지막으로 결합조직 및 신경근테크닉 *이후(after)*적용되는 리듬적 가동술과 같은 수동적 운동테크닉은 보다 광범위한 움직임패턴을 회복하는 데 도움이 될 수 있다.[62]
- 자세 촬영한 것을 통해 중재 전후 고객의 자세를 평가한다. 치료효과를 세심하게 기록한다.
- 키포인트 14-4는 적응성 단축치료를 위한 간단한 프로토콜을 제시한다.

상호보완 양식

- 마사지 테크닉이나 스트레칭 전 국소 온찜질은 적합하다. 결합조직테크닉을 적용하기 전 몇 분정도 시행한다.
- 단축된 조직을 스트레칭 하기 위해 치료적 운동을 사용한다.[230]
- 근육 길이를 회복한 후에는 완전한 가동범위 내에서 능동적인 운동을 사용한다.
- 고객의 자가관리 프로그램에 스트레칭과 능동적인 운동을 모두 포함시킨다.
- 근육의 수행력를 향상시키기 위해서는 치료적 운동은 필수적이다. 자세한 내용은 치료운동에 관한 본문을 참조한다.[230]
- 자세인식훈련을 통해서 자세정렬의 변화를 따른다(6장 참조).

Key Points 14-4

적응성단축치료를 위한 간단한 마사지프로토콜

다음은 적응성단축치료를 위해 30분 45분 또는 60분의 단일횟수(single session)를 구성하는 데 사용할 수 있는 간단한 프로토콜이다:

1. 자세를 촬영(postural scan) 한다.
2. 적응성단축을 나타내는 목표 근육군을 선택한다.
3. 광범위하고 일반적인 직접근막테크닉이나 근막이완을 *해당부위(to the region)*에 간략하게 적용한다.
4. 특정 결합조직테크닉을 사용하여 목표 근육그룹을 신장한 이후 스트레칭한다.
5. 유날법과 같은 신경근테크닉을 사용하여 전체부위를 치료한 후 리듬적 가동술을 적용한다.
6. 3~5단계에 따라 반대쪽 문제를 해결한다.
7. 광범위 결합조직테크닉과 유날법과 같은 신경근테크닉을 사용하여 관련된 축성골격을 해결한다.
8. 7단계와 같이 간략하게라도 척추주위와 목근육 포함시킨다.
9. 자세를 촬영한 것으로 변화를 모니터링 한다.
10. 6장에 설명된 대로 고객에게 정렬된 자세로 서있도록 안내한다.

각 치료횟수에서 적응성단축근육의 다른 그룹을 선택하여 중재를 진행한다.

주동근-길항근 기능의 균형장애와 신장약화를 동반한 적응성 신장[230]

적절한 결과

- 근력증가
- 주동근-길항근 기능의 균형 개선
- 자세정렬개선[301]

임상적 관련성

한 그룹의 근육이 단축에 적응할때마다 길항근 그룹은 신장에 적응한다. 적응적 신장은 과후만증, 과전만증, 척추측만증, 장경인대구축(iliotibial band contracture), 외반무릎구조, 슬개대퇴증후군 및 편평발과 관련있을 수 있다.[230]

치료시 고려사항

근육과 근막이 적응성 신장되면 신장된 위치에서 기능해야 하므로 기계적 단점(mechanical disadvantage)이 있다. 결과적으로 최대 수축력을 발달시킬 수 없다.[230] 이 근육은 *신장약화(stretch weakness)*라고 불리는 현상을 나타내며 피로, 돌발적 경련(muscle spasm), 근막통증유발점(myofascial trigger points)의 영향을 받는다. 적극적으로 결합조직 또는 신경근테크닉을 사용하고 *이러한 근육을 더 신장시키지 않는다.*

마사지 테크닉 사용지침

- 첫째, 주동근-길항근 기능의 균형장애로 인한 적응성 단축부분에 설명된 대로 적응성 축구조를 치료한다.
- *마사지 테크닉은 정상적으로 신경이 분포되어 있는 조직의 약화에 영향을 미치지 않는다.* 다양한 근육의 수행력을 활용하여[230, 283, 284] 신장된 근육을 강화시킨다.
- 타법은 비정상적으로 신경이 분포되어 있는 조직의 긴장도를 미미하지만 일시적으로 증가시킬 수 있다. 그러나 정상적으로 신경이 분포되어 있는 신장된 근육에 타법테크닉을 사용하는 근거는 없다(12장 타법테크닉에 대한 결과 및 근거 부분 참조).
- 적응성신장근육에는 종종 팽팽한 띠(taut band)와 통증유발점이 포함되어있어[296,303], 타법에 자극을 받을 수 있다. 더욱이 이러한 유발점은 적응성 단축된 길항근을 치료한 후 해결되는 위성(satellite)일 수 있다.[272,304,305] 해결되지 않으면 허혈성 압박(ischemic compression)과 짧은 쓸어

내리기 스트로크로 치료한다.

상호보완 양식

- 적절한 치료적 운동으로 근육의 수행력을 향상시킨다.[230]
- 통증유발점치료를 위한 마사지 테크닉을 사용한 후 습열, 부드러운 스트레칭, 능동적인 가동범위를 사용한다.[272]

자세 및 운동감각 인식 저하

적절한 결과

- 자세인식 개선

임상적 관련성

자세인식 감소는 과후만증, 과전만증, 척추측만증, 및 기타 자세상태와 관련이 있다.[230]

치료시 고려사항

자세인식 저하는 근육의 적응성단축 및 신장으로 인해 종종 자세부정렬(postural misalignment)을 동반한다. 때로는 자세인식 저하, 즉 "자세결함(postural fault)"이 고객에게 나타나는 유일한 자세적 장애(postural impairment) 일 수 있다.[230]

마사지 테크닉 사용지침

- 마사지 테크닉은 일반적인 신체인식을 높이는 데 도움이 된다.[209,306,307]
- 치료 중 적응성 단축부위가 빠르게 신장되는 경우 고객은 일어서자마자 즉시 변화를 알아차릴 수 있다. 그럼에도 불구하고, 어떠한 마사지 테크닉도 치료사의 지도 없이는 고객의 자세인식(*awareness*)을 지속적으로 향상 시킬 수 없다.
- 임상 경험에 따르면 중재의 끝부분, 서기 바로 직전에 고객의 발에 깊은 마사지 테크닉을 적용하면 결합조직이나 신경근테크닉의 결과로 고객이 자세변화에 적응하고 통합하는 데 도움이 될 수 있다.

상호보완 양식

- 구두적(verbal), 접촉적 큐(tactile cues)를 동반하는 자세운동은 자세인식을 높이는 일차적인 치료방법이다.[230] 운동 중에 고객의 신체를 더 나은 정렬로 배치시키거나 안내하고 고객이 개선된 정렬을 인식하도록 돕는다. 고객은 이후 근육조절능력을 발달시키기 위해 짧은 기간 동안 이 자세를 유지한다.
- 근육의 긴장도가 바람직하지 않게 증가할 수도 있으니 고객에게 장시간 자세운동을 하도록 지시하지 않는다. 고객에게 하루에 1~2회, 최대 10분까지 연습할 수 있는 운동을 제안하는 것이 좋다. 시간이 지남에 따라, 고객은 일상생활 중 점차 개선된 자세적 습관을 갖게 된다.
- 간단한 자세적 운동의 몇가지 예는 다음과 같다:
  1. 고객은 치료테이블 위에 정렬된 자세로 눕는다. 수동적으로 고객을 가능한 최상의 정렬로 배치하고 고객이 이 위치를 10분 이상 유지하도록 한다. 이는 다음 진행될 운동의 시작이다.
  2. 6장에 설명된 대로 선자세와 앉은자세를 사용한다. 임상적 환경과 고객의 집에 바닥까지 닿는 거울(floor-length mirrors)을 준비하고 이는 운동할 때 자가모니터링(self-monitoring)을 촉진시킨다. 고객은 스위스볼(swiss ball)에 앉아 정렬된 자세를 취할수도 있다.
  3. 골반기울기(pelvic tilt). 점점 더 어려운 자세에서 가르친다: 무릎을 위로 올려 누운자세(구부러진 자세, crook-lying), 참고를 위해 벽에 골반의 뒤와 등을 고정하고 완전히 누운자세, 마지막으로 자유롭게 선상태(free standing).[264]

염증과 관련된 장애에 대한 중재

급성-단계 염증

적절한 결과

- 부종감소와 같은 염증징후(signs) 및 증상(symptoms) 감소
- 통증감소
- 능동운동범위 증가

임상적 관련성

급성염증은 근골격계 외상(musculoskeletal trauma), 반복적인 스트레스부상, 골관절염 등 다양한 정형외과적 임상적 상태와 연관될 수 있다. 수술 후에도 발생한다. 마지막으로 류마티스관절염 및 관련 결합조직질환과 같은 다양한 전신질환을 동반할 수 있다.

치료시 고려사항

외상성 정형외과부상을 치료하기 전에 고객의 해부학적 구조가 안정적인지 확인한다. 의심스러운 경우, 고객에게 의학적 평가 및 관리를 의뢰한다. 염증이 반복적인 스트레스부상으로 인해 이차적으로 발생하는 경우, 원인이 되는 활동을 파악하고 고객이 해당 활동을 줄이거나 중단할 수 있는지 확인한다. 염증이 골관절염 또는 기타 전신질환(systemic disease)과 연관되어 있는 경우, 고객의 의학적 및 약리학적(pharmacologic) 관리가 염증과정, 통증, 부종 및 경련에 어떠한 영향을 미치는지 이해한다.

마사지 테크닉 사용지침

급성염증은 손상이 아니다; 대신 이는 주로 부종, 급성통각성통증 및 경련을 포함하는 일련의 장애의 *그룹(group)* 과 관련된 생리학적 과정이다. 이 부분에서는 염증과 관련된 주요 장애에 대한 치료접근법을 검토하고 단일중재에서 치료 테크닉을 결합하는 방법의 예를 포함한다.

초기 치료(Initial Treatment)

- 먼저, 부종이 해결되면 통증도 감소하므로 현재 존재하는 부종을 치료한다.
- 부종 해결을 촉진하기 위해 여러가지 테크닉을 사용할 수 있다. 흉부의 총림프관과 대정맥의 접합부에 광범위 접촉압박 또는 표면림프배액(최종 스트로크, terminus stroke)을 적용한다. 부종을 배출하기 위해 20분 이상 염증부위근위부(붓기 주변 가장자리에서 원위부로 시행)에 표면유체테크닉을 반복적으로 적용한다(8장 참조). 심부림프배수(deep lymphatic drainage)를 위해 근위부에 신경근테크닉을 적용한다.
- 경련을 억제하려면 염증부위를 통과하는 근육중 영향을 받지 않는 부분에 부드러운 유날법과 부드러운 특정한 압박을 가한다(이 장의 경련에 대한 부분 참조).
- 통증을 억제하려면 해당 부위에 허용되는 범위 내에서 표면반사테크닉을 적용한다. 고객의 병변이 더 심하고 국소접촉이 금기인 경우, 관련 피부분절, 길항근 그룹 또는 이러한 방법을 반대쪽 근위부에 적용함으로써 역자극 진통을 달성할 수 있다.
- 부상 부위 이외에도 다양한 장애가 있을수 있는데, 예를 들어 적절한 마사지 테크닉에 반응하는 능동운동범위 감소, 안정시 증가된 긴장도 및 통증유발점이다(가동범위, 안정 시 증가된 긴장도, 통증유발점 부분 참조). 부종이 있는 쪽에서 떨어져서 시행할 때 울혈이 있는곳을 통해 체액을 밀어내려하지 말고 부상부위를 통과하는 구조물의 먼 부위(remote sections)에 과도한 기계적 스트레스를 주지 않는다.

아급성기의 마사지 테크닉 진행

- 부종이 줄어들고 손상부위의 국소민감도가 떨어짐에 따라 손상 부위의 중심에 더 가까운 표면유체테크닉을 적용한다. 또한 국소부종이 해결되면 표면조직을 통해 마사지 테크닉의 압력을 높여 심부근막의 얕은층(investing layer of the deep fascia)과 표면근육층(superficial muscular layers)을 맞닿게 한다. 새롭게 침착된 결합조직에 스트레스를 가하기 위해 가벼운 신경근 및 결합조직테크닉과 작은 진폭의 수동적움직임테크닉(small-amplitude passive movement techniques)을 도입한다.
- 관련된 주의사항을 염두에 둔다면 급성 단계보다 아급성 단계에서 좀 더 공격적으로 외부(off-site)장애를 치료할 수 있다.

상호보완 양식

초기 치료

- 부종치료를 위해, 신체 분절을 30~45도 높이고 수치료를 적용한다. 냉기는 역류(retrostasis)를 촉진하고, 마취효과가 있고 경련을 감소시킨다.[89,252] 참고: 온, 냉의 사용에 대한 논쟁이 있다.[91]
- *깊은(deep)*횡격막 호흡을 권장한다.
- 고객이 허용하고 치료범위가 허용되면 안정적인 관절부위의 통증을 억제하기 위해 수동적인 운동과 부드러운 관절가동술을 사용한다.[230]
- 근육의 수행력를 유지하기 위해, 고객의 허용범위 내에서 염증부위를 통과하는 근육의 등척성근수축(isometric muscle contraction)을 수행한다.
- 고객에게 상태의 특성, 휴식의 필요성, 높이 올리기, 냉찜질, 압박붕대, 부목이나 목발같은 보조장치의 사용에 대해 교육한다.[230]

만성-단계 염증(Chronic-Stage Inflammation)

적절한 결과

- 결합조직모델링 개선, 통증감소, 완전한 능동운동범위와 같은 염증의 징후 및 증상 감소

임상적 관련성

치유의 만성단계는 외상, 정형외과적 부상, 반복적인 스트레스 부상, 수술, 골관절염, 류마티스관절염 및 관련 결합조직질환을 포함한 다양한 상태와 연관될 수 있다.

치료시 고려사항

만성 또는 아급성손상이 다음과 같은 차원에서 치료를 통해 얼마나 진행되고 있는지 평가한다. 치료가 적절하고 성공적 인지 판단한다. 고객을 검사한 결과를 바탕으로 부상의 임상단계를 확인한다.[229,230] 재부상(reinjury)으로 인해 정형외과적 상태의 급성 단계가 악화되지 않았는지 확인한다. 마지막으로, 염증이 골관절염이나 전신 질환과 연관되어 있는 경우, 고객의 의학적, 약리학적 관리가 염증과정, 통증 및 기타 증상에 어떻게 영향을 미치는지 이해한다.

마사지 테크닉 사용지침

- 만성염증은 장애가 아니다. 대신, 이는 급성염증을 동반한 장애와는 다른 일련의 관련 *그룹(group)*에 장애가 있는 생리학적 과정이다.

  염증부위에서 발생하는 주요 장애는 복구 과정에서 결합조직모델링이 제대로 이루어지지 않은 결과이다. 이러한 장애에는 유착, 흉터, 굳어진 부종(consolidated edema), 근막제한(fascial restriction), 결합조직구조의 비정상적인 밀도(density) 및 가동성 감소가 포함된다. 결합조직과 신경근테크닉을 사용하여 유사한 방식으로 이러한 모든 장애를 치료할 수 있다.
- 고객의 염증단계중 급성단계의 중재를 계속해야 하는 경우, 부상부위에 신경근 및 결합조직테크닉을 적용하는 힘을 점차적으로 늘린다. 치유의 초기단계에서 마사지 테크닉을 사용하면 조직모델링이 촉진되므로 중간(moderate) 이상의 힘을 사용할 필요가 없다. 급성단계에서 만성단계까지 부상부위에 대한 마사지 테크닉의 전체 진행은 2또는 3도(second - or third - degree) 손상의 경우 4주이상이 소요될 수 있다.
- 부적절하게 치료되었거나 전혀 치료되지 않은 오래된 부상부위와 부상 후 장기간 근골격계통증이 있는 경우에 따라 중재가 달라진다.

고객의 만성단계조직제한이 오래 지속되는 경우의 진행

- 이 경우, 근육과 결합조직의 여러 층에 존재하는 제한을 극복하기 위해 여러가지 중재에 대해 약간의 힘과 지속성(persistence)을 사용해야 할 수도 있다. 더욱이, 보상적인 변화와 다양한 통증의 원인으로 인해 고객의 중재가 복잡해 질 수 있다.

보상적 변화(Compensatory Changes)

- 가동성(mobility), 움직임(movement), 협응성(coordination)의 제한과 같은 국소적인 손상에 반응하여 발생하는 근골격계의 보상적 변화(compensatory changes)는 만성부상을 복잡하게 한다.[308] 이러한 보상적 변화의 심각성과 범위는 원래 조직 손상의 심각도와 부상 이후 경과된 시간을 반영하는 경우가 많다. 서서히 시작된 만성 장애에 대한 고객의 불만은 이러한 보상적 변화의 결과일 수 있다. 더욱이, 고객은 잊혀진 부상(forgotten injury)과 현재의 불만 사이 인과관계를 인식하지 못할 수도 있다.
- *원래 부상부위*에서 제한된 층을 찾아 해결함으로써 치료를 시작한다. 또한 고객의 장애 및 관련된 기능제한을 만족스럽게 해결하기 위해서는 원래 부상의 기계적 결과로 인해 발생한 연부조직의 단축을 확인하고 치료해야 한다. 만성부상과 관련된 보상패턴[308]을 밝히는 데 원래 부상을 치료하는 것보다 더 많은 시간이 걸릴 수 있다.

통증의 다양한 원인(Multiple Sources of Pain)

- 오랜 만성질환으로 인해 여러층의 연부조직에 광범위한 제한이 발생할 수 있으므로 고객은 근육, 근막 및 관절에 다양한 국소 및 연관통(referred pain)을 나타낼 수 있다.[308] 결과적으로, 어느 하나의 조직 또는 구조를 치료의 주된 초점으로 식별하는 것이 불가능 할 수 있다.
- 이러한 상황에서, 전신의 근육과 결합조직의 표면층긴장을 줄이기 위해 치료 초기에 점진적으로 더 깊은 신경근 및 결합조직테크닉 등 여러 가지 중재를 고려한다. 이 전략은 보상적 변화와 통증의 다양한 원인을 모두 줄일 수 있다. 표면 및 심부 조직의 긴장도를 점진적으로 감소시키면 고객은 며칠 또는 몇 주 동안 익숙한 증상과 익숙하

지 않은 증상을 연속적으로 경험할 수 있다. 결과적으로 당신과 고객이 하나의 조직이나 구조를 치료의 주요 초점으로 식별할 수 있다.

만성병변치료에서 적절한 깊이를 달성하기 위한 전략

- 경험이 부족한 치료사는 만성병변을 치료할때 너무 일반적인 초점으로 너무 많은 영역을 다루려는 경우가 많다. 결과적으로, 어느 한 영역에서 충분히 깊이 다루지 않았기 때문에 그들의 치료는 실패한다. 특정한 심부마사지 테크닉(specific deep massage techniques)을 적용하는 것은 필수불가결 하지만 시간이 많이 걸린다. 어깨와 같은 단일부위를 치료하는 데 30~90분이 걸릴 수도 있다. 특정한 마사지 테크닉(specific massage techniques)을 깊고 구체적으로 광범위하게 사용해야 하는 경우, 고객의 신체를 관리할 수 있는 더 작은 영역으로 나누고 이 영역에 대한 치료를 2회 이상 연속횟수로 계획한다.
- 일반적인 마사지(general massage)테크닉을 포함시키고 고객의 길항근과 협력근 그룹을 해결하여 고객의 근막시스템의 불균형 가능성을 최소화 하도록 한다.

상호보완 양식

만성염증에 대한 상호보완테크닉은 모든 형태의 스트레칭, 관절견인 및 관절가동술이 포함된다.

만성염증과정과 관련된 근력 및 지구력 부족은 점진적인 근력강화 및 유산소운동에 반응한다.

가동범위손상과 관련된 중재

감소된 능동운동범위

적절한 결과

- 능동운동범위 증가

치료시 고려사항

감소된 능동운동범위는 *하나 이상의 원인이 되는 손상 또는 상태를 해결하여 치료해야 하는* 일반적인 장애이다. 치료를 시작하기 전 가동범위감소의 근본적인 원인(들)을 파악하는 것이 매우 중요하다. 다음과 같은 장애 또는 상태는 고객의 능동운동 범위의 감소를 나타낼 수 있다:

- 적응성 단축
- 관절 또는 뼈의 기형(malformation)
- 염증(외상과 수술은 매우 흔한 두 가지 원인)
- 기계적 불안정성(골절이나 구조파열로 인한)
- 흉터조직, 결합조직 단축 및 유착
- 통증(통증자체는 대개 다른 장애의 이차적으로 나타남)
- 통증유발점
- 안정 시 증가된 근육의 긴장도
- 근경련
- 근약화
- 전반적인 컨디션악화(심각한 경우)
- 부종
- 경직성마비(Spastic paralysis)
- 이완성마비(Flaccid paralysis)
- 강직
- 위축(사용하지 않거나 비정상적인 신경분포로 인한)

이 장의 관련 부분에서 이러한 많은 장애를 치료하기 위한 지침을 참조한다.

신경손상에 대한 중재

경직성, 경직성마비(Spasticity, Spastic Paralysis)

적절한 결과

- 경직 감소[24,74,268,309-311]
- 움직임 패턴이 개선되거나 정상화[312]

임상적 관련성

경직은 뇌혈관장애(cerebrovascular accidents), 뇌성마비(cerebral palsy), 다발성경화증, 외상성뇌손상(traumatic brain injuries) 및 기타 신경학적 상태와 관련이 있다.

치료시 고려사항

경직은 중추신경계(central nervous system, CNS)의 손상 결과이다. 신체가 손상된 상위운동신경(upper motor neurons)을 대체 하지 않지만 신경계는 자극과 활동에 반응하여 신체적 변화인 신경가소성(neuroplasticity)을 나타낼 수 있다. 신경가소성은 CNS 손상 후 움직임패턴을 재교육하기 위한 치료사의 치료를 지원하는 기전이다. 진단영상을 사용하더라도 치료사는 고객의 중추신경계손상정도를 확신 할 수 없으며 고객의 기능회복능력을 예측할 수 없다. 결과적으로 치료사는 고객이 가능한 한 많은 기능을 회복하고 유지하도록 돕는다.

신경학적 질환의 치료는 복잡하며 이 본문의 범위를 벗어난다. 경직치료에서 마사지 테크닉의 역할은 신경근긴장도(neuromuscular tone)조절과 구축, 피로, 통증유발점 및 신체이미지 변화와 같은 2차적 손상의 치료에 초점을 맞춘다. 다음은 신경학적 상태와 관련된 2차적 손상의 예이다. 다발성경화증이 있는 고객은 피로, 운동실조증(incoordination) 및 통증유발점을 나타낼 수 있다. 심한 경직이 있는 고객은 구축을 동반할 수 있다. 더욱이, 신경학적 질환이 있는 고객은 교육과 사전동의가 문제가 될 정도로 의사소통에 결함을 보일 수 있다. 마지막으로, 고객의 안전을 위한 지침이 필요한 기능적 제한이 고객에게 있을 수 있다.

마사지 테크닉 사용지침

- 이 부분에서 설명된 치료는 경직에 관한 것이다. 동반된 장애치료에 대해서 이 장의 다른 부분에 설명된 권장사례를 참조한다.
- 치료하려는 근육이 스트레칭되지 않도록 고객을 위치시킨다.[313]
- 경직된 근육이 있는 사지는 갑작스러운 스트레칭에 민감하므로 천천히, 부드러운 핸들링(handling)이 필요하다.
- 고객의 사지를 치료할때 경직과 구축이 적은 근육군부터 시작한다.[313,314] 큰 관절을 치료하며 사지의 근위부부터 시작하고 근위부관절 주변의 경직이 풀리면 원위부의 작은 관절까지 진행한다. 적절한 마사지 테크닉은 느리고, 상당히 깊으며[1], 연속적이고 리드미컬한[313] 경찰법, 주무르기(kneading)[1] 및 광범위 접촉압박이 포함된다.[314] 이러한 테크닉을 느리고 부드러운 가동범위 및 스트레칭과 결합한다; 경직 근육의 기시와 정지에 특정한 압박[313], 쓸어내리기 및 부드러운 리듬적 가동술(rhythmic mobilization).[9] 또한, 축성골격과 영향을 받은 사지자체를 아래쪽으로 표면무찰법을 사용한다.
- 수축과 능동적인 움직임을 촉진시키기 위해 운동직전에 경직성근육과 반대되는 신장된 근육군을 부드럽게 두드린다(tapping).[282]
- 한 저자는 치료시간을 30분 이내로 제한할 것을 제안했다.[313]

상호보완 양식

- 스트레스는 경직을 악화시키므로, 횡격막호흡 및 기타 이완테크닉을 포함하는 진정할 수 있는 치료방법을 사용한다.
- 느리고, 조절되며, 장시간 능동적, 수동적 스트레칭을 사용한다.[1,9] 필요한 경우, 부드러운 펌핑동작(pumping action)으로 스트레칭을 한다.[313]
- 이완을 촉진하는 전신온찜질과, 근육의 안정시 긴장도를 감소시키는 국소 심부 습열은 다발성경화증을 앓고 있지 않은 고객치료에 유용한 보조요법이 될 수 있다.[231]

이완성, 이완성 마비(Flaccidity, Flaccid Paralysis)

적절한 결과

- 탈신경조직의 완전성 유지
- 이완성마비의 합병증 예방 또는 감소[315-318]

임상적 관련성

이완성마비는 소아마비(polio), 소아마비후증후군(post polio syndrome), 장기간의 신경압박 또는 손상으로 인한 말초신경병증(peripheral neuropathies)과 같은 신경학적 상태와 관련이 있다. 요추신경근병증(lumbar radiculopathy), 흉곽출구증후군, 수근관증후군, 통증유발점 압박증후군 등 압박 생리적신경차단(neurapraxia)의 경우에도 발생한다.

치료시 고려사항

이완성마비를 치료할 때 다음 문제를 고려해야 한다. 첫째, 고객의 병변위치와 심각성에 따라 근육기능수준이 결정된다. 고객이 말초신경수술을 받은 경우, 예후는 수술 후 과정과 신경재성장(nerve regrowh) 속도에 따라 달라진다 둘째, 고객의 조직이 일정기간동안 탈신경되어 손상되기 쉬운 경우, 치료 중에 가벼운 압력을 가해야 한다.[1] 이완된 부위에는 감각손상이 있을수 있으며 해당 장애에 대한 금기사항이 적용된다. 마지막으로, 치료의 초점은 반대되는 길항근의 부종, 약화, 또는 구축과 같은 장애에 맞춰질 수 있다.[1]

마사지 테크닉 사용지침

- 고객의 조직에 약한 힘과 끄는 것 없이 비교적 자극적인 테크닉의 전통적인 마사지 테크닉을 표면의 이완된 조직에 사용한다.[1]

- 고객의 탈신경조직에 저항을 최소한으로 끌면서 중등도 압력(moderate-pressure)의 신경근테크닉으로 정상적인 신경분포를 갖는 길항근을 치료한다.
- 신경재생(nerve regeneration)을 기다리는 동안 관련 부종 및 구축을 치료하는것이 더 중요할 수 있다.[1] 이 장의 부종 및 구축 부분에서는 이러한 장애에 대한 관련된 실무 지침을 설명 한다.
- 마비(paralysis)를 일으키거나 유발하는 신경 또는 신경근에 가해지는 압력을 줄이기 위해 마사지 테크닉을 사용하는것이 가능 할 수 있다. 예를 들어, 마사지 테크닉을 사용하여 다음을 수행할 수 있다:
  1. 추간판탈출증(disk herniation)에서 요추 신경근의 압박을 증가시키는 요추경련을 줄인다.
  2. 흉곽출구증후군에서 상완신경총뿌리를 압박하는 사각근과 소흉근의 안정시 긴장도를 감소시킨다.
  3. 수근관증후군에서 정중신경(median nerve)의 압박에 기여하는 부종 및 근막제한을 줄인다.
  4. 일부 말초신경압박손상을 유발하는 통증유발점의 활성도를 제거한다.

상호보완 양식

- 고객이 능동운동범위를 수행할 힘이 부족한 경우 수동적 및 능동적 보조운동을 사용한다.
- 고객의 운동 기능이 회복됨에 따라 능동-보조(active assisted), 능동(active), 저항운동(resisted exercise) 순으로 진행한다.

결론

OBM의 중심 전제는 치료사가 임상적 상태에 대한 표준 치료법을 적용하는 대신 고객에게 나타나는 신체구조 및 기능장애, 그러한 장애를 반영하는 결과(outcomes)및 고객이 명시한 치료목표를 사용한다는 것이다. 고객의 신체구조와 기능장애 없이 내원하는 웰니스마사지의 경우, 치료사는 고객의 웰니스 목표를 따라간다. 또한, 치료과정 전반에 걸쳐 OBM을 사용하는 치료사는 고객의 신체구조 및 기능장애와 웰니스 목표에 대한 정보를 사용하여 마사지 테크닉, 치료진행, 치료 금기사항 및 특별한 치료 고려사항에 대한 결정을 안내한다. OBM의 또 다른 장점과 특징은 치료사가 각 고객의 고유한 임상적 증상과 목표를 해결하기 위해 치료계획(plan of care)내에서 개별적 장애와 웰니스를 치료하는 중재를 결합할 수 있다.

복습

핵심요점

1. OBM은 임상가에게 임상적 상태를 가진 고객이 병태생리학(pathophysiology)에 이차적으로 관련된 신체구조 및 기능장애를 가지고 있음을 인식하고 임상가가 평가하고 치료해야 한다고 제안한다.
2. OBM을 사용하는 임상가는 고객이 나타내는 신체구조 및 기능장애, 이러한 장애를 반영하는 결과와 고객이 명시한 치료목표에 대한 치료법을 설계한다.
3. 고객의 신체구조와 기능장애 없이 내원하는 웰니스마사지의 경우, 임상가는 고객의 웰니스 목표를 따라간다.
4. 치료과정 전반에 걸쳐 OBM을 사용하는 치료사는 고객의 신체구조 및 기능장애와 웰니스 목표에 대한 정보를 사용하여 마사지 테크닉, 치료진행, 치료 금기사항(contraindications)및 특별한 치료 고려사항에 대한 결정을 안내한다.
5. 임상가는 일반적으로 단일중재 내에서 여러가지 장애 또는 웰니스 목표를 해결해야 한다. 그렇게 하려면 다양한 장애, 웰니스 목표, 신체구조에 대한 중재를 단일 치료계획으로 결합해야 한다.
6. 임상가는 각각의 장애, 웰니스 목표 및 마사지 테크닉에 따라 치료에 대한 금기사항과 주의사항을 고려해야 한다. 중재에서 일부 테크닉을 완전히 제외하거나 금기사항 및 주의사항에 따라 국소적으로 적용하는 방법을 수정해야 할 수도 있다.
7. 장애 또는 웰니스 목표의 상대적 우선순위에 따라 임상가의 테크닉 선택 및 진행이 결정된다. 더 심각하고(높은 등급) 다른 장애를 유발하는 장애를 우선순위로 고려해야 한다. 또한, 고객의 우선순위도 고려해야 한다.
8. 고객의 임상적 상태에 대한 치료는 그 상태와 고객의 임상경과와 예후를 반영하는 단계를 통해 진행된다.
9. 마사지 테크닉을 사용한 적절한 중재 횟수는 고객의 임상적 상태의 원인, 심각성, 고객의 임상적 상태의 예민함 및 복잡성을 포함한 기타 요인에 따라 달라진다; 그리고 고객의 전반적인 건강상태와 연령. 이러한 이유로 임상가는 특정 임상적 상태를 가진 모든 고객에 대해 표준치료계획을 사용하지 않도록 노력해야 한다.
10. 웰니스 관련 결과를 포함하거나 이에 초점을 맞춘 중재의 발전은 임상적 상태와 유사한 과정을 따른다. 웰니스 중재를 시작하기 전 임상가가 먼저 존재하는 신체구조 및 기능장애를 식별하는 것이 매우 중요하다.

비판적 사고의 질문

1. 신체구조 및 기능장애를 해결하기 위한 중재발전과정(의학적 마사지, medical massage)은 웰니스 목표를 해결하기 위한 중재발전과정과 어떻게 다르고 유사한가?
2. 고객의 현재 임상적 상태와 사용하려는 마사지 테크닉에 대해 주의사항과 금기사항이 상충되는 경우 사용할 지침을 설명하라.
3. 귀하와 귀하의 고객이 마사지중재에 대해 여러 결과를 얻을 때 치료결과의 우선순위를 정하는 데 사용할 사고과정과 지침을 간략하게 설명하라.
4. 임상적 상태를 가진 고객에게 중재진행을 안내하기 위해 어떤 전략과 정보를 사용 할까?
5. 일반적응증후군의 초기단계와 후기 단계의 치료는 어떻게 다를까?
6. 급성통각성통증과 만성통증증후군에 대한 결과와 치료접근법 사이의 유사점과 차이점은 무엇일까?
7. 체액환류를 증가시키기 위해 표면유체테크닉을 사용한다. 스트로크 방향을 근위부에서 원위부로, 원위부에서 근위부로 할것인가? 당신의 압력은 구심성(centripetal)일까, 원심성(centrifugal)일까? 답변하라.
8. 불필요한 휴식기 긴장(unnecessary resting tension)과 휴식기 긴장증가(elevated resting tension) 사이의 유사점과 차이점은 무엇일까? 이 두 가지 장애에 대한 접근방식이 어떻게 다를까?
9. 자세적 상태를 다루는 중재에서 단축된 영역을 중재 초기에 치료해야 하는 이유는 무엇일까?
10. 급성기염증과 만성기 염증에 대한 치료접근법의 유사점과 차이점은 무엇일까?

14장 참고문헌은 543페이지부터 시작

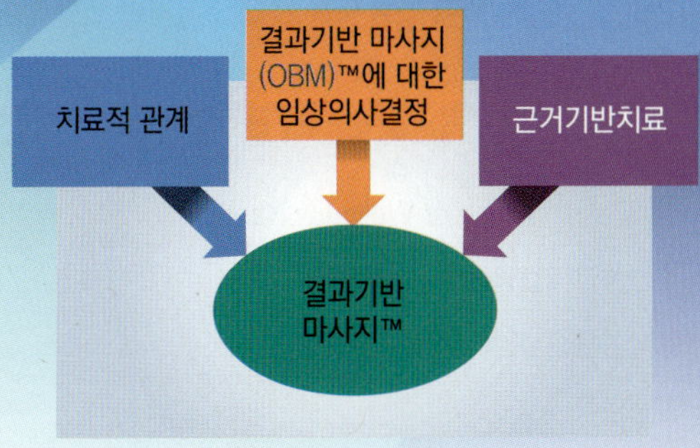

Chapter 15 연속치료 전반에 걸친 빠른치료 가이드 및 임상사례

목적

이 장을 공부한 후에는 다음을 수행하는 데 필요한 정보를 얻게 된다.

1. 일반적인 임상상태에 대한 관련 해부학, 손상, 검사기법 및 치료기법을 설명한다.
2. 일반적인 임상상태 및 건강 문제에 대한 관련 해부학, 손상, 검사기법 및 치료기법을 설명한다.
3. 다양한 임상환경에서 이러한 질환의 치료에 결과기반 마사지™ (OBM, Outcome-Based Massage™)의 원리를 적용하는 방법을 간략하게 설명한다.
4. OBM을 사용하여 마사지 중재를 계획할 때 신체구조 및 기능, 건강목표 및 결과에 있어서 손상의 역할을 간략하게 설명한다.
5. 특정 손상 및 건강목표에 대한 치료계획에 OBM 원칙을 적용하는 방법을 설명한다.
6. 임상적 상태와 건강목표가 있는 고객을 위한 마사지 중재 내에서 사용이 가능한 상호보완 양식을 식별한다.

이 장에서는 치료사가 치료연속체 전반에 걸쳐 다양한 치료환경에서 마사지 테크닉으로 치료한다고 보고하는 임상상태 및 웰니스 요구에 관한 결과기반 마사지(OBM)™의 실제 적용을 설명하기 위한 임상사례 및 빠른치료 가이드를 제공한다. 이를 통해 반복적인 4단계 OBM 임상의사결정 프로세스에 대한 자료와 이를 적용하는 원리를 통합마사지 테크닉을 사용하여 각 고객의 개별 요구사항을 해결하고 특정 임상결과를 달성하는 효과적인 중재를 만든다. 이러한 예를 참조로 사용할 때 치료사는 각 고객의 징후와 증상, 관련 주의사항, 진료범위를 고려하여야 하며, 고객에게 옷을 입히고, 벗기며, 접촉하는 방법을 결정할 때는 자신의 해당 직업과 관련된 실무지침, 규정 및 법률을 참조하고 준수하는 것이 좋다(예 6장 참조)(표 15-1).

표 15-1 임상상태 및 건강요구사항에 대한 빠른치료 가이드 및 임상사례

Clinical Condition or Wellness Need	Quick Treatment Guide	Clinical Case
후천성면역결핍증후군	✓	✓
유착성관절낭염(오십견증후군)	✓	
발목염좌	✓	✓
천식(Asthma)	✓	✓
코로나19	✓	✓
낭포성섬유증(Cystic fibrosis)	✓	
햄스트링 좌상	✓	
장경인대 팽팽함(Iliotibial band tightness)	✓	✓
외측상과염(Lateral epicondylalgia)	✓	✓
요통	✓	
이상근증후군	✓	
족저근막염(Plantar fasciitis)	✓	✓
유방절제술 후 및 림프부종	✓	
수술 후 인공관절치환술	✓	
임신	✓	✓
회전근개 기능손상	✓	✓
흉터 리모델링	✓	
정강이부목(경골스트레스증후군)(Shin splints)	✓	✓
스포츠	✓	✓
목의 뻣뻣함	✓	
스트레스	✓	✓
측두하악 손상	✓	
긴장성두통	✓	✓
흉곽출구증후군	✓	
상부교차 증후군	✓	
웰니스	✓	✓
채찍손상(Whiplash)	✓	

후천성면역결핍증후군에 대한 빠른치료 가이드

설명

후천성면역결핍증후군(AIDS)은 인간면역결핍 바이러스(HIV) 감염으로 인해 발생하는 질환으로 심각한 면역억제, 악성종양, 감염, 소모 및 중추신경계(CNS) 퇴화로 나타난다.[1-3]

관련 해부학

모든 장기계통(그림 15-1)

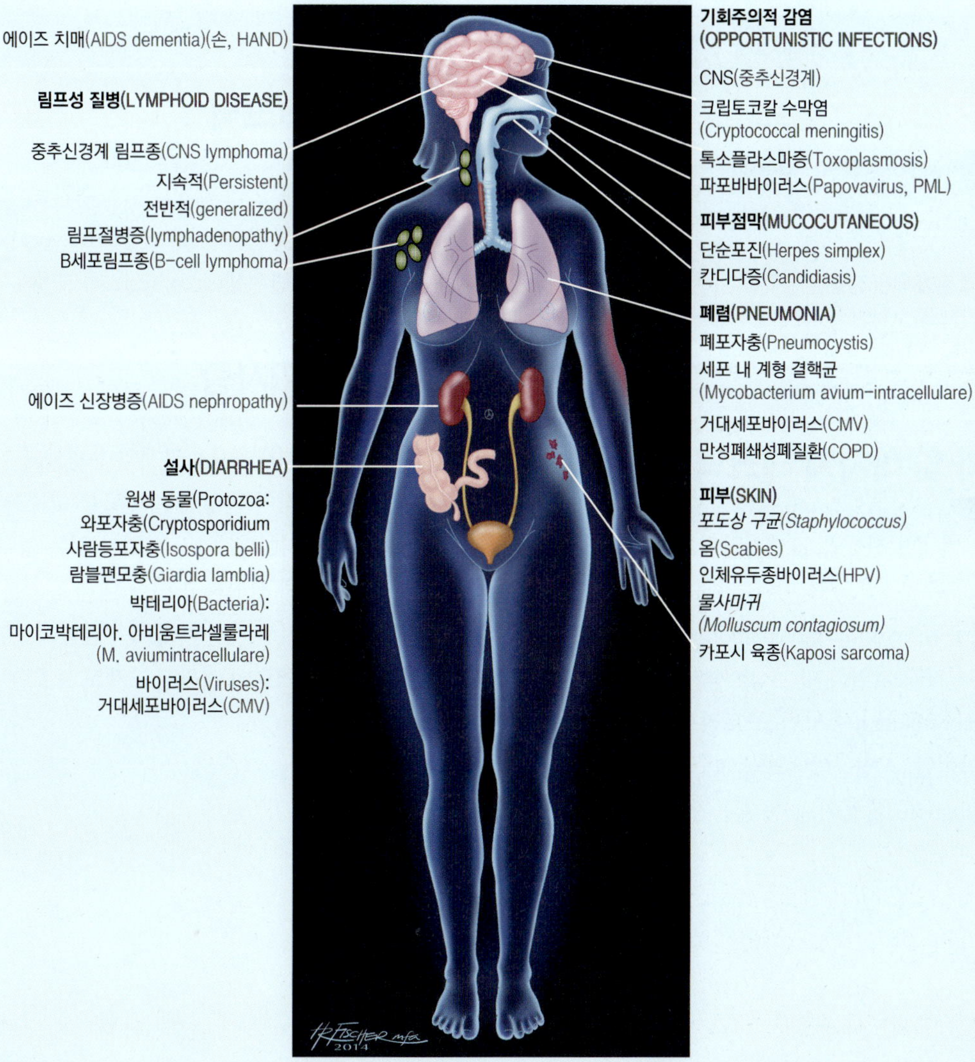

그림 15-1 에이즈의 영향. Strayer D, Rubin R, eds에서 재인쇄됨.
Rubin's Pathology: Clinicopathologic Foundations of Medicine. 7th ed. Figure 4-25, p. 163. Lippincott Williams & Wilkins; 2015. With permission from Lippincott Williams & Wilkins.

관련 검사기법, 손상 및 활동제한

검사기법[a]	신체구조 손상 또는 기능
▪ 인지된 불안이나 우울증 증상에 대한 인터뷰	▪ 불안이나 우울증이 보고됨
▪ 피로징후 및 자가보고 피로 측정에 대한 인터뷰	▪ 보고된 피로
▪ 시각아날로그척도(Visual Analog Scale) 및 신체도표(body diagram)	▪ 통증
▪ 자세검사	▪ 자세부정렬(Malalignment)
▪ 가동범위 테스트	▪ 가동범위 손상 ▪ 근신장성 손상
▪ 촉진	▪ 통증 ▪ 휴식기 근긴장 증가
▪ 근력 테스트	▪ 근육성능 저하 ▪ 운동작업 수행능력 손상
검사기법[a]	**활동제한**
▪ 기능검사(Functional examination) ▪ 기능과 삶의 질에 대한 생활대책의 자가보고	▪ 업무, 오락, 활동의 제한, 그리고 자기관리 활동

[a] *검사기법은 영향을 받은 신체구조, 기능 및 활동에 대한 수행임.*

관련 결과 및 마사지 테크닉

- 통증감소: 미세한 진동법, 표면경찰법, 유날법, 스트리핑(stripping), 특정압박, 근막이완, 직접근막테크닉, 마찰, 리듬적 가동법(rhythmic mobilization), **흔들기**(rocking)
- 휴식 근육긴장감소(일차 및 보상): 정적접촉, 표면무찰법(Superficial Stroking), 유날법, 스트리핑, 특정압박, 피부롤링, 근막이완, 직접근막테크닉, 리듬적 가동술(rhythmic mobilization), 흔들기, 진동 흔들기
- 근육신장성 증가: 유날법, 스트리핑, 특정압박, 근막이완, 직접근막테크닉
- 근육성능 향상(2차 효과): 유날법, 스트리핑, 특정압박, 직접근막테크닉
- 움직임 작업수행능력향상: 리듬적 가동술, 흔들기
- 면역기능개선 및 우울증 감소: 경찰법, 압박, 유날법, 통증유발점(trigger point) 치료
- 피로 감소: 표면무찰법(superficial stroking), 경찰법, 넓은 접촉압박, 유날법, 거친진동, 비진정 흔들기(nonsedative shaking), 타법
- 인지된 이완 증가, 스트레스 호르몬 감소, 건강관련 삶의 질 향상: 정적접촉, 표면무찰법, 미세진동, 표면경찰법, 유날법, 특수압박, 직접근막테크닉

관련 보완테크닉

- 치료적 운동 및 스트레칭, 온열, 수치료, 드라이 브러싱, 콜드워시, 태극권, 하타요가(Hatha yoga), 횡격막 호흡, 인식 안내, 수면위생(sleep hygiene) 교육

주의 및 금기사항

- 차별을 겪는 HIV/AIDs 고객의 유병률과 이 질환의 후기 단계에서 조직이 손상되는 빈도를 고려할 때, 치료사가 장갑으로 덮어야 할 열린 상처가 있는 경우 치료를 받기 전에 고객에게 설명하고 이에 대해 동의를 얻어야 한다. 치료는 표준위생 관행을 따르면 감염으로부터 보호할 뿐만 아니라 면역력이 저하된 고객도 보호할 수 있다.

임상사례: 후기단계 후천성면역결핍증후군

고객 프로필

말기 후천성면역결핍증후군을 앓고 있는 48세 남성이 완화치료를 위해 호스피스에 입원했다.

임상소견

주관적 소견:

- 휴식 시나 활동 시 통증 및 경직
- 말기질환에 대한 불안과 우울
- 통증과 불안으로 인해 잠을 이루기 어려움

객관적 소견:

신체구조 또는 기능손상

- 근육량: 상지 및 하지 근육의 현저한 소모
- 운동범위: 상지와 하지의 정상범위 내의 능동 및 수동범위(범위 전반에 걸쳐 통증)
- 근육긴장: 상지와 하지의 경미한 근육긴장
- 근력: 상지 및 하지의 3/5등급 근력
- 운동내성: 전반적인 쇠약, 5분 미만의 활동에도 피로와 통증을 호소함

활동제한

- 침대 이동성: 한 사람의 중간 정도의 도움이 필요하다.
- 이동: 누워 있다 앉을 때, 앉아 있다 일어설 때, 침대 옆에 있을 때 최대한의 도움이 필요하다.
- 자기관리: 옷을 입고 급식하는 데 한 사람의 중간 정도의 도움이 필요하다.
- 기분: 불안하고 우울해 보인다.
- 사회적 상호작용: 제한된 사회적 상호작용

분석:

치료의 이론적 근거

치료 목적은 고객의 기능수준이 저하됨에 따라 통증, 경직, 불안 및 우울증을 완화시키는 것이다.

결과기반 마사지™ 임상의사결정 연습

OBM 임상의사결정 과정에서 다음 단계를 사용하여 위에 설명된 고객에 대한 치료계획을 개발하자!

1. 결과를 분석하고 신체구조 손상이나 기능 및 활동제한에 대한 임상문제 목록을 만든다.
2. 치료에 반응할 수 있는 신체구조 또는 기능의 손상(치료 가능한 손상)을 식별한다.
3. 치료 가능한 손상 중 어느 것이 마사지 테크닉을 사용한 치료에 적합한지 확인한다.
4. 각 손상에 대한 적절한 결과를 설정한다.
5. 각 결과를 달성하는 데 사용할 마사지 테크닉을 하나 이상 선택하라.
6. 치료 중에 사용할 수 있는 다른 보완테크닉을 선택하라.

➔ **독자: 연습이 완료될 때까지 페이지를 넘기지 말것!**

(계속)

후기 후천성면역결핍증후군에 대한 치료계획 샘플

문제목록

신체구조 또는 기능의 손상	마사지의 역할
▪ 통증	▪ 통증호소 감소 ▪ 직접효과: 역자극성 진통을 통한 통증감소
▪ 근육신장성 감소	▪ 근육신장성 증가 ▪ 직접효과: 근육신장성 증가
▪ 근육소모	▪ 근육소모 감소 ▪ 있을 수 없는 효과: 낭비가 없기 때문
▪ 근육약화	▪ 근력증가 ▪ 있을 것 같지 않은 효과: 약화는 주로 사용하지 않음에 기인함 ▪ 가능한 간접적 효과: 통증감소는 범위 내에서 움직임을 수행하려는 의지를 촉진할 수 있음.
▪ 운동내성이 약함	▪ 운동내성이 향상됨 ▪ 있을 수 없는 효과: 운동내성이 떨어지는 것은 주로 사용하지 않기 때문. ▪ 가능한 간접적 효과: 통증감소는 활동수행 의지를 촉진할 수 있음.
▪ 인지된 불안	▪ 인지된 불안감소 ▪ 직접효과: 전신진정
▪ 우울증	▪ 기분개선 ▪ 간접적 효과: 감각각성은 우울증과 무기력증의 일부 증상을 완화할 수 있다.
능동적 제한	**기능적 결과**
▪ 자기관리 활동수행능력감소	▪ 통증과 경직에 대한 불만이 줄어들면서 필요에 따라 도움을 받아 급식 및 드레싱을 수행할 수 있다. ▪ 간접효과: 손상개선에 따른 부차적인 기능 증가
▪ 이동능력 감소	▪ 통증 및 경직에 대한 불만이 줄어들면서 필요에 따라 도움을 받아 침대이동 및 이동을 수행할 수 있음 ▪ 간접효과: 손상개선에 따른 부차적인 기능 증가
▪ 사회적 상호작용 감소	▪ 우울증 호소 감소로 사회적 상호작용 증가 ▪ 간접효과: 손상개선에 따른 부차적인 기능 증가
▪ 수면장애	▪ 수면을 방해하는 통증 및 불안에 대한 불만이 줄어들고 수면시간이 늘어난다. ▪ 간접효과: 손상개선에 따른 부차적인 기능 증가

마사지 테크닉:

- 정적접촉, 부드러운 표면무찰법, 수동으로 생성되는 미세진동을 허용범위 내에서 적용, 통증과 불안 감소
- 기계로 발생하는 미세한 진동, 표면의 경찰법 및 부드러운 유찰법은 고객의 민감도, 쇠약 수준 및 이전 마사지에 대한 익숙함에 따라 허용될 수 있다.

기타 보완테크닉:

- 수동 및 능동보조 운동범위, 일상생활 보조 활동, 보조침대 이동 및 이송, 상담 또는 목회적 돌봄(pastoral care), 수면위생 교육

유착성관절낭염에 대한 빠른치료 가이드, 오십견증후군

설명

유착성관절낭염은 상완 관절낭의 염증, 비후, 단축과 관련된 진행성 통증 및 관절의 운동범위 감소를 의미한다.[1-3] 유착성관절낭염의 원인은 불분명하며, 2년 이내에 상태가 호전되는 경우가 많다.

관련 해부학

견갑상완관절, 견봉쇄골관절, 관절낭, 오훼상완인대[1-3] (그림 15-2)

관련 검사기법, 손상 및 활동제한

검사기법	신체구조 또는 기능손상
▪ 통증체 다이어그램 및 시각적 아날로그 스케일	▪ 통증
▪ 자세검사	▪ 자세불량
▪ 어깨 가동범위 측정	▪ 관절움직임 손상 ▪ 연부조직 신장성 손상
▪ 촉진	▪ 통증 ▪ 휴식기 근긴장 증가 ▪ 유착
▪ 선택적 조직장력 테스트	▪ 관절완전성 손상
▪ 어깨 근력 테스트	▪ 근육성능 저하
▪ 어깨 수동 부속관절운동 테스트	▪ 관절움직임 손상
검사기법	**활동제한**
▪ 기능검사 및 자가보고 기능 및 삶의 질 측정	▪ 머리 위에서나 등 뒤에서 하는 작업, 오락 및 자기관리 활동에 제한이 있을 수 있음

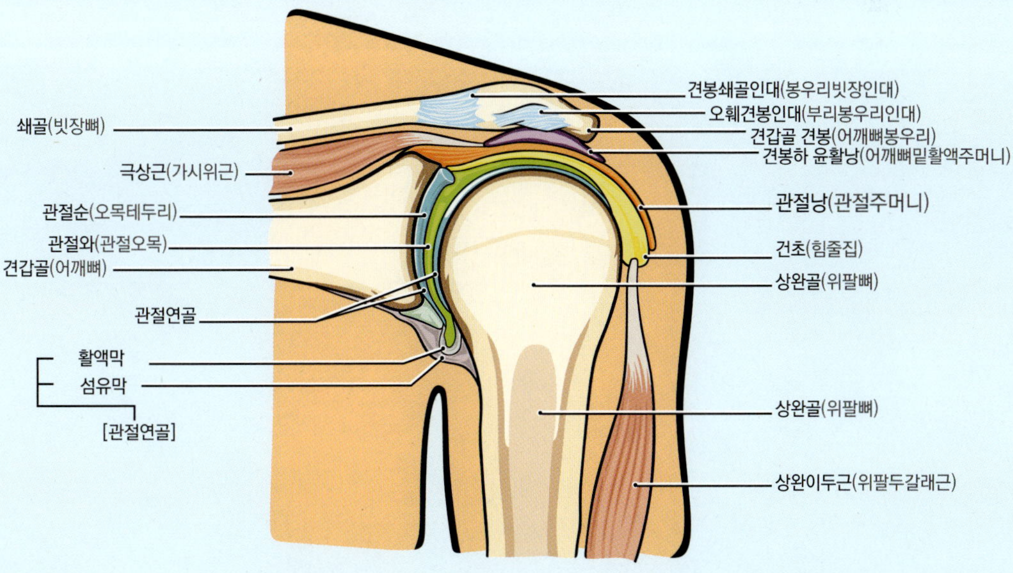

그림 15-2 어깨관절의 해부학적 구조. Agur AMR, Dalley AF. Grant's Atlas of Anatomy. 15th ed. Wolters Kluwer; 2021.

관련 결과 및 마사지 테크닉

- 통증감소: 표면경찰법, 근막이완, 직접근막테크닉, 흔들기, 리듬적 가동술
- 안정시 근육긴장감소(일차 및 보상): 경찰법, 유날법, 스트리핑(stripping), 특정압박, 근막이완, 직접근막테크닉, 율동적 움직임, 흔들기(rocking), 진동 흔들기(shaking)
- 관절가동성 증가 및 정상화된 자세: 직접근막테크닉, 마찰, 근막이완, 리듬적 가동술, 흔들기, 관절가동성
- 정상화된 관절완전성, 유착감소, 근육신장, 타법: 교차섬유 및 세로 스트로크(longitudinal strokes), 유날법, 스트리핑, 특정압박, 직접근막테크닉, 마찰, 근막이완
- 근육성능 향상: 리듬적 가동술, 흔들기

참고: 회전근개 기능손상에 대한 빠른치료 지침서 참조

관련 보완테크닉

- 수치료, 근육에너지 기법, 진자운동(pendular exercises)

주의 및 금기사항

- 고객의 범위 끝에서 가동범위 기법을 수행할 때 겨드랑이의 혈관과 신경에 주의한다. 의심스러운 경우, 고객이 편안하게 움직일 수 있는 범위 내에서만 동작범위를 수행해야 한다.

도움 힌트

- 견갑상완 관절을 가로지르는 모든 근육의 통증유발점은 기여 요인일 수 있다.

발목염좌 빠른치료 지침서, 측면

설명

발목염좌는 발목 측면의 인대구조가 늘어나거나 찢어져 통증, 염증 및 기능상실을 초래하며, 가끔 갑작스럽게 또는 극심한 회외로 인해 발생한다.[1-3] 염좌와 특징은 비슷하지만 통증과 부종이 더 천천히 가라앉는다.

관련 해부학

인대: 전거비인대(앞목말종아리인대, anterior talofibular), 종비인대(발꿈치종아리인대, calcaneofibular lig.), 후거비인대(뒤목말종아리인대, posterior talofibular ligaments), 관절: 거퇴관절(목말종아리관절, talocrural) 거골하관절(목말밑관절, subtalar) 하경비관절(아래정강종아리관절, inferior tibiofibular joints)[1-3](그림 15-3)

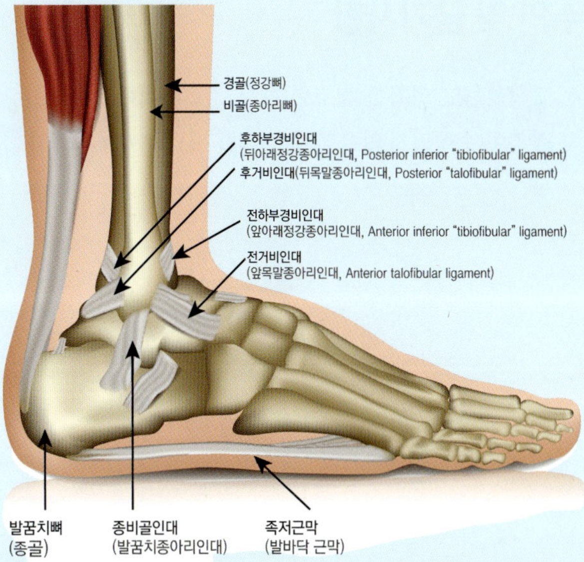

그림 15-3 측면 발목의 해부학. Medicalstocks/Shutterstock.

관련 검사기법, 손상 및 활동제한

검사기법	신체구조 또는 기능손상
▪ 신체 다이어그램 및 통증 시각아날로그척도	▪ 통증
▪ 보행분석	▪ 보행장애
▪ 자세검사	▪ 자세부정렬
▪ 발목 운동범위 측정	▪ 관절가동성 손상 ▪ 연부조직 신장성 손상
▪ 촉진	▪ 통증 ▪ 부종 ▪ 휴식기 근긴장 증가
▪ 발 및 발목 근력 테스트	▪ 근력 손상
▪ 발목인대 안정성 테스트	▪ 인대 안정성 손상 ▪ 관절완전성 손상
▪ 발목과 하지 둘레 측정	▪ 부종
검사기법	**활동제한**
▪ 기능적 검사와 생활 대책의 기능적 및 품질에 대한 자가보고	▪ 체중부하, 업무, 여가활동(오락) 및 자기관리 활동의 제한

관련 결과 및 마사지 테크닉

- 부종감소: 표면경찰법, 표재성 림프배출테크닉, 넓은접촉압박, 유날법
- 표준화된 관절완전성: 발목인대를 위한 교차섬유마찰 및 종방향 스트로크, 유날법, 스트리핑, 특정압박, 직접근막테크닉, 근막이완
- 관절이동성 및 연부조직 신장성 증가: 직접근막테크닉, 마찰, 근막이완, 율동적 가동성, 흔들기(rocking), 관절가동성
- 안정시 근육긴장(일차 및 보상) 감소 및 신경근 긴장도 정상화: 경찰법, 유날법, 스트리핑, 특정압박, 근막이완, 직접근막테크닉, 리듬적 가동술, 흔들기, 진동 흔들기
- 근육성능 향상: 리듬적 가동술, 흔들기, 타법
- 통증감소: 표면경찰법, 근막이완, 직접근막테크닉, 흔들기, 율동적 움직임

관련 보완테크닉

- 수치료, 근에너지기법, 발목 스트레칭 및 강화 운동

주의 및 금기사항

- 급성기 3도 염좌를 치료할 때는 주의하여야 한다. 영상 촬영이 수행되지 않은 경우 고객을 담당의사에게 소개한다.

도움이 되는 힌트

- 부상 당한 인대 주변 조직과 영향을 받은 부위는 긴장항진증, 통증유발점, 관절 기능손상을 포함한 보상패턴을 나타낼 수 있다.

임상사례: 발목염좌

고객 프로필

18세 레크리에이션 선수가 이틀 전 크로스컨트리(cross-country)를 달리는 동안 오른쪽 발목이 외전상태로 넘어져 다쳤다. 그는 부상 이후 발목의 통증과 부종이 점점 더 심해졌다. 12시간 후, 그는 응급실로 갔으며, 의사는 골절을 배제하기 위해 엑스레이를 촬영한 후 2도 발목염좌 진단을 내렸다. 이번 부상은 그가 약 10년 전에 겪었던 비슷한 부상의 반복이다.

임상소견

주관적 소견:

- 발목 '바깥쪽'에 지속적인 통증
- 오른쪽 발목이 붓다.
- 다친 발목의 체중을 견디는 능력이 감소하여, 절뚝거리고 달릴 수 없다.

객관적 소견:

신체구조 또는 기능손상

- 보행: 서있는 자세에서 오른쪽 발의 체중을 견디지 못하는 걸음걸이
- 보행을 위해서는 목발이 필요
- 부종: 오른쪽 **발의 비오목부종(Nonpitting edema)**은 중족골두(발허리뼈 머리, metatarsal heads)부터 복사뼈 위 몇 인치까지 확장되어 있다. 부종이 발생한 부위의 피부가 변색
- 통증: 전거비인대(앞목말종아래인대) 위치의 점 압통
- 운동범위: 오른쪽 발목 능동 및 수동 내반(inversion) 및 족저굴곡은 50% 제한되며, 범위 끝부분에 통증이 있음
- 특수검사: 전방 전위검사(Anterior drawer, 앞당김검사) 및 내반 스트레스 검사로 통증 재현

활동제한

- 목발 없이 계단을 오르거나 10피트 이상 걷기가 어렵다.
- 달리기 및 기타 스포츠 활동에 참여할 수 없다.

분석:

치료의 이론적 근거

치료의 목적은 통증과 부종을 줄이고 조직치유를 촉진하는 것임

결과기반 마사지™ 임상의사결정 연습

OBM 임상의사결정 과정에서 다음 단계를 사용하여 위에 설명된 고객에 대한 치료계획을 개발할 것

1. 결과를 분석하고 신체구조나 기능손상 및 활동제한에 대한 임상문제 목록을 생성
2. 치료에 반응할 수 있는 신체구조나 기능의 손상(치료 가능한 손상)을 식별
3. 치료 가능한 손상 중 어느 것이 마사지 테크닉을 사용한 치료에 적합한지 확인
4. 각 손상에 대한 적절한 결과를 설정
5. 각 결과를 달성하는 데 사용할 마사지 테크닉을 하나 이상 선택
6. 치료 중에 사용할 수 있는 다른 보완테크닉을 선택

➔ 독자: 연습이 완료될 때까지 페이지를 넘기지 말것!

(계속)

발목염좌 치료계획 샘플

문제목록:

신체구조 또는 기능손상	마사지의 결과와 역할
▪ 통증	▪ 통증감소 ▪ 직접효과: 역자극 진통을 통한 통증감소 및 염증감소
▪ 염증	▪ 염증감소 ▪ 직접효과: 염증감소
▪ 부종(림프 배수 손상)	▪ 부종감소 ▪ 직접효과: 림프순환 증가
▪ 발목 운동범위 감소	▪ 운동범위가 정상 한계 내로 증가 ▪ 직접효과(부종에 따라 범위가 제한됨): 림프배출 증가, 관절가동성 증가, 연부조직 신장성 증가 ▪ 간접적 효과: 통증 및 염증감소에 따른 부차적인 운동범위 증가
활동제한(Activity Limitation)	**기능적 결과(Functional Outcomes)**
▪ 10피트 이상 걷기 어려움	▪ 통증과 부기 증가를 최소화하면서 집과 학교 캠퍼스를 다닐 수 있음 ▪ 간접효과: 손상 개선에 따른 부차적인 기능 증가
▪ 계단 오를 수 있는 능력감소	▪ 통증과 부기 증가를 최소한으로 호소하면서 한 층의 계단을 오를 수 있음 ▪ 간접효과: 손상 개선에 따른 부차적인 기능 증가
▪ 달릴 수 없음	▪ 조직치유가 진행됨에 따라 다시 달릴 수 있음 ▪ 간접효과: 손상 개선에 따른 부차적인 기능 증가

마사지 테크닉:

- 고객은 바로누운자세로 다리를 30° 높이 올리고 여러 개의 필로우를 사용하여 발목에 10분간 냉찜질을 한다.
- 허벅지에 열을 가하는 동시에 혈액순환을 돕는 것을 고려한다.
- 가능한 한 다리를 둘러싸고 있는 접촉에 의한 표재성 삼출은 영향을 받은 다리의 근위부에서 원위부까지 번갈아 가며, 아래쪽 다리 부종의 근위부 가장자리까지만 먼 원위부로 작용한다.
- 고객이 견딜 수 있는 부상 부위에 대한 정적접촉, 표면무찰법 등의 반사법
- 관련 인대에 대한 교차섬유 마찰은 허용범위 내에서 얼음을 제거한 후 완전한 감각 회복을 보장하여 과잉치료의 위험을 줄인다.
- 조직치유를 촉진하고 양쪽 다리의 근육긴장을 치료하기 위한 유날법, 근막이완, 스트리핑, 직접근막테크닉 및 리듬적 가동술

일반적인 문제

- 회복 과정은 몇 주가 걸릴 것이며, 발목이 준비되지 않은 상태에서 무리하게 체중을 견디도록 하는 것은 문제를 더욱 악화시킬 뿐임을 설명한다.

기타 보완테크닉:

- 횡격막 호흡; RICE(휴식, 냉찜질, 압박, 거상); 수치료; 전기치료적 방법; 발목 테이핑; 발목 강화운동, 스트레칭, 균형운동; 활동 프로그램으로 복귀. 일부 소식통에서는 염좌의 심각도에 따라 METH(움직임, 높이, 견인 및 열)를 제안한다. 선택할 때 문헌 참조

천식에 OBM 적용

천식에 대한 빠른치료 가이드

설명

천식은 기도에 영향을 미치며, 기관지 과민반응, 기도폐쇄 및 기도염증을 일으키는 만성질환이다.[1-3]

관련 해부학

폐: 기관지, 기관지 및 호흡 기관지.[1-3]

호흡 근육: 횡경막, 흉곽근육, 복근 및 호흡 보조근육(흉쇄유돌근, 척추 및 목근육)

뼈: 갈비뼈, 특히 첫 번째 갈비뼈와 두 번째 갈비뼈(그림 15-4)

관련 검사기법, 손상 및 활동제한

검사기법	신체구조 또는 기능손상
■ 면담 및 자가보고 호흡곤란 조치	■ 호흡곤란(Dyspnea)
■ 면접 및 자기보고식 스트레스 측정	■ 인지된 스트레스 증가가 보고됨
■ 자세검사	■ 자세부정렬
■ 기침검사	■ 기도확보 손상
■ 호흡기 검사	■ 비정상적인 호흡패턴 및 호흡 보조 근육의 사용 ■ 기도확보 손상 ■ 혼잡도 증가 ■ 효과적이지 않은 기침
■ 흉추 및 흉곽 운동범위 테스트	■ 흉곽/흉곽가동성 손상
■ 촉진	■ 안정시 근육긴장 증가
■ 호흡 및 보조 근육신장성 테스트	■ 근육신장성 손상
검사기법	**활동제한**
■ 기능적 검사 및 기능적, 삶의 질 측정에 대한 자가보고	■ 업무, 오락, 자기관리 활동의 제한

관련 결과 및 마사지 테크닉

- 근육신장성 증가: 교차섬유 및 종방향 스트로크, 유날법, 스트리핑, 특정압박, 직접근막테크닉, 마찰, 근막이완

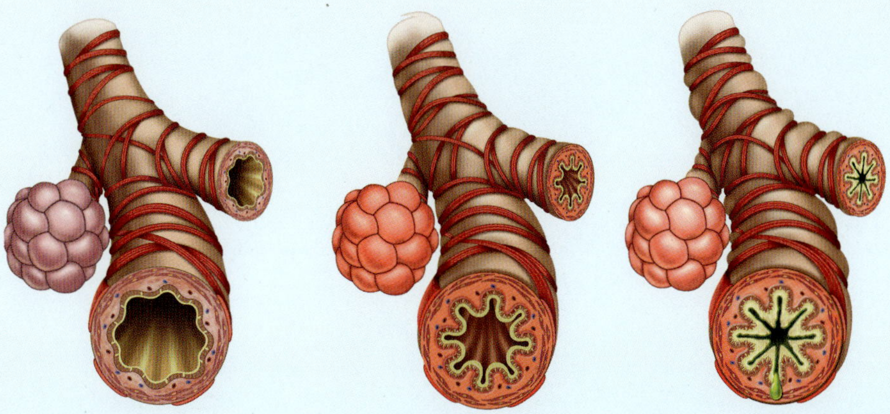

그림 15-4 기관지와 폐포의 세 부분을 보여주는 그림. 하나는 건강하고 다른 하나는 염증이 있으며, 세 번째는 심각한 천식이 있고 기도가 완전히 막혀 있다. Ilusmedical/Shutterstock.

- 관절운동범위 증가: 유날법, 스트리핑, 특정압박, 근막이완, 직접근막테크닉, 마찰, 리듬적 가동술, 흔들기
- 안정시 근육긴장감소(일차 및 보상): 정적접촉, 표면무찰법, 유날법, 스트리핑, 특정압박, 피부롤링, 근막이완, 직접근막테크닉, 리듬적 가동술, 흔들기, 진동 흔들기
- 기도확보 증가 및 호흡곤란 감소: 넓은접촉압박, 리듬적 가동술, 흔들기
- 인지된 이완증가 및 스트레스 호르몬 감소: 정적접촉, 표재성 쓰다듬기, 미세진동, 표면경찰법, 유날법, 특수압박, 직접근막테크닉

관련 보완테크닉

- 하타요가(Hatha yoga), 심호흡 조절, 목뼈, 흉쇄유돌근 및 흉부의 스트레칭, 점진적인 유산소 운동

주의 및 금기사항

- 급성 천식에는 타법(percussion) 금기.
- 천식 발작을 유발할 수 있으므로 냄새를 피한다.
- 흉곽에 기법을 적용할 때 고객의 숨가쁨을 관찰한다.

임상사례: 천식

고객 프로필

천식조절 병력이 있는 39세 고객은 특히 아침에 일어났을 때 목과 흉곽의 경직과 통증을 호소했다. 그의 천식 증상은 일반적으로 미미하게 잘 조절되고 있지만 최근에는 계절성 알레르기로 인해 단기간의 호흡곤란을 겪었다. 의사는 10일 전에 완료한 스테로이드 코스를 처방했고 급성 에피소드는 해결되었다.

임상소견

주관적 소견:

- 목과 흉곽의 통증과 뻣뻣함
- 활동 시 간헐적으로 숨 가쁨

객관적 소견:

신체구조 또는 기능손상

- 운동범위: 범위 끝에서 긴장감을 호소하며, 경추의 측면굴곡 및 확장이 10% 감소
- 휴식기 근긴장: 보조호흡 근육(흉쇄유돌근 및 목뼈)의 휴식기 근긴장 증가
- 호흡패턴: 보조근육 사용이 최소화된 횡격막 호흡패턴
- 흉곽가동성: 가동성 감소; 호흡 중 흉곽과 쇄골의 제한된 움직임

활동제한

- 자가관리: 호흡곤란으로 인해 자가관리 활동수행능력이 간헐적으로 최소한 감소. 이는 잠시 휴식을 취하면 완화됨

분석:

치료의 이론적 근거

치료의 목적은 호흡근육의 과다긴장성을 감소시키고, 흉곽의 이동성을 증가시키기 위해 유착 및 과다긴장성을 감소시키는 것이다.

결과기반 마사지™ 임상의사결정 연습

OBM 임상의사결정 과정에서 다음 단계를 사용하여 위에 설명된 고객에 대한 치료계획을 개발한다.

1. 결과를 분석하고 신체구조 손상이나 기능 및 활동제한에 대한 임상문제 목록을 생성한다.
2. 치료에 반응할 수 있는 신체구조 또는 기능의 손상(치료 가능한 손상)을 식별한다.
3. 치료 가능한 손상 중 어느 것이 마사지 테크닉을 사용한 치료에 적합한지 확인한다.
4. 각 손상에 대한 적절한 결과를 설정한다.
5. 각 결과를 달성하는 데 사용할 마사지 테크닉을 하나 이상 선택한다.
6. 치료 중에 사용할 수 있는 다른 보완테크닉을 선택한다.

➔ **독자: 연습이 완료될 때까지 페이지를 넘기지 말것!**

(계속)

천식 치료계획 샘플

신체구조 또는 기능손상	마사지의 결과와 역할
▪ 근육긴장 ▪ 경추운동범위 감소	▪ 근육신장성 증가 ▪ 경추의 운동범위 증가 ▪ 직접효과: 근육의 신장성 증가, 관절의 가동성 증가
▪ 휴식 시 근육긴장 증가 ▪ 휴식 중 근육긴장감소	▪ 직접효과: 안정시 근육긴장감소 ▪ 간접효과: 전반적인 이완 증가 및 불안 감소
▪ 흉곽가동성 감소	▪ 흉곽가동성 증가 ▪ 직접효과: 근육의 신장성 증가, 관절의 가동성 증가
▪ 보조근육 활용	▪ 보조근육 사용 감소 ▪ 간접적 효과: 보조근육 사용은 호흡작업 증가를 반영하며[3,4] 마사지 테크닉을 사용하면 직접적인 영향을 받지 않는다. 근육신장성 증가와 이완 증가의 2차 효과
▪ 호흡곤란	▪ 호흡곤란 감소 ▪ 간접효과: 이완 증가 및 기도확보 증가에 따른 2차적 효과
활동제한	**기능적 결과**
▪ 자가관리 활동으로 인한 호흡 곤란	▪ 호흡곤란에 대한 호소가 감소하면서 일상생활활동을 완료할 수 있음 ▪ 간접효과: 손상개선에 따른 부차적인 기능증가

마사지 테크닉:

- 목/가슴 앞쪽, 아래쪽 늑골 가장자리, 늑간 공간 및 횡경막의 늑골 부착물을 따라 직접근막테크닉을 적용한다.
- 전·후방 흉부 및 경추근육에 대한 유날법
- 흉쇄유돌근 및 목사각근의 제거 및 연장
- 흉곽의 넓은 접촉압박과 결합된 거친 진동
- 흉곽 비틀기(Wringing of the rib cage)

기타 보완테크닉:

- 목근육 스트레칭운동, 횡경막 호흡운동, 단계별 유산소 운동

코로나19에 대한 빠른치료 가이드

설명

잠재적으로 파괴적인 영향을 미칠 수 있는 질병인 COVID-19는 SARS-CoV-2 바이러스에 의해 발생한다. RNA 기반 코로나바이러스는 주로 호흡기를 통해 신체에 유입되며, 그 정도는 덜하지만 구강-분변 및 분변-에어로졸 전파를 통해 유입된다. 신체에서 바이러스는 다음을 사용한다.

안지오텐신 전환 효소-2(ACE-2) 수용체라고 불리는 막 마커가 표적세포에 들어간다. 코로나19의 증상은 폐, 심장, 신장, 췌장, 내장, 신경계, 수용체에 공급하는 혈관내피세포 등 이러한 수용체를 갖고 있는 세포의 위치를 반영한다. 증상 관리와 전파라는 두 가지 측면이 OBM과 특히 관련이 있다.

증상 및 의료 관리

급성코로나19 감염

COVID-19 감염의 증상은 무증상, 경증 또는 중등도부터 급성 호흡곤란 증후군까지 다양하며, 심한 경우에는 바이러스성 폐렴까지 나타난다. 가장 심각한 경우에는 과도한 염증반응으로 인해 손상, 혈액응고, 다발성 장기부전 및 사망에 이를 수 있다.

코로나19 의료 관리는 염증, 혈액응고 위험, 호흡에 특별한 주의를 기울여 증상관리에 중점을 둔다. 호흡지원은 폐에 가해지는 압력을 완화하고, 호흡저항을 감소시키기 쉬운 위치에 배치하며, 필요한 경우 인공호흡기 또는 체외막 산소공급(ECMO)을 통해 제공된다.

코로나19 이후

COVID-19의 합병증은 많고 다양하며, 호흡기, 소화기, 비뇨기, 신경계, 심혈관, 외피, 근골격, 인지 및 기분장애를 포함한다. COVID가 장기간 지속되는 사람들의 경우 이는 오래 지속될 수 있다.

전염

코로나19(COVID-19)는 6피트 이상 확산되고 공기 중에서는 3시간동안, 표면에서는 최대 3일 동안 그대로 유지될 수 있는 공기매개 바이러스이며, 대부분의 사례는 대화 및 호흡으로 구강 및 호흡기 분비물을 통해 확산된다. 이는 전염성이 매우 높으며, 노출부터 증상발현까지 2~14일의 잠복기가 있다. 사람은 증상이 나타나기 직전과 직후에 전염성이 가장 높으며 무증상 사람도 바이러스를 전파할 수 있다. 시간과 근접성은 COVID-19 전염에 있어 두 가지 중요한 요소가 있는데, 전염 가능성은 접촉기간과 전염자와의 친밀도에 따라 증가한다.

참고: COVID-19의 병태생리학은 출판 당시에도 여전히 연구 중이었다. 이 빠른치료 가이드와 임상사례는 비판적 추론을 위한 출발점으로 의도되었으며 결코 포괄적이지 않다.

이 섹션의 정보는 Werner R. A Massage Therapist's Guide to COVID-19, Books of Discovery; https://booksofdiscovery.com/what-is-new/; August 4, 2020 and Werner R. COVID-19-Related Complications. Massage & Bodywork; 2020; September/October; http://www.massageandbodyworkdigital.com/i/1276187-septemberoctober-2020/46? Accessed June 2021

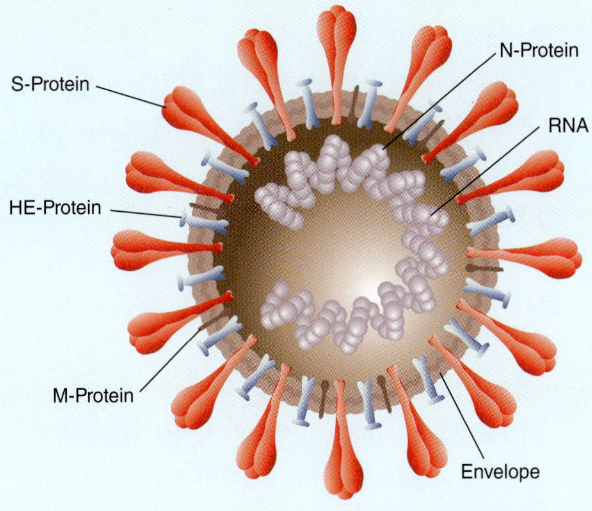

그림 15-5 코로나19 바이러스. OSweetNature/Shutterstock.

관련 해부학

다중 장기(Multiple orga) 시스템(그림 15-5)[1-3]

관련 검사기법, 손상 및 활동제한

검사기법	신체구조 또는 기능손상
▪ 인지된 불안이나 우울에 대한 인터뷰	▪ 인지된 불안이나 우울증이 보고됨
▪ 피로징후에 대한 인터뷰 및 피로 측정 자가보고	▪ 피로 보고됨
▪ 면접 및 자가보고식 스트레스 측정	▪ 인지된 스트레스 증가가 보고
▪ 면접 및 자가보고 접촉결핍 대책	▪ 접촉결핍(touch deprivation)이 보고
▪ 시각아날로그척도 및 신체 다이어그램	▪ 통증
▪ 자세검사	▪ 자세불량
▪ 흉추 및 흉곽 운동범위 테스트	▪ 흉부 이동성 손상
▪ 상지 및 하지의 근육신장성 검사	▪ 근육신장성 손상
▪ 촉진	▪ 통증 ▪ 근육 휴식장력 증가
검사기법	**활동제한**
▪ 기능검사 및 자가보고 기능 및 삶의 질 측정	▪ 업무, 오락에 제한이 있을 수 있음

관련결과 및 마사지 테크닉

- 인지된 이완 증가, 스트레스 호르몬 감소, 건강관련 삶의 질 향상: 정적접촉, 표면무찰법, 미세진동, 표면경찰법, 유날법, 특정압박
- 통증감소: 미세한 진동, 표면경찰법, 유날법, 가벼운 스트리핑, 특정압박, 가벼운 근막이완, 가벼운 직접근막테크닉, 리듬적 가동술, 흔들기
- 접촉 결핍: 모든 형태의 마사지 요법
- 관절이동성 및 연부조직 신장성 증가: 가벼운 직접근막테크닉, 가벼운 마찰, 가벼운 근막이완, 리듬적 가동술, 흔들기
- 안정시 근육긴장감소(일차 및 보상): 경찰법, 유날법, 스트리핑, 특정압박, 가벼운 근막이완, 가벼운 직접근막테크닉, 리듬적 가동술, 흔들기(rocking), 진동 흔들기(shaking)

관련 보완테크닉

- 횡격막 호흡: 마음챙김 기반 스트레스 감소 명상, 부드러운 스트레칭과 운동, 호흡치료, 폐 재활, 정신건강상담 및/또는 영양상담에 대한 의뢰 및 협력

주의 및 금기사항

- 전염 위험에 관한 의사의 지시에 대해 고객에게 질문한다.
- 고객에게 운동을 제한하라는 권고가 있는 경우, 잠재적으로 염증이 있는 혈관을 보호하고 신체 능력에 과도한 스트레스를 주지 않도록 마사지 강도를 줄인다.
- 고객에게 횡문근융해증(rhabdomyolysis)의 징후가 있는 경우 마사지를 연기해야 한다. 발열을 동반한 활성염증, 깊은 근육통, 또는 "COVID 발가락" 개방형 물집, 가려운 발진 또는 점상출혈과 같은 응고병증의 피부징후
- 미세혈관 또는 심정맥 응고 또는 항응고제 치료는 추가적인 합병증을 유발할 수 있다. 업데이트된 주의사항은 코로나19 관련 가이드를 참조하라.

위험과 편의

- 고객의 전염성이 제거되었는지 확인하고, 감염원 전파를 방지하기 위해 프로토콜을 따른다.
- 보수적으로 작업하고 고객의 현재 기능적 한계와 요구사항을 이해하여 과도한 시스템 부담을 방지한다.
- 인식되지 않은 혈전의 위험은 생명을 위협할 수 있다. 각 세션마다 체크인 전화를 통해 후속조치를 취한다. 치료 중 또는 치료 후 언제든지 고객이 새로운 불편함이나 증상변화를 인정하는 경우 주치의에게 의뢰한다.
- 엎드린자세로 호흡곤란을 조절하고, 호흡을 편안하게 하는 데 중점을 두고 마사지한다.

도움이 되는 힌트

- 고객이 귀하에게 보고한 모든 것, 위생관행, 치료 및 추론, 마사지 직후 치료에 대한 고객의 반응 및 지연된 반응을 문서화한다. 이는 안전과 모범사례에 대한 귀하의 헌신을 보여주며, 이 출판 당시 이 분야에 대한 연구가 거의 없었기 때문에 귀하의 향후치료를 개선하기 위한 기록역할을 한다.

임상사례: 코로나19

고객 프로필

삽관 및 후속 집중 치료후 증후군(PICS) 진단을 받았으며, ICU에서 8일 입원을 포함하여 18일간의 치료가 필요한 포스트 코로나19 증후군(장기 코로나19)을 앓고 있는 59세 여성이다. 고객은 3주 전에 퇴원하였고 다음과 같은 증상을 호소하였다.

심한 피로, 우울한 감정, 최소한의 활동에도 호흡곤란, 높은 불안과 악몽으로 인한 수면곤란, 간헐적인 근육통, 단기 기억상실로 인한 집중력 저하 등이 있다. 그녀는 혼자 살고 있으며 조교로 다시 일할 수 없었다. 그녀의 목표는 수면의 질, 기억력, 지구력을 향상하여 직장에 복귀하는 것이다.

임상소견

주관적 소견:

- 통증: 활동 후 근육통
- 옷 입기, 목욕 등 일상생활(ADL) 활동 시 호흡곤란
- 숨 가쁨 및 계단 오르기 피로감으로 오르는 중간에 2분간 휴식 필요
- 물리적 거리두기를 실천하는 사회집단에 이어 보조의료 서비스 제공자의 접촉만 허용하고, 일주일에 한 번 짧게 등을 문지르는 친구가 한 명 있다.

객관적 소견:

신체구조 또는 기능손상

- 통증: 활동 시 근육통 0~3/10
- 근력: 상지와 하지의 3/5~4/5 근력
- 촉진: 일반적으로 큰 근육그룹을 따라 촉진되는 느낌이 있다. 흉추 주위근, 흉쇄유돌근, 목근육의 긴장 증가
- 운동범위: 흉추확장 및 회전감소; 엉덩이 확장 감소
- 관절가동성: 갈비뼈와 흉추의 가동성 감소
- 근육신장성: 흉쇄유돌근, 고관절 굴곡근, 대퇴사두근의 신장성 감소
- 호흡패턴: 들숨 시 복부가 안으로 들어가고, 들숨 시 가슴 윗부분의 움직임이 증가하며, 아래쪽 갈비뼈의 움직임이 부족하고 앞쪽 갈비뼈가 벌어지는 역 호흡패턴

활동제한

- 업무: 15분 동안 컴퓨터 앞에 앉아 있는 불편함과 피로, 잦은 실수로 업무에 집중할 수 없음
- 자기관리: 샤워 중 앉아서 휴식을 취하기 위해 샤워 의자를 사용하여 독립적으로 자기관리가 필요함
- 휴양: 정원에 10분간 물주기 가능, 산행불가

분석:

치료의 이론적 근거

치료의 목적은 고객의 불안과 근육통을 줄이고 호흡을 쉽게 하여, 수면의 질을 향상시키고 기능적 작업 수행을 촉진하여, 조교로 복귀할 수 있는 지구력을 키우는 것이다. 고객의 목표는 더 쉽게 호흡하고 활동에 대한 지구력을 높이는 것이다.

결과기반 마사지™ 임상의사결정 연습

OBM 임상의사결정 과정에서 다음 단계를 사용하여 위에 설명된 고객에 대한 치료계획을 개발한다.

1. 결과를 분석하고 신체구조나 기능손상 및 활동제한에 대한 임상문제 목록을 생성한다.
2. 치료에 반응할 수 있는 신체구조나 기능의 손상(치료 가능한 손상)을 식별한다.
3. 치료 가능한 손상 중 어느 것이 마사지 테크닉 이용 치료에 적합한지 확인한다.
4. 각 손상에 대한 적절한 결과를 설정한다.
5. 각 결과를 달성하는 데 사용할 마사지 테크닉을 하나 이상 선택한다.
6. 치료 중에 사용할 수 있는 다른 보완테크닉을 선택한다.

→ 독자: **연습이 완료될 때까지 페이지를 넘기지 말것!**

(계속)

COVID-19 치료계획 샘플

문제목록:

신체구조 또는 기능손상	마사지의 결과와 역할
▪ 통증	▪ 통증감소 ▪ 직접효과: 역자극성 진통제을 통한 통증감소 및 염증감소
▪ 강도 감소	▪ 근력증가 ▪ 간접효과: 통증감소에 따른 이차적인 근력향상
▪ 휴식기 근긴장 증가	▪ 휴식 중 근육긴장감소 ▪ 직접효과: 안정시 근육긴장감소 ▪ 간접효과: 전반적인 이완증가 및 인지된 불안 감소
▪ 운동범위 손상	▪ 근육신장성 증가 ▪ 증가된 운동범위 ▪ 직접효과: 근육의 신장성 증가, 관절가동성 증가
▪ 보조근육 활용	▪ 보조근육 사용감소 ▪ 간접적 효과: 보조근육 사용은 호흡 작업 증가를 반영하며[3,4] 마사지 테크닉 사용으로 직접적인 영향을 받지 않음. 근육신장성 증가와 이완증가의 2차 효과
▪ 인지된 불안	▪ 불안 감소 ▪ 간접적 효과: 인지된 불안의 감소 ▪ 직접효과: 전신진정
▪ 인지된 우울증	▪ 기분이 좋아짐 ▪ 간접적 효과: 감각각성은 인지된 우울증 및 무기력증의 일부 증상을 완화할 수 있다.
▪ 피로	▪ 피로감 감소 ▪ 가능한 간접적 효과: 감각각성 증가에 따른 부차적 효과
▪ 접촉 결핍(Touch deprivation)	▪ 코티솔 감소, 세로토닌 증가, 면역기능 증가 ▪ 가능한 간접적 효과: 불안감소, 우울증 인지, 피로, 수면장애
활동제한	**기능적 결과**
▪ 자기관리 활동수행능력감소	▪ 피로와 숨 가쁨에 대한 불만이 감소하면서 필요에 따라 도움을 받아 급식 및 옷 입기를 수행할 수 있다. ▪ 간접효과: 손상개선에 따른 부차적인 기능 증가
▪ 수면장애	▪ 수면시간 증가 및 수면을 방해하는 불안에 대한 불만 감소 ▪ 간접효과: 손상개선에 따른 부차적인 기능 증가

마사지 테크닉:

- 가벼운 경찰법, 유날법 및 압박으로 이완효과를 높이고 근육통을 감소시킨다.
- 가벼운 스트리핑과 가벼운 직접근막테크닉으로 흉쇄유돌근, 목살근, 흉추 주위근 주변의 근육긴장을 감소시킨다.
- 통증과 긴장을 줄이고 이동성을 높이기 위한 리듬적 가동술과 흔들기
- 시스템에 부담을 주지 않으면서 접촉치료의 이점을 최대화하려면 일주일에 2~3회의 15~30분 세션으로 시작한다. 고객이 부작용이 발생하지 않고 견딜 수 있도록 치료기간과 활력(vigor)을 늘린다.

기타 보완테크닉:

- 횡격막 호흡, 명상, 부드러운 스트레칭과 운동, 하타요가, 정신건강 상담 의뢰

낭포성섬유증에 대한 빠른치료 가이드

설명

낭포성섬유증은 심각한 소아 만성 호흡기 질환이다.[1-3] 유전적 돌연변이는 호흡기, 위장관, 생식관의 상피 내벽에 있는 외분비샘에 영향을 미쳐 개인의 폐와 췌장을 막고, 빈번한 감염을 일으키는 지나치게 걸쭉한 점액을 생성한다.

관련 해부학

폐: 기관지, 기관지 및 호흡 기관지.[1-3] 호흡 근육: 횡격막, 흉곽근육 및 복부근육. 뼈: 갈비뼈, 특히 첫 번째 갈비뼈와 두 번째 갈비뼈(그림 15-6)

관련 검사기법, 손상 및 활동제한

검사기법	신체구조 또는 기능손상
■ 면담 및 자가보고 호흡곤란 조치	■ 호흡곤란
■ 면접 및 자가보고식 스트레스 측정	■ 인지된 스트레스 증가가 보고됨
■ 신체 다이어그램 및 통증 시각아날로그척도	■ 통증
■ 자세검사	■ 자세불량
■ 호흡기 검사	■ 비정상적인 호흡패턴 및 호흡 보조근육의 사용 ■ 기도확보 손상 ■ 혼잡도 증가 ■ 효과 없는 기침
■ 호흡근 및 보조근 신장성 테스트	■ 근육신장성 손상
■ 흉추 및 흉곽 운동범위 테스트	■ 흉부 및 흉곽가동성 손상
■ 촉진	■ 휴식기 근긴장 증가 ■ 통증
검사기법	**활동제한**
■ 기능검사 및 자가보고 기능 및 삶의 질 측정	■ 업무, 오락, 자기관리 활동의 제한

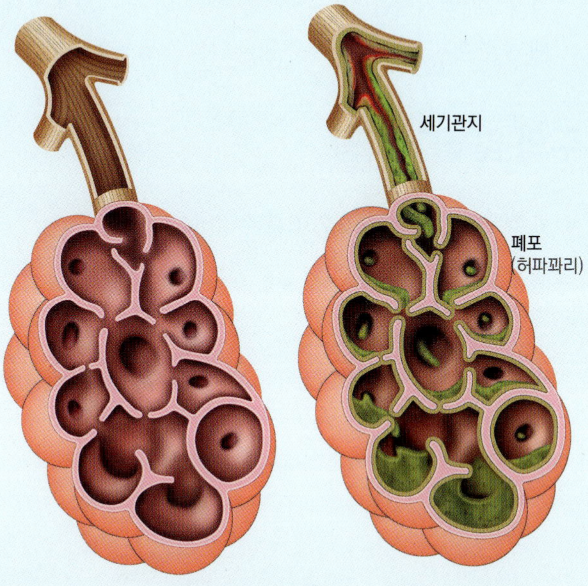

그림 15-6 낭포성섬유증의 기도구조. Ilusmedical/Shutterstock.

관련 결과 및 마사지 테크닉

- 통증감소: 미세한 진동, 표면경찰법, 유날법, 스트리핑, 특정압박, 근막이완, 직접근막테크닉, 마찰, 리듬적 가동술, 흔들기
- 휴식 시 근육긴장감소(일차 및 보상): 정적접촉, 표면무찰법, 유날법, 스트리핑, 특정압박, 피부롤링, 근막이완, 직접근막테크닉, 리듬적 가동술, 흔들기, 진동 흔들기
- 근육성능 향상(2차 효과):
  유날법, 스트리핑, 특정압박, 직접근막테크닉
- 관절가동성 증가: 직접근막테크닉, 마찰, 근막이완, 리듬적 가동술, 흔들기
- 인지된 이완 증가, 스트레스 호르몬 감소, 건강관련 삶의 질 향상:
  정적접촉, 표면무찰법, 미세진동, 표면 효율성, 유날법, 특정압박, 직접근막테크닉
- 기도확보 개선 및 혼잡 감소: 가볍게 두드리며, 갈비뼈 스프링 운동, 리듬적 가동술, 압박에 의한 거친진동을 동반한 가쁜숨 기침 체위배액법

관련 보완테크닉

- 유칼립투스 또는 페퍼민트 오일 전처리를 통해 기관지 증기 또는 습열을 가슴에 가한다. 치료 중이나 치료 후 강제 호기, 기침 및 가래에 대한 교육, 가볍게 두드리며 자가자세배액기법을 지도한다. 병원기반인 경우 기계적 폐내 충격환기 또는 고주파수 흉벽 압박을 활용한다.

주의 및 금기사항

- 표준예방 조치에 따라 가래를 수집하고 폐기한다.
- 세션 전후에 적절한 수분공급을 보장한다.
- 갈비뼈 스프링 및 타법(rib springing and percussion)을 하는 동안 고객의 부작용을 관찰한다.

도움이 되는 힌트

- 기도확보테크닉에 맞춰 약물의 전달과 효과를 향상시킬 수 있다.

임상사례: 낭포성섬유증

고객 프로필

낭포성섬유증을 앓고 있는 10세 소년이 낭포성섬유증의 급성악화로 급성치료환경에 입원했다. 그의 임상상태는 의학적 관리에 반응했으며 현재 치료후기 단계에 있다.

임상소견

주관적 소견:

- 휴식 시 및 활동 시 호흡곤란
- Borg 인지운동평가 척도를 사용하여 측정한 인지 호흡곤란

객관적 소견:

신체구조 또는 기능손상

- 가래(Sputum): 가래생성 증가 및 지속적이고 생산적인 기침
- 기도확보: 가래생성 증가와 비효과적인 기침 및 기타 기도확보 메커니즘으로 인해 발생하는 기도확보 손상/비효과적
- 흉곽가동성: 호흡 시 흉곽의 측면 늑골 및 횡경막 확장이 감소하여 흉곽의 전후 직경이 증가한다.
- 호흡패턴: 흉골 호흡패턴이 증가하고 호흡 중 보조근육 사용 및 늑간 수축
- 호흡음: 청진 중에 들리는 환기 주기 전반에 걸쳐 산발적인 다성 쌕쌕거림과 딱딱거리는 소리가 들린다.

활동제한

- 호흡곤란으로 인한 보행 허용오차 50피트
- 숨 가쁨으로 인한 빈번한 휴식 없이 옷 입기 작업과 같은 ADL을 완료할 수 없음
- 기능적 활동 중 지구력 저하 및 산소포화도 수준 감소

분석:

치료의 이론적 근거

치료의 목적은 기도확보를 강화하고 호흡곤란을 감소시키며, 흉곽의 이동성을 증가시키는 것이다.

결과기반 마사지™ 임상의사결정 연습

OBM 임상의사결정 과정에서 다음 단계를 사용하여 위에 설명된 고객에 대한 치료계획을 개발한다.

1. 결과를 분석하고 신체구조나 기능손상 및 활동제한에 대한 임상문제 목록을 생성한다.
2. 치료에 반응할 수 있는 신체구조나 기능의 손상(치료 가능한 손상)을 식별한다.
3. 치료 가능한 손상 중 어느 것이 마사지 테크닉을 사용한 치료에 적합한지 확인한다.
4. 각 손상에 대한 적절한 결과를 설정한다.
5. 각 결과를 달성하는 데 사용할 마사지 테크닉을 하나 이상 선택한다.
6. 치료 중에 사용할 수 있는 다른 보완테크닉을 선택한다.

→ **독자: 연습이 완료될 때까지 페이지를 넘기지 말것!**

(계속)

낭포성섬유증 치료계획 샘플

문제목록

신체구조 또는 기능손상	마사지의 결과와 역할
■ 기도확보 손상	■ 기도확보 증가 ■ 직접효과: 특히 체위배액과 함께 사용 시, 가래의 가동성,
■ 흉곽가동성 감소	■ 흉곽가동성 증가 ■ 직접효과: 근육의 신장성 증가, 관절의 가동성 증가
■ 보조근육 활용	■ 보조 근육 사용 감소 ■ 간접적 효과: 보조근육 사용은 호흡작업 증가를 반영하며[3,4] 마사지 테크닉 사용으로 직접적인 영향을 받지 않는다. 증가된 근육신장성과 증가된 이완의 2차 효과
■ 휴식기 근긴장 증가	■ 휴식 중 근육긴장감소 ■ 직접효과: 안정시 근육긴장감소 ■ 간접효과: 전반적인 이완증가 및 인지된 불안감소
■ 호흡곤란	■ 호흡곤란 감소 ■ 간접효과: 이완증가 및 기도확보 증가에 따른 2차적 효과
활동제한	**기능적 결과**
■ 보행 감소	■ 산소 포화도 감소 및 호흡곤란 증상 없이 100피트를 걸을 수 있음 ■ 간접효과: 손상개선에 따른 부차적인 기능 증가
■ 호흡곤란 및 자기관리 활동에 대한 지구력 저하	■ 숨이 가빠지거나 피로함을 자주 호소하지 않고 옷 입기 등의 자기관리 활동을 완료할 수 있다. ■ 간접효과: 손상개선에 따른 부차적인 기능 증가

마사지 테크닉:

- 자세배액을 이용한 흉부를 가볍게 두드리기(clap)(기법수준 및 실습능력이 가능한 경우)
- 늑골뼈 스프링
- 흉곽의 넓은 접촉압박과 결합된 거친 진동
- 전방 및 후방 흉부 및 경추근육에 대한 유날법
- 흉곽 비틀기(Wringing of the rib cage)
- 흉쇄유돌근 및 목사각근 스트리핑(Stripping, 짜다)
- 아래쪽 늑골 가장자리와 늑간 공간을 따라 직접 근막이완기법을 적용

기타 보완테크닉:

- 효과적인 기침기법, 강제호기 또는 가청 숨소리를 통해 기도확보를 용이하게 한다. 횡격막 호흡운동, 에너지 절약 기법교육, 운동프로그램, 체액교체를 권장한다. 가정 자세배액 및 기계적 타진 프로그램 검토

햄스트링 좌상에 대한 빠른치료 가이드

설명

햄스트링 좌상은 햄스트링 근육이 늘어나거나 찢어져 통증, 염증, 기능상실을 초래하는 것이다.[1-3] 햄스트링 좌상은 흔한 스포츠 부상이다.

관련 해부학

반막양근, 반건양근, 대퇴이두근[1-3]
(그림 15-7)

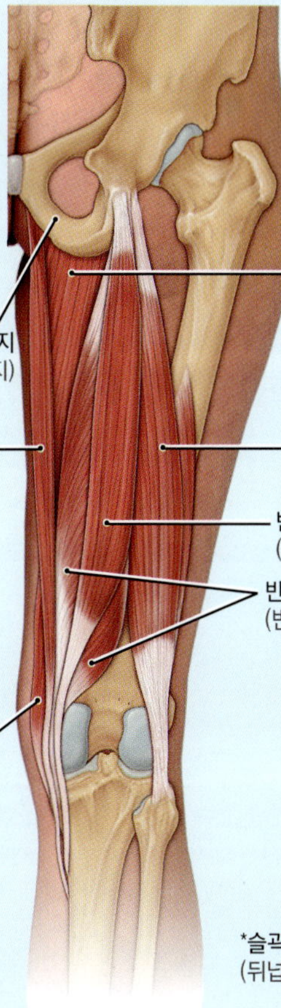

그림 15-7 햄스트링의 해부학
Agur AMR, Dalley AF. Grant's Atlas of Anatomy. 15th ed. Wolters Kluwer; 2021.

관련 검사기법, 손상 및 활동제한

검사기법	신체구조 또는 기능손상
▪ 통증 다이어그램 및 시각아날로그척도	▪ 통증
▪ 자세검사	▪ 자세불량
▪ 보행분석	▪ 보행장애
▪ 고관절 및 무릎관절운동범위 측정	▪ 관절이동성 손상 ▪ 근육신장성 손상
▪ 촉진	▪ 통증 ▪ 휴식기 근긴장 증가
▪ 고관절 및 무릎근육의 신장성 테스트	▪ 근육신장성 손상
▪ 고관절 및 무릎근력 테스트	▪ 근력 저하
▪ 선택적 조직장력 테스트	▪ 관절완전성 손상
검사기법	**활동제한**
▪ 기능검사 및 자가보고 기능 및 삶의 질 측정	▪ 체중부하 작업, 오락 및 자기관리 활동의 제한

관련결과 및 마사지 테크닉

- 관절가동성 증가: 직접근막테크닉, 마찰, 근막이완, 리듬적 가동술, 흔들기
- 근육성능 향상: 리듬적 가동술, 흔들기, 타법
- 통증감소: 표면경찰법, 근막이완, 직접근막테크닉, 흔들기, 리듬적 가동술

- 안정 시 근육긴장(일차 및 보상) 감소 및 신경근 긴장도 정상화: 경찰법, 유날법, 스트리핑, 특정압박, 근막이완, 직접근막테크닉, 리듬적 가동술, 흔들기, 진동 흔들기
- 정상화된 관절완전성, 증가된 근육신장성: 교차섬유 및 세로 스트로크, 유날법, 스트리핑, 특정압박, 직접근막테크닉, 마찰, 근막이완
- 근육신장성 증가, 유착감소: 교차섬유 및 세로 스트로크, 유날법, 스트리핑(stripping), 특정압박, 직접근막테크닉, 마찰, 근막이완

관련 보완테크닉

- 수치료, 스트레칭, 근력강화 운동

주의 및 금기사항

- 급성단계의 심각한 긴장을 치료할 때는 주의할 것
- 새로운 부상을 치료할 때는 주의, 새로 멍이 들었거나 찢어진 조직에 흉터조직이 생기지 않은 경우 깊게 마사지하지 말 것

도움이 되는 힌트

- 팽팽하거나 약해진 햄스트링의 빠르고 강한 편심성 수축은 긴장을 유발할 수 있다.
- 단축된 긴장성 고관절 굴곡 또는 전만과다증이 원인일 수 있다.

장경인대(ITB) 팽팽함에 OBM 적용

ITB 압박감에 대한 빠른치료 가이드

설명

ITB 압박감은 생체역학적 이상, 불균형한 반복운동 또는 부상으로 인해 발생할 수 있는 섬유성 ITB의 압박 및 염증과 관련된다.[1-3]

이는 측면무릎이나 엉덩이 통증과 관련된 ITB 증후군의 원인이 될 수 있다.

관련 해부학

ITB, 대퇴근막장근, 경골외측과두, 대퇴직근, 대둔근, 대퇴이두근[1-3] (그림 15-8)

관련 검사기법, 손상 및 활동제한

검사기법	신체구조 또는 기능손상
▪ 신체 다이어그램과 통증 시 각적인 유사 척도	▪ 통증
▪ 자세검사	▪ 자세불량
▪ 보행분석	▪ 보행장애
▪ 고관절 및 무릎관절운동범위 측정	▪ 관절이동성 손상 ▪ 연부조직 신장성 손상
▪ 촉진(피부 및 근막 이동성)	▪ 유착 ▪ 결합조직 이동성 손상
▪ 장경인대, 고관절 및 무릎 근육의 신장성 검사	▪ 결합조직 이동성 손상 ▪ 근육신장성 손상
검사기법	**활동제한**
▪ 기능검사 및 자가보고 기능 및 삶의 질 측정	▪ 체중부하 작업, 오락 및 자기 관리 활동의 제한

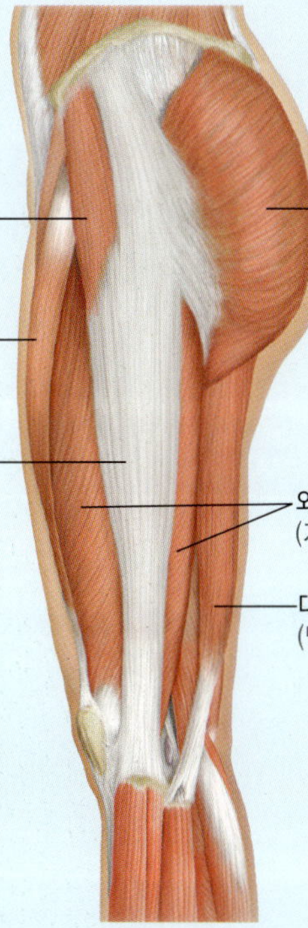

그림 15-8 다리 측면과 장경골대의 해부학적 구조
Nicholas AS의 허가를 받아 재인쇄. Atlas of Osteopathic Techniques. 4th ed. Wolters Kluwer Health; 2021.

관련결과 및 마사지 테크닉

- 관절가동성 증가: 직접근막테크닉, 마찰, 근막이완, 리듬적 가동술, 흔들기
- 결합조직 이동성 증가, 근육신장성 증가, 유착감소: 교차섬유 및 경추 뇌졸중, 유날법, 스트리핑, 특정압박, 직접근막테크닉, 근막이완, 마찰
- 통증감소: 표면경찰법, 근막이완, 직접근막테크닉, 흔들기, 리듬적 가동술
- 표준화된 신경근 긴장도: 압박, 심부경찰법(deep effleurage), 유날법

관련 보완테크닉

- 수치료, 지시에 따라 대퇴근막장근 또는 둔근 스트레칭, 폼 롤러를 사용한 ITB 자가마사지, 중둔근, 대둔근 및 대퇴사두근에 특별히 초점을 맞춘 엉덩이 및 다리 강화운동

주의 및 금기사항

- 대퇴삼각부의 혈관과 신경에 압력을 가하지 말 것
- 치료초기에는 손상된 조직을 보상하거나 관절을 안정시키기 위한 장력을 감소시키지 않도록 주의

도움이 되는 힌트

- ITB 구축은 종종 엉덩이, 무릎, 발목 및 발의 자세불량과 관련이 있다.
- 소둔근 전면과 외측광근의 통증유발점은 ITB에 따른 통증을 나타낼 수 있다.

외측상과염에 대한 빠른치료 가이드

설명

외측상과염은 급성단계의 건염(염증) 또는 보다 일반적으로 손목 및 손가락 신근 근육의 건염증(변성)과 관련된 신근 기시점부위의 통증이다.[1-4] 과도한 사용이나 부상으로 인해 발생하는 경우가 많다.

관련 해부학

외측상과(위관절융기), 장요측수근신근과 단요측수근신근(extensor carpi radialis longus and brevis, 긴노쪽손목폄근과 짧은노쪽손목폄근) 및 척측수근신근, 손가락 신근[1-3](그림 15-9)

관련 검사기법, 손상 및 활동제한

검사기법	신체구조 또는 기능손상
▪ 신체 다이어그램 및 통증 시각아날로그척도	▪ 통증
▪ 팔꿈치 및 손목관절운동범위 측정	▪ 관절이동성 손상 ▪ 연부조직 신장성 손상
▪ 팔꿈치 및 손 근력 테스트	▪ 근육성능 저하
▪ 공통 신근 기시점의 촉진	▪ 통증
▪ 통증유발점 검사	▪ 통증유발점(trigger points)
▪ 팔꿈치 및 손목의 수동 부속 관절운동 테스트	▪ 관절이동성 손상
▪ 팔꿈치, 손목, 손 근육의 근육 신장성 테스트	▪ 근육신장성(extensibility) 손상
▪ 선택적 조직장력 테스트	▪ 관절완전성 손상

검사기법	활동제한
▪ 기능검사 및 기능적 삶의 질의 자가보고	▪ 업무, 오락, 자기관리 활동의 제한

관련 결과 및 마사지 테크닉

- 관절가동성 증가: 직접근막테크닉, 마찰, 근막이완, 리듬적 가동술, 흔들기
- 근육성능 향상: 리듬적 가동술, 흔들기, 타법
- 근육신장성 증가: 힘줄에 대한 교차섬유 스트로크, 근막이완, 직접근막테크닉, 마찰, 유날법, 스트리핑, 특정압박
- 표준화된 관절완전성: 유날법, 스트리핑, 특정압박, 직접근막테크닉, 근막이완

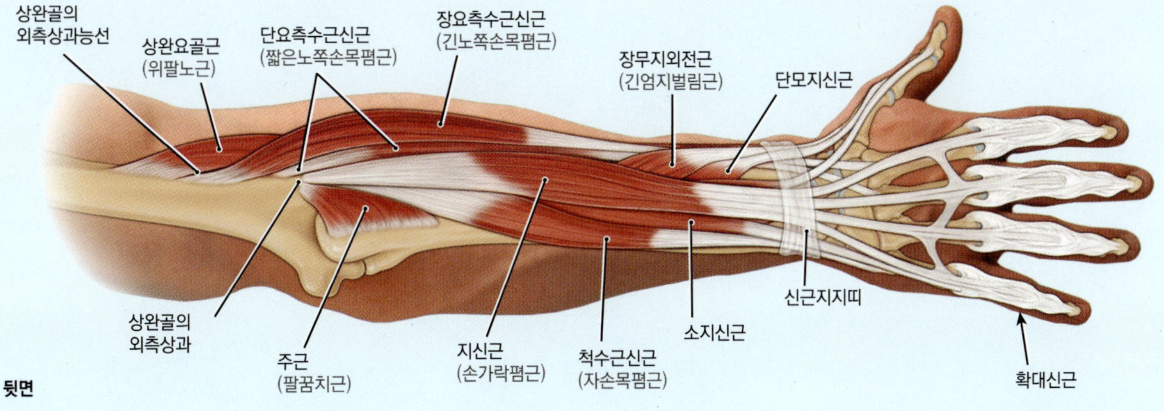

그림 15-9 손목과 손가락 신근의 해부학. Agur AMR, Dalley AF의 허가를 받아 재인쇄
Agur AMR, Dalley AF. Grant's Atlas of Anatomy. 15th ed. Wolters Kluwer; 2021.

- 통증감소: 표면경찰법, 근막이완, 직접근막테크닉, 흔들기, 리듬적 가동술
- 비활성화된 통증유발점: 통증유발점 압력해제, 교차섬유 스트로크, 수동 스트레칭
- 표준화된 신경근 긴장도: 압박, 심부경찰법, 유날법

관련 보완테크닉

- 시리악스 마찰, 수치료, 스트레칭, 점진적 강화 운동

주의 및 금기사항

재부상 위험을 방지하려면 힘줄에 깊은 마찰을 가하기 전에 급성통증과 염증과정이 해결되었는지 확인한다. 반복된 교차섬유 스트로크로 인해 염증이 발생하는 경우 냉찜질 또는 냉찜질 국소 수치료로 마무리한다.

도움이 되는 힌트

외측상과염이 발생하면 손목신전을 방해하는 근육이 약해질 수 있다. 근력의 균형을 맞추기 위해 손목 굴곡근에 대한 점진적인 강화운동을 권장한다.

임상사례: 외측상과염

고객 프로필

20세 남성/컴퓨터 프로그래머는 키보드 사용, 잘못된 자세 및 잘못된 인체공학으로 인해 2주 동안 오른쪽 측면의 상과통(반복성 긴장손상)을 겪었다.

임상소견

주관적 소견:

- 휴식 시 및 키보드 입력 시 통증
- 심한 통증으로 10분 이상 키보드를 사용할 수 없음
- 업무 및 자기관리 활동 중에 통증과 허약감으로 인해 오른손에 쥐고 있던 물건을 떨어뜨림
- 퇴근 후 가벼운 붓기
- 시각아날로그척도 통증등급: 8.5/10
- 작업단말기(workstation)에 대한 인체공학적 조절 부족
- 인체공학 및 자기관리에 대한 지식부족

객관적 소견:

신체구조 또는 기능손상

- 통증: 오른쪽 손목과 손가락을 저항할 때 나타나는 통증
- 장악력(Grip strength): 꽉 쥐기가 왼쪽보다 오른쪽이 약함
- 촉진: 오른쪽 총신근 기시부 및 팔뚝 근육부위의 근막 단축
- 자세: 후만증(Kyphotic), 머리를 앞으로 향한 자세

활동제한

- 업무: 통증으로 인해 10분 이상 키보드를 사용할 수 없거나 컴퓨터 프로그래머로서의 업무 요구사항을 수행할 수 없음
- 자기관리: 통증과 약점으로 인해 자기관리 수행능력이 저하됨 – 오른손에 쥐고 있는 물건을 떨어뜨림
- 레크레이션: 통증으로 인해 라켓볼 여가활동을 할 수 없음

분석:

치료의 이론적 근거

치료의 목적은 외측상과염과 관련된 통증과 염증을 줄이고 이 상태의 향후 악화를 예방하기 위해 자기관리 및 인체공학에 대한 교육을 제공하는 것이다.

결과기반 마사지™ 임상의사결정 연습

OBM 임상의사결정 과정에서 다음 단계를 사용하여 위에 설명된 고객에 대한 치료계획을 개발한다.

1. 결과를 분석하고 신체구조나 기능손상 및 활동제한에 대한 임상문제 목록을 생성한다.
2. 치료에 반응할 수 있는 신체구조나 기능의 손상(치료 가능한 손상)을 식별한다.
3. 치료 가능한 손상 중 어느 것이 마사지 테크닉을 사용한 치료에 적합한지 확인한다.
4. 각 손상에 대한 적절한 결과를 설정한다.
5. 각 결과를 달성하는 데 사용할 마사지 테크닉을 하나 이상 선택한다.
6. 치료 중에 사용할 수 있는 다른 보완테크닉을 선택한다.

➔ 독자: **연습이 완료될 때까지 페이지를 넘기지 말것!**

(계속)

외측상과염에 대한 치료계획 샘플

문제목록:

신체구조 또는 기능손상	마사지의 결과와 역할
▪ 통증	▪ 통증감소 ▪ 직접효과: 역자극 진통을 통한 통증감소 및 염증감소
▪ 염증	▪ 염증감소 ▪ 직접효과: 염증감소
▪ 근막 단축	▪ 표준화된 근막 확장성 ▪ 직접효과: 근막신장
▪ 잘못된 자세정렬	▪ 정상화된 자세정렬 ▪ 직접효과: 근막신장에 따른 자세개선
▪ 근력감소	▪ 근력증가 ▪ 간접효과: 통증 및 염증감소에 따른 부차적인 근력증가
활동제한	**기능적 결과**
▪ 키보드 사용 능력감소	▪ 인체공학적 변형을 통해 1시간동안 적절한 스트레칭과 휴식시간 후, 통증을 호소하지 않고 키보드 사용 가능 ▪ 간접효과: 손상개선에 따른 부차적인 기능 증가
▪ 집안일 수행능력감소	▪ 통증을 호소하거나 체중을 떨어뜨리지 않고 오른손으로 10파운드 무게를 25피트 동안 지탱할 수 있음 ▪ 간접효과: 손상개선에 따른 부차적인 기능 증가
▪ 운동 수행능력감소	▪ 적절한 준비운동 후, 통증없이 20분간 라켓볼 경기 가능 ▪ 간접효과: 손상개선에 따른 부차적인 기능 증가

마사지 테크닉:

- 유날법, 근막기법, 척추 후만증 및 전방 머리자세와 관련된 단축 근육에 적용되는 직접근막테크닉
- 전완근 전체, 특히 신근 구획근육에 적용되는 표면경찰법, 유날법, 근막이완 및 직접근막테크닉
- 총신전근 기시점에 마찰
- 좌우 균형을 유지하려면 반대편 팔에 일부 작업이 필요할 수 있다.
- 길항근의 균형을 유지하려면 영향을 받은 팔의 굴근에 대한 일부 작업이 필요할 수 있다.

기타 보완테크닉:

- 과잉치료 징후가 있는 경우 마찰 후 얼음 또는 냉찜질, 손목 및 손 스트레칭, 손목 및 손 강화운동, 자세 스트레칭, 자세교육, 인체공학적 검사, 인체공학 교육, 자기관리

요통에 대한 빠른치료 가이드(근육긴장, 또는 긴장)

설명

요통은 (a) 요추부위 근육의 안정시 근육장력 증가 또는 (b) 요추부위 근육 및/또는 인대의 긴장으로 인해 발생하는 요추부위의 급성 또는 만성통증을 의미한다.[1-3] 부상이나 자세불균형으로 인해 발생할 수 있다.

관련 해부학

요방형근, 척주기립근, 흉요추근막, 광배근[1-3] (그림 15-10)
중간층(intermediate layer) 깊은층(deep layer)

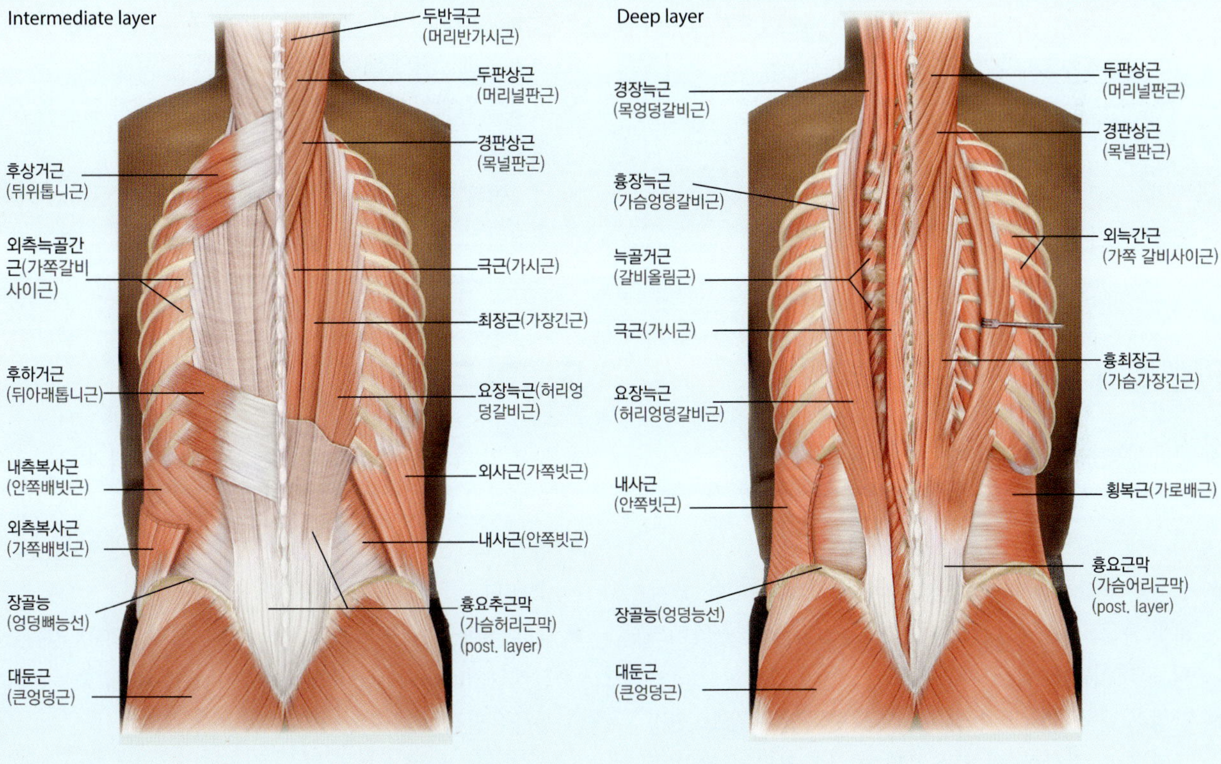

그림 15-6 낭포성섬유증의 기도구조. Ilusmedical/Shutterstock.

관련 검사기법, 손상 및 활동제한

신체구조 또는 기능손상	마사지의 결과와 역할
▪ 시각아날로그척도 및 신체 다이어그램	▪ 통증
▪ 복부, 고관절 신근 및 고관절 굴근 근육검사	▪ 근육성능 저하
▪ 자세검사	▪ 자세부정렬
▪ 보행분석	▪ 보행장애
▪ 흉부 및 요골반 운동범위 측정	▪ 관절가동성 손상 ▪ 연부조직 신장성 손상
▪ 촉진	▪ 근육 연축 ▪ 결합조직 이동성 손상 ▪ 안정시 근육긴장 증가
▪ 촉진	▪ 근육 연축 ▪ 결합조직 이동성 손상 ▪ 안정시 근육긴장 증가
▪ 흉추 및 요추 수동 부속관절 운동 테스트	▪ 관절가동성 손상
▪ 신경자극 테스트	▪ 신경역학 손상
검사기법	**활동제한**
▪ 관절자극 검사	▪ 관절 기능손상

관련결과 및 마사지 테크닉

- 근육성능 향상: 리듬적 가동술, 흔들기, 타법
- 통증감소: 표면경찰법, 근막이완, 직접근막테크닉, 흔들기, 리듬적 가동술
- 증가된 결합조직 이동성, 표준화된 자세: 교차섬유 및 세로 스트로크, 유날법, 스트리핑, 특정압박, 직접근막테크닉, 근막이완, 마찰
- 안정시 근육긴장(일차 및 보상) 및 근육연축 감소, 신경근 긴장도 정상화: 경찰법, 유날법, 스트리핑, 특정압박, 근막이완, 직접근막테크닉, 리듬적 가동술, 흔들기, 진동 흔들기
- 관절가동성 증가: 직접근막테크닉, 마찰, 근막이완, 리듬적 가동술, 흔들기

관련 보완테크닉

- 수치료, 신체역학 및 허리관리 교육, 경피신경전기자극(TENS)

주의 및 금기사항

- 상세한 건강기록을 통해 디스크 탈출증, 공간점유 병변 또는 주의가 필요하거나 치료에 금기사항이 될 수 있는 전신상태를 밝힐 수 있다. 예를 들어, 요로감염은 허리부위를 말한다.
- 근골격 이외의 원인이 의심되는 경우 고객을 담당 의료서비스 제공자에게 의뢰한다.
- 신경을 압박하여 저림, 따끔거림이 발생하지 않도록 주의한다.
- 엉덩이와 다리 통증의 다른 원인에 주의해야 한다. 요추, 천장관절, 고관절의 증상을 명확하게 파악하기 위한 테스트와 신경역학 테스트를 수행한다.

도움이 되는 힌트

- 복부 및 하지근육 길이 및/또는 근력의 불균형과 하지 자세불량이 요통을 유발할 수 있다.
- 하이힐을 신으면 요추 전만곡이 증가하고 요통이 발생할 수 있다.
- 복직근(배곧은근, rectus abdominis), 요추다열근(요추뭇갈래근, lumbar multifidi), 요추기립근, 요근, 중둔근의 통증유발점이 기여 요인일 수 있다.

임상사례: 만성요통 및 과다전만증

고객 프로필

65세 남성 전문작가는 오랜 기간 만성요통을 앓아왔다. 최근에 발생한 허리통증의 급성 에피소드는 해결되었지만 이제 그는 오랫동안 앉아 있으면 허리근육에 압박감과 불편함을 경험하고 있다.

임상소견

주관적 소견:

- 근육이 뭉치고 허리에 전반적인 통증이 있다.
- 불편함은 소설을 끝낼 때까지 오랫동안 앉아 있는 데 방해가 된다.
- 급성 요통 에피소드가 개선되었으며, 엉덩이 및 왼쪽 다리에 대한 의뢰가 중단되었다.

객관적 소견:

신체구조 또는 기능손상

- 자세: 과전만형
- 안정 시 근육긴장: 요방형근, 둔부, 이상근, 척주기립근, 대퇴직근, 요근, 장골, 대퇴근막장근 및 햄스트링의 휴식기 근긴장이 증가
- 가동범위: 정상한계 내의 요추 가동범위, 고객은 요추 굴곡범위 끝에서 조이는 느낌을 보고하였으며, 요추 가동범위에 대한 과도한 압박에도 통증은 없다고 보고함
- 통증유발점: 요방형근, 둔근, 이상근의 통증유발점

활동제한

- 불편함 없이 30분 이상 앉아 있을 수 없다. 고통은 주의를 산만하게 하기 때문에 그는 마감일을 맞추기 위해 글쓰기에 집중할 수 있어야 한다.

분석:

치료의 이론적 근거

치료의 목적은 앉아 있는 동안 허리의 근육긴장과 불편함을 줄여 주의가 산만하지 않고 일할 수 있도록 하는 것이다.

결과기반 마사지™ 임상의사결정 연습

OBM 임상의사결정 과정에서 다음 단계를 사용하여 위에 설명된 고객에 대한 치료계획을 개발한다.

1. 결과를 분석하고 신체구조나 기능손상 및 활동제한에 대한 임상문제 목록을 생성한다.
2. 치료에 반응할 수 있는 신체구조나 기능의 손상(치료 가능한 손상)을 식별한다.
3. 치료 가능한 손상 중 어느 것이 마사지 테크닉을 사용한 치료에 적합한지 확인한다.
4. 각 손상에 대한 적절한 결과를 설정한다.
5. 각 결과를 달성하는 데 사용할 마사지 테크닉을 하나 이상 선택한다.
6. 치료 중에 사용할 수 있는 다른 보완테크닉을 선택한다.

➔ 독자: 연습이 완료될 때까지 페이지를 넘기지 말것!

(계속)

요통 치료계획 샘플

문제목록:

신체구조 또는 기능손상	마사지의 결과와 역할
▪ 전만과다증	▪ 단축된 고관절 굴근, 대퇴사두근, 요방형근, 요추기립근을 늘려 전만증 감소 촉진 ▪ 직접효과: 근육신장성 증가
▪ 안정시 근육 장력 증가	▪ 안정시 근육 장력 감소 ▪ 직접효과: 안정시 근육 장력 감소
▪ 근육긴장	▪ 근육 확장성 증가 ▪ 직접효과: 근육신장성 증가
▪ 통증유발점	▪ 요추기립근, 둔근, 이상근, 대퇴직근, 대퇴근막장근 및 장요근의 통증유발점 완화 ▪ 직접효과: 통증유발점 비활성화
▪ 최적의 움직임 용이성에 미치지 못함	▪ 최적의 움직임 용이성 ▪ 간접효과: 리듬적 가동술은 신경근 패턴화를 촉진한다.
활동제한(Activity Limitation)	**기능적 결과(Functional Outcomes)**
▪ 통증으로 인해 30분 이상 앉아 있을 수 없음	▪ 불편함 없이 30분 이상 앉아서 글을 쓸 수 있음 ▪ 간접효과: 손상개선에 따른 부차적인 기능 증가

마사지 테크닉:

- 요추, 허벅지 앞쪽, 둔부 및 햄스트링 부위에 대한 표면경찰법과 유날법(effleurage and petrissage)
- 대퇴직근, 요방형근, 대퇴근막장근, 척주기립근 등 전만증과 관련된 긴장/단축된 근육의 스트로크 신장
- 흉요추 근막에 직접근막테크닉
- 통증유발점을 완화하기 위해 통증유발점 압력 이완 후 그 근육에 대한 유날법 및 수동적 스트레칭이 이어짐
- 근육긴장도를 감소시키고 신경근 기능을 회복시키기 위해 통증내성 범위 내에서 리듬적 가동술
- 기법수준과 실습능력이 허용되는 경우 장요근 치료를 고려

기타 보완테크닉:

- 허리, 대퇴직근, 장요근 스트레칭, 열, 앉은자세에 대한 교육, 이완 또는 점진적인 근육이완을 위한 시각화, TENS, 고유수용성 신경근 촉진

이상근증후군에 대한 빠른치료 가이드

설명

이상근증후군은 이상근 또는 이상근의 통증유발점에 의해 좌골신경이 압박되거나 자극되어 발생하는 둔부 및 허벅지 뒤쪽의 통증을 말한다.[1-3] 과도한 사용, 자세불균형 또는 부상으로 인해 발생할 수 있다.

관련 해부학

이상근, 좌골절흔, 대둔근, 중둔근, 소둔근, 좌골신경, 골반, SI관절[1-3] (그림 15-11)

관련 검사기법, 손상 및 활동제한

검사기법	신체구조 또는 기능손상
▪ 신체다이어그램 및 통증 시각아날로그척도(Visual Analog Scale)	▪ 통증
▪ 보행분석	▪ 보행장애
▪ 고관절 가동범위 측정	▪ 관절이동성 손상 ▪ 연부조직신장성 손상
▪ 고관절 근육신장성 검사	▪ 근육신장성 손상
▪ 촉진	▪ 통증 ▪ 안정시 근육긴장 증가
▪ 통증유발점 검사	▪ 통증유발점
▪ 고관절 수동 부속관절운동 테스트	▪ 관절가동성 손상
▪ 신경자극 검사	▪ 신경역학 손상
▪ 관절자극 검사	▪ 관절기능 손상
▪ 고관절 근력 테스트	▪ 근육성능 저하
검사기법	**활동제한**
▪ 기능검사 및 자가보고 기능 및 삶의 질 측정	▪ 체중부하 작업, 오락 및 자기관리 활동의 제한

관련 결과 및 마사지 테크닉

- 관절가동성 증가: 직접근막테크닉, 마찰, 근막이완, 리듬적 가동술, 흔들기
- 근육확장성 증가: 교차섬유 스트로크, 근막이완, 직접근막테크닉, 마찰, 유날법, 스트리핑, 특정압박
- 근육성능 향상: 리듬적 가동술, 흔들기, 타법

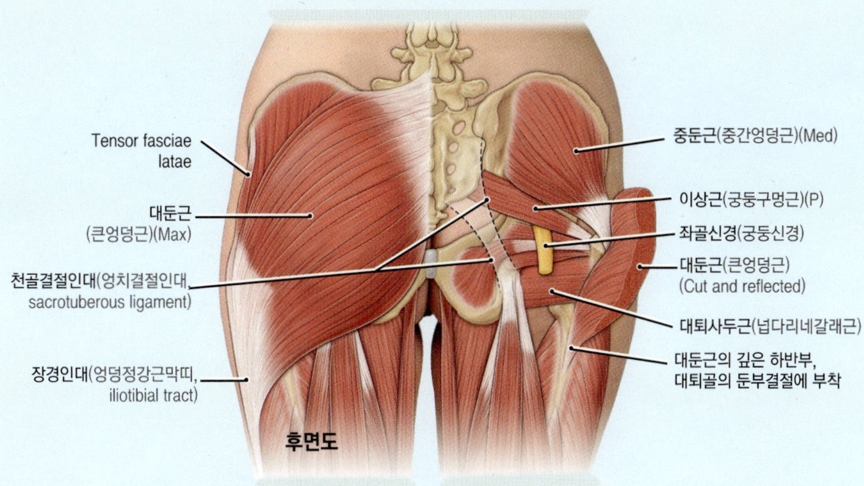

그림 15-11 이상근의 해부학적 구조. Agur AMR, Dalley AF에서 재인쇄 됨.
Agur AMR, Dalley AF. Grant's Atlas of Anatomy. 15th ed. Wolters Kluwer; 2021.

- 통증감소: 표면경찰법, 근막이완, 직접근막테크닉, 흔들기, 리듬적 가동술
- 안정시 근육긴장감소(일차 및 보상): 경찰법, 유날법, 스트리핑, 특정압박, 근막이완, 직접근막테크닉, 리듬적 가동술, 흔들기
- 비활성화된 통증유발점: 통증유발점 압력해제, 특정압박, 유날법, 스트리핑, 교차섬유 스트로크, 마찰, 직접근막테크닉, 근막이완, 수동적 스트레칭, 피부롤링

관련 보완테크닉

- 수치료, 근에너지기법, 스트레칭, 강화운동

주의 및 금기사항

- 증상이 재현될 만큼 충분한 압박이나 지속시간으로 좌골신경을 압박하지 않도록 주의한다. 소수의 고객에서는 좌골신경통이 아래쪽으로가 아닌 이상근을 관통한다는 점에 유의한다.
- 추간판탈출증, 공간점유 병변(space-occupying lesions) 등 엉덩이와 다리 통증의 다른 원인에 주의한다. 요추, 천장관절, 고관절의 증상을 명확하게 파악하기 위한 테스트와 신경역학 테스트를 수행한다.

도움이 되는 힌트

- 이상근이 과다긴장성일 때 엉덩이의 더 작은 측면 회전근도 과다긴장성인 경우가 많다. 필요에 따라 이를 해결한다.
- 성능이 저하된 대둔근은 기능적 활동 중 고관절이 과도한 내전 및 내부회전으로 움직일 때 이상근의 과다긴장성에 기여할 수 있다.
- 중둔근, 소둔근, 이상근의 통증유발점은 증상을 유발하거나 증상을 모방할 수 있다.

족저근막염에 대한 빠른치료 가이드

설명

족저근막염은 종골과 발가락 사이에 있는 발 족저 표면의 결합조직인 족저근막의 급성 또는 만성 통증(보통 발바닥 표면 발뒤꿈치 통증), 두꺼워짐 및/또는 염증이다.[1-3] 과도한 사용, 급격한 활동증가 또는 자세불균형으로 인해 발생할 수 있다.

관련 해부학

족저근막, 단지굴근, 무지외전근[1-3]
(그림 15-12)

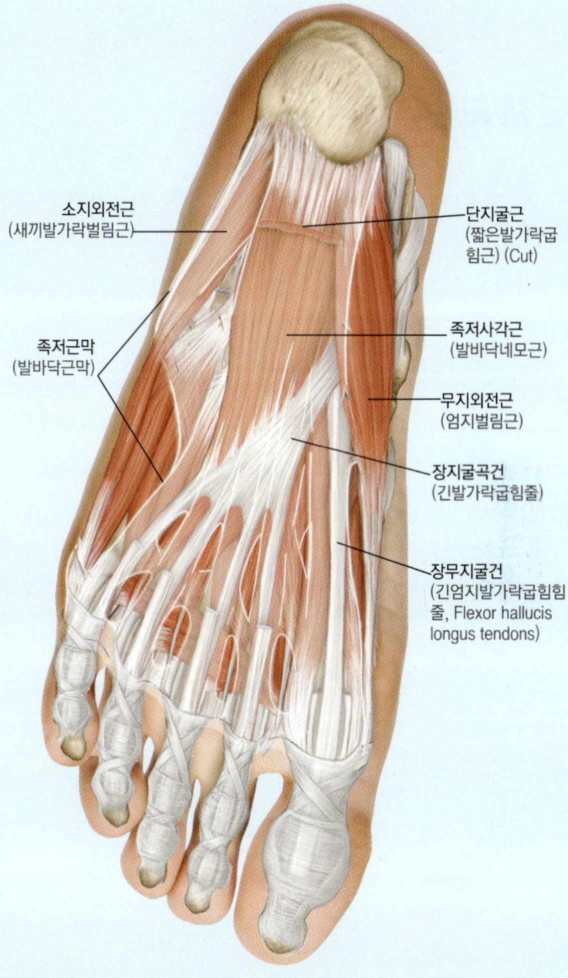

그림 15-12 발바닥 표면의 해부학적 구조.
Nicholas AS의 허가를 받아 재인쇄 됨. Nicholas AS. Atlas of Osteopathic Techniques. 4th ed. Wolters Kluwer Health; 2021.

관련 검사기법, 손상 및 활동제한

검사기법	신체구조 또는 기능손상
▪ 신체 다이어그램 및 통증 시각아날로그척도	▪ 통증
▪ 자세검사	▪ 자세부정렬
▪ 보행분석	▪ 보행장애
▪ 발목 운동범위 테스트	▪ 관절가동성 손상 ▪ 손상된 연부조직 신장성
▪ 촉진	▪ 결합조직 완전성 손상 ▪ 통증
▪ 발목 및 발 근육의 확장성 테스트	▪ 근육신장성 손상
▪ 발목관절 수동 부속관절운동 테스트	▪ 관절이동성 손상
검사기법	**활동제한**
▪ 기능검사 및 자가보고 기능 및 삶의 질 측정	▪ 체중부하 작업, 오락 및 자기관리 활동의 제한

관련 결과 및 마사지 테크닉

- 통증감소: 표면경찰법, 근막이완, 직접근막테크닉, 흔들기, 리듬적 가동술

- 표준화된 결합조직 완전성, 증가된 근육신장성: 교차섬유 및 세로 스트로크, 유날법, 스트리핑, 특정압박, 직접 근막테크닉, 근막이완, 마찰
- 안정시 근육긴장감소(일차 및 보상), 신경근 긴장도 정상화: 경찰법, 유날법, 스트리핑, 특정압박, 근막이완, 직접 근막테크닉, 리듬적 가동술, 흔들기, 진동 흔들기

관련 보완테크닉

- 종아리 및 발 고유근육을 위한 수치료, 스트레칭 및 강화 운동

주의 및 금기사항

- 족근터널의 혈관부위를 치료할 때는 주의한다. 발목의 후 내측면에 있는 족근터널은 굴곡근 지지대와 경골, 거골 및 종골의 내측면과 경계를 이룬다.
- 혈전발생 위험이 있는 고객의 다리에 대한 심층치료를 피한다.

도움이 되는 힌트

- 비복근, 외전근, 후경골근, 장지굴근, 족저방형근 및 가자미근의 통증유발점은 발의 발바닥면을 의미한다.

유방절제술 및 림프부종에 대한 빠른치료 가이드

설명

림프부종은 림프계의 붕괴 또는 기형으로 발생하는 림프 흐름 손상으로 인해 간질조직 내에 단백질의 풍부한 체액이 축적되는 현상이다.[1-3] 림프부종의 일반적인 원인으로는 암 수술중 림프구조의 악성화나 제거 등이 있다.

유방절제술은 유방의 일부 또는 전부를 외과적으로 제거하는 것으로, 밑에 있는 근육이나 겨드랑이 림프절을 제거하는 것도 포함된다.

관련 해부학

림프계, 간질조직[1-3] (그림 15-13)

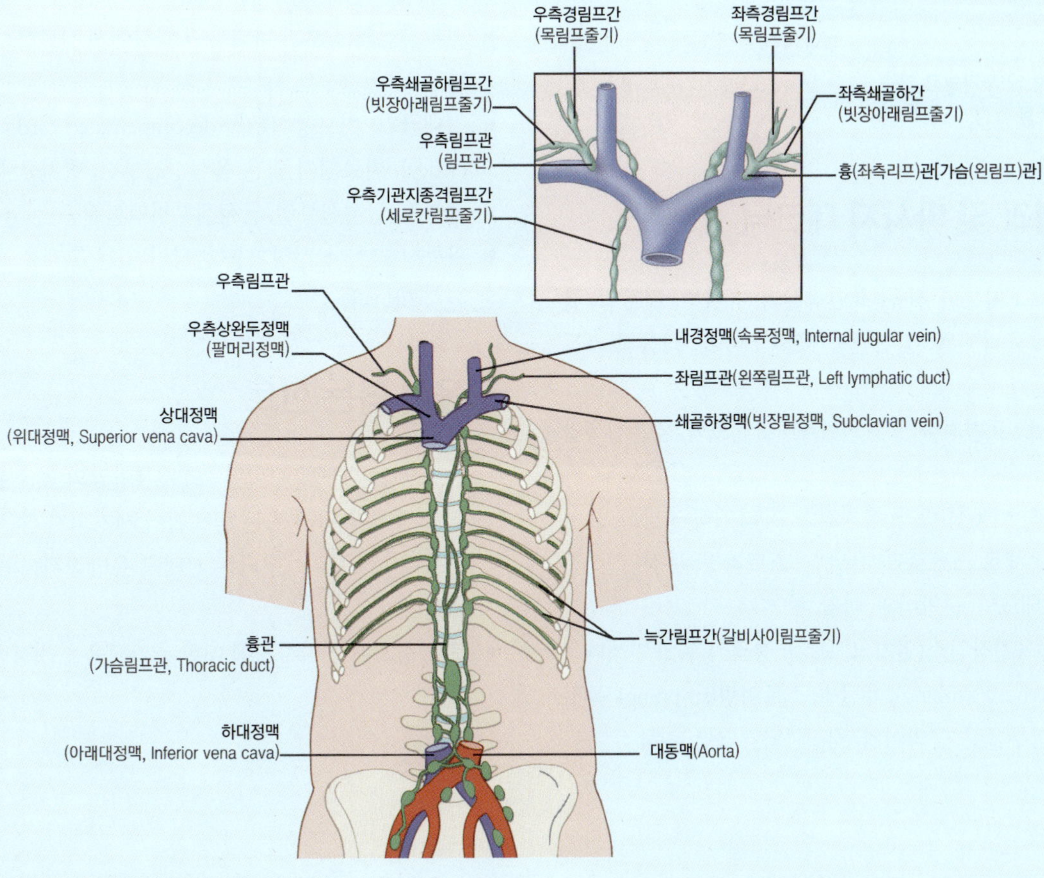

그림 15-13 흉곽과 왼쪽 및 오른쪽 림프관의 위치를 보여주는 림프계. Grossman S. Porth의 병리생리학: 변경된 건강상태의 개념, Porth CM의 허가를 받아 재인쇄됨.

Porth CM, Grossman S. Porth's Pathophysiology: Concepts of Altered Health States. 10th ed. Wolters Kluwer; 2019.

관련 검사기법, 손상 및 활동제한

검사기법	신체구조 또는 기능손상
▪ 시각아날로그척도 및 신체 다이어그램	▪ 통증
▪ 면접 및 자기보고식 신체 이미지 측정	▪ 변경된 신체 이미지
▪ 상지 운동범위 테스트	▪ 상지 운동범위 손상
▪ 육안검사, 체적분석, 둘레측정, 상지 및 기타 환부의 촉진	▪ 부종(림프 배수장애)
▪ 촉진 및 피부 이동성 테스트	▪ 겨드랑이 코어링을 사용한 근막제한 ▪ 비정상적인 흉터
▪ 상지근력 테스트	▪ 근력손상
검사기법	**활동제한**
▪ 기능검사 및 자가보고 기능 및 삶의 질 측정	▪ 업무, 오락, 자기관리 활동에 제한이 있을 수 있음

관련 결과 및 마사지 테크닉

- 통증감소: 미세한 진동, 표면경찰법, 유날법, 경찰법, 특정압박, 근막이완, 직접근막테크닉, 마찰, 리듬적 가동술, 흔들기
- 부종감소: 표면경찰법, 표면림프배출테크닉, 넓은접촉압박, 유날법
- 결합조직 이동성 증가, 유착감소, 흉터조직 정상화: 교차섬유 및 세로 스트로크, 유날법, 스트리핑, 특정압박, 직접근막테크닉, 근막이완, 마찰
- 휴식 근육긴장감소(일차 및 보상): 정적접촉, 표면쓰다듬기(superficial stroking), 유날법, 스트리핑(stripping), 특정압박, 피부롤링, 근막이완, 직접근막테크닉, 리듬적 가동술, 흔들기, 진동 흔들기
- 증가된 관절운동범위: 유날법, 스트리핑, 특정압박, 근막이완, 직접근막테크닉, 마찰, 리듬적 가동술, 흔들기
- 근육신장성 증가: 교차섬유 및 경추 스트로크, 유날법, 스트리핑, 특정압박, 직접근막테크닉, 마찰, 근막이완

관련 보완테크닉

- 복합충혈 완화요법, 딱 맞는 붕대 및 압박복, 공기압압박장치, 유산소 운동, 점진적이고 부드러운 스트레칭 및 강화운동프로그램, 자가도수 림프배액법, 키네시오 테이핑

주의 및 금기사항

- 피부감염의 징후가 나타나면 의사에게 진료를 받아야 한다.
- 절대금기: 비보상심부전(decompensated cardiac insufficiency), 치료되지 않은 울혈성심부전, 병원균에 의한 급성염증, 급성신부전, 급성심부정맥혈전증
- 활동성 암이나 신장기능 손상이 있는 고객을 치료할 때는 주의한다.

도움이 되는 힌트

- 림프부종 후유증은 일반적으로 유방암의 높은 유전적 위험을 줄이기 위해 또는 림프절이 제거되지 않은 성별 확증을 위해 주로 시행되는 선택적 유방절제술의 경우 감소된다.
- 도수 림프배출 마사지에 대한 추가교육을 권장한다.

임상사례: 유방절제술 후 흉터 리모델링을 동반한 림프부종

고객 프로필

유방암을 앓고 있는 45세 여성이 유방절제술 6주 후에 오른쪽 팔과 손에 만성림프부종이 나타났다. 그녀는 겨드랑이 림프절의 50%와 일부 유방조직을 제거했으나 방사선 치료는 받지 않았다.

임상소견

주관적 소견:

- 기능을 방해하는 오른손 통증 및 부종
- 오른쪽 겨드랑이 피부아래에 끈이 걸리는 느낌
- 수술 절개부위의 단단함
- 자신의 팔 모양에 대해 자의식을 느낀다.

객관적 소견:

신체구조 또는 기능손상

- 부종: 심한부종, 어깨부터 손가락까지 쑤시는 심한 부종; 둘레 기록
- 사지용적: 오른쪽이 왼쪽보다 크다. 체적분석으로 측정
- 촉진: 오른쪽 겨드랑이를 따라 관찰되는 액와막증후군(겨드랑이 막증후군, Axillary web syndrome), 또는 코드링; 이동성이 감소되고 통증이 심한 수술흉터
- 근력: 3/5등급 - 오른쪽 어깨, 팔꿈치, 손목 움직임
- 가동범위:
- 오른쪽 어깨: 굴곡 = 85°, 신전 = 5°, 외전 = 70°, 내전 = 10°, 외회전 = 30°, 내회전 = 5°
- 오른쪽 팔꿈치: 굴곡 = 95°, 신전 = 중립, 회내 = 45°, 회외 = 30°
- 오른쪽 손목: 굴곡 = 25°, 신전 = 35°, 요골 편위 = 5°, 척골 편위 = 10°
- 오른쪽 중수지절: 굴곡 = 45°, 신전 = 중립; 지절간: 굴곡 = 50°, 신전 = 중립

활동제한

- 오른팔로 머리를 빗을 수 없음
- 옷을 입거나 자기관리 하기가 어렵다.
- 어깨높이 위에 있는 물체에 닿을 수 없음
- 오른손으로 물건을 들 수 없음

분석:

치료의 이론적 근거

치료의 목적은 고객의 부종과 결합조직의 제한을 줄이고 이차적인 약화, 통증, 왜곡된 신체상, 활동제한을 해결하는 것이다.

결과기반 마사지™ 임상의사결정 연습

OBM 임상의사결정 과정에서 다음 단계를 사용하여 위에 설명된 고객에 대한 치료계획을 개발한다.

1. 결과를 분석하고 신체구조나 기능손상 및 활동제한에 대한 임상문제 목록을 생성한다.
2. 치료에 반응할 수 있는 신체구조나 기능의 손상(치료 가능한 손상)을 식별한다.
3. 치료 가능한 손상 중 어느 것이 마사지 테크닉을 사용한 치료에 적합한지 확인한다.
4. 각 손상에 대한 적절한 결과를 설정한다.
5. 각 결과를 달성하는 데 사용할 마사지 테크닉을 하나 이상 선택한다.
6. 치료 중에 사용할 수 있는 다른 보완테크닉을 선택한다.

➔ 독자: **연습이 완료될 때까지 페이지를 넘기지 말것!**

(계속)

림프부종 및 흉터 치료계획 샘플

문제목록:

신체구조 또는 기능손상	마사지의 결과와 역할
▪ 부종(림프배출 장애)	▪ 부종감소 ▪ 직접효과: 림프순환 증가
▪ 상지 운동범위 감소	▪ 운동범위가 정상 한계내로 증가 ▪ 직접효과(부종에 따라 범위가 제한됨): 림프배출 증가, 관절가동성 증가, 연부조직 신장성 증가
▪ 근막제한	▪ 근막 이동성 증가 ▪ 직접효과: 반응성 충혈, 콜라겐 교차결합(cross-links)파열, 체성내장반사, 기질수화(hydration)
▪ 비정상적인 흉터	▪ 정상화된 흉터조직 ▪ 직접효과: 콜라겐 리모델링
▪ 강도 감소	▪ 전체적으로 5/5등급으로 강도 증가 ▪ 약화는 주로 사용하지 않음으로 인해 발생하므로 간접적인 효과가 있을 수 있다. 부종이 감소하면 강화가 촉진되고, 강화범위가 증가된다.
▪ 신체 이미지 변경	▪ 신체 이미지 개선 ▪ 가능한 직접효과: 신체이미지 강화 ▪ 간접효과: 심한 부종이 이미지 변화에 기여하므로 부종감소는 이차적임.
활동제한(Activity Limitation)	**기능적 결과(Functional Outcomes)**
▪ 자기관리 활동수행능력감소	▪ 100피트를 걷는 동안 오른손에 10파운드의 물건을 들고 다닐 수 있음 ▪ 적응장비 없이 자가관리 활동(옷 입기, 목욕하기, 용변보기)을 수행할 수 있음 ▪ 오른손으로 머리 위 3피트 위에 있는 물체에 닿을 수 있음 ▪ 오른손으로 머리 위 선반에서 1파운드의 물건을 들어 올릴 수 있음 ▪ 간접효과: 손상개선에 따른 부차적인 기능 증가
▪ 사회적 상호작용 감소	▪ 팔 모양에 대한 자의식 불만이 줄어들고 사회적 상호작용이 증가 ▪ 간접효과: 손상개선에 따른 부차적인 기능 증가

마사지 테크닉:

- 표면경찰법을 짧게 적용한 후 표재성 림프배출테크닉을 적용한다. 이는 매 세션마다 순서대로 반대쪽 사분면(늑간 및 흉골부위 포함)에 먼저 적용한 후, 영향을 받은 사분면의 근위부위, 특히 겨드랑이, 늑간 및 흉골 주위에 적용한다. 임상의는 점차적으로 고객의 팔 안쪽에서 더 먼 쪽으로 수행하며 근위부와 원위부 사이를 번갈아 가며 적용한다.
- 허용되는 범위만큼 머리 위에 팔을 위치시킨 상태에서 허용되는 대로 근막이완, 직접근막테크닉 및 마찰을 겨드랑이를 따라 끈 부위에 적용한다.
  끈이 끊어질 때 통증없이 터지는 소리가 있을 수 있으며 이후 증상이 감소하고 운동범위가 개선될 수 있다.
- 직접근막테크닉과 마찰을 통해 흉터의 점진적 둔감화를 시행한다. 콜라겐 재형성을 촉진하기 위해 통증을 견디면서 활력을 높인다.
- 각 중재 초기에는 오른쪽 림프관 및 흉부관과 대정맥의 접합부를 통해 반복적인 넓은접촉압박을 가하는 것도 유용할 수 있다.

기타 보완테크닉:

- 붕대나 압박복, 피부위생, 운동범위 운동, 기능적 활동, 강화운동, 단기 사용을 위한 적응할 수 있는 장비

수술 후 인공관절치환술에 대한 빠른치료 가이드

설명

관절성형술은 관절의 일부 또는 전부를 외과적으로 재건하거나 교체하는 것을 통해 관절을 복구하는 것이다.[1-3]

관련 해부학

관절 및 관련 근육과 인대[1-3](그림 15-14)

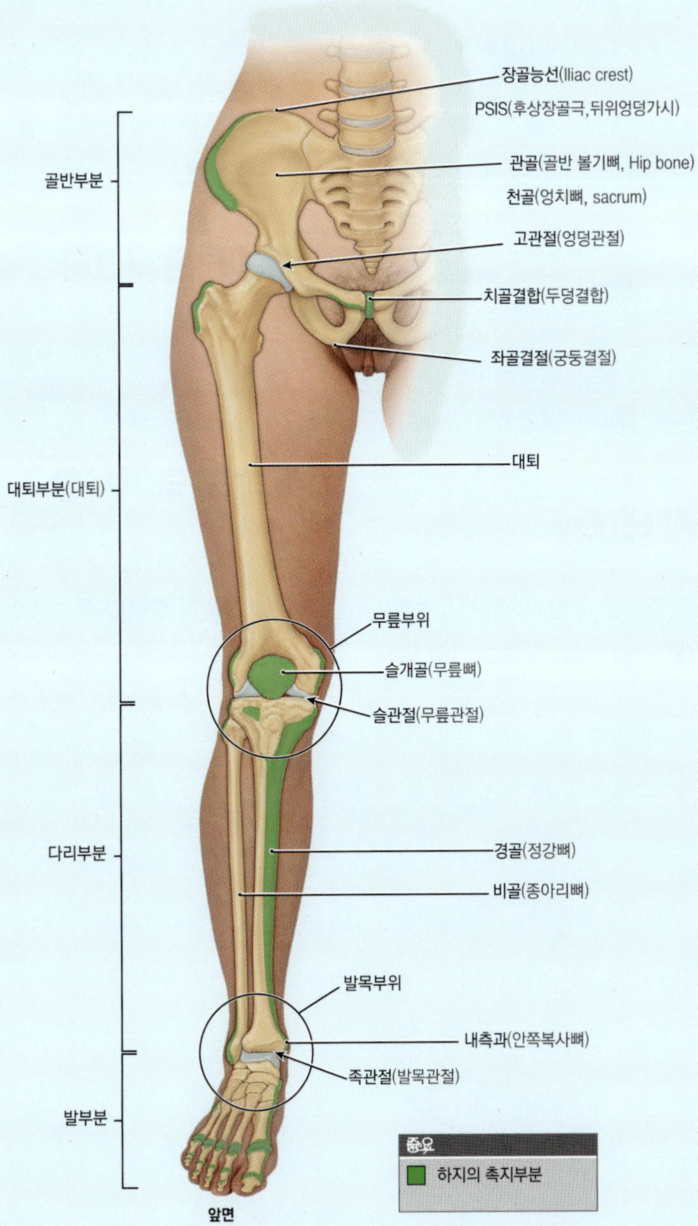

그림 15-14 고관절과 무릎관절의 해부학적 구조. Agur AMR, Dalley AF의 허가를 받아 재인쇄 됨. Agur AMR, Dalley AF. Grant's Atlas of Anatomy. 15th ed. Wolters Kluwer Health; 2021.

관련 검사기법, 손상 및 활동제한

검사기법[a]	신체구조 또는 기능손상
▪ 시각아날로그척도 및 신체 다이어그램(Visual Analog Scale and Body Diagram)	▪ 통증
▪ 자세검사	▪ 자세부정렬
▪ 보행분석(하지 관절성형술용)	▪ 보행장애
▪ 운동범위 테스트	▪ 관절가동성 손상 ▪ 연부조직 신장성 손상
▪ 촉진	▪ 통증 ▪ 휴식기 근긴장 증가 ▪ 부종
▪ 둘레 측정	▪ 부종
▪ 관절 수동 부속관절운동 테스트	▪ 관절이동성 손상
▪ 근육신장성 검사	▪ 근육신장성 손상
검사기법	**활동제한**
▪ 기능검사 및 자가보고 기능 및 삶의 질 측정	▪ 업무, 오락, 자기관리 활동에 제한이 있을 수 있음

[a]*영향을 받은 신체구조, 기능 및 활동에 대한 검사기법 수행*

관련결과 및 마사지 테크닉

- 통증감소: 미세진동, 표면경찰법, 유날법, 경찰법, 특정압박, 근막이완, 직접근막테크닉, 마찰, 리듬적 가동술, 흔들기
- 부종감소: 표면경찰법, 표면림프배출기법, 넓은접촉압박, 유날법
- 증가된 관절 운동범위: 유날법, 스트리핑, 특정압박, 근막이완, 직접근막테크닉, 마찰, 리듬적 가동술, 흔들기
- 결합조직 이동성 증가, 유착감소, 흉터조직 정상화: 교차섬유 및 세로 스트로크, 유날법, 스트리핑, 특정압박, 직접근막테크닉, 근막이완, 마찰
- 근육신장성 증가: 교차섬유 및 종방향 스트로크, 유날법, 스트리핑, 특정압박, 직접근막테크닉, 마찰, 근막이완
- 휴식 시 근육긴장감소(일차 및 보상): 정적접촉, 표면무찰법, 유날법, 스트리핑, 특정압박, 피부롤링, 근막이완, 직접근막테크닉, 리듬적 가동술, 진동 흔들기, 흔들기
- 근육성능 향상(2차 효과): 유날법, 스트리핑, 특정압박, 직접근막테크닉

관련 보완테크닉

- TENS, 냉찜질, 거상, 압박보호대(compression sleeve)/양말, 스트레칭 및 근력강화 프로그램

주의 및 금기사항

- 고관절 전치환술 후 탈구위험을 줄이려면 최소 6개월 동안 수술적 접근법을 기반으로 하거나 외과의사의 지시에 따라 운동범위를 제한한다.
- 매번 만날 때마다 심부정맥 혈전증 위험을 검사한다.

임신에 OBM 적용

임신을 위한 빠른치료 가이드

설명

임신(pregnancy, or gestation)은 여성의 자궁 내에서 태아가 발달하는 약 40주의 기간이다.[1-3]

관련 해부학

다중 장기 시스템.[1-3] 특히 관련성이 있는 것: 근육: 복부, 등, 골반저(pelvic floor). 관절: 골반, 요추 및 천추(그림 15-15)

관련 검사기법, 손상 및 활동제한

검사기법[a]	신체구조 또는 기능손상
▪ 면담 및 자기보고 피로도 측정	▪ 피로
▪ 인지된 불안에 대한 인터뷰	▪ 인지된 불안
▪ 면접 및 자가보고 스트레스 측정	▪ 인지된 스트레스 및 스트레스 관련 증상
▪ 시각아날로그척도 및 신체 다이어그램	▪ 통증
▪ 자세검사	▪ 자세부정렬
▪ 육안 검사 및 둘레 측정	▪ 부종 ▪ 동작측정 범위
▪ 관절이동성 손상	▪ 연부조직 신장성 손상 ▪ 촉진 ▪ 부종 ▪ 통증
▪ 휴식 시 근육긴장 증가	▪ 유착
▪ 관절 수동 부속관절운동 테스트	▪ 관절이동성 손상
▪ 근력 테스트	▪ 근육성능 저하
검사기법	**활동제한**
▪ 기능적 검사 및 기능적 삶의 질 측정에 대한 자가보고	▪ 업무, 오락, 자기관리 활동에 제한이 있을 수 있음

[a]*영향을 받은 신체구조, 기능 및 활동에 대한 검사기법 수행*

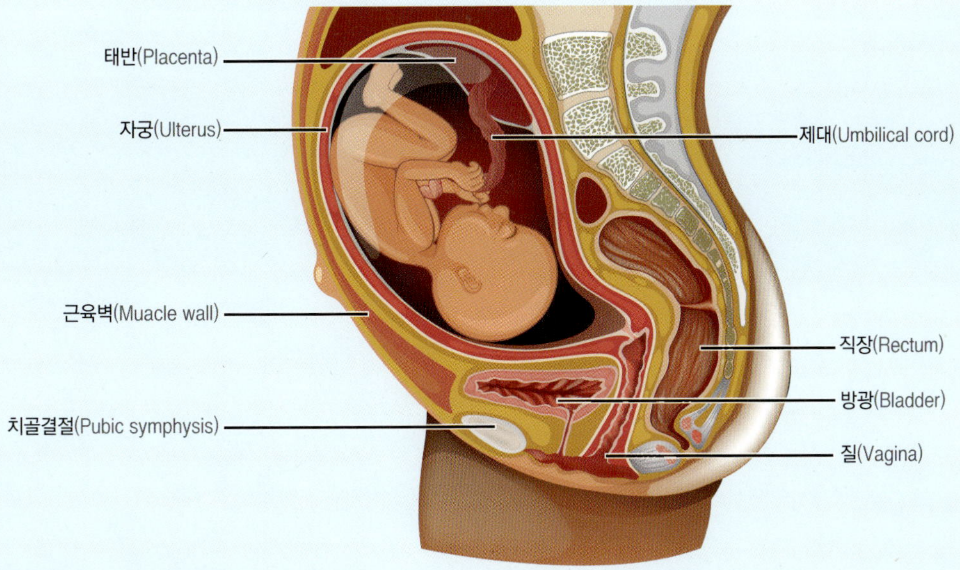

그림 15-15 임신의 해부학. BlueRingMedia, Shutterstock

관련 결과 및 마사지 테크닉

- 통증감소: 미세한 진동, 표면경찰법, 유날법, 스트리핑, 특정압박, 근막이완, 직접근막테크닉, 마찰, 리듬적 가동술, 흔들기
- 휴식 근육긴장감소(일차 및 보상): 정적접촉, 표면무찰법, 유날법, 스트리핑, 특정압박, 피부롤링, 근막이완, 직접근막테크닉, 리듬적 가동술, 흔들기, 진동 흔들기
- 자세 또는 구조적 정렬 표준화: 유날법, 스트리핑, 특정압박, 근막이완, 직접근막테크닉
- 관절이동성 및 연부조직 확장성 증가: 직접근막테크닉, 마찰, 근막이완, 리듬적 가동술, 흔들기
- 근육성능 향상(2차 효과): 유날법, 스트리핑, 특정압박, 직접근막테크닉
- 인지된 이완 증가, 스트레스 호르몬 감소, 건강관련 삶의 질 향상: 정적접촉, 표면무찰법, 미세진동, 표면경찰법, 유날법, 특정압박, 직접근막테크닉
- 감각각성 증가: 유날법, 흔들기, 리듬적 가동술, 타법(percussion)

관련 보완테크닉

- 횡격막 호흡, 이완기법, 유산소 운동, 베개와 삼각지지대(wedge support)를 이용한 수면자세, 근력강화 및 스트레칭운동

경고 및 금기사항

- 고객에게 유산 병력이 있는 경우 임신 2기로 마사지를 연기한다.
- 대정맥의 압박과 태아의 스트레스로 인해 임신 2기와 3기에는 바로누운자세를 피한다. 최소 30° 높이의 삼각지지대나 베개 위에 반쯤 기대는 자세로 앉거나 필요에 따라 편안함을 위해 베개 지지대를 사용하여 옆으로 누운 자세로 자세를 취한다.
- 자간증(eclampsia), 태반박리(abruptio placenta), 전치 태반, 욱신거리는 두통, 8시간 동안 태아 움직임 없음, 조기 진통(37주 미만), 심한 복통 또는 허리통증, 고혈압, 자궁외 임신, 출혈 또는 착색, 오목부종(pitting edema) 등의 경우에는 마사지를 금한다.
- 임신기간과 산후 3개월 동안은 복부에 깊은 마사지를 피한다.
- 임신기간과 산후 6개월 동안 조직 이완이 증가하므로 관절가동술과 심부조직 기법에 주의한다.
- 임신기간과 산후 3개월 동안 혈전 위험이 증가한다. 다리에 깊은 압력을 가하지 말 것

임상사례: 임신

고객 프로필

고위험 임신을 가진 35세 여성이 조기 통의 약리학적 관리를 평가하고 개선하기 위해 임신 28주차에 입원했다. 입원하기 전에 그녀는 6주 동안 침대에 누워 있어야 했다. 약물: 테르부탈린(β-아드레날린 자극제)

임상소견

주관적 소견:

- 근육 및 관절통증
- 일반화된 약점
- 고위험 임신과 관련된 스트레스, 시각아날로그척도를 이용한 인지된 스트레스 평가: 8/10
- 보고된 스트레스 관련증상: 수면패턴의 변화; 어깨, 목, 두통, 등 근육 근긴장, 임신에 대한 불안, 그리고 인지된 우울증

객관적 소견:

신체구조 또는 기능손상

- 현장에서 태아 모니터(Fetal monitor in situ)
- 가동범위: 목과 상지 및 하지의 가동범위는 정상범위 내이다. 운동범위 중 통증에 대한 불만
- 장점: 공식적으로 평가할 수 없다. 저항된 움직임은 금지. 제한된 활동수준으로 인해 지속적인 근력저하 위험
- 안정시 근육긴장: 목, 어깨, 척주기립근의 안정시 근육긴장 수준 증가

활동제한

- 침대 이동성: 몽키바(monkey bar)를 이용하여 좌우로 구르거나 독립적으로 배밀이(scooting)를 수행. 통증과 약점에 대한 불만
- 이동: 허약함과 통증을 호소한 후 보호자의 지원을 받아 누웠다 앉기, 앉았다 서기, 일어서서 변기로 이동, 변기에서 서기 수행
- 보행: 균형불량 및 약화 호소로 인해 한 사람의 최소한의 도움으로 10피트 보행

분석:

치료의 이론적 근거

치료의 목적은 (a) 비활동으로 인한 건강상태 및 기능수준의 추가 악화를 방지하고 (b) 고객의 편안함 수준을 높이고, 산모와 태아의 안녕을 촉진하는 수단으로 스트레스 관련 증상을 줄이는 것이다.

- 주의사항: 산모 및 태아 모니터(Maternal and fetal monitors)
- 활동제한: 발살바조작(Valsalva maneuver), 저항운동 및 복부운동은 금기. 치료 중 충분한 수분공급을 해주고 방광을 자주 비우도록 권장.
- 베타아드레날린성(β-adrenergic) 약물의 부작용: 산모 및 태아의 빈맥 및 저혈압

결과기반 마사지™ 임상의사결정 연습

OBM 임상의사결정 과정에서 다음 단계를 사용하여 위에 설명된 고객에 대한 치료계획을 개발한다.

1. 결과를 분석하고 신체구조나 기능손상 및 활동제한에 대한 임상문제 목록을 생성한다.
2. 치료에 반응할 수 있는 신체구조나 기능의 손상(치료 가능한 손상)을 식별한다.
3. 치료 가능한 손상 중 어느 것이 마사지 테크닉을 사용한 치료에 적합한지 확인한다.
4. 각 손상에 대한 적절한 결과를 설정한다.
5. 각 결과를 달성하는 데 사용할 마사지 테크닉을 하나 이상 선택한다.
6. 치료 중에 사용할 수 있는 다른 보완테크닉을 선택한다.

➜ **독자: 연습이 완료될 때까지 페이지를 넘기지 말것!**

(계속)

임신관리 계획 샘플

문제목록

신체구조 또는 기능손상	마사지의 결과와 역할
▪ 인지된 불안	▪ 불안 감소 ▪ 간접적 효과: 인지된 불안의 감소 ▪ 직접효과: 전신진정
▪ 인지된 스트레스 및 스트레스 관련증상	▪ 스트레스 관련증상 감소 ▪ 직접효과: 전신진정 ▪ 간접효과: 인지된 이완증가
▪ 휴식 시 근육긴장 증가	▪ 휴식 중 근육긴장감소 ▪ 직접효과: 안정시 근육긴장감소 ▪ 간접효과: 전반적인 이완증가 및 인지된 불안감소
▪ 근육 및 관절통증("통증")	▪ 근육 및 관절 통증감소("통증") ▪ 직접효과: 역자극성 진통 및 진정을 통한 통증감소
▪ 피로	▪ 피로감 감소 ▪ 가능한 간접적 효과: 감각각성 증가에 따른 부차적 효과
▪ 근육 약화	▪ 근력증가 ▪ 효과 없음
활동제한	**기능적 결과**
▪ 이동 및 침대이동 능력감소	▪ 몽키바를 이용하여 독립적으로 침대이동 가능 ▪ 보호자의 도움으로 이동 가능 ▪ 간접효과: 손상개선에 따른 부차적인 기능 증가
▪ 보행 감소	▪ 최소한의 도움으로 화장실까지 10피트를 보행할 수 있는 능력 유지 ▪ 간접효과: 손상개선에 따른 부차적인 기능 증가

마사지 테크닉:

- 마사지 중 진정효과를 만들어 주고 유지하기 위한 특정목적을 위해 팔다리, 등, 어깨를 리듬감 있게 진정시키는 방식으로 부드러운 표면피부 마사지 및 넓은접촉유날법을 실시한다.
- 고객의 손, 발, 얼굴에 리드미컬하고 부드러운 특정 유날법
- 안정시 근육긴장이 증가된 부위에서 스트리핑 및 특정 유날법과 같은 보다 구체적인 신경근기법
- 횡격막 호흡과 근육의 부드러운 수동적 스트레칭으로 마사지 테크닉을 선행하거나 수행한다.
- 고객에게 자신의 복부에 정적접촉과 표면무찰법을 적용하는 방법을 교육한다.

일반적인 문제

- 모든 주의사항과 금기사항을 이해하기 위해 치료과정 전반에 걸쳐 주치의와 긴밀히 상담한다. 기법의 적용깊이를 가장 표면적인 근육층으로 제한하고, 흔들기와 같은 수동적 움직임 기법을 피한다.

기타 보완테크닉:

- 편안한 음악, 이완 훈련(유도심상 및 명상, guided imagery, and meditation), 호흡훈련, 스트레스 관리지도, 누운자세에서의 부드러운 스트레칭 및 능동운동범위 운동, 발목 펌핑(ankle pumping), 상담의뢰

회전근개파열에 대한 빠른치료 가이드

설명

회전근개 기능손상은 회전근개 근육이나 힘줄의 좌상, 찢어짐 또는 조직변화로 인해 발생하며 상완관절의 통증 및 운동범위 감소가 있다.[1-6] 이는 부상, 자세불균형, 과도한 사용, 또는 퇴행성 변화로 야기되며 염증과 연관될 수도 있고 연관되지 않을 수도 있다.

관련 해부학

극상근, 극하근, 소원근, 견갑하근[1-6]

(그림 15-16)

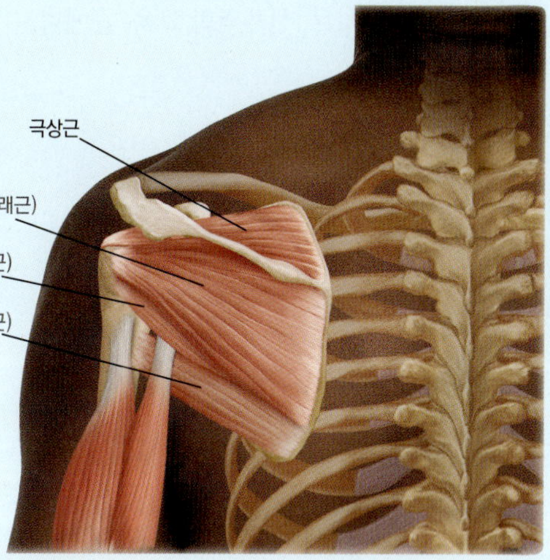

그림 15-16 회전근개 해부. Nicholas AS의 허가를 받아 재인쇄 됨. Nicholas AS. Atlas of Osteopathic Techniques. 4th ed. Wolters Kluwer Health; 2021.

관련 검사기법, 손상 및 활동제한

검사기법	신체구조 또는 기능손상
▪ 시각아날로그척도 및 신체 다이어그램	▪ 통증
▪ 자세검사	▪ 자세부정렬
▪ 어깨 가동범위 측정	▪ 관절이동성 손상 ▪ 운동조정 손상
▪ 촉진	▪ 통증 ▪ 휴식기 근긴장 증가
▪ 선택적 조직장력 테스트	▪ 관절완전성 손상
▪ 어깨 근육신장성 검사	▪ 근육신장성 손상
▪ 어깨 수동 부속관절운동 테스트	▪ 관절가동성 손상
▪ 어깨 근력 테스트	▪ 근력 손상
검사기법	**활동제한**
▪ 기능적 검사 및 기능적, 삶의 질 측정에 대한 자가보고	▪ 머리 위 작업, 뒤에서 일하는 일, 오락, 자기관리 활동의 제한

관련 결과 및 마사지 테크닉

- 통증감소: 표면경찰법, 근막이완, 직접근막테크닉, 흔들기, 리듬적 가동술
- 안정 시 근육장력 감소(일차 및 보상), 근육긴장 정상화: 경찰법, 유날법, 스트리핑, 특정압박, 근막이완, 직접근막테크닉, 율동적 가동성, 흔들기, 진동 흔들기
- 표준화된 근육 및 관절완전성, 표준화된 자세: 교차섬유 및 세로 스트로크, 유날법, 스트리핑, 특정압박, 직접근막테크닉, 마찰, 근막이완
- 근육성능 향상: 리듬적 가동술, 흔들기, 타법
- 근육신장성 증가: 교차섬유 및 종방향 스트로크, 유날법, 스트리핑, 특정압박, 직접근막테크닉, 마찰, 근막이완

- 관절가동성 증가: 직접근막테크닉, 마찰, 근막이완, 리듬적 가동술, 흔들기

관련 보완테크닉

- 수치료, 운동치료, 신체역학 교육, 근에너지기법

주의 및 금기사항

- 겨드랑이의 혈관과 신경에 주의
- 어깨 굴곡각도가 80°를 넘는 등 고통스러운 범위에 팔을 두지 말 것

도움이 되는 힌트

- 관절와 상완관절을 가로지르는 모든 근육의 통증유발점은 기여 요인일 수 있다.

임상사례: 회전근개 기능손상

고객 프로필

30세 남성의 건강상태는 양호하다. 그는 레크리에이션 축구(쿼터백)를 할 때, 특히 공을 던질 때 지속적인 오른쪽 "어깨관절 통증"을 호소함. 2년 전 긴 경기를 하던 중 평소보다 공을 더 많이 패스하면서 통증이 시작됐으며, 그의 의사는 경추와 상완관절의 관절염을 배제했다.

임상소견

주관적 소견:

- 축구할 때마다 오른쪽 어깨 깊은 곳과 삼각근 전체에 통증이 있고, 오른쪽 어깨 쪽으로 자면 통증이 있다.
- 통증은 던지는 힘과 플레이할 수 있는 시간을 제한할 때까지 활동에 따라 강도가 증가한다.
- 축구를 한 다음날 어깨 결림

객관적 소견:

신체구조 또는 기능손상

- 자세: 오른쪽 어깨가 내회전된 모습을 보인다. 그의 오른쪽 견갑골은 왼쪽 견갑골보다 척추에서 더 멀리 떨어져 있다.
- 보행: 보행은 정상적이다.
- 가동범위: 오른쪽 어깨의 활성 내부회전은 15°로 제한된다. 다른 능동 및 수동 어깨 움직임은 정상범위 내에 있다.
- 근력 : 오른쪽 어깨는 외회전 등척성 저항검사에서 왼쪽보다 약하다.
- 촉진: 손상된 회전근개 근육에 가볍고 적절한 촉진을 했을 때, 국소적인 압통을 유발하지만 흔히 있는 관련통 소견은 없다. 극하근의 상부섬유는 깊은 촉진에 매우 민감하며, 환자가 공을 패스할 때 두 포인트에서 자주 나타나는 "관절 통증"이 재현되었다.

활동 제한

- 수면: 오른쪽으로 누웠을 때 수면장애
- 레크리에이션: 축구공 던지기 능력 손상

분석:

치료의 이론적 근거

치료의 목적은 손상된 회전근개와 견갑대 전반의 휴식긴장을 감소시키고, 균형을 유지하는 것이며, 통증이 없는 내회전과 외회전의 완전한 범위로 회복시키는 것이다.

결과기반 마사지™ 임상의사결정 연습

OBM 임상의사결정 과정에서 다음 단계를 사용하여 위에 설명된 고객에 대한 치료계획을 개발한다.

1. 결과를 분석하고 신체구조나 기능손상 및 활동제한에 대한 임상문제 목록을 생성한다.
2. 치료에 반응할 수 있는 신체구조나 기능의 손상(치료 가능한 손상)을 식별한다.
3. 치료 가능한 손상 중 어느 것이 마사지 테크닉을 사용한 치료에 적합한지 확인한다.
4. 각 손상에 대한 적절한 결과를 설정한다.
5. 각 결과를 달성하는 데 사용할 마사지 테크닉을 하나 이상 선택한다.
6. 치료 중에 사용할 수 있는 다른 보완테크닉을 선택한다.

➔ 독자: 연습이 완료될 때까지 페이지를 넘기지 말것!

(계속)

회전근개 기능손상에 대한 치료계획 샘플

문제목록:

신체구조 또는 기능손상	마사지의 결과와 역할
▪ 통증	▪ 통증감소 ▪ 직접효과: 역자극 진통을 통한 통증감소 및 염증감소
▪ 통증유발점	▪ 극하근의 완화된 통증유발점 ▪ 직접효과: 통증유발점 비활성화
▪ 운동범위 손상	▪ 근육신장성 증가 ▪ 어깨 가동범위 증가 ▪ 직접효과: 근육의 신장성 증가, 관절의 가동성 증가
▪ 잘못된 자세정렬	▪ 표준화된 자세정렬 ▪ 직접효과: 근막연장에 따른 자세 개선
▪ 근력감소	▪ 근력증가 ▪ 간접효과: 통증감소에 따른 근력증가 및 운동범위 개선
활동제한	**기능적 결과**
▪ 수면장애	▪ 어깨 통증은 수면을 방해하지 않음 ▪ 간접효과: 손상개선에 따른 부차적인 기능 증가
▪ 축구공 던지기 능력감소	▪ 통증을 호소하지 않고 풀 경기에서 축구공을 던질 수 있음 ▪ 간접효과: 손상개선에 따른 부차적인 기능 증가

마사지 테크닉:

- 넓은접촉압박, 유날법, 등 위쪽과 어깨를 주물러 따뜻하게 해준다.
- 직접근막테크닉, 통증유발점 압박해제 및 오른쪽 극하근에 경찰법
- 극하근의 수동적 신장
- 대흉근, 삼각근, 견갑하근, 대흉근 등 극하근의 상승근과 길항근을 직접근막테크닉으로 길항근의 균형 유지
- 근육성능을 촉진하기 위해 오른쪽 상지로의 리듬적 가동술
- 좌우균형을 유지하기 위해 반대편 팔에 넓은접촉유날법

기타 보완테크닉:

- 온열, 극하근 스트레칭(견갑골이 날개처럼 들뜨지 않게), 볼을 이용한 극하근 자가마사지, 강화운동

흉터 리모델링을 위한 빠른치료 가이드

설명

상처치유과정에서 섬유성 흉터조직이 형성될 수 있다.[1-3] 면역반응 손상, 감염, 영양실조 등 다양한 요인으로 인해 비정상적인 조직복구로 비대성 흉터 및 켈로이드가 발생할 수 있다.

관련 해부학

상피세포, 육아조직, 혈관, 섬유성 반흔[1-3] (그림 15-17)

관련검사기법, 손상 및 활동제한

검사기법	신체구조 또는 기능손상
▪ 시각아날로그척도 및 신체 다이어그램	▪ 통증
▪ 흉터 및 피부 육안검사	▪ 비정상적인 흉터조직
▪ 흉터가 관절을 가로지르는 경우 관절 운동범위 검사	▪ 운동범위 손상 ▪ 손상된 조직 신장성
▪ 흉터, 피부 및 근막 운동성 촉진	▪ 유착 ▪ 결합조직 이동성 손상 ▪ 통증
▪ 흉터의 위치, 근위부 및 원위부 둘레측정	▪ 부종
▪ 흉터치수 측정	▪ 흉터크기 증가
검사기법	**활동제한**
▪ 기능검사 및 자가보고 기능 및 삶의 질 측정	▪ 업무, 여가활동 및 자기관리 활동에 가능한 제한 사항

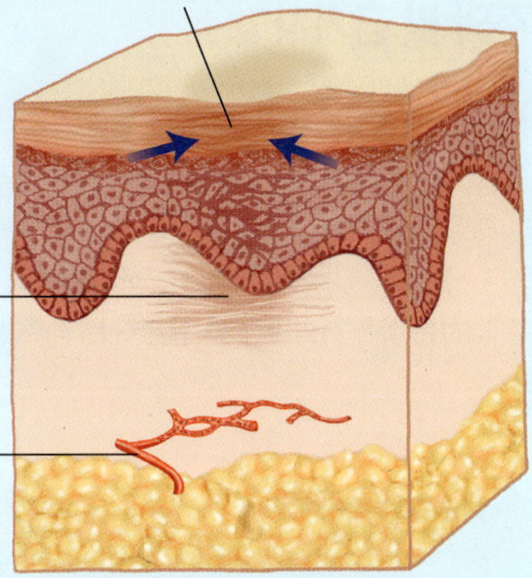

그림 15-17 흉터형성의 해부학적 구조.

Porth C, Matfin G. Pathophysiology: 변경된 건강상태의 개념의 허가를 받아 재인쇄 됨. Concepts of Altered Health States. 8th ed. Lippincott Williams & Wilkins; 2009.

관련결과 및 마사지 테크닉

- 부종감소: 표면경찰법, 표재성 림프배출테크닉, 넓은접촉압박, 유날법
- 결합조직 이동성 증가, 유착감소, 흉터조직 정상화: 교차섬유 및 세로 스트로크, 유날법, 스트리핑, 특정압박, 직접근막테크닉, 근막이완, 마찰
- 통증감소: 표면경찰법, 근막이완, 직접근막테크닉, 흔들기, 리듬적 가동술
- 기저 근육의 신경근 긴장도 정상화: 압박, 깊은 경찰법 및 유날법

관련 보완테크닉

- 수치료. 뜨거운 왁스(hot wax)는 흉터조직을 부드럽게 하는 데 효과적이다. 흉터부위를 드라이브러싱(dry brushing)하면 감각회복에 도움이 된다.

주의 및 금기사항

- 상처와 그 병력은 존중되어야 한다. 일부 상처는 자부심을 불러일으키지만, 어떤 상처는 트라우마와 감정적 고통의 복잡한 역사를 갖고 있을 수 있다. 일부 고객들은 흉터에 대한 자세한 병력을 제공하거나 치료목표를 명확히 밝히는 것을 꺼리거나 할 수 없다는 점을 염두에 둔다.
- 새로운 흉터에 깊게 수행할 때는 조직이 추가적으로 찢어지지 않도록 주의.

도움이 되는 힌트

- 흉터는 표면적일 수도 있고 깊어질 수도 있다. 흉터조직 치료가 관련조직에 집중되도록 조직을 주의 깊게 평가한다.
- 부종이 있는 경우에는 흉터와 부종을 동시에 관리하도록 한다. 예를 들어, 근막에 수행한 다음, 흉터가 유연해지고 부종이 조절될 때까지 배액시키거나 그 반대로 한다.

정강이 부목(경골스트레스증후군)에 대한 빠른치료 가이드

설명

경골스트레스증후군은 경골과 주변근육 및 조직을 포함하는 과도한 사용 또는 반복적인 스트레스 손상이다.[1-3] 주요 증상은 둔한 전방정강이 통증이며, 기본 메커니즘은 경골 골막염, 건병증 및 관련근육의 기능손상일 수 있다.

관련 해부학

뼈: 경골. 근육: 전후 경골근, 비복근, 비장근(soleus), 족저근, 햄스트링, 대퇴사두근[1-3] (그림 15-18)

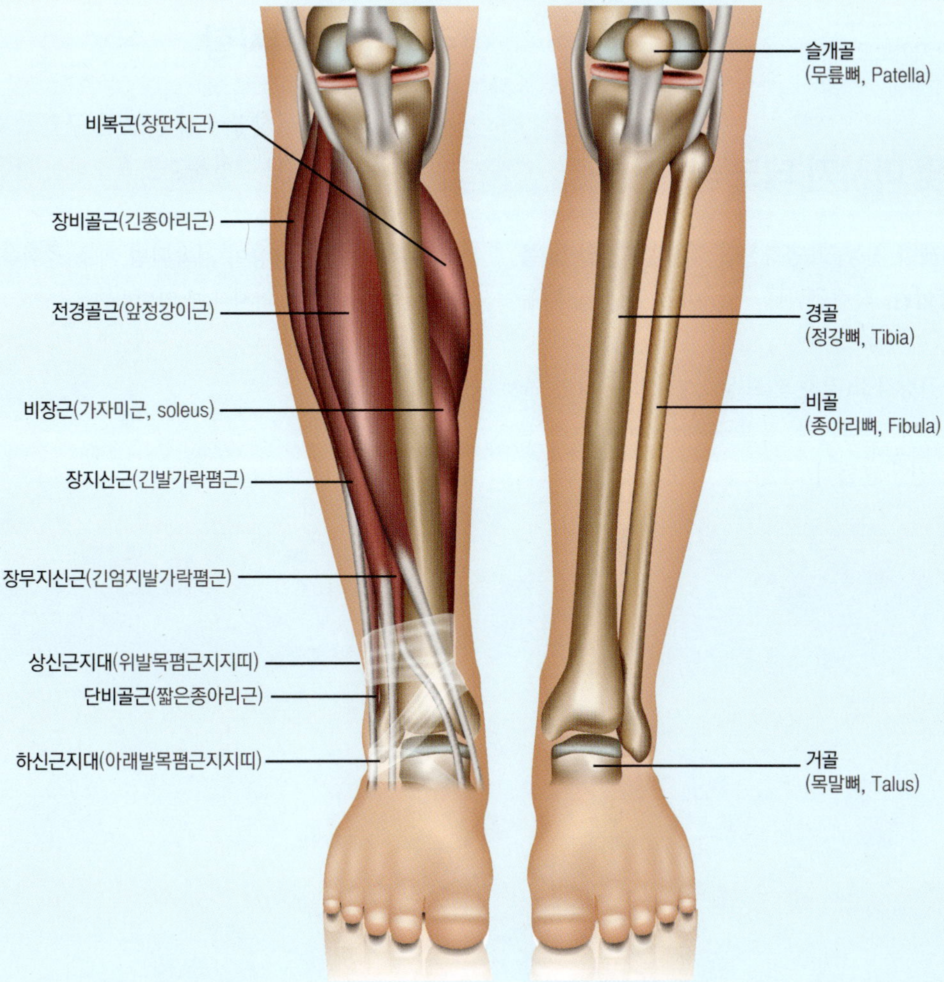

그림 15-18 아래쪽 다리의 해부학적 구조. Medicalstocks/ Shutterstock.

관련 검사기법, 손상 및 활동제한

검사기법	신체구조 또는 기능손상
▪ 시각아날로그척도 및 신체 다이어그램	▪ 통증
▪ 자세검사	▪ 자세부정렬
▪ 보행분석	▪ 진통보행(Antalgic gait)
▪ 하지 운동범위 측정	▪ 관절이동성 손상 ▪ 운동조절 손상
▪ 촉진	▪ 통증
▪ 하지 수동 부속관절운동 테스트	▪ 관절이동성 손상
▪ 하지근육 신장성 테스트	▪ 근육신장성 손상
▪ 하지근력 테스트	▪ 근력 저하
검사기법	**활동제한**
▪ 기능적 검사 및 기능적, 삶의 질 측정에 대한 자가보고	▪ 업무, 오락, 자기활동에 제한이 있을 수 있음

관련 결과 및 마사지 테크닉

- 통증감소: 미세한 진동, 표면경찰법, 유날법, 경찰법, 특정압박, 근막이완, 직접근막테크닉, 마찰, 리듬적 가동술, 흔들기
- 안정 시 근육긴장감소(일차 및 보상): 경찰법, 유날법, 스트리핑, 특정압박, 근막이완, 직접근막테크닉, 리듬적 가동술, 흔들기, 진동 흔들기
- 근육신장성 증가, 결합조직 이동성 증가, 유착감소: 근막이완, 직접근막테크닉, 마찰, 유날법, 스트리핑, 특정압박
- 비활성화된 **통증유발점: 통증유발점** 압박 해제, 특정압박, 유날법, 스트리핑, 교차섬유 스트로크, 마찰, 직접근막테크닉, 근막이완, 수동적 스트레칭, 피부롤링
- 관절가동성 증가: 직접근막테크닉, 마찰, 근막이완, 리듬적 가동술, 흔들기
- 근육성능 향상(2차 효과): 경찰법, 스트리핑, 특정압박, 직접근막테크닉

관련 보완테크닉

- 휴식, 냉찜질, 보행분석, 목표 스트레칭 및 강화 프로그램, 테이핑, 교정기 의뢰(orthotics referral)

주의 및 금기사항

- 심한 경우 응급상황이 될 수 있는 구획 증후군이 발생할 수 있다. 고객이 심한통증을 호소하는 경우 원위맥박과 감각을 확인한다.
- 휴식 중에도 증상이 지속되면 피로 골절을 배제하기 위한 영상검사를 의사에게 의뢰한다.

임상사례: 정강이 부목; 경골스트레스증후군

고객 프로필

60세 여성이 등, 어깨, 목의 경증 내지 중등도 만성통증으로 인해 신경근 마사지치료를 성공적으로 받았다. 그녀는 3주간의 휴가 동안 광범위하게 걷기를 한 후, 정강이와 발 통증으로 임상의에게 다시 돌아왔다.

임상소견

주관적 소견:

- 특히 아래층으로 내려올 때 정강이뼈를 따라 다리 앞쪽에 둔한 통증이 느껴지고, 허약함을 느낀다.
- 양쪽 발 위쪽의 통증

객관적 소견:

신체구조 또는 기능손상

- 보행: 느리고 진통보행
- 발 자세: 양측 과회내(overpronation)
- 가동범위: 발목과 무릎은 정상범위 내이지만, 움직일 때 고객이 조이는 듯한 느낌을 호소한다.
- 저항된 움직임: (a) 저항된 발목 배측 굴곡 및 외전 및 (b) 양쪽 발가락 확장에 대한 통증
- 근력: 4/5등급 발목 배측 굴곡근 및 통증에 이차적인 발가락 신근
- 통증: 양측 경골의 외측 경계와 발등을 따라 촉진되는 통증
- 안정 시 근육긴장: 전경골근과 손가락 신전근에서 양측으로 증가
- 통증유발점: 전경골근의 활성 통증유발점

활동제한

- 통증으로 인해 아래층으로 내려갈 때 지지를 위해 난간을 잡아야 함
- 의자에서 일어나려면 의자의 팔걸이를 사용해야 한다.
- 통증으로 인해 30피트 이상 걷기 어려움

분석:

치료의 이론적 근거

치료의 목적은 통증을 줄이고, 안정 시 근육의 긴장을 감소시키며, 정강이와 발 통증을 유발하는 통증유발점을 완화하는 것이다.

결과기반 마사지™ 임상의사결정 연습

OBM 임상의사결정 과정에서 다음 단계를 사용하여 위에 설명된 고객에 대한 치료계획을 개발한다.

1. 결과를 분석하고 신체구조나 기능손상 및 활동제한에 대한 임상문제 목록을 생성한다.
2. 치료에 반응할 수 있는 신체구조나 기능의 손상(치료 가능한 손상)을 식별한다.
3. 치료 가능한 손상 중 어느 것이 마사지 테크닉을 사용한 치료에 적합한지 확인한다.
4. 각 손상에 대한 적절한 결과를 설정한다.
5. 각 결과를 달성하는 데 사용할 마사지 테크닉을 하나 이상 선택한다.
6. 치료 중에 사용할 수 있는 다른 보완테크닉을 선택한다.

➔ 독자: **연습이 완료될 때까지 페이지를 넘기지 말것!**

(계속)

정강이 부목(경골스트레스증후군) 치료계획 샘플

문제목록:

신체구조 또는 기능손상	마사지의 결과와 역할
▪ 진통보행	▪ 보행 정상화 ▪ 간접효과: 통증감소 및 근육긴장감소로 인한 보행개선
▪ 단단한 근육	▪ 근육 확장성 증가 ▪ 직접효과: 근육의 신장성 증가
▪ 근력감소	▪ 근력증가 ▪ 간접효과: 통증감소에 따른 이차적인 근력향상
▪ 통증	▪ 촉진 및 활동 시 통증감소 ▪ 직접효과: 다리 앞쪽 및 바깥쪽 구획의 통증완화 및 통증유발점 비활성화
▪ 안정시 근육긴장 증가	▪ 정상화된 안정시 근육긴장 ▪ 직접효과: 안정시 근육긴장감소
활동제한	**기능적 결과**
▪ 통증으로 인해 아래층으로 내려올 때 지지를 위해 난간을 잡아야 함	▪ 추가적인 지지 없이 계단을 오르내릴 수 있는 능력 ▪ 간접효과: 손상개선에 따른 부차적인 기능 증가
▪ 의자에서 일어나려면 의자의 팔걸이를 잡고 일어나야 한다.	▪ 추가적인 지지 없이 의자에 앉고 일어날 수 있는 능력 ▪ 간접효과: 손상개선에 따른 부차적인 기능 증가
▪ 통증으로 인해 30피트 이상 걷기 어려움	▪ 평소 자기관리 및 여가활동에 참여하는 데 필요한 거리를 걸을 수 있는 능력 ▪ 간접효과: 손상개선에 따른 부차적인 기능 증가

마사지 테크닉:

- 엎드린자세에서 시작하여 바로누운자세에서 진행되는 엉덩이, 허벅지, 다리의 전반적인 근육을 진정시키기 위해 표면경찰법과 유날법
- 전경골근, 장지신근, 장비근, 단종아리근까지 표면에서 시작하여 깊게 끝나는 근육 스트리핑(stripping)
- 깊은 횡마찰은 발목의 지지대(retinaculum)와 관련된 근육의 힘줄과 함께 같은 부위에 제공됨
- 통증유발점을 완화하기 위한 통증유발점 압력해제(Trigger point pressure release) 후 스트리핑, 교차섬유 스트로크, 통증유발점 근육의 수동적 스트레칭
- 종아리와 발 근육을 위한 수동적 스트레칭

기타 보완테크닉:

- 냉찜질, 수치료, 보조기 참조, 운동범위 및 스트레칭운동, 발목 강화운동, 긴장 밴드 또는 네오프렌 슬리브(neoprene sleeve)

경기 전 스포츠를 위한 빠른치료 가이드

설명

스포츠는 경기 중 신체 활동을 포함한다. 경쟁적이거나 오락적이어야 한다.[1-4]

관련 해부학

스포츠에 따라 다름(그림 15-19)

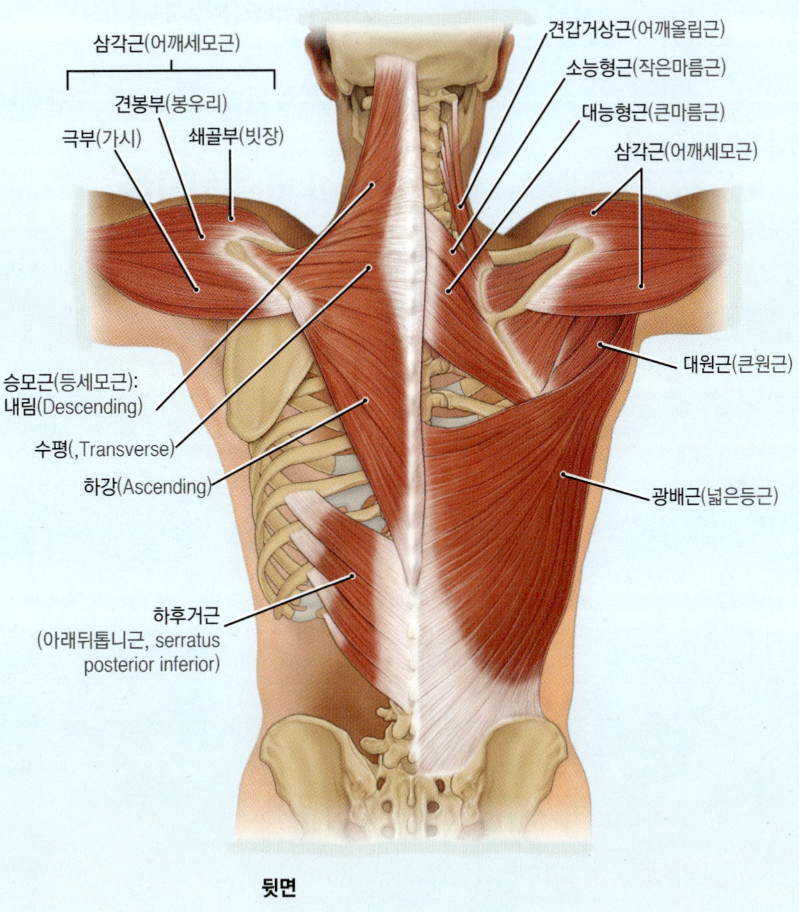

그림 15-19 후방 어깨와 등의 해부학.
Agur AMR, Dalley AF의 허가를 받아 재인쇄 됨. Agur AMR, Dalley AF. Grant's Atlas of Anatomy. 15th ed. Wolters Kluwer; 2021.

관련 검사기법, 손상 및 활동제한

검사기법[a]	신체구조 또는 기능손상
▪ 인터뷰	▪ 최적의 정신각성 상태에 미치지 못함
▪ 운동범위 측정	▪ 최적의 관절운동범위 미만, 조직신장성, 운동 용이성
▪ 운동조정 테스트	▪ 최적의 조정 미만
▪ 촉진	▪ 안정 시 근육긴장 증가
검사기법[a]	**활동제한**
▪ 기능검사 및 자가보고	▪ 최적의 운동능력에 미치지 못함

[a]*관련된 신체구조와 기능 및 활동에 대한 검사기법이 수행됨.*

관련결과 및 마사지 테크닉

- 근육신장성 증가: 교차섬유 및 경추 스트로크, 유날법, 스트리핑, 특정압박, 직접근막테크닉, 마찰, 근막이완
- 근육성능 향상(2차 효과): 유날법, 스트리핑, 특정압박, 직접근막테크닉
- 결합조직 이동성 증가, 유착감소: 교차섬유 및 세로 스트로크, 유날법, 스트리핑, 특정압박, 직접근막테크닉, 근막이완, 마찰
- 휴식 근육긴장감소(일차 및 보상): 정적접촉, 표면무찰법, 유날법, 스트리핑, 특정압박, 피부롤링, 근막이완, 직접근막테크닉, 리듬적 가동술, 흔들기, 진동 흔들기
- 증가된 관절 운동범위: 유날법, 스트리핑(stripping), 특정압박, 근막이완, 직접근막테크닉, 마찰, 리듬적 가동술, 흔들기
- 감각각성 증가: 유날법, 흔들기, 리듬적 가동술, 타법

관련 보완테크닉

- 시각화 기법, 근육성능을 위한 키네시오 테이핑

주의 및 금기사항

- 긴장을 풀고 광범위한 심부조직 기법을 피한다.

임상사례: 경기 전 스포츠

고객 프로필

창던지기 경기 전, 25세 여성 프로5종 경기선수(pentathlete at competition)

임상소견

주관적 소견:

- 불만 없음
- 이벤트 기간 동안 최적의 성능을 발휘할 수 있도록 신체적, 정신적으로 준비되기를 원함

객관적 소견:

신체구조 또는 기능손상

- 추진동작 중 상지 및 몸통근육의 근육긴장 가능성
- 상지와 몸통근육의 조직 신장성이 최적에 미치지 못함
- 최고성능을 위한 조정력이 최적보다 작을 수 있다.
- 창던지기에서 최고의 성능을 발휘하기 위한 범위 내 최적의 움직임 용이성에 미치지 못함

활동제한

- 경쟁하는 창던지기 경기 중 부상위험 없이 최고의 운동능력을 발휘할 만큼 신체적, 정신적으로 충분히 준비되지 않았다.

분석:

치료의 이론적 근거

치료의 목적은 선수가 경쟁 이벤트 중 최고성능을 발휘할 수 있도록 신체적인 준비를 하도록 돕는 것이다.

결과기반 마사지™ 임상의사결정 연습

OBM 임상의사결정 과정에서 다음 단계를 사용하여 위에 설명된 고객에 대한 치료계획을 개발한다.

1. 결과를 분석하고 신체구조나 기능손상 및 활동제한에 대한 임상문제 목록을 생성한다.
2. 치료에 반응할 수 있는 신체구조나 기능의 손상(치료 가능한 손상)을 식별한다.
3. 치료 가능한 손상 중 어느 것이 마사지 테크닉을 사용한 치료에 적합한지 확인한다.
4. 각 손상에 대한 적절한 결과를 설정한다.
5. 각 결과를 달성하는 데 사용할 마사지 테크닉을 하나 이상 선택한다.
6. 치료 중에 사용할 수 있는 다른 보완테크닉을 선택한다.

➔ 독자: 연습이 완료될 때까지 페이지를 넘기지 말것!

(계속)

경기 전 스포츠 마사지 관리계획 샘플

문제목록:

신체구조 또는 기능손상	마사지의 결과와 역할
▪ 근육파열 위험	▪ 근육파열 위험 감소 ▪ 직접효과: 조직점성(tissue viscosity) 감소 및 안정 시 근육긴장감소
▪ 최적의 조직 신장성에 미치지 못함	▪ 최적화된 조직 확장성 ▪ 직접효과: 조직 신장성 증가
▪ 최적의 조정력에 미치지 못함	▪ 강화된 조정 ▪ 간접효과: 리듬적 가동술은 신경근 패턴화를 촉진
▪ 최적의 이동 용이성에 미치지 못함	▪ 최적의 이동 용이성 향상 ▪ 간접효과: 조직 신장성이 증가하여 움직임이 쉬워짐
▪ 최적의 정신적 각성수준에 미치지 못함	▪ 향상된 정신적 각성 ▪ 직접효과: 더 빠른 움직임 기법에 따른 부차적인 각성증가
활동제한	**기능적 결과**
▪ 최적의 운동능력에 미치지 못함	▪ 창던지기 경기 중 운동능력이 향상되어 부상위험 감소 ▪ 간접효과: 손상개선에 따른 부차적인 기능 증가

마사지 테크닉:

- 반복적이고 넓은접촉압박과 빠른 유날법이 혼합된 리듬적 가동술과 빠른 진동흔들기

기타 보완테크닉:

- 스트레칭 또는 역동적인 움직임, 수동적인 가동범위, 스포츠 성능의 시각화

목결림에 대한 빠른치료 가이드

설명

뻣뻣한 목은 갑자기 통증이 시작되고 운동범위가 감소하였으며 경추의 근육이 긴장되는 현상이 나타남.[1-3] 이는 근육긴장, 잘못된 신체역학이나 자세, 심리사회적 스트레스 등 다양한 원인이 있을 수 있다.

관련 해부학

견갑거근, 상부승모근, 경판상근(splenius capitis) 흉쇄유돌근, 사각근(Scalenes)[1-3] (그림 15-20)

관련 검사기법, 손상 및 활동제한

검사기법	신체구조 또는 기능손상
▪ 시각아날로그척도 및 신체 다이어그램	▪ 통증
▪ 자세검사	▪ 자세부정렬
▪ 경추 가동범위 측정	▪ 관절가동성 손상 ▪ 연부조직 신장성 손상
▪ 촉진	▪ 통증 ▪ 근육경련 ▪ 휴식기 근긴장 증가
▪ 경추 수동 부속관절운동 테스트	▪ 관절이동성 손상

검사기법	활동제한
▪ 기능적 검사 및 기능적, 삶의 질 측정에 대한 자가보고	▪ 업무, 오락, 자기관리 활동의 제한

관련 결과 및 마사지 테크닉

- 표준화된 관절가동성 및 자세: 교차섬유 및 종방향 스트로크, 유날법, 스트리핑, 특정압박, 직접근막테크닉, 마찰, 근막이완
- 관절가동성 증가: 직접근막테크닉, 마찰, 근막이완, 리듬적 가동술, 흔들기

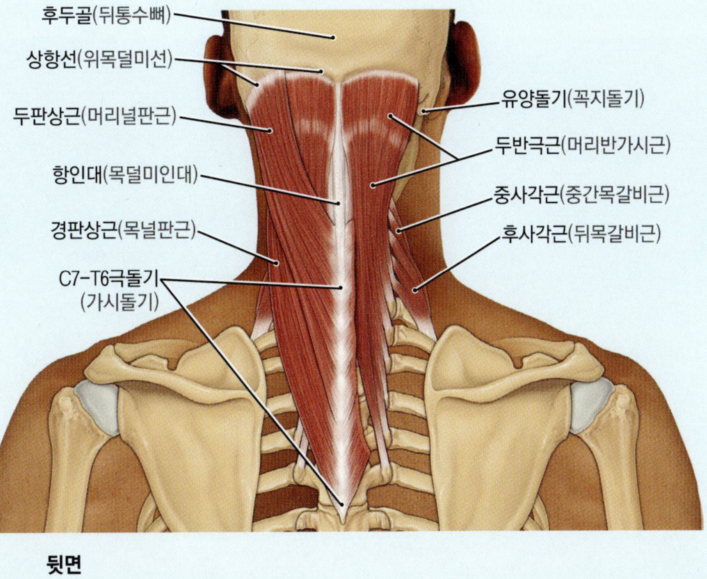

그림 15-20 목 뒤 근육의 해부학적 구조.
Agur AMR, Dalley AF의 허가를 받아 재인쇄 됨. Grant's Atlas of Anatomy. 15th ed. Wolters Kluwer; 2021.

- 통증감소: 표면경찰법, 근막이완, 직접근막테크닉, 흔들기, 리듬적 가동술
- 안정 시 근육긴장감소(일차 및 보상), 신경근 긴장도 정상화: 유날법, 경찰법, 스트리핑, 특정압박, 근막이완, 직접근막테크닉, 리듬적 가동술, 흔들기, 진동 흔들기

관련 보완테크닉

- 수치료, 신체역학 교육, 목과 견갑대 스트레칭 및 강화운동

주의 및 금기사항

- 목의 앞쪽 및 뒤쪽 삼각형에 있는 혈관과 신경 근처를 주의한다.
- 추간판탈출증, 공간점유 병변 등 목통증의 다른 원인에 주의한다.
- 발열, 구토, 심한 두통 등의 증상이 나타날 경우에는 수막염 등 감염 여부를 확인하기 위해 의사의 진료를 받는다.

도움이 되는 힌트

- 고객이 머리를 앞으로 향한 자세로 내원하는 경우 전방조직을 아래에서 위로, 측면에서 내측으로 치료한다.

스트레스를 인지한 고객을 위한 빠른치료

설명

만성 스트레스는 부정적인 생리적, 심리적 결과를 가져오는 지속적이고 고조된 각성 상태이다.[1-3] 만성 스트레스 반응은 인지, 생리적, 정서적 또는 행동영역에서 발생하며 인지장애와 같은 결과를 초래할 수 있다.

관련 해부학

다중 장기 시스템(그림 15-21)

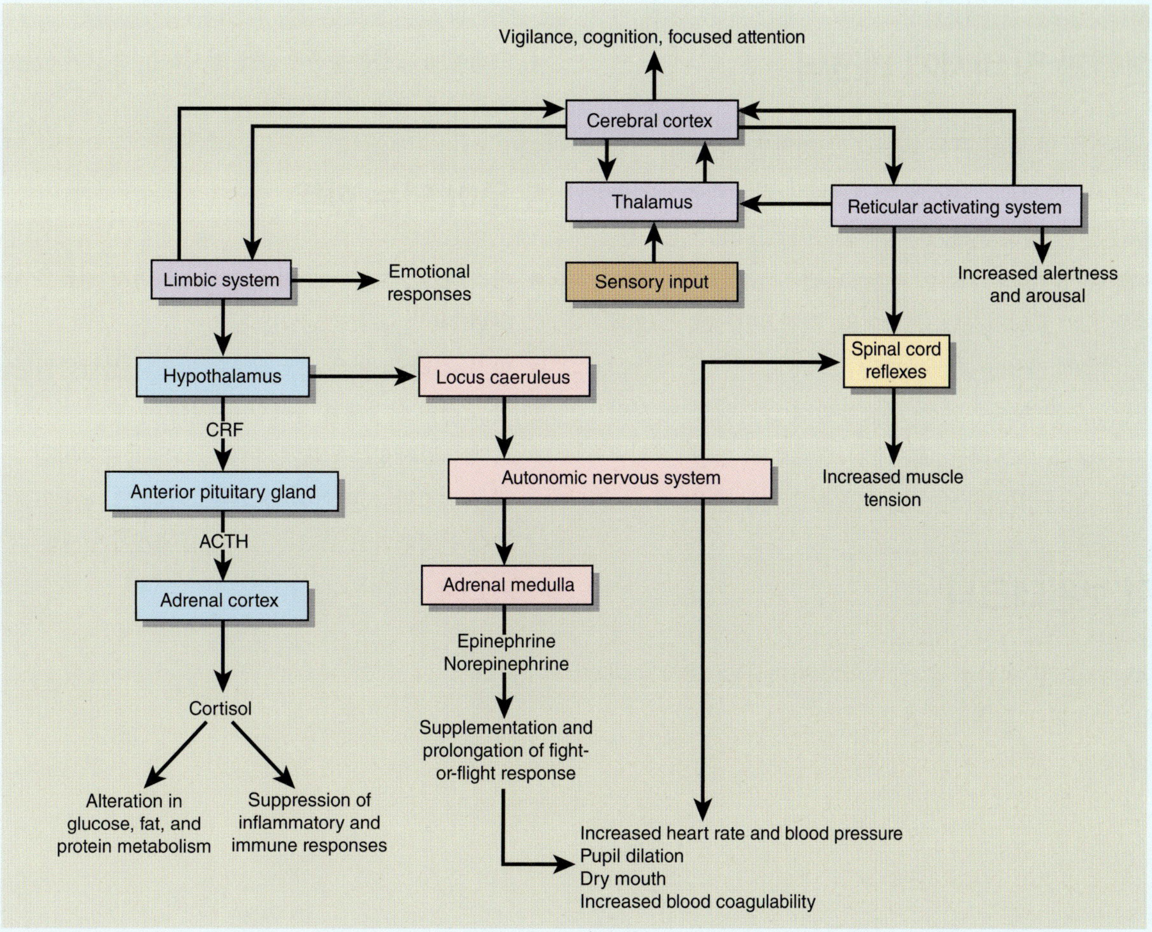

그림 15-21 스트레스의 생리학. Grossman S. Porth의 병태생리학: 변경된 개념,
Porth CM의 허가를 받아 재인쇄 됨. Porth's Pathophysiology: Concepts of Altered Health States. 10th ed. Wolters Kluwer; 2019.

관련 검사기법, 손상 및 활동제한

검사기법	신체구조 또는 기능손상
▪ 인지된 스트레스 및 자기보고 스트레스 측정에 대한 인터뷰	▪ 인지된 스트레스 증가가 보고됨
▪ 인지된 우울증이나 불안에 대한 인터뷰	▪ 인지된 우울증 또는 불안이 보고됨
▪ 통증 도표	▪ 통증 또는 압통
▪ 보고된 증상 부위의 촉진	▪ 휴식 시 근육긴장 증가
▪ 통증유발점 검사	▪ 통증유발점
검사기법[a]	**활동제한**
▪ 기능검사 및 자가보고 기능 및 삶의 질 측정	▪ 업무, 여가활동에 제한이 있을 수 있음

[a]영향을 받은 신체구조, 기능 및 활동에 대한 검사기법이 수행된다.

관련결과 및 마사지 테크닉

- 이완증가 및 휴식 근육장력 감소: 경찰법, 유날법, 스트리핑, 특정압박, 근막이완, 직접근막테크닉, 리듬적 가동술, 흔들기, 진동 흔들기
- 각성 증가(우울한 기분에 대한): 타법
- 통증감소: 표면경찰법, 근막이완, 직접근막테크닉, 흔들기, 리듬적 가동술
- 비활성화된 통증유발점: 통증유발점 압력해제, 특정압박, 유날법, 스트리핑, 교차섬유 스트로크, 마찰, 직접근막테크닉, 근막이완, 수동적 스트레칭, 피부롤링

관련 보완테크닉

- 편안한 호흡, 편안한 음악, 이완기법(명상 및 점진적 이완), 부드러운 운동

주의 및 금기사항

- 치료사는 정신건강 문제가 있는 고객을 치료할 때 자신의 직업과 관련된 실무지침, 규정 및 법률을 참조하고 준수하는 것이 좋다.
- 일차적으로 스트레스를 호소하는 고객은 불안 및 우울증과 관련이 있을 수 있다. 고객 인터뷰 중에 이를 선별한다.
- 고객이 괴로움의 징후를 보이거나 스트레스, 불안 또는 우울증이 심각한 문제라고 보고하는 경우 고객을 의사에게 의뢰한다.
- 고객이 높은 수준의 스트레스나 불안을 호소하는 경우 신경계를 자극하는 기법(예: 타법, 빠르게 움직이는 스트로크, 냉찜질)을 피한다.
- 통증을 유발하거나 신경계를 자극할 수 있는 과도한 압력이나 깊은 스트로킹을 피한다.
- 고객에게 만성통증증후군을 암시하는 증상이 있는 경우 고객을 의사에게 의뢰한다.

도움이 되는 힌트

- 머리, 얼굴, 손을 부드럽게 마사지하면서 치료를 마무리하면 편안함을 느낄 수 있다.
- 향기, 소리 및 빛은 스트레스를 받거나 불안하거나 우울한 고객의 신경계를 자극할 수 있다.
- 고객의 긴장성두통과 목, 어깨근육의 통증유발점 존재여부를 평가한다. 이러한 증상은 스트레스, 불안 또는 우울증을 인지했다고 보고하는 사람들에게서 발생할 수 있기 때문이다.

측두하악손상에 대한 빠른치료 가이드

설명

측두하악관절(TMJ) 통증이나 손상은 종종 관절역학의 변화나 측두하악관절(TMJ) 주변의 근육불균형으로 인해 발생한다.[1-3] 이는 두통, 근막근육통, 목통증, 귀 통증 또는 기타 관련 통증을 유발할 수 있다.

관련 해부학

관절: 측두하악관절(TMJs).[1-3] 인대: 측두하악인대(관자아래턱인대, temporomandibular ligament), 접형하악인대(나비아래턱인대, sphenomandibular ligament) 및 경돌하악인대(붓아래턱인대, stylomandibular ligaments).

근육: 관자근, 교근, 내측 및 외측 익상근, 설골상근 및 설골하근(그림 15-22)

관련 검사기법, 손상 및 활동제한

검사기법	신체구조 또는 기능손상
▪ 자세 검사	▪ 손상된 자세
▪ 시각아날로그척도 및 신체 다이어그램	▪ 통증
▪ 인지된 스트레스 및 자기보고 스트레스 측정에 대한 인터뷰	▪ 인지된 스트레스가 증가한 것으로 보고됨
▪ 경추 및 측두하악관절 운동범위 측정	▪ 운동범위 손상 ▪ 근육신장성 손상
▪ 촉진	▪ 통증 ▪ 근육경련 ▪ 휴식기 근긴장 증가
▪ 통증유발점 평가	▪ 활성 통증유발점
▪ 경추 및 측두하악관절 수동 부속관절운동 테스트	▪ 관절 및/또는 디스크 이동성 손상
▪ 경추 및 측두하악관절 근력 테스트	▪ 근력 저하

검사기법	활동제한
▪ 기능적 검사 및 기능적, 삶의 질 측정에 대한 자가보고	▪ 업무, 오락, 자기관리 활동의 제한

관련결과 및 마사지 테크닉

- 통증감소: 미세한 진동, 표면경찰법, 유날법, 스트리핑, 특정압박, 근막이완, 직접근막테크닉, 마찰, 리듬적 가동술, 흔들기

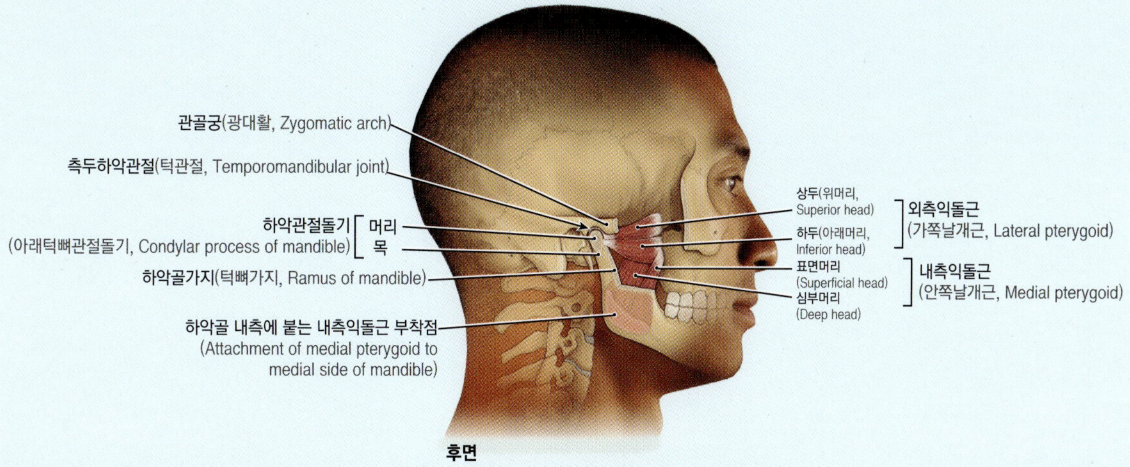

그림 15-22 악관절 및 관련 근육의 해부학적 구조.

Agur AMR, Dalley AF의 허가를 받아 재인쇄 됨. Agur AMR, Dalley AF. Grant's Atlas of Anatomy. 15th ed. Wolters Kluwer; 2021

- 인지된 이완증가, 스트레스 호르몬 감소, 건강관련 삶의 질 향상: 정적접촉, 표재성 스트로킹, 미세진동, 표면경찰법, 유날법, 특정압박, 직접근막테크닉(direct fascial technique)
- 증가된 관절운동범위: 유날법, 스트리핑, 특정압박, 근막이완, 직접근막테크닉, 마찰, 리듬적 가동술, 흔들기
- 근육신장성 증가: 교차섬유 및 종방향 스트로크, 유날법, 스트리핑, 특정압박, 직접근막테크닉, 마찰, 근막이완
- 결합조직 이동성 증가, 유착감소: 교차섬유 및 세로 스트로크, 유날법, 스트리핑, 특정압박, 직접근막테크닉, 근막이완, 마찰
- 휴식 시 근육긴장감소(일차 및 보상): 정적접촉, 표면무찰법, 유날법, 스트리핑, 특정압박, 피부롤링, 근막이완, 직접근막테크닉, 리듬적 가동술, 흔들기, 진동 흔들기
- 비활성화된 통증유발점: 통증유발점 압력해제, 특정압박, 유날법, 스트리핑, 교차섬유 스트로크, 마찰, 직접근막테크닉, 근막이완, 수동적 스트레칭, 피부롤링
- 근육성능 향상(2차 효과): 유날법, 스트리핑, 특정압박, 직접근막테크닉
- 표준화된 자세: 근막이완, 직접근막테크닉

관련 보완테크닉

- 신경생리학 통증교육, 인체공학적 자세교육, 수면위생(sleep hygiene), 횡격막 호흡, 마음챙김 명상기반 스트레스 완화, 섬유근육통에 침치료(dry needling), 스트레칭, 셀프마사지, 목표 운동프로그램, 조직을 쉴 수 있도록 필요에 따른 부드러운 식이 요법

주의 및 금기사항

- 측두하악손상(TMD)이 사람들에게 미칠 수 있는 심오한 감정적, 정신적 피해에 민감해야 한다.
- 통증 지속시간은 TMD 고객의 중추 민감화(sensitization)와 관련이 있다.

도움이 되는 힌트

- TMJ에 대한 통증 원인에는 상부 경추분절과 머리와 목의 여러 근육의 통증유발점이 포함된다.

긴장성두통, 측두엽 및 후두하부 통증에 대한 빠른치료 가이드

설명

근육긴장과 통증유발점으로 인해 발생할 수 있는 간헐적 또는 만성의 둔하고 통증이 있는 두통.[1-3] 일시적 두통은 측두엽 근육에서 발생할 수 있는 반면, 후두하 두통은 후두하부 근육에서 발생할 수 있다.

관련 해부학

측두엽: 전두엽, 측두엽, 후두엽.[1-3]

후두하: 후두하근, 두반극근 및 경추, 두장긴근염, 승모근 (그림 15-23)

관련 검사기법, 손상 및 활동제한

검사기법	신체구조 또는 기능손상
▪ 신체다이어그램 및 통증 시각적아날로그 척도	▪ 통증
▪ 자세검사	▪ 자세부정렬
▪ 경추 운동범위(후두하 두통의 경우)	▪ 관절이동성 손상 ▪ 연부조직 신장성 손상
▪ 촉진	▪ 근육경련 ▪ 휴식기 근긴장 증가
▪ 통증유발점 검사	▪ 통증유발점
▪ 경추의 수동 부속관절운동 검사	▪ 관절이동성 손상
▪ 목근육 신장성 검사	▪ 근육신장성 손상
검사기법	**활동제한**
▪ 기능적 검사 및 기능, 삶의 질 측정에 대한 자가보고	▪ 업무, 오락, 자기관리 활동의 제한

관련결과 및 마사지 테크닉

- 통증감소: 표면경찰법, 근막이완, 직접근막테크닉, 흔들기, 리듬적 가동술
- 안정시 근육긴장(일차 및 보상) 및 근육연축 감소, 신경근 긴장도 정상화: 경찰법, 유날법, 스트리핑, 특정압박, 근막이완, 직접근막테크닉, 리듬적 가동술, 흔들기, 진동 흔들기

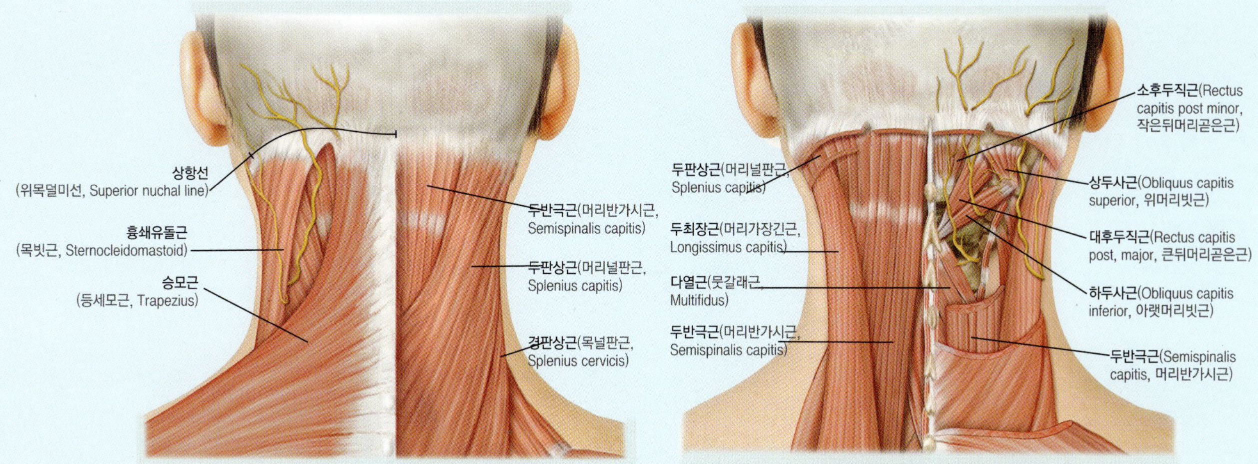

그림 15-23 목 뒤의 해부학적 구조.

Osteopathic Techniques의 Atlas인 Nicholas AS의 허가를 받아 재인쇄 됨. Nicholas AS, Atlas of Osteopathic Techniques. 4th ed. Wolters Kluwer Health; 2021.

- 표준화된 관절가동성 및 자세: 교차섬유 및 종방향 스트로크, 유날법, 스트리핑, 특정압박, 직접근막테크닉, 마찰, 근막이완, 리듬적 가동술, 흔들기
- 비활성화된 통증유발점: 통증유발점 압력해제, 특정압박, 유날법, 스트리핑, 교차섬유 스트로크, 마찰, 직접근막테크닉, 근막이완, 수동적 스트레칭, 피부롤링

참고: 후두하 두통과 관련된 정보는 뻣뻣한 목에 대한 빠른치료 안내서를 참조한다.

관련 보완테크닉

- 머리카락을 부드럽게 잡아당기면 관련 해부학적 구조의 긴장을 줄이는 데 도움이 될 수 있다. 기법을 적용하는 동안 고객에게 입과 눈을 열거나 닫도록 요청하면 치료결과가 향상될 수 있다.
- 수치료법, 근에너지기법, 횡격막호흡, 이완기법

주의 및 금기사항

- 갑작스러운 급성두통과 장기간의 만성두통의 경우, 고객의 건강병력과 두통을 유발할 수 있는 비근골격 요인(예: 신경학적, 감염성, 공간점유 병변)을 확실히 이해한다.
- 목의 전방 및 후방 삼각부에 있는 혈관과 신경에 주의한다.
- 증상을 악화시킬 수 있는 기법이나 압력을 지속하지 않도록 주의한다.
- 저 긴장성 또는 과도하게 늘어난 조직은 늘어나지 않도록 주의한다.
- 근골격계 이외의 원인이 의심되는 경우 고객을 담당 의료서비스 제공자에게 의뢰한다.

도움이 되는 힌트

- 측두하악관절(TMJ) 문제는 일시적인 두통을 유발할 수 있다.
- 상부경추관절 문제는 "숫양의 뿔(ram's horn)"의 일측성 통증 연관패턴을 갖는 경추성 두통을 유발할 수 있으며, 편두통의 일부 증상과 유사할 수 있다.
- 승모근, 비장, 관자근, 교근, 흉쇄유돌근, 후두하근 등 두통을 모방하거나 두통에 기여하는 연관 패턴을 갖는 다양한 통증유발점이 있다.
- 냄새, 소리, 빛은 고객의 심한 두통을 방해할 수 있다.

임상사례: 긴장성두통

고객 프로필

스트레스가 많은 홍보직업의 중년 'A형' 관리자는 하루에 4~5시간을 컴퓨터 앞에서 보내고, 나머지 시간은 전화통화, 회의, 프리젠테이션 같은 일을 하고 있다. 그녀는 결혼했으며, 십대 자녀가 두 명 있다. 그녀의 의사는 그녀에게 긴장성두통치료를 의뢰했는데 그녀는 도수치료 경험이 없었다.

임상소견

주관적 소견:

- 목과 어깨가 지속적으로 뻐근함
- 심한 양측 측두 두통이 일주일에 2~3회 발생함
- 바쁜 일정으로 인해 긴장을 풀 수 없음

객관적 소견:

신체구조 또는 기능손상

- 자세: 머리는 앞쪽으로, 어깨는 양쪽으로 올라가고(왼쪽이 오른쪽보다 더 심함) 중간 정도의 후만증이 있다.
- 운동범위: 능동 및 수동 경추 운동범위는 확장을 제외한 모든 방향에서 20%로 제한되며, 범위 끝에서 경직이 있지만 통증은 없다.
- 저항 테스트: 저항 등척성 경추 움직임은 통증을 유발하지 않는다.
- 촉진: 목근육 전체에 압통점(point tenderness)이 있다. 단단한 상부승모근 근육을 최대로 압박하면 관련 통증의 일시적 두통 패턴이 재현된다.

활동제한

- 두통으로 인해 업무수행능력저하
- 두통과 스트레스로 인해 어머니/배우자 역할에 참여하는 능력이 감소함

분석:

치료의 이론적 근거

치료의 목적은 목과 어깨 전체, 특히 상부승모근의 휴식기 근긴장과 통증유발점 활동을 감소시키고, 머리와 어깨의 자세와 자세에 대한 인식을 높여 두통의 강도와 빈도를 줄이는 것이다. 스트레스에 반응하여 변화한다.

결과기반 마사지™ 임상의사결정 연습

OBM 임상의사결정 과정에서 다음 단계를 사용하여 위에 설명된 고객에 대한 치료계획을 개발한다.

1. 결과를 분석하고 신체구조나 기능손상 및 활동제한에 대한 임상문제 목록을 생성한다.
2. 치료에 반응할 수 있는 신체구조나 기능의 손상(치료 가능한 손상)을 식별한다.
3. 치료 가능한 손상 중 어느 것이 마사지 테크닉을 사용한 치료에 적합한지 확인한다.
4. 각 손상에 대한 적절한 결과를 설정한다.
5. 각 결과를 달성하는 데 사용할 마사지 테크닉을 하나 이상 선택한다.
6. 치료 중에 사용할 수 있는 다른 보완테크닉을 선택한다.

➔ 독자: 연습이 완료될 때까지 페이지를 넘기지 말것!

(계속)

긴장성두통 치료계획 샘플

문제목록:

신체구조 또는 기능손상	마사지의 결과와 역할
▪ 통증	▪ 통증감소 ▪ 직접효과: 역자극 진통을 통한 통증감소 및 염증감소
▪ 근육긴장 ▪ 감소된 경추 운동범위	▪ 근육 확장성 증가 ▪ 경추의 운동범위 증가 ▪ 직접효과: 근육의 신장성 증가, 관절의 가동성 증가
▪ 잘못된 자세정렬	▪ 표준화된 자세정렬 ▪ 직접효과: 근막연장 및 조직신장성 증가로 인한 자세개선
▪ 인지된 스트레스 증가	▪ 이완증가, 인지된 스트레스 감소 ▪ 입증되지는 않았지만 잠재적이고 직접적인 효과: 코티솔, 에피네프린 및 노르에피네프린 수치 감소
▪ 안정 시 근육긴장 증가	▪ 휴식 시 근육긴장감소 ▪ 직접효과: 휴식시 근육의 긴장도 감소 ▪ 간접효과: 전반적인 이완 증가
활동제한	**기능적 결과**
▪ 업무 수행능력저하	▪ 두통 없이 컴퓨터 작업 및 회의를 완료할 수 있음 ▪ 간접효과: 손상개선에 따른 부차적인 기능 증가
▪ 어머니/배우자 역할 참여 능력감소	▪ 두통으로 인해 제한 없이 어머니/배우자 역할에 참여할 수 있음 ▪ 간접효과: 손상개선에 따른 부차적인 기능 증가

마사지 테크닉:

- 몇 분 동안 고객의 어깨를 리드미컬하게 안정시키고(그림 11-9) 치료 전반에 걸쳐 프레이밍 일반적 테크닉(framing general technique)으로 적용하여 자세와 근육긴장에 대한 고객의 인식을 높인다.
- 유날법, 스트리핑, 직접근막테크닉 및 근육긴장을 줄이기 위한 통증유발점 압력해제, 통증유발점 활동, 목의 근막 단축, 허용되는 만큼 기법의 깊이를 진행한다.
- 상부승모근 근육의 수동적 스트레칭
- 가슴, 등, 턱 등 신체의 다른 부위를 평가하고 치료한다.

기타 보완테크닉:

- 횡격막 호흡, 이완 유도, 스트레칭, 능동적 움직임, 자세인식, 복부 운동

TOS에 대한 빠른치료 가이드

설명

흉곽출구증후군(TOS)은 흉곽출구를 통과하는 신경 및 혈관이 압박되어 점차적으로 목, 팔, 손에 통증, 무감각, 따끔거림 또는 부종이 나타나는 것을 말한다.[1-3] 흉곽출구증후군이 진행되면 관련된 근육의 힘과 긴장도의 감소로 이어질 수 있다. 원인으로는 해부학적 이상, 자세불균형, 부상, 과다사용 등이 있다.

관련 해부학

목뼈, 첫째 갈비뼈, 쇄골하동맥, 상완신경총, 쇄골[1-3] (그림 15-24)

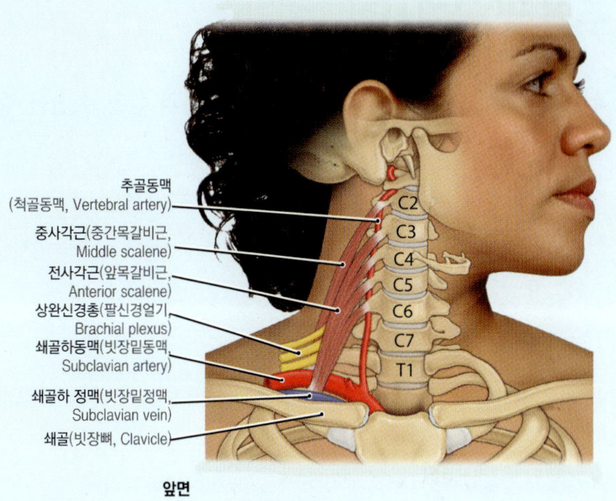

그림 15-24 목뼈와 흉곽출구의 해부학적 구조.
Agur AMR, Dalley AF의 허가를 받아 재인쇄 됨. Agur AMR, Dalley AF. Grant's Atlas of Anatomy. 15th ed. Wolters Kluwer; 2021.

관련 검사기법, 손상 및 활동제한

검사기법	신체구조 또는 기능손상
▪ 신체 다이어그램 및 통증 시각적아날로그 척도	▪ 통증 ▪ 감각이상
▪ 자세검사	▪ 자세부정렬
▪ 호흡패턴 검사(가슴 대 횡격막)	▪ 비정상적인 호흡패턴
▪ 흉곽출구증후군 특별 테스트	▪ 흉곽출구증후군 확인
▪ 촉진	▪ 통증 ▪ 휴식기 근긴장 증가
▪ 통증유발점 검사	▪ 통증유발점
▪ 상지 근력 테스트	▪ 근력저하
▪ 상지 신경역학적 장력 검사	▪ 신경역학 손상
검사기법	**활동제한**
▪ 기능적 검사 및 기능적 삶의 질 측정에 대한 자가보고	▪ 업무, 오락, 자기관리 활동의 제한

관련결과 및 마사지 테크닉

- 통증감소: 표면경찰법, 근막이완, 직접근막테크닉, 흔들기, 리듬적 가동술
- 안정시 근육긴장감소(일차 및 보상), 정상화된 신경근 긴장도: 이완기, 유날법, 스트리핑, 특수압박, 근막이완, 직접근막테크닉, 리듬적 가동술, 흔들기, 진동 흔들기
- 표준화된 자세: 근막이완, 직접근막테크닉
- 흉곽가동성 증가: 넓은접촉압박, 유날법
- 비활성화된 통증유발점: 통증유발점 압력해제, 특정압박, 유날법, 스트리핑, 교차섬유 스트로크, 마찰, 직접근막테크닉, 근막이완, 수동적 스트레칭, 피부롤링
- 근육성능 향상: 리듬적 가동술, 흔들기, 타법

참고: 긴장성두통에 대한 빠른치료 가이드를 참조. (후방), 뻣뻣한 목, 상부교차증후군(Upper Crossed Syndrome)

관련 보완테크닉

- 수치료법, 근에너지 기법, 이완기법, 횡격막 호흡, 치료운동, 신경역학

주의 및 금기사항

- 목의 앞쪽 및 뒤쪽 삼각형에 있는 혈관과 신경 주변을 주의한다.
- 이미 늘어난 조직을 늘리지 않도록 주의한다.
- 근골격계 이외의 원인이 의심되는 경우 고객을 의료서비스 제공자에게 의뢰한다.

도움이 되는 힌트

- 견관절의 내회전으로 이어지는 견갑대의 전인은 종종 흉곽출구증후군을 동반한다. 시간이 허락하면 팔의 내측회전근을 늘린다.
- 머리를 앞으로 향한 자세는 흉곽출구증후군을 동반하는 경우가 많다. 머리를 앞으로 향한 자세에서는 심부에 위치한 전방근육(예: 경장근)이 길어지고 약해지며 뒤 근육은 짧아진다. 시간이 허락한다면 목 뒤쪽의 근육을 늘려준다.
- 소흉근, 사각근 및 쇄골하근의 통증유발점은 흉곽출구증후군의 증상에 영향을 미치거나 증상과 유사할 수 있다.

상부교차증후군(목/상부통증)에 대한 빠른치료 가이드

설명

Janda 박사[7]는 상부교차 증후군을 상부승모근, 거근(levator), 흉쇄유돌근 및 가슴근육의 긴장도가 증가하고, 심부경추 굴곡근, 하부 승모근 및 전거근의 긴장도 감소를 동반하는 근육 불균형으로 정의했다.[1-3]

근육 불균형과 이와 관련된 약화로 인해 통증과 자세불균형이 발생한다. 일부 사람들은 교차증후군이 생체역학적으로 검증되는지에 대해 의문을 제기했다. 그러나 인쇄 당시에는 결론이 없었다.

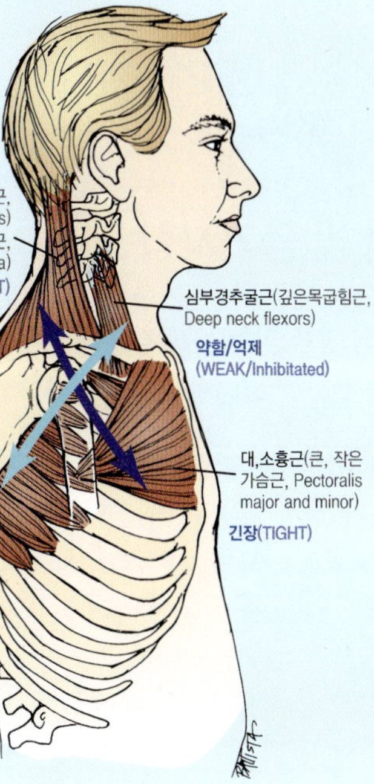

그림 15-25 상부교차증후군의 해부학적 구조. 정형외과 질환을 위한 Hendrickson T.

마사지 및 수동 요법에서 재인쇄 됨. Hendrickson T. Massage and Manual Therapy for Orthopedic Conditions. 2nd ed. Lippincott Williams & Wilkins; 2009.

관련 해부학

견갑거근, 승모근, 능형근, 대흉근, 소흉근, 흉쇄유돌근, 전거근, 두장근 및 경장근(longus capitis and colli), 후두하근[1-3]

(그림 15-25)

관련 검사기법, 손상 및 활동제한

검사기법	신체구조 또는 기능손상
▪ 신체 다이어그램 및 통증 시 각아날로그척도	▪ 통증
▪ 자세검사	▪ 자세부정렬
▪ 경추 및 흉추 가동범위 측정	▪ 관절이동성 손상 ▪ 연부조직 신장성 손상
▪ 촉진	▪ 통증 ▪ 휴식기 근긴장 증가
▪ 통증유발점 검사	▪ 통증유발점
▪ 경추 및 흉추 수동 부속관절 운동 테스트	▪ 관절이동성 손상
검사기법	**활동제한**
▪ 기능검사 및 자가보고 기능 및 삶의 질 측정	▪ 업무, 오락 및 자기관리 활동의 제한

관련결과 및 마사지 테크닉

- 표준화된 관절가동성 및 자세: 교차섬유 및 종방향 스트로크, 유날법, 스트리핑, 특정압박, 직접근막테크닉, 마찰, 근막이완, 리듬적 가동술, 흔들기
- 통증감소: 표면경찰법, 근막이완, 직접근막테크닉, 흔들기, 리듬적 가동술
- 안정 시 근장력 감소(긴장도가 증가된 일차근육 및 보상근육): 경찰법, 유날법, 스트리핑, 특정압박, 근막이완, 직접근막테크닉, 리듬적 가동술, 흔들기, 진동 흔들기
- 비활성화된 통증유발점: 통증유발점 압력해제, 특정압박, 유날법, 스트리핑, 교차섬유 스트로크, 마찰, 직접근막테크닉, 근막이완, 수동적 스트레칭, 피부롤링

- 표준화된 신경근 긴장도 및 성능(긴장이 감소된 근육): 압박, 심부경찰법, 유날법 및 타법
  참고: 뻣뻣한 목에 대한 빠른치료 가이드를 참조

관련 보완테크닉

- 수치료, 근에너지기법, 목과 등 위쪽 스트레칭 및 강화운동, 신체역학교육

주의 및 금기사항

- 목의 앞쪽 및 뒤쪽 삼각형에 있는 혈관과 신경 주변을 주의한다.
- 이미 늘어난 조직을 늘리지 않도록 주의한다.
- 추간판탈출증, 공간점유병변 등 목통증의 다른 원인에 주의한다.

도움이 되는 힌트

- 머리를 앞으로 향한 자세에서는 심부에 위치한 전방근육(예: 경장근)이 늘어나고 약해지고 뒤쪽 근육이 짧아진다. 시간이 허락한다면 목 뒤쪽의 근육을 늘려준다.

웰니스를 위한 빠른치료 가이드

설명

웰니스는 "마음, 신체, 영혼"의 균형과 "건강" 상태와는 다른 개인의 웰니스에 대한 자기인식을 모두 포함한다.[8]

관련 해부학

Multiple organ systems (그림 15-26)

관련 검사기법, 손상 및 활동제한

검사기법	신체구조 또는 기능손상
▪ 인터뷰 및 자가보고 스트레스 측정	▪ 인지된 스트레스 증가가 보고됨
▪ 인터뷰	▪ 정신적 집중력 저하
▪ 면접 및 자기보고식 신체 이미지 측정	▪ 변경된 신체 이미지
▪ 자세검사	▪ 손상된 자세
▪ 해당 관절의 운동범위 테스트	▪ 운동범위 및 관절이동성 감소
▪ 촉진	▪ 안정 시 근육긴장 증가
▪ 통증유발점 검사	▪ 잠재적 통증유발점
검사기법	**활동제한**
▪ 기능적 검사 및 기능적 삶의 질 측정에 대한 자가보고	▪ 업무, 오락, 자기관리 활동에 제한이 있을 수 있음

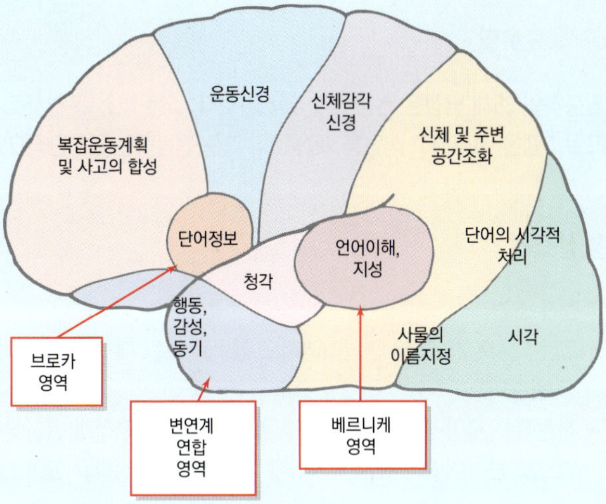

그림 15-26 대뇌피질의 특정 기능영역 지도.
Guyton AC, JE 홀에서 각색됨. Guyton AC, Hall JE. Textbook of Medical Physiology. 10th ed. W.B. Saunders; 2000:655.

관련결과 및 마사지 테크닉

- 이완 증가 및 휴식 근장력 감소: 경찰법, 유날법, 스트리핑, 특정압박, 근막이완, 직접근막테크닉, 리듬적 가동술, 흔들기, 진동 흔들기
- 결합조직의 이동성 증가, 자세 정상화: 교차섬유 및 세로 스트로크, 유날법, 스트리핑, 특정압박, 직접근막테크닉, 근막이완, 마찰
- 인지된 이완 증가, 스트레스 호르몬 감소, 건강관련 삶의 질 향상: 정적접촉, 표면쓰다듬기(superficial stroking), 미세진동, 표면경찰법, 유날법, 특수압박, 직접근막테크닉
- 비활성화된 통증유발점: 통증유발점 압력해제, 특정압박, 유날법, 스트리핑, 교차섬유 스트로크, 마찰, 직접근막테크닉, 근막이완, 수동적 스트레칭, 피부롤링
- 관절 운동범위 증가: 유날법, 스트리핑, 특정압박, 근막이완, 직접근막테크닉, 마찰, 율동적 가동성, 흔들기, 관절가동성

관련 보완테크닉

- 편안한 횡경막 호흡, 편안한 음악 및 명상, 유산소 운동, 건강목표 달성을 위한 도구 통합을 위한 라이프스타일 변화에 대한 고객 교육

주의 및 금기사항

- 고객은 다른 진단에 수정된 치료계획이 필요할 수 있다는 사실을 모를 수 있으므로 적절한 치료가 선택되었는지 확인하기 위해 철저한 건강 기록을 작성한다.

임상사례 1-3: 웰니스

고객 프로필

활동적인 35세 남성은 건강하게 지내고 있다. 그는 버스 운전사로서 상대적으로 앉아서 생활하는 생활방식에 대한 고민으로 최근 피트니스 프로그램을 시작하고 식단을 개선했다. 그는 전반적인 건강관리요법에 마사지를 포함시키고 싶었다. 그의 병력은 특이하지 않았다.

임상소견

주관적 소견:

- 그는 마사지가 좀 더 편안하면서도 활력을 주는 데 도움이 되기를 바란다.
- 직장에서 많이 앉아 있기 때문에 좋은 자세를 유지하기 위한 방법으로 근육이 느슨해지고 자세에 대해 더 잘 인식하고 싶어 한다.
- 목과 어깨근육을 직접 마사지하는 방법을 배우고 싶어한다.

객관적 소견:

신체구조 또는 기능상태

- 휴식 시 근육긴장도: 정상범위 내
- 자세: 자세부정렬이 확인되지 않음
- 운동범위: 상지관절, 목, 등의 완전하고 통증 없는 활동적인 운동범위

활동제한

- 보고된 바 없음
- 자기관리 및 레크리에이션: 사회적 역할 및 ADL에 완전히 참여할 수 있음

분석:

치료의 이론적 근거

치료의 목적은 고객의 웰니스와 휴식을 향상시키고, 자세인식을 최적화하는 것이다.

결과기반 마사지™ 임상의사결정 연습

OBM 임상의사결정 과정에서 다음 단계를 사용하여 위에 설명된 고객에 대한 치료계획을 개발한다.

1. 결과를 분석하고 신체구조나 기능손상 및 활동제한에 대한 임상문제 목록을 생성한다.
2. 치료에 반응할 수 있는 신체구조나 기능의 손상(치료 가능한 손상)을 식별한다.
3. 치료 가능한 손상 중 어느 것이 마사지 테크닉을 사용한 치료에 적합한지 확인한다.
4. 각 손상에 대한 적절한 결과를 설정한다.
5. 각 결과를 달성하는 데 사용할 마사지 테크닉을 하나 이상 선택한다.
6. 치료 중에 사용할 수 있는 다른 보완테크닉을 선택한다.

➔ 독자: **연습이 완료될 때까지 페이지를 넘기지 말 것!**

(계속)

웰니스케어 계획 샘플

웰니스 결과(Wellness Outcomes):

웰니스 목표	마사지의 결과와 역할
■ 이완 증가	■ 이완 증가 ■ 스트레스가 감소한 느낌 ■ 직접효과: 이완 증가 ■ 입증되지는 않았지만 잠재적인 효과: 코르티솔, 에피네프린, 노르에피네프린 수치 감소
■ 휴식 시 근육긴장감소	■ 휴식 시 근육긴장감소 ■ 직접효과: 휴식시 근육의 긴장도 감소 ■ 간접효과: 전반적인 이완 증가
■ 자세인식 향상	■ 자세인식 향상 ■ 최적화된 조직 확장성 ■ 최적화된 자세정렬 ■ 직접효과: 근막연장 ■ 직접효과: 조직 신장성 증가
■ 웰니스 향상	■ 웰니스 향상 ■ 간접효과: 이완증가, 휴식 중 근육긴장감소, 조직 신장성 및 자세인식 증가
활동제한	**기능적 결과**
■ 삶의 질 향상	■ 삶의 질 향상 및 사회적 역할 참여 ■ 간접효과: 손상개선에 따른 부차적인 기능 증가

마사지 테크닉:

- 몸 전체에 리드미컬하고 부드럽게 흔들기(rocking)
- 사지, 등, 어깨에 대한 부드러운 표면피부 마사지 및 넓은접촉유날법
- 고객의 손, 발, 얼굴에 리듬감 있고 부드러운 유날법, 경찰법 마사지
- 목, 어깨, 허리근육을 위한 특수압박
- 마사지되는 근육그룹의 부드러운 수동적 스트레칭

기타 보완테크닉:

- 치료 중 편안한 음악, 이완 훈련(점진적 근육이완, 유도심상 및 명상), 호흡훈련, 운동요법, 목 및 어깨근육 자가마사지, 스트레칭운동

편타손상에 대한 빠른치료 가이드

설명

목뼈 골절은 경추부위의 근육, 인대, 관절 및 신경 뿌리의 손상을 수반하며, 급격하거나 극심한 목의 굴곡 및/또는 확장이 동반된다.[1-3]

이로 인해 통증, 경추의 운동범위 감소, 근육긴장, 감각이상 및 두통과 같은 다양한 증상이 나타날 수 있다.

관련 해부학

흉쇄유돌근(목빗근, sternocleidomastoid), 사각근(목갈비근, scalenes), 두장근(긴머리근, longus capitis), 장경근(긴목근, longus colli), 승모근(등세모근, trapezius), 두판상근(머리널판근, splenius capitis) 및 경판상근(목널판근, splenius cervicis), 후두하근(뒤통수밑근, suboccipital muscle), 두반극근(머리반가시근, semispinalis capitis) 및 경반극근(목반가시근, semispinal cervicis), 두최장근(머리가장긴근, longissimus capitis), 견갑거근(어깨올림근, levator scapular)[1-3] (그림 15-27)

참고: 긴장성두통, 뻣뻣한 목에 대한 빠른치료 가이드에서 해부학적 구조를 참조

관련 검사기법, 손상 및 활동제한

검사기법	신체구조 또는 기능손상
▪ 시각아날로그척도 및 신체 다이어그램	▪ 통증 ▪ 감각이상
▪ 자세검사	▪ 자세불량
▪ 경추 운동범위 테스트	▪ 관절이동성 손상 ▪ 운동조정 손상
▪ 촉진	▪ 통증 ▪ 휴식기 근긴장 증가 ▪ 근육경련
▪ 통증유발점 검사	▪ 통증유발점
▪ 경추의 수동 부속관절운동 테스트	▪ 관절이동성 손상
▪ 목근육 신장성 검사	▪ 근육신장성 손상
▪ 경추근력 검사	▪ 근력 손상
검사기법	**활동제한**
▪ 기능적 검사 및 기능적, 삶의 질 측정에 대한 자가보고	▪ 업무, 오락, 자기관리 활동의 제한

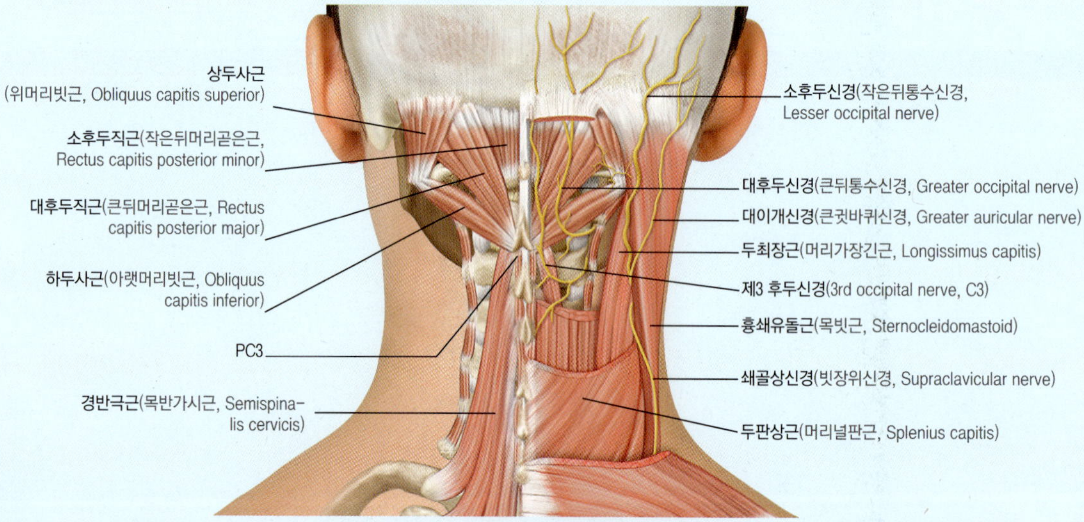

그림 15-27 목 뒤의 해부학적 구조.

Nicholas AS의 허가를 받아 재인쇄됨. Nicholas AS. Atlas of Osteopathic Techniques. 4th ed. Wolters Kluwer Health; 2021.

관련결과 및 마사지 테크닉

- 관절가동성 증가: 직접근막테크닉, 마찰, 근막이완, 리듬적 가동술, 흔들기
- 통증감소: 표면경찰법, 근막이완, 직접근막테크닉, 흔들기, 리듬적 가동술
- 안정시 근육긴장(일차 및 보상) 및 근육연축 감소, 신경근 긴장도 정상화: 경찰법, 유날법, 스트리핑, 특정압박, 근막이완, 직접근막테크닉, 리듬적 가동술, 흔들기, 진동 흔들기
- 조직 확장성 증가: 유날법, 스트리핑, 특정압박, 근막이완, 피부롤링, 직접근막테크닉, 마찰
- 비활성화된 통증유발점: 통증유발점 압력해제, 특정압박, 유날법, 스트리핑, 교차섬유 스트로크, 마찰, 직접근막테크닉, 근막이완, 수동적 스트레칭, 피부롤링
- 자세 또는 구조적 정렬 표준화: 유날법, 경찰법, 특정압박, 근막이완, 직접근막테크닉

  참고: 긴장에 대한 빠른치료 가이드를 참조.

  두통, 목이 뻣뻣함(Headaches, Stiff Neck)

관련 보완테크닉

- 수치료, 이완기법, 두장근(긴머리근, longus capitis) 및 경장근(긴목근, longus colli), 후두하 근육에 초점을 맞춘 치료적 운동, 신체역학교육

주의 및 금기사항

- 사고나 낙상으로 인해 목뼈 골절이 발생하는 경우 골절, 탈구 또는 기타 비근육(nonmuscular) 손상이 있을 수 있다. 고객의 상황을 이해하고, 필요한 경우 의료전문가와 논의할 수 있도록 주의한다.
- 고객에게 혼란이 발생하거나 보거나 듣거나 삼키는 데 어려움이 있거나 균형을 유지하는 데 문제가 있는 경우, 평가를 위해 고객을 의사에게 의뢰한다.

도움이 되는 힌트

- 목뼈 골절의 원인이 주로 목 한쪽에 집중되어 있는 경우 반대쪽 목근육이 약할 수 있으며 강화가 필요할 수 있다.

15장 참고문헌은 549페이지부터 시작

참고문헌

CHAPTER 1
결과기반 마사지™의 원리

1. Straus S, Glasziou P, Scott Richardson W, Haynes R. *Evidence-Based Medicine: How to Practice and Teach EBM.* 5th ed. Elsevier; 2019.
2. Donabedian A. Evaluating the quality of medical care. *Milbank Mem Fund Q.* 1966;44(3):166-206.
3. Dryden T, Moyer CA. *Massage Therapy: Integrating Research and Practice.* Human Kinetics; 2012.
4. IN-CAM Outcomes Database 2010. Canadian interdisciplinary network for complementary and alternative medicine research. http://www.outcomesdatabase.org/
5. Ritenbaugh C, Verhoef M, Fleishman S, Boon H, Leis A. Whole systems research: a discipline for studying complementary and alternative medicine. *Altern Ther Health Med.* 2003;9(4):32-36.
6. Benjamin PJ. *Tappan's Handbook of Healing Massage Techniques.* 5th ed. Pearson Professional Education; 2010.
7. Field T. Massage therapy research review. *Complement Ther Clin Pract.* 2016;24:19-31. doi:10.1016/j.ctcp.2016.04.005
8. Oschman JL. *Energy Medicine: The Scientific Basis.* 2nd ed. Churchill Livingstone; 2016.
9. Moyer CA, Rounds J, Hannum JW. A meta-analysis of massage therapy research. *Psychol Bull.* 2004;130(1):3-18.
10. Lewis M, Johnson MI. The clinical effectiveness of therapeutic massage for musculoskeletal pain: a systematic review. *Physiotherapy.* 2006;92(3):146-158.
11. Coelho HF, Boddy K, Ernst E. Massage therapy for the treatment of depression: a systematic review. *Int J Clin Pract.* 2008;62(2):325-333.
12. Grant KE. Steps toward massage therapy guidelines: a first report to the profession. *Int J Ther Massage Bodywork.* 2008;1(1):19-36.
13. O'Donnell MP. Definition of health promotion. Part III: expanding the definition. *Am J Health Promot.* 1989;3(3):5.
14. World Health Organization. *Preamble to the Constitution of the World Health Organization as Adopted by the International Health Conference.* World Health Organization; 1946;19:100.
15. World Health Organization. *Towards a Common Language for Functioning, Disability and Health: ICF—The International Classification of Functioning, Disability and Health.* World Health Organization; 2002 and 2018 update.
16. World Health Organization. *ICF CHECKLIST Version 2.1a, Clinician Form for International Classification of Functioning, Disability and Health.* World Health Organization; 2003.
17. Goodman CC, Boissonnault WG, Fuller KS. *Pathology: Implications for the Physical Therapist.* 5th ed. Elsevier; 2021.
18. American Physical Therapy Association. *Guide to Physical Therapist Practice.* American Physical Therapy Association; 2016.
19. Nemcek MA. Self nurturance: research trends and wellness model. *AAOHN J.* 2003;51(6):260-266.
20. Schuster TL, Dobson M, Jauregui M, Blanks RHI. Wellness lifestyles I: a theoretical framework linking wellness, health lifestyles, and complementary and alternative medicine. *J Altern Complement Med.* 2004;10(2):349-356.
21. Travis JW, Ryan R. *The Wellness Workbook: How to Achieve Enduring Health and Vitality.* 3rd ed. Ten Speed Press; 2004.
22. Soanes C, Hawker S, Elliott J. *Paperback Oxford English Dictionary.* Vol 10. Oxford University Press; 2006.
23. Hillman J. *A Blue Fire.* Harper Paperbacks; 1991.
24. Moore T. *Care of the Soul: A Guide for Cultivating Depth and Sacredness in Everyday Life.* 25th anniversary ed. Harper Paperbacks; 2016.
25. Prochaska JO, DiClemente CC. Transtheoretical therapy: toward a more integrative model of change. *Psychother Theory Res Pract.* 1982;19(3):276-288.
26. Mulkins AL, Verhoef M, Cormier E. The benefits of massage in Vancouver's inner city. *Massage Ther J.* 2005;44(1):102-109.
27. Bredin M. Mastectomy, body image and therapeutic massage: a qualitative study of women's experience. *J Adv Nurs.* 1999;29(5):1113-1120.
28. Billhult A, Stener-Victorin E, Bergbom I. The experience of massage during che- motherapy treatment in breast cancer patients. *Clin Nurs Res.* 2007;16(2):85-99.
29. Paterson C, Allen JA, Browning M, Barlow G, Ewings P. A pilot study of therapeutic massage for people with Parkinson's disease: the added value of user involvement. *Complement Ther Clin Pract.* 2005;11(3):161-171.
30. Price C. Body-oriented therapy in recovery from child sexual abuse: an ef- ficacy study. *Altern Ther Health Med.* 2005;11(5):46-57.
31. Smith JM, Sullivan SJ, Baxter GD. The culture of massage therapy: valued elements and the role of comfort, contact, connection and caring. *Complement Ther Med.* 2009;17(4):181-189.
32. Kukimoto Y, Ooe N, Ideguchi N. The effects of massage therapy on pain and anxiety after surgery: a systematic review and meta-analysis. *Pain Manag Nurs.* 2017;18(6):378-390. doi:10.1016/j.pmn.2017.09.001
33. de Oliveira FR, Visnardi Gonçalves LC, Borghi F, et al. Massage therapy in cortisol circadian rhythm, pain intensity, perceived stress index and quality of life of fibromyalgia syndrome patients. *Complement Ther Clin Pract.* 2018;30:85-90. doi:10.1016/j.ctcp.2017.12.006
34. Pinar R, Afsar F. Back massage to decrease state anxiety, cortisol level, blood pressure, heart rate and increase sleep quality in family caregivers of patients with cancer: a randomised controlled trial. *Asian Pac J Cancer Prev.* 2015;16(18):8127-8133. doi:10.7314/apjcp.2015.16.18.8127
35. Hall HG, Cant R, Munk N, et al. The effectiveness of massage for reducing pregnant women's anxiety and depression; systematic review and meta-analysis. *Midwifery.* 2020;90:102818. doi:10.1016/j.midw.2020.102818
36. Herbert CP, Bainbridge L, Bickford J, et al. Factors that influence engagement in collaborative practice. *Can Fam Physician.* 2007;53(8):1318-1325.
37. Miller MJ, Pak SS, Keller DR, Barnes DE. Evaluation of pragmatic telehealth physical therapy implementation during the COVID-19 pandemic. *Phys Ther.* 2020;101(1). doi:10.1093/ptj/pzaa193
38. Cottrell MA, Galea OA, O'Leary SP, Hill AJ, Russell TG. Real-time telerehabilitation for the treatment of musculoskeletal conditions is effective and comparable to standard practice: a systematic review and meta-analysis. *Clin Rehabil.* 2016;31(5):625-638. doi:10.1177/0269215516645148
39. Jiang S, Xiang J, Gao X, Guo K, Liu B. The comparison of telerehabilitation and face-to-face rehabilitation after total knee arthroplasty: a systematic review and meta-analysis. *J Telemed Telecare.* 2016;24(4):257-262. doi:10.1177/1357633x16686748
40. Nesbit TS. Chapter 3: The evolution of telehealth: where have we been and where are we going. In: *Board on Health Care Services; Institute of Medicine's The Role of Telehealth in an Evolving Health Care Environ-*

ment: Workshop Summary. National Academies Press (US); 2012.

CHAPTER 2
마사지의 대인관계 및 윤리적 문제

1. Mitchell A, Cormack MA. *The Therapeutic Relationship in Complementary Health Care*. Churchill Livingstone; 1998.
2. Donabedian A. Evaluating the quality of medical care. *Milbank Mem Fund Q*. 1966;44(3):166-206.
3. Bachelor A, Horvath A. The therapeutic relationship. In: Hubble M, Duncan B, Miller S, eds. *The Heart and Soul of Change*. American Psychological Association; 2005:133-178.
4. Nelligan P, Grinspun D, Jonas-Simpson C, et al. Client-centered care: making the ideal real. *Hosp Q*. 2002;5(4):70-76.
5. Fitch P. *Talking Body Listening Hands: A Guide to Professionalism, Communica- tion and the Therapeutic Relationship*. 2nd ed. Algonquin College Press; 2019.
6. Moyer CA, Rounds J, Hannum JW. A meta-analysis of massage therapy re- search. *Psychol Bull*. 2004;130(1):3-18.
7. Duncan B, Miller S, Wampold B, Hubble M. *The Heart & Soul of Change: What Works in Therapy*. American Psychological Association; 2010.
8. Canadian Physiotherapy Association. Code of ethical conduct. Accessed Feb- ruary 7, 2021. https://physiotherapy.ca/cpa-code-ethics
9. American Physical Therapist Association. Code of ethics for the physical therapist. 2020. Accessed February 7, 2021. https://www.apta.org/apta-and- you/leadership-and-governance/policies/code-of-ethics-for-the-physical- therapist
10. College of Massage Therapists of Ontario. Code of ethics. 2019. Accessed Feb- ruary 7, 2021. https://www.cmto.com/about-the-profession/code-of-ethics/
11. American Occupational Therapy Association Ethics Commission. AOTA 2020 occupational therapy code of ethics. American Occupational Therapy Association; 2020. Accessed December 12, 2021. https://www.aota.org/Practice/Ethics/code-of-ethics.aspx
12. International Chiropractors Association. Organizational values. 2020. Accessed February 7, 2021. https://www.chiropractic.org/about-us/our-mission/
13. American Massage Therapist Association. Code of ethics. 2010. Accessed February 7, 2021. https://www.amtamassage.org/about/core-documents/
14. College of Massage Therapists of Ontario. Standard for maintaining professional boundaries and preventing sexual abuse. 2019. Accessed February 2021. https://www.cmto.com/standard-for-maintaining-professional-boundaries-and-preventing-sexual-abuse/
15. Canadian Association of Occupational Therapists. Code of ethics. 2019. Accessed February 7, 2021. https://caot.in1touch.org/site/pt/codeofethics?nav=sidebar
16. The College of Chiropractors of Ontario, College of Massage Therapists of Ontario, College of Physiotherapists of Ontario. *Where's My Line?* The College of Chiropractors of Ontario, College of Massage Therapists of Ontario, College of Physiotherapists of Ontario; 2005.
17. Benjamin BE, Sohnen-Moe C. *The Ethics of Touch: The Hands-On Practitioner's Guide to Creating a Professional, Safe and Enduring Practice*. Lippincott, Williams & Wilkins; 2004.
18. McIntosh N. *The Educated Heart*. Decatur Bainbridge Press; 2004.
19. Dryden T, Fitch P. Recovering body and soul from post-traumatic stress disorder. *Massage Ther J*. 2000;39:41-60.
20. Nathan B. *Touch and Emotion in Manual Therapy*. Churchill Livingstone; 1999.
21. Goring S. *Relational Characterology and Embodiment: An Interpersonal Interpretation of the Characterological and Somatic Theories of Alexander Lowen and Stephen Johnson*. Unpublished Master's thesis. Vermont College of Norwich University; 1994.
22. Rolfe I. *Rolfing: The Integration of Human Structure*. Harper and Row; 1977.
23. Hall ET. *The Silent Language*. Anchor Press; 1973.
24. Van Servellen GW. *Communication Skills for the Health Care Professional: Concepts, Practice, and Evidence*. 2nd ed. Jones & Bartlett Learning; 2008.
25. Hall AM, Ferreira PH, Maher CG, Latimer J, Ferreira ML. The influence of the therapist-patient relationship on treatment outcome in physical rehabilitation: a systematic review. *Phys Ther*. 2010;90(8):1099-1110.
26. Upledger JE. *Somatoemotional Release and Beyond*. UI Publishing; 1990.
27. Lowen A. *Bioenergetics*. Penguin Books; 1975.
28. Pierrakos JC. *Core Energetics: Developing the Capacity to Love and Heal*. LifeRhythm Publication; 1987.
29. Reich W. *The Function of the Orgasm*. Orgone Institute Press; 1942.
30. Nursing Practice Division. *Code of Ethics for Nurses*. American Nursing Association; 2001.
31. Government of Ontario. *Regulated Health Professions Act (Ontario) Procedural Code*. Government of Ontario; 1999.
32. Associated Bodywork &Massage Professionals. Code of ethics. Accessed February 7, 2021. https://www.abmp.com/public
33. Polseno D. Enabling: the dark side of being helpful. *Massage Ther J*. 2003;42:123-127.
34. Fitch P. Intimacy and attachment in massage therapy. *Massage Ther J*. 2005;43:113-121.
35. Benjamin BE, Sohen-Moe C. The benefits of supervision programs: peer supervision and clinical supervision groups provide therapists with a safe harbor and forum for professional development. *Massage Ther J*. 2003;41: 116-121.
36. Polseno D. Ethically speaking. Are you safe? *Massage Ther J*. 2004(43):128-130.
37. Hulka B. Patient-clinician interactions and compliance. *Compliance Health Care*. 1979:63-77.
38. Claxton AJ, Cramer J, Pierce C. A systematic review of the associations between dose regimens and medication compliance. *Clin Ther*. 2001;23(8):1296-1310.
39. Sluijs EM. A checklist to assess patient education in physical therapy practice: development and reliability. *Phys Ther*. 1991;71(8):561-569.
40. Center for Health Promotion and Education and Centers for Disease Control. *Strategies to Promote Self Management of Chronic Disease*. Center for Health Promotion and Education and Centers for Disease Control; 1982.
41. Visser J, Keller JM. The clinical use of motivational messages: an inquiry into the validity of the ARCS model of motivational design. *Instr Sci*. 1990;19(6):467-500.
42. O'Donohue WT, Levensky ER. *Promoting Treatment Adherence: A Practical Handbook for Health Care Providers*. Sage Publications, Inc; 2006.
43. Becker MH. Theoretical models of adherence and strategies for improving adherence. In: Shumaker SA, Schron EB, Ockene JK, eds. *The Handbook of Health Behavior Change*. Springer; 1990:5.
44. O'Brien MK, Petrie K, Raeburn J. Adherence to medication regimens: updating a complex medical issue. *Med Care Rev*. 1992;49:435-454.
45. Haynes RB. Determinants of compliance: the disease and the mechanics of treatment. In: Haynes RB, Taylor DW, Sackett DL, eds. *Compliance in Health Care*. Johns Hopkins University Press; 1979;49.
46. Meichenbaum D, Turk DC. *Facilitating Treatment Adherence: A Practitioner's Guidebook*. Plenum Press; 1987.
47. Grueninger UJ. Arterial hypertension: lessons from patient education. *Patient Educ Couns*. 1995;26(1):37-55.
48. Sluijs EM, Kok GJ, van der Zee J. Correlates of exercise compliance in physical therapy. *Phys Ther*. 1993;73(11):771-782.
49. Donovan JL. Patient decision making. *Int J Technol Assess Health Care*. 1995;11(3):443-455.
50. Davey P, Parker S. Cost effectiveness of once-daily oral antimicrobial therapy. *J Clin Pharmacol*. 1992;32(8):706-710.
51. Dunear-Jacob J, Erlen JA, Schlenk EA, Ryan CM, Sereika SM, Doswell WM. Adherence in chronic disease. *Annu Rev Nurs Res*. 2000;18(1):48-90.
52. Popa-Lisseanu MGG, Greisinger A, Richardson M, et al. Determinants of treatment adherence in ethnically diverse, economically disadvantaged patients with rheumatic disease. *J Rheumatol*. 2005;32(5):913-919.
53. Smith BA, Shuchman M. Problem of nonadherence in chronically ill adolescents: strategies for assessment and intervention. *Curr Opin Pediatr*. 2005;17(5):613-618.
54. Klareskog L, Lindblad S. How is clinical progress achieved? *Best Prac*

Res Clin Rheumatol. 2004;18(1):1-5.
55. Engström LO, Öberg B. Patient adherence in an individualized rehabilitation programme: a clinical follow-up. *Scand J Public Health*. 2005;33(1):11-18.
56. Reich W. *Character Analysis*. Carfagno VR, trans. Farrar, Straus and Giroux; 1972.
57. Scaer RC. *The Trauma Spectrum: Hidden Wounds and Human Resiliency*. WW Norton & Company; 2005.
58. Benoit D. *Attachment and Regulation Seminar*. Algonquin College; 2002.
59. Center for Substance Abuse Treatment (US). *Trauma-Informed Care in Behavioral Health Services*. Substance Abuse and Mental Health Services Administration (US); 2014. (Treatment Improvement Protocol (TIP) Series, No. 57.) Exhibit 1.3-4, DSM-5 Diagnostic Criteria for PTSD. https://www.ncbi.nlm .nih.gov/books/NBK207191/box/part1_ch3.box16/
60. Wolf ES. *Treating the Self: Elements of Clinical Self Psychology*. The Guilford Press; 2002.
61. Seem M, Kaplan J. *Bodymind Energetics: Toward a Dynamic Model of Health*. Healing Arts Press; 1987.
62. Smith EWL. *The Body in Psychotherapy*. McFarland & Co Inc Pub; 2000.
63. Mindell A, Sternback-Scott S, Goodman B. *Dreambody, the Body's Role in Revealing the Self*. Sigo Pr; 1982.
64. Physical therapy cures postpartum stress incontinence. *BMJ*. 2004;329(7478). doi:10.1136/bmj.329.7478.0-f
65. Higgins JPT, Green S, eds. *Cochrane Handbook for Systematic Reviews of Interventions*. Version 5.1.0. www.handbook.cochrane.org.2011
66. Gowan D. *Exploring Patient Safety Issues in Massage Therapy and Understanding Patient Safety Incidents (Adverse Events)*. Unpublished doctoral dissertation. 2017.
67. Rozmovits L, Mior S, Boon H. Exploring approaches to patient safety: the case of spinal manipulation therapy. *BMC Complement Altern Med*. 2016;16(164).
68. Carnes D, Mars TS, Mullinger B, Froud R, Underwood M. Adverse events and manual therapy: a systematic review. *ManTher*. 2010;15(4):355-363.
69. Carlesso LC, MacDermid JC, Santaguida LP. Standardization of adverse event terminology and reporting in orthopaedic physical therapy: application to the cervical spine. *J Orthop Sports Phys Ther*. 2010;40(8):455-463.
70. McDowell J, Johnson G, Bradnam L. Towards a neurophysiological mechanisms-based classification of adverse reactions to acupuncture. *Phys Ther Rev*. 2011;16(2):118-125.
71. Paanalahti K, Holm LW, Nordin M, Asker M, Lyander J, Skillgate E. Ad- verse events after manual therapy among patients seeking care for neck and/ or back pain: a randomized controlled trial. *BMC Musculoskelet Disord*. 2014;15(1).
72. Westman K, Blaiswell C. Many benefits, little risk: the use of massage in nursing practice. *Am J Nurs*. 2016;116(1):34-39.
73. Shojania KG, Duncan BW, McDonald KM, Wachter RM, Markowitz AJ. Making health care safer: a critical analysis of patient safety practices. *Evid Rep Technol Assess (Summ)*. 2001;(43):i-x, 1-668.
74. Brady S, McEvoy J, Dommerholt J, Doody C. Adverse events following trigger point dry needling: a prospective survey of chartered physiotherapists. *J Man Manip Ther*. 2014;22(3):134-140.
75. Rajendran D, Bright P, Bettles S, Carnes D, Mullinger B. What puts the adverse in 'adverse events'? Patients' perceptions of post-treatment experiences in osteopathy—a qualitative study using focus groups. *Man Ther*. 2012;17(4):305-311.
76. Pilkington K, Boshnakova A. Complementary medicine and safety: a systematic investigation of design and reporting of systematic reviews. *Complement Ther Med*. 2012;20(1-2):73-82.
77. Dryden T, Sumpton B, Shipwright S, Kahn J, Reece B. Massage therapy and Canadians' health care needs 2020: proceedings of a national research priority setting summit. *Int J Ther Massage Bodywork*. 2014;7(1). http://www.ijtmb. org/index.php/ijtmb/article/view/228
78. White A, Boon H, Alraek T, et al. Reducing the risk of complementary and alternative medicine (CAM): challenges and priorities. *Eur J Integr Med*. 2014;6(4):404-408.
79. Johnson GM, Skinner MA, Stephen RE. Lessons to be learned: a retrospective analysis of physiotherapy injury claims. *J Ortho Sports Phys Ther*. 2012;42(8):698-704.
80. World Health Organization. WHO patient safety. Accessed March 2021. https://www.who.int/teams/integrated-health-services/patient-safety
81. World Health Organization. WHO patient safety fact sheet. 2019. Accessed March 2021. https://www.who.int/news-room/fact-sheets
82. Runciman W, Hibbert P, Thomson R, Van Der Schaaf T, Sherman H, Lewalle P. Towards an international classification for patient safety: key concepts and terms. *Qual Assur Health Care*. 2009;21(1):18-26.
83. World Health Organization. More than words. Final technical report conceptual framework for the International Classification for Patient Safety. 2009. https://www.who.int/patientsafety/taxonomy/icps_full_report.pdf
84. Ernst E. The safety of massage therapy. *Rheumatology*. 2003;42:1101-1106.
85. Posadzki P, Ernst E. The safety of massage therapy: an update of a systematic review. *Focus Alternat Complement Therap*. 2013;18(1):27-32.
86. Grant KE. Massage safety: injuries reported in Medline relating to the practice of therapeutic massage-1965-2003. *J Bodyw Mov Ther*. 2003;7(4):207-212.
87. College of Massage Therapists of British Columbia. Disciplinary actions. Accessed March 13, 2021. https://cmtbc.ca/public-complaints/disciplinary-actions/

CHAPTER 3
마사지의 근거

1. Menard MB. *Making Sense of Research: A Guide to Research Literacy for Com- plementary Practitioners*. Curties-Overzet Publications Incorporated; 2003.
2. Eisenberg DM, Davis RB, Ettner SL, et al. Trends in alternative medicine use in the united states, 1990-1997. *JAMA*. 1998;280(18):1569-1575.
3. Ramsey SD, Spencer AC, Topolski TD, Belza B, Patrick DL. Use of al- ternative therapies by older adults with osteoarthritis. *Arthritis Care Res*. 2001;45(3):222-227.
4. Barnes PM, Powell-Griner E, McFann K, Nahin RL. Complementary and alternative medicine use among adults: United states, 2002. *Adv Data*. 2004;2(2):54-71.
5. Esmail N, Fraser Institute (Vancouver B). *Complementary and Alternative Medicine in Canada: Trends in Use and Public Attitudes, 1997-2006*. Fraser Institute; 2007.
6. Okoro CA, Zhao G, Li C, Balluz LS. Use of complementary and alterna- tive medicine among USA adults with functional limitations: for treatment or general use? *Complement Ther Med*. 2011;19(4):208-215.
7. Ernst E. The safety of massage therapy. *Rheumatology*. 2003;42(9):1101-1106.
8. Ernst E, Pittler M, Wider B, Boddy K. Massage therapy: is its evidence-base getting stronger. *Complement Health Pract Rev*. 2007;12(3):179-183.
9. Creswell JW. *Research Design: Qualitative, Quantitative, and Mixed Methods Approaches*. Sage Publications, Inc; 2009.
10. Dryden T, Moyer CA. *Integrating Research in Clinical Practice*. Human Kinetics; 2012.
11. Sackett D, Straus S, Richardson W, Rosenberg W, Haynes R. *Evidence-Based Medicine: How to Practice and Teach EBM*. Churchill-Livingstone; 2000.
12. Straus SE, Glasziou P, Richardson SE, Haynes SE. *Evidence-Based Medicine: How to Practice and Teach It*. Churchill Livingstone; 2010.
13. Greenhalgh T. How to read a paper. *BMJ*. 2001;322:3-5.
14. Finch PM. The evidence funnel: highlighting the importance of research literacy in the delivery of evidence informed complementary health care. *J Bodyw Mov Ther*. 2007;11(1):78-81.
15. London W. Clinical research in complementary therapies: principles, problems and solutions. *Focus Altern Complement Ther*. 2011. https://onlinelibrary .wiley.com/doi/10.1111/j.2042-7166.2011.01107.x
16. Jonas WB. The evidence house: how to build an inclusive base for complementary medicine. *West J Med*. 2001;175(2):79-80.

17. Portney LG, Watkins MP. *Foundations of Clinical Research: Applications to Practice.* Appleton & Lange; 1993.
18. Andrade CK, Clifford P. Qualitative research methods. In: Dryden T, Moyer CA, eds. *Massage Therapy: Integrating Research and Practice.* Human Kinetics; 2012.
19. Moyer CA, Goral K. Quantitative research methods. In: Dryden T, Moyer CA, eds. *Massage Therapy: Integrating Research and Practice.* Human Kinetics; 2012.
20. Lincoln Y, Guba E. *Naturalistic Inquiry.* Sage Publications; 1995.
21. Verhoef M. Mixed methods research. In: Dryden T, Moyer CA, eds. *Massage Therapy: Integrating Research and Practice.* Human Kinetics; 2012.
22. Guyatt G, Rennie D. *User's Guide to the Medical Literature: Essentials of Evidence-Based Clinical Practice.* American Medical Association; 2001.
23. Clifford P. Outcome based treatment planning for clients with cancer. *J Soft Tissue Manipulation.* 2003;11:3.
24. Groenewald T. A phenomenological research design illustrated. *Int J Qual Methods.* 2004;3(1):42-55.
25. Corbin JM, Strauss AL. *Basics of Qualitative Research: Techniques and Procedures for Developing Grounded Theory.* Sage Publications, Inc; 2008.
26. Preyde M. Effectiveness of massage therapy for subacute low-back pain: a randomized controlled trial. *Can Med Assoc J.* 2000;162(13):1815-1820.
27. Glaser BG, Strauss AL. *The Discovery of Grounded Theory: Strategies for Qualitative Research.* Aldine; 2009.
28. Halcomb EJ, Andrew S, Brannen J. Introduction to mixed methods research. In: Andrew S, Halcomb EJ, eds. *Mixed Methods Research for Nursing and the Health Science.* Wiley-Blackwell; 2009:13-30.
29. Boulanger KT, Moyer CA. Attitudes, beliefs, and expectations in massage therapy. In: Dryden T, Moyer CA, eds. *Massage Therapy: Integrating Research and Practice.* Human Kinetics; 2012.
30. Moyer CA, Rounds J. The attitudes toward massage (ATOM) scale: reliability, validity, and associated findings. *J Bodyw Mov Ther.* 2009;13(1):22-33.
31. Muncey T. Does mixed methods constitute a change in paradigm? In: Andrew S, Holcom E, eds. *Mixed Methods Research for Nursing and the Health Sciences.* Wiley-Blackwell; 2009.
32. Ritenbaugh C, Verhoef M, Fleishman S, Boon H, Leis A. Whole systems research: a discipline for studying complementary and alternative medicine. *Altern Ther Health Med.* 2003;9(4):32-36.
33. Glaros S. All evidence is not created equal: a discussion of levels of evidence. *PT Mag.* 2003;(11):42-52.
34. The free dictionary: Medical dictionary website. Accessed November 20, 2011. http://medical-dictionary.thefreedictionary.com/meta-analysis
35. Gibbs LE. *Evidence-Based Practice for the Helping Professions: A Practical Guide with Integrated Multimedia.* Vol 1. Thomson Brooks/Cole; 2003.
36. Moyer CA, Rounds J, Hannum JW. A meta-analysis of massage therapy research. *Psychol Bull.* 2004;130(1):3-18.
37. Cherkin DC, Sherman KJ, Deyo RA, Shekelle PG. A review of the evidence for the effectiveness, safety, and cost of acupuncture, massage therapy, and spinal manipulation for back pain. *Ann Intern Med.* 2003;138(11):898-906.
38. Kukimoto Y, Ooe N, Ideguchi N. The effects of massage therapy on pain and anxiety after surgery: a systematic review and meta-analysis. *Pain Manag Nurs.* 2017;18(6):378-390. doi:10.1016/j.pmn.2017.09.001
39. Haraldsson B, Gross A, Myers C, et al. Cervical overview group. Massage for mechanical neck disorders. *Cochrane Database Syst Rev.* 2006;(3):CP004871.
40. Victoria Espí-López G, Arnal-Gómez A, Arbós-Berenguer T, González ÁAL, Vicente-Herrero T. Effectiveness of physical therapy in patients with tension-type headache: literature review. *J Jpn Phys Ther Assoc.* 2014;17(1):3138. doi:10.1298/jjpta.Vol17_005
41. Lawler SP, Cameron LD. A randomized, controlled trial of massage therapy as a treatment for migraine. *Ann Behav Med.* 2006;32(1):50-59.
42. Quinn C, Chandler C, Moraska A. Massage therapy and frequency of chronic tension headaches. *Am J Public Health.* 2002;92(10):1657.
43. Hernandez-Reif M, Dieter J, Field T, Swerdlow B, Diego M. Migraine headaches are reduced by massage therapy. *Int J Neurosci.* 1998;96(1-2):1-11.
44. Cherkin DC, Sherman KJ, Kahn J, et al. A comparison of the effects of 2 types of massage and usual care on chronic low back pain. *Ann Intern Med.* 2011;155(1):1.
45. Field T, Hernandez-Reif M, Diego M, Fraser M. Lower back pain and sleep disturbance are reduced following massage therapy. *J Bodyw Mov Ther.* 2007;11(2):141-145.
46. Kamali F, Panahi F, Ebrahimi S, Abbasi L. Comparison between massage and routine physical therapy in women with sub acute and chronic nonspecific low back pain. *J Back Musculoskelet Rehabil.* 2014;27(4):475-480. doi:10.3233/ BMR-140468
47. Baskwill A, Kilty M, Hamilton A, Atkinson H. Massage therapy positively impacts quality of life for HIV+ individuals. *J Soft Tissue Manipulation.* 2003;11:4.
48. Furlan AD, Brosseau L, Imamura M, Irvin E. Massage for low-back pain: a systematic review within the framework of the cochrane collaboration back review group. *Spine.* 2002;27(17):1896-1910.
49. Bron C, De Gast A, Dommerholt J, Stegenga B, Wensing M, Oostendorp R. Treatment of myofascial trigger points in patients with chronic shoulder pain: a randomized, controlled trial. *BMC Med.* 2011;9(1):8.
50. Cheng YH, Huang GC. Efficacy of massage therapy on pain and dysfunction in patients with neck pain: a systematic review and meta-analysis. *Evid Based Complement Alternat Med.* 2014;2014:204360. doi:10.1155/2014/204360
51. Nelson NL, Churilla JR. Massage therapy for pain and function in patients with arthritis: a systematic review of randomized controlled trials. *Am J Phys Med Rehabil.* 2017;96(9):665-672. doi:10.1097/PHM.0000000000000712
52. Unalmis Erdogan S, Yanikkerem E, Goker A. Effects of low back massage on perceived birth pain and satisfaction. *Complement Ther Clin Pract.* 2017;28:169-175. doi:10.1016/j.ctcp.2017.05.016
53. Rodríguez-Mansilla J, González-Sánchez B, Torres-Piles S, Martín JG, Jiménez-Palomares M, Bellino MN. Effects of the application of therapeutic massage in children with cancer: a systematic review. *Rev Lat Am Enfermagem.* 2017;25:e2903. doi:10.1590/1518-8345.1774.2903
54. Lee SH, Kim JY, Yeo S, Kim SH, Lim S. Meta-analysis of massage therapy on cancer pain. *Integr Cancer Ther.* 2015;14(4):297-304. doi:10.1177/1534735415572885
55. Cunningham JE, Kelechi T, Sterba K, Barthelemy N, Falkowski P, Chin SH. Case report of a patient with chemotherapy-induced peripheral neuropathy treated with manual therapy (massage*). Support Care Cancer.* 2011:1-4.
56. Gentile D, Boselli D, O'Neill G, Yaguda S, Bailey-Dorton C, Eaton TA. Cancer pain relief after healing touch and massage. *J Altern Complement Med.* 2018;24(9-10):968-973. doi:10.1089/acm.2018.0192
57. Furlan AD, Giraldo M, Baskwill A, Irvin E, Imamura M. Massage for low-back pain. *Cochrane Database Syst Rev.* 2015;(9):CD001929. doi:10.1002/14651858.CD001929.pub3
58. Little P, Lewith G, Webley F, et al. Randomised controlled trial of alexander technique lessons, exercise, and massage (ATEAM) for chronic and recurrent back pain. *Br J Sports Med.* 2008;42(12):965-968.
59. Franke A, Gebauer S, Franke K, Brockow T. Acupuncture massage vs Swedish massage and individual exercise vs group exercise in low back pain sufferers—a randomized controlled clinical trial in a 2 x 2 factorial design. *Forsch Komplementarmed Klass Naturheilkd.* 2000;7(6):286-293.
60. Geisser ME, Wiggert EA, Haig AJ, Colwell MO. A randomized, controlled trial of manual therapy and specific adjuvant exercise for chronic low back pain. *Clin J Pain.* 2005;21(6):463.
61. Bahrami T, Rejeh N, Heravi-Karimooi M, Vaismoradi M, Tadrisi SD, Sieloff C. Effect of aromatherapy massage on anxiety, depression, and physiologic parameters in older patients with the acute coronary syndrome: a randomized clinical trial. *Int J Nurs Pract.* 2017;23(6). doi:10.1111/ijn.12601
62. Staveski SL, Boulanger K, Erman L, et al. The impact of massage and reading on children's pain and anxiety after cardiovascular surgery: a pilot study. *Pediatr Crit Care Med.* 2018;19(8):725-732. doi:10.1097/PCC.0000000000001615
63. Hall HG, Cant R, Munk N, et al. The effectiveness of massage for re-

ducing pregnant women's anxiety and depression: systematic review and meta-analysis. *Midwifery*. 2020;90:102818. doi:10.1016/j.midw.2020.102818

64. Guo PP, Fan SL, Li P, et al. The effectiveness of massage on peri-operative anx- iety in adults: a meta-analysis of randomized controlled trials and controlled clinical trials. *Complement Ther Clin Pract*. 2020;41:101240. doi:10.1016/j. ctcp.2020.101240
65. Moyer CA. Anxiety and depression. In: Dryden T, Moyer CA, eds. *Massage Therapy: Integrating Research and Practice*. Human Kinetics; 2012.
66. Chang SY. Effects of aroma hand massage on pain, state anxiety and depression in hospice patients with terminal cancer. Article in Korean. *Taehan Kanho Hakhoe Chi*. 2008;38(4):493-502. doi:10.4040/jkan.2008.38.4.493
67. Kutner JS, Smith MC, Corbin L, et al. Massage therapy versus simple touch to improve pain and mood in patients with advanced cancer: a randomized trial. *Ann Intern Med*. 2008;149(6):369-379. doi:10.7326/0003-4819-149-6-200809160-00003
68. Cassileth BR, Vickers AJ. Massage therapy for symptom control: outcome study at a major cancer center. *J Pain Symptom Manage*. 2004;28(3):244-249.
69. Pinar R, Afsar F. Back massage to decrease state anxiety, cortisol level, blood pressure, heart rate and increase sleep quality in family caregivers of patients with cancer: a randomised controlled trial. *Asian Pac J Cancer Prev*. 2015;16(18):8127-8133. doi:10.7314/apjcp.2015.16.18.8127
70. Myers CD, Walton T, Small BJ. The value of massage therapy in cancer care. *Hematol Oncol Clin North Am*. 2008;22(4):649-660.
71. Billhult A, Bergbom I, Stener-Victorin E. Massage relieves nausea in women with breast cancer who are undergoing chemotherapy. *J Altern Complement Med*. 2007;13(1):53-58.
72. Billhult A, Stener-Victorin E, Bergbom I. The experience of massage during chemotherapy treatment in breast cancer patients. *Clin Nurs Res*. 2007;16(2):85-99.
73. Krohn M, Listing M, Tjahjono G, et al. Depression, mood, stress, and Th1/ Th2 immune balance in primary breast cancer patients undergoing classical massage therapy. *Support Care Cancer*. 2011;19(9):1303-1311. doi:10.1007/ s00520-010-0946-2
74. Post-White J, Kinney ME, Savik K, Gau JB, Wilcox C, Lerner I. Therapeutic massage and healing touch improve symptoms in cancer. *Int Cancer Ther*. 2003;2(4):332.
75. Rexilius SJ, Mundt C, Erickson Megel M, Agrawal S. Therapeutic effects of massage therapy and handling touch on caregivers of patients undergoing autologous hematopoietic stem cell transplant. *Oncol Nurs Forum*. 2002;29(E35):E35.
76. de Oliveira FR, Visnardi Gonçalves LC, Borghi F, et al. Massage therapy in cortisol circadian rhythm, pain intensity, perceived stress index and quality of life of fibromyalgia syndrome patients. *Complement Ther Clin Pract*. 2018;30:85-90. doi:10.1016/j.ctcp.2017.12.006
77. Field T, Quintino O, Henteleff T, Wells-Keife L, Delvecchio-Feinberg G. Job stress reduction therapies. *Altern Ther Health Med*. 1997;3(4):54.
78. McNeely ML, Magee DJ, Lees AW, Bagnall KM, Haykowsky M, Hanson J. The addition of manual lymph drainage to compression therapy for breast cancer related lymphedema: a randomized controlled trial. *Breast Cancer Res Treat*. 2004;86(2):95-106.
79. Harris S, Hugi M, Olivotto I, Levine M. Steering committee for clinical practice guidelines for the care and treatment of breast cancer. Clinical practice guidelines for the care and treatment of breast cancer: 11. Lymphedema. *CMAJ*. 2001;164(2):191-199.
80. Andersen L, Højris I, Erlandsen M, Andersen J. Treatment of breast-cancerrelated lymphedema with or without manual lymphatic drainage: a randomized study. *Acta Oncol*. 2000;39(3):399-405.
81. Preston N, Seers K, Mortimer P. Physical therapies for reducing and controlling lymphoedema of the limbs. *Cochrane Database Syst Rev*. 2004;(3).
82. Johansson K, Albertsson M, Ingvar C, Ekdahl C. Effects of compression bandaging with or without manual lymph drainage treatment in patients with postoperative arm lymphedema. *Lymphology*. 1999;32(3):103-110.
83. Hernandez-Reif M, Field T, Krasnegor J, Theakston H. Lower back pain is reduced and range of motion increased after massage therapy. *Int J Neurosci*. 2001;106(3-4):131-145.
84. Field T, Diego M, Cullen C, Hernandez-Reif M, Sunshine W, Douglas S. Fibromyalgia pain and substance P decrease and sleep improves after massage therapy. *J Clin Rheumatol*. 2002;8(2):72.
85. Smith MC, Kemp J, Hemphill L, Vojir CP. Outcomes of therapeutic massage for hospitalized cancer patients. *J Nurs Scholarsh*. 2002;34(3):257-262.
86. Escalona A, Field T, Singer-Strunck R, Cullen C, Hartshorn K. Brief report: improvements in the behavior of children with autism following massage therapy. *J Autism Dev Disord*. 2001;31(5):513-516.
87. Tsay SL, Rong JR, Lin PF. Acupoints massage in improving the quality of sleep and quality of life in patients with end-stage renal disease. *J Adv Nurs*. 2003;42(2):134-142.
88. Field T, Hernandez-Reif M, Diego M, Feijo L, Vera Y, Gil K. Massage therapy by parents improves early growth and development. *Infant Behav Dev*. 2004;27(4):435-442.
89. Williams A, Vadgama A, Franks P, Mortimer PS. A randomized controlled crossover study of manual lymphatic drainage therapy in women with breast cancer-related lymphoedema. *Eur J Cancer Care*. 2002;11(4):254-261.
90. Cullen LA, Barlow JH. A training and support programme for caregivers of children with disabilities: an exploratory study. *Patient Educ Couns*. 2004;55(2):203-209.
91. Field T. Massage and aroma therapy. *Int J Cosmet Sci*. 2004;26(3):169-170.
92. Shen P. Two hundred cases of insomnia treated by otopoint pressure plus acupuncture. *J Tradit Chin Med*. 2004;24(3):168-169.
93. Soden K, Vincent K, Craske S, Lucas C, Ashley S. A randomized controlled trial of aromatherapy massage in a hospice setting. *Palliat Med*. 2004;18(2):87-92.
94. Weze C, Leathard HL, Stevens G. Evaluation of healing by gentle touch for the treatment of musculoskeletal disorders. *Am J Public Health*. 2004;94(1):50.
95. Dieter JNI, Field T, Hernandez-Reif M, Emory EK, Redzepi M. Stable preterm infants gain more weight and sleep less after five days of massage therapy. *J Pediatr Psychol*. 2003;28(6):403.
96. Wang XH, Yuan YD, Wang BF. Clinical observation on effect of auricular acupoint pressing in treating sleep apnea syndrome. *Zhongguo Zhong Xi Yi Jie He Za Zhi*. 2003;23(10):747-749.
97. Barlow J, Cullen L. Increasing touch between parents and children with disabilities: preliminary results from a new programme. *J Fam Health Care*. 2002;12(1):7-9.
98. Ferber SG, Laudon M, Kuint J, Weller A, Zisapel N. Massage therapy by mothers enhances the adjustment of circadian rhythms to the nocturnal period in full-term infants. *J Dev Behav Pediatr*. 2002;23(6):410.
99. Field T. Massage therapy. *Med Clin North Am*. 2002;86(1):163-171. 100. Hernandez-Reif M, Field T, Largie S, et al. Parkinson's disease symptoms are differentially affected by massage therapy vs. progressive muscle relaxation: a pilot study. *J Bodyw Mov Ther*. 2002;6(3):177-182.
101. Tsay SL, Chen ML. Acupressure and quality of sleep in patients with end-stage renal disease—a randomized controlled trial. *Int J Nurs Stud*. 2003;40(1):1-7.
102. Agarwal KN, Gupta A, Pushkarna R, Bhargava SK, Faridi MM, Prabhu MK. Effects of massage & use of oil on growth, blood flow & sleep pattern in infants. *Indian J Med Res*. 2000;112:212-217.
103. Deng G, Cassileth BR, Yeung KS. Complementary therapies for cancer-related symptoms. *J Support Oncol*. 2004;2(5):419.
104. Ironson G, Field T, Scafidi F, et al. Massage therapy is associated with enhancement of the immune system's cytotoxic capacity. *Int J Neurosci*. 1996;84(1-4):205-217.
105. Cassar M. The application of massage in psychogenic disorders. *Posit Health*. 2004:45.
106. Richards K, Nagel C, Markie M, Elwell J, Barone C. Use of complementary and alternative therapies to promote sleep in critically ill patients. *Crit Care Nurs Clin North Am*. 2003;15(3):329-340.
107. Cho YC, Tsay SL. The effect of acupressure with massage on fatigue and depression in patients with end-stage renal disease. *J Nurs Res*. 2004;12(1):51.
108. Yang JH. The effects of foot reflexology on nausea, vomiting and fatigue of breast cancer patients undergoing chemotherapy. *Taehan Kanho Hakhoe Chi*. 2005;35(1):177-185.
109. Sefton JEM, Yarar C, Berry JW, Pascoe DD. Therapeutic massage of

the neck and shoulders produces changes in peripheral blood flow when assessed with dynamic infrared thermography. *J Altern Complement Med.* 2010;16(7):723-732.

110. Shoemaker JK, Tiidus PM, Mader R. Failure of manual massage to alter limb blood flow: measures by doppler ultrasound. *Med Sci Sports Exerc.* 1997;29(5):610.
111. Tiidus P, Shoemaker J. Effleurage massage, muscle blood flow and long-term post-exercise strength recovery. *Int J Sports Med.* 1995;16(7):478-483.
112. Sabir'ianov AR, Sabir'ianova ES, Epishev VV. Trends in variability of the central blood circulation in healthy individuals in response to massage of the collar cervical region. *Vopr Kurortol Fizioter Lech Fiz Kult.* 2004;6:13-15.
113. Liu Y, Xu S, Yan J, et al. Capillary blood flow with dynamical change of tissue pressure caused by exterior force. *Sheng Wu Yi Xue Gong Cheng Xue Za Zhi.* 2004;21(5):699-703.
114. Tsarev AI, Ezhova VA, Kunitsyna LA, Slovesnov SV, Chukreeva LN, Kolesnikova EI. Aromamassage of the cervical collar region in the combined treatment of patients with atherosclerotic dyscirculatory encephalopathy. *Vopr Kurortol Fizioter Lech Fiz Kult.* 2004;5:6-7.
115. Drust B, Atkinson G, Gregson W, French D, Binningsley D. The effects of massage on intra muscular temperature in the vastus lateralis in humans. *Int J Sports Med.* 2003;24(6):395-399.
116. Sabir'ianov AR, Shevtsov AV, Sabir'ianova ES, et al. Effect of reflex-segmental massage on central hemodynamics in healthy people. *Vopr Kurortol Fizioter Lech Fiz Kult.* 2004;(2):5-7.
117. Prilutsky B. Medical massage and control of arterial hypertension: a pilot study. *Massage Bodyw.* 2003.
118. Varekojis SM, HerbertDouce F, Flucke RL, et al. A comparison of the therapeutic effectiveness of and preference for postural drainage and percussion, intrapulmonary percussive ventilation, and high-frequency chest wall compression in hospitalized cystic fibrosis patients. *Respir Care.* 2003;48(1):24-28.
119. Oermann CM, Sockrider MM, Giles D, Sontag MK, Accurso FJ, Castile RG. Comparison of high-frequency chest wall oscillation and oscillating positive expiratory pressure in the home management of cystic fibrosis: a pilot study. *Pediatr Pulmonol.* 2001;32(5):372-377.
120. Fink JB. Positioning versus postural drainage. *Respir Care.* 2002;47(7): 769-777.
121. Maa SH, Sun MF, Hsu KH, et al. Effect of acupuncture or acupressure on quality of life of patients with chronic obstructive asthma: a pilot study. *J Altern Complement Med.* 2003;9(5):659-670.
122. Hess DR. The evidence for secretion clearance techniques. *Respir Care.* 2001;46(11):1276-1293.
123. Abdel Fattah M, Hamdy B. Pulmonary functions of children with asthma improve following massage therapy. *J Altern Complement Med.* 2011;17(11):1065-1068.
124. Kosfeld M, Heinrichs M, Zak PJ, Fischbacher U, Fehr E. Oxytocin increases trust in humans. *Nature.* 2005;435(7042):673-676.
125. Morhenn VB, Park JW, Piper E, Zak PJ. Monetary sacrifice among strangers is mediated by endogenous oxytocin release after physical contact. *Evol Hum Behav.* 2008;29(6):375-383.
126. Chen PJ, Chou CC, Yang L, Tsai YL, Chang YC, Liaw JJ. Effects of aromatherapy massage on pregnant women's stress and immune function: a longitudinal, prospective, randomized controlled trial. *J Altern Complement Med.* 2017;23(10):778-786. doi:10.1089/acm.2016.0426
127. Major B, Rattazzi L, Brod S, Pilipović I, Leposavić G, D'Acquisto F. Massage-like stroking boosts the immune system in mice. *Sci Rep.* 2015;5:10913. doi:10.1038/srep10913
128. Billhult A, Lindholm C, Gunnarsson R, Stener-Victorin E. The effect of massage on cellular immunity, endocrine and psychological factors in women with breast cancer—a randomized controlled clinical trial. *Auton Neurosci.* 2008;140(1-2):88-95. doi:10.1016/j.autneu.2008.03.006
129. Hillier SL, Louw Q, Morris L, Uwimana J, Statham S. Massage therapy for people with HIV/AIDS. *Cochrane Database Syst Rev.* 2010;(1):CD007502. doi:10.1002/14651858.CD007502.pub2
130. Rapaport MH, Schettler P, Bresee C. A preliminary study of the effects of repeated massage on hypothalamic-pituitary-adrenal and immune function in healthy individuals: a study of mechanisms of action and dosage. *J Altern Complement Med.* 2012;18(8):789-797. doi:10.1089/acm.2011.0071
131. Diego MA, Field T, Hernandez-Reif M, Shaw K, Friedman L, Ironson G. HIV adolescents show improved immune function following massage therapy. *Int J Neurosci.* 2001;106(1-2):35-45.
132. Field T, Cullen C, Diego M, et al. Leukemia immune changes following massage therapy. *J Bodyw Mov Ther.* 2001;5(4):271-274.
133. Birk TJ, McGrady A, MacArthur RD, Khuder S. The effects of massage therapy alone and in combination with other complementary therapies on immune system measures and quality of life in human immunodeficiency virus. *J Altern Complement Med.* 2000;6(5):405-414.
134. Field T, Hernandez-Reif M, Diego M, Schanberg S, Kuhn C. Cortisol decreases and serotonin and dopamine increase following massage therapy. *Int J Neurosci.* 2005;115(10):1397-1413.
135. Hernandez-Reif M, Field T, Krasnegor J, Hossain Z, Theakston H, Burman I. High blood pressure and associated symptoms were reduced by massage therapy. *J Bodyw Mov Ther.* 2000;4(1):31-38.
136. Hart S, Field T, Hernandez-Reif M, et al. Anorexia nervosa symptoms are reduced by massage therapy. *Eating Disorders.* 2001;9(4):289-299.
137. McRee LD, Noble S, Pasvogel A. Using massage and music therapy to improve postoperative outcomes. *AORN.* 2003;78(3):433-447.
138. Taylor AG, Galper DI, Taylor P, et al. Effects of adjunctive Swedish massage and vibration therapy on short-term postoperative outcomes: a randomized, controlled trial. *J Altern Complement Med.* 2003;9(1):77-89.
139. Okvat HA, Oz MC, Ting W, Namerow PB. Massage therapy for patients undergoing cardiac catheterization. *Altern Ther Health Med.* 2002;8(3): 68-70, 72, 74-75.
140. Domingo AR, Diek M, Goble KM, Maluf KS, Goble DJ, Baweja HS. Short-duration therapeutic massage reduces postural upper trapezius muscle activity. *Neuroreport.* 2017;28(2):108-110. doi:10.1097/WNR.0000000000000718
141. Güçhan Topcu Z, Tomaç H. The effectiveness of massage for children with cerebral palsy: a systematic review. *Adv Mind Body Med.* 2020;34(2):4-13.
142. Angelopoulou E, Anagnostouli M, Chrousos GP, Bougea A. Massage therapy as a complementary treatment for Parkinson's disease: a systematic literature review. *Complement Ther Med.* 2020;49:102340. doi:10.1016/j. ctim.2020.102340
143. Ostapyak ZM, Mytckan BM, Bejga P, Gerich RP, Popel SL. Effectiveness of physical therapy in myofascial syndrome in patients with multiple sclerosis. *Wiad Lek.* 2020;73(9 cz. 2):1950-1956.
144. Casciaro Y. Massage therapy treatment and outcomes for a patient with Parkinson's disease: a case report. *Int J Ther Massage Bodywork.* 2016;9(1):11-18. doi:10.3822/ijtmb.v9i1.287
145. Wang JS. Therapeutic effects of massage and electrotherapy on muscle tone, stiffness and muscle contraction following gastrocnemius muscle fatigue. *J Phys Ther Sci.* 2017;29(1):144-147. doi:10.1589/jpts.29.144
146. Buttagat V, Narktro T, Onsrira K, Pobsamai C. Short-term effects of traditional Thai massage on electromyogram, muscle tension and pain among patients with upper back pain associated with myofascial trigger points. *Complement Ther Med.* 2016;28:8-12. doi:10.1016/j.ctim.2016.07.004
147. Kassolik K, Jaskólska A, Kisiel-Sajewicz K, Marusiak J, Kawczyński A, Jaskólski A. Tensegrity principle in massage demonstrated by electro-and mechanomyography. *J Bodyw Mov Ther.* 2009;13(2):164-170. doi:10.1016/j.jbmt.2007.11.002
148. CONSORT. CONSORT statement. Consolidated Standards of Reporting Trials Web site. http://www.consort-statement.org/
149. Benjamin BE, Piltch C. Ben Benjamin's corner. Massage therapists need to embrace research. *Massage Ther J.* 2005(44):32-35.
150. Cassidy C. Methodological issues in investigations of massage/bodywork therapy. Part IV: experimental research designs. *J Bodyw Mov Ther.* 2003;7(4):240250. doi:10.1016/S1360-8592(03)00067-6
151. Cassidy C. Methodological issues in investigations of massage/bodywork therapy. Part II: making research designs and data credible: model fit validity, combining scientific soundness with the explanatory model of massage and bodywork therapies. *J Bodyw Mov Ther.* 2003;7(2):71-79.
152. Cassidy C. Methodological issues in the scientific investigation of massage and bodywork therapy. Part I. *J Bodyw Mov Ther.* 2003;7(1):2-10.
153. Cassidy CM, Hart JA. Methodological issues in investigations of massage/ bodywork therapy: part III: qualitative and quantitative designs

for MBT and the bias of interpretation. *J Bodyw Mov Ther.* 2003;7(3):136-141.
154. Hymel GM. Integrating research competencies in massage therapy education. *J Bodyw Mov Ther.* 2005;9(1):43-51.
155. Hymel GM. Advancing massage therapy research competencies: dimensions for thought and action. *J Bodyw Mov Ther.* 2003;7(3):194-199.
156. Richardson J. Developing and evaluating complementary therapy services: part 1. Establishing service provision through the use of evidence and consensus development. *J Altern Complement Med.* 2001;7(3):253-260.
157. Stuttard P. Working in partnership to develop evidence-based practice within the massage profession. *Complement Ther Nurs Midwifery.* 2002;8(4): 185-190.
158. American Physical Therapy Association. *Guide to Physical Therapist Practice.* 2nd ed. American Physical Therapy Association; 1999.
159. Fellowes D, Barnes K, Wilkinson S. Aromatherapy and massage for symptom relief in patients with cancer. *Cochrane Library.* 2004;(2):CD002287.
160. Domholdt EA, Malone TR. Evaluating research literature: the educated clinician. *Phys Ther.* 1985;65(4):487-491.

CHAPTER 4
결과기반 마사지™를 위한 고객검사

1. World Health Organization. *Towards a Common Language for Functioning, Disability and Health: ICF—The International Classification of Functioning, Disability and Health.* World Health Organization; 2002 and 2020.
2. World Health Organization. *ICF Checklist.* World Health Organization; 2003.
3. Childs JD, Whitman JM, Sizer PS, Pugia ML, Flynn TW, Delitto A. A description of physical therapists' knowledge in managing musculoskeletal conditions. *BMC Musculoskelet Disord.* 2005;6(1):32.
4. Chaitow L. *Palpation and Assessment in Manual Therapy.* 4th ed. Handspring Publishing; 2017.
5. Casterline MR. Trail guide to the body: how to locate muscles, bones and more. *J Athl Train.* 1998;33(3):284-285.
6. Protopapas M, Cymet T. Musculoskeletal examination: a complete review. *Compr Ther.* 2005;31(1):12-20.
7. Field D. Field's anatomy, palpation and surface markings. *Recherche.* 2006;67:2.
8. Lewit K. Soft tissue and relaxation techniques in myofascial pain. In: Hamer WI, ed. *Functional Soft Tissue Examination and Treatment by Manual Methods: New Perspectives.* 2nd ed. Jones and Bartlett Learning; 2005:479-532.
9. DeStefano LA. *Greenman's Principles of Manual Medicine.* Wolters Kluwer; 2017.
10. Starkey C, Ryan JL, Ryan JL. *Evaluation of Orthopedic and Athletic Injuries.* FA Davis Company; 2015.
11. Huijbregts PA. Spinal motion palpation: a review of reliability studies. *J Man Manip Ther.* 2020;10(1):24-39. doi:10.1179/106698102792209585
12. Najm W, Seffinger M, Mishra S, et al. Content validity of manual spinal palpatory exams—a systematic review. *BMC Complement Altern Med.* 2003;3(1):1.
13. Humphreys BK, Delahaye M, Peterson CK. An investigation into the validity of cervical spine motion palpation using subjects with congenital block vertebrae as a "gold standard." *BMC Musculoskelet Disord.* 2004;5(1):19.
14. Abbott JH, McCane B, Herbison P, Moginie G, Chapple C, Hogarty T. Lumbar segmental instability: a criterion-related validity study of manual therapy assessment. *BMC Musculoskelet Disord.* 2005;6(1):56.
15. Keating J, Matyas TA, Bach TM. The effect of training on physical therapists' ability to apply specified forces of palpation. *Phys Ther.* 1993;73(1):38-46.
16. Fritz S. *Fundamentals of Therapeutic Massage.* 7th ed. Mosby; 2020.
17. Downey B, Taylor N, Niere K. Manipulative physiotherapists can reliably palpate nominated lumbar spinal levels. *Man Ther.* 1999;4(3): 151-156.
18. Latimer J, Adams R, Lee M. Training with feedback improves judgements of non-biological linear elastic stiffness. *Man Ther.* 1998;3(2): 85-89.
19. American Physical Therapy Association. *Guide to Physical Therapist Practice.* American Physical Therapy Association; 2016.
20. Nicholson L, Adams R, Maher C. Reliability of a discrimination measure for judgements of non-biological stiffness. *Man Ther.* 1997;2(3):150-156.
21. Fernández de las Peñas C, Simons D, Finnegan M, Freeman ML. *Travell, Simons & Simons' Myofascial Pain and Dysfunction: The Trigger Point Manual.* 3rd ed. Lippincott, Williams & Wilkins; 2018.
22. DiGiovanna EL, Amen, CJ, Burns, DK. *An Osteopathic Approach to Diagnosis and Treatment.* Lippincott Williams & Wilkins; 2020.
23. Cantu RI, Grodin AJ, Stanborough RW. *Myofascial Manipulation: Theory and Clinical Application.* 3rd ed. Pro Ed; 2012.
24. Thompson JS, Akesson EJ, Loeb JA, Wilson-Pauwels L. *Thompson's Core Textbook of Anatomy.* Lippincott Williams & Wilkins; 1990.
25. Magee DJ, Manske, RC. *Orthopedic Physical Assessment.* 7th ed. Saunders; 2020.
26. Hoppenfeld S, Hugh T, Hutton R. *Physical Examination of the Spine and Extremities.* Pearson; 2016.
27. Hertling D, Kessler RM. *Management of Common Musculoskeletal Disorders: Physical Therapy Principles and Methods.* 4th ed. Lippincott Williams & Wilkins; 2005.
28. Levine D, Walker JR, Marcellin-Little DJ, Goulet R, Ru H. Detection of skin temperature differences using palpation by manual physical therapists and lay individuals. *J Man Manip Ther.* 2018;26(2):97-101.
29. DiFrancesco T, Khanna A, Stubblefield MD. Clinical evaluation and management of cancer survivors with radiation fibrosis syndrome. *Semin Oncol Nurs.* 2020;36(1):150982.
30. Lee SH, Kim JY, Yeo S, Kim SH, Lim S. Meta-analysis of massage therapy on cancer pain. *Integr Cancer Ther.* 2015;14(4):297-304.
31. Lederman E. *The Science and Practice of Manual Therapy.* 2nd ed. Elsevier/ Churchill Livingstone; 2005.
32. Kisner C, Colby LA. *Therapeutic Exercise: Foundations and Techniques.* 6th ed. FA Davis; 2012.
33. de Domenico G. *Beard's Massage: Principles and Practice of Soft Tissue Manipulation.* 5th ed. Saunders; 2007.
34. Simons DG, Travell J, Simons LS. *Myofascial Pain and Dysfunction: The Trigger Point Manual: Upper Half of Body.* Vol 1. Williams & Wilkins; 1999.
35. Cox NH. Palpation of the skin—an important issue. *JRSM.* 2006;99(12): 598-600.
36. Taccolini Manzoni AC, Bastos de Oliveira NT, Nunes Cabral CM, Aquaroni Ricci N. The role of the therapeutic alliance on pain relief in musculoskeletal rehabilitation: a systematic review. *Physiother Theory Pract.* 2018;34(12):901-915.
37. Balosky JE, George SZ, Horn ME, Price DD, Staud R, Robinson ME. Spinal manipulative therapy-specific changes in pain sensitivity in individuals with low back pain (NCT01168999). *J Pain.* 2014;15(2):136-148.
38. May S, Littlewood C, Bishop A. Reliability of procedures used in the physical examination of non-specific low back pain: a systematic review. *Aust J Physiother.* 2006;52:91-102.
39. Verhagen A, Alessie J. *Evidence Based Medicine in the Musculoskeletal Examination.* Bohn Stafleu van Loghum (Springer Nature); 2018.
40. Myers Thomas W. *Anatomy Trains: Myofascial Meridians for Manual and Movement Therapists.* Elsevier Health Sciences; 2020.
41. Dunk NM, Lalonde J, Callaghan JP. Implications for the use of postural analysis as a clinical diagnostic tool: reliability of quantifying upright standing spinal postures from photographic images. *J Manipulative Physiol Ther.* 2005;28(6):386-392.
42. Champain N, Dupuis R, Pomero V, Mouilleseaux B, Dubousset J, Skalli W. Geometric and postural analysis of mild idiopathic scoliotic patients. *Stud Health Technol Inform.* 2002;91:267-271.
43. Dunk NM, Chung YY, Sullivan Compton D, Callaghan JP. The reliability of quantifying upright standing postures as a baseline diagnostic clinical tool. *J Manipulative Physiol Ther.* 2004;27(2):91-96.
44. Gallego-Izquierdo T, Arroba-Díaz E, García-Ascoz G, Val-Cano MDA, Pecos-Martin D, Cano-de-la-Cuerda R. Psychometric proprieties of a mobile application to measure the craniovertebral angle a validation and reliability study. *Int J Environ Res Public Health.*

2020;17(18):6521. doi:10.3390/ ijerph17186521
45. Grindle DM, Mousavi SJ, Allaire BT, White AP, Anderson DE. Validity of flexicurve and motion capture for measurements of thoracic kyphosis vs standing radiographic measurements. *JOR Spine.* 2020;(3):e1120. doi:10.1002/ jsp2.1120
46. Paillard T, Noé F. Techniques and methods for testing the postural function in healthy and pathological subjects. *BioMed Res Int.* 2015;2015:15. doi:10.1155/2015/891390
47. Agustsson A, Gislason MK, Ingvarsson P, Rodby-Bousquet E, Sveinsson T. Validity and reliability of an iPad with a three-dimensional camera for posture imaging. *Gait Posture.* 2019;68:357-362. doi:10.1016/ j.gaitpost.2018.12.018
48. Hébert-Losier K, Abd Rahman F. Reliability of postural measures in elite badminton players using Posture Pro 8. *Physiother Theory Pract.* 2018; 34(6):483-494. doi:10.1080/09593985.2017.1420117
49. Faramarzi Kohneh Shahri Y, Ghani Zadeh Hesar N. Validity and reliability of smartphone-based Goniometer-Pro app for measuring the thoracic kyphosis. *Musculoskelet Sci Pract.* 2020;49:102216.
50. Pivotto LR, Navarro IJRL, Candotti CT. Radiography and photogrammetry-based methods of assessing cervical spine posture in the sagittal plane: a systematic review with meta-analysis. *Gait Posture.* 2021;84: 357-367.
51. Simpson L, Maharaj MM, Mobbs RJ. The role of wearables in spinal posture analysis: a systematic review. *BMC Musculoskelet Disord.* 2019;*20*:55. doi:10.1186/s12891-019-2430-6
52. Furness J, Schram B, Cox AJ, Anderson SL, Keogh J. Reliability and concurrent validity of the iPhone® Compass application to measure thoracic rotation range of motion (ROM) in healthy participants. *Peer J.* 2018;6:e4431.
53. Brin P, McHugh BP, Morton A, Akhbari B, Molino J, Crisco JJ. Accuracy of an electrogoniometer relative to optical motion tracking for quantifying wrist range of motion. *J Med Eng Technol.* 2020;44(2):49-54.
54. Tsunoda K. Height loss caused by bent posture: a risk factor for stroke from ENT clinic-is it time to reconsider the physical examination? *Acta Otolaryngol.* 2011;131(10):1079-1085.
55. Conti PBM, Sakano E, Ribeiro MÂGO, Schivinski CIS, Ribeiro JD. Assessment of the body posture of mouth-breathing children and adolescents. *J Pediatr.* 2011;87(4):357-363.
56. Silva AG, Punt TD, Johnson MI. Reliability and validity of head posture assessment by observation and a four-category scale. *Man Ther.* 2010;15(5):490-495.
57. Sweeting K, Mock M. Gait and posture: assessment in general practice. *Aust Fam Physician.* 2007;36(6):398-405.
58. Sutherland C, Albert W, Wrigley A, Callaghan J. The effect of camera viewing angle on posture assessment repeatability and cumulative spinal loading. *Ergonomics.* 2007;50(6):877-889.
59. Albuquerque Baltar J, Brasileiro Santos Mdo S, Justino da Silva H. Does asthma promote changes in static posture? Systematic review. *Rev Port Pneumol.* 2010;16(3):471-476.
60. Fortin C, Ehrmann Feldman D, Cheriet F, Labelle H. Clinical methods for quantifying body segment posture: a literature review. *Disabil Rehabil.* 2011;33(5):367-383.
61. Hammer W. The use of transverse friction massage in the management of chronic bursitis of the hip or shoulder. *J Manipulative Physiol Ther.* 1993; 16(2):107.
62. Knapstad MK, Nordahl SH, Naterstad IF, Ask T, Skouen JS, Goplen FK. Measuring pressure pain threshold in the cervical region of dizzy patients—the reliability of a pressure algometer. *Physiother Res Int.* 2018. doi:10.1002/pri.1736
63. Tillman LJ, Hanks JE. Wound healing: injury and repair of dense connective tissues. In: Hertling D, Kessler RM, eds. *Management of Common Musculoskeletal Conditions.* 4th ed. Lippincott Williams & Wilkins; 2006:15-26.
64. Junger M, Steins A, Zuder D, Klyscz T. Physical therapy of venous diseases. *Vasa.* 1998;27(2):73-79.
65. Ogilvie-Harris D, Myerthall S. The diabetic frozen shoulder: arthroscopic release. *Arthroscopy.* 1997;13(1):1-8.
66. Siegel LB, Cohen NJ, Gall EP. Adhesive capsulitis: a sticky issue. *Am Fam Physician.* 1999;59(7):1843-1850.
67. Gam A, Schydlowsky P, Rossel I, Remvig L, Jensen E. Treatment of "frozen shoulder" with distension and glucorticoid compared with glucorticoid alone: a randomised controlled trial. *Scand J Rheumatol.* 1998;27(6):425-430.
68. Schenk TJ, Brems JJ. Multidirectional instability of the shoulder: pathophysiology, diagnosis, and management. *J Am Acad Orthop Surg.* 1998;6(1):65-72.
69. Baker CL Jr, Merkley MS. Clinical evaluation of the athlete's shoulder. *J Athl Train.* 2000;35(3):256.
70. Harry Von P, Maloul R, Hoffmann M, Hall T, Ruch MM, Ballenberger N. Diagnostic accuracy and validity of three manual examination tests to identify alar ligament lesions: results of a blinded case-control study. *J Man Manip Ther.* 2019;27(2):83-91. doi:10.1080/10669817.2018.1539434
71. Sevier TL, Wilson JK. Treating lateral epicondylitis. *Sports Med.* 1999;28(5):375-380.
72. Barozzi L, Olivieri I, De Matteis M, Padula A, Pavlica P. Seronegative spondyloarthropathies: imaging of spondylitis, enthesitis and dactylitis. *Eur J Radiol.* 1998;27:S12-S17.
73. Coari G, Paoletti F, Iagnocco A. Shoulder involvement in rheumatic diseases. Sonographic findings. *J Rheumatol.* 1999;26(3):668-673.
74. Hjelm R, Draper C, Spencer S. Anterior-inferior capsular length insufficiency in the painful shoulder. *J Orthop Sports Phys Ther.* 1996;23(3):216-222.
75. Abulhasan JF, Snow MD, Anley CM, Bakhsh MM, Grey MJ. An extensive evaluation of different knee stability assessment measures: a systematic review. *J Funct Morphol Kinesiol.* 2016;1(2):209-229. doi:10.3390/jfmk1020209
76. Messina DF, Farney WC, DeLee JC. The incidence of injury in Texas high school basketball. *Am J Sports Med.* 1999;27(3):294-299.
77. Spanhove V, De Wandele I, Kjær BH, Malfait F, Vanderstukken F, Cools A. The effect of five isometric exercises on glenohumeral translations in healthy subjects and patients with the hypermobility type of the EhlersDanlos syndrome (heds) or hypermobility spectrum disorder (hsd) with multidirectional shoulder instability: an observational study. *Physiotherapy.* 2020;107:11-18.
78. Cyriax J, Coldham M. *Textbook of Orthopedic Medicine, Volume 2. Treatment by Manipulation, Massage and Injection.* 11th ed. Bailliere Tindall; 1984.
79. Fritz JM, Delitto A, Erhard RE, Roman M. An examination of the selective tissue tension scheme, with evidence for the concept of a capsular pattern of the knee. *Phys Ther.* 1998;78(10):1046-1056.
80. Kuo Y, Hsieh L. Validity of Cyriax's functional examination for diagnosing shoulder pain: a diagnostic accuracy study. *JMPT.* 2019;42(6):407-415.
81. Wilk K, Andrews J, Arrigo C. The physical examination of the glenohumeral joint: emphasis on the stabilizing structures. *J Orthop Sports Phys Ther.* 1997;25(6):380.
82. Blevins FT. Rotator cuff pathology in athletes. *Sports Med.* 1997;24(3): 205-220.
83. van Dijk CN, Mol BWJ, Lim LSL, Marti RK, Bossuyt PMM. Diagnosis of ligament rupture of the ankle joint: physical examination, arthrography, stress radiography and sonography compared in 160 patients after inversion trauma. *Acta Orthop.* 1996;67(6):566-570.
84. Dias R, Cutts S, Massoud S. Frozen shoulder. *BMJ.* 2005;331(7530): 1453-1456.
85. Blakey CM, Field MH, Singh PJ, Tayar R, Field RE. Secondary capsular laxity of the hip. *Hip Int.* 2010;20(4):497-504.
86. Ng AWH, Chu C, Lo W, Lai Y, Kam C. Assessment of capsular laxity in patients with recurrent anterior shoulder dislocation using MRI. *Am J Roentgenol.* 2009;192(6):1690-1695.
87. Ivancic PC, Ito S, Tominaga Y, et al. Whiplash causes increased laxity of cervical capsular ligament. *Clin Biomech.* 2008;23(2):159-165.
88. Dewing CB, McCormick F, Bell SJ, et al. An analysis of capsular area in pa- tients with anterior, posterior, and multidirectional shoulder instability. *Am J Sports Med.* 2008;36(3):515-522.
89. Mense S, Gerwin R, eds. *Muscle Pain: Understanding the Mechanisms.* Springer-Verlag Berlin Heidelberg; 2010.
90. Pappas E, White DJ. Musculoskeletal examination. In: O'Sullivan SB, Schmitz TJ, Fulk G, eds. *Physical Rehabilitation.* 7th ed. FA Davis; 2019:101-133.
91. Norkin W. *Measurement of Joint Motion: A Guide to Goniometry.* 5th ed. FA Davis Company; 2016.
92. Gilliam J, Barstow IK. Joint range of motion. In: Van Deusen J,

Brunt D, eds. *Assessment in Occupational Therapy and Physical Therapy.* WB Saunders; 1997.
93. Boyd BS. Measurement properties of a hand-held inclinometer during straight leg raise neurodynamic testing. *Physiotherapy.* 2012;98(2):174-179.
94. Camargo PR, Phadke V, Zanca GG, Ludewig PM. Concurrent validity of inclinometer measures of scapular and clavicular positions in arm elevation. *Physiother Theory Pract.* 2018;34(2):121-130.
95. Hannah DC, Scibek JS. Collecting shoulder kinematics with electromagnetic tracking systems and digital inclinometers: a review. *World J Orthop.* 2015;6(10):783-794.
96. Konor MM, Morton S, Eckerson JM, Grindstaff TL. Reliability of three measures of ankle dorsiflexion range of motion. *Int J Sports Phys Ther.* 2012;7(3):279-287.
97. Roach S, San Juan JG, Suprak DN, Lyda M. Concurrent validity of digital inclinometer and universal goniometer in assessing passive hip mobility in healthy subjects. *Int J Sports Phys Ther.* 2013;8(5):680-688.
98. Pourahmadi MR, Taghipour M, Jannati E, Mohseni-Bandpei MA, Ebrahimi Takamjani I, Rajabzadeh F. Reliability and validity of an iPhone(®) application for the measurement of lumbar spine flexion and extension range of motion. *PeerJ.* 2016;4:e2355.
99. Pourahmadi M, Hesarikia H, Ghanjal A, Shamsoddini A. Psychometric properties of the iHandy level smartphone application for measuring lumbar spine range of motion and lordosis: a systematic review of the literature. *J Sport Rehabil.* 2019:1-22.
100. Meyer DC, Werner CML, Wyss T, Vienne P. A mechanical equinometer to measure the range of motion of the ankle joint: interobserver and intraobserver reliability. *Foot Ankle Int.* 2006;27(3):202-205.
101. Macionis V. Reliability of the standard goniometry and diagrammatic recording of finger joint angles: a comparative study with healthy subjects and non-professional raters. *BMC Musculoskelet Disord.* 2013;14:17. doi:10.1186/1471-2474-14-17
102. Neumann DA. *Kinesiology of the Musculoskeletal System: Foundations for Physical Rehabilitation.* Mosby; 2016.
103. O'Sullivan SB, Schmitz TJ, Fulk G. *Physical Rehabilitation.* 7th ed. FA Davis; 2019.
104. Gajdosik RL. Comparison and reliability of three goniometric methods for measuring forearm supination and pronation. *Percept Mot Skills.* 2001;93(2):353-355.
105. Flowers KR, Stephens-Chisar J, LaStayo P, Galante BL. Intrarater reliability of a new method and instrumentation for measuring passive supination and pronation: a preliminary study. *J Hand Ther.* 2001;14(1):30-35.
106. Brosseau L, Balmer S, Tousignant M, et al. Intra-and intertester reliability and criterion validity of the parallelogram and universal goniometers for measuring maximum active knee flexion and extension of patients with knee restrictions. *Arch Phys Med Rehabil.* 2001;82(3):396-402.
107. Ellis B, Bruton A. A study to compare the reliability of composite finger flexion with goniometry for measurement of range of motion in the hand. *Clin Rehabil.* 2002;16(5):562-570.
108. Menadue C, Raymond J, Kilbreath S, Refshauge K, Adams R. Reliability of two goniometric methods of measuring active inversion and eversion range of motion at the ankle. *BMC Musculoskelet Disord.* 2006;7(1):60.
109. Stam HJ, Ardon MS, den Ouden AC, Schreuders TA, Roebroeck ME. The compangle: a new goniometer for joint angle measurements of the hand. A technical note. *Eura Medicophys.* 2006;42(1):37-40.
110. Holm I, Bolstad B, Lütken T, Ervik A, Røkkum M, Steen H. Reliability of goniometric measurements and visual estimates of hip ROM in patients with osteoarthrosis. *Physiother Res Int.* 2000;5(4):241-248.
111. Chiu H, Su F. The motion analysis system and the maximal area of fingertip motion: a preliminary report. *J Hand Surg Br.* 1996;21(5):604-608.
112. Schurr SA, Marshall AN, Resch JE, Saliba SA. Two-dimensional video analysis is comparable to 3d motion capture in lower extremity movement assessment. *Int J Sports Phys Ther.* 2017;12(2):163-172.
113. Williams MA, McCarthy CJ, Chorti A, Cooke MW, Gates S. A systematic review of reliability and validity studies of methods for measuring active and passive cervical range of motion. *JMPT.* 2010;33(2):138-155.
114. Williams GN, Gangel TJ, Arciero RA, Uhorchak JM, Taylor DC. Compari- son of the single assessment numeric evaluation method and two shoulder rating scales. *Am J Sports Med.* 1999;27(2):214-221.
115. Barrett C, Singer K, Day R. Assessment of combined movements of the lumbar spine in asymptomatic and low back pain subjects using a three-dimensional electromagnetic tracking system. *Man Ther.* 1999;4(2):94-99.
116. Nitschke JE, Nattrass CL, Disler PB, Chou MJ, Ooi KT. Reliability of the American Medical Association guides' model for measuring spinal range of motion: its implication for whole-person impairment rating. *Spine.* 1999;24(3):262.
117. Evans K, Refshauge KM, Adams R. Measurement of active rotation in standing: reliability of a simple test protocol. *Percept Mot Skills.* 2006;103(2):619-628.
118. Ng JKF, Kippers V, Richardson CA, Parnianpour M. Range of motion and lordosis of the lumbar spine: reliability of measurement and normative values. *Spine.* 2001;26(1):53-60.
119. Harrison DE, Haas JW, Cailliet R, Harrison DD, Holland B, Janik TJ. Concurrent validity of flexicurve instrument measurements: sagittal skin contour of the cervical spine compared with lateral cervical radiographic measurements. *J Manipulative Physiol Ther.* 2005;28(8):597-603.
120. Piva SR, Erhard RE, Childs JD, Hicks G, Al-Abdulmohsin H. Reliability of measuring iliac crest level in the standing and sitting position using a new measurement device. *J Manipulative Physiol Ther.* 2003;26(7):437-441.
121. Hresko MT, Mesiha M, Richards K, Zurakowski D. A comparison of methods for measuring spinal motion in female patients with adolescent idiopathic scoliosis. *J Pediatr Orthop.* 2006;26(6):758.
122. Morphett AL, Crawford CM, Lee D. The use of electromagnetic tracking technology for measurement of passive cervical range of motion: a pilot study. *J Manipulative Physiol Ther.* 2003;26(3):152-159.
123. Hagins M, Brown M, Cook C, et al. Intratester and intertester reliability of the palpation meter (PALM) in measuring pelvic position. *J Manipulative Manipulative Ther.* 1998;6(3):130-136.
124. Kaltenborn F. *Manual Mobilization of the Joints: Vol 1—The Extremities.* 8th ed. Orthopedic Physical Therapy Products; 2014.
125. Fjellner A, Bexander C, Faleij R, Strender LE. Interexaminer reliability in physical examination of the cervical spine. *J Manipulative Physiol Ther.* 1999;22(8):511-516.
126. Olson KA, Paris SV, Spohr C, Gorniak G. Radiographic assessment and reliability study of the craniovertebral sidebending test. *J Man Manip Ther.* 1998;6(2):87-96.
127. Huber FE, Irrgang JJ, Harner C, Lephart S. Intratester and intertester reliability of the KT-1000 arthrometer in the assessment of posterior laxity of the knee. *Am J Sports Med.* 1997;25(4):479-485.
128. Wiertsema S, Hooff H, Migchelsen LAA, Steultjens M. Reliability of the KT1000 arthrometer and the Lachman test in patients with an ACL rupture. *The Knee.* 2008;15:107-110. doi:10.1016/j.knee.2008.01.003
129. Lemeunier N, Jeoun, EB, Suri M, et al. Reliability and validity of clinical tests to assess posture, pain location, and cervical spine mobility in adults with neck pain and its associated disorders: part 4. A systematic review from the cervical assessment and diagnosis research evaluation (CADRE) collaboration. *Musculoskelet Sci Pract.* 2018;38:128-147.
130. Malanga GA, Andrus S, Nadler SF, McLean J. Physical examination of the knee: a review of the original test description and scientific validity of common orthopedic tests. *Arch Phys Med Rehabil.* 2003;84(4):592-603.
131. Bauer BA, Cutshall SM, Wentworth LJ, et al. Effect of massage therapy on pain, anxiety, and tension after cardiac surgery: a randomized study. *Complement Ther Clin Pract.* 2010;16(2):70-75.
132. Lakhani E, Nook B, Haas M, Docrat A. Motion palpation used as a postmanipulation assessment tool for monitoring end-feel improvement: a randomized controlled trial of test responsiveness. *J Manipulative Physiol Ther.* 2009;32(7):549-555.
133. Haneline MT, Cooperstein R, Young M, Birkeland K. Spinal motion palpation: a comparison of studies that assessed intersegmental end feel vs excursion. *J Manipulative Physiol Ther.* 2008;31(8):616-626.
134. Haneline M, Cooperstein R, Young M, Birkeland K. An annotated bibliography of spinal motion palpation reliability studies. *J Can Chiropr Assoc.* 2009;53(1):40.
135. van de Pol RJ, van Trijffel E, Lucas C. Inter-rater reliability for mea-

surement of passive physiological range of motion of upper extremity joints is better if instruments are used: a systematic review. *J Physiother.* 2010;56(1):7-17.
136. Gatt A, Chockalingam N. Clinical assessment of ankle joint dorsiflexion. *J Am Podiatr Med Assoc.* 2011;101(1):59-69.
137. van Trijffel E, van de Pol RJ, Oostendorp R, Lucas C. Interrater reliability for measurement of passive physiological movements in lower extremity joints is generally low: a systematic review. *J Physiother.* 2010;56(4):223-235.
138. Bozic PR, Pazin NR, Berjan BB, Planic NM, Cuk ID. Evaluation of the field tests of flexibility of the lower extremity: reliability and the concurrent and factorial validity. *J Strength Cond Res.* 2010;24(9):2523.
139. Araújo CGS. Flexibility assessment: normative values for flexitest from 5 to 91 years of age. *Arq Bras Cardiol.* 2008;90(4):280-287.
140. Zchezewski JE. Improving flexibility. In: Scully RM, Barnes MR, eds. *Physical Therapy.* Lippincott Company; 1989.
141. Simons D, Mense S. Understanding and measurement of muscle tone as related to clinical muscle pain. *Pain.* 1998;75(1):1-17.
142. Santi MD, Botte MJ. Volkmann's ischemic contracture of the foot and ankle: evaluation and treatment of established deformity. *Foot Ankle Int.* 1995;16(6):368-377.
143. O'Dwyer N, Ada L, Neilson P. Spasticity and muscle contracture following stroke. *Brain.* 1996;119(5):1737-1749.
144. Niamane R, Birouk N, Benomar A, et al. Rigid spine syndrome. Two case-reports. *Rev Rhum Engl Ed.* 1999;66(6):347-350.
145. Noonan TJ, Garrett WE Jr. Muscle strain injury: diagnosis and treatment. *J Am Acad Orthop Surg.* 1999;7(4):262-269.
146. Almekinders LC. Tendinitis and other chronic tendinopathies. *J Am Acad Orthop Surg.* 1998;6(3):157-164.
147. Khan KM, Cook JL, Bonar F, Harcourt P, Astrom M. Histopathology of common tendinopathies: update and implications for clinical management. *Sports Med.* 1999;27(6):393-408.
148. Fredriksen H, Dagfinrud H, Jacobsen V, Maehlum S. Passive knee extension test to measure hamstring muscle tightness. *Scand J Med Sci Sports.* 1997;7(5):279-282.
149. Jones CJ, Rikli RE, Max J, Noffal G. The reliability and validity of a chair sit-and-reach test as a measure of hamstring flexibility in older adults. *Res Q Exerc Sport.* 1998;69:338-343.
150. Tyler TF, Roy T, Nicholas SJ, Gleim GW. Reliability and validity of a new method of measuring posterior shoulder tightness. *J Orthop Sports Phys Ther.* 1999;29(5):262-269.
151. Scully RM, Barnes MR. *Physical Therapy.* J. B. Lippincott Company; 1989.
152. Reese N. Use of an inclinometer to measure flexibility of the iliotibial band using the Ober test and the modified Ober test: differences in magnitude and reliability of measurements. *J Orthop Sports Phys Ther.* 2003;33:326-330.
153. Reid DA, McNair PJ. Passive force, angle, and stiffness changes after stretching of hamstring muscles. *Med Sci Sports Exerc.* 2004;36(11):1944-1948.
154. Cornbleet SL, Woolsey NB. Assessment of hamstring muscle length in school-aged children using the sit-and-reach test and the inclinometer measure of hip joint angle. *Phys Ther.* 1996;76(8):850-855.
155. Allison GT, Weston R, Shaw R, et al. The reliability of quadriceps muscle stiffness in individuals with Osgood-Schlatter disease. *J Sport Rehab.* 1998;7:258-266.
156. Siems JJ, Breur GJ, Blevins WE, Cornell KK. Use of two-dimensional real-time ultrasonography for diagnosing contracture and strain of the infraspinatus muscle in a dog. *J Am Vet Med Assoc.* 1998;212(1):77-80.
157. Rothenberger A, Huther G. The role of psychosocial stress in childhood for structural and functional brain development: neurobiological basis of developmental psychopathology. *Prax Kinderpsychol Kinderpsychiatr.* 1997;46(9):623-644.
158. Diniz DHMP, Schor N, Blay SL. Stressful life events and painful recurrent colic of renal lithiasis. *J Urol.* 2006;176(6):2483-2487.
159. Selye H. Stress and the general adaptation syndrome. *Br Med J.* 1950;1(4667):1383-1392. doi:10.1136/bmj.1.4667.1383
160. Clarke D, Singh R. Life events, stress appraisals, and hospital doctors' mental health. *N Z Med J.* 2004;117(1204):U1121.
161. Holmes TH, Rahe RH. The social readjustment rating scale. *J Psychosom Res.* 1967;11:213-218.
162. Lazarus RS, Folkman S. *Manual for the Hassles and Uplifts Scales.* Consulting Psychologists Press; 1989.
163. Folkman S, Lazarus RS. *Ways of Coping Questionnaire Research Edition.* Consulting Psychologists Press; 1988.
164. Carlson JF, Geininger KF, Jonson JL. *The Twenty-First Mental Measurements Yearbook.* Buros Institute of Mental Measurements; 2020.
165. Ermis MN, Yıldırım D, Durakbasa MO, Tamam C, Ermis OE. Medial superior cluneal nerve entrapment neuropathy in military personnel; diagnosis and etiologic factors. *J Back Musculoskelet Rehabil.* 2011;24(3):137-144.
166. Rha D, Shin JC, Kim YK, Jung JH, Kim YU, Lee SC. Detecting local twitch responses of myofascial trigger points in the lower-back muscles using ultraso- nography. *Arch Phys Med Rehabil.* 2011;92(10):1576-1580.
167. Grogono B. Textbook of orthopedic medicine, vol 1: diagnosis of soft tissue lesions. *Can Med Assoc J.* 1976;115(1):26.
168. Ferber R, Kendall KD, Farr L. Changes in knee biomechanics after a hip-abductor strengthening protocol for runners with patellofemoral pain syndrome. *J Athl Train.* 2011;46(2):142-149.
169. Knepler C, Bohannon RW. Subjectivity of forces associated with manual-mus- cle test grades of 3+, 4-, and 4. *Percept Mot Skills.* 1998;87(3f):1123-1128.
170. Jain M, Smith M, Cintas H, et al. Intra-rater and inter-rater reliability of the 10-point manual muscle test (MMT) of strength in children with juve- nile idiopathic inflammatory myopathies (JIIM). *Phys Occup Ther Pediatr.* 2006;26(3):5-17.
171. Fournier K, Bourbonnais D, Bravo G, Arsenault J, Harris P, Gravel D. Reliability and validity of pinch and thumb strength measurements in de Quervain's disease. *J Hand Ther.* 2006;19(1):2-11.
172. Li RC, Jasiewicz JM, Middleton J, et al. The development, validity, and reliability of a manual muscle testing device with integrated limb position sensors. *Arch Phys Med Rehabil.* 2006;87(3):411-417.
173. Hogrel JY, Ollivier G, Desnuelle C. Manual and quantitative muscle testing in neuromuscular disorders. How to assess the consistency of strength measurements in clinical trials? *Rev Neurol (Paris).* 2006;162(4):427-436.
174. Krause DA, Schlagel SJ, Stember BM, Zoetewey JE, Hollman JH. Influence of lever arm and stabilization on measures of hip abduction and adduction torque obtained by hand-held dynamometry. *Arch Phys Med Rehabil.* 2007;88(1):37-42.
175. Ladeira CE, Hess LW, Galin BM, Fradera S, Harkness MA. Validation of an abdominal muscle strength test with dynamometry. *J Strength Cond Res.* 2005;19(4):925-930.
176. Burns SP, Spanier DE. Break-technique handheld dynamometry: relation between angular velocity and strength measurements. *Arch Phys Med Rehabil.* 2005;86(7):1420-1426.
177. Toemen A, Dalton S, Sandford F. The intra- and inter-rater reliability of manual muscle testing and a hand-held dynamometer for measuring wrist strength in symptomatic and asymptomatic subjects. *Hand Ther.* 2011;16(3):67-74. doi:10.1258/ht.2011.011010
178. Bohannon RW. Manual muscle testing: does it meet the standards of an adequate screening test? *Clin Rehabil.* 2005;19(6):662-667.
179. Mentiplay BF, Perraton LG, Bower KJ, et al. Assessment of lower limb muscle strength and power using hand-held and fixed dynamometry: a reliability and validity study. *PLoS One.* 2015;10(10):e0140822. doi:10.1371/journal. pone.0140822
180. Stark T, Walker B, Phillips JK, Fejer R, Beck R. Hand-held dynamometry correlation with the gold standard isokinetic dynamometry: a systematic review. *PM R.* 2011;3(5):472-479.
181. Kirk EA, Rice CL. Contractile function and motor unit firing rates of the human hamstrings. *J Neurophysiol.* 2017;117:243-250. doi:10.1152/jn.00620.2016
182. Binder-Macleod SA, Lee SCK, Fritz AD, Kucharski LJ. New look at force-frequency relationship of human skeletal muscle: effects of fatigue. *J Neurophysiol.* 1998;79(4):1858-1868.
183. Wilkerson G, Pinerola J, Caturano R. Invertor vs. evertor peak torque and power deficiencies associated with lateral ankle ligament injury. *J Orthop Sports Phys Ther.* 1997;26(2):78.
184. Whitcomb LJ, Kelley MJ, Leiper CI. A comparison of torque production during dynamic strength testing of shoulder abduction in the coronal plane and the plane of the scapula. *J Orthop Sports Phys Ther.* 1995;21(4):227-232.
185. Bridgewater KJ, Sharpe MH. Trunk muscle performance in early Par-

kinson's disease. *Phys Ther.* 1998;78(6):566-576.
186. Shirley LF, Caroline WJ, Scott MH. Effect of work glove and type of muscle action on grip fatigue. *Ergonomics.* 1997;40(6):601-612.
187. Möller M, Lind K, Styf J, Karlsson J. The reliability of isokinetic testing of the ankle joint and a heel-raise test for endurance. *Knee Surg Sports Traumatol Arthrosc.* 2005;13(1):60-71.
188. Wang SS, Normile SO, Lawshe BT. Reliability and smallest detectable change determination for serratus anterior muscle strength and endurance tests. *Physiother Theory Pract.* 2006;22(1):33-42.
189. Kaegi C, Thibault MC, Giroux F, Bourbonnais D. The interrater reliability of force measurements using a modified sphygmomanometer in elderly subjects. *Phys Ther.* 1998;78(10):1095-1103.
190. Sherrington C, Lord SR. Reliability of simple portable tests of physical performance in older people after hip fracture. *Clin Rehabil.* 2005;19(5):496-504.
191. Kambič T, Lainščak M, Hadžić V. Reproducibility of isokinetic knee test- ing using the novel isokinetic SMM iMoment dynamometer. *PLoS One.* 2020;15(8):e0237842. doi:10.1371/journal.pone.0237842
192. Bohannon RW. Alternatives for measuring knee extension strength of the elderly at home. *Clin Rehabil.* 1998;12(5):434-440.
193. Roberts HC, Denison HJ, Martin HJ, et al. A review of the measurement of grip strength in clinical and epidemiological studies: towards a standardised approach. *Age Ageing.* 2011;40(4):423-429.
194. Queme LF, Ross JL, Jankowski MP. Peripheral mechanisms of ischemic myalgia. *Front Cell Neurosci.* 2017;11:419.
195. Mense S. Muscle pain: mechanisms and clinical significance. *Dtsch Arztebl Int.* 2008;105(12):214-219.
196. Shalev AY, Bloch M, Peri T, Bonne O. Alprazolam reduces response to loud tones in panic disorder but not in posttraumatic stress disorder. *Biol Psychiatry.* 1998;44(1):64-68.
197. Smith LK, Weiss EL, Lehmkuhl LD. *Brunnstrom's Clinical Kinesiology.* 5th ed. FA Davis Company; 1996.
198. Maruyama K. Connectin, an elastic protein of striated muscle. *Biophys Chem.* 1994;50(1-2):73-85.
199. Prado LG, Makarenko I, Andresen C, Krüger M, Opitz CA, Linke WA. Isoform diversity of giant proteins in relation to passive and active contractile properties of rabbit skeletal muscles. *J Gen Physiol.* 2005;126(5):461-480.
200. Campbell K, Lakie M. A cross-bridge mechanism can explain the thixotropic short-range elastic component of relaxed frog skeletal muscle. *J Physiol (Lond).* 1998;510(3):941-962.
201. O'Sullivan SB. Chapter 10: Strategies to improve motor learning and motor control. In: O'Sullivan SB, Schmitz TJ, Fulk G, eds. *Physical Rehabilitation.* 7th ed. FA Davis; 2019:363-411.
202. Katavich L. Neural mechanisms underlying manual cervical traction. *J Man Manip Ther.* 1999;7(1):20-25.
203. Katavich L. Differential effects of spinal manipulative therapy on acute and chronic muscle spasm: a proposal for mechanisms and efficacy. *Man Ther.* 1998;3(3):132-139.
204. Li F, Wu Y, Li X. Test-retest reliability and inter-rater reliability of the Modified Tardieu Scale and the Modified Ashworth Scale in hemiplegic patients with stroke. *Eur J Phys Rehabil Med.* 2014;50(1):9-15.
205. Dvorák J. Epidemiology, physical examination, and neurodiagnostics. *Spine.* 1998;23(24):2663.
206. Walsh EG. *Muscles, Masses and Motion: The Physiology of Normality, Hypertonicity, Spasticity and Rigidity.* International ed. Mac Kieth Press; 1993.
207. Hill D. Tension due to interaction between the sliding filaments in resting striated muscle. The effect of stimulation. *J Physiol (Lond).* 1968;199(3):637-684.
208. Masi AT, Hannon JC. Human resting muscle tone (HRMT): narrative introduction and modern concepts. *J Bodyw Mov Ther.* 2008;12(4):320-332.
209. Masi AT, Nair K, Evans T, Ghandour Y. Clinical, biomechanical, and physiological translational interpretations of human resting myofascial tone or tension. *Int J Ther Massage Bodywork.* 2010;3(4):16.
210. Reynolds R, Lakie M. Postmovement changes in the frequency and amplitude of physiological tremor despite unchanged neural output. *J Neurophysiol.* 2010;104(4):2020-2023.
211. Svensson P. Muscle pain in the head: overlap between temporomandibular disorders and tension-type headaches. *Curr Opin Neurol.* 2007;20(3):320.
212. Pluess M, Conrad A, Wilhelm FH. Muscle tension in generalized anxiety disorder: a critical review of the literature. *J Anxiety Disord.* 2009;23(1):1-11.
213. Snider KT, Snider EJ, Degenhardt BF, Johnson JC, Kribs JW. Palpatory accuracy of lumbar spinous processes using multiple bony landmarks. *J Manipulative Physiol Ther.* 2011;34(5):306-313.
214. Petrone MR, Guinn J, Reddin A, Sutlive TG, Flynn TW, Garber MP. The accuracy of the palpation meter (PALM) for measuring pelvic crest height difference and leg length discrepancy. *J Orthop Sports Phys Ther.* 2003;33(6):319-325.
215. Rolf I. *Rolfing: Reestablishing the Natural Alignment and Structural Integration of the Human Body for Vitality and Well-Being.* Healing Arts Press; 1989.
216. Chaitow L. *Modern Neuromuscular Techniques.* 3rd ed. Churchill Livingstone; 2010.
217. Mannheim CJ. *The Myofascial Release Manual.* 4th ed. Slack Inc; 2008.
218. Sucher BM. Thoracic outlet syndrome—a myofascial variant: part 1. Pathology and diagnosis. *J Am Osteopath Assoc.* 1990;90(8):686-696.
219. Sucher B, Heath D. Thoracic outlet syndrome—a myofascial variant: part 3. Structural and postural considerations. *J Am Osteopath Assoc.* 1993;93(3):334-334.
220. Boyling JD, Jull G. *Grieve's Modern Manual Therapy: The Vertebral Column.* 3rd ed. Churchill Livingstone; 2005.
221. Cisler T. Whiplash as a total-body injury. *J Am Osteopath Assoc.* 1994;94(2):145-148.
222. Hanten WP, Chandler SD. Effects of myofascial release leg pull and sagittal plane isometric contract-relax techniques on passive straight-leg raise angle. *J Orthop Sports Phys Ther.* 1994;20(3):138-144.
223. Drape JL, Silbermann-Hoffman O, Houvet P, et al. Complications of flexor tendon repair in the hand: MR imaging assessment. *Radiology.* 1996;198(1):219-224.
224. Tillman LJ, Chasan N, eds. Properties of dense connective tissue. In: Hertling D, Kessler RM, eds. *Management of Common Musculoskeletal Conditions.* 4th ed. Lippincott Williams & Wilkins; 2006.
225. Tillman LJ, Cummings GS. Biologic mechanisms of connective tissue mutability. In: Currier DP, Nelson M, eds. *Dynamics of Human Biologic Tissues.* FA Davis; 1992:44.
226. Hertling D. Friction massage. In: Kessler RM, Hertling D, eds. *Management of Common Musculoskeletal Conditions.* 4th ed. Lippincott Williams & Wilkins; 2006.
227. Hammer WI, Levy P. Combining friction massage with neuromuscular reeducation. In: Hamer WI, ed. *Functional Soft Tissue Examination and Treatment by Manual Methods: New Perspectives.* 3rd ed. Jones and Bartlett Learning; 2007:563-588.
228. Brosseau L, Casimiro L, Milne S, et al. Deep transverse friction massage for treating tendinitis. *Cochrane Database Syst Rev.* 2002;(4):CD003528.
229. Cyriax JH, Cyriax P. *Cyriax's Illustrated Manual of Orthopaedic Medicine.* 2nd ed. Butterworth-Heineman; 1993.
230. Chaves P, Simões D, Paço M, Pinho F, Duarte JA, Ribeiro F. Cyriax's deep friction massage application parameters: evidence from a cross-sectional study with physiotherapists. *Musculoskelet Sci Pract.* 2017;32:92-97.
231. Fernández-de-las-Peñas C, Alonso-Blanco C, Fernández-Carnero J, Carlos Miangolarra-Page J. The immediate effect of ischemic compression technique and transverse friction massage on tenderness of active and latent myofascial trigger points: a pilot study. *J Bodyw Mov Ther.* 2006;10(1):3-9.
232. Lazarus RS. Toward better research on stress and coping. *Am Psychol.* 2000;55:665-673.
233. Lutgendorf SK, Costanzo ES. Psychoneuroimmunology and health psychology: an integrative model. *Brain Behav Immun.* 2003;17(4):225-232.
234. Berczi I. The stress concept and neuroimmunoregulation in modern biology. *Ann N Y Acad Sci.* 1998;851(1):3-12.
235. Szabo S. Hans Selye and the development of the stress concept: special reference to gastroduodenal ulcerogenesis. *Ann N Y Acad Sci.* 1998;851(1):19-27.
236. Sarafino EP, Smith, TW. *Health Psychology: Biopsychosocial Interactions.* 9th ed. Wiley; 2016.
237. Rozanski A, Blumenthal JA, Kaplan J. Impact of psychological factors

on the pathogenesis of cardiovascular disease and implications for therapy. *Circulation.* 1999;99(16):2192-2217.

238. Fuchs E, Flügge G. Stress, glucocorticoids and structural plasticity of the hippocampus. *Neurosci Biobehav Rev.* 1998;23(2):295-300.
239. Wilbert-Lampen U, Trapp A, Modrzik M, Fiedler B, Straube F, Plasse A. Effects of corticotropin-releasing hormone (CRH) on endothelin-1 and NO release, mediated by CRH receptor subtype R2: a potential link between stress and endothelial dysfunction? *J Psychosom Res.* 2006;61(4):453-460.
240. Oei N, Everaerd W, Elzinga B, Van Well S, Bermond B. Psychosocial stress impairs working memory at high loads: an association with cortisol levels and memory retrieval. *Stress.* 2006;9(3):133-141.
241. Steptoe A, Donald AE, O'Donnell K, Marmot M, Deanfield JE. Delayed blood pressure recovery after psychological stress is associated with carotid intima-media thickness. *Arterioscler Thromb Vasc Biol.* 2006;26(11):2547-2551.
242. Jansen LMC, Gispen-de Wied CC, Wiegant VM, Westenberg HGM, Lahuis BE, van Engeland H. Autonomic and neuroendocrine responses to a psychosocial stressor in adults with autistic spectrum disorder. *J Autism Dev Disord.* 2006;36(7):891-899.
243. Elsenbruch S, Lucas A, Holtmann G, et al. Public speaking stress-induced neuroendocrine responses and circulating immune cell redistribution in irritable bowel syndrome. *Am J Gastroenterol.* 2006;101(10):2300-2307.
244. Duncko R, Makatsori A, Fickova E, Selko D, Jezova D. Altered coordination of the neuroendocrine response during psychosocial stress in subjects with high trait anxiety. *Prog Neuro-Psychopharmacol Biol Psychiatry.* 2006;30(6):1058-1066.
245. Keltikangas-Järvinen L, Ravaja N, Räikkönen K, Hautanen A, Adlercreutz H. Relationships between the pituitary-adrenal hormones, insulin, and glucose in middle-aged men: moderating influence of psychosocial stress. *Metab Clin Exp.* 1998;47(12):1440-1449.
246. Sanders K, Bruce N. A prospective study of psychosocial stress and fertility in women. *Hum Reprod.* 1997;12(10):2324-2329.
247. Hannibal KE, Bishop MD. Chronic stress, cortisol dysfunction, and pain: a psychoneuroendocrine rationale for stress management in pain rehabilitation. *Phys Ther.* 2014;94(12):1816-1825.
248. Crofford LJ. Chronic pain: where the body meets the brain. *Trans Am Clin Climatol Assoc.* 2015;126:167-183.
249. Bennett SJ, Puntenney PJ, Walker NL, Ashley ND. Development of an instrument to measure threat related to cardiac events. *Nurs Res.* 1996;45(5):266.
250. Rief W, Shaw R, Fichter MM. Elevated levels of psychophysiological arousal and cortisol in patients with somatization syndrome. *Psychosom Med.* 1998;60(2):198-203.
251. Stones A, Groome D, Perry D, Hucklebridge F, Evans P. The effect of stress on salivary cortisol in panic disorder patients. *J Affect Disord.* 1999;52(1-3):197-201.
252. Eller NH, Netterstrøm B, Hansen ÅM. Psychosocial factors at home and at work and levels of salivary cortisol. *Biol Psychol.* 2006;73(3):280-287.
253. Rohleder N, Wolf JM, Herpfer I, Fiebich BL, Kirschbaum C, Lieb K. No response of plasma substance P, but delayed increase of interleukin-1 receptor antagonist to acute psychosocial stress. *Life Sci.* 2006;78(26):3082-3089.
254. Koo-Loeb JH, Pedersen C, Girdler SS. Blunted cardiovascular and catecholamine stress reactivity in women with bulimia nervosa. *Psychiatry Res.* 1998;80(1):13-27.
255. Demaree HA, Harrison DW. Physiological and neuropsychological correlates of hostility. *Neuropsychologia.* 1997;35(10):1405-1411.
256. Dahlgren A, Kecklund G, Akerstedt T. Overtime work and its effects on sleep, sleepiness, cortisol and blood pressure in an experimental field study. *Scand J Work Environ Health.* 2006;32(4):318-327.
257. Davis PA, Holm JE, Myers TC, Suda KT. Stress, headache, and physiological dysregulation: a time-series analysis of stress in the laboratory. *Headache.* 1998;38(2):116-121.
258. Artinian NT, Washington OGM, Flack JM, Hockman EM, Jen KLC. Depression, stress, and blood pressure in urban African-American women. *Prog Cardiovasc Nurs.* 2006;21(2):68-75.
259. Podbevsek D. Hyperlipidemia with disseminated eruptive xanthomas and hyperglycemia caused by mental stress—a case report. *Lijec Vjesn.* 2005;127(9-10):220-223.
260. Wilhelm FH, Roth WT. Acute and delayed effects of alprazolam on flight phobics during exposure. *Behav Res Ther.* 1997;35(9):831-841.
261. Schneider RH, Nidich SI, Salerno JW, et al. Lower lipid peroxide levels in practitioners of the transcendental meditation program. *Psychosom Med.* 1998;60(1):38-41.
262. Anderzén I, Arnetz BB. Psychophysiological reactions to international adjustment. *Psychother Psychosom.* 1999;68(2):67-75.
263. Schuck P. Glycated hemoglobin as a physiological measure of stress and its relations to some psychological stress indicators. *Behav Med.* 1998;24(2):89-94.
264. Spies RA, Carlson JF, Geisinger KF, eds. *The Twentieth Mental Measurements Yearbook.* Buros Institute of Mental Measurements; 2017.
265. Raja SN, Carr DB, Cohen M, et al. The revised International Association for the Study of Pain definition of pain: concepts, challenges, and compromises. *Pain.* 2020;161(9):1976-1982.
266. Ballantyne JC, Fishman SM, Abdi S. Massachusetts general hospital: handbook of pain management. *Recherche.* 2005;67:2.
267. Woolf CJ, Salter MW. Neuronal plasticity: increasing the gain in pain. *Science.* 2000;288(5472):1765-1768.
268. Johannes CB, Le TK, Zhou X, Johnston JA, Dworkin RH. The prevalence of chronic pain in United States adults: results of an internet-based survey. *J Pain.* 2010;11(11):1230-1239.
269. Backonja MM. Defining neuropathic pain. *Anesth Analg.* 2003;97(3):785-790.
270. Kidd B, Urban L. Mechanisms of inflammatory pain. *Br J Anaesth.* 2001;87(1):3-11.
271. Nijs J, Apeldoorn A, Hallegraeff H, et al. Low back pain: guidelines for the clinical classification of predominant neuropathic, nociceptive, or central sensitization pain. *Pain Physician.* 2015;18(3):E333-E346.
272. Von Baeyer CL. Children's self-reports of pain intensity: scale selection, limitations and interpretation. *Pain Res Manage.* 2006;11(3):157.
273. Heck JF, Sparano JM. A classification system for the assessment of lumbar pain in athletes. *J Athl Train.* 2000;35(2):204-211.
274. Main CJ, de C Williams AC. Musculoskeletal pain. *BMJ.* 2002;325(7363):534-537.
275. Goddard G, Karibe H, McNeill C. Reproducibility of visual analog scale (VAS) pain scores to mechanical pressure. *J Craniomandibular Pract.* 2004;22(3):250-266.
276. Main C, Watson P. Psychological aspects of pain. *Man Ther.* 1999;4(4):203-215.
277. Bourgaize S, Newton G, Kumbhare D, Srbely J. A comparison of the clinical manifestation and pathophysiology of myofascial pain syndrome and fibromyalgia: implications for differential diagnosis and management. *J Can Chiropr Assoc.* 2018;62(1):26-41.
278. Laslett M, McDonald B, Tropp H, Aprill C, Öberg B. Agreement between diagnoses reached by clinical examination and available reference standards: a prospective study of 216 patients with lumbopelvic pain. *BMC Musculoskelet Disord.* 2005;6(1):28.
279. Koes B, Van Tulder M, Thomas S. Diagnosis and treatment of low back pain. *BMJ.* 2006;332(7555):1430-1434.
280. Chaplin ER. Chronic pain and the injured worker: A sociobiological problem. In: Kasdan ML, ed. *Occupational Hand and Upper Extremity Injuries and Diseases.* Hanley and Belfus; 1991:13-45.
281. Simon JM. Chronic pain syndrome: nursing assessment and intervention. *Rehabil Nurs.* 1996;21(1):13-19.
282. Van Herk R, Van Dijk M, Baar FPM, Tibboel D, De Wit R. Observation scales for pain assessment in older adults with cognitive impairments or communication difficulties. *Nurs Res.* 2007;56(1):34.
283. Carr J, Moffett J, Sharp D, Haines D. Is the pain stages of change questionnaire (PSOCQ) a useful tool for predicting participation in a self-management programme? Further evidence of validity, on a sample of UK pain clinic patients. *BMC Musculoskelet Disord.* 2006;7(1):101.
284. Fink R. Pain assessment: the cornerstone to optimal pain management. *Proc (Bayl Univ Med Cent).* 2000;13(3):236-239.
285. Corran TM, Farrell M, Helme RD, Gibson S. The classification of patients with chronic pain: age as a contributing factor. *Clin J Pain.* 1997;13(3):207-214.
286. Sluka KA. Pain mechanisms involved in musculoskeletal disorders. *J Orthop Sports Phys Ther.* 1996;24:240-254.
287. Katavich L. Pain mechanisms underlying peripheral nerve injury: implications for mobilisation of the nervous system. *NZ J Physiother.*

1999;27:24-27.
288. Khalsa PS. Muscle pain due to mechanical stimuli. *J Neuromusculoskelet Syst.* 1999(7):1-8.
289. Seaman DR, Cleveland C III. Spinal pain syndromes: nociceptive, neuropathic, and psychologic mechanisms. *J Manipulative Physiol Ther.* 1999;22(7):458-472.
290. Hall T, Elvey R. Nerve trunk pain: physical diagnosis and treatment. *Man Ther.* 1999;4(2):63-73.
291. Ross R, LaStayo P. Clinical assessment of pain. In: Van Deusen J, Brunt D, eds. *Assessment in Occupational Therapy and Physical Therapy.* Hanley and Belfus; 1997:123-133.
292. Downie W, Leatham P, Rhind V, Wright V, Branco J, Anderson J. Studies with pain rating scales. *Ann Rheum Dis.* 1978;37(4):378-381.
293. McDougall JJ. Arthritis and pain neurogenic origin of joint pain. *Arthritis Res Ther.* 2006;8(6):220.
294. Weinstein SM. Cancer pain. *Phys Med Rehabil State Art Rev.* 1994;8(2):279-296.
295. Elvey RL. Physical evaluation of the peripheral nervous system in disorders of pain and dysfunction. *J Hand Ther.* 1997;10(2):122-129.
296. Lewis J, Ramot R, Green A. Changes in mechanical tension in the median nerve: possible implications for the upper limb tension test. *Physiotherapy.* 1998;84(6):254-261.
297. Song KM, Morton AA, Koch KD, Herring JA, Browne RH, Hanway JP. Chronic musculoskeletal pain in childhood. *J Pediatr Orthop.* 1998;18(5):576.
298. Marovino T, Blackmon CB, Sherman M, Carzon M, Tworek R. Pain assessment. The accuracy and test-retest reliability of dolorimetry measurements in a healthy and chronic pain population. *Am J Pain Manage.* 1995;5(3):94-97.
299. Linde L, Kumbhare D, Joshi M, Srbely J. The relationship between rate of algometer application and pain pressure threshold in the assessment of myofascial trigger point sensitivity. *Pain Pract.* 2017;18(2):224-229. doi:10.1111/ papr.12597
300. Scott J, Huskisson E. Vertical or horizontal visual analogue scales. *Ann Rheum Dis.* 1979;38(6):560.
301. Vining RD, Minkalis AL, Shannon ZK, Twist EJ. Development of an evidence-based practical diagnostic checklist and corresponding clinical exam for low back pain. *J Manipulative Physiol Ther.* 2019;42(9):665-676. doi:10.1016/j.jmpt.2019.08.003
302. Fricton J. Myofascial pain: mechanisms to management. *Oral Maxillofac Surg Clin North Am.* 2016;28(3):289-311.
303. Pedersini P, Negrini S, Cantero-Tellez R, Bishop M, Villafañe J. Pressure algometry and palpation of the upper limb peripheral nervous system in subjects with hand osteoarthritis are repeatable and suggest central changes. *J Hand Ther.* 2020;33(1):103-111.
304. Guthmiller KB, Varacallo M. Complex regional pain syndrome. In: *StatPearls.* StatPearls Publishing; 2020.
305. Hsieh CYJ, Hong CZ, Adams AH, et al. Interexaminer reliability of the palpation of trigger points in the trunk and lower limb muscles. *Arch Phys Med Rehabil.* 2000:81(3):258-264.
306. Rachin ES, Rachin IS, eds. *Myofascial Pain and Fibromyalgia: Trigger Point Management.* Mosby; 2002.
307. Alvarez DJ, Rockwell PG. Trigger points: diagnosis and management. *Am Fam Physician.* 2002;65(4):653-662.
308. Rivner MH. The neurophysiology of myofascial pain syndrome. *Curr Pain Headache Rep.* 2001;5(5):432-440.
309. Boissoneault J, Sevel L, Letzen J, Robinson M, Staud R. Biomarkers for musculoskeletal pain conditions: use of brain imaging and machine learning. *Curr Rheumatol Rep.* 2017;19(1):5.
310. Hammond E. Electrodiagnosis of the neuromuscular system. In: Van Deusen J, Brunt D, eds. *Assessment in Occupational Therapy and Physical Therapy.* WB Saunders; 1997.
311. Abram SE, Miller RD. *Atlas of Anesthesia: Pain Management.* Vol 6. 1st ed. Churchill Livingstone; 1998.
312. American Psychiatric Association, American Psychiatric Association. *Task Force on DSM-IV. Diagnostic and Statistical Manual of Mental Disorders: DSM5.* American Psychiatric Publishing; 2013.
313. Turk DC, Melzack R. *Handbook of Pain Assessment.* The Guilford Press; 2011.
314. Maigne JY, Doursounian L. Entrapment neuropathy of the medial superior cluneal nerve: nineteen cases surgically treated, with a minimum of 2 years' follow-up. *Spine.* 1997;22(10):1156.
315. Van Deursen RWM, Sanchez M, Derr J, Becker M, Ulbrecht J, Cavanagh P. Vibration perception threshold testing in patients with diabetic neuropathy: ceiling effects and reliability. *Diabetic Med.* 2001;18(6):469-475.
316. Billi A, Catalucci A, Barile A, Masciocchi C. Joint impingement syndrome: clinical features. *Eur J Radiol.* 1998;27:S39-S41.
317. Idler RS. General principles of patient evaluation and nonoperative management of cubital syndrome. *Hand Clin.* 1996;12(2):397-403.
318. Nakano KK. Nerve entrapment syndromes. *Curr Opin Rheumatol.* 1997;9(2):165-173.
319. Huang KC, Chen YJ, Hsu RW. Anterior tarsal tunnel syndrome: case report. *Changgeng Yi Xue Za Zhi.* 1999;22(3):503-507.
320. Preston DC. Distal median neuropathies. *Neurol Clin.* 1999;17(3): 407-424.
321. Lee CY. Lower limb entrapment neuropathies. *Phys Med Rehabil State Art Rev.* 1999;13:231-249.
322. Cherniack MG, Moalli D, Viscolli C. A comparison of traditional electrodiagnostic studies, electroneurometry, and vibrometry in the diagnosis of carpal tunnel syndrome. *J Hand Surg.* 1996;21(1):122-131.
323. Kleindienst A, Hamm B, Hildebrandt G, Klug N. Diagnosis and staging of carpal tunnel syndrome: comparison of magnetic resonance imaging and intra-operative findings. *Acta Neurochir.* 1996;138(2): 228-233.
324. Knight CA. Peripheral vascular disease. In: O'Sullivan SB, Schmitz TJ, eds. *Physical Rehabilitation: Assessment and Treatment.* 4th ed. FA Davis Company; 2006:583-619.
325. Johansson K, Albertsson M, Ingvar C, Ekdahl C. Effects of compression bandaging with or without manual lymph drainage treatment in patients with postoperative arm lymphedema. *Lymphology.* 1999;32(3): 103-110.
326. Moholkar K, Fenelon G. Diurnal variations in volume of the foot and ankle. *J Foot Ankle Surg.* 2001;40(5):302-304.
327. Todd J. Lymphoedema—a challenge for all healthcare professionals. *Int J Palliat Nurs.* 1998;4:230-239.
328. Ramadan A. Hand analysis. In: Van Deusen J, Brunt D, eds. *Assessment in Occupational Therapy and Physical Therapy.* WB Saunders; 1997.
329. Palmada M, Shah S, O'Hare K. Issues in the measurement of hand oedema. *Physiotherapy Theory Pract.* 1998;14(3):139-148.
330. Acebes O, Renau E, Sansegundo R, Santos FJ, Aguilar JJ. Evaluation of post-mastectomy lymphedema. Comparative study of two measurement methods (abstract). *Rehabilitacion.* 1999;33:190-194.
331. Klauser A, Frauscher F, Halpern EJ, et al. Remitting seronegative symmetrical synovitis with pitting edema of the hands: ultrasound, color Doppler ultrasound, and magnetic resonance imaging findings. *Arthritis Care Res.* 2005;53(2):226-233.
332. del Olmo J, Espana A, Richter J. The usefulness of isotopic lymphoscintigraphy in the study of lymphedemas. *Actas Dermosifiliogr.* 2005;96(7):419-423.
333. Khan O, Maharaj P, Rampaul R, Archibald A, Naipaul R, Loutan N. Lymphoscintigraphic evaluation of chronic lower limb edema. *West Indian Med J.* 2003;52:136-139.
334. Cornish B, Bunce I, Ward L, Jones L, Thomas B. Bioelectrical impedance for monitoring the efficacy of lymphoedema treatment programmes. *Breast Cancer Res Treat.* 1996;38(2):169-176.
335. Gorassini MA, Bennett DJ, Yang JF. Self-sustained firing of human motor units. *Neurosci Lett.* 1998;247(1):13-16.
336. O'Dwyer NJ, Ada L. Reflex hyperexcitability and muscle contracture in rela- tion to spastic hypertonia. *Curr Opin Neurol.* 1996;9(6):451.
337. Jepsen J, Laursen L, Hagert CG, Kreiner S, Larsen A. Diagnostic accuracy of the neurological upper limb examination II: relation to symptoms of patterns of findings. *BMC Neurol.* 2006;6(1):10.
338. Agostinucci J. Upper motor neuron syndrome. In: Deusen J, Brunt D, eds. *Assessment in Occupational Therapy and Physical Therapy.* 1st ed. WB Saunders Company; 1997:271-293.
339. Clarkson HM. *Musculoskeletal Assessment: Joint Range of Motion and Manual Muscle Strength.* 2nd ed. Lippincott Williams & Wilkins; 2000.
340. Shaw J, Bially J, Deurvorst N, Macfie C, Brouwer B. Clinical and physiological measures of tone in chronic stroke. *J Neurol Phys Ther.* 1999;23(1):19.

341. Yam WKL, Leung MSM. Interrater reliability of modified Ashworth scale and modified Tardieu scale in children with spastic cerebral palsy. *J Child Neurol.* 2006;21(12):1031-1035.
342. Mehrholz J, Wagner K, Meißner D, et al. Reliability of the modified Tardieu scale and the modified Ashworth scale in adult patients with severe brain injury: a comparison study. *Clin Rehabil.* 2005;19(7):751-759.
343. Smith AW, Jamshidi M, Lo SK. Clinical measurement of muscle tone using a velocity-corrected modified Ashworth scale. *Am J Phys Med Rehabil.* 2002;81(3):202.
344. Singer B, Dunne J, Singer K, Allison G. Velocity dependent passive plantar flexor resistive torque in patients with acquired brain injury. *Clin Biomech.* 2003;18(2):157-165.
345. Smith AW, Kirtley C, Jamshidi M. Intrarater reliability of manual passive movement velocity in the clinical evaluation of knee extensor muscle tone. *Arch Phys Med Rehabil.* 2000;81(10):1428-1431.
346. Fleuren JF, Nederhand MJ, Hermens HJ. Influence of posture and muscle length on stretch reflex activity in poststroke patients with spasticity. *Arch Phys Med Rehabil.* 2006;87(7):981-988.
347. Kakebeeke T, Lechner H, Baumberger M, Denoth J, Michel D, Knecht H. The importance of posture on the isokinetic assessment of spasticity. *Spinal Cord.* 2002;40(5):236-243.
348. Lin CCK, Ju MS, Huang HW. Muscle tone in diabetic polyneuropathy evaluated by the quantitative pendulum test. *Arch Phys Med Rehabil.* 2007;88(3):368-373.
349. Lechner HE, Frotzler A, Eser P. Relationship between self-and clinically rated spasticity in spinal cord injury. *Arch Phys Med Rehabil.* 2006;87(1):15-19.
350. McDonald MF, Kevin Garrison M, Schmit BD. Length–tension properties of ankle muscles in chronic human spinal cord injury. *J Biomech.* 2005;38(12):2344-2353.
351. Rabita G, Dupont L, Thevenon A, Lensel-Corbeil G, Pérot C, Vanvelcenaher J. Quantitative assessment of the velocity-dependent increase in resistance to passive stretch in spastic plantarflexors. *Clin Biomech.* 2005;20(7):745-753.
352. Peng Q, Shah P, Selles RW, Gaebler-Spira DJ, Zhang LQ. Measurement of ankle spasticity in children with cerebral palsy using a manual spasticity evaluator. *Conf Proc IEEE Eng Med Biol Soc.* 2004;7:4896-4899.
353. Sabari J. Motor control. In: Van Eusen J, Brunt D, eds. *Assessment in Occupational Therapy and Physical Therapy.* WB Saunders; 1997.
354. Vattanasilp W, Ada L. The relationship between clinical and laboratory measures of spasticity. *Aust J Physiother.* 1999;45(2):135-139.
355. Rabadi MH, Rabadi FM. Comparison of the action research arm test and the Fugl-Meyer assessment as measures of upper-extremity motor weakness after stroke. *Arch Phys Med Rehabil.* 2006;87(7):962-966.
356. Hsueh IP, Hsieh CL. Responsiveness of two upper extremity function instruments for stroke in patients receiving rehabilitation. *Clin Rehabil.* 2002;16(6):617-624.
357. de Nap Shelton F, Volpe BT, Reding M. Motor impairment as a predictor of functional recovery and guide to rehabilitation treatment after stroke. *Neurorehabil Neural Repair.* 2001;15(3):229-237.
358. Chae J, Labatia I, Yang G. Upper limb motor function in hemiparesis: concurrent validity of the arm motor ability test. *Am J Phys Med Rehabil.* 2003;82(1):1-8.
359. Kelly PJ, Furie KL, Shafqat S, Rallis N, Chang Y, Stein J. Functional recovery following rehabilitation after hemorrhagic and ischemic stroke. *Arch Phys Med Rehabil.* 2003;84(7):968-972.
360. Frownfelter D, Dean E. *Cardiovascular and Pulmonary Physical Therapy: Evidence to Practice.* 5th ed. Mosby; 2012.
361. Kupferberg DH, Kaplan RM, Slymen DJ, Ries AL. Minimal clinically important difference for the UCSD shortness of breath questionnaire. *J Cardiopulm Rehabil Prev.* 2005;25(6):370.
362. Gunen H, Hacievliyagil SS, Kosar F, Gulbas G, Kizkin O, Sahin I. The role of arterial blood gases, exercise testing, and cardiac examination in asthma. *Allergy Asthma Proc.* 2006;27(1):45-52.
363. Hutter BO, Wurtemberger G. Functional capacity (dyspnea) and quality of life in patients with chronic obstructive lung disease (COPD): instruments of assessment and methodological aspects (abstract). *Pneumologie.* 1999;53:133-142.
364. Geiger R, Strasak A, Treml B, et al. Six-minute walk test in children and ado- lescents. *J Pediatr.* 2007;150(4):395-399, e2.
365. Carlson-Catalano J, Lunney M, Paradiso C, et al. Clinical validation of inef- fective breathing pattern, ineffective airway clearance, and impaired gas ex- change. *J Nurs Sch.* 1998;30(3):243-248.
366. Dallimore K, Jenkins S, Tucker B. Respiratory and cardiovascular responses to manual chest percussion in normal subjects. *Aust J Physiother.* 1998;44(4):267-274.
367. McChesney JA, McChesney JW. Auscultation of the chest and abdomen by athletic trainers. *J Athl Train.* 2001;36(2):190.
368. Protas E. Cardiovascular and pulmonary function. In: Van Deusen J, Brunt D, eds. *Assessment in Occupational Therapy and Physical Therapy.* WB Saunders.
369. Basoglu OK, Atasever A, Bacakoglu F. The efficacy of incentive spirometry in patients with COPD. *Respirology.* 2005;10(3):349-353. 370. Thomas JR, von Gunten CF. Management of dyspnea. *J Support Oncol.* 2003;1:23-32.
371. De Torres JP, Pinto-Plata V, Ingenito E, et al. Power of outcome measurements to detect clinically significant changes in pulmonary rehabilitation of patients with COPD. *Chest.* 2002;121(4):1092-1098.
372. Aaron SD, Vandemheen KL, Clinch JJ, et al. Measurement of short-term changes in dyspnea and disease-specific quality of life following an acute COPD exacerbation. *Chest.* 2002;121(3):688-696.
373. Fujimoto K, Kubo K, Miyahara T, et al. Effects of muscle relaxation therapy using specially designed plates in patients with pulmonary emphysema. *Intern Med.* 1996;35(10):756-763.
374. Oberdörster G, Cox C, Gelein R. Intratracheal instillation versus intratracheal inhalation of tracer particles for measuring lung clearance function. *Exp Lung Res.* 1997;23(1):17-34.
375. Fuchs-Climent D, Le Gallais D, Varray A, Desplan J, Cadopi M, Préfaut C. Quality of life and exercise tolerance in chronic obstructive pulmonary disease: effects of a short and intensive inpatient rehabilitation program. *Am J Phys Med Rehabil.* 1999;78(4):330-335.
376. Resnick B. Reliability and validity testing of the self-efficacy for functional activities scale. *J Nurs Meas.* 1999;7(1):5-20.
377. Springhouse. *Professional Guide to Diseases.* 10th ed. Lippincott Williams & Wilkins; 2012.
378. Mancini I, Body J. Assessment of dyspnea in advanced cancer patients. *Support Care Cancer.* 1999;7(4):229-232.
379. Harris J, Johansen J, Pedersen S, LaPier T. Site of measurement and subject position affect chest excursion measurements. *Cardiopulm Physical Ther.* 1997;8:12-17.
380. Fruth SJ. Differential diagnosis and treatment in a patient with posterior upper thoracic pain. *Phys Ther.* 2006;86(2):254-268.
381. Barnett M. An overview of assessment and management in COPD. *Br J Community Nurs.* 2009;14(5):195-201.
382. Lansing RW, Gracely RH, Banzett RB. The multiple dimensions of dyspnea: review and hypotheses. *Respir Physiol Neurobiol.* 2009;167(1):53-60.
383. Van Deusen J, Brunt D. *Assessment in Occupational Therapy and Physical Therapy.* WB Saunders; 1997.
384. Hopman-Rock M, van Hirtum H, de Vreede P, et al. Activities of daily living in older community-dwelling persons: a systematic review of psychometric properties of instruments. *Aging Clin Exp Res.* 2019;31:917-925. doi:10.1007/s40520-018-1034-6
385. MacIsaac RL, Ali M, Taylor-Rowan M, et al. Use of a 3-item short-form version of the Barthel index for use in stroke: systematic review and external validation. *Stroke.* 2017;48(3):618-623.
386. Finch E, Brooks D, Stratford P, Mayo N. *Physical Rehabilitation Outcome Measures.* Lippincott Williams & Wilkins; 2002.
387. Mahoney FI. The Barthel index. *Maryland State Med J.* 1965;14:61-65.
388. De Groot IJM, Post MWM, Van Heuveln T, Van Den Berg LH, Lindeman E. Measurement of decline of functioning in persons with amyotrophic lateral sclerosis: responsiveness and possible applications of the functional independence measure, Barthel Index, rehabilitation activities profile and Frenchay Activities Index. *Amyotrophic Lat Scler.* 2006;7(3):167-172.
389. Langhammer B, Stanghelle JK. Co-variation of tests commonly used in stroke rehabilitation. *Physiother Res Int.* 2006;11(4):228-234.
390. Bennett M, Ryall N. Using the modified Barthel index to esti- mate survival in cancer patients in hospice: observational study. *BMJ.* 2000;321(7273):1381-1382.
391. Ceran F, Özcan A. The relationship of the functional rating index

with disability, pain, and quality of life in patients with low back pain. *Med Sci Monitor*. 2006;12(10):CR35-CR39.
392. Park CS. The test-retest reliability and minimal detectable change of the shortform Barthel Index (5 items) and its associations with chronic stroke-specific impairments. *J Phys Ther Sci*. 2018;30(6):835-839.
393. Levi SJ. Posthospital setting, resource utilization, and self-care outcome in older women with hip fracture. *Arch Phys Med Rehabil*. 1997;78(9):973-979.
394. Kakurai S, Akai M. Clinical experiences with a convertible thermoplastic knee-ankle-foot orthosis for post-stroke hemiplegic patients. *Prosthet Orthot Int*. 1996;20(3):191-194.
395. Hui E, Lum C, Woo J, Or K, Kay RLC. Outcomes of elderly stroke patients: day hospital versus conventional medical management. *Stroke*. 1995;26(9):1616-1619.
396. Jonsson B, Overend T, Kramer J. Functional measures following liver transplantation. *Physiotherapy Can*. 1998;50(2):141-146.
397. Patti F, Reggio A, Nicoletti F, Sellaroli T, Deinite G, Nicoletti F. Effects of rehabilitation therapy on parkinsonians' disability and functional independence. *Neurorehabil Neural Repair*. 1996;10(4):223-231.
398. Condie E, Jones D, Treweek S, Scott H. A one-year national survey of patients having a lower limb amputation. *Physiotherapy*. 1996;82(1):14-20.
399. Jette AM. Using health-related quality of life measures in physical therapy outcomes research. *Phys Ther*. 1993;73(8):528-537.
400. Mielenz T, Jackson E, Currey S, DeVellis R, Callahan LF. Psychometric properties of the centers for disease control and prevention health-related quality of life (CDC HRQOL) items in adults with arthritis. *Health Qual Life Outcomes*. 2006;4(1):66.
401. Whitfield K, Buchbinder R, Segal L, Osborne RH. Parsimonious and efficient assessment of health-related quality of life in osteoarthritis research: validation of the assessment of quality of life (AQoL) instrument. *Health Qual Life Outcomes*. 2006;4(1):19.
402. Ware JE Jr, Sherbourne CD. The MOS 36-item short-form health survey (SF-36): I. Conceptual framework and item selection. *Med Care*. 1992:473-483.
403. McHorney CA, Haley SM, Ware JE. Evaluation of the MOS SF-36 physical functioning scale (PF-40): II. Comparison of relative precision using Likert and Rasch scoring methods. *J Clin Epidemiol*. 1997;50(4):451-461.
404. Thumboo J, Fong KY, Ng TP, et al. Validation of the MOS SF-36 for quality of life assessment of patients with systemic lupus erythematosus in Singapore. *J Rheumatol*. 1999;26(1):97-102.
405. Daeppen JB, Krieg MA, Burnand B, Yersin B. MOS-SF-36 in evaluating health-related quality of life in alcohol-dependent patients. *Am J Drug Alcohol Abuse*. 1998;24(4):685-694.
406. Lam CLK, Gandek B, Ren XS, Chan M. Tests of scaling assumptions and construct validity of the Chinese (HK) version of the SF-36 health survey. *J Clin Epidemiol*. 1998;51(11):1139-1147.
407. Duncan PW, Samsa GP, Weinberger M, et al. Health status of individuals with mild stroke. *Stroke*. 1997;28(4):740-745.
408. Russo J, Trujillo CA, Wingerson D, et al. The MOS 36-item short form health survey: reliability, validity, and preliminary findings in schizophrenic outpatients. *Med Care*. 1998;36(5):752-756.
409. Schlenk EA, Erlen JA, Dunbar-Jacob J, et al. Health-related quality of life in chronic disorders: a comparison across studies using the MOS SF-36. *Qual Life Res*. 1997;7(1):57-65.
410. Wu AW, Hays RD, Kelly S, Malitz F, Bozzette SA. Applications of the medical outcomes study health-related quality of life measures in HIV/AIDS. *Qual Life Res*. 1997;6(6):531-554.
411. De Jong Z, van der Heijde D, McKenna S, Whalley D. The reliability and construct validity of the RAQoL: a rheumatoid arthritis-specific quality of life instrument. *Rheumatology*. 1997;36(8):878-883.
412. Vo TXH, Guillemin F, Deschamps JP. Psychometric properties of the DUKE health profile-adolescent version (DHP-A): a generic instrument for adolescents. *Qual Life Res*. 2005;14(10):2229-2234.
413. Guillemin F, Paul-Dauphin A, Virion JM, Bouchet C, Briancon S. The DUKE health profile: a generic instrument to measure the quality of life tied to health. *Sante Publique*. 1997;9(1):35-44.
414. Nanda U, McLendon PM, Andresen EM, Armbrecht E. The SIP68: an abbreviated sickness impact profile for disability outcomes research. *Qual Life Res*. 2003;12(5):583-595.
415. Lipsett PA, Swoboda SM, Campbell KA, Cornwell E III, Dorman T. Sickness impact profile score versus a modified short-form survey for functional outcome assessment: acceptability, reliability, and validity in critically ill pa- tients with prolonged intensive care unit stays. *J Trauma*. 2000;49(4):737-743.
416. Kim KU, Yoon SJ, Lee JL, et al. Validation of the Korean version of the McMaster quality of life scale in terminal cancer patients. *J Palliat Care*. 2006;22(1):40-45.
417. Reardon JZ, Lareau SC, ZuWallack R. Functional status and quality of life in chronic obstructive pulmonary disease. *Am J Med*. 2006;119(10):32-37.
418. Rubenstein L, Voelker M, Chrischilles E, Glenn D, Wallace R, Rodnitzky R. The usefulness of the functional status questionnaire and medical outcomes study short form in Parkinson's disease research. *Qual Life Res*. 1998;7(4):279-290.
419. Fritz S. *Fundamentals of Therapeutic Massage*. 6th ed. Mosby-Yearbook; 2016.
420. Gajdosik RL. Passive extensibility of skeletal muscle: review of the literature with clinical implications. *Clin Biomech*. 2001;16(2):87-101.
421. McPartland JM. Travell trigger points—molecular and osteopathic perspectives. *J Am Osteopath Assoc*. 2004;104(6):244-249.
422. Schleip R, Hedley G, Yucesoy CA. Fascial nomenclature: update on related consensus process. *Clin Anat*. 2019;32(7):929-933.
423. Jędrzejewski G, Kasper-Jędrzejewska M, Dolibog P, Szyguła R, Schleip R, Halski T. The Rolf method of structural integration on fascial tissue stiffness, elasticity, and superficial blood perfusion in healthy individuals: the prospective, interventional study. *Front Physiol*. 2020;11:1062.
424. Loghmani MT, Witted M. Soft tissue manipulation: a powerful form of mechanotherapy. *J Physiother Rehabil*. 2016;1(4):122.
425. Anloague A, Mahoney A, Ogunbekun O, et al. Mechanical stimulation of human dermal fibroblasts regulates pro-inflammatory cytokines: potential insight into soft tissue manual therapies. *BMC Res Notes*. 2020;13(1):400.
426. Stecco A, Stern R, Fantoni I, De Caro R, Stecco C. Fascial disorders: implications for treatment. *PM R*. 2016;8(2):161-168.
427. Wilke J, Tenberg S. Semimembranosus muscle displacement is associated with movement of the superficial fascia: an in vivo ultrasound investigation. *J Anat*. 2020;237(6):1026-1031.
428. Krause F, Wilke J, Vogt L, Banzer W. Intermuscular force transmission along myofascial chains: a systematic review. *J Anat*. 2016;228(6):910-918.
429. Langevin HM. Reconnecting the brain with the rest of the body in musculoskeletal pain research. *J Pain*. 2021;22(1):1-8.
430. Dischiavi SL, Wright AA, Hegedus EJ, Bleakley CM. Biotensegrity and myofascial chains: a global approach to an integrated kinetic chain. *Med Hypotheses*. 2018;110:90-96.
431. Levin S, Martin, D. *Biotensegrity—The Mechanics of Fascia*. 2012. doi:10.1016/B978-0-7020-3425-1.00054-4
432. Bordoni B, Myers T. A review of the theoretical fascial models: biotensegrity, fascintegrity, and myofascial chains. *Cureus*. 2020;12(2):e7092. doi:10.7759/ cureus.7092
433. Wiggins DC, Engel RM. The hypothesis of biotensegrity and D. D. Palmer's hypothesis on tone: a discussion of their alignment. *J Chiropr Humanit*. 2020;27:82-87. doi:10.1016/j.echu.2020.10.003
434. Sušić A, Bankin V, Hoster J, Žokalj M. Approach to understanding of biomechanical locomotion system Aleksandar. *INDECS*. 2020;18(2-A):155-156.
435. McDowall D, Emmanuel E, Grace S, Chaseling M. Tone as a health concept: an analysis. *Complement Ther Clin Pract*. 2017;29:27-34. doi:10.1016/j. ctcp.2017.08.001
436. Ilahi S, T Masi A, White A, Devos A, Henderson J, Nair K. Quantified biomechanical properties of lower lumbar myofascia in younger adults with chronic idiopathic low back pain and matched healthy controls. *Clin Biomech (Bristol, Avon)*. 2020;73:78-85. doi:10.1016/ j.clinbiomech.2019.12.026
437. Hoffman LR, Koppenhaver SL, MacDonald CW, et al. Normative parameters of gastrocnemius muscle stiffness and associations with patient characteristics and function. *Int J Sports Phys Ther*. 2021;16(1):41-48.
438. White A, Abbott H, Masi AT, Henderson J, Nair K. Biomechanical properties of low back myofascial tissue in younger adult ankylosing spondylitis patients and matched healthy control subjects. *Clin Bio-*

mech (Bristol, Avon). 2018;57:67-73.
439. Nair K, Masi AT, Andonian BJ, et al. Stiffness of resting lumbar myofascia in healthy young subjects quantified using a handheld dyotonometer and concurrently with surface electromyography monitoring. *J Bodyw Mov Ther*. 2016;20(2):388-396.
440. Andonian BJ, Masi AT, Aldag JC, et al. Greater resting lumbar extensor myofascial stiffness in younger ankylosing spondylitis patients than age-comparable healthy volunteers quantified by myotonometry. *Arch Phys Med Rehabil*. 2015;96(11):2041-2047.
441. Masi AT, Kamat S, Gajdosik R, Ahmad N, Aldag JC. Muscular hypertonicity: a suspected contributor to rheumatological manifestations observed in ambulatory practice. *Eur J Rheumatol*. 2015;2(2):66-72.
442. Rahou-El-Bachiri Y, Navarro-Santana MJ, Gómez-Chiguano GF, et al. Effects of trigger point dry needling for the management of knee pain syndromes: a systematic review and meta-analysis. *J Clin Med*. 2020;9(7):2044.
443. Matthews W, Ellis R, Furness JW, Rathbone E, Hing W. Staging achilles ten- dinopathy using ultrasound imaging: the development and investigation of a new ultrasound imaging criteria based on the continuum model of tendon pathology. *BMJ Open Sport Exerc Med*. 2020;6(1):1-10.
444. Comin J, Cook JL, Malliaras P, et al. The prevalence and clinical signifi- cance of sonographic tendon abnormalities in asymptomatic ballet dancers: a 24-month longitudinal study. *Br J Sports Med*. 2013;47(2):89-92.
445. McAuliffe S, McCreesh K, Culloty F, Purtill H, O'Sullivan K. Can ultrasound imaging predict the development of Achilles and patellar tendinopathy? A systematic review and meta-analysis. *Br J Sports Med*. 2016;50(24):1516-1523.
446. Sánchez Romero EA, Pollet J, Martín Pérez S, et al. Lower limb tendinopathy tissue changes assessed through ultrasound: a narrative review. *Medicina (Kaunas)*. 2020;56(8):378.
447. Yang YP, Tao LY, Gao JN, et al. Elevated lipid levels in patients with achilles tendon ruptures: a retrospective matching study. *Ann Transl Med*. 2020;8(5):217.
448. Fernandez-Jaén T, Sanz-Zapata F, Cortés JM, et al. Proposal for a clinical analysis of patellar tendon pathologies: in search of efficient therapeutic indications. *Orthop J Sports Med*. 2020;8(8):1-6.
449. Lui PPY. Tendinopathy in diabetes mellitus patients—epidemiology, pathogenesis, and management. *Scand J Med Sci Sports*. 2017;27(8):776-787.
450. Ge JS, Chang TT, Zhang ZJ. Reliability of myotonometric measurement of stiffness in patients with spinal cord injury. *Med Sci Monit*. 2020;26:e924811.

CHAPTER 5
과기반 마사지™ 임상의사결정

1. World Health Organization. *Towards a Common Language for Functioning, Disability and Health: ICF—The International Classification of Functioning, Disability and Health*. World Health Organization; 2002:2018.
2. Jensen GM, Shepard KF, Gwyer J, Hack LM. Attribute dimensions that dis- tinguish master and novice physical therapy clinicians in orthopedic settings. *Phys Ther*. 1992;72(10):711-722.
3. May BJ, Dennis JK. Expert decision making in physical therapy—a survey of practitioners. *Phys Ther*. 1991;71(3):190-202.
4. Payton OD. Clinical reasoning process in physical therapy. *Phys Ther*. 1985;65(6):924-928.
5. Rothstein JM, Echternach JL, Riddle DL. The hypothesis-oriented algorithm for clinicians II (HOAC II): a guide for patient management. *Phys Ther*. 2003;83(5):455-470.
6. Leach M. *Clinical Decision Making in Complementary & Alternative Medicine*. Elsevier Australia; 2010.
7. Dryden T, Moyer CA. *Massage Therapy: Integrating Research in Clinical Practice*. Human Kinetics; 2012.
8. Sullivan P, Markus P. *Clinical Decision-Making in Therapeutic Exercise*. Appleton & Lange; 1999.
9. American Physical Therapy Association. *Guide to Physical Therapist Practice*. American Physical Therapy Association; 2016.
10. Magee DJ. *Orthopedic Physical Assessment*. 7th ed. Elsevier; 2021.
11. World Health Organization. *ICF CHECKLIST Version 2.1a, Clinician Form for International Classification of Functioning, Disability and Health*. World Health Organization; 2003.
12. Fritz S. *Fundamentals of Therapeutic Massage*. 7th ed. Mosby; 2020.
13. Benjamin PJ. *Tappan's Handbook of Healing Massage Techniques*. 5th ed. Pearson; 2010.
14. Werner RA. *A Massage Therapist's Guide to Pathology*. 7th ed. Books of Discovery; 2020.
15. de Domenico G. *Beard's Massage*. 5th ed. WB Saunders; 2007.
16. Batavia M. Contraindications for therapeutic massage: do sources agree? *J Bodyw Mov Ther*. 2004;8(1):48-57.
17. Cohen MH, Kemper KJ. Complementary therapies in pediatrics: a legal perspective. *Pediatrics*. 2005;115(3):774-780.
18. Grant AC, Wang N. Carotid dissection associated with a handheld electric massager. *South Med J*. 2004;97(12):1262-1263.
19. Grant KE. Massage safety: injuries reported in Medline relating to the practice of therapeutic massage—1965-2003. *J Bodyw Mov Ther*. 2003;7(4):207-212.
20. Miesler D. Geriatric massage: assessment and contraindications for the geriatric client. *Massage Bodyw*. 1996;11(66).
21. Ugboma HA, Akani CI. Abdominal massage: another cause of maternal mortality. *Niger J Med*. 2004;13(3):259-262.
22. Wada Y, Yanagihara C, Nishimura Y. Internal jugular vein thrombosis associated with shiatsu massage of the neck. *J Neurol Neurosurg Psychiatry*. 2005;76(1):142-143.
23. Walton T. Exploring contraindications to massage therapy. *J Soft Tissue Ma- nipulation*. 1999;6:5-13.
24. Whitehill W, Gustman B. Massage and skin conditions: indications and con- traindications. *Athl Ther Today*. 2002;7(3):24-28.
25. Yokoyama T, Shimizu Y. A case of bilateral chylothorax following neck mas- sage. *Nihon Kokyuki Gakkai Zasshi*. 2004;42(12):1034-1036.
26. National Center for Medical Rehabilitation Research (US). National Advi- sory Board on Medical Rehabilitation Research, National Institute of Child Health and Human Development (US). *Research Plan for the National Center for Medical Rehabilitation Research*. US Department of Health and Human Services, Public Health Service, National Institutes of Health, National Insti- tute of Child Health and Human Development; 1993.
27. Herskovitz S, Strauch B, Gordon MJ. Shiatsu massage-induced injury of the median recurrent motor branch. *Muscle Nerve*. 1992;15(10):1215.
28. Salvo SG. *Massage Therapy: Principles and Practice*. 6th ed. WB Saunders; 2019.
29. Straus S, Glasziou P, Scott Richardson W, Haynes R. *Evidence-Based Medicine: How to Practice and Teach EBM*. 5th ed. Elsevier; 2019.
30. Fitch P. Intimacy and attachment in massage therapy. *Massage Ther J*. 2005;43:113-121.
31. Scott RW. *Legal, Ethical, and Practical Aspects of Patient Care Documentation: A Guide for Rehabilitation Professionals*. 4th ed. Jones & Bartlett Learning; 2013.
32. Dillon D. *Charting Skills for Massage Therapists*. 2nd ed. Self-published; 2017.
33. Dillon D. Robust records, 5 principles to punch-up your charting. *Massage Ther Can Mag*. 2019:20-21.
34. Costello M. Chiropractic rehabilitation. *J Bodyw Mov Ther*. 1998:67.
35. Petty NJ, Moore AP. *Neuromusculoskeletal Examination and Assessment*. Churchill Livingstone; 1998.
36. Wilke J, Vogt L, Pfarr T, Banzer W. Reliability and validity of a semi-electronic tissue compliance meter to assess muscle stiffness. *J Back Musculoskelet Rehabil*. 2018;31(5):991-997. doi:10.3233/bmr-170871
37. Lavoisier AL. *Elements of Chemistry*. Dover Publications; 1984.

CHAPTER 6
결과기반 마사지™를 위한 준비 및 자세잡기

1. Sharkey BJ, Gaskill SE. *Fitness and Health*. 7th ed. Human Kinetics Publish- ers; 2013.
2. Anderson B, Pearl B, Burke E, Anderson J. *Getting in Shape: 32 Workout Pro- grams for Lifelong Fitness*. Shelter Publications; 2006.
3. Moffat M, Vickery S. *The American Physical Therapy Association Book*

of Body Maintenance and Repair. Henry Holt and Co.; 1999.
4. Alter MJ. *Science of Flexibility*. Human Kinetics Books; 2014.
5. Oswald CA, Bacso SN. *Stretching for Fitness, Health & Performance: The Complete Handbook for All Ages & Fitness Levels*. Sterling Publications; 2003.
6. Anderson B, Anderson J. *Stretching*. 40th Anniversary ed. Shelter Publications; 2020.
7. Loving J. *Massage Therapy*. Appleton & Lange; 1999.
8. Fritz S. *Fundamentals of Therapeutic Massage*. 7th ed. Mosby; 2020.
9. Salvo SG. *Massage Therapy: Principles and Practice*. 6th ed. WB Saunders; 2019.
10. Quality Assurance Committee of the College of Massage Therapists of Ontario. *Code of Ethics and Standards of Practice*. College of Massage Therapists of Ontario; 2019.
11. American Physical Therapy Association. *Guide to Physical Therapist Practice*. American Physical Therapy Association; 2016.
12. Curties D. *Breast Massage*. 3rd ed. Curties-Overzet Publications; 1999.
13. Beck M. *Milady's Theory and Practice of Therapeutic Massage*. 6th ed. Milady; 2016.
14. Hollis M. *Massage for Therapists*. 3rd ed. Blackwell Science; 2009.

CHAPTER 7
표면반사테크닉

*Randomized Controlled Trial
†Systematic Review

1. Fritz S. *Fundamentals of Therapeutic Massage*. 7th ed. Mosby-Yearbook; 2020.
2. American Physical Therapy Association. *Guide to Physical Therapist Practice*. American Physical Therapy Association; 2016.
3. Benjamin PJ, Tappan FM. *Tappan's Handbook of Healing Massage Techniques*. 6th ed. Pearson Prentice Hall; 2015.
4. Loving J. *Massage Therapy*. Appleton & Lange; 1999.
5. de Domenico G, Wood EC. *Beard's Massage*. 5th ed. WB Saunders; 2007.
6. Salvo SG. *Massage Therapy: Principles and Practice*. 6th ed. WB Saunders; 2019.
7. Holey E, Cook E. *Evidence-Based Therapeutic Massage*. 3rd ed. Churchill Livingstone; 2011.
8. Monroe CM. The effects of therapeutic touch on pain. *J Holist Nurs*. 2009;27(2):85-92.
9. Hawranik P, Johnston P, Deatrich J. Therapeutic touch and agitation in individuals with Alzheimer's disease. *West J Nurs Res*. 2008;30(4):417-434.
10. Maville JA, Bowen JE, Benham G. Effect of healing touch on stress perception and biological correlates. *Holist Nurs Pract*. 2008;22(2):103-110.
11. Jackson E, Kelley M, McNeil P, Meyer E, Schlegel L, Eaton M. Does therapeutic touch help reduce pain and anxiety in patients with cancer? *Clin J Oncol Nurs*. 2008;12(1):113-120.
12. †Ernst E. Massage therapy for cancer palliation and supportive care: a systematic review of randomised clinical trials. *Support Care Cancer*. 2009;17(4):333-337.
13. †Lee M, Pittler M, Ernst E. Effects of reiki in clinical practice: a systematic review of randomised clinical trials. *Int J Clin Pract*. 2008;62(6):947-954.
14. *Henricson M, Ersson A, Maatta S, Segesten K, Berglund AL. The outcome of tactile touch on stress parameters in intensive care: a randomized controlled trial. *Complement Ther Clin Pract*. 2008;14(4):244-254.
15. Dunbar R. The social role of touch in humans and primates: behavioural function and neurobiological mechanisms. *Neurosci Biobehav Rev*. 2010;34(2):260-268.
16. McGlone F, Vallbo AB, Olausson H, Loken L, Wessberg J. Discriminative touch and emotional touch. *Can J Exp Psychol*. 2007;61(3):173-183.
17. Ashfeld M. *Effect of Therapeutic Touch in Treating Agitation of Persons with Alzheimer's Disease*. Master of Arts/Science in Nursing Scholarly Projects. St. Catherine University; 2011.
18. *Gomes VM, Silva MJP, Araújo EAC. Gradual effects of therapeutic touch in reducing anxiety in university students. *Rev Bras Enferm*. 2008;61(6):841-846.
19. *Lindgren L, Rundgren S, Winsö O, et al. Physiological responses to touch massage in healthy volunteers. *Auton Neurosci*. 2010;158(1-2):105-110.
20. Moraska A, Pollini RA, Boulanger K, Brooks MZ, Teitlebaum L. Physiological adjustments to stress measures following massage therapy: a review of the literature. *Evid Based Complement Alternat Med*. 2008;7(4):409-418.
21. *Sefton JEM, Yarar C, Carpenter DM, Berry JW. Physiological and clinical changes after therapeutic massage of the neck and shoulders. *Man Ther*. 2011;16(5):487-494.
22. Kerr CE, Wasserman RH, Moore CI. Cortical dynamics as a therapeutic mechanism for touch healing. *J Altern Complement Med*. 2007;13(1):59-66.
23. *Rapaport MH, Schettler P, Bresee C. A preliminary study of the effects of a single session of Swedish massage on hypothalamic–pituitary–adrenal and immune function in normal individuals. *J Altern Complement Med*. 2010;16(10):1079-1088.
24. *Marta IER, Baldan SS, Berton AF, Pavam M, Silva MJP. The effectiveness of therapeutic touch on pain, depression and sleep in patients with chronic pain: clinical trial. *Rev Escola Enfermagem USP*. 2010;44(4):1100-1106.
25. *Assefi N, Bogart A, Goldberg J, Buchwald D. Reiki for the treatment of fibromyalgia: a randomized controlled trial. *J Altern Complement Med*. 2008;14(9):1115-1122.
26. *Woods DL, Beck C, Sinha K. The effect of therapeutic touch on behavioral symptoms and cortisol in persons with dementia. *Forschende Komplementärmedizin/Res Complement Med*. 2009;16(3):181-189.
27. Domínguez Rosales R, Albar Marín M, Tena Gazcía B. Effectiveness of the application of therapeutic touch on weight, complications, and length of hospital stay in preterm newborns attended in a neonatal unit. *Enferm Clin*. 2009;1:11-15.
28. Rosa L, Rosa E, Sarner L, Barrett S. A close look at therapeutic touch. *JAMA*. 1998;279(13):1005.
29. Wesa K, Cassileth B, Jain S. The effectiveness of biofield therapies for decreasing symptoms of pain and anxiety, and improving QoL. *Focus Altern Complement Ther*. 2011;16(1):62-65.
30. *Castro-Sánchez AM, Lara-Palomo IC, Matarán-Peñarrocha GA, Saavedra-Hernández M, Pérez-Mármol JM, Aguilar-Ferrándiz ME. Benefits of craniosacral therapy in patients with chronic low back pain: a randomized controlled trial. *J Altern Complement Med*. 2016;22(8):650-657.
31. Leskowitz E. Craniosacral therapy, brain injury, and American football: time for a convergence. *J Altern Complement Med*. 2017;23(12):905-906.
32. Croy I, Sehlstedt I, Wasling HB, Ackerley R, Olausson H. Gentle touch perception: from early childhood to adolescence. *Dev Cogn Neurosci*. 2019;35:81-86.
33. Davidovic M, Karjalainen L, Starck G, Wentz E, Björnsdotter M, Olausson H. Abnormal brain processing of gentle touch in anorexia nervosa. *Psychiatry Res Neuroimaging*. 2018;281:53-60.
34. Eriksson Hagberg E, Ackerley R, Lundqvist D, Schneiderman J, Jousmäki V, Wessberg J. Spatio-temporal profile of brain activity during gentle touch investigated with magnetoencephalography. *Neuroimage*. 2019;201:116024.
35. Fechner S, Goodman MB. Synaptic communication upon gentle touch. *Neu- ron*. 2018;100(6):1272-1274.
36. Boehme R, Van Ettinger-Veenstra H, Olausson H, Gerdle B, Nagi SS. Anhe- donia to gentle touch in fibromyalgia: normal sensory processing but abnor- mal evaluation. *Brain Sci*. 2020;10(5):306.
37. Vergo MT, Pinkson BM, Broglio K, Li Z, Tosteson TD. Immediate symptom relief after a first session of massage therapy or Reiki in hospitalized patients: a 5-year clinical experience from a rural academic medical center. *J Altern Complement Med*. 2018;24(8):801-808.
38. Ventura AC, Persinger MA. Enhanced coherence within the theta band be- tween pairs of brains engaging in experienced versus naïve Reiki procedures. *J Altern Complement Med*. 2014;20(8):649-653.
39. Movaffaghi Z, Farsi M. Biofield therapies: biophysical basis and biological regulation? *Complement Ther Clin Pract*. 2009;15(1):35-37.

40. Harris M, Richards KC. The physiological and psychological effects of slow-stroke back massage and hand massage on relaxation in older people. *J Clin Nurs.* 2010;19(7-8):917-926.
41. Field T, Diego M, Hernandez-Reif M. Preterm infant massage therapy re- search: a review. *Infant Behav Dev.* 2010;33(2):115-124.
42. *Beider S, Moyer CA. Randomized controlled trials of pediatric massage: a review. *Evid Based Complement Alternat Med.* 2007;4(1):23-34.
43. *Gill H, Hoffmann A. The timing of onset of mechanical systole and diastole in reference to the QRS-T complex: a study to determine performance criteria for a non-invasive diastolic timed vibration massage system in treatment of potentially unstable cardiac disorders. *Cardiovasc Eng.* 2010;10(4):235-245.
44. McCorkle R. Effects of touch on seriously ill patients. *Nurs Res.* 1974;23(2):125-132.
45. Knable J. Handholding: one means of transcending barriers of communication. *Heart Lung.* 1981;10(6):1106-1110.
46. Linn LS, Kahn KL. Physician attitudes toward the "laying on of hands" during the AIDS epidemic. *Acad Med.* 1989;64(7):408-409.
47. Rosada RM, Rubik B, Mainguy B, Plummer J, Mehl-madrona L. Reiki reduces burnout among community mental health clinicians. *J Altern Complement Med.* 2015;21(8):489-495.
48. Anonymous. Research: reiki induces relaxation, liminal state of awareness. *Massage Mag.* 2002;129.
49. Oh HJ, Park JS. Effects of hand massage and hand holding on the anxiety in patients with local infiltration anesthesia. *Taehan Kanho Hakhoe Chi.* 2004;34(6):924-933.
50. Post-White J, Kinney ME, Savik K, Gau JB, Wilcox C, Lerner I. Therapeutic massage and healing touch improve symptoms in cancer. *Integr Cancer Ther.* 2003;2(4):332-344.
51. Engebretson J, Wardell DW. Research: Reiki induces relaxation, liminal state of awareness. *Altern Ther Health Med.* 2002;8(2):48-53.
52. Lynch JJ. The effects of human contact on cardiac arrhythmia in coronary care patients. *J Nerv Ment Dis.* 1974;158(2):88-99.
53. Lynch JJ, Flaherty L, Emrich C, Mills ME, Katcher A. Effects of human contact on the heart activity of curarized patients in a shock-trauma unit. *Am Heart J.* 1974;88(2):160-169.
54. McCaffery M, Wolff M. Pain relief using cutaneous modalities, positioning, and movement. *Hosp J.* 1992;8:121-153.
55. Werner RA, Benjamin BE. *A Massage Therapist's Guide to Pathology.* Lippincott Williams & Wilkins; 2002.
56. Apostle-Mitchell M, MacDonald G. An innovative approach to pain management in critical care: therapeutic touch. *Off J Can Assoc Crit Care Nurs.* 1997;8(3):19-22.
57. Bracciante LE. Scientific validation for healing touch. *Massage Bodyw.* 2004;19:12.
58. *Cook C, Guerrerio J, Slater V. Healing touch and quality of life in women receiving radiation treatment for cancer: a randomized controlled trial. *Altern Ther Health Med.* 2004;10(3):34-41.
59. Dyer NL, Baldwin AL, Rand WL. A large-scale effectiveness trial of reiki for physical and psychological health. *J Altern Complement Med.* 2019;25(12):1156-1162.
60. Colby LA, Kisner C, Borstad J. *Therapeutic Exercise: Foundations and Techniques.* 7th ed. FA Davis; 2017.
61. Krieger D. The response of in-vivo human hemoglobin to an active healing therapy by direct laying on of hands. *Hum Dimens.* 1972;1:12-15.
62. Krieger D. Healing by the laying on of hands as a facilitator of bio-energetic change: the response of in vivo human hemoglobin. *Psychoenergetic Syst.* 1976;1(2):121-129.
63. Krieger D. Therapeutic touch: the imprimatur of nursing. *Am J Nurs.* 1975;75(5):784-787.
64. Krieger D, Peper E, Ancoli S. Physiologic indices of therapeutic touch. *Am J Nurs.* 1979;4:660-662.
65. Krieger D. *The Therapeutic Touch: How to Use Your Hands to Help or to Heal.* Prentice-Hall; 1979.
66. Seidman M. *Like a Hollow Flute: A Guide to Polarity Therapy.* Elan Press; 1982.
67. Gordon R. *Your Healing Hands: The Polarity Experience.* Unity Press; 1979.
68. Stein D. *Essential Reiki: A Complete Guide to an Ancient Healing Art.* Crossing Press; 1995.
69. Richards K, Nagel C, Markie M, Elwell J, Barone C. Use of complementary and alternative therapies to promote sleep in critically ill patients. *Crit Care Nurs Clin North Am.* 2003;15(3):329-340.
70. Moyer CA, Rounds J, Hannum JW. A meta-analysis of massage therapy research. *Psychol Bull.* 2004;130(1):3-18.
71. Oschman JL. *Energy Medicine.* Churchill Livingstone; 2000.
72. Oschman JL. Energy and the healing response. *J Bodyw Mov Ther.* 2005;9(1):3-15.
73. Oschman JL. Clinical aspects of biological fields: an introduction for health care professionals. *J Bodyw Mov Ther.* 2002;6(2):117-125.
74. Oschman J. The electromagnetic environment: implications for bodywork. *J Bodyw Mov Ther.* 2000;4(2):137-150.
75. Oschman JL. Energy circles: energy review part 6B. *J Bodyw Mov Ther.* 1998;2:59-61.
76. Oschman JL. What is healing energy? Part 4: vibrational medicines. *J Bodyw Mov Ther.* 1997;1(4):239-247.
77. Oschman JL. What is healing energy? Part 6: conclusions: is energy medicine the medicine of the future? *J Bodyw Mov Ther.* 1998;2(1):46-59.
78. Oschman JL. What is healing energy? Part 2: measuring the fields of life energy review part 2A. *J Bodyw Mov Ther.* 1997;1:117-121.
79. Oschman JL. Polarity, therapeutic touch, magnet therapy and related methods. *J Bodyw Mov Ther.* 1996;1:123-128.
80. Chaitow L. *Palpation and Assessment Skills: Assessment and Diagnosis through Touch.* Churchill-Livingston; 2003.
81. Weiss S. Psychophysiologic effects of caregiver touch on incidence of cardiac dysrhythmia. *Heart Lung.* 1986;15(5):495.
82. Nathan B. *Touch and Emotion in Manual Therapy.* Churchill Livingstone; 1999.
83. Fowlie L. *Heat and Cold as Therapy.* Curties-Overzet Publications; 2006.
84. Upledger JE, Vredevoogd JD. *Craniosacral Therapy.* Eastland Press; 1983.
85. Hollis M. *Massage for Therapists.* 3rd ed. Blackwell Science; 2009.
86. Mennell JB. Physical treatment by movement, manipulation and massage. *Am J Med Sci.* 1947;213(1):125.
87. Björnsdotter M, Löken L, Olausson H, Vallbo Å, Wessberg J. Somatotopic organization of gentle touch processing in the posterior insular cortex. *J Neurosci.* 2009;29(29):9314-9320.
88. Selden ST. Tickle. *J Am Acad Dermatol.* 2004;50(1):93-97.
89. Ruggieri V, Sabatini N, Milizia M. Muscular tone at rest: relationship with cutaneous pleasurable experience, an interpretation according to the dimensional approach to cerebral dominance. *Percept Mot Skills.* 1983;57(1): 187-198.
90. Ree A, Bendas J, Pabel L, Croy I, Sailer U. Right between the eyes: corrugator muscle activity tracks the changing pleasantness of repeated slow stroking touch. *Physiol Behav.* 2020;222:112903.
91. Longworth J. Psychophysiological effects of slow stroke back massage in normotensive females. *ANS Adv Nurs Sci.* 1982;4(4):44-61.
92. Sims S. Slow stroke back massage for cancer patients. *Nurs Times.* 1986;82(47):47-50.
93. Fakouri C, Jones P. Relaxation treatment: slow stroke back rub. *J Gerontol Nurs.* 1987;13:32-35.
94. Meek SS. Effects of slow stroke back massage on relaxation in hospice clients. *J Nurs Sch.* 1993;25(1):17-22.
95. Lewis P, Nichols E, Mackey G, et al. The effect of turning and backrub on mixed venous oxygen saturation in critically ill patients. *Am J Crit Care.* 1997;6(2):132-140.
96. Mok E, Pang Woo C. The effects of slow-stroke back massage on anxiety and shoulder pain in elderly stroke patients. *Complement Ther Nurs Midwifery.* 2004;10(4):209-216.
97. Muller-Oerlinghausen B, Berg C, Scherer P, Mackert A, Moestl HP, Wolf J. Effects of slow-stroke massage as complementary treatment of depressed hospitalized patients. *Dtsch Med Wochenschr.* 2004;129(24):1363-1368.
98. Rowe M, Alfred D. The effectiveness of slow-stroke massage in diffusing agitated behaviors in individuals with Alzheimer's disease. *J Gerontol Nurs.* 1999;25(6):22-34.
99. Holland B, Pokorny ME. Slow stroke back massage: its effect on patients in a rehabilitation setting. *Rehabil Nurs.* 2001;26(5):182-186.
100. Gensic ME, Smith BR, Labarbera DM. The effects of effleurage hand massage on anxiety and pain in patients undergoing chemotherapy.

JAAPA. 2017;30(2):36-38.

101. Lund I, Lundeberg T, Kurosawa M, Uvnäs-Moberg K. Sensory stimulation (massage) reduces blood pressure in unanaesthetized rats. *J Auton Nerv Syst*. 1999;78(1):30-37.
102. Lund I, Yu LC, Uvnas-Moberg K, et al. Repeated massage-like stimulation induces long-term effects on nociception: contribution of oxytocinergic mechanisms. *Eur J Neurosci*. 2002;16(2):330-338.
103. Kurosawa M, Lundeberg T, Agren G, Lund I, Uvnas-Moberg K. Massage-like stroking of the abdomen lowers blood pressure in anesthetized rats: influence of oxytocin. *J Auton Nerv Syst*. 1995;56:26-30.
104. Agren G, Lundeberg T, Uvnäs-Moberg K, Sato A. The oxytocin antagonist 1-deamino-2-D-Tyr-(Oet)-4-Thr-8-Orn-oxytocin reverses the increase in the withdrawal response latency to thermal, but not mechanical nociceptive stimuli following oxytocin administration or massage-like stroking in rats. *Neurosci Lett*. 1995;187(1):49-52.
105. Brouwer B, de Andrade VS. The effects of slow stroking on spasticity in patients with multiple sclerosis: a pilot study. *Physiother Theory Pract*. 1995;11(1):13-21.
106. *Aly H, Moustafa MF, Hassanein SM, Massaro AN, Amer HA, Patel K. Physical activity combined with massage improves bone mineralization in premature infants: a randomized trial. *J Perinatol*. 2004;24(5):305-309.
107. Wijaya M, Lau D, Horrocks S, McGlone F, Ling H, Schirmer A. The human "feel" of touch contributes to its perceived pleasantness. *J Exp Psychol Hum Percept Perform*. 2020;46(2):155-171.
108. Ferber SG, Kuint J, Weller A, et al. Massage therapy by mothers and trained professionals enhances weight gain in preterm infants. *Early Hum Dev*. 2002;67(1):37-45.
109. Field T. Preterm infant massage therapy studies: an American approach. *Semin Neonatol*. 2002;7(6):487-494.
110. Field T. Massage therapy facilitates weight gain in preterm infants. *Curr Dir Psychol Sci*. 2001;10(2):51.
111. Field T. *Massage Therapy Research*. 1st ed. Churchill Livingstone Elsevier; 2006.
112. Hayes JA, Adamson-Macedo EN, Perera S. The mediating role of cutaneous sensitivity within neonatal psychoneuroimmunology. *Neuro Endocrinol Lett*. 2000;21(3):187-193.
113. Hayes JA. TAC-TIC therapy: a non-pharmacological stroking intervention for premature infants. *Complement Ther Nurs Midwifery*. 1998;4(1):25-27.
114. Mathai S, Fernandez A, Mondkar J, Kanbur W. Effects of tactile-kinesthetic stimulation in preterms—a controlled trial. *Indian Pediatr*. 2001;38(10): 1091-1098.
115. Vickers A, Ohlsson A, Lacy J, Horsley A. Massage for promoting growth and development of preterm and/or low birth-weight infants. *Cochrane Database Syst Rev*. 2004;(2):CD000390.
116. Field TM, Schanberg SM, Scafidi F, et al. Tactile/kinesthetic stimulation effects on preterm neonates. *Pediatrics*. 1986;77(5):654-658.
117. Schanberg SM, Evoniuk G, Kuhn CM. Tactile and nutritional aspects of maternal care: specific regulators of neuroendocrine function and cellular development. *Exp Biol Med*. 1984;175(2):135-146.
118. Jay SS. The effects of gentle human touch on mechanically ventilated very-short-gestation infants. *Matern Child Nurs*. 1982;11(4):199-259.
119. White JL, Labarba RC. The effects of tactile and kinesthetic stimulation on neonatal development in the premature infant. *Dev Psychobiol*. 1976;9(6):569-577.
120. Kramer M, Chamorro I, Green D, Knudtson F. Extra tactile stimulation of the premature infant. *Nurs Res*. 1975;24(5):324-334.
121. Kattwinkel J, Nearman HS, Fanaroff AA, Katona PG, Klaus MH. Apnea of prematurity: comparative therapeutic effects of cutaneous stimulation and nasal continuous positive airway pressure. *J Pediatr*. 1975;86(4):588-592.
122. Solkoff N, Matuszak D. Tactile stimulation and behavioral development among low-birthweight infants. *Child Psychiatry Hum Dev*. 1975;6(1):33-37.
123. Lewis S. Utilising paediatric massage in an intensive care unit (PICU) in Saudi Arabia. *Aust J Holist Nurs*. 2000;7(2):29-33.
124. Onozawa K, Glover V, Adams D, Modi N, Kumar RC. Infant massage improves mother-infant interaction for mothers with postnatal depression. *J Affect Disord*. 2001;63(1-3):201-207.
125. Kim TI, Shin YH, White-Traut RC. Multisensory intervention improves physical growth and illness rates in Korean orphaned newborn infants. *Res Nurs Health*. 2003;26(6):424-433.
126. Agarwal KN, Gupta A, Pushkarna R, Bhargava SK, Faridi MM, Prabhu MK. Effects of massage & use of oil on growth, blood flow & sleep pattern in infants. *Indian J Med Res*. 2000;112:212-217.
127. Kuhn CM, Schanberg SM. Responses to maternal separation: mechanisms and mediators. *Int J Dev Neurosci*. 1998;16(3-4):261-270.
128. *Bellieni CV, Bagnoli F, Perrone S, Nenci A, Cordelli D, Fusi M. Effect of multisensory stimulation on analgesia in term neonates: a randomized controlled trial. *Pediatr Res*. 2002;51(4):460.
129. Davanzo R. Newborns in adverse conditions: issues, challenges, and interventions. *J Midwifery Womens Health*. 2004;49(S1):29-35.
130. Field T, Hernandez-Reif M, Diego M, Feijo L, Vera Y, Gil K. Massage therapy by parents improves early growth and development. *Infant Behav Dev*. 2004;27(4):435-442.
131. Darmstadt G, Mao-Qiang M, Chi E, et al. Impact of topical oils on the skin barrier: possible implications for neonatal health in developing countries. *Acta Paediatr*. 2002;91(5):546-554.
132. Ferber SG, Laudon M, Kuint J, Weller A, Zisapel N. Massage therapy by mothers enhances the adjustment of circadian rhythms to the nocturnal period in full-term infants. *J Dev Behav Pediatr*. 2002;23(6):410-415.
133. Dennis C. Treatment of postpartum depression, part 2: a critical review of nonbiological interventions. *J Clin Psychiatry*. 2004;65(9):1252-1265.
134. Field T. Early interventions for infants of depressed mothers. *Pediatrics*. 1998;102(suppl E1):1305-1310.
135. Field T. Maternal depression effects on infants and early interventions. *Prev Med*. 1998;27(2):200-203.
136. Glover V, Onozawa K, Hodgkinson A. Benefits of infant massage for mothers with postnatal depression. *Semin Neonatol*. 2002;7(6):495-500.
137. Porter LS, Porter BO. A blended infant massage-parenting enhancement program for recovering substance-abusing mothers. *Pediatr Nurs*. 2004;30(5):363-372.
138. Brooks WW, Conrad CH, Nedder AP, Bing OHL, Slawsky MT. Thoracic massage permits use of echocardiography in unanesthetized rats. *Comp Med*. 2003;53(3):288-292.
139. Oschman JL. Therapeutic entrainment. *J Bodyw Mov Ther*. 1997;1:189-194.
140. Oschman JL. What is healing energy? Part 3: silent pulses. *J Bodyw Mov Ther*. 1997;1(3):179-189.
141. Rider MS, Floyd JW, Kirkpatrick J. The effect of music, imagery, and relaxation on adrenal corticosteroids and the re-entrainment of circadian rhythms. *J Music Ther*. 1985;22(1):46-58.
142. McCaffrey R, Locsin RC. Music listening as a nursing intervention: a symphony of practice. *Holist Nurs Pract*. 2002;16(3):70-77.
143. Labyak SE, Metzger BL. The effects of effleurage backrub on the physiological components of relaxation: a meta-analysis. *Nurs Res*. 1997;46(1):59-62. 144. Hansson P, Ekblom A. Acute pain relieved by vibratory stimulation. *Br Dent J*. 1981;151(7):213.
145. Lundeberg T, Ottoson D, Hakansson S, et al. Vibratory stimulation for the control of intractable chronic orofacial pain. *Adv Pain Res Ther*. 1983;5:555-561.
146. Ottoson D, Ekblom A, Hansson P. Vibratory stimulation for the relief of pain of dental origin. *Pain*. 1981;10(1):37-45.
147. Lundeberg T. Vibratory stimulation for the alleviation of pain. *Am J Chin Med*. 1984;12(1-4):60-70.
148. Bini G, Cruccu G, Hagbarth KE, Schady W, Torebjörk E. Analgesic effect of vibration and cooling on pain induced by intraneural electrical stimulation. *Pain*. 1984;18(3):239-248.
149. Lundeberg T. The pain suppressive effect of vibratory stimulation and transcutaneous electrical nerve stimulation (TENS) as compared to aspirin. *Brain Res*. 1984;294(2):201-209.
150. Lundeberg T. A comparative study of the pain alleviating effect of vibratory stimulation, transcutaneous electrical nerve stimulation, electroacupuncture and placebo. *Am J Chin Med*. 1984;12(1-4):72-79.
151. Lundeberg T. Long-term results of vibratory stimulation as a pain relieving measure for chronic pain. *Pain*. 1984;20(1):13-23.
152. Lundeberg T, Nordemar R, Ottoson D. Pain alleviation by vibratory stimulation. *Pain*. 1984;20(1):25-44.
153. Ekblom A, Hansson P. Extrasegmental transcutaneous electrical nerve

stimulation and mechanical vibratory stimulation as compared to placebo for the relief of acute oro-facial pain. *Pain*. 1985;23(3):223-229.
154. Lundeberg T. Naloxone does not reverse the pain-reducing effect of vibratory stimulation. *Acta Anaesthesiol Scand*. 1985;29(2):212-216.
155. Lundeberg T. Relief of pain from a phantom limb by peripheral stimulation. *J Neurol*. 1985;232(2):79-82.
156. Sherer CL, Clelland JA, O'Sullivan P, Doleys DM, Canan B. The effect of two sites of high frequency vibration on cutaneous pain threshold. *Pain*. 1986;25(1):133-138.
157. Lundeberg T, Abrahamsson P, Bondesson L, Haker E. Effect of vibratory stimulation on experimental and clinical pain. *Scand J Rehabil Med*. 1988;20(4):149-159.
158. Palmesano TJ, Clelland JA, Sherer C, Stullenbarger E, Canan B. Effect of high-frequency vibration on experimental pain threshold in young women when applied to areas of different size. *Clin J Pain*. 1989;5(4):337-342.
159. Guieu R, Tardy-Gervet M, Blin O, Pouget J. Pain relief achieved by transcutaneous electrical nerve stimulation and/or vibratory stimulation in a case of painful legs and moving toes. *Pain*. 1990;42(1):43-48.
160. Guieu R, Tardy-Gervet MF, Roll JP. Analgesic effects of vibration and transcutaneous electrical nerve stimulation applied separately and simultaneously to patients with chronic pain. *Can J Neurol Sci*. 1991;18(2):113-119.
161. Guieu R, Tardy-Gervet MF, Giraud P. Met-enkephalin and beta-endorphin are not involved in the analgesic action of transcutaneous vibratory stimulation. *Pain*. 1992;48(1):83-88.
162. Tardy-Gervet M, Guieu R, Ribot-Ciscar E, Roll J. Transcutaneous mechanical vibrations: analgesic effect and antinociceptive mechanisms. *Rev Neurol*. 1993;149(3):177-185.
163. Yarnitsky D, Kunin M, Brik R, Sprecher E. Vibration reduces thermal pain in adjacent dermatones. *Pain*. 1997;69(1-2):75-77.
164. Cochrane DJ. Effectiveness of using wearable vibration therapy to alleviate muscle soreness. *Eur J Appl Physiol*. 2017;117(3):501-509.
165. *Furness ND, Phillips A, Gallacher S, et al. Vibration therapy versus standard treatment for tennis elbow: a randomized controlled study. *J Orthop Surg (Hong Kong)*. 2018;26(3):2309499018792744.
166. Hollins M, Corsi C, Sloan P. Pacinian signals determine the direction and magnitude of the effect of vibration on pain. *Perception*. 2017;46(8):987-999.
167. Cody F, Richardson HC, MacDermott N, Ferguson I. Stretch and vibration reflexes of wrist flexor muscles in spasticity. *Brain*. 1987;110(2):433-450.
168. O'Sullivan SB, Schmitz TJ. *Physical Rehabilitation: Assessment and Treatment*. 6th ed. FA Davis; 2006.
169. Hagbarth KE, Eklund G. The muscle vibrator—a useful tool in neurological therapeutic work. *Scand J Rehabil Med*. 1969;1(1):26-34.
170. Benedetti MG, Boccia G, Cavazzuti L, et al. Localized muscle vibration reverses quadriceps muscle hypotrophy and improves physical function: a clinical and electrophysiological study. *Int J Rehabil Res*. 2017;40(4):339-346.
171. Murillo N, Valls-Sole J, Vidal J, Opisso E, Medina J, Kumru H. Focal vibration in neurorehabilitation. *Eur J Phys Rehabil Med*. 2014;50(2):231-242.
172. Matheson D, Edelson R, Hiatrides D, Newkirk J, Twinem K, Thurston S. Relaxation measured by EMG as a function of vibrotactile stimulation. *Appl Psychophysiol Biofeedback*. 1976;1(3):285-292.
173. Spicher C, Kohut G. A significant increase in superficial sensation, a number of years after a peripheral neurologic lesion, using transcutaneous vibratory stimulation. *Ann Chir Main Memb Super*. 1997;16(2):124-129.
174. Imai R, Osumi M, Morioka S. Influence of illusory kinesthesia by vibratory tendon stimulation on acute pain after surgery for distal radius fractures: a quasi-randomized controlled study. *Clin Rehabil*. 2016;30(6):594-603.
175. Lam PH, Hansen K, Keighley G, Hackett L, Murrell GA. A randomized, double-blinded, placebo-controlled clinical trial evaluating the effectiveness of daily vibration after arthroscopic rotator cuff repair. *Am J Sports Med*. 2015;43(11):2774-2782.
176. Park JM, Park S, Jee YS. Rehabilitation program combined with local vibroacoustics improves psychophysiological conditions in patients with ACL reconstruction. *Medicina (Kaunas)*. 2019;55(10):659.
177. Lurie RC, Cimino SR, Gregory DE, Brown SHM. The effect of short duration low back vibration on pain developed during prolonged standing. *Appl Ergon*. 2018;67:246-251.
178. Strelis AA, Strelis AK, Roskoshnykh VK. Vibration massage in the prevention of postresection complications and in the clinical rehabilitation of patients with pulmonary tuberculosis after surgical interventions. *Probl Tuberk Bolezn Legk*. 2004;11:29-34.
179. Murillo N, Kumru H, Vidal-Samso J, et al. Decrease of spasticity with muscle vibration in patients with spinal cord injury. *Clin Neurophysiol*. 2011;122(6):1183-1189.
180. Hertling D, Kessler RM. *Management of Common Musculoskeletal Disorders: Physical Therapy Principles and Methods*. 4th ed. Lippincott Williams & Wilkins; 2006.
181. Michlovitz S. *Thermal Agents in Rehabilitation*. 3rd ed. FA Davis; 1996.

CHAPTER 8
표면유체테크닉

*Randomized Controlled Trial
†Systematic Review

1. Fritz S. *Fundamentals of Therapeutic Massage*. 7th ed. Mosby-Yearbook; 2020.
2. American Physical Therapy Association. *Guide to Physical Therapist Practice*. American Physical Therapy Association; 2016.
3. Benjamin PJ, Tappan FM. *Tappan's Handbook of Healing Massage Techniques*. 6th ed. Pearson Prentice Hall; 2015.
4. Loving J. *Massage Therapy*. Appleton & Lange; 1999.
5. Salvo SG. *Massage Therapy: Principles and Practice*. 6th ed. WB Saunders; 2019.
6. de Domenico G, Wood EC. *Beard's Massage*. 5th ed. WB Saunders; 2007.
7. Holey E, Cook E. *Evidence-Based Therapeutic Massage*. 3rd ed. Churchill Livingstone; 2011.
8. Hollis M. *Massage for Therapists*. 3rd ed. Blackwell Science; 2009.
9. *Kimber L, McNabb M, Haines A, Brocklehurst P. Massage or music for pain relief in labour: a pilot randomised placebo controlled trial. *Eur J Pain*. 2008;12(8):961-969.
10. *Beider S, Moyer CA. Randomized controlled trials of pediatric massage: a review. *Evid Based Complement Alternat Med*. 2007;4(1):23-34.
11. Harris M, Richards KC. The physiological and psychological effects of slow-stroke back massage and hand massage on relaxation in older people. *J Clin Nurs*. 2010;19(7-8):917-926.
12. *Seers K, Crichton N, Martin J, Coulson K, Carroll D. A randomised controlled trial to assess the effectiveness of a single session of nurse administered massage for short term relief of chronic non-malignant pain. *BMC Nurs*. 2008;7(1):10.
13. *Cherkin DC, Sherman KJ, Kahn J, et al. Effectiveness of focused structural massage and relaxation massage for chronic low back pain: protocol for a randomized controlled trial. *Trials*. 2009;10(1):96.
14. Bazzichi L, Dini M, Rossi A, et al. A combination therapy of massage and stretching increases parasympathetic nervous activity and improves joint mobility in patients affected by fibromyalgia. *Health*. 2010;2(8):919-926.
15. Lindgren L, Rundgren S, Winsö O, et al. Physiological responses to touch massage in healthy volunteers. *Auton Neurosci*. 2010;158(1-2):105-110.
16. †Schiff A. Literature review of back massage and similar techniques to promote sleep in elderly people. *Pflege*. 2006;19(3):163-173.
17. *Azima S, Bakhshayesh HR, Kaviani M, Abbasnia K, Sayadi M. Comparison of the effect of massage therapy and isometric exercises on primary dysmenorrhea: a randomized controlled clinical trial. *J Pediatr Adolesc Gynecol*. 2015;28(6):486-491.
18. Chatchawan U, Jarasrungsichol K, Yamauchi J. Immediate effects of selfThai foot massage on skin blood flow, skin temperature, and range of motion of the foot and ankle in type 2 diabetic patients. *J Altern Complement Med*. 2020;26(6):491-500.
19. Kapoor Y, Orr R. Effect of therapeutic massage on pain in patients

with dementia. *Dementia (London).* 2017;16(1):119-125.
20. Sridani NW, Russeng S, Nur R, Fauzan, Devi R. The effect of back massage EPRO method on blood pressure in hypertension patients. *Enferm Clin.* 2020;30(Suppl 4):31-34.
21. Wälchli C, Saltzwedel G, Krüerke D, et al. Physiologic effects of rhythmical massage: a prospective exploratory cohort study. *J Altern Complement Med.* 2014;20(6):507-515.
22. Tiidus P, Shoemaker J. Effleurage massage, muscle blood flow and long-term post-exercise strength recovery. *Int J Sports Med.* 1995;16(7):478-483.
23. Shoemaker JK, Tiidus PM, Mader R. Failure of manual massage to alter limb blood flow: measures by Doppler ultrasound. *Med Sci Sports Exerc.* 1997;29(5):610.
24. Schmid-Schonbein G. Microlymphatics and lymph flow. *Physiol Rev.* 1990;70(4):987-1028.
25. Grieve GP. Episacroiliac lipoma. *Physiotherapy.* 1990;76(6):308-310.
26. Mason M. The treatment of lymphoedema by complex physical therapy. *Aust J Physiother.* 1993;39(1):41-45.
27. Groer M, Mozingo J, Droppleman P, Davis M, Jolly ML. Measures of salivary secretory immunoglobulin A and state anxiety after a nursing back rub. *Appl Nurs Res.* 1994;7(1):2-6.
28. Monteiro Rodrigues L, Rocha C, Ferreira HT, Silva HN. Lower limb massage in humans increases local perfusion and impacts systemic hemodynamics. *J Appl Physiol.* 2020;128(5):1217-1226.
29. *Fischer RL, Bianculli KW, Sehdev H, Hediger ML. Does light pressure ef- fleurage reduce pain and anxiety associated with genetic amniocentesis? A randomized clinical trial. *J Matern Fetal Neonatal Med.* 2000;9(5):294-297.
30. Goldberg J, Sullivan SJ, Seaborne DE. The effect of two intensities of massage on H-reflex amplitude. *Phys Ther.* 1992;72(6):449-457.
31. Sullivan SJ, Seguin S, Seaborne D, Goldberg J. Reduction of H-reflex ampli- tude during the application of effleurage to the triceps surae in neurologically healthy subjects. *Physiother Theory Pract.* 1993;9(1):25-31.
32. LarsenJH. Infants' colic and belly massage. *Practitioner.* 1990;234 (1487):396-397.
33. Emly M. Abdominal massage. *Nurs Times.* 1993;89(3):34-36.
34. Yates J. *A Physician's Guide to Therapeutic Massage.* 3rd ed. Curties Overset; 2004.
35. Dunbar S, Redick E. Should patients with acute myocardial infarctions receive back massage? *Focus Crit Care.* 1986;13(3):42-46.
36. Tyler DO, Winslow EH, Clark AP, White KM. Effects of a 1-minute back rub on mixed venous oxygen saturation and heart rate in critically ill patients. *Heart Lung.* 1990;19(5 pt 2):562-565.
37. Leduc A, Lievens P, Dewald J. The influence of multidirectional vibrations on wound healing and on regeneration of blood-and lymph vessels. *Lymphology.* 1981;14(4):179-185.
38. Ueda W, Katatoka Y, Sagara Y. Effect of gentle massage on regression of sensory analgesia during epidural block. *Anesth Analg.* 1993;76(4):783-785.
39. American Physical Therapy Association. *Guide to Physical Therapist Practice.* American Physical Therapy Association; 2005.
40. Ciocon JO, Galindo-Ciocon D, Galindo DJ. Raised leg exercises for leg edema in the elderly. *Angiology.* 1995;46(1):19-25.
41. Wittlinger H, Wittlinger G. *Textbook of Dr. Vodder's Manual Lymphatic Drainage. Volume 1: Basic Course.* 3rd ed. Karl F Haug Verlag; 1982.
42. Kurz I. *Textbook of Dr. Vodder's Manual Lymph Drainage.* Vol 2. 4th ed. Karl F Haug Verlag; 1997.
43. Kurz I. *Textbook of Dr. Vodder's Manual Lymph Drainage.* Vol 3. 2nd ed. Karl F Haug Verlag; 1990.
44. Kasseroller RG. The Vodder school: the Vodder method. *Cancer.* 1998;83(S12B):2840-2842.
45. Harris R. An introduction to manual lymph drainage: the Vodder method. *Massage Ther J.* 1992;(Winter):55-66.
46. Fritsch C, Tomson D. The usefulness of lymphatic drainage. *Schweiz Rundsch Med Prax.* 1991;80(15):383-386.
47. Casley-Smith JR, Boris M, Weindorf S, Lasinski B. Treatment for lymphedema of the arm—the Casley-Smith method. *Cancer.* 1998;83(S12B):2843-2860.
48. Leduc O, Leduc A, Bourgeois P, Belgrado JP. The physical treatment of upper limb edema. *Cancer.* 1998;83(S12B):2835-2839.
49. Lerner R. Complete decongestive physiotherapy and the Lerner lymphedema services academy of lymphatic studies (the Lerner school). *Cancer.* 1998;83(S12B):2861-2863.
50. Kurz W, Kurz R, Litmanovitch Y, Romanoff H, Pfeifer Y, Sulman F. Effect of manual lymphdrainage massage on blood components and urinary neurohormones in chronic lymphedema. *Angiology.* 1981;32(2):119-127.
51. Foeldi M, Strössenreuther RHK. *Foundations of Manual Lymph Drainage.* Elsevier Mosby; 2005.
52. Reul-Hirche H. Manual lymph drainage when added to advice and exercise may not be effective in preventing lymphoedema after surgery for breast cancer. *J Physiother.* 2011;57(4):258.
53. *Devoogdt N, Christiaens MR, Geraerts I, et al. Effect of manual lymph drainage in addition to guidelines and exercise therapy on arm lymphoedema related to breast cancer: randomised controlled trial. *BMJ.* 2011;343:d5326.
54. Bongi SM, Del Rosso A, Passalacqua M, Miccio S, Cerinic MM. Manual lymph drainage improving upper extremity edema and hand function in patients with systemic sclerosis in edematous phase. *Arthritis Care Res.* 2011;63(8): 1134-1141.
55. Ochałek K, Grądalski T. Manual lymph drainage may not be a necessary component in lymphedema treatment. *J Pain Symptom Manage.* 2010;39(5):e1-e2.
56. Kim SJ, Kwon OY, Yi CH. Effects of manual lymph drainage on cardiac autonomic tone in healthy subjects. *Int J Neurosci.* 2009;119(8):1105-1117.
57. Francois A, Richaud C, Bouchet J, Franco A, Comet M. Does medical treatment of lymphedema act by increasing lymph flow. *Vasa.* 1989;18(4):281-286.
58. Hutzschenreuter P, Brummer H, Ebberfeld K. Experimental and clinical studies of the mechanism of effect of manual lymph drainage therapy. *Z Lymphol.* 1989;13(1):62-64.
59. Esmer M, Keser I, Erer D, Kupeli B. Acute cardiovascular responses to the application of manual lymphatic drainage in different body regions. *Lymphat Res Biol.* 2019;17(3):362-367.
60. Keser I, Esmer M. Does manual lymphatic drainage have any effect on pain threshold and tolerance of different body parts? *Lymphat Res Biol.* 2019;17(6):651-654.
61. Hutzschenreuter P, Ehlers R. Effect of manual lymph drainage on the autonomic nervous system. *Z Lymphol.* 1986;10(2):58-60.
62. Liao SF, Huang MS, Chou YH, Wei TS. Successful complex decongestive physiotherapy for lymphedema and lymphocutaneous reflux of the female external genitalia after radiation therapy. *J Formosan Med Assoc.* 2003;102(6):404-406.
63. Cheville AL, McGarvey CL, Petrek JA, Russo SA, Taylor ME, Thiadens SRJ. Lymphedema management. *Semin Radiat Oncol.* 2003;13(3):290-301.
64. Williams A, Vadgama A, Franks P, Mortimer PS. A randomized controlled crossover study of manual lymphatic drainage therapy in women with breast cancer-related lymphoedema. *Eur J Cancer Care.* 2002;11(4):254-261.
65. Kriederman B, Myloyde T, Bernas M, et al. Limb volume reduction after physical treatment by compression and/or massage in a rodent model of peripheral lymphedema. *Lymphology.* 2002;35(1):23-27.
66. †Kasseroller RG, Schrauzer GN. Treatment of secondary lymphedema of the arm with physical decongestive therapy and sodium selenite: a review. *Am J Ther.* 2000;7(4):273-279.
67. Ko DSC, Lerner R, Klose G, Cosimi AB. Effective treatment of lymphedema of the extremities. *Archiv Surg.* 1998;133(4):452-458.
68. Franzeck U, Spiegel I, Fischer M, Börtzler C, Stahel HU, Bollinger A. Combined physical therapy for lymphedema evaluated by fluorescence microlymphography and lymph capillary pressure measurements. *J Vasc Res.* 1997;34(4):306-311.
69. Herpertz U. Outcome of various inpatient lymph drainage procedures. *Z Lymphol.* 1996;20(1):27-30.
70. Boris M, Weindorf S, Lasinski B, Boris G. Lymphedema reduction by noninvasive complex lymphedema therapy. *Oncology (Williston Park).* 1994;8(9):95106; discussion 109-110.
71. Földi E. The treatment of lymphedema. *Cancer.* 1998;83(S12B):2833-2834.
72. Gillham L. Lymphoedema and physiotherapists: control not cure. *Physiotherapy.* 1994;80(12):835-843.

73. Ruger K. Lymphedema of the head in clinical practice. *Z Lymphol.* 1993;17(1):6-11.
74. Barrellier MT. Lymphedema: is there a treatment? *Rev Med Interne.* 1992;13(1):49-57.
75. Lerner R. The ideal treatment for lymphedema. *Massage Ther J.* 1992;(Winter):37-39.
76. Clodius L, Foldi E, Foldi M. On nonoperative management of chronic lymphedema. *Lymphology.* 1990;23(1):2-3.
77. Cluzan R, Miserey G, Barrey P, Alliot F. Principles and results of physiotherapeutic therapy in mechanical lymphatic insufficiency of secondary or primary nature. *Phlebologie.* 1988;41(2):401-408.
78. Einfeld TH, Henkel M, Schmidt-Aufurth T, et al. Therapeutic and palliative lymph drainage in the treatment of face and neck edema. *HNO (German).* 1986;(34):365-367.
79. Földi E, Földi M, Weissleder H. Conservative treatment of lymphoedema of the limbs. *Angiology.* 1985;36(3):171-180.
80. Kurz W, Wittlinger G, Litmanovitch YI, et al. Effect of manual lymph drainage massage on urinary excretion of neurohormones and minerals in chronic lymphedema. *Angiology.* 1978;29(10):764-772.
81. Howell D, Watson M. Evaluation of a pilot nurse-led, community-based treatment programme for lymphoedema. *Int J Palliat Nurs.* 2005;11(2):62-69.
82. Campisi C, Boccardo F, Zilli A, et al. Lymphedema secondary to breast cancer treatment: possibility of diagnostic and therapeutic prevention. *Ann Ital Chir.* 2002;73(5):493-498.
83. Enig B, Mogensen M, Jorgensen RJ. Lymphedema in patients treated for breast cancer. A cross-sectional study in the county of Ribe. The need of manual lymph drainage; risk factors. *Ugeskr Laeger.* 1999;161(22): 3293-3298.
84. Johansson K, Albertsson M, Ingvar C, Ekdahl C. Effects of compression bandaging with or without manual lymph drainage treatment in patients with postoperative arm lymphedema. *Lymphology.* 1999;32(3):103-110.
85. Fiaschi E, Francesconi G, Fiumicelli S, Nicolini A, Camici M. Manual lymphatic drainage for chronic post-mastectomy lymphoedema treatment. *Panminerva Med.* 1998;40(1):48-50.
86. Johansson K, Lie E, Ekdahl C, Lindfeldt J. A randomized study comparing manual lymph drainage with sequential pneumatic compression for treatment of postoperative arm lymphedema. *Lymphology.* 1998;31(2):56-64.
87. Ferrandez JC, Laroche JP, Serin D, Felix-Faure C, Vinot JM. Lymphoscintigraphic aspects of the effects of manual lymphatic drainage. *J Mal Vasc.* 1996;21(5):283-289.
88. Cluzan RV, Alliot F, Ghabboun S, Pascot M. Treatment of secondary lymphedema of the upper limb with CYCLO 3 FORT. *Lymphology.* 1996;29(1):29-35.
89. Mirolo BR, Bunce IH, Chapman M, et al. Psychosocial benefits of postmastectomy lymphedema therapy. *Cancer Nurs.* 1995;18(3):197.
90. Gruffaz J. Management by the angiologist of sequellae of radiosurgical treatment of breast cancer. *J Mal Vasc.* 1995;20(2):150-152.
91. Bunce IH, Mirolo BR, Hennessy JM, Ward LC, Jones LC. Post-mastectomy lymphoedema treatment and measurement. *Med J Aust.* 1994;161(2):125-128.
92. Bertelli G, Venturini M, Forno G, Macchiavello F, Dini D. An analysis of prognostic factors in response to conservative treatment of postmastectomy lymphedema. *Surg Gynecol Obstet.* 1992;175(5):455-460.
93. Casley-Smith JR, Casley-Smith JR. Modern treatment of lymphoedema I. Complex physical therapy: the first 200 Australian limbs. *Australas J Dermatol.* 1992;33(2):61-68.
94. Zanolla R, Monzeglio C, Balzarini A, Martino G. Evaluation of the results of three different methods of postmastectomy lymphedema treatment. *J Surg Oncol.* 1984;26(3):210-213.
95. Ayhan FF, Aykut M, Genç H, Mansız kaplan B, Soran A. Is complex decongestive physical therapy safe for median nerve at the level of carpal tunnel in breast cancer related lymphedema? *Lymphat Res Biol.* 2019;17(1):78-86.
96. Donahue PM, Crescenzi R, Scott AO, et al. Bilateral changes in deep tissue environment after manual lymphatic drainage in patients with breast cancer treatment-related lymphedema. *Lymphat Res Biol.* 2017;15(1):45-56.
97. Sezgin Ozcan D, Dalyan M, Unsal Delialioglu S, Duzlu U, Polat CS, Koseoglu BF. Complex decongestive therapy enhances upper limb functions in patients with breast cancer-related lymphedema. *Lymphat Res Biol.* 2018;16(5):446-452.
98. †Preston N, Seers K, Mortimer P. Physical therapies for reducing and controlling lymphoedema of the limbs. *Cochrane Database Syst Rev.* 2004;(4):CD003141.
99. *McNeely ML, Magee DJ, Lees AW, Bagnall KM, Haykowsky M, Hanson J. The addition of manual lymph drainage to compression therapy for breast cancer related lymphedema: a randomized controlled trial. *Breast Cancer Res Treat.* 2004;86(2):95-106.
100. Harris R, Piller N. Three case studies indicating the effectiveness of manual lymph drainage on patients with primary and secondary lymphedema using objective measuring tools. *J Bodyw Mov Ther.* 2003;7(4):213-221.
101. Harris S, Hugi M, Olivotto I, Levine M. Steering committee for clinical practice guidelines for the care and treatment of breast cancer. Clinical practice guidelines for the care and treatment of breast cancer: 11. Lymphedema. *CMAJ.* 2001;164(2):191-199.
102. Andersen L, HØjris I, Erlandsen M, Andersen J. Treatment of breast-cancerrelated lymphedema with or without manual lymphatic drainage: a randomized study. *Acta Oncol.* 2000;39(3):399-405.
103. Kessler T, de Bruin E, Brunner F, Vienne P, Kissling R. Effect of manual lymph drainage after hindfoot operations. *Physiother Res Int.* 2003;8(2):101-110.
104. Härén K, Backman C, Wiberg M. Effect of manual lymph drainage as described by Vodder on oedema of the hand after fracture of the distal radius: a prospective clinical study. *Scand J Plast Reconstr Surg Hand Surg.* 2000;34(4):367-372.
105. Weiss JM. Treatment of leg edema and wounds in a patient with severe musculoskeletal injuries. *Phys Ther.* 1998;78(10):1104-1113.
106. Trettin H. Craniocerebral trauma caused by sports. Pathogenic mechanism, clinical aspects and physical therapy with special reference to manual lymph drainage. *Z Lymphol.* 1993;17(2):36-40.
107. Valentin J, Leonhardt D, Perrin M. Prevention of venous thromboses and cutaneous necroses using physical methods and pressure therapy in the surgery of chronic venous insufficiency of the lower limbs. *Phlebologie.* 1988;41(3):690-696.
108. Asdonk J. Physical lymph drainage and therapy of edema in chronic venous insufficiency. *Z Lymphol.* 1981;5(2):107-111.
109. Chomard D, Habault P, Ledemeney M, Haon C. Prognostic aspects of TcPO2 in iloprost treatment as an alternative to amputation. *Angiology.* 1999;50(4):283-288.
110. Husmann MJ, Roedel C, Leu AJ, et al. Lymphoedema, lymphatic microangiopathy and increased lymphatic and interstitial pressure in a patient with Parkinson's disease (abstract only). *Schweiz Med Wochenschr (German).* 1999;129:410-412.
111. Klyscz T, Bogenschutz O, Junger M, Rassner G. Microangiopathic changes and functional disorders of nail fold capillaries in dermatomyositis. *Hautarzt.* 1996;47(4):289-293.
112. Zahumensky E, Rybka J, Adamikova A. New aspects of pharmacologic and general prophylactic care of the diabetic foot. *Vnitr Lek.* 1995;41(8): 531-534.
113. Bringezu G. Combating fatigue in sports physical therapy with reference to manual lymph drainage (abstract only). *Z Lymphol (German).* 1994;18:12-15.
114. Joos E, Bourgeois P, Famaey J. Lymphatic disorders in rheumatoid arthritis. *Semin Arthritis Rheum.* 1993;22(6):392-398.
115. Trettin H. Neurologic principles of edema in inactivity. *Z Lymphol.* 1992;16(1):14-16.
116. Kaaja R, Tiula E. Manual lymph drainage in nephrotic syndrome during pregnancy. *Lancet.* 1989;2(8669):990.
117. Cobbe S, Nugent K, Real S. Pilot study: the effectiveness of complex decongestive therapy for lymphedema in palliative care patients with advanced cancer. *J Palliat Med.* 2018;21(4):473-478.
118. Uher EM, Vacariu G, Schneider B, Fialka V. Comparison of manual lymph drainage with physical therapy in complex regional pain syndrome, type I. A comparative randomized controlled therapy study. *Wien Klin Wochenschr.* 2000;112(3):133-137.
119. Lopera C, Worsley PR, Bader DL, Fenlon D. Investigating the short-term effects of manual lymphatic drainage and compression garment therapies on lymphatic function using near-infrared imaging. *Lymphat Res Biol.* 2017;15(3):235-240.
120. Preisler VK, Hagen R, Hoppe F. Indications and risks of manual lymph

drainage in head-neck tumors. *Laryngorhinootologie*. 1998;77(4):207-212.
121. Herpertz U. Malignant lymphedema (abstract only). *Z Lymphol (German)*. 1990;14:17-23.
122. Wittlinger G, Wittlinger H. *Textbook of Dr. Vodder's Manual Lymph Drainage*. Vol 1. Thieme; 2004.

CHAPTER 9
신경근테크닉

1. Fritz S. *Fundamentals of Therapeutic Massage*. 7th ed. Mosby-Yearbook; 2020.
2. Fritz S. *Fundamentals of Therapeutic Massage*. 3rd ed. Mosby-Yearbook; 2004.
3. Benjamin PJ, Tappan FM. *Tappan's Handbook of Healing Massage Techniques*. 4th ed. Pearson Prentice Hall; 2005.
4. Salvo SG. *Massage Therapy: Principles and Practice*. 6th ed. WB Saunders; 2020.
5. Salvo SG. *Massage Therapy: Principles and Practice*. 2nd ed. WB Saunders; 2003.
6. Yates J. *A Physician's Guide to Therapeutic Massage*. 3rd ed. Curties Overzet; 2004.
7. Loving J. *Massage Therapy*. Appleton & Lange; 1999.
8. Holey E, Cook E. *Evidence-Based Therapeutic Massage*. 3rd ed. Churchill Livingstone; 2010.
9. Lowe W. *Orthopedic Massage: Theory and Technique*. 2nd ed. Mosby; 2009.
10. Benjamin PJ, Lamp SP. *Understanding Sports Massage*. Human Kinetics; 1996.
11. Murrell W. *Massotherapeutics or Massage as a Mode of Treatment*. Blakiston; 1890.
12. Palmer MD. *Lessons on Massage (Illustrated Edition)*. 4th ed. Balliere Tindall and Cox; 1912.
13. Kellogg JH. *The Art of Massage*. Modern Medicine Publishing; 1923.
14. de Domenico G, Wood EC. *Beard's Massage*. 4th ed. WB Saunders; 1997.
15. Yao S, Hassani J, Gagne M, George G, Gilliar W. Osteopathic manipulative treatment as a useful adjunctive tool for pneumonia. *J Vis Exp*. 2014;(87):50687.
16. DiGiovanna EL, Schiowitz S, Dowling DJ. *An Osteopathic Approach to Diagnosis and Treatment*. Lippincott Williams & Wilkins; 2004.
17. Greenman PE, Greenman PE. *Principles of Manual Medicine*. Vol 572. Williams & Wilkins; 1996.
18. Field TM. Massage therapy effects. *Am Psychol*. 1998;53(12):1270.
19. Cipani S, Bartolozzi C, Ballo P, Sarti A. Blood flow maintenance by cardiac massage during cardiopulmonary resuscitation: classical theories, newer hypotheses, and clinical utility of mechanical devices. *J Intensive Care Soc*. 2019;20(1):2-10.
20. Boczar ME, Howard MA, Rivers EP, et al. A technique revisited: hemodynamic comparison of closed-and open-chest cardiac massage during human cardiopulmonary resuscitation. *Crit Care Med*. 1995;23(3):498-503.
21. Urbanek T, Juśko M, Kuczmik WB. Compression therapy for leg oedema in patients with heart failure. *ESC Heart Fail*. 2020;7(5):2012-2020.
22. Morris RJ, Woodcock JP. Evidence-based compression: prevention of stasis and deep vein thrombosis. *Ann Surg*. 2004;239(2):162-171.
23. Zhang D, Li F, Li X, Du G. Effect of intermittent pneumatic compression on preventing deep vein thrombosis among stroke patients: a systematic review and meta-analysis. *Worldviews Evid Based Nurs*. 2018;15(3):189-196.
24. Feng JP, Xiong YT, Fan ZQ, Yan LJ, Wang JY, Gu ZJ. Efficacy of intermittent pneumatic compression for venous thromboembolism prophylaxis in patients undergoing gynecologic surgery: a systematic review and meta-analysis. *Onco- target*. 2017;8(12):20371-20379.
25. Torres C, Fuentes HE, Saadaldin H, et al. Intermittent pneumatic com- pression in patients with ESRD. A systematic review. *Hemodial Int*. 2019;23(4):433-444.
26. Credeur DP, Vana LM, Kelley ET, Stoner L, Dolbow DR. Effects of intermittent pneumatic compression on leg vascular function in people with spinal cord injury: a pilot study. *J Spinal Cord Med*. 2019;42(5):586-594.
27. Valtonen EJ, Lilius HG. The effect of syncardial massage produced without synchronization and with different pressure impulse frequencies. *Ann Chir Gynaecol Fenn*. 1973;62(2):69-72.
28. McGeown J, McHale N, Thornbury K. The role of external compression and movement in lymph propulsion in the sheep hind limb. *J Physiol (Lond)*. 1987;387(1):83-93.
29. Colby LA, Kisner C. *Therapeutic Exercise: Foundations and Techniques*. 6th ed. FA Davis; 2012.
30. Frownfelter DL, Dean E. *Principles and Practice of Cardiopulmonary Physical Therapy*. 3rd ed. Mosby; 1996.
31. Frownfelter DL. *Chest Physical Therapy and Pulmonary Rehabilitation: An Interdisciplinary Approach*. Year Book Medical; 1987.
32. McGeown J, McHale N, Thornbury K. Effects of varying patterns of external compression on lymph flow in the hindlimb of the anaesthetized sheep. *J Physiol (Lond)*. 1988;397(1):449-457.
33. Barreto DM, Batista MVA. Swedish massage: a systematic review of its physical and psychological benefits. *Adv Mind Body Med*. 2017;31(2):16-20.
34. Alves da Silva T, Stripari Schujmann D, Yamada da Silveira LT, Caromano FA, Fu C. Effect of therapeutic Swedish massage on anxiety level and vital signs of Intensive Care Unit patients. *J Bodyw Mov Ther*. 2017;21(3):565-568.
35. Ali A, Rosenberger L, Weiss TR, Milak C, Perlman AI. Massage therapy and quality of life in osteoarthritis of the knee: a qualitative study. *Pain Med*. 2017;18(6):1168-1175.
36. Najafi Ghezeljeh T, Mohaddes Ardebili F. Comparing the effect of patients preferred music and Swedish massage on anticipatory anxiety in patients with burn injury: randomized controlled clinical trial. *Complement Ther Clin Pract*. 2018;32:55-60.
37. Rapaport MH, Schettler P, Larson ER, et al. Acute Swedish massage monotherapy successfully remediates symptoms of generalized anxiety disorder: a proof-of-concept, randomized controlled study. *J Clin Psychiatry*. 2016;77(7):e883-e891.
38. Darabpour S, Kheirkhah M, Ghasemi E. Effects of Swedish massage on the improvement of mood disorders in women with breast cancer undergoing radiotherapy. *Iran Red Crescent Med J*. 2016;18(11):e25461.
39. Mahdizadeh M, Jaberi AA, Bonabi TN. Massage therapy in management of occupational stress in emergency medical services staffs: a randomized controlled trial. *Int J Ther Massage Bodywork*. 2019;12(1):16-22.
40. Field T, Peck M, Krugman S, et al. Burn injuries benefit from massage therapy. *J Burn Care Res*. 1998;19(3):241-244.
41. Field T, Hernandez-Reif M, Seligmen S, et al. Juvenile rheumatoid arthritis: benefits from massage therapy. *J Pediatr Psychol*. 1997;22(5):607-617.
42. Rapaport MH, Schettler P, Breese C. A preliminary study of the effects of a single session of Swedish massage on hypothalamic-pituitary-adrenal and immune function in normal individuals. *J Altern Complement Med*. 2010;16(10):1079-1088.
43. Fraser J, Kerr JR. Psychophysiological effects of back massage on elderly institutionalized patients. *J Adv Nurs*. 1993;18(2):238-245.
44. Field T, Morrow C, Valdeon C, Larson S, Kuhn C, Schanberg S. Massage reduces anxiety in child and adolescent psychiatric patients. *J Am Acad Child Adolesc Psychiatry*. 1992;31(1):125-131.
45. Babaee S, Shafiei Z, Sadeghi MM, Nik AY, Valiani M. Effectiveness of massage therapy on the mood of patients after open-heart surgery. *Iran J Nurs Midwifery Res*. 2012;17(2 Suppl 1):S120-S124.
46. Field T. Maternal depression effects on infants and early interventions. *Prev Med*. 1998;27(2):200-203.
47. Field T, Grizzle N, Scafidi F, Schanberg S. Massage and relaxation therapies' effects on depressed adolescent mothers. *Adolescence*. 1996;31:903-912.
48. Field TM, Quintino O, Hernandez-Reif M, Koslovsky G. Adolescents with attention deficit hyperactivity disorder benefit from massage therapy. *Adolescence*. 1998;33:103-108.
49. Field T, Lasko D, Mundy P, et al. Brief report: autistic children's attentiveness and responsivity improve after touch therapy. *J Autism Dev Disord*. 1997;27(3):333-338.
50. Leivadi S, Hernandez-Reif M, Field T, et al. Massage therapy and relaxation effects on university dance students. *J Dance Med Sci*. 1999;3(3):108-112.

51. Blackman P, Simmons LR, Crossley KM. Treatment of chronic exertional anterior compartment syndrome with massage: a pilot study. *Clin J Sport Med*. 1998;8(1):14-17.
52. Field DA, Miller S. Cosmetic breast surgery. *Am Fam Physician*. 1992;45(2):711-719.
53. Gam AN, Warming S, Larsen LH, et al. Treatment of myofascial trigger-points with ultrasound combined with massage and exercise—a randomised controlled trial. *Pain*. 1998;77(1):73-79.
54. Gluck NI. Passive care and active rehabilitation in a patient with failed back surgery syndrome. *J Manipulative Physiol Ther*. 1996;19(1):41-47.
55. Hammill JM, Cook TM, Rosecrance JC. Effectiveness of a physical therapy regimen in the treatment of tension-type headache. *Headache*. 1996;36(3):149-153.
56. Inoue M, Ohtsu I, Tomioka S, et al. Effects of pulmonary rehabilitation on vital capacity in patients with chronic pulmonary emphysema. *Nihon Kyobu Shikkan Gakkai Zasshi*. 1996;34(11):1182-1188.
57. Boguszewski D, Krupiński M, Białoszewski D. Assessment of the effect of Swedish massage and acupressure in rehabilitation of patients with low back pain. Preliminary report. *Ortop Traumatol Rehabil*. 2017;19(6):513-521.
58. Waylonis GW, Perkins RH. Post-traumatic fibromyalgia. A long-term follow-up. *Am J Phys Med Rehabil*. 1994;73(6):403-412.
59. Sajedi F, Kashaninia Z, Hoseinzadeh S, Abedinipoor A. How effective is Swedish massage on blood glucose level in children with diabetes mellitus? *Acta Med Iran*. 2011;49(9):592-597.
60. Billhult A, Lindholm C, Gunnarsson R, Stener-Victorin E. The effect of massage on immune function and stress in women with breast cancer—a randomized controlled trial. *Auton Neurosci*. 2009;150(1-2):111-115.
61. Schachner L, Field T, Hernandez-Reif M, Duarte AM, Krasnegor J. Atopic dermatitis symptoms decreased in children following massage therapy. *Pediatr Dermatol*. 1998;15(5):390-395.
62. Hoehn-Saric R. Psychic and somatic anxiety: worries, somatic symptoms and physiological changes. *Acta Psychiatr Scand*. 1998;98:32-38.
63. Millenson JR. *Mind Matters: Psychological Medicine in Holistic Practice*. Eastland Press; 1995.
64. Lundberg U. Muscle tension. *J Soft Tissue Manipulation*. 2006;13:3.
65. Crosman LJ, Chateauvert SR, Weisberg J. The effects of massage to the hamstring muscle group on range of motion. *J Orthop Sports Phys Ther*. 1984;6(3):168-172.
66. Van Den Dolder PA, Roberts DL. A trial into the effectiveness of soft tissue massage in the treatment of shoulder pain. *Aust J Physiother*. 2003;49(3): 183-194.
67. Barlow A, Clarke R, Johnson N, Seabourne B, Thomas D, Gal J. Effect of massage of the hamstring muscle group on performance of the sit and reach test. *Br J Sports Med*. 2004;38(3):349-351.
68. Henriksen M, HØjrup A, Lund H, Christensen L, Danneskiold-SamsØe B, Bliddal H. The effect of stimulating massage of thigh muscles on knee joint position sense. *Adv Physiother*. 2004;6(1):29-36.
69. Akhlaghi F, Sabeti Baygi Z, Miri M, Najaf Najafi M. Effect of perineal massage on the rate of episiotomy. *J Fam Reprod Health*. 2019;13(3):160-166.
70. Vendittelli F, Tabaste JL, Janky E. Antepartum perineal massage: review of randomized trials. *J Gynecol Obstet Biol Reprod (Paris)*. 2001;30(6):565-571.
71. Stamp G, Kruzins G, Crowther C. Perineal massage in labour and prevention of perineal trauma: randomised controlled trial. *BMJ*. 2001;322(7297):1277-1280.
72. Eason E, Labrecque M, Wells G, Feldman P. Preventing perineal trauma during childbirth: a systematic review. *Obstet Gynecol*. 2000;95(3):464-471.
73. Karaçam Z, Ekmen H, Calişir H. The use of perineal massage in the second stage of labor and follow-up of postpartum perineal outcomes. *Health Care Women Int*. 2012;33(8):697-718.
74. Kaur K, Sinha AGK. Effectiveness of massage on flexibility of hamstring muscle and agility of female players: an experimental randomized controlled trial. *J Bodyw Mov Ther*. 2020;24(4):519-526.
75. Morelli M, Sullivan SJ, Chapman CE. Inhibitory influence of soleus mas- sage onto the medial gastrocnemius H-reflex. *Electromyogr Clin Neurophysiol*. 1998;38(2):87-93.
76. Goldberg J, Seaborne DE, Sullivan SJ, Leduc BE. The effect of therapeutic massage on H-reflex amplitude in persons with a spinal cord injury. *Phys Ther*. 1994;74(8):728-737.
77. Goldberg J, Sullivan SJ, Seaborne DE. The effect of two intensities of massage on H-reflex amplitude. *Phys Ther*. 1992;72(6):449-457.
78. Sullivan SJ, Williams LRT, Seaborne DE, Morelli M. Effects of massage on alpha motoneuron excitability. *Phys Ther*. 1991;71(8):555-560.
79. Morelli M, Seaborne D, Sullivan S. H-reflex modulation during manual muscle massage of human triceps surae. *Arch Phys Med Rehabil*. 1991;72(11): 915-919.
80. Morelli M, Seaborne D, Sullivan S. Changes in H-reflex amplitude during massage of triceps surae in healthy subjects. *J Orthop Sports Phys Ther*. 1990;12(2):55-59.
81. Dishman J, Bulbulian R. Comparison of effects of spinal manipulation and massage on motoneuron excitability. *Electromyogr Clin Neurophysiol*. 2001;41(2):97-106.
82. Newham DJ, Lederman E. Effect of manual therapy techniques on the stretch reflex in normal human quadriceps. *Disabil Rehabil*. 1997;19(8):326-331.
83. Lederman E. *The Science and Practice of Manual Therapy*. Elsevier/Churchill Livingstone; 2005.
84. Hernandez-Reif M, Field T, Krasnegor J, Martinez E, Schwartzman M, Mavunda K. Children with cystic fibrosis benefit from massage therapy. *J Pediatr Psychol*. 1999;24(2):175.
85. Beeken JE, Parks D, Cory JA, Montopoli G. The effectiveness of neuromuscular release massage therapy in five individuals with chronic obstructive lung disease. *Clin Nurs Res*. 1998;7(3):309-325.
86. Field T, Henteleff T, Hernandez-Reif M, et al. Children with asthma have improved pulmonary functions after massage therapy. *J Pediatr*. 1998;132(5):854-858.
87. Ernst E, Matrai A, Magyarosy I, Liebermeister R, Eck M, Breu M. Massages cause changes in blood fluidity. *Physiotherapy*. 1987;73(1):43-47.
88. Arkko P, Pakarinen A, Kari-Koskinen O. Effects of whole body massage on serum protein, electrolyte and hormone concentrations, enzyme activities and hematological parameters. *Int J Sports Med*. 1983;4(4):265-267.
89. Liu Y, Xu S, Yan J, et al. Capillary blood flow with dynamical change of tissue pressure caused by exterior force. *Sheng Wu Yi Xue Gong Cheng Xue Za Zhi*. 2004;21(5):699-703.
90. Shoemaker JK, Tiidus PM, Mader R. Failure of manual massage to alter limb blood flow: measures by Doppler ultrasound. *Med Sci Sports Exerc*. 1997;29(5):610-614.
91. Wyper D, McNiven D. Effects of some physiotherapeutic agents on skeletal muscle blood flow. *Physiotherapy*. 1976;62(3):83-85.
92. Hovind H, Nielsen SL. Effect of massage on blood flow in skeletal muscle. *Scand J Rehabil Med*. 1974;6(2):74-77.
93. Hansen TI, Kristensen JH. Effect of massage, shortwave diathermy and ultrasound upon 133Xe disappearance rate from muscle and subcutaneous tissue in the human calf. *Scand J Rehabil Med*. 1973;5(4):179-182.
94. Hinds T, McEwan I, Perkes J, Dawson E, Ball D, George K. Effects of massage on limb and skin blood flow after quadriceps exercise. *Med Sci Sports Exerc*. 2004;36(8):1308-1313.
95. Linde B. Dissociation of insulin absorption and blood flow during massage of a subcutaneous injection site. *Diabetes Care*. 1986;9(6):570-574.
96. Martin NA, Zoeller RF, Robertson RJ, Lephart SM. The comparative effects of sports massage, active recovery, and rest in promoting blood lactate clearance after supramaximal leg exercise. *J Athl Train*. 1998;33(1):30-35.
97. Gupta S, Goswami A, Sadhukhan A, Mathur D. Comparative study of lactate removal in short term massage of extremities, active recovery and a passive recovery period after supramaximal exercise sessions. *Int J Sports Med*. 1996;17(2):106-110.
98. Dolgener FA, Morien A. The effect of massage on lactate disappearance. *J Strength Cond Res*. 1993;7(3):159-162.
99. Bale P, James H. Massage, warm-down and rest as recuperative measures after short term intense exercise. *Physiother Sport*. 1991;13(2):4-7.
100. Hemmings B, Smith M, Graydon J, Dyson R. Effects of massage on physiological restoration, perceived recovery, and repeated sports performance. *Br J Sports Med*. 2000;34(2):109-114.
101. Monedero J, Donne B. Effect of recovery interventions on lactate removal and subsequent performance. *Int J Sports Med*. 2000;21(8):593-597.
102. Supa'at I, Zakaria Z, Maskon O, Aminuddin A, Nordin NA. Effects of Swedish massage therapy on blood pressure, heart rate, and inflammatory markers in hypertensive women. *Evid Based Complement Alternat Med*. 2013;2013:171852.

103. Moeini M, Givi M, Ghasempour Z, Sadeghi M. The effect of massage therapy on blood pressure of women with pre-hypertension. *Iran J Nurs Midwifery Res.* 2011;16(1):61-70.
104. Mortimer PS, Simmonds R, Rezvani M, Robbins M, Hopewell JW, Ryan TJ. The measurement of skin lymph flow by isotope clearance—reliability, reproducibility, injection dynamics, and the effect of massage. *J Invest Dermatol.* 1990;95(6):677-682.
105. Yamazaki Z, Idezuki Y, Nemoto T, Togawa T. Clinical experiences using pneumatic massage therapy for edematous limbs over the last 10 years. *Angiology.* 1988;39(2):154-163.
106. Yamazaki Z, Fujimori Y, Wada T, Togawa T, Yamakoshi K, Shimazu H. Admittance plethysmographic evaluation of undulatory massage for the edematous limb. *Lymphology.* 1979;12(1):40-42.
107. De Godoy J, Batigalia F. Preliminary evaluation of a new, more simplified physiotherapy technique for lymphatic drainage. *Lymphology.* 2002;35(2):91-93.
108. Aksenova AM, Teslenko OI, Boganskaia OA. Changes in the immune status of peptic ulcer patients after combined treatment including deep massage. *Vopr Kurortol Fizioter Lech Fiz Kult.* 1999;(2):19-20.
109. Makarova MR, Kuznetsov OF, Markina LP, Gusarova SA, Stiazhkina EM. The effect of massage on the neuromuscular apparatus and blood coagulating system of patients with chronic salpingo-oophoritis. *Vopr Kurortol Fizioter Lech Fiz Kult.* 1998;(6):45-48.
110. Aksenova AM, Romanova MM. The effect of reflex muscle massage on the body regulator processes of peptic ulcer patients with concomitant diseases. *Vopr Kurortol Fizioter Lech Fiz Kult (Russian).* 1998;6:24-26.
111. Gusarova SA, Kuznetsov OF, Gorbunov FE, Maslovskaia SG. The characteristics of the effect of point and classical massage on the hemodynamics of patients with a history of transient ischemic attacks in the vertebrobasilar system. *Vopr Kurortol Fizioter Lech Fiz Kult.* 1998;(5):7-9.
112. Kuznetsov OF, Makarova MR, Markina LP. The comparative effect of classic massage of different intensities on patients with chronic salpingo-oophoritis. *Vopr Kurortol Fizioter Lech Fiz Kult.* 1998;(2):20-23.
113. Aksenova AM. A new method for deep reflex muscular massage. *Vopr Kurortol Fizioter Lech Fiz Kult.* 1997;(4):30-32.
114. Aksenova AM, Reznikov KM, Andreeva VV. The effect of deep massage and physical exercises on the cerebral circulation in osteochondrosis of the cervicothoracic spine. *Vopr Kurortol Fizioter Lech Fiz Kult.* 1997;(3):19-21.
115. Gusarova SA, Kuznetsov OF, Maslovskaia SG. The effect of the massage of different areas of the body on the cerebral hemodynamics in patients with a history of acute disorders of the cerebral circulation. *Vopr Kurortol Fizioter Lech Fiz Kult.* 1996;(1):14-16.
116. Richaud C, Bouchet JY, Bosson JL, Pichot O, Carpentier PH, Franco A. Manual fragmentation of deep vein thrombosis. *J Mal Vasc.* 1995;20(3):166-171.
117. Labrecque M, Nouwen A, Bergeron M, Rancourt JF. A randomized controlled trial of nonpharmacologic approaches for relief of low back pain during labor. *J Fam Pract.* 1999;48(4):259-263.
118. Field T, Hemandez-Reif M, Taylor S, Quintino O, Burman I. Labor pain is reduced by massage therapy. *J Psychosom Obstet Gynecol.* 1997;18(4):286-291.
119. Yildirim G, Sahin NH. The effect of breathing and skin stimulation techniques on labour pain perception of Turkish women. *Pain Res Manage.* 2004;9(4):183-187.
120. Nixon M, Teschendorff J, Finney J, Karnilowicz W. Expanding the nursing repertoire: the effect of massage on post-operative pain. *Aust J Adv Nurs.* 1997;14(3):21-26.
121. Ferrell-Torry AT, Glick OJ. The use of therapeutic massage as a nursing intervention to modify anxiety and the perception of cancer pain. *Cancer Nurs.* 1993;16(2):93-101.
122. Weinrich SP, Weinrich MC. The effect of massage on pain in cancer patients. *Appl Nurs Res.* 1990;3(4):140-145.
123. Akbayrak T, Citak I, Demirturk F, Akarcali I. Manual therapy and pain changes in patients with migraine? An open pilot study. *Adv Physiother.* 2001;3(2):49-54.
124. Puustjärvi K, Airaksinen O, Pöntinen P. The effects of massage in patients with chronic tension headache. *Acupunct Electrother Res.* 1990;15(2):159-162.
125. Gensic ME, Smith BR, LaBarbera DM. The effects of effleurage hand massage on anxiety and pain in patients undergoing chemotherapy. *JAAPA.* 2017;30(2):36-38.
126. Field T, Diego M, Cullen C, Hernandez-Reif M, Sunshine W, Douglas S. Fibromyalgia pain and substance P decrease and sleep improves after massage therapy. *J Clin Rheumatol.* 2002;8(2):72-76.
127. Ernst E. Massage therapy for low back pain: a systematic review. *J Pain Symptom Manage.* 1999;17(1):65-69.
128. Preyde M. Effectiveness of massage therapy for subacute low-back pain: a ran- domized controlled trial. *Can Med Assoc J.* 2000;162(13):1815-1820.
129. Carreck A. The effect of massage on pain perception threshold. *Manipulation Ther.* 1994;26:10-16.
130. Day JA, Mason RR, Chesrown SE. Effect of massage on serum level of β-endorphin and β-lipotropin in healthy adults. *Phys Ther.* 1987;67(6): 926-930.
131. Tiidus PM. Manual massage and recovery of muscle function following exercise: a literature review. *J Orthop Sports Phys Ther.* 1997;25(2):107-112.
132. Callaghan MJ. The role of massage in the management of the athlete: a review. *Br J Sports Med.* 1993;27(1):28-33.
133. Cafarelli E, Flint F. The role of massage in preparation for and recovery from exercise. An overview. *Sports Med (Auckland, NZ).* 1992;14(1):1-9.
134. Harmer PA. The effect of pre-performance massage on stride frequency in sprinters. *J Athl Train.* 1991;26(1):55-59.
135. Boone T, Cooper R, Thompson W. A physiologic evaluation of the sports massage. *J Athl Train.* 1991;26:51-54.
136. Wiktorsson-Moller M, Öberg B, Ekstrand J, Gillquist J. Effects of warming up, massage, and stretching on range of motion and muscle strength in the lower extremity. *Am J Sports Med.* 1983;11(4):249-252.
137. Ernst E. Does post-exercise massage treatment reduce delayed onset muscle soreness? A systematic review. *Br J Sports Med.* 1998;32(3):212-214.
138. Weber M, Servedio F, Woodall W. The effects of three modalities on delayed onset muscle soreness. *J Orthop Sports Phys Ther.* 1994;20(5):236-242.
139. Smith LL, Keating MN, Holbert D, et al. The effects of athletic massage on delayed onset muscle soreness, creatine kinase, and neutrophil count: a preliminary report. *J Orthop Sports Phys Ther.* 1994;19(2):93-99.
140. Cheung K, Hume PA, Maxwell L. Delayed onset muscle soreness: treatment strategies and performance factors. *Sports Med.* 2003;33(2):145-164.
141. Farr T, Nottle C, Nosaka K, Sacco P. The effects of therapeutic massage on delayed onset muscle soreness and muscle function following downhill walking. *J Sci Med Sport.* 2002;5(4):297-306.
142. Hilbert JE, Sforzo G, Swensen T. The effects of massage on delayed onset muscle soreness. *Br J Sports Med.* 2003;37(1):72-75.
143. Rinder A, Sutherland C. An investigation of the effects of massage on quadriceps performance after exercise fatigue. *Complement Ther Nurs Midwifery.* 1995;1(4):99-102.
144. Tiidus PM. Massage and ultrasound as therapeutic modalities in exercise-induced muscle damage. *Can J Appl Physiol.* 1999;24(3):267-278.
145. Rodenburg J, Steenbeek D, Schiereck P, Bar P. Warm-up, stretching and massage diminish harmful effects of eccentric exercise. *Int J Sports Med.* 1994;15(7):414-419.
146. Drews T, Kreider RB, Drinkard B, Jackson CW. Effects of post-event massage therapy on psychological profiles of exertion, feeling and mood during a 4-day ultra endurance cycling. *Med Sci Sports Exerc.* 1991;23:91.
147. Drews T, Kreider R, Drinkard B, et al. Effects of post-event massage therapy on repeated ultra-endurance cycling. *Int J Sports Med.* 1990;11:407.
148. Weinberg RS, Jackson AJ, Kolodny K. The relationship of massage and exercise to mood enhancement. *Sport Psychologist.* 1988;2:202-211.
149. Robertson A, Watt J, Galloway S. Effects of leg massage on recovery from high intensity cycling exercise. *Br J Sports Med.* 2004;38(2):173-176.
150. Jönhagen S, Ackermann P, Eriksson T, Saartok T, Renström PAFH. Sports massage after eccentric exercise. *Am J Sports Med.* 2004;32(6):1499-1503.
151. Lane KN, Wenger H. Effect of selected recovery conditions on performance of repeated bouts of intermittent cycling separated by 24 hours. *J Strength Cond Res.* 2004;18(4):855-860.
152. Tanaka T, Leisman G, Mori H, Nishijo K. The effect of massage on localized lumbar muscle fatigue. *BMC Complement Altern Med.*

2002;2(1):9.
153. Eliska O, Eliskova M. Are peripheral lymphatics damaged by high pressure manual massage? *Lymphology.* 1995;28(1):21-30.
154. Lindsay W, Pitcaithly D, Geelen N, Buntin L, Broxholme S, Ashby M. A comparison of the effects of four therapy procedures on concentration and responsiveness in people with profound learning disabilities. *J Intellect Disabil Res.* 1997;41(3):201-207.
155. Brooker DJR, Snape M, Johnson E, Ward D, Payne M. Single case evaluation of the effects of aromatherapy and massage on disturbed behaviour in severe dementia. *Br J Clin Psychol.* 1997;36(2):287-296.
156. Simons DG, Travell J, Simons LS. *Myofascial Pain and Dysfunction: The Trigger Point Manual: Upper Half of Body.* Vol 1. Williams & Wilkins; 1999.
157. Travell JG, Simons DG. *Myofascial Pain and Dysfunction: The Trigger Point Manual.* Vol 1. Lippincott Williams & Wilkins; 1983.
158. Chaitow L, DeLany J. *Modern Neuromuscular Techniques.* 3rd ed. Churchill Livingstone; 2010.
159. Mannheim CJ. *The Myofascial Release Manual.* 4th ed. Slack; 2008.
160. Leikind ER, Harlin HC. Relief of back and sciatic pain by prostatovesicular massage-stripping. *Clin Med.* 1962;69:1073-1082.
161. Travell JG, Simons DG. *Myofascial Pain and Dysfunction: The Trigger Point Manual.* Vol 3. Lippincott Williams & Wilkins; 2018.
162. Murphy GJ. Physical medicine modalities and trigger point injections in the management of temporomandibular disorders and assessing treatment outcome. *Oral Surg Oral Med Oral Pathol Oral Radiol Endod.* 1997;83(1):118-122.
163. Shah JP, Thaker N, Heimur J, Aredo JV, Sikdar S, Gerber L. Myofascial trigger points then and now: a historical and scientific perspective. *PM R.* 2015;7(7):746-761.
164. Do TP, Heldarskard GF, Kolding LT, Hvedstrup J, Schytz HW. Myofascial trigger points in migraine and tension-type headache. *J Headache Pain.* 2018;19(1):84.
165. Money S. Pathophysiology of trigger points in myofascial pain syndrome. *J Pain Palliat Care Pharmacother.* 2017;31(2):158-159.
166. Takamoto K, Bito I, Urakawa S, et al. Effects of compression at myofascial trigger points in patients with acute low back pain: a randomized controlled trial. *Eur J Pain.* 2015;19(8):1186-1196.
167. Ingber RS. Iliopsoas myofascial dysfunction: a treatable cause of "failed" low back syndrome. *Arch Phys Med Rehabil.* 1989;70(5):382-386.
168. Morris CE. Chiropractic rehabilitation of a patient with S1 radiculopathy associated with a large lumbar disk herniation. *J Manipulative Physiol Ther.* 1999;22(1):38-44.
169. Hawk C, Long C, Azad A. Chiropractic care for women with chronic pelvic pain: a prospective single-group intervention study. *J Manipulative Physiol Ther.* 1997;20(2):73-79.
170. Hughes KH. Painful rib syndrome. A variant of myofascial pain syndrome. *AAOHN J.* 1998;46(3):115-120.
171. Antonelli MA, Vawter RL. Nonarticular pain syndromes. Differentiating generalized, regional, and localized disorders. *Postgrad Med.* 1992;91(2):95-98, 103-104.
172. Gerwin RD. Myofascial trigger point pain syndromes. *Semin Neurol.* 2016;36(5):469-473.
173. Simons DG, Travell JG, Simons LS. *Myofascial Pain and Dysfunction: The Trigger Point Manual: Lower Half of Body.* Vol 2. Williams & Wilkins; 1999.
174. Simons DG, Mense S. Diagnosis and therapy of myofascial trigger points. *Schmerz.* 2003;17(6):419-424.
175. Granger J. *Neuromuscular Therapy Manual.* Lippincott Williams & Wilkins; 2010.
176. Davies C, Davies A, Simons DG. *The Trigger Point Therapy Workbook: Your Self Treatment Guide for Pain Relief.* 2nd ed. New Harbinger; 2004.
177. Danneskiold-Samsoe B, Christiansen E, Lund B, Andersen RB. Regional muscle tension and pain ("fibrositis"). Effect of massage on myoglobin in plasma. *Scand J Rehabil Med.* 1983;15(1):17-20.
178. El-Hafez HM, Hamdy HA, Takla MK, Ahmed SEB, Genedy AF, Abd El-Azeim ASS. Instrument-assisted soft tissue mobilisation versus stripping massage for upper trapezius myofascial trigger points. *J Taibah Univ Med Sci.* 2020;15(2):87-93.
179. Hannon J. The man who mistook his patient for a chair: a speculation regarding sitting mechanical treatment of lower back pain. *J Bodyw Mov Ther.* 1998;2(2):88-100.
180. Morhenn VB. Firm stroking of human skin leads to vasodilatation possibly due to the release of substance P. *J Dermatol Sci.* 2000;22(2):138-144.
181. Lew P, Lewis J, Story I. Inter-therapist reliability in locating latent myofascial trigger points using palpation. *Man Ther.* 1997;2(2):87-90.
182. Moraska AF, Stenerson L, Butryn N, Krutsch JP, Schmiege SJ, Mann JD. Myofascial trigger point-focused head and neck massage for recurrent tension-type headache: a randomized, placebo-controlled clinical trial. *Clin J Pain.* 2015;31(2):159-168.
183. Chaitow L. *Positional Release Techniques.* Elsevier Health Sciences; 2002.
184. Prudden B. *Pain Erasure: The Bonnie Prudden Way.* Evans; 1980.
185. Prudden B. *Myotherapy: Bonnie Prudden's Complete Guide to Pain Free Living.* Dial Press; 1984.
186. Masunaga S, Ohashi W. *Zen Shiatsu: How to Harmonize Yin and Yang for Better Health.* Japan Publications; 1977.
187. Yamamoto S, McCarty P. *The Shiatsu Handbook: A Guide to the Traditional Art of Shiatsu Acupressure.* Avery; 1996.
188. Tappan FM. Finger pressure to acupuncture points. In: Tappan FM, Benjamin PJ, eds. *Tappan's Handbook of Healing Massage Techniques.* 3rd ed. Appleton & Lange; 1998:243-268.
189. Benjamin PJ, Tappan FM, eds. *Handbook of Healing Massage Techniques.* 4th ed. Pearson Prentice Hall; 2005.
190. Dougans I. *The Complete Illustrated Guide to Reflexology: Therapeutic Foot Massage for Health and Well-Being.* Element Books; 1996.
191. Byers DC. *Better Health with Foot Reflexology: The Original Ingham Method.* Ingham; 1996.
192. Smith CA, Collins CT, Levett KM, et al. Acupuncture or acupressure for pain management during labour. *Cochrane Database Syst Rev.* 2020;2(2):CD009232.
193. Kimber L, McNabb M, Haines A, Brocklehurst P. Massage or music for pain relief in labour: a pilot randomised placebo controlled trial. *Eur J Pain.* 2008;12(8):961-969.
194. Hou CR, Tsai LC, Cheng KF, Chung KC, Hong CZ. Immediate effects of various physical therapeutic modalities on cervical myofascial pain and trigger-point sensitivity. *Arch Phys Med Rehabil.* 2002;83(10):1406-1414.
195. McPartland JM. Travell trigger points—molecular and osteopathic perspectives. *J Am Osteopath Assoc.* 2004;104(6):244-249.
196. O'Sullivan SB. Strategies to improve motor control. In: O'Sullivan SB, Schmitz J, eds. *Physical Rehabilitation, Assessment and Treatment.* FA Davis; 1988.
197. Leone JA, Kukulka CG. Effects of tendon pressure on alpha motoneuron excitability in patients with stroke. *Phys Ther.* 1988;68(4):475-480.
198. Kukulka CG, Haberichter PA, Mueksch AE, Rohrberg MG. Muscle pressure effects on motoneuron excitability. *Phys Ther.* 1987;67(11):1720-1722.
199. Kukulka CG, Beckman SM, Holte JB, Hoppenworth PK. Effects of intermittent tendon pressure on alpha motoneuron excitability. *Phys Ther.* 1986;66(7):1091-1094.
200. Sajadi M, Davodabady F, Naseri-Salahshour V, Harorani M, Ebrahimi-Monfared M. The effect of foot reflexology on constipation and quality of life in patients with multiple sclerosis. A randomized controlled trial [published correction appears in *Complement Ther Med.* 2020;49:102330]. *Complement Ther Med.* 2020;48:102270.
201. Moraska AF, Schmiege SJ, Mann JD, Butryn N, Krutsch JP. Responsiveness of myofascial trigger points to single and multiple trigger point release massages: a randomized, placebo controlled trial. *Am J Phys Med Rehabil.* 2017;96(9):639-645.
202. Stephenson NN, Weinrich SP, Tavakolil AS. The effects of foot reflexology on anxiety and pain in patients with breast and lung cancer. *Oncol Nurs Forum.* 2000;27:67-72.
203. Kesselring A. Foot reflexology massage: a clinical study. *Forsch Komplementarmed.* 1999;6(Suppl 1):38-40.
204. Sudmeier I, Bodner G, Egger I, Mur E, Ulmer H, Herold M. Changes of renal blood flow during organ-associated foot reflexology measured by color Doppler sonography. *Forsch Komplementarmed.* 1999;6(3):129-134.
205. Baerheim A, Algroy R, Skogedal KR, Stephansen R, Sandvik H. Feet—a diagnostic tool? *Tidsskr Nor Laegeforen.* 1998;118(5):753-755.
206. Kesselring A, Spichiger E, Muller M. Foot reflexology: an interven-

tion study. *Pflege*. 1998;11(4):213-218.

207. Kristof O, Schlumpf M, Saller R. Foot reflex zone massage—a review. *Wien Med Wochenschr*. 1997;147(18):418-422.
208. Omura Y. Accurate localization of organ representation areas on the feet & hands using the bi-digital O-ring test resonance phenomenon: its clinical implication in diagnosis & treatment—part I. *Acupunct Electrother Res*. 1994;19(2-3):153-190.
209. Kesselring A. Foot reflex zone massage. *Schweiz Med Wochenschr Suppl*. 1994;62:88-93.
210. Oleson T, Flocco W. Randomized controlled study of premenstrual symptoms treated with ear, hand, and foot reflexology. *Obstet Gynecol*. 1993;82:906-911.
211. Petersen LN, Faurschou P, Olsen OT, Svendsen UG. Foot zone therapy and bronchial asthma—a controlled clinical trial. *Ugeskr Laeger*. 1992;154(30): 2065-2068.
212. Brygge T, Heinig J, Collins P, et al. Reflexology and bronchial asthma. *Respir Med*. 2001;95(3):173-179.
213. Mollart L. Single-blind trial addressing the differential effects of two reflexology techniques versus rest, on ankle and foot oedema in late pregnancy. *Complement Ther Nurs Midwifery*. 2003;9(4):203-208.
214. Ross C, Hamilton J, Macrae G, Docherty C, Gould A, Cornbleet M. A pilot study to evaluate the effect of reflexology on mood and symptom rating of advanced cancer patients. *Palliat Med*. 2002;16(6):544-545.
215. Stephenson N, Dalton JA, Carlson J. The effect of foot reflexology on pain in patients with metastatic cancer. *Appl Nurs Res*. 2003;16(4):284-286.
216. Tovey P. A single-blind trial of reflexology for irritable bowel syndrome. *Br J Gen Pract*. 2002;52(474):19-23.
217. White A, Williamson J, Hart A, Ernst E. A blinded investigation into the accuracy of reflexology charts. *Complement Ther Med*. 2000;8(3):166-172.
218. Williamson J, White A, Hart A, Ernst E. Randomised controlled trial of re- flexology for menopausal symptoms. *BJOG*. 2002;109(9):1050-1055.
219. Kannathal N, Paul JK, Lim C, Chua K, Sadasivan P. Effect of reflexology on EEG—a nonlinear approach. *Am J Chin Med*. 2004;32(4):641-650.
220. Mur E, Schmidseder J, Egger I, et al. Influence of reflex zone therapy of the feet on intestinal blood flow measured by color Doppler sonography. *Forsch Komplementarmed Klass Naturheilkd*. 2001;8(2):86-89.
221. Bennedbaek O, Viktor J, Carlsen KS, Roed H, Vinding H, Lundbye-Christensen S. Infants with colic. A heterogenous group possible to cure? Treatment by pediatric consultation followed by a study of the effect of zone therapy on incurable colic. *Ugeskr Laeger*. 2001;163(27):3773-3778.
222. Yang JH. The effects of foot reflexology on nausea, vomiting and fatigue of breast cancer patients undergoing chemotherapy. *Taehan Kanho Hakhoe Chi*. 2005;35(1):177-185.
223. Hodgson H. Does reflexology impact on cancer patients' quality of life? *Nurs Stand*. 2000;14(31):33-38.
224. Kohara H, Miyauchi T, Suehiro Y, Ueoka H, Takeyama H, Morita T. Combined modality treatment of aromatherapy, footsoak, and reflexology relieves fatigue in patients with cancer. *J Palliat Med*. 2004;7(6):791-796.
225. Wright S, Courtney U, Donnelly C, Kenny T, Lavin C. Clients' perceptions of the benefits of reflexology on their quality of life. *Complement Ther Nurs Midwifery*. 2002;8(2):69-76.
226. Porkert M, Hempen CH, Pao C. *Classical Acupuncture: The Standard Textbook*. Phainon Editions & Media GmbH; 1995. 227. Helms JM. *Acupuncture Energetics. A Clinical Approach for Physicians*. Medical Acupuncture Publishers; 1995.
228. Kielkowska A. *Your Health in Your Hands*. Kolmio; 1995.
229. Melzack R. Myofascial trigger points: relation to acupuncture and mechanisms of pain. *Arch Phys Med Rehabil*. 1981;62(3):114-117.
230. Melzack R, Stillwell DM, Fox EJ. Trigger points and acupuncture points for pain: correlations and implications. *Pain*. 1977;3(1):3-23.
231. Shenkman Z, Holzman RS, Kim C, et al. Acupressure-acupuncture antiemetic prophylaxis in children undergoing tonsillectomy. *Anesthesiology*. 1999;90(5):1311-1316.
232. Harmon D, Ryan M, Kelly A, Bowen M. Acupressure and prevention of nausea and vomiting during and after spinal anaesthesia for caesarean section. *Br J Anaesth*. 2000;84(4):463-467.
233. Murphy PA. Alternative therapies for nausea and vomiting of pregnancy. *Obstet Gynecol*. 1998;91(1):78-81.
234. Stein DJ, Birnbach DJ, Danzer BI, Kuroda MM, Grunebaum A, Thys DM. Acupressure versus intravenous metoclopramide to prevent nausea and vomiting during spinal anesthesia for cesarean section. *Anesth Analg*. 1997;84(2):342-345.
235. Ho CM, Hseu SS, Tsai SK, Lee TY. Effect of P-6 acupressure on prevention of nausea and vomiting after epidural morphine for post-cesarean section pain relief. *Acta Anaesthesiol Scand*. 1996;40(3):372-375.
236. Agarwal A, Pathak A, Gaur A. Acupressure wristbands do not prevent postoperative nausea and vomiting after urological endoscopic surgery. *Can J Anaesth*. 2000;47(4):319-324.
237. Collins KB, Thomas DJ. Acupuncture and acupressure for the management of chemotherapy-induced nausea and vomiting. *J Am Acad Nurse Pract*. 2004;16(2):80-84.
238. Cummings M. Hand acupressure reduces postoperative vomiting after strabismus surgery (n = 50). *Acupunct Med*. 2001;19(1):53-54.
239. Dibble SL, Chapman J, Mack KA, Shih AS. Acupressure for nausea: results of a pilot study. *Oncol Nurs Forum*. 2000;27(1):41-47.
240. Eizember FL, Tomaszewski CA, Kerns WP. Acupressure for prevention of emesis in patients receiving activated charcoal. *Clin Toxicol*. 2002;40(6):775-780.
241. Vellacott I, Cooke E, James C. Nausea and vomiting in early pregnancy. *Int J Gynecol Obstet*. 1988;27(1):57-62.
242. Klein J, Griffiths P. Acupressure for nausea and vomiting in cancer patients receiving chemotherapy. *Br J Community Nurs*. 2004;9(9):383-388.
243. Lu DP, Lu GP, Reed JF 3rd. Acupuncture/acupressure to treat gagging dental patients: a clinical study of anti-gagging effects. *Gen Dent*. 2000;48(4):446-452.
244. Norheim AJ, Pedersen EJ, Fønnebø V, Berge L. Acupressure treatment of morning sickness in pregnancy. A randomised, double-blind, placebo-controlled study. *Scand J Prim Health Care*. 2001;19(1):43-47.
245. Roscoe JA, Morrow GR, Hickok JT, et al. The efficacy of acupressure and acustimulation wrist bands for the relief of chemotherapy-induced nausea and vomiting: a University of Rochester Cancer Center Community Clinical Oncology Program multicenter study. *J Pain Symptom Manage*. 2003;26(2):731-742.
246. Schlager A, Boehler M, Pühringer F. Korean hand acupressure reduces postoperative vomiting in children after strabismus surgery. *Br J Anaesth*. 2000;85(2):267-270.
247. Shin YH, Kim TI, Shin MS, Juon HS. Effect of acupressure on nausea and vomiting during chemotherapy cycle for Korean postoperative stomach cancer patients. *Cancer Nurs*. 2004;27(4):267-274.
248. Slotnick RN. Safe, successful nausea suppression in early pregnancy with P-6 acustimulation. *J Reprod Med*. 2001;46(9):811-814.
249. Steele NM, French J, Gatherer-Boyles J, Newman S, Leclaire S. Effect of acupressure by Sea-Bands on nausea and vomiting of pregnancy. *J Obstet Gynecol Neonatal Nurs*. 2001;30(1):61-70.
250. Stern RM, Jokerst MD, Muth ER, Hollis C. Acupressure relieves the symptoms of motion sickness and reduces abnormal gastric activity. *Altern Ther Health Med*. 2001;7(4):91-94.
251. Tiran D. Nausea and vomiting in pregnancy: safety and efficacy of self-administered complementary therapies. *Complement Ther Nurs Midwifery*. 2002;8(4):191-196.
252. Vachiramon A, Wang WC. Acupressure technique to control gag reflex during maxillary impression procedures. *J Prosthet Dent*. 2002;88(2):236.
253. Wright LD. The use of motion sickness bands to control nausea and vomiting in a group of hospice patients. *Am J Hosp Palliat Med*. 2005;22(1):49-53.
254. Sakurai M, Suleman MI, Morioka N, Akça O, Sessler DI. Minute sphere acupressure does not reduce postoperative pain or morphine consumption. *Anesth Analg*. 2003;96(2):493-497.
255. Samad K, Afshan G, Kamal R. Effect of acupressure on postoperative nausea and vomiting in laparoscopic cholecystectomy. *J Pak Med Assoc*. 2003;53(2):68-72.
256. Schultz AA, Andrews AL, Goran SF, Mathew T, Sturdevant N. Comparison of acupressure bands and droperidol for reducing post-operative nausea and vomiting in gynecologic surgery patients. *Appl Nurs Res*. 2003;16(4):256-265.
257. Windle PE, Borromeo A, Robles H, Ilacio-Uy V. The effects of acu-

pressure on the incidence of postoperative nausea and vomiting in postsurgical patients. *J Perianesth Nurs.* 2001;16(3):158-162.
258. Kober A, Scheck T, Schubert B, et al. Auricular acupressure as a treatment for anxiety in prehospital transport settings. *Anesthesiology.* 2003;98(6):1328-1332.
259. Brady LH, Henry K, Luth JF, Casper-Bruett KK. The effects of shiatsu on lower back pain. *J Holist Nurs.* 2001;19(1):57-70.
260. Chung UL, Hung LC, Kuo SC, Huang CL. Effects of LI4 and BL 67 acupressure on labor pain and uterine contractions in the first stage of labor. *J Nurs Res.* 2003;11(4):251-260.
261. Hsieh LLC, Kuo CH, Yen MF, Chen THH. A randomized controlled clinical trial for low back pain treated by acupressure and physical therapy. *Prev Med.* 2004;39(1):168-176.
262. Kober A, Scheck T, Greher M, et al. Prehospital analgesia with acupressure in victims of minor trauma: a prospective, randomized, double-blinded trial. *Anesth Analg.* 2002;95(3):723-727.
263. Lee TA. Chinese way of easing pain-acupressure. *Int J Altern Med.* 2001;1(1):1-12.
264. Yip Y, Tse S. The effectiveness of relaxation acupoint stimulation and acupressure with aromatic lavender essential oil for non-specific low back pain in Hong Kong: a randomised controlled trial. *Complement Ther Med.* 2004;12(1):28-37.
265. Chen ML, Lin LC, Wu SC, Lin JG. The effectiveness of acupressure in improving the quality of sleep of institutionalized residents. *J Gerontol A Biol Sci Med Sci.* 1999;54(8):M389-M394.
266. Shen P. Two hundred cases of insomnia treated by otopoint pressure plus acupuncture. *J Tradit Chin Med.* 2004;24(3):168-169.
267. Tsay SL, Rong JR, Lin PF. Acupoints massage in improving the quality of sleep and quality of life in patients with end-stage renal disease. *J Adv Nurs.* 2003;42(2):134-142.
268. Wang XH, Yuan YD, Wang BF. Clinical observation on effect of auricular acupoint pressing in treating sleep apnea syndrome. *Zhongguo Zhong Xi Yi Jie He Za Zhi.* 2003;23(10):747-749.
269. Chen LL, Hsu SF, Wang MH, Chen CL, Lin YD, Lai JS. Use of acupressure to improve gastrointestinal motility in women after trans-abdominal hysterectomy. *Am J Chin Med.* 2003;31(5):781-790.
270. Jeon SY, Jung HM. The effects of abdominal meridian massage on constipation among CVA patients. *Taehan Kanho Hakhoe Chi.* 2005;35(1):135-142.
271. Maa SH, Sun MF, Hsu KH, et al. Effect of acupuncture or acupressure on quality of life of patients with chronic obstructive asthma: a pilot study. *J Altern Complement Med.* 2003;9(5):659-670.
272. Maa S, Gauthier D, Turner M. Acupressure as an adjunct to a pulmonary rehabilitation program. *J Cardiopulm Rehabil Prev.* 1997;17(4):268-276.
273. Beal MW. Acupuncture and acupressure. *J Midwifery Womens Health.* 1999;44(3):217-230.
274. Chen HM, Chen CH. Effects of acupressure at the Sanyinjiao point on primary dysmenorrhoea. *J Adv Nurs.* 2004;48(4):380-387.
275. Taylor D, Miaskowski C, Kohn J. A randomized clinical trial of the effectiveness of an acupressure device (relief brief) for managing symptoms of dysmenorrhea. *J Altern Complement Med.* 2002;8(3):357-370.
276. Cho Y, Tsay S. The effect of acupressure with massage on fatigue and depression in patients with end-stage renal disease. *J Nurs Res.* 2004;12(1):51-59.
277. Herskovitz S, Strauch B, Gordon MJ. Shiatsu massage-induced injury of the median recurrent motor branch. *Muscle Nerve.* 1992;15(10):1215.
278. Andrade C, Randall T, Swift T, Brescia N, eds. *The Effect of a Self-Managed Manual Trigger Point Pressure Program with a Hand-Held Massage Device on Trigger Point Sensitivity, Perceived Pain Levels, and Frequency of Self-Care in Adults with Chronic Myofascial Neck Pain.* Samuel Merritt College; 1997.

CHAPTER 10
결합조직테크닉

*Randomized Controlled Trial

1. Holey E, Cook E. *Evidence-Based Therapeutic Massage.* 3rd ed. Churchill Livingstone; 2010.
2. Yates J. *A Physician's Guide to Therapeutic Massage.* 3rd ed. Curties Overset; 2004.
3. Cantu RI, Grodin AJ, Stanborough RW. *Myofascial Manipulation: Theory and Clinical Application.* 3rd ed. Pro-Ed; 2011.
4. Chaitow L. *Palpation and Assessment in Manual Therapy.* 4th ed. Handspring Publishing; 2017.
5. Fritz S. *Fundamentals of Therapeutic Massage.* 7th ed. Mosby; 2020.
6. Maigne R. Low back pain of thoracolumbar origin. *Arch Phys Med Rehabil.* 1980;61(9):389-395.
7. DeStefano, LA. *Greenman's Principles of Manual Medicine.* 5th ed. Wolters Kul; 2016.
8. Benjamin PJ. *Tappan's Handbook of Healing Massage Techniques.* 5th ed. Pearson Prentice Hall; 2010.
9. Salvo SG. *Massage Therapy: Principles and Practice.* 6th ed. Elsevier; 2019.
10. de Domenico G. *Beard's Massage.* 5th ed. Saunders Elsevier; 2007.
11. American Physical Therapy Association. *Guide to Physical Therapist Practice.* American Physical Therapy Association; 2005.
12. American Physical Therapy Association. *Guide to Physical Therapist Practice.* 2nd ed. American Physical Therapy Association; 1999.
13. Tillman LJ, Cummings GS. Biologic mechanisms of connective tissue mutability. In: Currier DP, ed. *Dynamics of Human Biologic Tissues.* FA Davis; 1992:44.
14. Taylor DC, Dalton JD, Seaber AV, Garrett WE. Viscoelastic properties of muscle-tendon units. *Am J Sports Med.* 1990;18(3):300-309.
15. Frank C, Amiel D, Woo S, Akeson W. Normal ligament properties and ligament healing. *Clin Orthop.* 1985;196:15-25.
16. Dunn MG, Silver FH. Viscoelastic behavior of human connective tissues: Relative contribution of viscous and elastic components. *Connect Tissue Res.* 1983;12(1):59-70.
17. Sapega A, Quedenfeld T, Moyer R, Butler R. Biophysical factors in range-of-motion exercise. *Phys Sportsmed.* 1981;9(12):57-65.
18. Light KE, Nuzik S, Personius W, Barstrom A. Low-load prolonged stretch vs. high-load brief stretch in treating knee contractures. *Phys Ther.* 1984;64(3):330-333.
19. Hooley C, McCrum N, Cohen R. The viscoelastic deformation of tendon. *J Biomech.* 1980;13(6):521-528.
20. Warren CG, Lehmann JF. Heat and stretch procedures: an evaluation using rat tail tendon. *Arch Phys Med Rehabil.* 1976;57:122-126.
21. Chaitow L. *Modern Neuromuscular Techniques.* 3rd ed. Churchill Livingstone; 2011.
22. Desmouliere A, Darby IA, Laverdet B, Bonté F. Fibroblasts and myofibroblasts in wound healing. *Clin Cosmet Investig Dermatol.* 2014;7:301-311.
23. Magonne T, DeWitt MT, Handeley CJ. In vitro responses of chondrocytes to mechanical loading: the effect of short term mechanical tension. *Connect Tissue Res.* 1984;12:97-109.
24. Arem AJ, Madden JW. Effects of stress on healing wounds: I. intermittent noncyclical tension. *J Surg Res.* 1976;20(2):93-102.
25. Woo S, Matthews JV. Connective tissue response to immobility. *Arthritis Rheum.* 1975;18:257-264.
26. Akeson WH, Amiel D. Connective tissue response to immobility: an accelerated aging process. *Arthritis Rheumatism.* 1968;18(3):257-301.
27. Hilton J. *The Influence of Mechanical and Physiological Rest in the Treatment of Accidents and Surgical Diseases, and the Diagnostic Value of Pain.* Bell and Daldy; 1863.
28. Editors of the American Heritage Dictionaries. *The American Heritage Medi- cal Dictionary.* 5th ed. Houghton Mifflin Company; 2018.
29. Kellogg JH. *The Art of Massage in Early American Manual Therapy Volume.* Vol 6. McMillin Media; 2011.
30. Wasserman JB, Abraham K, Massery M, Chu J, Farrow A, Marcoux BC. Soft tissue mobilization techniques are effective in treating chronic pain following cesarean section: a multicenter randomized clinical trial. *J Womens Health Phys Therap.* 2018;42(3):111-119.
31. Tillman LJ, Chasan NP. Wound healing: injury and repair of dense connective tissues. In: Hertling D, Kessler RM, eds. *Management of Common Musculoskeletal Conditions.* Lippincott Williams and Wilkins; 2006:15-26.
32. Colby LA, Kisner C, Borstad J. *Therapeutic Exercise: Foundations and Techniques.* 7th ed. FA Davis; 2018.
33. Lederman E. *The Science and Practice of Manual Therapy.* 2nd ed. Elsevier Churchill Livingstone; 2005.
34. Mannheim CJ. *The Myofascial Release Manual.* 4th ed. Slack Inc;

2008.
35. Barnes JF. Myofascial release. In: Hammer WI, ed. *Functional Soft Tissue Examination and Treatment by Manual Methods.* 2nd ed. Aspen; 1999:533-548.
36. DiGiovanna EL, Amen CJ, Burns DK. *An Osteopathic Approach to Diagnosis and Treatment.* 4th ed. Lippincott Williams & Wilkins; 2020.
37. Sucher B, Heath D. Thoracic outlet syndrome—a myofascial variant: part 3. Structural and postural considerations. *J Am Osteopath Assoc.* 1993;93(3):334-334.
38. Sucher BM. Thoracic outlet syndrome—a myofascial variant: part 1. Pathology and diagnosis. *J Am Osteopath Assoc.* 1990;90(8):686-686.
39. Sucher BM. Thoracic outlet syndrome—a myofascial variant: part 2. Treatment. *J Am Osteopath Assoc.* 1990;90(9):810-812.
40. Sucher B. Myofascial manipulative release of carpal tunnel syndrome: documentation with magnetic resonance imaging. *J Am Osteopath Assoc.* 1993;93(12):1273-1278.
41. Siu G, Jaffe JD, Rafique M, Weinik MM. Osteopathic manipulative medicine for carpal tunnel syndrome. *J Am Osteopath Assoc.* 2012;112(3):127-139.
42. *Marizeiro DF, Florêncio ACL, Nunes ACL, Campos NG, Lima POP. Immediate effects of diaphragmatic myofascial release on the physical and functional outcomes in sedentary women: a randomized placebo-controlled trial. *J Bodyw Mov Ther.* 2018;22(4):924-929.
43. *Gauns SV, Gurudut PV. A randomized controlled trial to study the effect of gross myofascial release on mechanical neck pain referred to upper limb. *Int J Health Sci (Qassim).* 2018;12(5):51-59.
44. Noll DR, Degenhardt BF, Johnson JC. Multicenter osteopathic pneumonia study in the elderly: subgroup analysis on hospital length of stay, ventilator-dependent respiratory failure rate, and in-hospital mortality rate. *J Am Osteopath Assoc.* 2016;116(9):574-587.
45. Barnes MF. Efficacy study of the effect of a myofascial release treatment technique on obtaining pelvic symmetry. *J Bodyw Mov Ther.* 1997;1(5):289-296.
46. Konczak CR, Ames R. Relief of internal snapping hip syndrome in a marathon runner after chiropractic treatment. *J Manipulative Physiol Ther.* 2005;28(1):e1-e7.
47. Rodríguez-Fuentes I, De Toro FJ, Rodríguez-Fuentes G, de Oliveira IM, Meijide-Faílde R, Fuentes-Boquete IM. Myofascial release therapy in the treatment of occupational mechanical neck pain. *Am J Phys Med Rehabil.* 2016;95(7):507-515.
48. *Serra-Añó P, Inglés M, Bou-Catalá C, Iraola-Lliso A, Espí-López GV. Effectiveness of myofascial release after breast cancer surgery in women undergoing conservative surgery and radiotherapy: a randomized controlled trial. *Support Care Cancer.* 2019;27:2633-2641.
49. Arab AM, Ramezani E. Sub occipital myofascial release technique for the treatment of cervicogenic headache. *J Bodyw Mov Ther.* 2018;22(4):859.
50. Hou CR, Tsai LC, Cheng KF, Chung KC, Hong CZ. Immediate effects of various physical therapeutic modalities on cervical myofascial pain and trigger-point sensitivity. *Arch Phys Med Rehabil.* 2002;83(10):1406-1414.
51. Castro-Sánchez AM, Matarán-Peñarrocha GA, Granero-Molina J, Aguilera-Manrique G, Quesada-Rubio JM, Moreno-Lorenzo C. Benefits of massage-myofascial release therapy on pain, anxiety, quality of sleep, depression, and quality of life in patients with fibromyalgia. *Evid Based Complement Alternat Med.* 2011;2011:1-9.
52. Upledger JE, Vredevoogd JD. *Craniosacral Therapy.* Eastland Press; 1983.
53. Anonymous. Tips for bodyworkers working with cancer patients. *Massage Bodyw.* 1999;14:19.
54. Schultz RL, Feitis R, Sallas D. *The Endless Web: Fascial Anatomy and Physical Reality.* North Atlantic Books; 1996.
55. Rolfe I. *Rolfing: The Integration of Human Structure.* Harper & Row; 1977.
56. Myers TW. *Anatomy Trains.* 4th ed. Churchill Livingstone; 2020.
57. Stanborough M. *Direct Release Myofascial Technique.* Vol 4. Churchill Livingstone; 2004.
58. Smith J. *Structural Bodywork.* Elsevier Churchill Livingstone; 2005.
59. McCutcheon B. Fascial integration: a global approach for specific results. *J Soft Tissue Manipulation.* 2007;7:4-7.
60. McCutcheon B. Fascial gait analysis. *J Soft Tissue Manipulation.* 2000;7:3-7.
61. Myers TW. The "anatomy trains": part 2. *J Bodyw Mov Ther.* 1997;1:134-145.
62. Erickson S. How to understand tissue memory and its implications. *Massage Ther J.* 2003;42:70-77.
63. Cummings GS, Tillman LJ. Remodeling of dense connective tissue in normal adult tissues. In: Currier DP, Nelson RM, eds. *Dynamics of Human Biologic Tissues.* FA Davis; 1992:45-73.
64. Barlow W. *The Alexander Technique.* Alfred A. Knopf; 1973.
65. Quality Assurance Committee of the College of Massage Therapists of Ontario. *Code of Ethics and Standards of Practice.* College of Massage Therapists of Ontario; 2019.
66. Ebner M. *Connective Tissue Manipulations: Theory and Therapeutic Application.* 3rd ed. RE Krieger Publishing Company; 1985.
67. Jędrzejewski G, Kasper-Jędrzejewska M, Dolibog P, Szyguła R, Schleip R, Halski T. The Rolf method of structural integration on fascial tissue stiffness, elasticity, and superficial blood perfusion in healthy individuals: the Prospective, interventional study. *Front Physiol.* 2020;11:1062.
68. Rolf I, Feitis R. *Rolfing and Physical Reality.* Healing Arts Press; 1990.
69. Jones TA. Rolfing. *Phys Med Rehabil Clin N Am.* 2004;15(4):799-809, vi.
70. Myers TW. Structural integration—developments in Ida Rolf's 'Recipe'—I. *J Bodyw Mov Ther.* 2004;8(2):131-142.
71. Myers TW. Structural integration—developments in Ida Rolf's 'Recipe'—Part 3. An alternative form. *J Bodyw Mov Ther.* 2004;8(4):249-264.
72. Myers TW. Structural integration: developments in Ida Rolf's 'Recipe'—Part 2. *J Bodyw Mov Ther.* 2004;8(3):189-198.
73. Stillerman E. *The Encyclopedia of Bodywork.* Facts on File; 1996.
74. Holey EA. Connective tissue massage: a bridge between complementary and orthodox approaches. *J Bodyw Mov Ther.* 2000;4(1):72-80.
75. Cottingham JT, Porges SW, Richmond K. Shifts in pelvic inclination angle and parasympathetic tone produced by Rolfing soft tissue manipulation. *Phys Ther.* 1988;68(9):1364-1370.
76. Brosseau L, Wells GA, Poitras S, et al. Ottawa Panel evidence-based clinical practice guidelines on therapeutic massage for low back pain. *J Bodyw Mov Ther.* 2012;16(4):424-455.
77. *Loi EC, Buysse CA, Price KS, et al. Myofascial structural integration therapy on gross motor function and gait of young children with spastic cerebral palsy: a randomized controlled trial. *Front Pediatr.* 2015;3:74.
78. Anonymous. World-class pianist recovers with Rolfing. *Massage Magazine.* 1996;148.
79. Hunt VV, Massey W. Electromyographic evaluation of structural integration techniques. *Psychoenerget Syst.* 1977;2:199-210.
80. Cottingham JT, Porges SW, Lyon T. Effects of soft tissue mobilization (Rolfing pelvic lift) on parasympathetic tone in two age groups. *Phys Ther.* 1988;68(3):352-356.
81. McKechnie AA, Wilson F, Watson N, Scott D. Anxiety states: a preliminary report on the value of connective tissue massage. *J Psychosom Res.* 1983;27(2):125-129.
82. Weinberg RS, Hunt VV. Effects of structural integration on state-trait anxiety. *J Clin Psychol.* 1979;35(2):319-322.
83. Stall P, Hosomi JK, Faelli CYP, Pai HJ, Teixeira MJ, Marchiori PE. Effects of structural integration Rolfing® method and acupuncture on fibromyalgia. *Revista Dor.* 2015;16(2).
84. Holey LA, Dixon J. Connective tissue manipulation: a review of theory and clinical evidence. *J Bodyw Mov Ther.* 2014;18(1):112-118.
85. Kisner CD, Taslitz N. Connective tissue massage: influence of the introductory treatment on autonomic functions. *Phys Ther.* 1968;48(2):107-119.
86. Kaada B, Torsteinb O. Increase of plasma [beta]-endorphins in connective tissue massage. *Gen Pharmacol Vasc Syst.* 1989;20(4):487-489.
87. Kaada B, Torsteinbų O. Vasoactive intestinal polypeptides in connective tissue massage. With a note on VIP in heat pack treatment. *Gen Pharmacol Vasc Syst.* 1987;18(4):379-384.
88. Gross D. Physical therapy and rheumatism of soft tissues. *Schweiz Med Wochenschr.* 1982;112(35):1214-1218.
89. *Celenay ST, Kaya DO, Akbayrak T. Cervical and scapulothoracic stabilization exercises with and without connective tissue massage for chronic mechanical neck pain: a prospective, randomised controlled trial. *Man Ther.* 2016;21:144-150.

90. *Orhan C, Kaya Kara O, Kaya S, Akbayrak T, Kerem Gunel M, Baltaci G. The effects of connective tissue manipulation and Kinesio Taping on chronic constipation in children with cerebral palsy: a randomized controlled trial. *Disabil Rehabil.* 2018;40(1):10-20.
91. *Toprak Celenay S, Anaforoglu Kulunkoglu B, Yasa ME, et al. A comparison of the effects of exercises plus connective tissue massage to exercises alone in women with fibromyalgia syndrome: a randomized controlled trial. *Rheumatol Int.* 2017;37(11):1799-1806.
92. Simonelli MC, Doyle LT, Columbia M, Wells PD, Benson KV, Lee CS. Effects of connective tissue massage on pain in primiparous women after cesarean birth. *J Obstet Gynecol Neonatal Nurs.* 2018;47(5):591-601.
93. Schleip R. Fascial plasticity-a new neurobiological explanation: part 1. *J Bodyw Mov Ther.* 2003;7(1):11-19.
94. Holey LA, Dixon J, Selfe J. An exploratory thermographic investigation of the effects of connective tissue massage on autonomic function. *J Manipulative Physiol Ther.* 2011;34(7):457-462.
95. Holey LA. Connective tissue zones: an introduction. *Physiotherapy.* 1995;81(7):366-368.
96. Holey LA, Watson MJ. Inter-rater reliability of connective tissue zones recognition. *Physiotherapy.* 1995;81(7):369-372.
97. Holey LA. Connective tissue manipulation: towards a scientific rationale. *Physiotherapy.* 1995;81:730-739.
98. Michalsen A, Buhring M. Connective tissue massage. *Wien Klin Wochenschr.* 1993;105(8):220-227.
99. Goats G, Keir K. Connective tissue massage. *Br J Sports Med.* 1991;25(3): 131-133.
100. Palastanga N. Connective tissue massage. In: Grieve GP, ed. *Modern Manual Therapy for the Vertebral Column.* Churchill-Livingston; 1986:827-833.
101. Ebner M. Connective tissue massage. *Physiotherapy.* 1978;64(7):208-210.
102. Iyer MM, Skokos E, Piombo D. Chiropractic management using multimodal therapies on 2 pediatric patients with constipation. *J Chiropr Med.* 2017;16(4):340-345.
103. Barassi G, Bellomo RG, Porreca A, Di Felice PA, Prosperi L, Saggini R. Somato-visceral effects in the treatment of dysmenorrhea: neuromuscular manual therapy and standard pharmacological treatment. *J Altern Complement Med.* 2018;24(3):291-299.
104. *Castro-Sánchez AM, Moreno-Lorenzo C, Matarán-Peñarrocha GA, FericheFernández-Castanys B, Granados-Gámez G, Quesada-Rubio JM. Connective tissue reflex massage for type 2 diabetic patients with peripheral arterial disease: randomized controlled trial. *Evid Based Complement Alternat Med.* 2011;2011:1-12.
105. Nekorkina OA. Segmental-reflex massage in rehabilitation of patients with ischemic heart disease. *Vopr Kurortol Fizioter Lech Fiz Kult.* 2005;(1): 45-49.
106. Nansel D, Szlazak M. Somatic dysfunction and the phenomenon of visceral disease simulation: a probable explanation for the apparent effectiveness of somatic therapy in patients presumed to be suffering from true visceral disease. *J Manipulative Physiol Ther.* 1995;18(6):379-397.
107. Kessler RM, Hertling D. Friction massage. In: *Management of Common Musculoskeletal Conditions.* 4th ed. Lippincott Williams & Wilkins; 2006.
108. Madenci E, Altindag O, Koca I, Yilmaz M, Gur A. Reliability and efficacy of the new massage technique on the treatment in the patients with carpal tunnel syndrome. *Rheumatol Int.* 2011:1-9.
109. Hammer WI. Friction massage. In: Hammer WI, ed. *Functional Soft Tissue Examination and Treatment by Manual Methods.* 2nd ed. Aspen; 1999:463-478.
110. Palastanga N. The use of transverse frictions for soft tissue lesions. In: Grieve GP, ed. *Greive's Modern Manual Therapy for the Vertebral Column.* Churchill Livingstone; 1986:819-825.
111. Cyriax J, Coldham M. *Textbook of Orthopedic Medicine Volume 2. Treatment by Manipulation, Massage and Injection.* 11th ed. Bailliere Tindall; 1984.
112. Cyriax J. Deep massage. *Physiotherapy.* 1977;63(2):60-61.
113. Lowe WW. *Orthopedic Massage: Theory and Technique.* 2nd ed. Churchill Livingstone; 2009.
114. Walker JM. Deep transverse frictions in ligament healing. *J Orthop Sports Phys Ther.* 1984;6(2):89-94.
115. De Bruijn R. Deep transverse friction: its analgesic effect. *Int J Sports Med.* 1984;5:35-36.
116. *Ekici G, Özcan Ş, Öztürk BY, Öztürk B, Ekici B. Effects of deep friction massage and dry needling therapy on night pain and shoulder internal rotation in subacromial pain syndrome: 1-year follow up of a randomised controlled trial. *Int J Ther Rehabi.* 2021;28(2):1-12.
117. Yi R, Bratchenko WW, Tan V. Deep friction massage versus steroid injection in the treatment of lateral epicondylitis. *Hand (N Y).* 2018;13(1):56-59.
118. *Nilsson N, Christensen HW, Hartvigsen J. Lasting changes in passive range motion after spinal manipulation: a randomized, blind, controlled trial. *J Ma- nipulative Physiol Ther.* 1996;19(3):165-168.
119. *Nilsson N. A randomized controlled trial of the effect of spinal manipula- tion in the treatment of cervicogenic headache. *J Manipulative Physiol Ther.* 1995;18(7):435-440.
120. O'Sullivan SB, Schmitz TJ, Fulk GD. *Physical Rehabilitation: Assessment and Treatment.* 7th ed. FA Davis; 2019.
121. Ault P, Plaza A, Paratz J. Scar massage for hypertrophic burns scarring—a systematic review. *Burns.* 2018;44(1):24-38.
122. Hoogvliet P, Randsdorp MS, Dingemanse R, Koes BW, Huisstede BMA. Does effectiveness of exercise therapy and mobilisation techniques offer guidance for the treatment of lateral and medial epicondylitis? A systematic review. *Br J Sports Med.* 2013;47(17):1112-1119.
123. Hammer W. The use of transverse friction massage in the management of chronic bursitis of the hip or shoulder. *J Manipulative Physiol Ther.* 1993;16(2): 107-111.
124. Blackwood J, Ghazi F. Can the addition of transverse friction massage to an exercise programme in treatment of infrapatellar tendinopathy reduce pain and improve function? A pilot study. *Int Musculoskelet Med.* 2012;34(3):108-114.
125. Hunter SC, Poole RM. The chronically inflamed tendon. *Clin Sports Med.* 1987;6(2):371-388.
126. Yelverton C, Rama S, Zipfel B. Manual therapy interventions in the treatment of plantar fasciitis: a comparison of three approaches. *Health SA.* 2019;24.
127. Joseph MF, Taft K, Moskwa M, Denegar CR. Deep friction massage to treat tendinopathy: a systematic review of a classic treatment in the face of a new paradigm of understanding. *J Sport Rehabil.* 2012;21(4):343-353.
128. Loew LM, Brosseau L, Tugwell P, et al. Deep transverse friction massage for treating lateral elbow or lateral knee tendinitis. *Cochrane Database Syst Rev.* 2014;(11):CD003528.

CHAPTER 11
수동적움직임테크닉

*Randomized Controlled Trial
†Systematic Review

1. Benjamin PJ. *Tappan's Handbook of Healing Massage Techniques.* 5th ed. Pearson Prentice Hall; 2010.
2. Fritz S. *Fundamentals of Therapeutic Massage.* 7th ed. Mosby; 2020.
3. Fritz S. *Sports and Exercise Massage.* 2nd ed. Elsevier; 2013.
4. Salvo SG. *Massage Therapy: Principles and Practice.* 6th ed. Elsevier; 2020.
5. Yates J. *A Physician's Guide to Therapeutic Massage.* 3rd ed. Curties Overset; 2004.
6. Hollis M. *Massage for Therapists.* 3rd ed. Blackwell Science; 2009.
7. Holey E, Cook E. *Evidence-Based Therapeutic Massage.* 3rd ed. Churchill Livingstone; 2010.
8. de Domenico G. *Beard's Massage.* 5th ed. Saunders Elsevier; 2007.
9. Mense S, Simons DG, Russell IJ. *Muscle Pain: Understanding Its Nature, Diagnosis, and Treatment.* Lippincott Williams & Wilkins; 2001.
10. Madenci E, Altindag O, Koca I, Yilmaz M, Gur A. Reliability and efficacy of the new massage technique on the treatment in the patients with carpal tunnel syndrome. *Rheumatol Int.* 2011:1-9.
11. Lederman E. *The Science and Practice of Manual Therapy.* 2nd ed. Elsevier Churchill Livingstone; 2005.
12. Pike G, Pike G. *Sports Massage for Peak Performance.* Harper Perennial; 1997.

13. Benjamin PJ, Lamp SP. *Understanding Sports Massage*. 2nd ed. Human Kinetics; 2005.
14. Bob Karcy Productions. *A Soigneur's Sports Massage. The Massage Therapy Video Library: Sports Massage Series, Volume 4* [Video]. View Video; 1988.
15. Finch P, Bessonnette S. A pragmatic investigation into the effects of massage therapy on the self efficacy of multiple sclerosis clients. *J Bodyw Mov Ther*. 2014;18(1):11-16.
16. Payne R, Donaghy M. *Payne's Handbook of Relaxation Techniques*. 4th ed. Elsevier Churchill Livingstone; 2010.
17. Trager M, Hammond C. *Trager Mentastics: Movement as a Way to Agelessness*. Station Hill Press; 1987.
18. Nikola RJ. *Creatures of Water*. 3rd ed. Europa Therapeutic; 1997.
19. Ramsey SM. Holistic manual therapy techniques. *Prim Care Clin Office Pract*. 1997;24(4):759-786.
20. Blackburn J. Trager psychophysical integration-an overview. *J Bodyw Mov Ther*. 2003;7(4):233-239.
21. Lederman E. *Harmonic Technique*. Churchill Livingstone; 2000.
22. Salter RB. The biologic concept of continuous passive motion of synovial joints. The first 18 years of basic research and its clinical application. *Clin Orthop*. 1989(242):12-25.
23. Akeson WH, Amiel D, Woo SY. Physiology and therapeutic value of passive motion. In: Helminien JH, Kivaranka I, Rammi M, eds. *Joint Loading—Biology and Health of Articular Structures*. John Wright; 1987:375-394.
24. Levick JR. Synovial fluid and transsynovial flow in stationary and moving normal joints. In: Helminien JH, Kivaranka I, Rammi M, eds. *Joint Loading—Biology and Health of Articular Structures*. John Wright; 1987:149-186.
25. Frank C, Akeson W, Amiel D, Coutts R. Physiology and therapeutic value of passive joint motion. *Clin Orthop*. 1984;(185):113-125.
26. Korcok M. Motion, not immobility, advocated for healing synovial joints. *JAMA*. 1981;246(18):2005-2006.
27. Fasone J. Using the Trager® approach to reduce the impact of foot drop: case report. *Explore (NY)*. 2021;17(3):252-254.
28. O'Sullivan SB. Strategies to improve motor control. In: O'Sullivan SB, Schmitz J, eds. *Physical Rehabilitation, Assessment and Treatment*. FA Davis; 1988.
29. Foster KA, Liskin J, Cen S, Abbott A, Armisen V, Globe D. The Trager approach in the treatment of chronic headache: a pilot study. *Altern Ther Health Med*. 2004;10:40-46.
30. *Pfluegler G, Borkovec M, Kasper J, McLean S. The immediate effects of passive hip joint mobilization on hip abductor/external rotator muscle strength in patients with anterior knee pain and impaired hip function. A randomized, placebo-controlled crossover trial. *J Man Manip Ther*. 2021;29(1):14-22.
31. †Heneghan NR, Adab P, Balanos GM, Jordan RE. Manual therapy for chronic obstructive airways disease: a systematic review of current evidence. *Man Ther*. 2012;17(6):507-518.
32. Hill PD, Humenick SS, Tieman B. Maternal activities used to soothe crying of 3-week-old breastfed infants. *J Perinat Educ*. 1997;6:13-20.
33. Bonnard M, Pailhous J. Contribution of proprioceptive information to preferred versus constrained space-time behavior in rhythmical movements. *Exp Brain Res*. 1999;128(4):568-572.
34. Benjamin BE, Piltch C. Ben Benjamin's corner. Massage therapists need to embrace research. *Massage Ther J*. 2005;44:32-35.
35. Field T. Infant massage therapy research review. *Clin Res Pediatr*. 2018; 1(2):1-9.
36. Pillai Riddell RR, Racine NM, Turcotte K, et al. Cochrane review: non-pharmacological management of infant and young child procedural pain. *Evid Based Child Health*. 2012;7(6):1905-2121.
37. Duval C, Lafontaine D, Hébert J, Leroux A, Panisset M, Boucher JP. The effect of trager therapy on the level of evoked stretch responses in patients with Parkinson's disease and rigidity. *J Manipulative Physiol Ther*. 2002;25(7):455-464.
38. †Angelopoulou E, Anagnostouli M, Chrousos GP, Bougea A. Massage therapy as a complementary treatment for Parkinson's disease: a systematic literature review. *Complement Ther Med*. 2020;49:102340.
39. Upledger JE, Vredevoogd JD. *Craniosacral Therapy*. Eastland Press; 1983.
40. Barral P, Klouche S, Barral N, Lemoulec Y-P, Thés A, Bauer T. Preoperative osteopathic manipulative therapy improves postoperative pain and reduces opioid consumption after total knee arthroplasty: a prospective comparative study. *J Am Osteopath Assoc*. 2020;120(7):436-445.
41. Elkheshen SA, Mohamed HS, Abdelgawad HA. The effect of practicing pelvic rocking exercise on lowering disability level through decreasing pregnancy related lower back pain. *J Am Sci*. 2016;12(5):98-103.

CHAPTER 12
타법테크닉

*Randomized Controlled Trial
†Systematic Review

1. Frownfelter DL. *Chest Physical Therapy and Pulmonary Rehabilitation: An Interdisciplinary Approach*. Year Book Medical Pub; 1987.
2. Frownfelter DL, Dean E. *Principles and Practice of Cardiopulmonary Physical Therapy*. 5th ed. Elsevier Mosby; 2012.
3. de Domenico G. *Beard's Massage*. 5th ed. Saunders Elsevier; 2007.
4. Benjamin PJ. *Tappan's Handbook of Healing Massage Techniques*. 5th ed. Pearson Prentice Hall; 2010.
5. Holey E, Cook E. *Evidence-Based Therapeutic Massage*. 3rd ed. Churchill Livingstone; 2010.
6. Hollis M. *Massage for Therapists*. 3rd ed. Blackwell Publishing; 2009.
7. American Physical Therapy Association. *Guide to Physical Therapist Practice*. 2nd ed. American Physical Therapy Association; 1999.
8. Fritz S. *Fundamentals of Therapeutic Massage*. 7th ed. Mosby; 2020.
9. Loving J. *Massage Therapy*. Appleton & Lange; 1999.
10. Salvo SG. *Massage Therapy: Principles and Practice*. 6th ed. Elsevier; 2020.
11. Yates J. *A Physician's Guide to Therapeutic Massage*. 3rd ed. Curties Overset; 2004.
12. Ciesla ND. Chest physical therapy for patients in the intensive care unit. *Phys Ther*. 1996;76(6):609-625.
13. †Jones A, Rowe BH. Bronchopulmonary hygiene physical therapy in bronchiectasis and chronic obstructive pulmonary disease: a systematic review. *Heart Lung J Acute Crit Care*. 2000;29(2):125-135.
14. McIlwaine M, Button B, Dwan K. Positive expiratory pressure physiotherapy for airway clearance in people with cystic fibrosis. *Cochrane Database of Syst Rev*. 2015;(6):CD003147
15. Warnock L, Gates A. Chest physiotherapy compared to no chest physiotherapy for cystic fibrosis. *Cochrane Database Syst Rev*. 2015;(12): CD001401.
16. Gallon A. Evaluation of chest percussion in the treatment of patients with copious sputum production. *Respir Med*. 1991;85(1):45-51.
17. Connors A Jr, Hammon W, Martin R, Rogers R. Chest physical therapy. The immediate effect on oxygenation in acutely ill patients. *Chest*. 1980;78(4):559-564.
18. Van der Schans C, Piers D, Postma D. Effect of manual percussion on tracheobronchial clearance in patients with chronic airflow obstruction and excessive tracheobronchial secretion. *Thorax*. 1986;41(6):448-452.
19. Davis K, Johannigman JA, Campbell RS, et al. The acute effects of body position strategies and respiratory therapy in paralyzed patients with acute lung injury. *Crit Care*. 2001;5(2):81-87.
20. Fink JB. Positioning versus postural drainage. *Respir Care*. 2002;47(7): 769-777.
21. Lee AL, Burge A, Holland AE. Airway clearance techniques for bronchiectasis. *Cochrane Database Syst Rev*. 2013;(5):CD008351.
22. Raoof S, Chowdhrey N, Raoof S, et al. Effect of combined kinetic therapy and percussion therapy on the resolution of atelectasis in critically ill patients. *Chest*. 1999;115(6):1658-1666.
23. Hardy KA, Anderson BD. Noninvasive clearance of airway secretions. *Respir Care Clin N Am*. 1996;2(2):323-345.
24. McIlwaine MP, Lee Son NM, Richmond ML. Physiotherapy and cystic fibrosis. *Curr Opin Pulm Med*. 2014;20(6):613-617.
25. Lee AL, Burge AT, Holland AE. Airway clearance techniques for bronchiectasis. *Cochrane Database of Syst Rev*. 2015;(11):CD008351.
26. Pryor J. Physiotherapy for airway clearance in adults. *Eur Respir J*. 1999;14(6): 1418-1424.
27. †Andrews J, Sathe NA, Krishnaswami S, McPheeters ML. Nonpharmacologic airway clearance techniques in hospitalized patients: a sys-

tematic review. *Respir Care.* 2013;58(12):2160-2186.
28. *McIlwaine PM, Wong LT, Peacock D, Davidson AGF. Long-term comparative trial of conventional postural drainage and percussion versus positive expiratory pressure physiotherapy in the treatment of cystic fibrosis. *J Pediatr.* 1997;131(4):570-574.
29. Morrison L, Milroy S. Oscillating devices for airway clearance in people with cystic fibrosis. *Cochrane Database Syst Rev.* 2020;4(4):CD006842. 30. Whitman J, Van Beusekom R, Olson S, Worm M, Indihar F. Preliminary evaluation of high-frequency chest compression for secretion clearance in mechanically ventilated patients. *Respir Care.* 1993;38(10):1081-1087.
31. Franks LJ, Walsh JR, Hall K, Morris NR. Measuring airway clearance outcomes in bronchiectasis: a review. *Eur Respir Rev.* 2020;29(156):190161.
32. Hess DR. The evidence for secretion clearance techniques. *Respir Care.* 2001;46(11):1276-1293.
33. dos Santos RS, Donadio MV, da Silva GV, et al. Immediate effects of chest physiotherapy on hemodynamic, metabolic, and oxidative stress parameters in subjects with septic shock. *Respir Care.* 2014;59(9):1398-1403.
34. Dall'Alba PT, Burns YR. The relationship between arterial blood gases and removal of airway secretions in neonates. *Physiother Theory Pract.* 1990;6(3):107-116.
35. Strickland SL, Rubin BK, Drescher GS, et al. AARC Clinical practice guideline: effectiveness of nonpharmacologic airway clearance therapies in hospitalized patients. *Respir Care.* 2013;58(12):2187-2193.
36. Stiller K, Jenkins S, Grant R, Geake T, Taylor J, Hall B. Acute lobar atelectasis: a comparison of five physiotherapy regimens. *Physiother Theory Pract.* 1996;12(4):197-209.
37. †Hawkins E, Jones A. What is the role of the physiotherapist in paediatric intensive care units? A systematic review of the evidence for respiratory and rehabilitation interventions for mechanically ventilated patients. *Physiother- apy.* 2015;101(4):303-309.
38. Boyd S, Brooks D, Agnew-Coughlin J, Ashwell J. Evaluation of the literature on the effectiveness of physical therapy modalities in the management of chil- dren with cystic fibrosis. *Pediatr Phys Ther.* 1994;6(2):70.
39. Langenderfer B. Alternatives to percussion and postural drainage: a review of mucus clearance therapies: percussion and postural drainage, autogenic drainage, positive expiratory pressure, flutter valve, intrapulmonary percussive ventilation, and high-frequency chest compression with the ThAIRapy vest. *J Cardiopulm Rehabil Prev.* 1998;18(4):283-289.
40. Gokdemir Y, Karadag-Saygi E, Erdem E, et al. Comparison of conventional pulmonary rehabilitation and high-frequency chest wall oscillation in primary ciliary dyskinesia. *Pediatr Pulmonol.* 2013;49(6):611-616.
41. *Clinkscale D, Spihlman K, Watts P, Rosenbluth D, Kollef MH. A ran- domized trial of conventional chest physical therapy versus high frequency chest wall oscillation in intubated and non-intubated adults. *Respir Care.* 2012;57(2):221-228.
42. Fritz S, Chaitow L, Hymel G. *Clinical Massage in the Healthcare Setting.* Mosby; 2007.
43. Griffin JW. Use of proprioceptive stimuli in therapeutic exercise. *Phys Ther.* 1974;54(10):1072-1079.
44. Lederman E. *Fundamentals of Manual Therapy.* Churchill Livingstone; 1997.
45. Behm DG, Peach A, Maddigan M, et al. Massage and stretching reduce spinal reflex excitability without affecting twitch contractile properties. *J Electromyogr Kinesiol.* 2013;23(5):1215-1221.
46. Pournot H, Tindel J, Testa R, Mathevon L, Lapole T. The acute effect of local vibration as a recovery modality from exercise-induced increased muscle stiffness. *J Sports Sci Med.* 2016;15(1):142-147.
47. Soh TS, Soh SC, Ng LL. Inter-rater reliability of percussion note as a respiratory assessment tool. *Physiother Singapore.* 1998;1:9-12.
48. Wood EC, Becker PD, eds. *Beard's Massage.* 3rd ed. WB Saunders; 1981.
49. Gameros Gardea RA. Inhalation therapy in asthma. *Rev Alerg Mex.* 1996;43(5):109-115.
50. Horiuchi K, Jordan D, Cohen D, Kemper MC, Weissman C. Insights into the increased oxygen demand during chest physiotherapy. *Crit Care Med.* 1997;25(8):1347-1351.
51. Imle PC, Mars MP, Ciesla ND, Anderson PA, Delaney PA. The effect of chest physical therapy on intracranial pressure and cerebral perfusion pressure. *Physiother Can.* 1997;49(1):48-55.
52. Chen HC, Liu CY, Cheng HF, Ho SC, Chiang LL, Kuo HP. Chest physiotherapy does not exacerbate gastroesophageal reflux in patients with chronic bronchitis and bronchiectasis. *Changgeng Yi Xue Za Zhi.* 1998;21(4):409-414.
53. Travell JG, Simons DG. Introduction to myofascial pain and dysfunction. In: *Travell, Simons, & Simons' Myofascial Pain and Dysfuction: The Trigger Point Manual.* 3rd ed. Wolters Kluwer; 2019.
54. Morningstar MW, Strauchman MN. Manipulation under anesthesia for patients with failed back surgery: retrospective report of 3 cases with 1-year follow-up. *J Chiropr Med.* 2011;11(1):30-35.
55. Hoyle JA, Marras WS, Sheedy JE, Hart DE. Effects of postural and visual stressors on myofascial trigger point development and motor unit rotation during computer work. *J Electromyogr Kinesiol.* 2011;21(1):41-48.
56. Moor FB. Manual of *Hydrotherapy* and *Massage.* Pacific Press Publication Association; 1964.
57. Colby LA, Kisner C, Borstad J. *Therapeutic Exercise: Foundations and Techniques.* 7th ed. FA Davis; 2018.
58. American Physical Therapy Association. Guide to *Physical Therapist Practice.* American Physical Therapy Association; 2005.
59. Carr L, Pryor J, Hodson M. Self chest clapping: patients' views and the effects on oxygen saturation. *Physiotherapy.* 1995;81(12):753-757.
60. O'Sullivan SB. Strategies to improve motor control. In: O'Sullivan SB, Schmitz J, eds. *Physical Rehabilitation, Assessment and Treatment.* FA Davis; 1988.

CHAPTER 13
결과기반 마사지™를 위한 연속된 마사지 테크닉

†Systematic Review

1. Fritz S. *Fundamentals of Therapeutic Massage.* 7th ed. Mosby; 2020.
2. Benjamin PJ. *Tappan's Handbook of Healing Massage Techniques.* 5th ed. New York; 2010.
3. Salvo SG. *Massage Therapy: Principles and Practice.* 6th ed. Elsevier; 2019.
4. Quality Assurance Committee of the College of Massage Therapists of On- tario. *Code of Ethics and Standards of Practice.* College of Massage Therapists of Ontario; 2019.
5. de Domenico G. *Beard's Massage.* 5th ed. Saunders Elsevier; 2007.
6. Holey E, Cook E. *Evidence-Based Therapeutic Massage.* 3rd ed. Churchill Livingstone; 2010.
7. Beck M. *Milady's Theory and Practice of Therapeutic Massage.* 6th ed. Milady; 2016.
8. Ingraham P. Does massage increase circulation? Probably not, and definitely not as much as a little exercise. *PainSci.* 2020. Accessed April 2021. https:// www.painscience.com/articles/massage-and-circulation.php
9. Lederman E. *The Science and Practice of Manual Therapy.* Elsevier/ Churchill Livingstone; 2005.
10. Mennell JB. *Physical Treatment by Movement, Manipulation and Massage.* 5th ed. Blakston; 1947.
11. Fernández de las Peñas C, Simons D, Finnegan M, Freeman ML. *Travell, Simons & Simons' Myofascial Pain and Dysfunction: The Trigger Point Manual.* 3rd ed. Lippincott, Williams & Wilkins; 2018.
12. Cameron MH. *Physical Agents in Rehabilitation: From Research to Practice.* 4th ed. Elsevier Health Sciences; 2012.
13. Cummings GS, Tillman LJ. Remodeling of dense connective tissue in normal adult tissues. In: Currier DP, Nelson RM, eds. *Dynamics of Human Biologic Tissues.* FA Davis; 1992:45-73.
14. O'Sullivan SB, Schmitz TJ, Fulk G. *Physical Rehabilitation.* 7th ed. FA Davis; 2019.
15. †Dehghan M, Malakoutikhah A, Heidari FG, Zakeri MA. The effect of abdominal massage on gastrointestinal functions: a systematic review. *Complement Ther Med.* 2020;54:102553.
16. †Tang Y, Shi K, He F, et al. Short and long-term efficacy of massage for functional constipation: a protocol for systematic review and meta analysis. *Medicine (Baltimore).* 2020;99(25):e20698. doi:10.1097/ MD.0000000000020698

17. Stillerman E. *The Encyclopedia of Bodywork: From Acupressure to Zone Therapy*. Checkmark Books; 1997.
18. Yaribeygi H, Panahi Y, Sahraei H, Johnston TP, Sahebkar A. The impact of stress on body function: a review. *EXCLI J*. 2017;16:1057-1072. doi:10.17179/excli2017-480
19. Everly G, Lating J. *A Clinical Guide to the Treatment of the Human Stress Response*. Springer; 2019.
20. Hollis M. *Massage for Therapists*. 3rd ed. Blackwell Science; 2009

CHAPTER 14
임상적 상태 및 웰니스에 대한 결과기반 마사지™ 적용

*Randomized Controlled Trial
†Systematic Review

1. Wale JO. *Tidy's Massage and Remedial Exercises*. 11th ed. John Wright and Sons; 1968.
2. Thomson A, Skinner A, Piercy J. *Tidy's Physiotherapy*. 12th ed. Butterworth Heinemann; 1991.
3. Field TM. Massage therapy effects. *Am Psychol*. 1998;53(12):1270.
4. Field T. Massage therapy. *Med Clin North Am*. 2002;86(1):163-171.
5. Field T. *Massage Therapy Research*. 1st ed. Churchill Livingstone Elsevier; 2006.
6. Moyer CA, Rounds J, Hannum JW. A meta-analysis of massage therapy research. *Psychol Bull*. 2004;130(1):3-18.
7. Rich GJ. *Massage Therapy: The Evidence for Practice*. 1st ed. Mosby; 2002.
8. MacDonald G. *Massage for the Hospital Patient and Medically Frail Client*. 1st ed. Lippincott Williams & Wilkins; 2004.
9. Rattray F, Ludwig L. *Clinical Massage Therapy*. Talus; 2000.
10. American Physical Therapy Association. *Interactive Guide to Physical Therapist Practice*. American Physical Therapy Association; 2003.
11. Goodman CC, Boissonnault WG, Fuller KS. *Pathology: Implications for the Physical Therapist*. 2nd ed. Saunders; 2003.
12. Lee A, Holdsworth M, Holland A, Button B. The immediate effect of musculoskeletal physiotherapy techniques and massage on pain and ease of breathing in adults with cystic fibrosis. *J Cyst Fibros*. 2009;8(1):79-81.
13. Batavia M. Contraindications for therapeutic massage: do sources agree? *J Bodyw Mov Ther*. 2004;8(1):48-57.
14. Whitehill W, Gustman B. Massage and skin conditions: indications and contraindications. *Athlet Ther Today*. 2002;7(3):24-28.
15. Walton T. Exploring contraindications to massage therapy. *J Soft Tissue Manipulation*. 1999;6:5-13.
16. Miesler D. Geriatric massage: assessment and contraindications for the geriat- ric client. *Massage Bodyw*. 1996;11(66).
17. Asdonk J. Effectiveness, indications and contraindications of manual lymph drainage therapy in painful edema. *Z Lymphol*. 1995;19(1):16-22.
18. Reader M, Young R, Connor JP. Massage therapy improves the management of alcohol withdrawal syndrome. *J Altern Complement Med*. 2005;11(2): 311-313.
19. Post-White J, Kinney ME, Savik K, Gau JB, Wilcox C, Lerner I. Therapeutic massage and healing touch improve symptoms in cancer. *Integr Cancer Ther*. 2003;2(4):332-344.
20. Field T, Pickens J, Prodromidis M, et al. Targeting adolescent mothers with depressive symptoms for early intervention. *Adolescence*. 2000;35(138):381-414.
21. Kerr CE, Wasserman RH, Moore CI. Cortical dynamics as a therapeutic mechanism for touch healing. *J Altern Complement Med*. 2007;13(1):59-66.
22. *Billhult A, Lindholm C, Gunnarsson R, Stener-Victorin E. The effect of massage on cellular immunity, endocrine and psychological factors in women with breast cancer—a randomized controlled clinical trial. *Auton Neurosci*. 2008;140(1-2):88-95.
23. *Billhult A, Lindholm C, Gunnarsson R, Stener-Victorin E. The effect of massage on immune function and stress in women with breast cancer—a randomized controlled trial. *Auton Neurosci*. 2009;150(1-2):111-115.
24. *Beider S, Moyer CA. Randomized controlled trials of pediatric massage: a review. *Evid Based Complement Altern Med*. 2007;4(1):23-34.
25. Labrique-Walusis F, Keister KJ, Russell AC. Massage therapy for stress management: implications for nursing practice. *Orthop Nurs*. 2010;29(4):254-257.
26. Listing M, Krohn M, Liezmann C, et al. The efficacy of classical massage on stress perception and cortisol following primary treatment of breast cancer. *Arch Women Mental Health*. 2010;13(2):165-173.
27. Russell NC, Sumler SS, Beinhorn CM, Frenkel MA. Role of massage therapy in cancer care. *J Altern Complement Med*. 2008;14(2):209-214.
28. Moyer CA, Seefeldt L, Mann ES, Jackley LM. Does massage therapy reduce cortisol? A comprehensive quantitative review. *J Bodyw Mov Ther*. 2011;15(1):3-14.
29. *Mitchinson AR, Kim HM, Rosenberg JM, et al. Acute postoperative pain management using massage as an adjuvant therapy: a randomized trial. *Arch Surg*. 2007;142(12):1158-1167.
30. Haraldsson K, Fridlund B, Baigi A, Marklund B. The self-reported health condition of women after their participation in a stress management programme: a pilot study. *Health Soc Care Community*. 2005;13(3):224-230.
31. Diego MA, Field T, Hernandez-Reif M, et al. Aggressive adolescents benefit from massage therapy. *Adolescence*. 2002;37:597-608.
32. Remington R. Calming music and hand massage with agitated elderly. *Nurs Res*. 2002;51(5):317.
33. Rowe M, Alfred D. The effectiveness of slow-stroke massage in diffusing agitated behaviors in individuals with Alzheimer's disease. *J Gerontol Nurs*. 1999;25(6):22-34.
34. Field T. Violence and touch deprivation in adolescents. *Adolescence*. 2002;37(148):735-749.
35. Field TM, Quintino O, Hernandez-Reif M, Koslovsky G. Adolescents with attention deficit hyperactivity disorder benefit from massage therapy. *Adolescence*. 1998;33:103-108.
36. Khilnani S, Field T, Hernandez-Reif M, Schanberg S. Massage therapy improves mood and behavior of students with attention-deficit/hyperactivity disorder. *Adolescence*. 2003;38(152):623-638.
37. Hernandez-Reif M, Field T, Ironson G, et al. Natural killer cells and lymphocytes increase in women with breast cancer following massage therapy. *Int J Neurosci*. 2005;115(4):495-510.
38. Hernandez-Reif M, Ironson G, Field T, et al. Breast cancer patients have improved immune and neuroendocrine functions following massage therapy. *J Psychosom Res*. 2004;57(1):45-52.
39. Hernandez-Reif M, Field T, Largie S, et al. Parkinson's disease symptoms are differentially affected by massage therapy vs. progressive muscle relaxation: a pilot study. *J Bodyw Mov Ther*. 2002;6(3):177-182.
40. Boylan M. Massage boosts immunity in breast cancer patients. *J Aust Tradit Med Soc*. 2005;11(2):59.
41. Diego MA, Field T, Hernandez-Reif M, Shaw K, Friedman L, Ironson G. HIV adolescents show improved immune function following massage therapy. *Int J Neurosci*. 2001;106(1-2):35-45.
42. Field T, Cullen C, Diego M, et al. Leukemia immune changes following massage therapy. *J Bodyw Mov Ther*. 2001;5(4):271-274.
43. Baskwill A, Kilty M, Hamilton A, Atkinson H. Massage therapy positively impacts quality of life for HIV+ individuals. *J Soft Tissue Manipulation*. 2003;11:4.
44. Lovas JM, Craig AR, Segal YD, Raison RL, Weston KM, Markus MR. The effects of massage therapy on the human immune response in healthy adults. *J Bodyw Mov Ther*. 2002;6(3):143-150.
45. Henrickson M. Clinical outcomes and patient perceptions of acupuncture and/or massage therapies in HIV-infected individuals. *AIDS Care*. 2001;13(6):743-748.
46. Shor-Posner G, Miguez MJ, Hernandez-Reif M, Perez-Then E, Fletcher M. Massage treatment in HIV-1 infected Dominican children: a preliminary report on the efficacy of massage therapy to preserve the immune system in children without antiretroviral medication. *J Altern Complement Med*. 2004;10(6):1093-1095.
47. Goodfellow LM. The effects of therapeutic back massage on psychophysiologic variables and immune function in spouses of patients with cancer. *Nurs Res*. 2003;52(5):318-328.
48. Birk TJ, McGrady A, MacArthur RD, Khuder S. The effects of massage therapy alone and in combination with other complementary therapies on immune system measures and quality of life in human immunodeficiency virus. *J Altern Complement Med*. 2000;6(5):405-414.

49. Victor W, Vieweg R, Pandurangi AK. The relation of stress and psychiatric illnesses to coronary heart disease. *Acta Psychiatr Scand.* 2006;113(4):241-244.
50. Brosschot JF, Pieper S, Thayer JF. Expanding stress theory: prolonged activation and perseverative cognition. *Psychoneuroendocrinology.* 2005;30(10): 1043-1049.
51. Shepshelovich D, Shoenfeld Y. Prediction and prevention of autoimmune diseases: additional aspects of the mosaic of autoimmunity. *Lupus.* 2006;15(3):183-190.
52. Heller DP, Heller L. Somatic experiencing in the treatment of automobile accident trauma. *US Assoc Body Psychother J.* 2004;3(2):42-52.
53. Price C. Characteristics of women seeking body-oriented therapy as an adjunct to psychotherapy during recovery from childhood sexual abuse. *J Bodywork Mov Ther.* 2004;8(1):35-42.
54. Dryden T, Fitch P. Recovering body and soul from post-traumatic stress disorder. *Massage Ther J.* 2000;39:41-60.
55. Kline Leidy N. A physiologic analysis of stress and chronic illness. *J Adv Nurs.* 1989;14(10):868-876.
56. Selye H. Stress and the reduction of distress. *J S C Med Assoc.* 1979;75(11): 562-566.
57. Selye H. Forty years of stress research: principal remaining problems and misconceptions. *Can Med Assoc J.* 1976;115(1):53-56.
58. McCaffrey R, Locsin RC. Music listening as a nursing intervention: a symphony of practice. *Holist Nurs Pract.* 2002;16(3):70-77.
59. Engebretson J, Wardell DW. Research: Reiki induces relaxation, liminal state of awareness. *Altern Ther Health Med.* 2002;8(2):48-53.
60. Brooks WW, Conrad CH, Nedder AP, Bing OHL, Slawsky MT. Thoracic massage permits use of echocardiography in unanesthetized rats. *Comp Med.* 2003;53(3):288-292.
61. Foeldi M, Strössenreuther RHK. *Foundations of Manual Lymph Drainage.* Elsevier Mosby; 2005.
62. Lederman E. *Harmonic Technique.* Churchill Livingstone; 2000.
63. Andrade C, Clifford P. *Outcome-Based Massage.* Lippincott Williams & Wilkins; 2001.
64. Hendrickson T. *Massage for Orthopedic Conditions.* Lippincott Williams & Wilkins; 2003.
65. Diego MA, Field T, Sanders C, Hernandez-Reif M. Research: moderate-pressure massage increases relaxation. *Int J Neurosci.* 2004;114:31-45.
66. *Hattan J, King L, Griffiths P. The impact of foot massage and guided relaxation following cardiac surgery: a randomized controlled trial. *J Adv Nurs.* 2002;37(2):199-207.
67. Oh HJ, Park JS. Effects of hand massage and hand holding on the anxiety in patients with local infiltration anesthesia. *Taehan Kanho Hakhoe Chi.* 2004;34(6):924-933.
68. Kober A, Scheck T, Schubert B, et al. Auricular acupressure as a treatment for anxiety in prehospital transport settings. *Anesthesiology.* 2003;98(6):1328-1332.
69. Jirayingmongkol P, Chantein S, Phengchomjan N, Bhanggananda N. The effect of foot massage with biofeedback: a pilot study to enhance health promotion. *Nurs Health Sci.* 2002;4(3):A4.
70. Kim MS, Cho KS, Woo HM, Kim JH. Effects of hand massage on anxiety in cataract surgery using local anesthesia. *J Cataract Refract Surg.* 2001;27(6):884-890.
71. Stephenson N, Dalton JA, Carlson J. The effect of foot reflexology on pain in patients with metastatic cancer. *Appl Nurs Res.* 2003;16(4):284-286.
72. Pattillo MM. Therapeutic and healing foot care: a healthy feet clinic for older adults. *J Gerontol Nurs.* 2004;30(12):25-32; quiz 50-1.
73. Wang HL, Keck JF. Foot and hand massage as an intervention for postopera- tive pain. *Pain Manage Nurs.* 2004;5(2):59-65.
74. *Siev-Ner I, Gamus D, Lerner-Geva L, Zaidel S, Achiron A. Reflexology treat- ment relieves symptoms of multiple sclerosis: a randomized controlled study. *Mult Scler.* 2003(9):356-361.
75. Kohara H, Miyauchi T, Suehiro Y, Ueoka H, Takeyama H, Morita T. Com- bined modality treatment of aromatherapy, footsoak, and reflexology relieves fatigue in patients with cancer. *J Palliat Med.* 2004;7(6):791-796.
76. Horn JP. The sacral autonomic outflow is parasympathetic: Langley got it right. *Clin Auton Res.* 2018;28(2):181-185.
77. Cottingham JT, Porges SW, Richmond K. Shifts in pelvic inclination angle and parasympathetic tone produced by Rolfing soft tissue manipulation. *Phys Ther.* 1988;68(9):1364-1370.
78. Turchaninov R. *Therapeutic Massage: A Scientific Approach.* Aesculapius Books; 2000.
79. Turchaninov R. *Medical Massage.* 2nd ed. Aesculapius Books; 2006.
80. Okvat HA, Oz MC, Ting W, Namerow PB. Massage therapy for patients undergoing cardiac catheterization. *Altern Ther Health Med.* 2002;8(3):6870, 72, 74-75.
81. Price S, Price L. *Aromatherapy for Health Professionals.* 2nd ed. Churchill Livingstone; 1999.
82. Fellowes D, Barnes K, Wilkinson S. Aromatherapy and massage for symptom relief in patients with cancer. *Cochrane Database Syst Rev.* 2004;(2):CD002287.
83. Field T. Massage and aroma therapy. *Int J Cosmet Sci.* 2004;26(3):169-170.
84. Field T, Hemandez-Reif M, Taylor S, Quintino O, Burman I. Labor pain is reduced by massage therapy. *J Psychosom Obstet Gynecol.* 1997;18(4):286-291.
85. Lee SY. The effect of lavender aromatherapy on cognitive function, emotion, and aggressive behavior of elderly with dementia. *Taehan Kanho Hakhoe Chi.* 2005;35(2):303-312.
86. Payne RA, Donaghy M. *Relaxation Techniques.* 3rd ed. Elsevier Churchill Livingstone; 2005.
87. *Hanley J, Stirling P, Brown C. Randomised controlled trial of therapeutic massage in the management of stress. *Br J Gen Pract.* 2003;53(486):20-25.
88. Bay E. *Empowered Breathing Audiotape.* The Relaxation Response Ltd.; audioptape (Toronto, Ontario).
89. Mooventhan A, Nivethitha L. Scientific evidence-based effects of hydrotherapy on various systems of the body. *N Am J Med Sci.* 2014;6(5):199-209. doi:10.4103/1947-2714.132935
90. Fowlie L. *Heat and Cold as Therapy.* Curties-Overzet Publications; 2006.
91. Malanga GA, Yan N, Stark J. Mechanisms and efficacy of heat and cold therapies for musculoskeletal injury. *Postgrad Med.* 2015;127(1):57-65.
92. Smith MC, Kemp J, Hemphill L, Vojir CP. Outcomes of therapeutic massage for hospitalized cancer patients. *J Nurs Sch.* 2002;34(3):257-262.
93. Field T, Diego M, Cullen C, Hernandez-Reif M, Sunshine W, Douglas S. Fibromyalgia pain and substance P decrease and sleep improves after massage therapy. *J Clin Rheumatol.* 2002;8(2):72-76.
94. Tsay SL, Rong JR, Lin PF. Acupoints massage in improving the quality of sleep and quality of life in patients with end-stage renal disease. *J Adv Nurs.* 2003;42(2):134-142.
95. *Williams A, Vadgama A, Franks P, Mortimer PS. A randomized controlled crossover study of manual lymphatic drainage therapy in women with breast cancer-related lymphoedema. *Eur J Cancer Care.* 2002;11(4):254-261.
96. Field T, Hernandez-Reif M, Diego M, Feijo L, Vera Y, Gil K. Massage therapy by parents improves early growth and development. *Infant Behav Dev.* 2004;27(4):435-442.
97. Shen P. Two hundred cases of insomnia treated by otopoint pressure plus acupuncture. *J Tradit Chin Med.* 2004;24(3):168-169.
98. *Soden K, Vincent K, Craske S, Lucas C, Ashley S. A randomized controlled trial of aromatherapy massage in a hospice setting. *Palliat Med.* 2004;18(2):87-92.
99. Weze C, Leathard HL, Stevens G. Evaluation of healing by gentle touch for the treatment of musculoskeletal disorders. *Am J Public Health.* 2004;94(1):50-52.
100. Dieter JNI, Field T, Hernandez-Reif M, Emory EK, Redzepi M. Stable preterm infants gain more weight and sleep less after five days of massage therapy. *J Pediatr Psychol.* 2003;28(6):403-411.
101. Wang XH, Yuan YD, Wang BF. Clinical observation on effect of auricular acupoint pressing in treating sleep apnea syndrome. *Zhongguo Zhong Xi Yi Jie He Za Zhi.* 2003;23(10):747-749.
102. Barlow J, Cullen L. Increasing touch between parents and children with disabilities: preliminary results from a new programme. *J Fam Health Care.* 2002;12(1):7-9.
103. Ferber SG, Laudon M, Kuint J, Weller A, Zisapel N. Massage therapy by mothers enhances the adjustment of circadian rhythms to the nocturnal pe- riod in full-term infants. *J Dev Behav Pediatr.* 2002;23(6):410-415.
104. *Tsay SL, Chen ML. Acupressure and quality of sleep in patients with end-stage renal disease—a randomized controlled trial. *Int J Nurs*

Stud. 2003;40(1):1-7.

105. Agarwal KN, Gupta A, Pushkarna R, Bhargava SK, Faridi MM, Prabhu MK. Effects of massage & use of oil on growth, blood flow & sleep pattern in infants. *Indian J Med Res.* 2000;112:212-217.
106. Cassar MP. The application of massage in psychogenic disorders. *Posit Health.* 2004;June(100):45.
107. Richards K, Nagel C, Markie M, Elwell J, Barone C. Use of complementary and alternative therapies to promote sleep in critically ill patients. *Crit Care Nurs Clin North Am.* 2003;15(3):329-340.
108. Cassar M. *Handbook of Clinical Massage.* 2nd ed. Churchill Livingstone; 2004.
109. Mamtani R, Cimino A. A primer of complementary and alternative medicine and its relevance in the treatment of mental health problems. *Psychiatr Q.* 2002;73(4):367-381.
110. Field T, Diego M, Hernandez-Reif M, et al. Lavender fragrance cleansing gel effects on relaxation. *Int J Neurosci.* 2005;115(2):207-222.
111. Rexilius SJ, Mundt C, Erickson Megel M, Agrawal S. Therapeutic effects of massage therapy and handling touch on caregivers of patients undergoing autologous hematopoietic stem cell transplant. *Oncol Nurs Forum.* 2002;29(E35):E35-E44.
112. Field T, Quintino O, Henteleff T, Wells-Keife L, Delvecchio-Feinberg G. Job stress reduction therapies. *Altern Ther Health Med.* 1997;3(4):54.
113. Cho YC, Tsay SL. The effect of acupressure with massage on fatigue and depression in patients with end-stage renal disease. *J Nurs Res: JNR.* 2004;12(1):51-59.
114. Yang JH. The effects of foot reflexology on nausea, vomiting and fatigue of breast cancer patients undergoing chemotherapy. *Taehan Kanho Hakhoe Chi.* 2005;35(1):177-185.
115. Cassileth BR, Vickers AJ. Massage therapy for symptom control: outcome study at a major cancer center. *J Pain Symptom Manage.* 2004;28(3):244-249.
116. Deng G, Cassileth BR, Yeung KS. Complementary therapies for cancer-related symptoms. *J Support Oncol.* 2004;2(5):419-426.
117. Stucki MOG. Physical therapy in the treatment of fibromyalgia. *Scand J Rheumatol.* 2000;29(113):78-85.
118. Cupido C. *Effects of Massage Therapy After Exhaustive Endurance Exercise in Young Healthy Males.* Master thesis. McMaster University; 2010.
119. Archer P. *Therapeutic Massage in Athletics.* Lippincott Williams & Wilkins; 2006.
120. Thrash A, Thrash C. *Home Remedies.* Thrash Publications, Rt; 1981.
121. Iwama H, Akama Y. Skin rubdown with a dry towel activates natural killer cells in bedridden old patients. *Med Sci Monit.* 2002;8(9):CR611-CR615.
122. Hart S, Field T, Hernandez-Reif M, et al. Anorexia nervosa symptoms are reduced by massage therapy. *Eat Disord.* 2001;9(4):289-299.
123. Hernandez-Reif M, Field T, Field T, Theakston H. Multiple sclerosis patients benefit from massage therapy. *J Bodyw Mov Ther.* 1998;2(3):168-174.
124. Bredin M. Mastectomy, body image and therapeutic massage: a qualitative study of women's experience. *J Adv Nurs.* 1999;29(5):1113-1120.
125. van der Riet P. Massaged embodiment of cancer patients. *Aust J Holist Nurs.* 1999;6:4.
126. Price C. Body-oriented therapy in recovery from child sexual abuse: an efficacy study. *Altern Ther Health Med.* 2005;11(5):46-57.
127. van der Riet P. Ethereal embodiment of cancer patients. *Aust J Holist Nurs.* 1999;6(2):20-27.
128. van der Riet P. The sexual embodiment of the cancer patient. *Nurs Inq.* 1998;5(4):248-257.
129. Mines S. Healing triumphs over domestic violence. *Massage Bodyw.* 2001; 16(17).
130. Mattsson M, Wikman M, Dahlgren L, Mattasson B, Armelius K. Body awareness therapy with sexually abused women. Part 2: evaluation of body awareness in a group setting. *J Bodyw Mov Ther.* 1998;2(1):38-45.
131. Kim J, Jang S, Kim Y, Lee S, Song J. Developing CD-ROM based multimedia digital textbook of "San-yin-jiao (SP-6) pressure for reducing the labor pain and shortening the labor time." *Medinfo.* 2001;10(2):1038-1041.
132. Erickson S. How to understand tissue memory and its implications. *Massage Ther J.* 2003;42:70-77.
133. Wittink H, Michel TH. *Chronic Pain Management for Physical Therapists.* 2nd ed. Butterworth-Heinemann; 2002.
134. Chu JJ. Managing cancer symptoms with massage therapy. *Am J Nurs.* 2005;105:72.
135. *Chang MY, Wang SY, Chen CH. Effects of massage on pain and anxi- ety during labour: a randomized controlled trial in Taiwan. *J Adv Nurs.* 2002;38(1):68-73.
136. Sola I, Thompson E, Subirana M, López C, Pascual A. Non-invasive interventions for improving well-being and quality of life in patients with lung cancer. *Cochrane Database Syst Rev.* 2004;(4):CD004282.
137. Hernandez-Reif M, Field T, Krasnegor J, Theakston H. Lower back pain is reduced and range of motion increased after massage therapy. *Int J Neurosci.* 2001;106(3-4):131-145.
138. Hernandez-Reif M, Field T, Largie S, et al. Childrens' distress during burn treatment is reduced by massage therapy. *J Burn Care Res.* 2001;22(2):191-195.
139. *Fischer RL, Bianculli KW, Sehdev H, Hediger ML. Does light pressure effleurage reduce pain and anxiety associated with genetic amniocentesis? A randomized clinical trial. *J Matern Fetal Neonat Med.* 2000;9(5):294-297.
140. Hernandez-Reif M, Martinez A, Field T, Quintero O, Hart S, Burman I. Premenstrual symptoms are relieved by massage therapy. *J Psychosom Obstet Gynecol.* 2000;21(1):9-15.
141. Richards KC, Gibson R, Overton-McCoy AL. Effects of massage in acute and critical care. *AACN Adv Crit Care.* 2000;11(1):77-96.
142. Stephenson NN, Weinrich SP, Tavakolil AS. The effects of foot reflexology on anxiety and pain in patients with breast and lung cancer. *Oncol Nurs Forum.* 2000;27:67-72.
143. Field T, Diego M, Cullen C, et al. Carpal tunnel syndrome symptoms are lessened following massage therapy. *J Bodyw Mov Ther.* 2004;8(1):9-14.
144. Roy EA, Hollins M, Maixner W. Reduction of TMD pain by high-frequency vibration: a spatial and temporal analysis. *Pain.* 2003;101(3):267-274.
145. Van Den Dolder PA, Roberts DL. A trial into the effectiveness of soft tissue massage in the treatment of shoulder pain. *Aust J Physiother.* 2003;49(3): 183-194.
146. Bag B, Karabulut N. Pain-relieving factors in migraine and tension-type headache. *Int J Clin Pract.* 2005;59(7):760-763.
147. *Cook C, Guerrerio J, Slater V. Healing touch and quality of life in women receiving radiation treatment for cancer: a randomized controlled trial. *Altern Ther Health Med.* 2004;10(3):34-41.
148. Bodhise PB, Dejoie M, Brandon Z, Simpkins S, Ballas SK. Nonpharmacologic management of sickle cell pain. *Hematology.* 2004;9(3):235-237.
149. †Huntley AL, Coon JT, Ernst E. Complementary and alternative medicine for labor pain: a systematic review. *Obstet Gynecol.* 2004;191(1):36-44.
150. Norrbrink Budh C, Lundeberg T. Non-pharmacological pain-relieving therapies in individuals with spinal cord injury: a patient perspective. *Complement Ther Med.* 2004;12(4):189-197.
151. Simkin P, Bolding A. Update on nonpharmacologic approaches to relieve labor pain and prevent suffering. *J Midwifery Womens Health.* 2004;49(6): 489-504.
152. Yildirim G, Sahin NH. The effect of breathing and skin stimulation techniques on labour pain perception of Turkish women. *Pain Res Manage.* 2004;9(4):183-187.
153. Chung UL, Hung LC, Kuo SC, Huang CL. Effects of LI4 and BL 67 acupressure on labor pain and uterine contractions in the first stage of labor. *J Nurs Res.* 2003;11(4):251-260.
154. Dudley G, McGrath KN, Pheley AM. Length of stay and medication use in hysterectomy patients treated with a single massage treatment. *J Bodyw Mov Ther.* 2003;7(4):222-227.
155. Piotrowski MM, Paterson C, Mitchinson A, Kim HM, Kirsh M, Hinshaw DB. Massage as adjuvant therapy in the management of acute postoperative pain: a preliminary study in men. *J Am Coll Surg.* 2003;197(6):1037-1046.
156. Sakurai M, Suleman MI, Morioka N, Akça O, Sessler DI. Minute sphere acupressure does not reduce postoperative pain or morphine consumption. *Anesth Analg.* 2003;96(2):493-497.
157. Stephenson NLN, Dalton JA. Using reflexology for pain manage-

ment. *J Holist Nurs.* 2003;21(2):179-191.
158. *Taylor AG, Galper DI, Taylor P, et al. Effects of adjunctive Swedish massage and vibration therapy on short-term postoperative outcomes: a randomized, controlled trial. *J Altern Complement Med.* 2003;9(1):77-89.
159. *Bellieni CV, Bagnoli F, Perrone S, Nenci A, Cordelli D, Fusi M. Effect of multisensory stimulation on analgesia in term neonates: a randomized controlled trial. *Pediatr Res.* 2002;51(4):460-463.
160. Dryden T, Menard MB, Hunter W. The effect of a single massage on pain sensation and pain unpleasantness. *J Soft Tissue Manipulation.* 2002;10:20.
161. *Le Blanc-Louvry I, Costaglioli B, Boulon C, Leroi AM, Ducrotte P. Does mechanical massage of the abdominal wall after colectomy reduce postoperative pain and shorten the duration of ileus? Results of a randomized study. *J Gastrointest Surg.* 2002;6(1):43-49.
162. *Lemstra M, Stewart B, Olszynski W. Effectiveness of multidisciplinary inter- vention in the treatment of migraine: a randomized clinical trial. *Headache.* 2002;42(9):845-854.
163. Akbayrak T, Citak I, Demirturk F, Akarcali I. Manual therapy and pain changes in patients with migraine? An open pilot study. *Adv Physiother.* 2001;3(2):49-54.
164. Billhult A, Dahlberg K. A meaningful relief from suffering experiences of massage in cancer care. *Cancer Nurs.* 2001;24(3):180-184.
165. Gentz BA. Alternative therapies for the management of pain in labor and delivery. *Clin Obstet Gynecol.* 2001;44(4):704-732.
166. Kubsch SM, Neveau T, Vandertie K. Effect of cutaneous stimulation on pain reduction in emergency department patients. *Accid Emerg Nurs.* 2001;9(3):143-151.
167. Shirreffs CM. Aromatherapy massage for joint pain and constipation in a patient with Guillian Barré. *Complement Ther Nurs Midwifery.* 2001;7(2):78-83.
168. Field T, Peck M, Hernandez-Reif M, Krugman S, Burman I, Ozment-Schenck L. Postburn itching, pain, and psychological symptoms are reduced with massage therapy. *J Burn Care Rehabil.* 2000;21(3):189-193.
169. Gallagher G, Rae CP, Kinsella J. Treatment of pain in severe burns. *Am J Clin Dermatol.* 2000;1(6):329-335.
170. Grealish L, Lomasney A, Whiteman B. Foot massage: a nursing intervention to modify the distressing symptoms of pain and nausea in patients hospitalized with cancer. *Cancer Nurs.* 2000;23(3):237-243.
171. †Pan CX, Morrison RS, Ness J, Fugh-Berman A, Leipzig RM. Complementary and alternative medicine in the management of pain, dyspnea, and nausea and vomiting near the end of life: a systematic review. *J Pain Symptom Manage.* 2000;20(5):374-387.
172. *Uher EM, Vacariu G, Schneider B, Fialka V. Comparison of manual lymph drainage with physical therapy in complex regional pain syndrome, type I. A comparative randomized controlled therapy study. *Wien Klin Wochenschr.* 2000;112(3):133-137.
173. *Wilkie DJ, Kampbell J, Cutshall S, et al. Effects of massage on pain intensity, analgesics and quality of life in patients with cancer pain: a pilot study of a randomized clinical trial conducted within hospice care delivery. *Hosp J.* 2000;15(3):31-53.
174. Sellick SM, Zaza C. Critical review of 5 nonpharmacologic strategies for managing cancer pain. *Cancer Prev Control.* 1998;2(1):7-14.
175. Apostle-Mitchell M, MacDonald G. An innovative approach to pain management in critical care: therapeutic touch. *Off J Can Assoc Crit Care Nurs.* 1997;8(3):19-22.
176. Barnes J. Myofascial release in treatment of thoracic outlet syndrome. *J Bodyw Mov Ther.* 1996;1(1):53-57.
177. Goffaux-Dogniez C, Vanfraechem-Raway R, Verbanck P. Appraisal of treatment of the trigger points associated with relaxation to treat chronic headache in the adult. Relationship with anxiety and stress adaptation strategies. *Encephale.* 2003;29(5):377-390.
178. Tsao JCI. Effectiveness of massage therapy for chronic, non-malignant pain: a review. *Evid Based Complement Altern Med.* 2007;4(2):165-180.
179. *Jane SW, Chen SL, Wilkie DJ, et al. Effects of massage on pain, mood status, relaxation, and sleep in Taiwanese patients with metastatic bone pain: a randomized clinical trial. *Pain.* 2011;152(10):2432-2442.
180. *Frey Law LA, Evans S, Knudtson J, Nus S, Scholl K, Sluka KA. Massage reduces pain perception and hyperalgesia in experimental muscle pain: a randomized, controlled trial. *J Pain.* 2008;9(8):714-721.
181. *Cherkin DC, Sherman KJ, Kahn J, et al. Effectiveness of focused structural massage and relaxation massage for chronic low back pain: protocol for a randomized controlled trial. *Trials.* 2009;10(1):96.
182. *Seers K, Crichton N, Martin J, Coulson K, Carroll D. A randomised controlled trial to assess the effectiveness of a single session of nurse administered massage for short term relief of chronic non-malignant pain. *BMC Nurs.* 2008;7(1):10.
183. *Bauer BA, Cutshall SM, Wentworth LJ, et al. Effect of massage therapy on pain, anxiety, and tension after cardiac surgery: a randomized study. *Complement Ther Clin Pract.* 2010;16(2):70-75.
184. Listing M, Reißhauer A, Krohn M, et al. Massage therapy reduces physical discomfort and improves mood disturbances in women with breast cancer. *Psycho-Oncology.* 2009;18(12):1290-1299.
185. *Kimber L, McNabb M, Haines A, Brocklehurst P. Massage or music for pain relief in labour: a pilot randomised placebo controlled trial. *Eur J Pain.* 2008;12(8):961-969.
186. Duygu A, Handan A, Gözüm S, Orbak Z, Karaca Çifçi E. Effectiveness of massage, sucrose solution, herbal tea or hydrolysed formula in the treatment of infantile colic. *J Clin Nurs.* 2008;17(13):1754-1761.
187. Wesa K, Cassileth B, Jain S. The effectiveness of biofield therapies for decreas- ing symptoms of pain and anxiety, and improving QoL. *Focus Altern Comple- ment Ther.* 2011;16(1):62-65.
188. Jackson E, Kelley M, McNeil P, Meyer E, Schlegel L, Eaton M. Does thera- peutic touch help reduce pain and anxiety in patients with cancer? *Clin J Oncol Nurs.* 2008;12(1):113-120.
189. †Ernst E. Massage therapy for cancer palliation and supportive care: a systematic review of randomised clinical trials. *Support Care Cancer.* 2009;17(4):333-337.
190. Rapaport MH, Schettler P, Bresee C. A preliminary study of the effects of a single session of Swedish massage on hypothalamic–pituitary–adrenal and immune function in normal individuals. *J Altern Complement Med.* 2010;16(10):1079-1088.
191. Wang AT, Sundt III TM, Cutshall SM, Bauer BA. Massage therapy after cardiac surgery. *Semin Thorac Cardiovasc Surg.* 2010;22(3):225-229.
192. Clifford P. Outcome based treatment planning for clients with cancer. *J Soft Tissue Manipulation.* 2003;11:3.
193. Crawford JS, Simpson J, Crawford P. Myofascial release provides symptomatic relief from chest wall tenderness occasionally seen following lumpectomy and radiation in breast cancer patients. *Int J Radiat Oncol Biol Phys.* 1996;34(5):1188-1189.
194. Gray RA. The use of massage therapy in palliative care. *Complement Ther Nurs Midwifery.* 2000;6(2):77-82.
195. *McNeely ML, Magee DJ, Lees AW, Bagnall KM, Haykowsky M, Hanson J. The addition of manual lymph drainage to compression therapy for breast cancer related lymphedema: a randomized controlled trial. *Breast Cancer Res Treat.* 2004;86(2):95-106.
196. Yates JS, Mustian KM, Morrow GR, et al. Prevalence of complementary and alternative medicine use in cancer patients during treatment. *Support Care Cancer.* 2005;13(10):806-811.
197. Roy L. Massage therapy for people with cancer: a practitioner's experience. *Posit Health.* 2004;96:48-50.
198. Klein J, Griffiths P. Acupressure for nausea and vomiting in cancer patients receiving chemotherapy. *Br J Community Nurs.* 2004;9(9):383-388.
199. *Szuba A. Research watch: the addition of manual lymph drainage to compression therapy for breast cancer related lymphedema: a randomized controlled trial. *Lymphat Res Biol.* 2005;3:36-41.
200. Shin YH, Kim TI, Shin MS, Juon HS. Effect of acupressure on nausea and vomiting during chemotherapy cycle for Korean postoperative stomach cancer patients. *Cancer Nurs.* 2004;27(4):267-274.
201. Wilcock A, Manderson CA, Weller R, et al. Does aromatherapy massage benefit patients with cancer attending a specialist palliative care day centre? *Palliat Med.* 2004;18(4):287-290.
202. Dunwoody L, Smyth A, Davidson R. Cancer patients' experiences and evaluations of aromatherapy massage in palliative care. *Int J Palliat Nurs.* 2002;8(10):497-504.
203. Gecsedi RA. Massage therapy for patients with cancer. *Clin J Oncol Nurs.* 2002;6(1):52-54.
204. Robin K. Pediatric cancer patients turn to alternative therapies. *HerbalGram.* 2002;Summer(55):13.

205. Kalauokalani D, Cherkin DC, Sherman KJ, Koepsell TD, Deyo RA. Lessons from a trial of acupuncture and massage for low back pain: patient expectations and treatment effects. *Spine.* 2001;26(13):1418-1424.
206. *Hsieh LLC, Kuo CH, Yen MF, Chen THH. A randomized controlled clinical trial for low back pain treated by acupressure and physical therapy. *Prev Med.* 2004;39(1):168-176.
207. Quinn C, Chandler C, Moraska A. Massage therapy and frequency of chronic tension headaches. *Am J Public Health.* 2002;92(10):1657-1661.
208. Main CJ, Spanswick CC. *Pain Management: An Interdisciplinary Approach.* Elsevier Health Sciences; 2000.
209. Fitch P. Massage strategies for depressed clients. *Massage Ther J.* 2003;42: 58-64.
210. Geisbrecht D. Third party series: credibility, accountability and third party payers. *Body Polit.* 2004;42:58.
211. †Khadilkar A, Milne S, Brosseau L, et al. Transcutaneous electrical nerve stimulation for the treatment of chronic low back pain: a systematic review. *Spine.* 2005;30(23):2657.
212. Barker R, Lang T, Steinlechner B, et al. Transcutaneous electrical nerve stimulation as prehospital emergency interventional care: treating acute pelvic pain in young women. *Neuromodulation.* 2006;9(2):136-142.
213. Brosseau L, Yonge K, Marchand S, et al. Efficacy of transcutaneous electrical nerve stimulation for osteoarthritis of the lower extremities: a meta-analysis. *Phys Ther Rev.* 2004;9(4):213-233.
214. King EW, Audette K, Athman GA, Nguyen HOX, Sluka KA, Fairbanks CA. Transcutaneous electrical nerve stimulation activates peripherally located alpha-2A adrenergic receptors. *Pain.* 2005;115(3):364-373.
215. Miller L, Mattison P, Paul L, Wood L. The effects of transcutaneous electrical nerve stimulation on spasticity. *Phys Ther Rev.* 2005;10(4):201-208.
216. Resende MA, Sabino GG, Candido CRM, Pereira LSM, Francischi JN. Local transcutaneous electrical stimulation (TENS) effects in experimental inflammatory edema and pain. *Eur J Pharmacol.* 2004;504(3):217-222.
217. Sarzi-Puttini P, Cimmino MA, Scarpa R, et al. Osteoarthritis: an overview of the disease and its treatment strategies. *Semin Arthritis Rheum.* 2005;35(1):1-10.
218. Brüggemann W, Uehleke B. *Kneipp vademecum pro medico.* 13th ed. Aufl. Sebastian Kneipp Gesundheitsmittel-Verlag; 1992.
219. Ingraham P. Does Massage Increase Circulation? Probably not, and definitely not as much as a little exercise. *PainSci.* 2020. Accessed April 2021. https:// www.painscience.com/articles/massage-and-circulation.php
220. Felty CL, Rooke TW. Compression therapy for chronic venous insufficiency. *Semin Vasc Surg.* 2005;18(1):36-40.
221. Kessler T, de Bruin E, Brunner F, Vienne P, Kissling R. Effect of manual lymph drainage after hindfoot operations. *Physiother Res Int.* 2003;8(2):101-110.
222. *Andersen L, Højris I, Erlandsen M, Andersen J. Treatment of breast-cancerrelated lymphedema with or without manual lymphatic drainage: a randomized study. *Acta Oncol.* 2000;39(3):399-405.
223. †Preston N, Seers K, Mortimer P. Physical therapies for reducing and controlling lymphoedema of the limbs. *Cochrane Database Syst Rev.* 2004;(4):CD003141.
224. Campisi C, Boccardo F, Casaccia M. Post-mastectomy lymphedema: surgical therapy. *Ann Ital Chir.* 2002;73(5):473.
225. Campisi C, Boccardo F, Zilli A, et al. Lymphedema secondary to breast cancer treatment: possibility of diagnostic and therapeutic prevention. *Ann Ital Chir.* 2002;73(5):493-498.
226. Casley-Smith JR. Changes in the microcirculation at the superficial and deeper levels in lymphoedema: the effects and results of massage, compression, exercise and benzopyrones on these levels during treatment. *Clin Hemorheol Microcirc.* 2000;23(2-4):335-343.
227. Kasseroller RG, Schrauzer GN. Treatment of secondary lymphedema of the arm with physical decongestive therapy and sodium selenite: a review. *Am J Ther.* 2000;7(4):273-279.
228. Kriederman B, Myloyde T, Bernas M, et al. Limb volume reduction after physical treatment by compression and/or massage in a rodent model of peripheral lymphedema. *Lymphology.* 2002;35(1):23-27.
229. Hertling D, Kessler RM. *Management of Common Musculoskeletal Disorders: Physical Therapy Principles and Methods.* 4th ed. Lippincott Williams & Wilkins; 2006.
230. Colby LA, Kisner C. *Therapeutic Exercise: Foundations and Techniques.* 5th ed. FA Davis; 2007.
231. Werner RA, Benjamin BE. *A Massage Therapist's Guide to Pathology.* Lippincott Williams & Wilkins; 2002.
232. Dery M, Yonuschot G, Winterson B. The effects of manually applied intermittent pulsation pressure to rat ventral thorax on lymph transport. *Lymphology.* 2000;33(2):58-61.
233. Lederman E. *The Science and Practice of Manual Therapy.* Elsevier/Churchill Livingstone; 2005.
234. Petermans J, Zicot M. Musculo-venous pump in the elderly. *J Mal Vasc.* 1994;19(2):115-118.
235. Kelly DG. *A Primer on Lymphedema.* Prentice Hall; 2002.
236. †Preston N, Seers K, Mortimer PS. Physical therapies for reducing and controlling lymphoedema of the limbs. *Cochrane Database Syst Rev.* 2008;(3).
237. Harris S, Hugi M, Olivotto I, Levine M. Steering committee for clinical practice guidelines for the care and treatment of breast cancer. Clinical practice guidelines for the care and treatment of breast cancer: 11. Lymphedema. *CMAJ.* 2001;164(2):191-199.
238. Johansson K, Albertsson M, Ingvar C, Ekdahl C. Effects of compression bandaging with or without manual lymph drainage treatment in patients with postoperative arm lymphedema. *Lymphology.* 1999;32(3):103-110.
239. De Godoy J, Batigalia F. Preliminary evaluation of a new, more simplified physiotherapy technique for lymphatic drainage. *Lymphology.* 2002;35(2):91-93.
240. Sabir'ianov AR, Sabir'ianova ES, Epishev VV. Trends in variability of the central blood circulation in healthy individuals in response to massage of the collar cervical region. *Vopr Kurortol Fizioter Lech Fiz Kult.* 2004;(6):13-15.
241. Liu Y, Xu S, Yan J, et al. Capillary blood flow with dynamical change of tissue pressure caused by exterior force. *Sheng Wu Yi Xue Gong Cheng Xue Za Zhi.* 2004;21(5):699-703.
242. Tsarev AI, Ezhova VA, Kunitsyna LA, Slovesnov SV, Chukreeva LN, Kolesn- ikova EI. Aromamassage of the cervical collar region in the combined treat- ment of patients with atherosclerotic dyscirculatory encephalopathy. *Vopr Kurortol Fizioter Lech Fiz Kult.* 2004;(5):6-7.
243. Drust B, Atkinson G, Gregson W, French D, Binningsley D. The effects of massage on intra muscular temperature in the vastus lateralis in humans. *Int J Sports Med.* 2003;24(6):395-399.
244. Hinds T, McEwan I, Perkes J, Dawson E, Ball D, George K. Effects of massage on limb and skin blood flow after quadriceps exercise. *Med Sci Sports Exerc.* 2004;36(8):1308-1313.
245. Mur E, Schmidseder J, Egger I, et al. Influence of reflex zone therapy of the feet on intestinal blood flow measured by color Doppler sonography. *Forsch Komplementarmed Klass Naturheilkd.* 2001;8(2):86-89.
246. Martin NA, Zoeller RF, Robertson RJ, Lephart SM. The comparative effects of sports massage, active recovery, and rest in promoting blood lactate clearance after supramaximal leg exercise. *J Athlet Train.* 1998;33(1):30-35.
247. Perle SM. Effleurage massage, muscle blood flow and long-term post-exercise strength recovery. *J Sports Chiropract Rehabil.* 1996;10:102.
248. Robertson A, Watt J, Galloway S. Effects of leg massage on recovery from high intensity cycling exercise. *Br J Sports Med.* 2004;38(2):173-176.
249. Kniazeva TA, Minenkov AA, Kul'chitskaia DB, Apkhanova TV. Effect of physiotherapy on the microcirculation in patients with lymphedema of lower extremities. *Vopr Kurortol Fizioter Lech Fiz Kult.* 2003;(1):30-32.
250. Morhenn VB. Firm stroking of human skin leads to vasodilatation possibly due to the release of substance P. *J Dermatol Sci.* 2000;22(2):138-144.
251. Turchaninov R, Prilutsky B. Massage therapy: a beneficial tool in treating fibromyalgia. *Massage Bodyw.* 2004;19:82.
252. Michlovitz S. *Thermal Agents in Rehabilitation.* 3rd ed. FA Davis; 1996.
253. Varekojis SM, HerbertDouce F, Flucke RL, et al. A comparison of the therapeutic effectiveness of and preference for postural drainage and percussion, intrapulmonary percussive ventilation, and high-frequency chest wall compression in hospitalized cystic fibrosis patients. *Respir Care.* 2003;48(1):24-28.

254. *Oermann CM, Sockrider MM, Giles D, Sontag MK, Accurso FJ, Castile RG. Comparison of high-frequency chest wall oscillation and oscillating positive expiratory pressure in the home management of cystic fibrosis: a pilot study. *Pediatr Pulmonol.* 2001;32(5):372-377.
255. Fink JB. Positioning versus postural drainage. *Respir Care.* 2002;47(7):769-777.
256. Maa SH, Sun MF, Hsu KH, et al. Effect of acupuncture or acupressure on quality of life of patients with chronic obstructive asthma: a pilot study. *J Altern Complement Med.* 2003;9(5):659-670.
257. Persad R. *Massage Therapy and Medications.* Curties-Overzet Publications; 2001.
258. de Domenico G, Wood EC. *Beard's Massage.* 4th ed. WB Saunders; 1997.
259. Hess DR. The evidence for secretion clearance techniques. *Respir Care.* 2001;46(11):1276-1293.
260. Fritz S. *Fundamentals of Therapeutic Massage.* 3rd ed. Mosby-Yearbook; 2004.
261. Clay JH, Pounds DM. *Basic Clinical Massage Therapy: Integrating Anatomy and Treatment.* Lippincott Williams & Wilkins; 2003.
262. Cantu RI, Grodin AJ. *Myofascial Manipulation: Theory and Clinical Application.* 2nd ed. Aspen; 2001.
263. Stanborough M. *Direct Release Myofascial Technique.* Vol 4. Churchill Livingstone; 2004.
264. Smith J. *Structural Bodywork.* Elsevier Churchill Livingstone; 2005.
265. Travell JG, Simons DG. *Myofascial Pain and Dysfunction: The Trigger Point Manual.* Vol 2. Lippincott Williams & Wilkins; 1992.
266. Alexander D. *Massage Therapy Self Care Manual.* Sohnen-Moe Associates, Inc; 2005.
267. Lundberg U. Muscle tension. *J Soft Tissue Manipulation.* 2006;13:3.
268. Hernandez-Reif M, Field T, Largie S, et al. Cerebral palsy symptoms in children decreased following massage therapy. *Early Child Dev Care.* 2005;175(5):445-456.
269. Hou CR, Tsai LC, Cheng KF, Chung KC, Hong CZ. Immediate effects of various physical therapeutic modalities on cervical myofascial pain and trigger-point sensitivity. *Arch Phys Med Rehabil.* 2002;83(10):1406-1414.
270. Archer PA. Three clinical sports massage approaches for treating injured athletes. *Athlet Ther Today.* 2001;6(3):14-20.
271. Kostopoulos D, Rizopoulos K. *The Manual of Trigger Point and Myofascial Therapy.* Slack; 2001.
272. Simons DG, Travell J, Simons LS. *Myofascial Pain and Dysfunction: The Trigger Point Manual: Upper Half of Body.* Vol 1. Williams & Wilkins; 1999.
273. Lucas KR, Polus BI, Rich PA. Latent myofascial trigger points: their effects on muscle activation and movement efficiency. *J Bodyw Mov Ther.* 2004;8(3):160-166.
274. Weiss JM. Pelvic floor myofascial trigger points: manual therapy for interstitial cystitis and the urgency-frequency syndrome. *J Urol.* 2001;166(6):2226-2231.
275. Delaney J, Leong KS, Watkins A, Brodie D. The short-term effects of myo- fascial trigger point massage therapy on cardiac autonomic tone in healthy subjects. *J Adv Nurs.* 2002;37(4):364-371.
276. Simons D, Mense S. Understanding and measurement of muscle tone as re- lated to clinical muscle pain. *Pain.* 1998;75(1):1-17.
277. Michelotti A, Steenks M, Farella M, Parisini F. Short-term effects of phys- iotherapy versus counselling for the treatment of myofascial pain of the jaw muscles. *J Oral Rehabil.* 2002;29(9):874-874. https://onlinelibrary.wiley .com/doi/abs/10.1046/j.1365-2842.2002.01026_6.x
278. McPartland JM. Travell trigger points—molecular and osteopathic perspectives. *J Am Osteopath Assoc.* 2004;104(6):244-249.
279. Vaughn BF. Integrated strategies for treatment of spasmodic torticollis. *J Bodyw Mov Ther.* 2003;7(3):142-147.
280. Sefton J. Alternative and complementary concepts. Myofascial release for athletic trainers, part 3: specific techniques. *Athl Ther Today.* 2004;9(3):40-41.
281. Wheeler L. Advanced strain counterstrain. *Massage Ther J.* 2004;43(4).
282. O'Sullivan SB. Strategies to improve motor control. In: O'Sullivan SB, Schmitz J, eds. *Physical Rehabilitation, Assessment and Treatment.* FA Davis; 1988.
283. Bandy WD, Sanders B. *Therapeutic Exercise: Techniques for Intervention.* Lippincott Williams & Wilkins; 2001.
284. Nyland J. *Clinical Decisions in Therapeutic Exercise: Planning and Implementation.* Pearson Prentice Hall; 2006.
285. Rochet JM, Zaoui A. Burn scars: rehabilitation and skin care. *Rev Pract.* 2002;52(20):2258-2263.
286. Guler-Uysal F, Kozanoglu E. Comparison of the early response to two methods of rehabilitation in adhesive capsulitis. *Swiss Med Wkly.* 2004;134(23-24):353-358.
287. Wies J. Treatment of eight patients with frozen shoulder: a case study series. *J Bodyw Mov Ther.* 2005;9(1):58-64.
288. Barnes JF. Myofascial release. In: Hammer WI, ed. *Functional Soft-Tissue Examination and Treatment by Manual Methods.* 2nd ed. Jones & Bartlett Learning; 1999:533-548.
289. Smith F. Causes of and treatment options for abnormal scar tissue. *J Wound Care.* 2005;14(2):49-52.
290. Mannheim CJ. *The Myofascial Release Manual.* 3rd ed. Slack; 2001.
291. Sefton J. Myofascial release for athletic trainers, part 2: guidelines and techniques. *Athl Ther Today.* 2004;9:52-53.
292. Brosseau L, Casimiro L, Milne S, et al. Deep transverse friction massage for treating tendinitis. *Cochrane Database Syst Rev.* 2002;(4):CD003528.
293. Boisaubert B, Brousse C, Zaoui A, Montigny JP. Nonsurgical treatment of tennis elbow. *Ann Readapt Med Phys.* 2004;47(6):346-355.
294. Roques C. Massage applied to scars. *Wound Repair Regen.* 2002;10(2):126-128.
295. Davies C. Self-treatment of lateral epicondylitis (tennis elbow): trigger point therapy for triceps and extensor muscles. *J Bodyw Mov Ther.* 2003;7(3):165-172.
296. Gerwin RD. A review of myofascial pain and fibromyalgia–factors that promote their persistence. *Acupunct Med.* 2005;23(3):121-134.
297. Fredericson M. Quick solutions for iliotibial band syndrome. *Phys Sportsmed.* 2000;28(2):53-68.
298. Jurgel J, Rannama L, Gapeyeva H, Erelinel J, Kolts I, Paasuke M. Shoulder function in patients with frozen shoulder before and after 4-week rehabilitation. *Medicina (Kaunas).* 2005;41(1):30-38.
299. Lowe W. *Orthopedic Massage: Theory and Technique.* Mosby; 2003.
300. Alexander D. Myofascial therapy response. *J Bodyw Mov Ther.* 1999;3(4):191-197.
301. Hawes MC, Brooks WJ. Reversal of the signs and symptoms of moderately severe idiopathic scoliosis in response to physical methods. *Stud Health Technol Inform.* 2002;91:365-368.
302. Myers TW. *Anatomy Trains.* Churchill Livingstone; 2001.
303. Moore MK. Upper crossed syndrome and its relationship to cervicogenic headache. *J Manipulative Physiol Ther.* 2004;27(6):414-420.
304. Simons DG, Mense S. Diagnosis and therapy of myofascial trigger points. *Schmerz.* 2003;17(6):419-424.
305. Simons DG. Understanding effective treatments of myofascial trigger points. *J Bodyw Mov Ther.* 2002;6(2):81-88.
306. Gyllensten AL, Hansson L, Ekdahl C. Patient experiences of basic body awareness therapy and the relationship with the physiotherapist. *J Bodyw Mov Ther.* 2003;7(3):173-183.
307. Henriksen M, Højrup A, Lund H, Christensen L, Danneskiold-Samsøe B, Bliddal H. The effect of stimulating massage of thigh muscles on knee joint position sense. *Adv Physiother.* 2004;6(1):29-36.
308. Alexander D. Unravelling compensatory patterns. *J Soft Tissue Manipulation.* 2005;12:6.
309. Sefton JEM, Yarar C, Carpenter DM, Berry JW. Physiological and clinical changes after therapeutic massage of the neck and shoulders. *Man Ther.* 2011; 16(5):487-494.
310. Lovas J, Craig A, Tran Y, Middleton J. The role of massage therapy in managing secondary conditions associated with spinal cord injury: an integrative model. *Top Spinal Cord Inj Rehabil.* 2008;14(1):61-75.
311. Manella C, Backus D. Gait characteristics, range of motion, and spasticity changes in response to massage in a person with incomplete spinal cord injury: case report. *Int J Ther Massage Bodywork.* 2011;4(1):28-39.
312. Zhou X, Zheng K. Treatment of 140 cerebral palsied children with a combined method based on traditional Chinese medicine (TCM) and western medicine. *J Zhejiang Univ Sci B.* 2005;6(1):57-60.
313. Wine ZK. Russian medical massage: massage for spasticity. *Massage Mag.* 1996;1:80.
314. Unknown. Tips for working with paralysis, other disabilities. *Massage Bodyw.* 2000;15:30.
315. Wang XH, Zhang LM, Han M, Zhang KQ, Jiang JJ. Treatment of Bell's palsy with combination of traditional Chinese medicine and

western medicine. *Hua Xi Kou Qiang Yi Xue Za Zhi*. 2004;22(3):211-213.

316. American Physical Therapy Association. *Guide to Physical Therapist Practice*. American Physical Therapy Association; 1999.
317. Porth C, Matfin G. *Pathophysiology: Concepts of Altered Health States*. 8th ed. Lippincott Williams & Wilkins; 2009.
318. Bucci C. *Condition-Specific Massage Therapy*. Lippincott Williams & Wilkins; 2012.

CHAPTER 15
연속치료 전반에 걸친 빠른치료 가이드 및 임상사례

1. Porth CM, Grossman S. *Porth's Pathophysiology: Concepts of Altered Health States*. 10th ed. Wolters Kluwer; 2019.
2. Bucci C. *Condition-Specific Massage Therapy*. Lippincott Williams & Wilkins; 2012.
3. Hendrickson T. *Massage for Orthopedic Conditions*. 2nd ed. Lippincott Williams & Wilkins; 2009.
4. Waugh E. Lateral epicondylalgia or epicondylitis: what's in a name? *J Orthop Sports Phys Ther*. 2005;35(4):200-202. doi:10.2519/jospt.2005.0104
5. Lewis J. Rotator cuff related shoulder pain: assessment, management and uncertainties. *Man Ther*. 2015;23:57-68. doi:10.1016/j.math.2016.03.009
6. Greenberg DL. Evaluation and treatment of shoulder pain. *Med Clin North Am*. 2014;98(3):487-504. doi:10.1016/j.mcna.2014.01.016
7. Janda V. Muscles and motor control in cervicogenic disorders. In Grant R, ed. *Physical Therapy of the Cervical and Thoracic Spine*. Churchill Livingstone; 1994:195-215.
8. Nemeck MA. Self-nurturance: research trends and wellness model. *AAOHN J*. 2003;51(6):260-266.

용어풀이

비정상적인 결합조직밀도(Abnormal connective tissue density): 결합조직 치유의 강화 및 성숙단계에서 발생하는 불규칙한 결합조직 리모델링이다.

부속관절운동(Accessory joint motion): 자발적으로 제어할 수 없으므로 임상의가 수동적으로만 얻을 수 있는 활막 및 이차 연골관절 내의 운동범위다. 관절 놀이 동작이라고도 알려진 이러한 동작은 완전하고 통증 없는 활동적인 동작범위에 필수적이다.

능동적 운동(Active exercise): 도움 없이 자발적으로 수행되는 운동이다.

능동적 듣기(Active listening): 말하는 사람의 생각과 감정을 듣는 사람은 자신의 말로 다시 표현할 수 있어야 한다. 패러프레이징(paraphrasing)이라고도 한다. 이는 고객의 욕구나 목표를 명확히 하는 데 효과적인 방법이 된다.

능동운동범위(Active range of motion): 보조 없이 수의적인 관절운동을 수행하는 동안 고객이 달성할 수 있는 관절운동의 양이다.

능동적 이완(Active Release®): 만성 및 반복성 긴장손상치료를 위해 척추지압사 Michael Leahy가 개발한 연부조직 시스템이다. 개별 근육에 대한 능동적 이완 프로토콜은 동시 능동 또는 수동운동과 구체적이고 심부신경근테크닉의 적용 결합이다.

활성 통증유발점(Active Trigger Point): 통증이 위치한 근육이 작동 중인지 휴식 중인지에 관계없이 특징적인 패턴의 통증을 나타내는 통증유발점이다.

활동 또는 활동능력(Activity or activity capacity): 개인이 이상적인 상황에서 작업이나 행동을 실행하는 것이다.

경혈점(Acupoint): 전통 중국의학 및 관련 시스템에서 일반적으로 적용지점으로부터 멀리 떨어진 영역에서 나타나는 생리적 기능에 복잡한 효과를 얻기 위해 다양한 방법으로 자극할 수 있는 경락의 지점이다.

지압(Acupressure): 일반적으로 적용지점에서 멀리 떨어진 부위에 나타나는 생리적 기능에 복잡한 효과를 얻기 위해 경혈과 경락을 자극하기 위해 특정압박을 사용하는 마사지 유형이다.

침술(Acupuncture): 피부의 특정지점에 바늘을 꽂은 후 돌리거나 가열하거나 약한 전류를 가하여 질병이나 통증을 치료하는 기술이다. 한의학에서 침술은 광범위한 질병을 치료하는 데 사용되지만 서양에서는 일반적으로 통증치료에만 사용된다.

급성통증(Acute pain): 불쾌한 감각 및 정서적 경험을 동반한 부상 및/또는 질병으로 인해 발생하는 유해한 자극에 의해 유발되는 통증이다(통증 참조).

급성기(염증)(Acute stage): 국소 혈관확장 및 백혈구 유입으로 표시되는 조직손상에 대한 초기 반응이다. 정형외과 진료에서 고객이 쉬고 있어도 느껴지고, 움직일 때 악화되는 확산성 통증을 호소할 때 급성염증이 의심된다.

처방준수(Adherence): 고객이 의료서비스 제공자와 협상한 치료지침을 따르는 정도이다.

유착(adhesion): 일반적으로 서로 미끄러지거나 움직이는 조직이 조밀한 결합조직과의 결합으로 인해 이동성이 상실된다. 흉터와 마찬가지로 유착은 화상, 상처, 수술, 방사선 또는 질병으로 인해 파괴된 정상조직이 결합조직으로 대체되어 발생할 수 있다.

역효과(Adverse effects): 중재로 인해 부정적인 결과가 초래되는 부작용이다.

부작용(또는 유해한 사건, Adverse events): 중재 중이나 중재 후에 발생하지만 반드시 중재로 인한 것은 아닌 불리한 결과가 발생한다.

유착성관절낭염(adhesive capsulitis): 고통스럽게 제한된 운동범위를 유발하는 어깨 관절낭의 염증 및 섬유증이다.

에어로졸 치료법(Aerosol therapy): 호흡기질환을 치료하기 위해 약용 미스트를 사용하는 것이다.

주동근/길항근 균형(Agonist/antagonist balance): 활동적인 움직임의 전체 범위를 통해 서로 반대되는 근육그룹이 상호수축하고 신장하는 능력이다.

에이즈(AIDs): 후천성면역결핍증후군; 인간 면역결핍바이러스(HIV)에 감염되어 발생한다.

기도확보(Airway clearance): 일반적인 기침 메커니즘과 점액섬모 에스컬레이터를 사용하여 폐 분비물을 효과적으로 이동시키는 능력이다.

경보단계: Hans Selye(1907~1982)가 설명한 스트레스에 대한 비특이적 반응인 일반 적응 증후군의 첫 번째 단계이다. 이는 "도피 또는 싸움"을 위해 유기체를 동원하기 위한 신경 및 내분비 반응으로 구성된다.

Alexander, F. Mathias: (1869~1955) 무대공연에서 경험한 어려움에 대응하여 동작훈련 시스템을 개발한 호주 배우이다.

알렉산더 테크닉(Alexander Technique): 인증된 강사가 일대일 안내세션에서 가르치는 동작 재훈련 방법이다. 알렉산더 테크닉은 정렬되고 길쭉한 척추로 수행되는 조화롭고 쉬운 균형 잡힌 움직임을 강조한다.

알고미터(Algometer): 압력에 대한 조직의 민감도를 측정하는 장치이다.

정렬(Aligned): 일렬로 정렬됨. 잘 정렬된 척추는 얕고 고른 곡선과 양측대칭을 이루는 경향이 있다.

신체 이미지 수정(Altered body image): 섭식장애(eating disorders)나 신체손상 사고 후에 발생하는 것처럼 사람이 자기신체를 인식하는 방식의 변화이다.

테크닉 진폭(Amplitude of technique): 테크닉을 적용할 때 손으로 압력을 조절하는 강도 크기를 진폭이라 한다.

연부조직의 해부학적 장벽(Anatomical barrier in soft tissue): 정상조직에 대한 최종 저항. 뼈, 인대 또는 연부조직에 의해 제공되는 조직의 운동범위. 해부학적 장벽을 넘어서는 움직임은 조직손상을 초래한다.

해부학 트레인(Anatomy Train): 연속적으로 연결된 선형 근막이 몸을 관통하는 통로로 11개의 경로가 있다. 토마스 마이어스(Thomas Myers)가 해부학 트레인 책에서 자세히 설명했다.

진통(Antalgic): 말 그대로 고통에 대항하는 것. 진통보행 때문에 통증이 있는 쪽의 입각기(stance phase)가 단축된다.

불안(anxiety): 안절부절 못함, 근육긴장, 빠른 심박수, 호흡곤란과 같은 신체적 증상을 동반하는 불안, 염려 또는 공포의 상태이다.

불안장애(Anxiety disorders): 스트레스에 대한 반응으로 심각한 불안을 수반하는 정신질환 그룹이다.

기갑화(Armoring): 만성적으로 증가된 근육의 휴식장력과 관련된 근막경도이다.

아로마테라피(Aromatherapy): 장애나 상태를 치료하기 위해 식물에서 증류된 에센셜 오일을 사용하는 것으로 기분에 영향을 미침. 향기로운 오일을 흡입하거나 캐리어 오일에 희석하여 마사지 중에 사용한다.

각성(Arousal): 깨어나 정신을 차리거나 자극하는 과정이다.

동맥혈 공급(Arterial supply): 주어진 구조에 도달하는 동맥을 통해 운반되는 산소화된 혈액의 양이다.

주의집중(Attention): 주로 손을 통해 받는 감각정보에 집중할 수 있는 임상의의 능력이다.

자율가동술(Automobilization): 고객이 스스로 수행하는 관절가동술이다.

자율신경 균형(Autonomic balance): 자율신경계의 교감신경과 부교감신경의 적절하고 건강한 기능이다.

자율신경계 현상(Autonomic phenomena): 특정근육의 근막통증유발점을 동반할 수 있는 현기증과 같은 자율신경계 장애이다.

반존스(Barnes, John F.): (1939-) 근막이완의 발전에 기여하고 워크샵에서 광범위하게 가르친 미국의 물리치료사. 이 접근법과 관련된 기본이론 및 기술은 10장에서 제시한다.

장벽이완현상(Barrier-release phenomenon): 조직운동에 대한 저항을 촉진하는 지점에서 치료사가 조직장벽을 작동시킨다. 치료사가 조직장벽에 압력을 가하는 경우, 조직의 건강상태와 특성에 따라 달라지는 잠복기 후에 "해제"가 발생할 수 있다. 이러한 이완은 치료사가 촉진압력을 증가시키지 않고 원래 장벽위치를 넘어 조직을 이동할 수 있도록 하는 저항을 감소시킨다.

최고의 연구근거(Best research evidence): 진단 및 평가 테스트, 예후지표, 치료중재의 정확성, 안전성, 효능을 조사하는 최고의 임상, 고객 중심 연구이다.

바이오피드백(Biofeedback): 자율적으로 신체과정(autonomic body processes)에 영향을 미치게 하여 사람을 훈련시키는 기술. 모니터링 장치에서 제공되는 정보를 사용하여 피험자는 심박수와 같은 기본 매개변수를 제어하고 혈압과 같은 관련 활동에 영향을 미치는 방법을 배운다.

생체장력구조 시스템(Biotensegrity system): 생체역학적 힘이 움직임과 정적 자세유지를 모두 허용하는 생물학적 시스템이다.

신체기능(Body functions): 신체의 해부학적 시스템의 생리학적 기능이다.

신체 이미지(Body image): 사람이 자기신체를 정신적으로 인식하는 방식이다.

신체구조(Body structures): 신체의 다양한 해부학적 구조와 시스템이다.

바디웍(Bodywork): 교육적 또는 치료효과를 달성하기 위해 고객의 조직에 접촉하거나 이동시키는 마사지 및 관련 접근법을 포괄하는 현대 용어이다.

경계위반(Boundary violations): 치료사가 고객과의 치료관계에 있어 확립된 윤리적, 대인관계의 한계를 넘을 때를 말한다.

박스형 주무르기(Box Kneading): 손이 사지에서 정반대 방향으로 위치하도록 한 다음, 서로를 향해 압박하면서 양손을 근위쪽으로 움직이며 주무르는 형태임. 이 스트로크는 유체반환을 증가시키는 데 권장된다.

넓은접촉압박(Broad-contact compression): 넓은 접촉표면을 사용하여 전달되는 비글라이딩 신경근테크닉으로, 고객의 신체표면에 수직으로 적용되는 스트로크의 압력과 감소로 고객의 근육에 적용한다.

넓은접촉 주무르기(Broad-contact kneading): 손바닥과 같이 접촉면이 넓은 원형 또는 타원 형태로 활주하는 유찰법(petrissage) 테크닉이다.

번아웃(Burnout): 신체적, 정서적 피로를 특징으로 하는 만성 스트레스로 인해 발생하는 상태이며 때로는 임상적 우울증이나 질병을 동반하기도 한다.

활액낭염(Bursitis): 활액낭의 염증이다.

케이던스(Cadence): 리듬이다.

관절낭 이완(Capsular laxity): 관절낭의 해부학적 또는 병리학적 연장이다.

관절낭 제한(Capsular restriction): 관절주머니의 해부학적 또는 병리학적 단축이다.

관절낭염 및 활막염(Capsulitis and synovitis): 관절낭과 관련 내부 인대 및 윤활막의 염증이다.

사례 관리연구(Case-control study): 연구자들이 유사한 결과를 보인 개인을 식별하고 그들의 병력을 조사하여 동일한 중재를 받았는지 확인하는 연구이다.

사례 보고서(Case Report): 단일사례나 사건에 대하여 정확하고 간략하며 명확한 서술형 보고서를 체계적인 형식으로 제시하는 기술연구 유형이다.

사례 시리즈(Case series): 대조군에 대한 결과를 참조하지 않고, 비슷한 특성을 가지고 있거나 동일한 중재를 받은 참가자 그룹에 대한 결과를 요약한다.

주의(Caution): 임상의가 해당 절차의 적용과 관련된 위험을 줄이기 위해 특정절차를 수정할 준비를 하도록 지시하는 징후, 증상, 평가 또는 진단이다.

무게중심(Center of Gravity): 물체의 질량이 집중된 것처럼 행동하는 물체의 중심에 있는 지점. 직립한 성인의 무게중심은 S2의 앞쪽에 있다.

원심성(Centrifugal): (1) 심장에서 멀어지거나 말단으로 향함. (2) 정맥 및/또는 림프액 복귀 방향이 반대임. (3) 국소 병리학영역에서 멀리 떨어진 곳으로 향한다.

구심성(Centripetal): 심장 또는 근위쪽으로 향한다.

Chaitow, Leon: 영국의 정골요법사이자 자연요법사로 도수치료와 자연치유에 대해 폭넓게 글을 쓴 Journal of Bodywork and Movement Therapies가 있다.

흉벽(Chest wall): 갈비뼈, 늑간근, 횡격막, 근막, 피부를 포함하여 호흡 중에 움직이는 흉부 및 폐 외부의 모든 구조이다.

흉벽 움직임(Chest wall mobility): 흉벽과 그 구성요소 구조 및 조직이 자유롭게 움직이는 능력이다.

기(Qi): 한의학에서 생명력 또는 에너지를 의미. 기는 경락이라고 불리는 도관이나 채널을 통해 잘 정의된 주기로 몸 전체를 순환한다[기(Chi) 참조].

만성염증(Chronic inflammation): 만성단계(염증) 참조

만성폐쇄성폐질환(Chronic Obstructive Pulmonary Disease): 기도저항이 증가하는 것을 특징으로 하는 폐질환이다.

만성통증(Chronic pain): 급성질환의 일반적인 치유과정을 넘어 지속되거나 부상이 치유될 것으로 예상되는 합리적인 시간을 넘어서 지속되는 통증. 일부 저자는 만성통증을 통증 기간으로 정의하며 기간의 하한은 6주에서 6개월까지임. 어떤 사람들은 신체적 병인으로부터의 분리가 증가하고 통증의 정서적, 인지적 측면이 증가하는 만성통증 기간으로 정의한다.

만성통증 증후군(Chronic pain syndrome): 고객이 만성

적 높은 수준의 통증, 기능장애 및 우울증을 나타내는 임상 증후군이다.

만성제한성폐질환(Chronic restrictive pulmonary disease): 간질성 섬유증과 같은 폐확장 제한을 특징으로 하는 폐질환이다.

만성단계(염증/ Chronic stage): 조직손상에 대한 후기반응으로, 흉터조직에서 콜라겐이 경화되고 성숙되는 것으로 나타난다. 정형외과 진료에서 고객이 특정동작 중, 범위의 작은부분 또는 끝부분에서만 느껴지는 국부적인 통증을 호소할 때 만성염증이 의심된다.

만성스트레스(Chronic stress): 부정적인 생리적, 심리적 결과를 가져오는 지속적이고 고조된 각성 상태이다.

순환마사지(Circulatory massage): 국소 또는 전신정맥 및 림프순환 또는 동맥공급을 증가시키기 위해 표재성 유화 및 페트리세이지(유날법)와 같은 마사지 테크닉을 사용한다.

클래핑(Clapping): 폐의 분비물을 기계적으로 느슨하게 하고 기도확보를 촉진하는 데 사용되는 타법기술(percussion)의 한 형태이다.

클래시컬 마사지 또는 클래식 마사지(Classical massage or classic massage): 고전적인 마사지로 스웨덴식 마사지 참조

고객중심 진료(Client-centered care): 이 진료접근방식은 단순히 고객에게 서비스를 제공하는 것 이상으로 옹호, 권한부여, 고객의 자율성에 대한 존중, 의사결정에 고객의 참여를 포함함. 치료사가 고객중심치료에 전념하면 고객과 치료사는 중재가 어떻게 진행될 것인지에 대한 의사결정을 공유하게 된다.

고객검사(Client examination): 병력청취, 일반적인 시스템 검토, 테스트 및 조치를 통해 고객의 건강상태 및 임상상태에 대한 체계적인 정보수집이다.

고객가치(Client values): 각 고객이 치료관계에 가져오는 고유한 선호도, 목표 및 기대치다.

임상치료(Clinical care): 치료사는 고객이 검사 및 중재를 수행하는 동안 임상치료를 제공한다.

치료를 위한 임상적 능력(Clinical competence to treat): 치료사의 임상훈련을 통해 주어진 고객의 상태를 치료할 수 있다.

임상의사결정(Clinical decision-making): 임상의가 고객의 상태에 대한 정보를 종합 및 분석하고 분석결과를 사용하여 고객을 위한 치료중재를 공식화하고 진행하는 프로세스, 임상추론 및 임상문제해결이라고도 한다.

임상의사결정 모델(Clinical decision-making model): 치료사가 고객의 상태에 대한 정보를 종합 및 분석하고 분석결과를 사용하여 고객을 위한 치료중재를 공식화하고 진행할 수 있는 프로세스를 보여주는 프레임워크이다.

임상적 우울증(Clinical depression): 일상생활활동을 수행하고 사회적 역할을 수행하는 능력에 영향을 미칠 만큼 심각한 슬픔, 절망 또는 무관심을 특징으로 하는 기분 장애이다.

임상경험(Clinical experience): 치료사가 임상환경에서 고객을 치료함으로써 얻는 경험. 임상 경험(전문성), 최고의 연구근거, 고객 가치는 근거기반치료의 구성요소다.

임상 전문성(Clinical expertise): 임상기술과 과거경험을 활용하여 각 고객의 고유한 건강상태와 각 사례에 사용할 수 있는 중재의 잠재적 위험 및 이점을 식별하는 치료사의 능력이다.

임상소견(Clinical findings): 테스트 및 측정결과, 장애목록, 신체구조 및 기능, 기능제한, 활동제한, 고객이 제시하는 참여제한이다.

임상적 가설(Clinical hypothesis): 고객의 주요 임상문제에 대한 임상의의 가설이다.

임상 적응증(Clinical indication): 임상의가 특정절차를 적용하도록 지시하는 징후, 증상, 평가 또는 진단이다.

임상적 문제(Clinical problem): 고객이 자신의 의학적 상태로 인해 겪고 있는 장애 또는 기능적 제한과 관련된 문제를 제시하는 것이다.

임상문제 목록(Clinical problem list): 치료계획 내에서 해결될 고객의 손상 및 기능적 제한에 대한 요약이다.

염증의 임상단계(Clinical stage of inflammation): 고객의 증상 심각도와 운동범위 등의 검사 결과를 평가하여 임상의가 부상의 염증단계를 판단한다.

간헐적 경련(Clonus): 빠른 스트레칭 자극에 대한 반응으로 규칙적인 빈도로 발생하는 길항근의 주기적인 경련성 과다활동이다.

거친 진동(Coarse vibration): 진폭이 1 cm 이상이고 흔들림과 결합되는 진동 형태이다.

체계적인 검토의 코크란 데이터베이스(Cochrane Database of Systematic Reviews): 일반적으로 무작위대조실험인 우수한 의학 연구결과를 엄격하게 요약하고 해석하는 체계적인 검토 및 메타분석 모음이다.

스트레스에 대한 인지적 상호작용모델(Cognitive Transactional Model of Stress): 사람이 환경과 상호 작용할 때 상황의 요구와 사람의 생물학적, 심리적 또는 사회적 시스템의 자원 사이의 불일치를 인식하게 될 때 발생하는 조건인 Lazarus와 Folkman의 스트레스 모델이다.

톱니바퀴 강직(Cogwheel rigidity): 파킨슨병의 흔한 징후인 굴복과 저항을 번갈아 가며 톱니바퀴 모양의 수동적 움직임의 반응이다.

코호트 연구(Cohort study): 연구자들이 중재를 받은 것으로 식별한 참가자 그룹과 그렇지 않은 비슷한 특성을 가진 그룹의 결과를 추적하는 연구이다.

차가운 벙어리장갑 마찰법(Cold mitten friction): 차가운 젖은 천이나 특별히 제작된 장갑을 사용하는 마찰운동으로 신체표면을 문지르는 것이다(전신적용 20~30분 소요).

콜드 팩(Cold pack): 통증을 완화하거나 부종을 줄이기 위해 국소적으로 차가운 물, 냉동 젤 또는 분쇄된 얼음을 채운 용기이다.

콜라겐(Collagen): 결합조직의 중요한 구조 단백질로 인대, 힘줄, 근막 및 연골을 강화하는 뛰어난 인장강도를 지닌 섬유결합이다.

콜라겐 교차결합(Collagen cross-link): 서로에 대한 섬유의 이동성을 감소시키는 인접한 콜라겐 섬유 사이의 화학적 결합. 교차결합의 빈도는 나이, 부상, 부동성에 따라 증가하며 조직 전체의 이동성을 제한할 수 있다.

결합(Combines with): 한 기술이 다른 기술과 "결합"한다고 하면 두 기술이 동시에 실행될 수 있음을 의미한다.

구획증후군(Compartment syndrome): 달리기와 같은 반복적인 운동이나 외상으로 인해 폐쇄된 근막구획 내의 체액 압력이 상승하는 현상. 관류 감소는 저산소증, 신경손상, 근육괴사를 초래할 수 있다.

보상적 변화(Compensatory changes): 통증이나 반흔조직의 영향으로 인해 부상 후 몸 전체에 점진적으로 축적되는 생체역학의 변화이다.

보상전략(Compensatory strategy): 적극적인 치료가 불가능한 손상을 보상하는 수단으로 사용되는 기술이다.

보완치료테크닉(Complementary treatment techniques): 치료사가 일차 치료기술의 보조수단으로 사용하는 기술. 마사지치료의 경우 기본치료기술은 마사지 테크닉이며, 다른 기술은 보완적인 방식으로 사용된다.

복합 충혈완화요법(복합 또는 완전 충혈완화 물리치료, CDT 또는 CDP라고도 함): 마사지, 붕대 또는 압박의류, 특정운동 및 위생교육을 포함하는 림프부종 치료요법이다.

복합부위통증증후군(Complex regional pain syndrome): 부상 후 불안정한 교감신경계의 결과로 지속적이고 심한 통증 및/또는 이질통(비통증성 자극에 대한 고통스러운 반응), 영양장애 변화, 혈관운동 기능장애가 나타나는 질환 또는 말단 수술이다.

압박(Compression): 조직이나 구조를 단축하거나 압박하는 효과가 있는 방식으로 지향되는 모든 힘이다.

압박의복(Compression garment): 부종이 축적되는 것을 방지하거나 줄이기 위해 해당 부위를 덮고 압력을 가하는 신축성 있는 소매 또는 이와 유사한 의복이다.

개념적 프레임워크(Conceptual framework): 특정 환경에서 관찰하는 특정 행동세트에 대한 관찰을 구성하고 통합하는 수단을 제공하는 일련의 경험적 일반화를 말한다.

개념적 모델(Conceptual model): 개인이 특정 건강문제와 관련이 있다고 믿는 일련의 개념 사이에 제안된 인과관계를 보여주는 다이어그램이다.

일치성(Congruency): 치료사와 고객이 과정, 행동, 효과에 대해 동의하는 지점. 이는 또한 치료사의 내적 성실성이 외적인 행동과 말로 표현되는 것을 의미할 수도 있다.

결합조직(Connective tissue): 섬유아세포, 지방세포, 젤라틴 물질 매트릭스에 박혀 있는 엘라스틴 및 콜라겐 섬유와 같은 여러 가지 유형의 세포로 구성된 조직으로, 그 일관성은 여러 요인에 따라 달라진다. 신경, 혈관, 림프관, 근원섬유 및 기관이 결합조직 내에서 발견된다.

결합조직질환(CTD, Connective tissue disease): 근육, 연골, 힘줄 또는 피부와 같은 결합조직에 영향을 미치는 질병그룹. 이는 보통 자가면역성이며 본질적으로 염증성이고, 예로는 전신성 홍반성 루푸스, 류마티스관절염, 쇼그렌증후군, 경피증, 혼합 결합조직질환 등이 있다.

결합조직마사지(CTM, Connective tissue massage): Elizabeth Dicke가 개발하고 유럽에서 인기있는 마사지시스템으로, 결합조직테크닉을 피부와 표면근막층에 정확한 순서로 적용하여 특정 생리적 반사효과를 이끌어낸다.

결합조직기질(Connective tissue matrix): 단백질 기반 섬유질과 기질을 포함하는 결합조직의 세포간 부분이다.

결합조직테크닉(Connective tissue techniques): 결합조직을 촉진하고, 늘리고, 리모델링을 촉진하는 마사지 테크닉이다.

결합조직구역(Connective Tissue Zones): 내장병리에 대한 반응으로 증가된 긴장을 나타내는 등 근육 및 관련 근막의 특정 영역이다. 결합조직마사지 이론에 따르면, 장기와 관련된 영역을 조작하면 해당 장기의 기능이 반사적으로 향상된다.

동의(Consent): 사전동의 참조

통합부종(Consolided edema): 염증성 삼출물이 치밀한 섬유결합조직으로 대체된 만성단계의 부종이다.

통합(Consolidation): 하나의 단위로 결합하거나 그룹화하는 것이다.

접촉표면(Contact surface): 스트로크를 실행하는 데 사용되는 임상의의 손이나 팔 부분이다.

맥락(Context): 마사지 테크닉이 다른 테크닉과 관련하여 전통적인 순서 배열이 어떤지에 대한 간략한 설명이다.

상황적 요인(Contextual factors): 건강에 영향을 미칠 수 있는 개인의 개인적, 환경적 요인이다.

수축조직(Contractile tissue): 근막층을 둘러싸는 근육, 관련 힘줄 및 골막 부착물이다.

구축(Contracture): 섬유증이나 근육균형 상실과 같은 근육의 다양한 생리적 변화로 인해 발생하는 영구적인 근육단축이다.

금기사항(Contraindication): 치료사가 특정 절차를 적용하지 않도록 지시하는 징후, 증상, 평가 또는 진단이다.

조절된 기울이기자세(Controlled lean posture): 임상의의 체중을 제어된 방식으로 고객에게 효율적으로 전달하기 위해 사용되는 구부려서 정렬된 자세이다.

타박상(Contusion): 넘어지거나 맞거나 부딪혀서 연부 조직과 근육 등에 손상을 입어 출혈과 부종이 보이는 경우이다.

코르티솔(Cortisol): 부신피질에서 생성되는 호르몬이다(히드로코르티손). 스트레스의 영향에 대응하는 다양한 생리적 효과가 있다.

역전이(Countertransference): 치료사가 고객에게 무의식적이고, 처리되지 않았거나, 표현되지 않거나 어떤 방식으로든 이상화하는 감정을 투사할 때 발생한다.

두개골/두개천골 리듬(Cranial/craniosacral rhythm): 분당 6~14회 발생하고 중추신경계를 통한 뇌척수액의 리드미컬한 흐름에 의해 발생하는 미묘하며 만져볼 수 있는 감각적 리듬이다.

두개천골요법(Craniosacral therapy): 외상과 스트레스로 인해 제한될 수 있는 뇌척수액(CSF)의 움직임을 평가하고 조정하는 과정. 치료사는 두개골, 척추, 횡경막 및 근막에 부드럽게 미묘한 조작을 적용하는 요법, 두개천골요법은 정골요법사인 William Sutherland에 의해 시작되었으며, 척추요법사인 John Upledger에 의해 더욱 발전되었다.

크리프(Creep): 지속적인 장력을 받을 때 발생하고, 만져질 수 있는 결합조직의 점탄성 스트레치. 느린 속도로 결합조직이 서서히 늘어나는 현상이다.

염발음(Crepitus): 힘줄이나 그 외피 또는 관절의 관절 표면의 거칠어진 활주 표면과 관련된 가변 미세진동이다. 염발음(Crepitus)는 때때로 소리가 들리거나 촉진될 수 있다.

교차결합(Cross-link): 콜라겐 교차결합 참조

피부반사(Cutaneous reflex): 피부수용체의 자극으로 인해 발생하는 비자발적인 반응이다.

Cyriax, James H.: (1904~1985) 영국의 정형외과 의사이자, 아직도 출판 중인 영향력있는 정형외과 교과서의 저자이다. Cyriax는 정형외과적 상태를 식별하기 위한 운동범위 테스트와 다양한 과사용 상태를 치료하기 위한 교차섬유마찰(cross-fiber friction) 사용을 대중화했다.

제뇌경직(뇌제거강직, Decerebrate rigidity): 뇌간병변의 결과로 발생하는 강직. 이는 임상적으로 지속적인 수축과 몸통 및 하지의 신전 자세를 나타낸다.

피질제거강직(겉질제거경축, Decorticate rigidity): 뇌간병변의 결과로 발생하는 강직. 이는 임상적으로 몸통과 하지의 신전 및 굴곡된 상지의 지속적인 수축과 자세로 나타난다.

심부경찰법(Deep effleurage): 근육의 표면층이나 심부층을 변형시키는 긴 스트로크와 보통 무거운 구심압을 사용하여 수행되는 일반적으로 글라이딩 조작법을 말한다.

심부근막(Deep Fascia): 근육섬유 바로 표면 또는 근육섬유 사이에 있는 결합조직층이다. 심부근막의 주요기능은 근육을 자유롭게 움직이게 하고, 신경과 혈관을 운반하며, 근육 사이의 공간을 채우고, 근육의 근원을 제공하는 것이다.

심부조직 마사지(Deep tissue massage): 결합조직 및/또는 신경근테크닉이 심부근막 매몰층 아래에 있는 근막조직을 변형시키기에 충분한 힘으로 적용하는 기술을 의미하는 불명확한 용어이다(imprecise term).

변형(Deform): 모양을 바꾸는 것이다.

변형(Deformation): 압력을 받을 때 조직이나 구조의 모양이 변하는 것이다.

지연성근육통(DOMS, Delayed-onset muscle soreness): 격렬하거나 익숙하지 않은 운동 후, 24-72시간 후에 느껴지는 근육통으로 약간의 근육섬유의 미세 파열로 인해 발생한다.

의존성 부종(Dependent edema): 팔다리와 같은 의존성 부위에 국한된 세포외액량의 증가한다.

우울증(Depression): 임상적 우울증 참조

드퀘르뱅건초염(DeQuervain Tenosynovitis): 단무지신전근(extensor pollicis brevis)과 장무지외전근(abductor pollicis longus)의 힘줄 및/또는 활막초의 과도한 사용으로 인한 염증이다.

피부분절 통증(Dermatomal pain): 피부분절 패턴의 통증. 후신경근(dorsal root) 손상은 피부의 감각상실을 초래하거나 작열감 또는 전기통증으로 느껴질 수 있다.

피부분절(Dermatome): 하나의 등신경근이 공급하는 피부 부위이다.

진피(Dermis): 결합조직의 첫 번째 층이다.

진단(Diagnosis): 고객검사 결과를 클러스터 또는 증후군으로 분석하고 정리하는 과정 및 결과이다.

횡격막 호흡(Diaphragmatic breathing): 호흡하는 동안 의식적으로 횡격막을 사용하도록 고객을 훈련시키는 운동이다.

엘리자베스 디케(Dicke, Elizabeth): 개인 질병에 대한 반응으로 1930년대에 결합조직 마사지(Bindegewebsmassage)를 개발한 독일의 물리치료사이다.

직접적(Direct): 결합조직테크닉의 맥락에서 직접적이란 치료사가 기술의 힘을 일차조직 제한 방향으로 그리고 이를 통해 전달한다는 것을 의미. 이는 치료사가 근막장벽이나 운동제한으로부터 힘을 가하거나 고객을 움직이는 간접적인 기술과 대조된다.

직접효과(Direct effect): 직접적인 치료효과이다.

직접근막테크닉(Direct fascial technique): 표면근막이나 심부근막 및 관련 근육에 적당하고 지속적인 장력을 가하면서, 느리고 활주하는 결합조직테크닉이다. 이는 근막의 점탄성 연장과 소성변형을 촉진한다.

직접 억제압력(Direct Inhibitory Pressure): 짧은 시간동안 관련근육의 긴장을 억제하는 수단으로 힘줄에 적용되는 특정 압력이다.

테크닉 방향(Direction of technique): 적용되는 힘의 방향이다. 테크닉 설명에서 제공된 방향은 스트로크의 압력수준이 가장 큰 힘으로 적용되는 방향이다.

장애(Disability): 개인이 사회적으로 정의된 업무, 활동 또는 역할을 기대수준까지 수행할 수 없는 경우를 말한다.

장애 모델(Disability model): 고객의 기능적 한계와 장애는 물론 제시된 장애까지 포괄하기 위해 검사, 평가, 치료에 대한 치료사의 접근방식을 확장한 의료모델의 확장이다.

퇴원(Discharge): 고객이 치료사의 돌봄에서 자기돌봄으로 또는 다른 치료사의 치료로 전환되는 것이다.

퇴원단계(Discharge phase): 고객이 치료사의 치료에서 자가관리로 또는 다른 치료사의 치료로 전환되는 임상의사결정 과정의 마지막 단계이다.

식별(Discrimination): 감각정보의 미세한 등급을 구별하는 임상의의 능력이다.

탈구(Dislocation, luxation): 관절의 정상위치에서 뼈가 전위되는 것이다.

해리(Dissociation): 현실에 대한 손상된 인식은 종종 감정의 마비나 현재와의 단절을 동반한다. 해리된 고객은 결정을 내리거나 움직임이나 행동을 시작하는 데 깊은 무관심이나 무능력을 나타내는 것처럼 보일 수 있다. 고객은 현재, 주변의 소리와 활동, 통증에 대한 인식을 인식하지 못할 수도 있다.

신연(Distraction): 견인 참조

끌기(항력, Drag): (1) 단일 조직층을 따라 가해지는 인장력, 신장력 또는 견인력이다. (2) 그러한 힘에 대한 고유한 조직 저항이다.

배액테크닉(Drainage technique): 림프 또는 정맥혈의 복귀 흐름을 증가시키는 사지 높이기와 같은 마사지 테크닉 또는 관련 기술이다.

드레이핑(Draping): 임상의가 정숙함을 유지하고, 적절한 고객과 임상의의 경계를 존중하면서 치료 중에 고객의 신체 일부를 덮고 벗기는 과정이다.

드라이브러싱(Dry brushing): 각질을 제거하고 피부 신진대사를 자극하기 위해 강장제로 투여되는 (천연) 강모 브러시를 사용하여 피부를 체계적으로 브러싱하는 것이다.

이중관계(Dual relationships): 두 사람 사이의 직업적, 사회적 역할과 상호작용이 겹치는 경우를 말한다. 이는 치료사가 가족, 친구 또는 동료를 치료할 때 발생할 수 있다. 이중관계가 반드시 틀리거나 비윤리적인 것은 아니지만 치료자와 고객에게 불편한 상황이나 이해 상충을 초래할 수 있다.

테크닉 기간(Duration of technique): 지정된 손상수준의

치료결과를 달성하기 위해 유능한 치료사가 단일기술을 적용해야 하는 합리적인 시간의 추정치다.

호흡곤란(Dyspnea): 숨이 가빠지거나, 호흡이 힘들거나 어렵거나, 호흡에 대한 불편한 인식이다.

이동 용이성(Ease of movement): 편안하고 최소한의 노력이 필요한 이동이다.

동양의 영향을 받은 마사지 시스템(Eastern-influenced massage systems): 에너지(Chi) 및 자오선과 같이 서양의학에서 사용되는 것과 근본적으로 다른 신체과정의 개념모델을 기반으로 하는 아시아에서 시작된 마사지 시스템이다. 동양적 접근법의 예로는 지압, 안마, 타이마사지, 진신도 등이 있다.

외배엽형(Ectomorph): 날씬하여 근육이 드문드문 있는 체격을 가진 사람이다.

부종(Edema): 세포, 조직, 장액강에 체액이 축적되는 현상다. 부종의 주요 원인은 모세혈관 투과성 증가, 혈장 단백질 삼투압 감소, 모세혈관 및 세정맥 압력 증가, 림프흐름 폐쇄 등 4가지 주요 원인이 있다.

경찰법(Effleurage): 구심압과 다양한 압력으로 형성된 일반적인 글라이딩 조작법이다.

삼출액(Effusion): 관절낭에 과도한 체액이 존재하여 윤활막의 자극 또는 염증을 나타내는 것이다.

탄성(elastic): 늘어나거나 변형된 후에 원래의 크기와 모양으로 돌아갈 수 있는 능력이다.

연부조직의 탄성장벽(Elastic barrier in soft tissue): 임상의가 조직에서 "느슨함"을 제거할 때 조직의 수동적 운동범위 끝에서 느끼는 저항이다.

탄성변형(Elastic deformation): 가해진 힘에 반응하여 힘이 제거된 후에 사라지는 변형이다.

탄성반동(Elastic recoil): 탄성 물질에 의해 원래의 크기와 모양으로 되돌아가는 현상이다.

탄성 신축성(Elastic stretch): 인장력이 제거된 후 사라지는 신축성이다.

근전도검사(EMG, Electromyography): 휴식 중 및 수축 중 근육의 전기(생리적) 활동을 기록하는 검사다.

전기근육자극(EMS, Electronic muscle stimulation): 근육에 외부적으로 전기충격을 가하여 근육을 수축시키는 방식이다.

휴식기 긴장증가(Elevated resting tension): 휴식 시 근육을 촉진할 때 견고함이 증가한다.

위험부위(Endangerment sites): 직접적이거나 지속적인 압력을 가하는 것이 금기되는 인체 부위이다.

끝느낌(End feel): (1) 임상의가 수동적 운동범위의 끝에서 관절을 촉진하는 운동의 특성 또는 운동에 대한 저항이다. (2) 마사지 테크닉의 경우, 끝 느낌은 마사지 스트로크가 끝날 때 치료사가 인지하는 추가 움직임에 대한 저항의 질적 느낌이다. 끝 느낌은 지방, 결합조직(반흔 조직) 및 근육과 같은 조직구성요소와 관련이 있다.

내배엽형(Endomorph): 몸통이 넉넉하고 둥글며 체지방 비율이 높은 체격을 가진 사람이다.

엔돌핀(Endorphins): 아편 수용체 부위에 결합하여 통증을 줄이는 역할을 하는 뇌에서 생성되는 펩타이드 신경 전달물질 그룹이다.

에너지 접근방식(Energetic approaches): 치료적 접촉 또는 레이키와 같은 접근방식은 간단한 형태의 접촉을 사용하여 고객신체의 에너지장 또는 자기장을 조작하는 것이다. 마사지에 대한 동양적 접근방식도 참조

결합하다(Engage): ~와 접촉하다. 이 텍스트에서는, 기술을 적용하는 동안 조직이 크게 변형된 경우 기술 중에 조직이 "결합"되었다고 한다.

동조화(Entrainment): 외부자극에 반응하여 생물학적 리듬이 변경되는 것이다.

포착신경병증(Entrapment Neuropathy): 뼈 기형이나 근육 및 결합조직 단축, 유발점 활동, 근막제한, 남용증후군(overuse syndromes) 및 기타 임상조건과 관련된 염증으로 인해 발생할 수 있는 신경압박을 말한다.

환경적 요인(Environmental factors): 개인의 건강이나 복지에 촉진제나 장벽으로 작용할 수 있는 개인 환경의 측면을 말한다.

치료 에피소드(Episode of care): 고객이 특정 상태에 대해 받는 단일기간 내에 최초 방문부터 퇴원까지 일련의 중재이다.

상피(Epithelium): 세포간 물질이 거의 없는 빽빽하게 들어찬 원주형 또는 편평형 세포의 층이다.

인체공학적(Ergonomic): 작업자의 건강을 향상시키는 작업장 장비의 설계 및 사용과 관련있는 개념이다.

평가(Evaluation): 고객 시험에서 얻은 정보를 종합평가이다.

평가단계(Evaluative phase): 평가단계는 고객의 임상문제 또는 건강목표에 대한 임상가설을 공식화하고 확인하는

것이다.

근거(Evidence): 연구자와 치료사가 체계적으로 수집하는 임상 진료에 대한 정보이다.

근거기반의학(EBM, Evidence-based medicine): 최고의 연구근거와 임상 전문지식 및 고객 가치를 통합하는 의학이다.

근거기반치료(Evidence-based practice): 최고의 연구근거와 임상 전문성 및 고객 가치를 통합하여 개별 고객을 치료한다.

근거 하우스(Evidence house): Sackett의 계층적 모델이 아닌 다양한 종류의 엄격한 연구방법을 포함하는 Jonas가 제안한 접근방식이다. Jonas는 질적 연구방법과 같은 다양한 연구방법론을 포함하면 마사지를 구성하는 요소와 작동방식에 대한 보다 균형 잡히고 완전한 그림을 제공할 수 있다고 제안한다.

검사(Examination): 병력청취, 일반 시스템 검토, 테스트 및 조치를 통해 고객의 건강상태 및 임상상태에 대한 정보를 수집하는 것이다.

운동내성(Exercise tolerance): 심폐기능을 수행할 수 있는 능력이다.

탈진단계(Exhaustion phase): Hans Selye(1907~1982)가 설명한 일반 적응증후군 또는 스트레스에 대한 비특이적 반응의 세 번째이자 마지막 단계이다. 이는 신체적, 정서적 피로를 특징으로 하며 때로는 질병을 동반하기도 한다.

명시적 기억(Explicit memory): 해마에서 유래하고 사람이 이야기를 할 때 나타나는 언어적, 서술적 기억이다.

신장성(Extensibility): 확장하거나 늘리는 능력이다.

촉진분절(Facilitated Segment): 내장 불균형이나 병리로 인해 관절의 기능장애가 있는 척추 분절이다. 촉진분절에 인접한 근육은 휴면장력이 높아지며 부종이 있거나 섬유화될 수 있다. 결합조직 구역 및 내장체 반사도 참조

근막(Fascia): 조밀한 결합조직으로 구성된 질긴 섬유막이다. 얕은 근막은 지방, 신경 및 혈관을 포함하며 피부를 밑에 있는 층에 연결한다. 심부근막은 근육을 지지하고 분리하며 장하 근막(Subserous fascia)은 심부근막과 체강 사이에 위치한다.

근막결합(Fascial binding): 근막제한 참조

근막제한(Fascial restrictions): 기저물질의 체액손실과 콜라겐 교차결합의 과잉으로 근막층에 대한 다른 근막층의 이동성 손실이다. 근막제한은 조직손상의 회복과 장기간의 움직이지 않은 사유로 인해 발생할 수 있다.

근막초(Fascial sheath): 근육과 같은 구조를 둘러싸는 근막의 외피이다.

근막부목(Fascial splinting): 생체역학적 부하증가에 반응하여 근막이 국부적으로 두꺼워지고 경화되어 있는 근막이다.

근육섬유다발수축(Fasciculations): 단일운동 축삭에 의해, 내부적으로 분포된 근육세포의 수축으로 인해 발생하는, 국소적이고 무의식적인 근육수축으로 전체 근육에는 포함하지 않는다.

근막염(Fasciitis): 근막의 염증이다.

피로(Fatigue): 극도의 피로 또는 탈진으로, 육체적 또는 정신적 작업능력이 감소한다.

Feldenkrais 방법: Moshe Felden krais(1904~1984)가 개발한 시스템으로, 기능적 활동을 위한 주의 깊은 움직임과 효율적인 패턴을 가르친다. 공인된 강사의 교육은 개인 또는 그룹 환경에서 주로 이루어진다.

섬유근육통(Fibromyalgia): 광범위한 근골격계 통증, 특정 압통점 존재, 심한 피로 및 수면장애를 특징으로 하는 만성 류마티스 증후군이다.

섬유증식증(Fibroplasia): 섬유아세포가 성장하여 새로운 세포외 기질과 콜라겐을 형성하는 상처회복 단계이다. Fibroplasia는 염증 단계 이후와 리모델링 단계 이전에 발생한다.

섬유성 부종(Fibrosed edema): 통합부종 참조

섬유증(Fibrosis): 복구 과정에서 (과도하게) 섬유결합조직이 형성되는 것이다.

섬유질 침착물 또는 결절(Fibrositic deposit or nodule): 근막통증유발점으로 인식될 근육 및 결합조직의 딱딱한 완두콩 크기의 침착물을 설명하는 데 사용되는 오래된 용어이다.

미세한 진동(Fine vibration): 빠르게 진동하거나 떨리는 움직임을 고객의 피부에 적용하여 피하조직의 변형을 최소화하는 표면반사테크닉이다.

유연성(Flexibility): 부러지지 않고 구부릴 수 있는 능력이다.

유체요법(Fluidotherapy): 운동 전에 손상된 신체부위를 가열하기 위해 강제 건조공기에 부유하는 따뜻한 셀룰로오스 입자를 적용하는 것이다.

촉진력(Force of Palpation): 촉진 중에 조직에 도수 힘을

가하여 조직을 압박, 신장, 전단, 굽힘, 비틀림을 초래하는 방향 및 방식이다.

골절(fracture): 뼈의 연속성이 절단된 것이다.

프레임워크(틀, Framework): 시기, 장소, 약속설정, 일반적인 응답, 지불 및 기밀유지 문제를 포함하여 중재가 전달되는 방식이다. 또한 치료사가 수행하는 의사결정의 윤리적 기초도 설명하며, 치료사의 프레임워크가 고객에게 명확할 때는 고객 자신의 역할과 기대뿐만 아니라 치료사가 무엇을 할 수 있는지를 이해할 수 있다.

프레이밍 일반 마사지 테크닉(Framing general massage technique): 마사지 과정 중 간격을 두고 반복되는 일반적인 마사지 테크닉이다. 프레이밍 기술은 주요 촉진도구 역할을 하며 사용된 다른 기술을 연결하고 시퀀스에 구조감을 부여한다.

진탕음(Fremitus): 고객이 말하거나 목소리를 낼 때, 임상의가 흉곽 위에서 촉진되는 폐 진동이다.

마찰(Friction): (1) 조밀한 결합조직의 섬유 사이에 움직임을 만들어 조직의 신장성을 증가시키는 반복적이고 특별하게 미끄러지지 않는 결합조직테크닉이다.

(2) 역사적으로 "마찰"이라는 용어는 두 표면 사이의 사실상 모든 마찰방식을 포괄하는 광범위하고 모호한 용도를 가지고 있다.

풀링(Fulling): 손을 아래로 압박하여 근복(muscle belly)을 넓히거나, 넓힌 다음 복귀 스트로크로 근육을 들어 올리는 방법으로 광범위한 접촉 주무름(kneading)의 한 형태이다.

기능적 불안정성(Functional instability): 하중을 받는 관절에서 불안정성이다.

기능적 제한(Functional limitation): 이상적인 상황에서 작업이나 행동을 실행하는 개인의 능력이 제한된다.

기능적 결과(Functional outcome): 고객의 기능적 제한과 관련된 결과이다.

갈바닉 자극(Galvanic stimulation): 근육자극 참조

통증 관문이론(통증 게이트이론, Gate theory of pain): 1960년대 Melzack과 Wall이 처음 제안하였으며, 널리 인용되는 이론으로, 뇌의 상위중추에서 통증자극에 대한 인식이 큰섬유 구심성신경의 자극에 의해 억제될 수 있다고 제안한다.

일반적 적응증후군(General adaptation syndrome): 오스트리아-캐나다 내분비학자 Hans Selye(1907~1982)가 처음으로 설명한 스트레스에 대한 비특이적 반응이다. 이는 경보, 저항, 탈진이라는 세 가지 순차적인 정신신경면역학적 단계로 구성된다.

일반적 마사지(General massage, 일반 전신마사지): 신체의 모든 부위를 포함하는 마사지. 일반 마사지는 일반적으로 수행하는 데 60~90분이 걸리지만 15분 안에 완료할 수도 있다.

일반적 테크닉(General technique): 신체의 전체 또는 넓은 부위에 적용하거나 손바닥 등 넓은 표면을 이용하여 적용하거나, 두 가지 모두를 적용하는 테크닉이다.

활주(Glide): 고객의 피부를 가로지르는 임상의의 손의 움직임이다.

부상등급(Grade of injury): 부상의 심각도이다. 정형외과적 손상은 경증, 중등도 또는 중증손상을 나타내기 위해 1, 2 또는 3의 숫자 등급으로 지정될 수 있다.

기저물질(Ground substance): 매트릭스(세포외 매트릭스) 참조

접지(Grounding): 땅(바닥)과 접촉 및 연결에 대한 실무자의 인식이다. 6장에 설명된 자세와 정렬 연습은 이러한 인식을 향상시킨다.

안내된 인식(Guided awareness): 치료사가 고객이 신체부위나 과정에 인식을 집중하도록 안내하는 기술이다.

하타요가(Hatha yoga): 서양에서 행해지는 하타요가는 일반적으로 아사나라고 불리는 다양한 자세를 수행하는 운동이다. 전통적인 인도 하타요가는 도덕적 지침, 아사나, 호흡운동, 명상을 포함하는 포괄적인 훈련이다.

힐링 터치(Healing Touch): Therapeu tic Touch 및 Reiki와 유사한 활력 넘치는 접근방식이다. 실무자는 고객 신체의 에너지장이나 자기장을 조작하기 위해 가장 간단한 형태의 접촉을 사용한다.

건강(Health): 개인의 신체적, 정서적, 사회적, 지적 차원을 포함하여 다양한 영역을 포괄하는 역동적인 과정이다. 또한, 건강에 대한 일부 정의는 사회적 역할을 수행하고 환경적 스트레스 요인에 대응하는 개인의 능력을 다루고 있다.

건강관련 삶의 질(Health-related quality of life): 건강상태가 손상된 상태에서 다양한 사회적 역할을 수행하고 만족감을 얻을 수 있는 개인의 능력에 대한 객관적이고 주관적인 차원이다.

유지(Holding): 불필요한 근육긴장 참조

항상성(Homeostasis): 외부 및 내부 변화에 반응하여 건강한 살아있는 유기체에 의해 유지되는 내부 안정 평형상태이다.

호스피스(Hospice): 말기 고객과 그 가족에게 완화 치료와 신체적, 영적, 정서적, 경제적 지원을 제공하는 시설 또는 단체조직이다.

핫팩(Hot pack): 혈액순환을 증가시키고 진통 효과를 주기 위해 국소적으로 적용하는 뜨거운 물, 젤 또는 점토로 채워진 용기이다.

H-반사(H-reflex): 감각신경에 적용된 자극이 척수로 이동하여 운동신경으로 되돌아오는 데 필요한 시간을 기반으로 하는 척추반사(운동신경) 흥분성의 척도이다. H 반사는 경직성 마비상태에서 증가된다.

히알루론산(Hyaluronic acid): 활막액과 연골의 윤활 특성에 기여하는 결합조직의 세포외 기질에서 발견되는 글리코사미노글리칸이다.

수화(Hydration): 물 분자가 다른 화합물에 결합하는 것이다.

과각성(Hyperarousal): 각성상태가 비정상적으로 높아진 상태이다.

충혈(Hyperemia): 신체부위를 통해 흐르는 혈액량이 증가하여 붉어짐으로 표시된다. 충혈은 마사지나 열이나 냉찜질로 인해 발생할 수 있다.

반사항진(Hyperreflexia): 심부힘줄반사가 과장되었다.

과민증(Hypersensitivity): 이는 치료사가 고객을 만졌을 때 갑자기 고통스럽거나, 흔들리거나, 간지럽거나 불편한 반응을 보이는 것이다. 과민증은 오래되고 해결되지 않은 부상이나 외상으로 인해 발생할 수도 있고, 만성적인 보호, 남용, 자세장애로 인해 발생할 수도 있다.

과자극 진통제(Hyperstimulation analgesia): 열, 냉기, 접촉, 진동 또는 움직임의 형태로 신체 감각 자극만으로 발생하는 통증완화이다. 통증의 게이트 이론 참조

근육긴장항진증(Hypertonia): 근긴장도 증가의 메커니즘에 관계없이 정상휴식 수준보다 높은 근긴장도를 나타내는 데 사용되는 일반적인 용어이다.

비대(Hypertrophy): 기관이나 구조의 크기 증가. 일반적으로 세포 수의 증가보다는 개별 세포의 성장으로 인해 발생한다.

근긴장저하증(Hypotonia): 근긴장도 감소의 메커니즘에 관계없이 정상적인 휴식 수준보다 낮은 근긴장도를 나타내는 데 사용되는 일반적인 용어이다.

크라이오마사지(냉동 마사지, cryomassage): 통증과 염증을 줄이기 위해 얼음, 차가운 팩 또는 국소적으로 수행되는 도구를 사용한 표면 마사지이다.

식별(Identification): 건강한 조직상태와 기능장애가 있는 조직상태를 구별하고 조직과 구조 및 적용된 힘에 대한 반응을 식별하는 임상의의 능력이다.

손상(Impairment): 초기 또는 후속 병리생리학의 결과로 발생하는 영향을 받은 개인의 신체구조 또는 기능의 손실 또는 이상이다.

손상관련 결과(Impairment-related outcome): 고객의 신체구조 또는 기능 손상과 관련된 결과이다.

암묵적 기억(조직기억, Implicit memory, tissue memory): 일반적으로 편도체에 기록되는 비서사적, 비언어적, 감각 운동 기억. 암묵기억이 불러일으키면 고객은 그 기억이 현재 일어나고 있는 것처럼 느끼게 된다.

적응증(Indication): 치료사가 특정 절차를 적용하도록 지시하는 징후, 증상, 평가 또는 진단이다.

간접(Indirect): 치료사가 힘을 가하거나 고객을 근막 장벽이나 운동 제한에서 멀리 이동시키는 기술이다.

경화(Indurated): 강화

불활성 조직(비수축성 조직, Inert tissues): 인대, 피막, 신경 등 수축하지 않는 조직이다.

관성저항(Inertial resistance): 질량에 따라 달라지는 힘에 대한 물체의 저항이다.

유아 마사지(Infant massage): 유아를 위해 고안된 전통적인 마사지의 변형된 형태이다. 유아 마사지는 유아 발달과 부모-자녀 유대감을 향상시키고 산통 치료에 사용될 수 있다.

사전동의(Informed consent): 고객으로부터 치료에 대하여 명확하게 사전동의를 얻으려면 고객이 치료의 의도와 방향을 이해하도록 해야 한다. 이 과정에서는 치료사가 자신이 할 일과 지정된 결과를 어떻게 달성할 것인지 정확하게 설명해야 한다. 또한 고객은 치료사의 설명을 듣고 이해해야 하는 데 이는 설명을 듣지 못한 고객은 치료사가 의미하는 바를 이해하지 못한 채 동의할 수도 있기 때문이다.

탐구하는 터치(Inquiring touch: Intelligent): 지능형 터치는 탐구하는 터치이다. 훌륭한 임상의는 끊임없이 질문을 하며, 마사지의 사용도 이러한 요구사항에 예외는 아니다. 탐구적 접촉의 사용은 임상의의 접촉이 고객에게 잠정적이라고 느껴지거나 필요할 때 단단함이 부족하다는 것을 의미하지 않는다.

지능형 터치(Intelligent Touch): 마사지의 성공적인 임상

사용에 필수적인 학습된 기술: 주의력과 집중, 차별, 식별, 탐구 및 의도이다.

간섭전류(Interferential current): 두 개의 독립적인 중주파 전류가 교차하여 두 전류의 교차점에서 서로 다른 주파수 전류를 생성하는 것이다. 이것은 큰 충격 섬유를 자극하는 데 사용되며 척수 수준에서 통증 메시지의 전달을 방해한다.

통합(Intergrades with): 점차적으로 하나를 다른 것과 병합하는 것이다. 한 기술이 다른 기술과 "상호융합(intergrade)"된다고 할 때 두 기술은 연속적으로 수행될 수 있으며, 두 기술 사이에 있고, 두 기술과 유사한 중간 하이브리드 형태의 기술이기 때문에 점차적으로 서로 병합된다.

국제기능장애건강분류(ICF, International Classification of Functioning, Disability and Health): 인간의 기능, 건강 및 장애를 개인, 질병과정 및 개인이 생활하는 환경 간의 상호작용으로 제시하는 모델이다.

간질액압(Interstitial liquid Pressure): 간질 또는 세포간 공간에 있는 체액의 양으로 인해 발생하는 압력이다. 간질액 압력은 조직의 수화(hydration) 정도를 반영하며 이를 지배하는 힘은 Starling 법칙에 설명되어 있다.

중재(Intervension): (1) 임상의가 고객에게 치료를 제공하는 단일 인스턴스이다. (2) 고객의 장애 또는 웰빙목표를 해결하는 데 사용되는 기술 또는 일련의 기술이다.

난치성(Intractable): 치료에 반응이 없는 것이다.

심부근막의 얕은층(Investing layer of the deep fascia): 표면근막과 근육 사이에 있는 조밀한 결합조직층이다.

허혈성 압박(Ischemic compression): 특정압박 및 유발점 압박이완 참조

관절완전성(Joint integrity): 관절이 예상되는 해부학적 및 생체역학적 기준을 준수하는 정도이다.

관절 도수교정법(Joint manipulation): 고급 관절교정 도수테크닉이다.

관절가동술(Joint mobilization): 치료사가 통제되고 단계적인 힘을 적용하여, 부가 관절운동(관절놀이)을 생성하여 대상 관절의 변경된 생체역학(즉, 정상적인 관절놀이를 회복)을 복원하여 통증을 줄이고 운동범위를 개선하는 테크닉이다.

관절놀이(Joint play): 운동범위 동안 정상적인 관절 기능에 필요한 윤활관절 표면 사이에서 발생하는 작은 움직임이다. 이러한 동작은 수동적 고객의 경우 치료사가 만들 수 있지만 자발적인 통제를 받지 않으며 고객이 적극적으로 수행할 수 없다.

관절위치감각(Joint position sens): 고유감각정보만을 사용하여 공간에서 관절의 위치를 정확하게 찾는 능력이다(예: 눈을 가린 경우).

관절운동범위(Joint range of motion): 관절운동학 및 관절주위 결합조직의 변형 능력을 기반으로 해당 관절에서 사용할 수 있는 해부학적 또는 생리학적 운동범위 내에서 움직일 수 있는 관절의 능력이다. 운동범위는 수축성, 신경성, 불활성 및 뼈조직의 기능과 운동을 수행하려는 고객의 의지를 반영한다.

점프신호(Jump sign): 움츠러들기, 움츠러들기 시도 등의 통증 행동으로, 통증유발점이 압박될 때 고객에게 나타난다.

Kellogg, J. H.: (1852~1943) 채식, 관장 및 운동을 강조하는 건강 휴양지인 배틀크릭요양소를 운영한 미국의사. Kellogg는 마사지와 수치료에 관한 잘 알려진 저서를 집필했으며, 통곡물 시리얼을 판매하는 회사를 시작했다.

주요 징후(Key signs): 특정 정형외과적 상태의 특징을 나타내는 테스트 및 측정 결과이다.

주요 통증유발점(Key trigger point): 하나 이상의 위성통증유발점을 활성화하는 역할을 하는 통증유발점이다. 주요 통증유발점을 비활성화하면 관련 위성도 비활성화된다.

운동사슬(Kinetic chain): 상지 또는 하지의 뼈를 연결하는 일련의 관절 이음이다.

주무르기(Kneading): 원이나 타원 형태로 수행되는 글라이딩 신경근테크닉으로, 표면조직과 근육을 밑에 있는 구조에 대해 반복적으로 압박하고 풀어준다. 페트리사지(경찰법, Petrissage)도 참조

젖산(Lactate): 강렬한 운동 중에 근육에 축적되는 무산소성 해당작용의 부산물이다. 젖산의 축적은 더 이상 지연성 근육통의 원인으로 여겨지지 않는다.

잠재성 통증유발점(Latent trigger point): 만져보지 않는 이상 그 자체로는 통증이 없는 통증유발점이다.

리드 파이프 강직(Lead pipe rigidit): 수동적 움직임에 대한 지속적인 저항이다.

Lederman, Eyal: 영국의 접골사이자 도수치료에 관한 여러 책과 기사의 저자이다.

치료에 대한 법적권리(Legal right to treat): 치료사의 업무범위에 따라 특정 고객의 상태를 치료할 수 있다.

각성수준(Level of arousal): 각성수준이다.

근거수준(Levels of evidence): Sackett et al.이 만든 연구설

계의 계층구조. 여러 가지 유형의 연구순위를 매기는 것이다. 계층구조의 최상위에 있는 연구는 중재와 결과 사이의 인과관계에 대한 가장 강력한 증거를 제공하며 그 반대도 마찬가지이다.

스트레스의 생활사건 모델(Life Events Model of Stress): 부정적인 생활사건의 성격과 결과를 조사하고 대인관계 스트레스 요인이 질병 활동의 증가를 예측한다고 제안한 Holmes와 Rahe의 스트레스 모델이다.

평생학습(Lifelong learning): 직업 경력의 전 생애에 걸쳐 학습이 필요하다는 철학이다.

라이프스타일(Lifestyle): 태도, 가치관, 세계관, 사회적 관계 패턴, 소비, 오락 및 복장을 포함하여 개인(또는 그룹)이 생활하는 방식이다.

들어올리기/리프팅(Lift/lifting): 들어올리기와 같은 일부 형태의 페트리사지(경찰법)에서 발생하는 것처럼 신체표면에서 수직으로 조직을 들어 올리는 행위이다.

인대 부전(Ligament insufficiency): 관절낭 인대의 해부학적 또는 병리학적 단축이다.

인대 이완(ligament laxity): 피막인대의 해부학적 또는 병리학적 연장이다.

지방종(Lipoma): 양성 지방종이다.

국소반사징후(Local reflex signs): 신경계에 의해 매개되는 특정 영역에서 관찰되는 효과이다. 예를 들면, 피부변색(백색 또는 홍조) 또는 발한 및 메스꺼움과 같은 보다 일반적인 자율, 반응이 있다.

로미로미(Lomilomi): 치유와 인생의 전환점을 표시하기 위해 수행되는 하와이 전통 샤머니즘 마사지 형태이다. 로미로미는 반복적인 구심력의 길쭉한 글라이딩 스트로크를 사용하며 세션은 2시간 이상 지속된다.

장축 견인(Long-axis traction): 팔다리의 길이에 평행하게 힘이 가해지는 견인이다.

윤활제(Lubricant): 치료사가 움직이는 손과 고객의 피부 사이에서 발생하는 미끄러짐, 마찰 및 끌림의 양을 제어하기 위해 사용하는 오일과 같은 물질이다.

런지(Lunge): 마사지 중에 사용되는 동작으로, 무릎을 구부리고 뒷다리를 곧게 펴면서 몸의 무게를 앞쪽 다리로 천천히 옮기는 동시에 몸통을 완벽하게 자세를 유지하고 똑바로 세우는 동작이다.

런지 앤 린(Lunge and Lean): 런지 중에 치료사가 체중을 앞쪽 다리로 옮기면서 몸을 앞으로 기울이는(기울기) 마사지 중에 사용되는 동작이다.

런지 앤 리치(Lunge and reach): 런지 중에 치료사가 체중을 앞쪽 다리로 이동하면서 치료사가 두 팔을 배꼽 높이에서 앞으로 곧게 뻗는 마사지 중 사용되는 동작이다.

림프배액테크닉(Lymph drainage techniques): 배액테크닉 참조

림프 복귀(Lymphatic return): 림프관을 통해 정맥계로 복귀되는 림프의 양이다.

림프부종(Lymphedema): 림프관의 폐쇄, 파괴 또는 저형성으로 인해 비정상적인 양의 림프액이 축적되고 피하조직이 부어오르는 현상이다.

도수림프배액법(MLD, Manual lymph drainage): 림프순환을 강화하도록 설계된 종합 마사지 시스템이다(예: Vodder, Leduc). 이러한 시스템은 다양한 마사지 테크닉을 통합할 수 있지만 종종 이 텍스트에서 표면림프배액테크닉이라고 부르는 기술에 광범위하게 의존한다. MLD는 또한 만성 질환과 관련된 통합부종을 해결하기 위해 페트리사지 및 직접근막테크닉과 같은 다른 마사지 테크닉을 사용한다.

매트릭스(세포외 기질, extracellular matrix): 세포 사이에 있는 결합조직의 일부이다. 여기에는 프로테오글리칸, 매트릭스 단백질 및 물이 포함되지만, 콜라겐과 같은 단백질 섬유는 포함되지 않는다.

결합조직의 성숙(Maturation): 만성염증 단계의 마지막 기간(손상 후 2개월부터 1년까지)으로, 콜라겐 회전율이 감소하고 흉터조직이 대부분 섬유질로 변한다.

마사지의 역학적효과(Mechanical effects of massage): 조직을 압박, 장력(신축), 전단, 끝 또는 비틀림에 의해 물리적으로 움직여 발생하는 효과이다.

역학적 테크닉(Mechanical techniques): 조직을 압박하고, 늘리고, 자르고, 구부리고, 비트는 마사지 테크닉이다.

기계수용기(Mechanoreceptor): 움직임, 감각, 압력 또는 접촉에 대한 정보를 수용하는 수용기이다.

의료마사지(Medical massage): 질병이 있는 고객이 최적의 건강상태로 돌아갈 수 있도록 돕기 위해 마사지를 사용한다.

의료모델(Medical model): 고객의 다른 개인적 요인을 구체적으로 고려하지 않고, 고객이 제시하는 장애를 측정하고 치료하는 데 초점을 맞춘 임상 모델이다.

멘넬, 제임스 비버(Mennell, James Beaver, 1880~1957) 1912년부터 1935년까지 런던에 있는 성토마병원에서 마사

지를 가르치고 이 주제에 대한 영향력 있는 교과서를 쓴 영국 의사이다. Mennell은 제1차 세계 대전의 부상자를 치료한 경험을 통해 의료마사지의 효능을 직접 확신하게 되었다.

경혈(Meridian): 전통 중국의학에서 에너지(qi, chi, ch'i)가 잘 정의된 주기에 따라 몸 전체를 순환하는 도관 또는 통로이다.

중배엽형(Mesomorph): 근육질의 체격이 좋은 사람이다.

메타분석(Meta analysis): 서로 다르고 유사한 연구 결과를 모아서 분석하는 연구형태이다.

가동(Mobilization): 관절가동술 참조

양식(Modality): 모든 치료기술이다. 신체요법의 예로는 핫팩, 냉동요법, 자외선 방사선, TENS, 견인, 침술, 마사지, 관절가동술 및 치료적 운동 등이 있다.

모델(Model): (1) 세상의 움직임을 설명하는 데 사용되는 아이디어의 틀이나 시스템이다. (2) 아이디어, 현상 또는 변수 간의 관계를 나타내는 다이어그램이다.

습열(Moist heat): 수압 콜레이터 핫팩(hydrocollator hot pack)이나 열전극(thermophore)에서 얻은 것과 같이 소량의 증기가 수반되는 표면열이다.

운동뉴런(Motoneuron, motor neuron) 흥분성: H-반사 참조

운동점(Motor point): 운동뉴런이 근육으로 들어가는 곳이다.

근 지구력(Muscle endurance): 여러 번의 수축 또는 일정 기간 토크를 수축하거나 유지하는 근육의 능력이다. 반대로, 피로는 시간이 지남에 따라 토크를 유지하지 못하거나 동력이 손실되는 현상이다.

근에너지테크닉(Muscle energy techniques): 고객이 근육의 이완을 촉진하기 위한 여러 가지 방법 중 하나로 근육을 수축시키는 정골의학 기술. 의사는 고객의 위치와 수축 기간, 방향, 힘을 조절하고 부드럽게 저항하는 테크닉이다.

근육신장성(Muscle extensibility): 해부학적 범위를 통해 관절이 움직이는 동안 근육 및 관련 근막이 늘어나는 변형을 겪는 능력이다.

근육완전성(Muscle integrity): 근육이 예상되는 해부학적 및 생체역학적 기준을 준수하는 정도이다.

근수행능력(Muscle performance): 길이, 장력 및 속도를 기반으로 작업을 수행하는 근육의 능력. 신경학적 자극, 연료 저장, 연료 전달, 근육수축의 균형, 타이밍 및 순서는 통합된 근육성능에 영향을 미친다.

근힘(근육일량, Muscle Power): 단위 시간당 근육이 생산하는 일이다(힘 × 속도).

근육휴식기 긴장(Muscle resting tension): 정상적인 신경분포를 가진 근육에서 관찰되는 휴식 시 촉진에 대한 견고함이다. 전통적으로, 근육 휴식장력은 운동단위의 발화보다는 점성, 탄력성, 가소성과 같은 근육의 생리적 특성의 결과로 설명되어 왔다.

근육의 돌발적경련(Muscle spasm): 근육의 긴장을 증가시키고 자발적으로 풀 수 없는 단축을 초래하는 근육의 비자발적 수축이다.

근육압착(Muscle squeezeing): 한 손 또는 양손을 사용하여 활주하지 않고, 근육, 근육그룹 또는 신체부위를 잡고 들어올리고 압착하는 페트리사지(경찰법) 테크닉이다.

근육긴장 또는 파열(Muscle strain or tear): 외상에 대한 반응으로 발생할 수 있는 근육섬유의 병변 또는 염증이다.

근력(Muscle Strength): 최대 자발적 수축 동안 저항을 극복하기 위해 근육 또는 근육그룹이 생성하는 힘 또는 토크이다.

근긴장도(Muscle tone): 휴식 시 긴장과 수동적 신장이나 스트레칭에 대한 근육의 반응성이다.

근막균형(Myofascial balance): 근막 네트워크의 결합조직 전반에 걸쳐 장력의 적절한 분포이다. 좋은 근막 균형은 올바른 자세와 효율성 및 움직임의 용이성을 촉진한다.

근막 네트워크(Myofascial network): 운동시스템의 근육 및 관련 결합조직이다(힘줄, 건막 및 근막). 이 네트워크는 신체의 모든 구조적 결합조직을 포함하는 더 큰 시스템의 일부를 형성한다.

근막통증증후군(Myofascial pain syndrome, MPS): 근막통증유발점에 의해 발생하는 감각, 운동, 자율신경계 증상이다.

근막이완(Myofascial release): (1) 활주하지 않는 근막 견인과 다양한 양의 정형외과적 신장을 결합하여 촉진 가능한 점탄성 연장 및 근막의 소성변형을 초래하는 결합조직테크닉이다. (2) 두개천골, 정골요법 및 기타 연부조직테크닉과 함께 근막이완테크닉을 사용하는 치료 시스템이다.

근막통증유발점(Myofascial Trigger Point): 긴장된 띠의 과민성 촉진결절과 관련된 골격근의 과민성 지점. 해당 부위는 압박을 받으면 통증이 발생하며 연관통, 연관 압통, 운동장애, 자율신경계 현상 등 다양한 증상이 나타날 수 있다.

근막단위(Myofascial unit): 하나의 근육 및 관련힘줄, 그리고 넓은힘줄과 근막포장이다(aponeuroses, and fascial wrappings).

근섬유 단위(Myotatic unit): 주동근과 길항근의 기능적 단위이다.

근막치료(Myotherapy): Bonnie Prudden에 의해 널리 알려진 근막통증유발점을 치료하는 방법으로, 특정압박 및 근육의 완전하고 통증 없는 움직임을 회복시키는 활동적인 운동이다.

근절성 통증(Myotomal pain): 근분절 또는 하나의 신경뿌리에 의해 공급되는 근육그룹의 통증이다.

신경포착(Nerve entrapment): 말초신경이나 신경뿌리의 압박이다.

신경차단(Neurapraxia): 축삭의 구조적 변화 없이 압박으로 인해 신경 전도가 손실되는 것이다.

신경성 통증(Neurogenic pain): 통각수용체 자극이나 외상을 수반하지 않는 말초 또는 중추 신경계의 비염증성 기능장애로 인해 발생하는 통증이다.

신경근 촉진(Neuromuscular facilitation): 근육수축을 강화하기 위해 두드리기 및 빠른 스트레칭과 같은 테크닉을 적용한다. 이러한 테크닉은 중추신경계 장애가 있는 고객의 운동 직전에 종종 적용된다.

신경근 억제(Neuromuscular inhibition): 근육의 수축 강도나 긴장도를 감소시키기 위해 정적접촉과 같은 마사지 테크닉이나 장시간 냉찜질과 같은 기타 기술을 적용하는 것이다. 이러한 기술은 중추신경계 장애가 있는 고객의 경우 운동 직전에 적용되는 경우가 많다.

신경근테크닉(NMT, Neuromuscular technique): Chaitow 등이 정의한 대로 스트리핑 및 직접근막테크닉과 유사한 특정 손가락 및 엄지기술을 포함하는 복잡한 마사지시스템이다.

신경근테크닉(Neuromuscular techniques): 근육을 촉진하고 근육의 휴식장력 수준에 영향을 미치며 추가적인 정신신경면역학적 효과를 갖는 마사지 테크닉이다.

신경근 긴장도(Neuromuscular tone): 근육휴식 장력과 수동신장(passive elongation) 또는 신장에 대한 근육의 반응성이다.

유해수용(Nociception): 통증 수용체를 자극하여 통증에 대한 정보를 CNS로 전달하는 것이다. 통각정보는 CNS에서 조절되어 결과적으로 통증에 대한 인식이 높아지거나 감소된다.

유해수용성 통증(Nociceptive pain): 근육이나 관절손상으로 인해 말초 유해수용기가 감작되어 척수의 등쪽 뿔에서 신경전달물질의 방출이 증가한다. 감작된 후각 뉴런은 배경 활동증가, 수용 영역 크기 증가, 말초에 적용된 자극에 대한 반응 증가를 나타낸다.

비활주(Nongliding): 피부에 대해 손이 움직이지 않는 테크닉이다.

비근막 통증유발점(Nonmyofascial trigger point): 긴장된 띠의 과민성 만져지는 결절과 관련된 반흔 조직, 근막, 골막, 인대 또는 관절낭의 과민성 지점을 말한다.

비특이적(치료) 효과(Nonspecific (treatment) effects): 중재의 특정 작용으로 인해 발생하는 것이 아니라 피험자의 이익 기대에 의해 발생하는 긍정적인 치료효과이다. 위약 반응이다(Placebo response).

숫자평가척도(Numeric rating scale): 고객이 통증이나 기타 주관적인 증상의 강도를 평가하는 데 사용하는 숫자 척도이다. 0은 통증이 없음을 나타내고, 10은 상상할 수 있거나 이전에 경험했던 최악의 통증을 나타낸다. 고객은 구두로 평가하거나 시각적 아날로그 척도와 같은 시각적 척도를 사용하여 평가한다.

촉진대상(Object of palpation): 임상의가 촉진 중에 주의를 집중하는 감각영역의 선택된 부분이다. 촉진되는 물체는 반드시 물리적인 물체일 필요는 없다. 대신 온도와 같은 특성일 수도 있고 움직임에 대한 저항과 같은 현상일 수도 있다.

OBM 임상의사결정(OBM clinical decision-making): 치료사와 고객이 함께 협력하여 (a) 고객의 장애와 그러한 장애를 기반으로 원하는 결과를 식별하고 (b) 그러한 결과를 달성하기 위한 치료계획을 개발 및 실행하는 구조화된 프로세스이다.

정골의학(Osteopathy): (1) 모든 범위의 질환을 치료하기 위해 약물치료, 수술 등 다른 치료테크닉에 추가로 도수치료를 사용하는 의학의 한 분야이다. 정골의학의 핵심 원칙은 좋은 구조적 관계가 기능에 긍정적인 영향을 미친다는 것이다. (2) 근골격계를 치료하기 위해 두개천골테크닉과 같은 다양한 도수기술을 사용하는 대체 치료법의 한 형태이다.

결과기반 마사지™(Outcome-Based Massage, OBM): 치료사가 다음을 목표로 마사지 중재를 제공하는 체계적인 치료접근방식이다. 각 고객의 고유한 요구사항을 해결하고, 문제와 선호사항을 제시하는 데 맞춤화된 특정 결과를 달성하다.

신체구조 및 기능에 대한 결과(Outcome for body structure and function): 고객의 신체구조 또는 기능 손상과 관련된 결과이다.

결과측정(Outcome measure): 결과를 향한 고객의 진행 상황을 측정하기 위해 측정되는 변수다.

결과 또는 치료결과(Outcome or outcome of care): 단일 중재의 결과 또는 전체 치료계획의 모든 중재의 결과이다.

과압(Overpressure): 마사지 테크닉과 관련하여 종종 뇌졸중이 끝날 때 림프절 그룹과 같은 특정 구조에 가해지는 도수 압박의 증가이다.

과잉치료(Overtreatment): 너무 오랜 시간 동안 또는 너무 많은 힘을 가하여 기술을 적용하므로 바람직하지 않은 결과가 발생하는 것이다.

옥시토신(Oxytocin): 분만과 모유 생산 중 자궁수축을 자극하는 신경전달물질 호르몬이다.

통증(Pain): 특정 신경섬유에 의해 뇌로 전달되는 실제 또는 잠재적 조직손상과 관련된 불쾌한 감각으로, 뇌의 의식적 인식은 다양한 요인에 의해 수정될 수 있다.

통증 척도(Pain scale): 고객의 통증 경험을 0(통증 없음)부터 10(지금까지 경험한 최악의 통증)까지의 숫자로 평가하는 언어적 또는 시각적 아날로그 척도이다.

완화의료(Palliative care): 치료없이 증상을 완화시키는 것을 목표로 하는 모든 형태의 의료 또는 치료이다.

촉진(Palpation): 치료사가 손과 손가락을 사용하여 조직과 구조의 위치, 크기, 모양, 단단함, 온도, 민감도에 대한 정보를 수집하는 검사 방법이다.

부교감신경(Parasympathetic): 여러 뇌신경과 두 번째에서 네 번째 천골신경을 통해 나가는 원심성 섬유가 있는 자율신경계의 가지이다. 이는 심박수를 늦추고 장 분비 및 연동운동을 증가시키며 세기관지를 수축시키고 유기체의 일반적인 이완반응인 "휴식 및 소화"와 관련이 있다.

부교감신경반응(Parasympathetic response): 부교감신경 참조

파킨슨병 강직(Parkinsonian rigidity): 기저핵 병변의 결과로 발생하는 강직이다. 이는 임상적으로 움직임 전반에 걸쳐 주동근과 길항근 모두의 단단한 수축으로 난다(리드 파이프 강직, lead pipe rigidity).

참여 또는 참여역량(Participation or participation capacity): 개인이 생활 상황에 참여하거나 환경 내에서 작업을 실행하는 능력이다.

수동적 움직임테크닉(Passive movement techniques): 주로 조직과 구조의 움직임을 촉진하여 다양한 관절움직임 수준으로 기본 구조 위에서 연부조직 덩어리를 반복적으로 움직이는 마사지 테크닉이다.

수동적 운동범위(Passive range of motion): 고객이 편안한 상태에서 검사자가 고객의 도움 없이 해부학적 또는 생리학적 범위를 통해 관절을 움직일 때 사용할 수 있는 관절 운동의 양이다.

수동적이고 편안한 움직임(Passive relaxed movements): 수동적 움직임 범위 참조

병태생리학(Pathophysiology): 의학적 상태의 결과로 발생하는 생리학적 변화이다.

동료감독자(Peer supervisor): 치료사가 치료과정의 일부 측면으로 인해 혼란스러울 경우 문제를 해결하는 데 도움을 줄 수 있는 숙련된 동료 또는 감독자와 상담하는 것이 좋다. 자기관리에 대한 이러한 접근방식은 치료사가 윤리적 딜레마를 피하고 적절한 치료를 제공하는 데 도움이 되는 충분한 자원을 확보하는 데 도움이 된다.

타법 또는 타법테크닉(Percussion or percussive techniques): 제어되고 반복되며, 리드미컬하고 가벼운 타격을 통해 조직을 빠르게 변형시키고 풀어주는 마사지 테크닉이다.

관류(Perfusion): 특정조직이나 기관을 통한 혈액의 국소순환을 말한다.

개인적 요인(Personal factors): 개인의 건강이나 복지에 영향을 미칠 수 있는 개인적 특성이다.

유날법(Petrissage): 다양한 양의 항력, 들어 올림 및 활공을 통해 근육조직을 반복적으로 압박, 전단 및 해제하는 관련 신경근테크닉의 그룹이다.

연부조직의 생리적 장벽(Physiologic barrier in soft tissue): 정상적인 조건에서 사용할 수 있는 연부조직의 운동범위를 결정하는 저항이다. 즉, 조직의 운동범위는 두 생리적 장벽 사이에 있으며 중간 범위에서 가장 적은 양의 저항이 나타난다.

스트레스의 생리학적 모델(Physiologic Model of Stress): 스트레스 중 부신 피질과 신경 내분비 및 면역 체계의 상호작용에 기초한 Hans Selye의 스트레스 모델이다. 이 모델에서 스트레스는 신체에 가해지는 요구에 대한 신체의 자동반응("투쟁 또는 도피")으로 정의된다.

픽업(Picking-up): 손가락과 외전된 엄지손가락 사이에서 근육을 들어 올려 쥐어짜는 한 손 또는 두 손으로 글라이딩하는 페트리사주 테크닉이다.

이상근증후군(Piriformis Syndrome): 이상근이 팽팽해져

서 발생한 후측면 고관절 및 다리 통증 증후군이다. 이는 천장관절 기능장애와 좌골신경 포착을 유발할 수 있다.

함요부종(오목부종, pitting edema): 촉진 압력에 의해 생성된 압흔이 유지되는 부종이다.

위약(Placebo): 특정 치료효과를 적극적으로 유발하지 않는 것으로 알려져 있으며, 특정 중재를 대체하는 데 사용되는 중재 방법으로, 연구에 자주 사용된다.

치료계획(Plan of Care): 클라이언트를 위한 확인된 결과 또는 웰빙목표를 달성하기 위해 임상의가 선택한 체계적인 치료기술 세트이다.

소성변형(Plastic deformation): 힘이 제거된 후에도 남아 있는 힘에 대한 반응으로 인한 변형으로, 퍼티 같은 성질이다(putty-like behavior).

유연성(Pliability): 조직이 구부러지고, 뒤틀리고, 절단, 늘어나거나 압박되는 용이성을 나타내는 조직의 고유한 성질이다.

극성치료(Polarity therapy): Ran dolph Stone, DO, DC, ND(1890~1981)가 개발한 에너지 접근방식으로 정적접촉을 사용하여 신체의 생체자기장의 막힘을 치료하는 것이다.

자세이완(Positional Release): 자세를 잡고 부드럽게 지속적인 압력을 가하여 근육긴장과 통증을 완화하는 관련 정골의학기술이다.

자세위치지정(Positioning): 마사지 적용을 준비하면서 임상의가 고객의 신체를 정렬하고 지지하는 것이다.

이벤트 후 마사지 또는 이벤트 후 스포츠 마사지(Post-event massage or post-event sport massage): 이벤트 후에 제공되는 마사지로, 종종 스포츠 이벤트에서 운동선수의 열을 식히는 동시에 산소부족을 해소하는 데 도움이 되는 높은 수준의 산소를 유지하는 데 도움이 된다.

중재 후 통증/고통(Postintervention pain/soreness): 중재 후에 발생하는 통증으로 마사지로 인해 너무 빨리 수행되는 중재 과정, 잠복 통증유발점의 활성화 또는 자세 재균형과 관련된 긴장의 변화로 인해 발생된 경미한 염증의 결과일 수 있다.

등척성 이완(PIR, Postisometric relaxation): Karel Lewit, MD가 개발한 테크닉으로 고객은 저항에 대해 등척성으로 긴장된 근육을 수축한 다음 치료사가 느슨해진 근육을 완전히 이완시킨다.

외상후스트레스 장애(Posttraumatic Stress Disorder): 사람이 사망 또는 심각한 부상의 위협을 목격하거나 이에 노출된 사건 이후에 발생하는 심각한 심리적 고통으로, 장애 증상에는 반복되는 기억, 두려움, 무력감, 분노 및 회피 행동이 포함될 수 있다.

자세인식(Postural awareness): 자세 참조

자세조건(Postural condition): 과전만증, 과후만증, 척추측만증, 상부 및 하부 교차 증후군과 같은 손상되거나 결함이 있는 자세의 모든 상태이다. 자세 조건에는(적어도) 적응성 단축, 적응성 신장 및 자세인식장애가 포함된다.

자세배액(Postural drainage): 폐를 통한 기관지 분비물의 이동을 촉진하기 위한 자세 사용, 일반적으로 타악기와 함께 사용된다.

자세배액 및 타법(PDP, Postural drainage and percussion): 자세배액 및 두드리기(부항, cupping)를 사용하여 폐의 분비물을 기계적으로 느슨하게 하고 기도확보를 촉진한다. 클래핑(clapping)을 하면 흉곽을 빠르게 압박하고 풀어주는 동작이 번갈아 가며 뒤따른다.

자세운동(Postural exercise): 자세를 개선하기 위해 고안된 모든 운동이다(예: 스트레칭, 강화 또는 인식).

자세불균형(Postural imbalance): 자세 상태에서 주동근과 길항근 근육그룹 사이에 나타나는 균형 잡힌 길이와 힘의 부족이다.

자세부정렬(Postural misalignment): 연부조직 불균형이나 뼈 내 기형으로 인해 발생하는 비정상적인 관절 정렬이다.

자세 스캔(Postural scan): 치료사가 고객의 신체구조를 관찰하여 정렬, 대칭 및 근육 균형을 관찰하는 테스트. 자세 스캔은 고객이 서서 앞, 뒤, 양쪽에서 관찰하며 수행된다.

자세 긴장도(Postural tone): 골격의 여러 부분의 위치를 유지하는 데 참여하는 골격근의 근육긴장이 발달하는 것이다. 소뇌는 자세 긴장을 조절하며, 근육 휴식장력과 달리 자세 긴장도를 유지하려면 지속적인 근육 활성화가 필요하며, 운동뉴런의 자체 지속입력(prolonged synaptic input)은 이러한 상황에서 장기간 시냅스 입력의 필요성을 줄일 수 있다.

자세 약화(Postural Weakness): 자세 조건에서 적응성 신장을 보이는 근육의 약화이다.

자세(Posture): 중력, 질량 중심, 신체 지지기반과 관련된 골격 및 관련 연부조직의 위치 및 정렬이다.

힘(Power): 근력 참조

힘 차이(Power Differential): 관계에 있는 개인들 사이에 인지된 또는 실제 힘의 차이이다.

파워 스트로크(Power stroke): 일반적으로 몸에서 손을 밀어내면서 체중을 추가하여 고객의 조직에 압력을 가하는 원형 또는 타원형 마사지 테크닉의 일부로, 리턴 스트로크(return stroke)와 대조된다.

실무지침(Practice guidelines): 치료사에게 중재계획 및 진행을 위한 일반적인 틀을 제공하기 위한 의학적 상태 치료에 대한 광범위한 지침이다. 이러한 상태별 진료지침 및 전문진료지침에는 예후, 치료 예상 방문횟수, 결과측정 및 다양한 의학적 상태에 대한 관련 중재유형에 대한 일반적인 지침이 요약되어 있다.

경기 전 스포츠 마사지(Precompetition sports massage): 경기 전 최대 24시간까지 수행되는 스포츠 마사지로 골격근의 이완을 촉진하는 동시에 각성과 인식을 향상시킨다.

테크닉의 압력(Pressure of technique): 임상의가 적용하는 접촉표면의 단위 면적당 힘의 양이다.

압력 스트로크(Pressure stroke): 파워 스트로크 참조

사전-사후 테스트 설계(Pretest-posttest design): 중재 기간 전후에 피험자를 테스트하는 실험적 연구 설계이다.

예방(Prevention): 장애 및 질병이 발생한 후 치료하기보다는 장애 및 질병의 발전을 방해하는 데 초점을 맞춘 임상적 접근방식이다.

최초 손상(Primary impairment): 의학적 상태의 병태생리학의 결과로 발생하는 고객의 신체구조 또는 기능의 손실 또는 이상을 말한다.

최초 연구(Primary research): 본 연구자가 수행한 독창적 연구. 1차 연구 유형에는 임상실험, 설문조사, 인종학(ethnographies) 및 기타 다양한 연구설계가 포함된다.

최초 출처(Primary source): 1차 연구를 직접적으로 문서화한 출처이다. 즉, 연구자가 수행한 독창적인 연구를 말하며, 주요출처는 일반적으로 전문저널, 컨퍼런스 프레젠테이션, 때로는 교과서이다.

설계의 원리(Principles of 'sequence' design): 특정 임상결과를 달성하기 위한 마사지 테크닉을 결정하고 주문하는 원리이다.

진료과정(치료과정, Process of Care): 진료가 전달되는 방식, 임상의와 고객 사이에서 발생하는 활동이다. 이는 고객-치료 상호작용의 측면인 대인관계와 임상의가 진료를 제공하는 방식의 기술적 측면을 포함한다.

예후(Prognosis): 고객의 수준과 개선 시기를 예측하는 과정이다.

진행(Progression): 고객의 임상상태를 치료하거나 고객의 건강목표를 해결하는 데 사용되는 기술의 점진적인 변화이다. 진행단계는 주어진 상태와 고객에 대한 임상과정과 예후를 반영하며, 치료사는 여러 출처의 정보를 사용하여 치료진행을 안내할 수 있다. 이러한 소스에는 실무지침, 고객검사 결과 및 임상경험이 포함된다.

점진적 이완(Progressive relaxation): 1920년대 Edmund Jacobsen이 개발하였으며, 스트레스를 줄이고 근육이완을 훈련시키는 방법이다. 고객은 몸 전체의 근육그룹을 교대로 긴장시키고 이완시킨다.

고유수용성감각(Proprioception): 몸 전체와 각 부분이 서로 연관되어 있는 위치, 무게, 움직임에 대한 인식이다.

고유수용성 신경근촉진(PNF, Proprioceptive neuromuscular facilitation): 1940년대 Kabat 박사와 물리치료사인 Margaret Knott 및 Dorothy Voss가 개발하였으며, 고유수용기의 자극을 통해 운동범위, 근력, 지구력, 관절 안정성 및 운동조절을 증가시키는 방법이다. 기술에는 유지 및 이완, 리듬시작, 느린 반전 및 리듬 안정화가 포함된다.

고유수용성 촉진(Proprioceptive palpation): 임상의가 고유감각을 사용하여 임상의의 체중에 따라 고객의 압박된 조직(compressed tissues)이 어떻게 변형되는지 측정하는 촉진의 한 형태이다.

고유수용성 자극테크닉(Proprioceptive stimulation techniques): 근육수축을 강화하기 위해 테이핑과 같은 마사지 테크닉이나 빠른 스트레칭과 같은 기타 기술을 적용하는 것이다. 중추신경계 장애가 있는 고객의 경우 운동 직전에 종종 수행된다.

정신신경면역학(Psychoneuroimmunology): 신경계, 내분비계, 면역 체계 사이의 관계와 이러한 관계가 행동에 어떻게 영향을 미치는지 연구하는 과학이다.

맥박(Pulse): 심장 수축으로 인한 체액파에 반응하여 동맥벽이 주기적, 규칙적으로 확장 및 수축하는 것이다.

질적연구(Qualitative research): 숫자가 아닌 단어 기반의 경험적, 관찰적 데이터를 수집하고 분석하는 연구이다. 질적연구에서는 사람들이 현실을 정의한다고 가정한다.

삶의 질(Quality of life): 다양한 사회적 역할에서 기능하고 만족을 얻는 개인의 능력에 대한 객관적이고 주관적인 차원이다.

정량적 연구(Quantitative research): 수치 데이터의 수집 및 분석을 사용하는 연구이다. 정량적 연구의 기본 가정은

사람과 독립적으로 존재하는 현실이 있다는 것이다.

방사통(radicular pain): 척수신경이나 신경뿌리의 직접적인 침범으로 인해 피부분절, 근분절, 경화 분절에서 느껴지는 통증 및 신경근 통증이다.

신경근병증(Radiculopathy): 일반적으로 신경근 통증을 유발하는 신경근의 병리학 증세이다.

무작위임상실험(RCT, Randomized clinical trial): 참가자가치료군과 대조군에 무작위로 할당된 임상실험이다. RCT는 정량적 연구방법의 계층구조에서 높은 순위를 차지하며, 때때로 무작위대조실험이라고 한다.

테크닉 속도(Rate of technique): 힘이 적용되는 속도를 나타낸다. 속도는 고객의 피부 위에서 임상의의 손이 움직이는 속도(초당 거리), 설명된 기술의 반복 빈도(초당 반복) 또는 둘 다를 설명할 수 있다.

반응성경련/조임(Reactive cramping/tightening): 치료 직후 나타날 수 있는 마사지된 근육그룹 또는 그 길항근의 안정 시 긴장이 바람직하지 않게 상승하는 현상이다. 이는 잠재적인 유발점의 활성화 또는 자세 재균형과 관련된 긴장의 변화를 나타낸다.

반응성 충혈(Reactive hyperemia): 단기간 감기에 의해 발생하는 충혈이다.

회복(Recovery): 의학적 상태로 인해 발생한 고객의 장애가 개선되는 것이다.

위험신호(Red flag): 즉각적인 치료가 필요한 상태가 있음을 나타내는 징후 또는 증상이다.

재검사(Reexamination): 임상 또는 웰니스 목표를 향한 고객의 진행상황을 확인하기 위해 검사 과정을 지속적으로 반복이다.

연관통(referred pain): 연관 부위가 동일하거나 인접한 신경분절에 의해 전달되기 때문에 통증을 유발한 조직에서 멀리 떨어진 신체의 다른 부위에서 느껴지는 통증이다.

관련 압통(Referred tenderness): 관련 부위가 동일하거나 인접한 신경분절에 의해 공급되기 때문에 이를 유발한 조직에서 멀리 떨어진 신체의 다른 부위에서 느껴지는 촉진에 대한 압통이다.

반사효과(Reflex effect): 기능적 변화가 신경계에 의해 매개되는 효과이다(역학적효과와 반대).

반사교감신경 이영양증(RSD, Reflex sympathetic dystrophy): 복합부위 통증증후군 참조

반사테크닉(Reflex technique): 효과가 주로 반사효과인 마사지 테크닉이다.

반사요법(Reflexology): 먼 신체부위나 기관의 기능을 정상화하기 위해 발이나 손의 반사점에 특정압박을 가하는 도수치료 시스템이다(system of manual treatment).

레이키(Reiki): 치료적 접촉(Therapeutic Touch) 및 치유적 접촉(Healing Touch)과 유사한 에너지 넘치는 접근방식이다. 실무자는 고객 신체의 에너지장이나 자기장을 조작하기 위해 가장 간단한 형태의 접촉을 사용한다.

이완(Relaxation): (1) 정신적, 육체적 긴장을 풀어주는 과정이다. (2) 정신적, 육체적 긴장이 낮은 상태이다. 부교감신경 참조. 반복성 긴장손상(반복적 운동외상, 누적 외상증후군): 지속적인 자세와 키보드 누르기 등의 반복적인 움직임으로 인해 발생하는 상체의 근육, 힘줄 또는 신경의 손상이다.

연구역량(Research competency): 연구를 수행하는 능력이다.

연구활용능력(Research literacy): 전문적인 실무에 적용하기 위한 연구근거를 찾고, 이해하고, 비판적으로 평가하는 능력이다.

탄력성(Resilience): 가해진 힘에 의해 변형된 후 원래 형태를 복원하는 조직의 고유한 특성이다.

저항(Resistance): 조직의 움직임을 생성하기 위해 가해지는 힘의 경향을 방해하는 조직의 고유한 특성이다.

호흡리듬(Respiratory rhythm): 호흡 중에 발생하는 흉벽의 주기적이고 규칙적인 움직임이다.

휴식기 근긴장(Resting muscle tension): 정상적인 신경분포가 있는 근육에서 관찰되는 휴식 시 촉진에 대한 견고성 또는 촉진 시 인지되는 근육의 질감이다.

회복수면(Restorative sleep): 건강에 도움이 되는 편안한 수면이다. 다양한 원인으로 인한 수면장애는 수면구조를 변경하여 수면이 발생하지만, 정상적인 회복 효과를 갖지 못할 수 있다.

연부조직의 제한적 또는 병리학적 장벽(Restrictive or pathologic barriers, in soft tissue): 연부조직 기능장애가 있을 때 관찰되는 장벽이다. 이는 정상적인 생리적 장벽 사이 어디에나 위치할 수 있고, 조직 내에서 사용 가능한 운동범위를 제한할 수 있으며, 중거리의 위치를 변경할 수 있다. 제한적인 장벽은 움직임의 질과 조직의 움직임 범위 끝에서의 "느낌"을 변화시키며, 이는 관절에서 관찰되는 비정상적인 말단 느낌과 유사하다.

역행(Retrograde): 끝점에서 뒤로 진행. 복부 마사지의 경우 역행성 순서로 기술을 적용한다는 것은 S자 결장, 하행결장, 횡행결장, 상행결장 순으로 기술을 적용한다는 의미이다.

역류(Retrostasis): 10분 이상 국부적으로 냉찜질을 함으로써 발생하는 혈관수축으로 인해 과도한 체액이 신체부위에서 밀려나는 것이다.

리턴 스트로크(Return stroke): 압력이 거의 또는 전혀 없이 손이 원래 위치로 미끄러지는 원형 또는 타원형 마사지 테크닉의 일부다.

리듬적 가동술(Rhythmic mobilization): 전체 구조를 반복적으로 움직여 뼈 위의 연부조직을 움직이게 하고 관련 관절 및 내장기관을 움직이는 테크닉이다.

흉곽가동성(Rib cage mobility): 흉곽과 흉추관절의 관절운동학 및 관절주위 결합조직의 변형능력을 기반으로 호흡 중 이용 가능한 해부학적 운동범위 내에서 흉곽이 움직일 수 있는 능력이다.

강직(Rigidity): 뇌간이나 기저핵 병변으로 인해 근육긴장도가 증가하는 것이다. 경직은 주동근과 길항근 모두에서 균일하게 증가된 저항을 포함하며, 결과적으로 신장 자극의 속도와 관계없이 신체부위가 뻣뻣하고 움직이지 않게 된다.

흔들기(Rocking): 골반이나 몸통을 정중선 휴식위치(resting position)에서 측면 편위로 반복적으로 밀었다가 다시 되돌림으로써 몸을 부드럽고 반복적으로 진동시키는 테크닉이다.

Rolf, Ida P.: (1896~1979) 미국의 생화학자, 구조적 통합(tructural Integration)과 롤핑(Rolfing)의 창시자로 인간 구조의 통합(On the Integration of Human Structures)이라는 책의 저자이다. Rolf 박사는 영향력 있는 혁신가였다. 예를 들어, 그녀는 팔꿈치와 팔뚝을 접촉표면으로 사용하고 동시에 마사지와 활동적인 움직임을 사용하는 방법을 소개했다.

Rolfing(구조적 통합을 위한 Rolf 방법): Ida Rolf가 개발한 마사지 접근방식은 기능 결합으로근막 네트워크를 늘리고 균형을 맞추는 목적은 자세와 움직임을 개선하는 것이다. 결합조직테크닉에 중점을 두고 10회 세션 시리즈, 움직임 및 자세인식 운동(movement and postural awareness exercises)을 사용이다.

솔트 글로우(Salt Glow): 고객의 피부를 문지르면서 젖은 소금을 바르는 것으로 전신도포는 20~30분 정도 소요되고, 강장제 역할을 하며, 말초 순환을 강력하게 자극한다.

위성통증유발점(Satellite Trigger Point): 추천영역에 있거나 주동근, 길항근으로 활성화되는 통증유발점이다. 스캔 또는 쓰다듬기, 촉진(Scanning, or stroking, palpation): 넓은 영역에 걸쳐 상대적으로 빠르게 움직이는 촉진이다. 치료사는 넓은 영역에서 정보를 수집하고 싶을 때 이것을 사용한다.

견갑상완 리듬(Scapulohumeralhythm): 어깨 외전 시 견갑상완 움직임과 견흉부 움직임(scapulothoracic motion)의 비율이다. 정상비율은 20° 이후 견갑골 운동 1°에 대한 견갑상완 운동 2°이다.

흉터(Scar): 화상, 상처, 수술, 방사선 또는 질병으로 인해 파괴된 정상 조직을 대체하는 섬유 조직이다.

공막통증(Sclerotomal pain): 하나의 분절 신경뿌리에 의해 신경이 지배되는 뼈 또는 근막 부위인 공막의 통증이다.

정렬된 앉은자세(Seated aligned posture): 치료사가 골반이 의자에 닿는 것을 인식하면서 편안하게 똑바로 앉은 채 마사지하는 동안 사용하는 자세이다.

2차 효과(Secondary effect): 간접적인 치료효과이다.

2차 손상(Secondary impairments): 1차 손상의 결과로 발생하는 고객의 신체구조 또는 기능 손실이나 이상을 말한다.

2차 연구(Secondary research): 1차 연구에서 결론을 요약하고 도출하는 연구이다. 비체계적 문헌 검토, 체계적 문헌 검토, 메타분석 등이 그 예이다.

2차 출처(Secondary source): 1차 출처에 제시된 정보 요약이다. 2차 출처에는 문헌 검토 및 메타분석과 같은 2차 연구가 포함될 수 있다. 다른 2차 출처로는 교과서, 대중 매체, 인터넷, 전문강좌, 전문저널 등이 있다.

진정(Sedation): 신경 흥분을 진정시키거나 완화시키는 과정이다. 휴식 참조

분절성 척추기능장애(Segmental vertebral dysfunction): 척추의 연속 부분에 있는 관절의 비정상적인 움직임으로, 종종 과다 움직임 및 저운동성의 인접영역과 관련된다.

자기관리 활동(Self-care activities): 고객이 건강을 증진하거나 장애를 치료하기 위해 스스로 수행하는 모든 활동이다.

자가 가동술(Self-mobilization): 자동 가동술(Automobilization) 참조

시퀀스(Sequence): 중재 또는 중재의 일부를 구성하는 구조화된 결과기반 시리즈 또는 일련의 마사지 테크닉이다.

세로토닌(Serotonin): 우울증, 식욕, 메스꺼움, 장 운동성, 수면주기 및 강박장애와 관련된 널리 퍼진 신경전달물질인 5-하이드록시 트립타민이다.

흔들기(Shaking): 관절움직임을 최소화하면서 연부조직(주로 근육)을 기본 뼈 위에서 앞뒤로 반복적으로 움직이는 도수움직임 테크닉이다.

가짜(Sham): 특정한 치료효과를 적극적으로 일으키지 않으면서 실제 치료의 형태를 모방하는 위약치료의 일종이다.

전단/전단력(Shear/shearing): 인접한 레이어가 서로 미끄러지는 변형이다.

시아추요법(Shiatsu): 경혈 시스템을 기반으로 특정압박을 광범위하게 사용하는 복합 일본식 마사지 시스템이다.

어깨분리(Shoulder separation): 견봉쇄골 인대와 오훼쇄골 인대(acromioclavicular, coracoclavicular lig.)가 찢어진 부상이다.

Simons, Dr. David: 미국의 의사로 Janet Travell 박사와 함께 통증유발점에 대한 최초이자 가장 권위 있는 참고문헌인 Myofascial Pain and Dysfunction 두 권의 공동 저자이다.

피부(Skin): 상피층, 표피층, 진피층이다.

피부롤링(Skin Rolling): 심부근막 부위 표면의 조직을 잡고 지속적으로 들어올려 파도 같은 움직임으로 밑에 있는 조직 위로 굴리는 글라이딩 결합조직테크닉이다.

느린 스트로크 등마사지(Slow-stroke back rub): 짧은 시간의 가벼운 마사지이며 수많은 임상에서의 시도가 있다.

사회적 제한(Societal limitations): 사회의 신체적 또는 태도적 장벽(physical or attitudinal barriers)으로 인해 발생할 수 있는 개인의 기능수준에 대한 제한이다.

연부조직(Soft tissue): 근육, 힘줄, 근막, 인대, 윤활막, 연골 및 신경과 같은 유연한 조직이다.

연부조직 기능장애(Soft tissue dysfunction): 손상 또는 병태생리학으로 인해 근육, 힘줄, 근막, 인대, 윤활막, 연골 및 신경과 같은 연부조직의 비정상적인 기능이다.

연부조직 운동범위(Soft tissue range of motion): 관절에서 사용 가능한 운동범위와 유사한 연부조직의 사용 가능한 운동범위이다. 이 운동범위 내에서 정상적인 연부조직에는 운동을 제한할 수 있는 세 가지 장벽 또는 저항이 있다.

고형부종(Solid edema): 통합부종 참조

신체감정적 이완(Somatoemotional release): (1) 접촉치료에 대한 반응으로 발생하고 한숨, 울음, 웃음, 근육경련 또는 분노로 나타나는 감정적 방출현상이다. (2) 이런 현상을 처리하는 데 필요한 기술과 기술을 가르치는 Upledger연구소의 서비스(service-marked method of the Upledger Institute) 방법이다.

체성내장반사(Somatovisceral reflex): 근골격 조직에 가해지는 접촉, 압력 또는 열자극이 내장 기능에 영향을 미치는 반사이다.

돌발적 경련(Muscle spasm): 근육의 긴장을 증가시키고 종종 통증을 유발하는 골격근 또는 평활근의 갑작스럽고 비자발적인 수축이다. 골격근의 경련은 운동뉴런의 발화를 동반한다.

경직(Spasticity): 반사 과다흥분성과 연관될 수도 있고, 연관되지 않을 수도 있는 상부 운동 뉴런병변으로 인해 증가된 근긴장도이다. 경직성 근육은 강장성 신장반사의 속도 의존적 증가를 나타낸다. 스트레칭이 빠를수록 경직성 근육의 저항이 더 뚜렷해진다.

특정압박(Specific Compression): 표적조직에 수직 방향으로 특정 접촉표면을 사용하여 압력을 가하는 비활주 신경근테크닉이다.

특정 주무르기(Specific kneading): 원이나 타원 형태로 수행되고 엄지손가락과 같은 작은 접촉표면으로 전달되는 글라이딩 페트리사지(경찰법) 테크닉이다.

특정테크닉(Specific technique): 국부적인 영역에 적용되거나 작은 접촉표면에 적용되거나 둘 다를 적용하는 테크닉이다.

스포츠 마사지(Sports Massage): 경기 전, 경기 중간, 경기 후에 준비, 회복, 유지 또는 재활을 목적으로 운동선수에게 수행되는 마사지이다.

염좌(Sprain): 외상으로 인해 인대가 과도하게 늘어나거나, 부분적으로 찢어지거나, 완전히 찢어지는 것이다.

스프레이 및 스트레칭(Spray and stretch): 근육부위 위에 피부를 증기냉각제 스프레이로 냉각하는 동시에 근육을 스트레칭하여 통증유발점을 비활성화하는 방법이다. 대체 얼음 및 스트레칭 방법은 비슷한 효과를 가지지만 오존층을 손상시키는 화학물질의 사용을 피해야 한다.

표준(보편적) 주의사항(Standard 'Universal' precautions): 혈액, 장액 및 이와 접촉한 모든 물질을 처리하는 방법을 설명하는 전염병의 확산을 방지하기 위해 고안된 일련의 절차이다. 이러한 예방조치에는 손 씻기, 장갑, 마스크, 가운과 같은 보호장비 착용이 포함된다.

정렬된 선자세(Standing aligned posture): 치료사가 발

이 지면에 닿는 것에 대한 인식을 다듬으면서 편안하게 똑바로 서서 마사지하는 동안 사용하는 자세이다.

서서 기울임 조절(Standing controlled lean): 마사지 중에 치료사가 런지 자세에서 앞으로 몸을 기울여, 고객에게 접근하고 체중의 일부를 제어된 방식으로 고객에게 전달하는 동작이다.

똑바로 선자세(Standing upright posture): 정렬된 자세로 선자세 참조

상태불안(State anxiety): 특정 순간에 개인이 경험한 불안을 나타내는 척도이다. 이는 불안을 보다 지속적인 성격 특성으로 측정하는 특성 불안에 반대된다.

정적접촉(Static contact): 임상의의 손이 움직이지 않고 최소한의 힘으로 고객의 신체에 접촉하는 표면반사 테크닉이다.

정적촉진(Static palpation): 촉진하는 손의 움직임이 없는 촉진으로 맥박이나 호흡리듬 등 움직이는 현상을 촉진하는데 가장 적합하다.

뻣뻣함(강성, Stiffness): 가해진 힘에 대한 저항으로, 엄격하다.

자극마사지(Stimulating massage): 피로를 줄이고 각성을 높이거나 활동을 준비하기 위해 빠르게 진행되는 마사지이다.

자극(Stimulation): 감각 입력이다.

좌상(Strain): 과도한 스트레칭이나 격렬한 수축으로 인해 근육 및/또는 힘줄에 발생한 외상. 근육에 뚜렷한 우울증이 느껴지면서 섬유가 찢어질 수도 있다.

스트레인-카운터스트레인(과긴장-역긴장, Strain-counterstrain): 자세이완 참조

근력(Strength): 근육이나 근육군이 저항에 맞서 생산할 수 있는 최대 힘이다.

스트레스(Stress): 항상성을 방해하는 모든 신체적, 생리적, 심리적 자극이다.

스트레스 반응(Stress response): 스트레스 요인이나 스트레스 유발요인에 대한 개인의 인지적, 생리적, 정서적 또는 행동적 반응이다.

스트리핑(Stripping): 통증유발점의 활동을 감소시킬 목적으로 근육의 시작부터 삽입까지 적용되는 느리고 구체적인 글라이딩 신경근테크닉이다.

스트로크 볼륨(심장박동량) (Stroke volume, cardiac stroke volume): 한 번의 수축으로 심장의 좌심실이 내보내는 혈액의 양이다.

구조적 통합(Structural integration): Ida Rolf의 기술에서 파생된 마사지 시스템에 대한 일반적인 용어로, 그의 실습인은 결합조직테크닉과 교육을 사용하여 일련의 10개 이상의 중재를 통해 고객의 신체를 재정렬한다.

치료구조(Structure of care): 치료제공에 사용할 수 있는 인적, 물리적, 재정적 자원이다.

물질 P(Substance P): 우울증, 불안 및 통증조절과 스트레스 및 유해자극에 대한 신체반응에 관여하는 펩타이드 신경전달물질이다.

표면경찰법(Superficial effleurage): 피하조직을 심근막의 매몰층까지 변형시키는 가벼운 구심압으로 수행되는 글라이딩테크닉이다.

표면근막(Superficial fascia): 지방과 수분을 수용하는 피부 깊은 곳에 있는 결합조직층이다. 신경과 혈관의 경로를 제공하며, 신체의 특정부위에는 넓은목근(platysma)과 같이 피부의 움직임을 제어하는 가로무늬 근육이 포함될 수 있다.

표면유체테크닉(Superficial fluid techniques): 림프 및 정맥혈의 복귀 흐름을 증가시키는 근육표면의 조직에 적용되는 마사지 테크닉이다.

표면림프배액테크닉(Superficial lymph drainage technique): 근육을 관여시키지 않고 피하조직을 변형시키는 가벼운 압력으로 짧고 리드미컬한 스트로크를 사용하여 림프흐름방향으로 수행되는 비활주테크닉이다(Nongliding technique).

표면반사테크닉(Superficial reflex techniques): 피부를 촉진하고 주로 각성수준, 자율신경 균형 및 통증 인식에 영향을 미치는 마사지 테크닉이다.

표면쓰다듬기(Superficial stroking): 피하조직의 변형을 최소화하면서 고객의 피부 위로 단방향 무압력 글라이딩을 포함하는 표면반사테크닉이다. 일반적으로 넓은 영역에 적용한다.

지지(Supports): 마사지 중에 고객을 더욱 편안하고, 안정적으로, 접근 가능하게 만드는데 사용되는 베개 및 지지대와 같은 물건이다.

스웨덴식 마사지(Swedish massage): Per Henrik Ling(1776~1839)에 의해 통합된 마사지 시스템으로, 유화, 페트리스세이지, 마찰, 두드리기, 흔들기(또는 진동)가 포함된다. OBM의 기술적 기반 중 하나이다.

부기(Swelling): 신체 일부가 비정상적으로 커지는 것이다.

교감신경반응(Sympathetic response): 흉요추 척수신경을 통해 원심성 섬유가 빠져나가는 자율신경계의 교감신경계를 활성화함으로써 발생하는 반응이다.
효과에는 심박수 증가, 피부와 내장의 혈관수축, 골격근의 혈관 확장, 각질 확장, 에피네프린과 노르에피네프린 분비 등이 포함된다.

체계적인 검토(Systematic review): 개별 연구의 결과를 평가하고 통계기법을 사용하여 이러한 결과를 결합하는 2차 연구 유형이다.

전신 결합조직장애(Systemic connective tissue disorders): 결합조직 질환 참조

태극권(Tai Chi): 무술과 관련된 동양적 동작 훈련으로, 의식, 유연성, 힘 및 균형을 개발하기 위해 느린 춤과 같은 동작의 안무 시퀀스를 연습한다.

두드림(Tapotement): 타법 참조

팽팽한 띠(Taut band): 통증유발점에서 근육의 부착부까지 뻗어 있고 통증유발점이 촉진될 때 경련되는 긴장된 근육섬유 그룹이다.

분류법(Taxonomy): 분류시스템이다.

T바(T-bar): 손의 피로를 줄이기 위해 손에 쥐고 마사지하는 기술에 사용되는 T자 모양의 도구이다.

원격의료(Telehealth): 원격의료는 컴퓨터, 인터넷, 휴대전화 등 정보통신기술을 이용하여 고객과 멀리 떨어진 곳에서 진료를 제공하는 것이다.

건염(Tendinitis): 반복적인 기계적 외상에 반응하여 발생할 수 있는 주위 조직의 염증이다.

건병증(Tendinopathy): 힘줄의 병리학이다.

건증(Tendinosis): 염증성 질환인 건염과 달리, 건증은 병인이 불분명한 비염증성 퇴행성 과정과 일치하는 조직병리학적으로 힘줄의 일반적인 남용 상태를 의미한다.

TENS (경피신경전기자극, Transcutaneous electrical nerve stimulation): 진통을 위해 피부에 부착된 전극에 가벼운 전기자극을 가하는 것이다.

긴장 또는 인장력(Tension or tensile force): 조직이나 구조를 늘리는 방향으로 작용하는 모든 힘이다.

최종 스트로크(MLD, Terminus stroke): 쇄골 바로 위에 적용되는 스크로크로서 오른쪽 림프관과 흉곽의 접합부를 쇄골하 정맥과 연결한다. 이 스트로크는 신체의 모든 부위에 대한 배액 과정을 시작한다.

타이마사지(Thai massage): 고객이 옷을 입고 바닥에 누워 수행되는 동양식 마사지 접근방식으로 경혈을 따라 특정 압박과 도수 스트레칭을 광범위하게 적용한다.

이론(Theory): 관찰된 현상 그룹 사이의 관계를 설명하는 조직화된 사실 근거이다.

치료계약(Therapeutic contract): 다루어야 할 목표, 치료 진행방법, 각 개인에게 기대되는 사항에 대한 치료사와 고객 간의 합의이다.

치료효과(Therapeutic effects): 임상결과를 달성하기 위해 사용되는 기술에 의해 생성되는 효과이다. 마사지 테크닉은 다양한 치료효과를 가져올 수 있다. 이는 국소적으로 발생할 수도 있고, 조작한 부위에서만 발생할 수도 있고, 일반적으로 고객의 신체 전체에서 발생할 수도 있다. 마사지 테크닉의 치료효과는 역학적, 생리학적, 심리학적, 반사적, 정신신경면역학적(psychoneuroimmunologic), 그리고 “활동적(energetic)”의 6가지 범주로 분류된다.

치료적 교감(Therapeutic rapport): 치료자와 고객 사이의 상호신뢰와 공감의 관계이다.

치료적 관계(Therapeutic relationship): 치료적 관계는 고객의 필요, 치료사의 윤리적 고려, 가능한 경계가 치료결과를 포함하고 구성하는 고객과 치료사 사이에 형성되는 신뢰 관계이다.

치료적 접촉(Therapeutic Touch): 1970년대 RN De lores Krieger가 개발한 활력 넘치는 접근방식이다. 실무자는 가장 간단한 형태의 접촉을 사용하고, 신체표면 위로 손을 움직여 고객 신체의 에너지장이나 자기장(energy field or magnetic field)을 조작할 수도 있다.

초음파 치료(Therapeutic Ultrasound): 근골격계 손상을 치료하기 위해 고주파 음파를 사용하는 치료방식. 효과는 조직의 따뜻함, 혈류증가 및 치유자극으로 인해 발생할 수 있다.

요변성(Thixotropy): 움직임이나 열에 노출되면 더 많은 유동성을 갖게 되고, 정지 또는 추위에 노출되면 유동성이 적어지는 일부 콜로이드의 특성이다.

흉곽 출구(압박) 증후군(TOS)(Thoracic outlet ‘compression’ syndrome): 쇄골, 첫 번째 갈비뼈, 전사각근 및 소흉근 부위의 쇄골하 혈관과 상완신경총 줄기의 압박으로 인해 발생하는 증상 그룹이다. 증상에는 상지의 통증, 부종, 신경학적 증상이 포함될 수 있다.

조직기억(Tissue memory): 이는 치료사가 고객에게 이전의 또 다른 삶의 중요한 경험을 상기시키는 방식으로 접촉할

때 발생한다. 고객에게 걱정, 두려움, 당혹감을 유발할 수 있는 일련의 감정적, 생화학적 반응이 고객 내에서 발생한다.

테크닉으로 결합된 조직(Tissues engaged by technique): 치료사가 스트로크테크닉으로 가한 압력에 의해 표적조직 또는 조직층의 역학적 변형이다.

긴장도(Tone): 근육긴장도 참조

사경(Torticollis): 머리가 한쪽으로 기울어지고 반대쪽으로 회전되는 상태이다. 이는 선천적일 수도 있고, 한쪽의 경련이나 흉쇄유돌근의 유발점으로 인해 발생할 수도 있다.

터치 연구소-마이애미 대학교(Touch Research Institute): 터치 연구소는 1992년 마이애미 대학교 의과대학의 Tiffany Field 박사에 의해 공식적으로 설립되었다.
이후, 그곳의 수많은 연구자들은 마사지가 다양한 인구그룹과 임상상태에 미치는 영향을 조사하는 수십 개의 기사를 발표했다.

접촉-촉발 기억(Touch-triggered memory): 터치에 의한 트리거 메모리이다. 암묵적 기억(조직 기억) 및 체감정적 방출 참조

견인(Traction): 지속적으로 당기는 힘. 도수 견인은 일반적으로 별도의 관절표면에 적용되거나 사지의 장축에 평행하게 적용된다.

전통중의학(TCM, Traditional Chinese Medicine): 주로 침술의 진통 효과에 대한 근거로 인해 최근 수십 년 동안 서구의 주목을 받은 고대의 방대하고 정교한 철학, 임상이론 및 실천 체계이다. 한의학 시스템의 기본은 서양의학에서는 유사한 개념이 없는 여러 상호연관된 개념이다. 한의학에서 에너지(기)는 경락이라 불리는 도관이나 통로를 통하여, 잘 정의된 주기로 몸 전체를 순환한다.

정신신체적 통합의 Trager법(Trager Method of Psychophysical Integration): Milton Trager 박사가 개발한 이완, 편안함, 가벼움 및 움직임의 자유에 대한 인식을 가르치는 수동적 흔들림 및 리듬적 가동술 방법이다. 테이블 작업에는 동일한 목적을 달성하기 위해 가정에서 사용할 수 있도록 고객에게 가르치는 춤과 같은 활동적인 동작이 추가된다.

특성불안(Trait anxiety): 지속적인 성격 특성으로서의 불안의 척도이다. 이는 특정 순간에 개인의 불안 경험을 측정하는 상태 불안과 반대된다.

경피신경전기자극(Transcutaneous electrical nerve stimulation: TENS 참조

전이(Transference): 고객이 무의식적이고, 처리되지 않았거나, 표현되지 않은 감정을 치료자에게 이상화하고 투사(idealizes and projects)할 때 발생한다. 해결되지 않은 감정이나 아동기 문제가 치료사에게 "전이"되면 고객은 전이를 경험한다고 말한다.

전환 스트로크(Transitional stroke): 영역 간 또는 시간이 더 걸리는 기술 간에 사용되는 마사지 스트로크이다. 표면경찰법 및 표면스트로크는 일반적으로 사용되는 과도기 스트로크이다.

외상성 부종(Traumatic edema): 외상으로 인해 발생하는 부종이다.

Travell, Janet 박사: (1901년 ~ 1997년) 미국 의사로 David Simons 박사와 함께 통증유발점에 대한 최초이자 가장 권위있는 참고문헌인 Myofascial Pain and Dysfunction의 두 권의 공동 저자이다.

치료(Treatment): (1) 고객의 신체구조나 기능장애를 겨냥한 임상적 중재이다. (2) 치료 에피소드를 구성하는 일련의 중재이다.

손상치료(Treatment of impairments): 의학적 상태와 관련된 장애를 줄이는 것이 목표인 경우의 치료이다.

치료단계(Treatment phase): 치료단계는 치료사가 치료계획을 완료한 후 시작되는 치료, 재검사 및 치료진행의 지속적인 주기이다.

치료계획단계(Treatment planning phase): 치료계획단계의 단계에는 치료에 적합한 신체구조와 기능을 식별하고 고객의 신체구조 및 기능장애, 기능제한 또는 전반적인 건강을 개선할 치료기술을 선택하는 것이 포함된다.

떨림(Tremors): 길항근과 주동근 그룹의 불수의적 수축으로 인해 발생하는 관절의 리듬운동이다.

통증유발점(Trigger point): 근막통증유발점 참조

통증유발점 통증(Trigger point pain): 유발점에서 발생하지만 통증의 근원지에서 완전히 먼 거리에서 느껴지는 연관통이다. 연관통의 패턴은 원인 부위를 진단하는 데 사용된다. 연관 유발점 통증의 분포가 말초신경이나 피부분절의 분포와 완전히 일치하는 경우는 거의 없다.

통증유발점 압박이완(Trigger point pressure release): 근막통증유발점의 활동과 증상을 줄이기 위한 특정압박의 특수적용 테크닉이다.

통증유발점증후군(Trigger point syndrome): 근막통증증후군 참조

영양변화(Trophic changes): 일반적으로 해당 부위에 대

한 말초신경 공급중단으로 인해 발생하는 국소조직 건강의 변화이다.

수축반응(Twitch response): 통증유발점의 촉진으로 인해 유발되는 통증유발점을 포함하는 긴장된 띠에 있는 근육섬유의 일시적인 반사수축이다.

초음파(Ultrasound): 치료초음파 참조

불필요한 근육긴장(Unnecessary muscle tension): 자신도 모르게 자발적으로 조절되는 근육 수축이나 근육긴장이다.

Upledger, John: 미국 정골의학 의사이자 두개천골 및 관련 치료법에 관한 수많은 저서의 저자이다. 그는 다양한 도수치료에 대한 교육을 제공하는 플로리다의 Upledger Institute의 창립자이다.

상부교차증후군(Upper Cross Syndrome): 가슴근, 상부 승모근, 견갑거근이 조여지고 짧아지는 반면, 능형근, 전거근, 중하부 승모근, 심부목 굴근이 약화되는 자세 증후군이다.

정맥류(Varicosities): 다리에서 흔히 발견되는 비대하고 뒤틀린 정맥이다.

VAS(시각적 아날로그척도, visual analog scale): 고객이 통증이나 기타 주관적인 증상의 강도를 평가하는 데 사용하는 척도. 고객은 10cm 선에 등급을 표시한다.

정맥부전(정맥정체)(Venous insufficiency, venous stasis): 일반적으로 무능한 판막과 정맥 고혈압으로 인해 하지에서 정맥혈의 복귀 흐름이 감소된다.

정맥환류(Venous return): 정맥을 통해 심장으로 반환되는 혈액의 양이다.

정맥궤양(Venous ulcer): 일반적으로 내측 복사뼈 위에 위치하는 정맥환류장애와 관련된 천천히 치유되는 궤양이다.

전정반사(Vestibular reflex): 귀 미로의 감각정보에 의존하는 반사이다.

내장통(Visceral pain): 신경근에 의해 공급되는 내장 부위의 통증이다.

내장신체반사(Viscerosomatic reflex): 내장 기능장애가 근골격 조직의 기능에 영향을 미치는 반사이다. 연결 조직구역 참조

점탄성(Viscoelastic): 점성/가소성 및 탄성동작을 모두 보여준다. 점탄성 스트레칭의 경우, 스트레칭 중에 조직이 얻는 길이 중 일부는 인장력을 풀어도 그대로 유지된다.

점탄성 변형(Viscoelastic deformation): 힘이 제거된 후에도 부분적으로 남아 있는 힘에 대한 반응으로 인한 변형이다. 점성 탄성변형은 스프링과 퍼티와 유사한 동작을 결합한다.

점도 또는 유체점도(Viscosity or fluid viscosity): 흐름에 대한 저항, 즉 끈적임을 제공하는 유체 및 반유체의 특성이다.

Vodder, Emil: 나중에 수동 림프배액의 Vodder 방법이 된 1920년대와 1930년대의 창시자이다. 현재 Vodder 방법에 의해 어느 정도 영향을 받은 수많은 림프배액학교가 있다.

웰니스(wellness): 정신, 신체, 정신의 균형과 자신의 웰빙에 대한 개인의 자기 인식을 모두 포함하는 개인의 상태로써, "건강" 상태와는 다르다.

웰니스 행동(Wellness behavior): 자기 양육, 건강한 생활방식, 변화에 대한 준비, 인지된 건강 등 웰니스에 중심적인 역할을 하는 개인적 요인이다.

웰니스 목표(Wellness goals): 고객의 신체구조와 기능을 최적화하여 웰니스 수준을 향상시키기 위한 임상목표이다.

웰니스 상호작용 모델(Wellness Interactions Model): 개인, 웰니스, 개인환경 사이의 지속적인 상호작용을 보여주는 모델이다. 이 모델에서 개인의 웰빙수준은 인생의 어느 시점에서든 개인의 모든 측면에 영향을 미칠 수 있으며 그 반대의 경우도 마찬가지이다. 동시에, 그 개인은 건강에 대한 장벽과 촉진자가 그들의 건강수준에 영향을 미치는 환경 내에 존재한다.

웰니스 중재(Wellness intervention): 장 개선보다는 고객의 웰니스 목표를 달성하기 위해 치료테크닉을 체계적으로 적용하는 것이다.

웰니스 마사지(Wellness massage): 장애가 없는 신체구조 및 기능에 대한 고객의 웰니스 목표를 달성하기 위한 마사지이다.

전체시스템 마사지(Whole systems massage): 전체 시스템 접근방식은 고객의 의학적 상태나 웰빙목표에만 초점을 맞추기보다는 치료환경 및 치료사 고객 관계에서 고객에 대한 더 넓은 관점을 취한다. 이러한 관점에서 결과를 살펴보면 고객의 마사지 경험, 치료환경의 심리사회적 영향, 치료사에 대한 고객의 기대, 심지어 치료사의 관점까지 고려한 것이다.

전체시스템 연구(Whole systems massage): 마사지 중재 또는 마사지 실습 전체의 특정 효과와 비특이적 효과 사이의 복잡한 상호관계를 조사하기 위한 접근방식이다.

다리 넓게서서 무릎 구부린자세(Wide-stance knee bend): 치료사가 발을 넓게 벌리고 서서 무릎을 구부리고

편후, 곧은 몸통을 바닥에 대해 낮추고 올리는 마사지 시 사용하는 자세와 동작이다.

짜기(비틀기, Wringing): 반대 방향으로 움직이는 접촉표면 사이에서 근육을 들어 올리고 자르는 페트리사지(경찰법)테크닉이다.

음양(陰陽, Yin and yang): 한의학에서 에너지의 두 가지 기본 특성이다. 은유적으로 '여성(female)'과 '부정(negative)'으로 설명되는 음에너지. 위와 같은 속이 빈 기관. '남성(male)'과 '양성(positive)'을 은유적으로 표현한 양에너지는 하강하며, 간과 같은 고형 장기와 관련이 있다. 건강은 다양한 경락을 통해 정확한 일주 패턴으로 흐르는 음양 에너지 간의 역동적인 균형으로 개념화된다.

색인

국문 찾아보기

ㄱ

ㅎ

영문 찾아보기

A

B

C

D

E

F

G

O

P

Q

R

S

T

V

W

X